呼吸康复高阶教程

主　编　王　辰　赵红梅

副主编　黄　勇　葛慧青　喻鹏铭　解立新

人民卫生出版社
·北　京·

图书在版编目（CIP）数据

呼吸康复高阶教程 / 王辰,赵红梅主编 . -- 北京 ：人民卫生出版社, 2024. 10. -- ISBN 978-7-117-36398 -3

Ⅰ. R560.9

中国国家版本馆 CIP 数据核字第 20242W4L71 号

| 人卫智网 | www.ipmph.com | 医学教育、学术、考试、健康，购书智慧智能综合服务平台 |
| 人卫官网 | www.pmph.com | 人卫官方资讯发布平台 |

呼吸康复高阶教程
Huxi Kangfu Gaojie Jiaocheng

主　　编：王　辰　赵红梅
出版发行：人民卫生出版社（中继线 010-59780011）
地　　址：北京市朝阳区潘家园南里 19 号
邮　　编：100021
E - mail：pmph @ pmph.com
购书热线：010-59787592　010-59787584　010-65264830
印　　刷：北京盛通印刷股份有限公司
经　　销：新华书店
开　　本：889×1194　1/16　　印张：39
字　　数：1181 千字
版　　次：2024 年 10 月第 1 版
印　　次：2024 年 10 月第 1 次印刷
标准书号：ISBN 978-7-117-36398-3
定　　价：228.00 元
打击盗版举报电话：010-59787491　E-mail：WQ @ pmph.com
质量问题联系电话：010-59787234　E-mail：zhiliang @ pmph.com
数字融合服务电话：4001118166　　E-mail：zengzhi @ pmph.com

编　者

（按姓氏汉语拼音排序）

巴文天　　中日友好医院呼吸与危重症医学科
卜小宁　　首都医科大学附属北京天坛医院呼吸与危重症医学科
陈　闯　　中国人民解放军总医院呼吸与危重症医学部
陈　芳　　浙江省中医院肺功能室
陈文慧　　中日友好医院呼吸与危重症医学科/肺移植科
陈妍慧　　台湾长庚大学医学院呼吸治疗学系
陈志高　　阜外华中心血管病医院心脏移植科
程　雪　　西安交通大学第一附属医院呼吸与危重症医学科
代　冰　　中国医科大学附属第一医院呼吸与危重症医学科
丁婷婷　　南京市江宁医院康复医学中心
段开亮　　浙江大学医学院附属邵逸夫医院呼吸治疗科
段亚景　　中日友好医院康复医学科
方璂珮　　台湾嘉义长庚纪念医院呼吸治疗科
冯　慧　　南京市江宁医院康复医学中心
冯　鹏　　中日友好医院呼吸与危重症医学科
付娟娟　　南京市江宁医院康复医学中心
高蓓瑶　　中日友好医院康复医学科
葛慧青　　浙江大学医学院附属邵逸夫医院呼吸治疗科
韩莹莹　　南京市江宁医院康复医学中心
胡　蓉　　连云港市第一人民医院呼吸与危重症医学科
胡汉忠　　台湾林口长庚纪念医院胸腔内科
胡兴硕　　中国人民解放军总医院呼吸与危重症医学部
黄　洁　　中国医学科学院阜外医院心力衰竭和移植病区
黄　勇　　深圳市第三人民医院（南方科技大学第二附属医院）呼吸重症科
江　叶　　浙江大学医学院附属邵逸夫医院呼吸治疗科
李　丹　　吉林大学第一医院呼吸与危重症医学科
李　涛　　徐州市第一人民医院呼吸与危重症医学科
李扬政　　浙江大学医学院附属邵逸夫医院康复医学科
梁朝阳　　中日友好医院胸外科/肺移植科
林　松　　阜外华中心血管病医院心脏康复科
林蕙铃　　台湾长庚大学医学院呼吸治疗学系
刘　颖　　首都医科大学附属北京友谊医院重症肝病科
刘加美　　南京市江宁医院康复医学中心
刘瑞芳　　台湾长庚科技大学护理学院呼吸照护学系
罗泽汝心　四川大学华西医院康复医学中心

孟　晨	济南市儿童医院（山东大学附属儿童医院）呼吸介入科
牛铁环	济南市儿童医院（山东大学附属儿童医院）呼吸介入科
潘化平	南京市江宁医院康复医学中心
钱晓丽	浙江大学医学院附属邵逸夫医院呼吸治疗科
强光亮	中日友好医院胸外科/肺移植科
沈伟敏	浙江大学医学院附属邵逸夫医院呼吸治疗科
石志红	西安交通大学第一附属医院呼吸与危重症医学科
宋雨薇	中国人民解放军总医院呼吸与危重症医学部
苏昆松	中日友好医院胸外科/肺移植科
孙　兵	首都医科大学附属北京朝阳医院呼吸与危重症医学科
孙丽莹	首都医科大学附属北京友谊医院重症肝病科
唐　颖	吉林大学第一医院呼吸与危重症医学科
王　辰	中国医学科学院北京协和医学院/国家呼吸医学中心
王　爽	吉林大学第一医院呼吸与危重症医学科
王浩彦	首都医科大学附属北京友谊医院呼吸内科
王家玺	中日友好医院康复医学科
王思远	中日友好医院康复医学科
王亚飞	中山大学附属第六医院康复医学科
王筝扬	浙江大学医学院附属邵逸夫医院呼吸与危重症医学科
温若譞	中国人民解放军总医院呼吸与危重症医学部
夏金根	中日友好医院呼吸与危重症医学科
谢孟哲	台湾林口长庚纪念医院胸腔内科
解立新	中国人民解放军总医院呼吸与危重症医学部
徐　磊	重庆市急救医疗中心（重庆市第四人民医院）神经外科
徐培峰	浙江大学医学院附属邵逸夫医院呼吸治疗科
许魏娜	南京市江宁医院康复医学中心
许志生	浙江大学医学院附属第一医院康复医学科
杨聪明	台湾嘉义长庚纪念医院胸腔科
杨庆云	中国人民解放军总医院呼吸与危重症医学部
应英华	浙江大学医学院附属第二医院呼吸内科
喻鹏铭	四川大学华西医院康复医学中心
张　波	中日友好医院超声医学科
张　通	济南市儿童医院（山东大学附属儿童医院）呼吸介入科
张小娇	南京市江宁医院康复医学中心
张晓颖	中国康复研究中心心理科音乐治疗中心
赵　丽	中日友好医院呼吸与危重症医学科/肺移植科
赵　瑛	中国人民解放军总医院呼吸与危重症医学部
赵红梅	中日友好医院呼吸与危重症医学科
郑宇觐	中日友好医院超声医学科
周兰娣	台湾林口长庚纪念医院呼吸治疗科
周林福	江苏省人民医院呼吸与危重症医学科

前言一

呼吸疾病严重威胁人民健康，其疾病负担重且卫生需求大；科技和医学的进步显著提升了危重症患者的救治成功率，但可能随之而来的 ICU 经历综合征（post-intensive care syndrome, PICS）会严重影响 ICU 幸存者及其家人的生活质量，成为全球性的医疗卫生问题。

过去医学界关注的紧迫问题是疾病的诊断和治疗。随着诊治技术的改进，需要更多地关注康复，才能对患者施以更加完善的照护。当前，医学卫生健康观念正在发生从"以治病为中心"到"以健康为中心"的重要转变。从注重单病到注重共病、复合病；从偏重"诊治、防治"到"促（健康促进）、防（预防）、诊（诊断）、控（控制）、治（治疗）、康（康复）"六位一体全方位健康照护，是实现从"以治病为中心"到"以健康为中心"的技术路径和具体实践。"康"作为健康照护的重要内容，可促使急性病患者加快康复，慢性病患者在疾病长期存在的情况下动员机体能力和代偿，使其身体、心理和社会适应能力得到维护和提升。从人的亚健康状态，到疾病的早期、急性期、恢复期等各个疾病阶段，呼吸康复均应及时、适时地介入。对于存在呼吸功能障碍的患者，呼吸康复则尤其具有重要作用。新型冠状病毒感染（corona virus disease 2019, COVID-19）的大流行，凸显了对呼吸康复的巨大需求。

2019 年，我们翻译了 Enrico Clini 教授主编的《呼吸康复基础教程》，系统介绍了呼吸康复的基本体系、基本技能及实施流程，出版后得到读者热烈反响。经过呼吸与危重症医学科和康复医学科等国内广大医学同道的不断探索，呼吸康复在医疗、教学、科研、产业等领域均取得了快速发展，已初步形成符合我国国情的呼吸康复知识和技术体系。

为了更好地推进呼吸康复在我国的发展，我们邀请了活跃于国内呼吸康复领域的专家，结合最新的循证证据和实践经验，历时近 2 年时间，共同编写了《呼吸康复高阶教程》，本书以教科书的形式，在《呼吸康复基础教程》的基础上，丰富了呼吸生理和呼吸功能障碍等相关理论知识，梳理了呼吸康复体系，详细介绍了呼吸康复技术，更以临床病例为导向深入诊疗细节，讲解呼吸相关疾病的呼吸康复、危重症呼吸康复、特殊人群呼吸康复以及呼吸康复中面临的风险、对策等，为临床工作中的难题和重要问题提供了破局式的思维与探索，大大提高了本书的实用性。希望本书能够把最有价值的内容呈现出来，为呼吸康复同道提供一部系统、翔实的参考书。

感谢所有作者在本书撰写过程中的辛勤付出。因水平所限，本书肯定存在诸多不足，祈请读者给予批评指正。

中国工程院院士
中国工程院副院长
中国医学科学院北京协和医学院院校长
国家呼吸医学中心主任
中华医学会副会长
中国医师协会副会长
2024 年 3 月 19 日

前言二

　　随着社会老龄化进程的加速和环境污染的不断加剧,呼吸相关疾病已经成为影响公众健康的重要因素之一,呼吸康复作为一种重要的非药物治疗手段,越来越受到医学界同仁的关注。

　　呼吸康复被认为是慢性呼吸疾病综合照护的核心,能够改善呼吸功能障碍患者的运动能力、健康相关生活质量、呼吸困难、疲劳、焦虑和抑郁等症状,并降低医疗资源占用率。近年来,越来越多的呼吸与危重症医学科和康复医学科的同仁们意识到了呼吸康复在"促(健康促进)、防(预防)、诊(诊断)、控(控制)、治(治疗)、康(康复)"六位一体的全方位健康照护中发挥着重要作用。

　　为了给呼吸康复相关领域从业人员提供科学、规范的指导,促进呼吸康复同质化发展,我们邀请了国内呼吸康复相关领域的学者,共同编写了这本《呼吸康复高阶教程》。本书基于循证证据及实践经验,从呼吸生理和呼吸功能障碍、呼吸康复团队建设及评估方式的更新、运动评估与训练、呼吸康复技术、呼吸系统疾病急性期和稳定期的管理、继发性呼吸功能障碍急性期和稳定期的管理、围手术期管理、危重症患者管理、特殊人群及远程呼吸康复等方面进行了较为翔实的阐述,涵盖的内容丰富、前沿、实用,可以作为呼吸康复相关领域从业人员的教科书和工具书。

　　感谢王辰院士在本书撰写过程中给予的悉心指导,感谢参与本书编写的所有作者的辛勤工作和无私奉献,感谢出版社的支持和帮助。本书得到重大呼吸系统疾病关键诊疗技术的临床研究和成果转化(2022-NHLHCRF-LX-01)、中国医学科学院医学与健康科技创新工程(重大协同创新项目)医学知识管理与智能化知识服务关键技术研究(2021-I2M-1-056)和物联网技术应用于呼吸慢病康复的社区管理模式研究(首发 2020-3-4068)课题支撑。

由于水平所限，本书一定存在错误与疏漏，敬请广大读者提出宝贵意见与建议，我们将不断改进和完善。

中日友好医院呼吸与危重症医学科
中国康复医学会呼吸康复专业委员会主任委员
2024 年 3 月 20 日

目 录

第一篇　呼吸康复概述

第二篇　呼吸生理和呼吸功能障碍

第三篇　呼吸康复团队建设及患者管理

第四篇　运动评估与训练

第五篇　呼吸康复技术

第六篇 呼吸系统疾病的康复管理

第七篇　继发性呼吸功能障碍的管理

第八篇　围手术期管理

第九篇　危重症患者管理

第十篇　特殊人群的康复管理

第十一篇　呼吸康复的患者教育和自我管理

第十二篇　以患者为中心的呼吸康复效果评价

第十三篇　远程呼吸康复

第十四篇　呼吸康复风险管理

呼吸康复概述

慢性呼吸疾病（chronic respiratory disease, CRD）是导致全球非传染性疾病负担日益加重的重要因素之一，是世界范围内死亡和残疾的主要原因。2017年，全球5.44亿人患有CRD，2018年，一项关于中国成人肺部健康研究揭示了我国20岁及以上成人的慢性阻塞性肺疾病（chronic obstructive pulmonary disease, COPD），简称慢阻肺病，患病率为8.6%，40岁以上人群则达13.7%，60岁以上人群患病率超过27%，全国总患病人数为9 990万，即约1亿人；20岁及以上人群中，哮喘患病率为4.6%，患者总人数4 570万。在我国，慢阻肺病具有高患病率、高致残率、高病死率和高疾病负担的"四高"特点，成为危害公众健康的严重公共卫生问题，慢阻肺病的整体疾病负担已居我国疾病负担第2位。尽管有最佳的药物治疗，CRD患者仍然会出现呼吸困难、疲劳、运动不耐受、日常活动困难和生活质量（quality of life, QoL）受损。其肺外表现包括肢体肌肉无力、营养障碍、焦虑、抑郁、骨质疏松、心血管疾病和自我管理能力差，除了损害肺功能，还会导致明显的症状和功能障碍。疾病反复急性加重，甚至需要住院治疗，使得原有的症状和功能障碍进行性恶化，医疗资源占用率显著增加。

医学从"健康促进、预防、诊断、控制、治疗、康复"6个方面来维护健康。其中的康复是指针对急性病能够加快复原，针对慢性病能够在疾病慢性存在的情况下提高身体能力，使其身体、心理、社会和环境适应能力得到维护和提升。2022年第3届Cochrane康复方法学会议进一步强调了康复应满足下列定义中的所有项目：在医疗照护背景下，"多模式、以人为中心的、协作的过程"，包括针对"个人能力（通过处理身体结构、功能、活动/参与）和/或与表现相关的环境因素"的干预措施，目标是优化"目前正在经历残疾或可能经历残疾的人的功能"。而康复医学则是促进患者因疾病所致的机能障碍状态尽早尽快恢复生理、心理健康和社会适应的知识、技术、艺术和学术体系。呼吸康复（pulmonary rehabilitation, PR）是基于全面患者评估的、为患者量身定制的综合干预措施，包括运动训练、患者教育和行为改变，其目的在改善慢性呼吸疾病患者的身心状况，促进其对增进健康行为的长期依从性，同时还要保证呼吸康复的可及、可接受、可完成。呼吸康复对以慢阻肺病、支气管扩张、肺间质纤维化、哮喘等为代表的慢性呼吸疾病患者，以及危重症、神经肌肉疾病、围手术期、肺减容术、器官移植、脑卒中等存在呼吸功能障碍的患者，均能减轻呼吸困难的症状，改善焦虑抑郁情绪，增加活动耐力，提高健康相关生活质量，减少医疗资源利用。

患者评估、呼吸康复项目组成、实施方法和质量保证构成了现代呼吸康复的理想要素，细致全面的患者评估是呼吸康复的关键要素，是保证患者呼吸康复安全性和有效性的核心；呼吸康复的项目组成包括了患者教育、自我管理、戒烟、吸入药使用技术、营养支持，以及运动训练等；呼吸康复的实施需要临床医生、专科护士、康复医师、呼吸治疗师、物理治疗师、作业治疗师、营养师、药剂师等多学科诊疗（multi-disciplinary team, MDT）的相互协作，建立良性的转诊机制，对患者进行从急、危重症到稳定期到居家的全程管理，以保证呼吸康复项目的完成质量。

（王　辰　赵红梅）

第一章
呼吸康复的基本原理

本章的学习目标：
- 了解呼吸困难的病理生理学机制
- 了解不同疾病导致运动受限的病理生理机制
- 了解运动训练的基本原理与临床疗效
- 了解运动训练为核心的呼吸困难管理

呼吸康复越来越被认为是严重症状性肺病患者综合管理的重要组成部分。通过多学科临床研究人员坚持不懈的努力，提供了确凿的证据证明呼吸康复为有症状的呼吸疾病患者提供了有效的治疗选择。呼吸康复目的是尽可能减轻患者症状并且提高其运动能力，以最大限度提高患者的独立生活能力和社交能力。慢性呼吸疾病、神经肌肉疾病、危重症患者获得性衰弱以及手术对患者的影响，由于各有其不同的病理生理改变以及功能障碍导致患者运动受限。

临床识别和治疗因呼吸困难导致的患者活动受限的病因及其并发症至关重要。呼吸系统疾病导致患者的运动受限可能有多种因素，包括阻塞性通气功能障碍、限制性通气功能障碍、气体交换异常、外周肌肉功能障碍、心功能不全、焦虑抑郁。呼吸康复的基本原理即以运动训练为核心，缓解、逆转各疾病导致运动受限的原因，必要时提供辅助支持的手段，促进患者完成运动训练计划，缓解患者的呼吸困难、提高患者运动能力，改善健康相关生活质量，节省医疗资源。本章节将对呼吸康复的基本原理进行阐述。

第一节　呼吸困难的病理生理学机制

呼吸不适是患者最常见和最感到痛苦的症状之一。2020年，慢阻肺病、支气管哮喘、尘肺、间质性肺病等慢性呼吸疾病位居我国居民死亡原因第4位，占全国总死亡8.67%（《中国死因监测数据集2021》）。慢性呼吸疾病进展的共同结局是慢性呼吸衰竭，包括神经肌肉疾病、心脏疾病等继发性呼吸功能障碍，其中大多数患者为了缓解呼吸急促而就医。住院患者数据显示，16%的患者在入院后24小时内出现呼吸困难。美国胸科学会（American Thoracic Society, ATS）共识声明对呼吸困难的定义为"呼吸困难是由强度不一、性质不同的感觉构成的主观呼吸不适体验，源于多种生理、心理、社会和环境因素的相互作用，可能引起继发性生理及行为反应"。呼吸困难基本可分为两类：呼吸系统性呼吸困难或心血管系统性呼吸困难。呼吸系统性呼吸困难包括与中枢控制器（central controller）、呼吸泵（ventilatory pump）和气体交换器（gas exchanger）的紊乱有关的呼吸不适（表1-1-1-1）；心血管系统性呼吸困难包括心脏疾病（如急性缺血、收缩功能障碍、瓣膜疾病或心包疾病）、贫血和去适应引起的呼吸不适。了解呼吸困难的发生机制可以帮助我们分析呼吸困难的原因，治疗和缓解因呼吸困难引起的活动受限。

同一患者的呼吸困难可能有不止一种因素参与，而且呼吸困难的基础生理机制复杂，例如间质性炎症（呼吸系统）或间质性水肿（心血管系统）均可刺激肺部感受器。呼吸困难是一种复杂现象，在许多患者中由遍布上气道、肺和胸壁的各种机械性感受器受到刺激引起，但也可能涉及系统承受机械负荷（如

表 1-1-1-1　呼吸系统的呼吸控制

中枢控制器	呼吸泵	气体交换器
脑干	呼吸肌	肺泡
皮质 - 意志	骨骼；胸部关节	肺循环
轴向 - 行为	气道	
	周围神经	
	胸膜	

气道阻力增加、肺部和 / 或胸壁顺应性下降）时产生的感觉。呼吸中枢（respiratory center）发出特定神经冲动（即呼吸驱动）时，若进入肺部的气流和 / 或肺与胸壁移动未能达到预期，可能会加重很多病理性异常相关的呼吸困难。

一、呼吸中枢控制异常

呼吸中枢通过送达呼吸肌的传出神经信号来控制呼吸的频率和深度。各种情况下，刺激脑干呼吸中枢的因素可导致通气增加和呼吸不适；这些因素常继发于呼吸系统其他部分的紊乱，如通气血流比例失调引起的缺氧或高碳酸血症（hypercapnia），或者间质性炎症或水肿引发的肺部感受器刺激。呼吸中枢受刺激相关的呼吸困难常被患者描述为"吸气饥渴"感觉。

病理状态下，这种呼吸模式也可能反映了呼吸中枢在试图减轻呼吸不适。因此，重度气流阻塞患者一般为深而相对较缓的呼吸模式，以尽量减小克服气道阻力（airway resistance）所需的胸腔内压。相比之下，肺或胸壁顺应性降低的间质纤维化或脊柱侧后凸患者则为浅而快的典型呼吸模式，这种模式可尽量减少扩张胸廓所需要的做功。当呼吸中枢受到刺激时（如由于运动），气流阻塞可能加重吸气不足的感觉。在呼气流速受限的情况下，运动过程中呼吸频率增加可导致运动诱导的空气潴留，出现动态肺过度充气（dynamic pulmonary hyperinflation）。动态肺过度充气可引起补吸气量（inspiratory reserve volume，IRV）减少和呼吸困难加重。若过度充气严重，导致静息或运动时的深吸气量（inspiratory capacity，IC）受肺总量限制，呼吸困难会进一步恶化，患者可能还会陈述不能深呼吸。

对于限制性肺疾病患者，潮气量（tidal volume，VT）比平均静息水平增加或减少的呼吸模式均会导致呼吸困难加重。浅而快的呼吸模式会导致无效腔气量与潮气量比值（ratio of dead space to tidal volume，VD/VT）增加（因为解剖无效腔是相对固定的），从而导致需要更大的总通气量（因此呼吸频率增加），这会增加呼吸功负荷，可能引起高碳酸血症。相比之下，由于肺的顺应性降低，增加潮气量需要显著增加呼吸功。因为大多数限制性肺疾病患者往往采用浅而快的呼吸模式，故推测相对于其他呼吸模式，采用这种模式可减轻呼吸困难。

呼吸中枢神经冲动增强的常见呼吸系统原因：通气血流比例失调、无效腔增加、代谢性酸中毒或肺 / 胸壁感受器受到刺激。特定通气水平时呼吸困难的强度可能存在很大差异，取决于引起呼吸增强的刺激的性质。外周化学感受器感知动脉血氧分压（arterial partial pressure of oxygen，PaO_2）变化、酸血症和高碳酸血症刺激；中枢化学感受器能对 pH 和动脉血二氧化碳分压（partial pressure of carbon dioxide in arterial blood，$PaCO_2$）的变化做出响应。急性高碳酸血症刺激呼吸不适的强度通常远高于急性低氧血症。急性高碳酸血症常导致通气迅速增加。在一些人群中，高碳酸血症可引起呼吸困难，如缺乏功能性呼吸肌且依赖呼吸机的 $C_1 \sim C_2$ 颈椎受损型四肢瘫患者，以及用神经肌肉阻断剂造成肌肉松弛的正常人。发生急性低氧血症时，患者也可能出现通气增加和呼吸不适。虽然支持化学感受器缺氧刺激在诱发呼吸困难中起直接作用的数据不如高碳酸血症引起呼吸困难的数据明确，但低氧血症似乎可在保持通气不变的情况下引起呼吸困难。受试者在缺氧情况下进行运动相比呼吸室内空气情况下进行运动，出现的呼吸困难更严重；慢阻肺病患者在不同缺氧程度的环境中运动时的结果相似。

此外,药物也可直接通过中枢作用而引起呼吸困难,如阿司匹林(中毒剂量时)、妊娠或糖尿病酮症酸中毒等情况。

二、呼吸泵异常

呼吸泵包括负责将神经信号从呼吸中枢传输至呼吸肌的周围神经、呼吸肌、与呼吸肌连接的胸壁骨骼,将胸壁运动转化为胸腔内负压的胸膜,以及供气流从大气进入肺泡并原路返回的气道。最常见的呼吸泵异常是神经肌肉疾病,包括神经传导异常、神经肌接头、呼吸肌功能障碍,可导致呼吸费力。

神经肌肉无力(如重症肌无力、吉兰-巴雷综合征)会导致患者必须用出接近最大的吸气力量才能产生正常的胸腔负压。若患者有胸壁顺应性降低(如脊柱侧后凸)或肺部顺应性降低(如间质纤维化),则必须比正常情况做更多的呼吸功以将空气转运至肺中。阻塞性肺疾病与气流阻力增加相关,而且对于有显著过度充气患者,当呼吸动作位于呼吸系统压力-容积曲线的陡直部分时,肺顺应性下降。当过度充气引起吸气末容积接近肺总量时,患者常主诉无法进行舒畅的深呼吸。当气流阻塞由急性气道缩窄引起时,患者可有胸闷感。

脊髓损伤(spinal cord injury, SCI)造成的肺部生理改变与神经损伤范围有关。美国脊髓损伤协会(American Spinal Injury Association, ASIA)和国际脊髓学会(International Spinal Cord Society, ISCoS)推荐采用美国脊髓损伤协会损伤量表(American Spinal Injury Association Impairment Scale, AIS)用于确定损伤程度,根据关键肌肉的肌力和感觉检查对损伤程度进行分级。脊髓损伤后的肺生理变化包括:①呼吸肌功能受损;②肺和胸壁顺应性改变;③通气控制的改变;④气流受限及支气管高反应性。脊髓损伤后有 3 个阶段:①损伤后即刻;②损伤后的 1 年期间;③损伤 1 年以后。脊髓损伤后即刻出现弛缓性麻痹,并影响损伤平面以下的所有肌肉,出现脊髓休克。之后的肺功能改善主要是由于神经损伤平面随着脊髓炎症的缓解出现功能性下移,辅助呼吸肌的调动增加,失健的肌肉重新得到恢复,弛缓性麻痹演变为痉挛性麻痹。从损伤后数日到至多 4~6 周,脊髓反射恢复并随着痉挛型综合征的出现最终变为过度反射。完全性脊髓损伤平面以下节段支配的呼吸肌完全无功能(AIS A 级或 B 级),而不完全性损伤患者的呼吸肌损伤程度各异(AIS C 级或 D 级)。C_3 以上的完全性脊髓损伤会导致几乎所有的呼吸肌麻痹。肋间肌、腹肌、胸锁乳突肌和斜方肌也会失去神经支配。C_3 神经根以上的脊髓损伤患者会因呼吸肌完全麻痹而发生急性通气衰竭,需要迅速开始人工通气。C_3~C_5 脊髓损伤会引起膈肌和辅助吸气肌肌力不同程度受损。脊髓损伤后呼吸肌无力及疲劳,易导致肺不张或肺炎,往往需要机械通气。当肌肉松弛状态过渡至痉挛状态,且辅助呼吸肌参与呼吸,患者可以脱离机械通气。

膈肌是控制吸气的最重要肌肉,受膈神经支配(C_3~C_5 神经根)。肋间外肌也是主要的吸气肌,受胸神经根支配。辅助吸气肌包括胸大肌、胸小肌、斜角肌、前锯肌、上后锯肌、肩胛提肌、斜方肌和胸锁乳突肌。斜角肌由 C_4~C_8 颈神经根支配,胸锁乳突肌和斜方肌则由 C_1~C_4 和副神经支配。高位脊髓损伤患者有时能够利用口腔、咽部及喉部肌肉推动气体通过声门来短期通气(舌咽式呼吸)。呼气肌主要为下段胸神经根和腰神经根支配的腹壁肌(腹直肌、腹斜肌和腹横肌)以及胸神经根支配的肋间内肌。正常情况下,呼气是被动过程,但是咳嗽时如果呼气能力受损,则影响气道分泌物的清除。肋间肌有助于胸廓的稳定,防止吸气时膈肌收缩引起胸廓向内塌陷。在颈髓或胸髓损伤的患者中,肋间肌麻痹会引起胸廓在吸气时向内运动,因此同样的膈肌做功情况下潮气量下降。腹壁肌肉的弛缓性麻痹会导致腹内容物向下移位而远离膈肌。膈肌的弧度减小,收缩效率下降。四肢瘫患者在脊髓损伤后由于肺容量下降,肺和胸壁顺应性随之逐渐降低。四肢瘫患者主要表现为限制性通气障碍,由于气道丧失节后交感神经支配,可能存在可逆的呼气气流受限,通常见于支气管扩张剂后。

气道、肺和胸壁遍布各种感受器,可协助机体监测呼吸系统的压力、气流和容积变化。来自这些感受器的信息由中枢神经系统以调节呼吸困难强度的方式整合。然而,这些感受器有时可能是呼吸困难感觉的主要来源,尤其是在发生与支气管收缩有关的"胸闷"时。

上气道感受器：面部及上气道感受器主要由三叉神经支配，这些部位的感受器受到刺激能够降低呼吸困难的强度。冷空气刺激面部可增加屏气时间，减轻呼吸时对抗吸气肌负荷引起的呼吸不适。吸入冷空气可能对气流或温度感受器有刺激作用，这可减轻慢阻肺病患者的劳力性呼吸困难、减少通气量。而正常受试者，通过局部用利多卡因或吸入湿化、温热的空气来减少对上气道感受器的刺激进而加重呼吸不适。研究表明，经鼻高流量氧疗（high flow nasal cannula，HFNC）减轻呼吸困难的效果优于标准氧疗，这可能是因为其对鼻部感受器的刺激更大。

肺部感受器：肺部有三大类感受器可经迷走神经将呼吸感觉相关信息传至中枢神经系统。肺牵张感受器在气道壁张力增加时被激活，可传递肺容量增加的信息。刺激性感受器在肺容量快速变化、直接机械性刺激、吸入刺激性颗粒物或组胺等化学物质时被激活。C 纤维（C-fiber）源自小气道内和肺泡毛细血管旁的肺毛细血管旁感受器（又称 J 感受器），可被机械性因素和化学性因素激活。这些感受器共同作用，使得在各种实验情况下（包括屏气和急性高碳酸血症），限制呼吸系统运动可导致呼吸困难加重。肺过度充气所致潮气量受限也是肺气肿患者出现呼吸不适的一个原因。刺激肺部感受器可能促使哮喘患者出现呼吸困难。急性支气管收缩时呼吸困难的强度高于施加外部阻力负荷时，呼吸不适的性质也不同。对抗外部负荷的呼吸可引起"用力"呼吸或呼吸功增加的感觉，而急性支气管痉挛可引起"胸闷或胸部紧束"的感觉。

胸壁感受器：胸壁中的肌梭与腱器官传出的信息对感知呼吸困难也很重要。肌梭是长度或牵张感受器，腱器官则监测力的产生。胸壁运动受限可加剧急性高碳酸血症相关呼吸困难。颈段脊髓损伤患者的胸壁感受器传出信息在到达大脑前被阻断，但机体仍可发现潮气量的变化，并在潮气量减小时出现呼吸不适和胸闷。

三、呼吸系统负荷增加

导致呼吸困难的常见心肺疾病大多与气体交换障碍相关，可由弥散膜破坏，如肺气肿或肺纤维化引起，也可由液体过多或炎性物质进入肺部导致肺泡的局部通气减少引起。弥散距离增加可见于一些肝肺综合征患者的肺毛细血管严重扩张。影响气体交换的疾病常以静息或运动时的低氧血症为特点，较严重病例由于无效腔通气量增加而合并有高碳酸血症为特点。当心力衰竭引起肺静脉压增加时，可产生低氧血症或刺激肺血管和 / 或间质性感受器（如无髓鞘 C 纤维）而导致呼吸困难。心力衰竭的原因包括心室收缩功能障碍、心室舒张功能障碍和心脏瓣膜疾病。心脏压塞也可能通过增加肺血管压力而引起呼吸困难。

多种心肺疾病患者都可因气道阻力改变（如哮喘、慢阻肺病）或肺 / 胸壁顺应性改变（如特发性肺纤维化、脊柱侧后凸）而出现机械负荷增加。中枢驱动增强以及代偿呼吸系统阻力负荷的增加。大脑向呼吸肌发出的运动命令合并对感觉皮质的伴随放电，后者感觉"呼吸用力感"。这种用力感似乎跟呼吸肌在一次呼吸中产生的压力与其所能产生的最大压力之比有关。因此，在气流阻塞、每次呼吸所产生的胸膜腔内压较高，或呼吸肌产生压力的能力降低时，用力感可能增强，如呼吸肌疲劳（respiratory muscle fatigue）、肌病或过度充气中所见。

维持通气目标恒定时，正常人在发生高碳酸血症时相比血碳酸正常时的呼吸用力感更少，但呼吸困难更重，这提示"自主性"或反射性机制（即高碳酸血症刺激化学感受器）产生的通气比故意增加通气引起的呼吸用力感更小。机械负荷和呼吸用力是许多疾病中呼吸困难的共同特征，但并不能解释所有情况下的呼吸不适。

四、氧供或氧利用障碍

贫血和心血管功能失调是与劳力性呼吸困难相关的两种常见临床情况。中至重度贫血患者即使无气体交换异常和呼吸系统的机械负荷,也常常会在轻度活动时出现呼吸不适。机体对血液携氧能力降低的反应是增加心输出量,这可能需要左心室舒张末压增加,随之会发生肺静脉压上升、间质性水肿以及 C 纤维受刺激。但心血管系统的第一反应往往是心动过速而非每搏输出量增加;目前尚不清楚这种情况下心内和肺血管压力升高的程度。对代谢活跃肌肉的氧供减少可能会引起局部代谢性酸中毒,并导致周围肌肉的感受器受刺激。另一种可能是呼吸肌因氧供减少而受损,在持续呼吸增强的情况下氧供减少可能会导致呼吸肌疲劳。

功能失调:个体适应性取决于心血管系统向肌肉输送氧合血液的能力,以及肌肉通过有氧代谢利用氧气进行机械做功的能力。运动可训练心脏产生更大的心输出量,还可诱导毛细血管生长和骨骼肌酶类改变以增加氧供和提高组织利用氧的效率,进而改善适应性。

慢性呼吸疾病患者久坐不动,逐渐功能失调。功能障碍与基础呼吸系统疾病并非直接相关,而与其适应性水平相关。患者发生劳力性呼吸困难主要因为低运动水平下依赖无氧代谢、代谢性酸中毒形成,以及呼吸中枢发出的神经冲动增加。

急性高碳酸血症、潮气量受限、施加外部阻力负荷都会导致边缘系统内区域和脑干内区域激活。使用正电子发射体层成像(positron emission tomography, PET)和磁共振成像(magnetic resonance imaging, MRI)来定位实验诱导的呼吸不适时脑部被激活的区域,发现呼吸不适相关的神经激活。

五、心理因素

越来越多的证据表明,患者对引起呼吸困难的刺激的情绪反应不同,这也许能部分解释为何其对呼吸困难的体验和对严重程度的表述存在差异。此外,慢阻肺病患者对呼吸困难的恐惧程度较高可能预示呼吸康复训练有效。感觉不适的程度相同时,缺氧比呼吸功增加引起的恐惧及焦虑程度更高。患者对呼吸困难程度的感知可受到心理因素的影响,例如焦虑和抑郁。单独的抑郁评分和与焦虑评分联用也与呼吸困难的程度显著相关。

第二节　运动不耐受的病理学机制

慢性呼吸疾病,如慢阻肺病、支气管扩张、间质性肺疾病(例如间质性肺炎或特发性肺纤维化)、肺血管疾病(例如肺栓塞或肺动脉高压)等,最主要的症状是运动不耐受性,即活动中因呼吸困难限制了患者的活动能力。在未经训练的健康人中,运动能力主要受最大摄氧量(maximal oxygen uptake, VO_2max)的限制,亦受其心输出量的限制,同时也受到呼吸困难,全身或腿部疲劳等症状的影响。健康成人的最大运动能力(exercise capacity)主要受限于心脏功能,即最大氧输送(oxygen delivery),而非通气限制(ventilation limitation)。运动不耐受症由症状、通气和呼吸力学障碍、气体交换受限和外周肌肉疲劳间的相互作用所致。

一、阻塞性通气功能障碍

慢阻肺病患者运动不耐受性与功能障碍或残疾程度密切相关,并且比肺活量(vital capacity, VC)测定或血氧状况更能预测生存预后。运动受限的原因和机制涉及中枢和周围神经因素。慢性呼吸疾病患者通常由于呼吸困难,在发生生理上的氧气输送限制之前就终止运动,因此不能反映心血管和肌肉系统运输和摄取氧气的能力。慢性呼吸疾病患者运动终止最常见的两个主要原因是呼吸困难和腿部疲劳。以慢阻肺病患者为例,呼气流量受限是慢阻肺病最主要的特征,由于气道内径变窄、肺弹性丧失,呼气流速受限,进而降低患者的通气量。对于中度至重度慢阻肺病患者,呼吸困难的感觉比腿部疲劳的感觉更强烈,而在轻度疾病中则相反。慢阻肺病患者运动受限的因素主要包括通气限制,动态肺过度充气,气体交换异常,心脏功能限制,周围肌肉疲劳,呼吸肌功能失调。改善这些受限因素将有助于改善呼吸症状,进而提高慢性呼吸疾病患者的运动能力。与健康人相反,慢阻肺病患者在逐渐增加运动时,最大通气量经常会达到或接近,甚至超过由第1秒用力呼气量(forced expiratory volume in one second, FEV_1)所估计的最大自主通气量(maximal voluntary ventilation, MVV),而出现通气的限制。在运动过程中,较高的无效腔通气量和无效的气体交换会增加慢阻肺病患者在运动时所需的通气量。这些相互关联的现象导致慢阻肺病患者在给定的运动量时有更高的通气量/最大自主通气量比。尽管通气能力下降是运动耐量的重要决定因素,但在通气量未明显下降的患者中同样存在运动耐量的差异,这也表明慢阻肺病的运动耐受性还与其他因素有关。

动态肺过度充气:健康人在休息和运动过程中,吸气和呼气流量都可以轻松增加,以适应运动时的通气需求。在健康个体中,呼气末肺容量(end-expiratory lung volume, EELV)在运动过程中会保持稳定或略微下降,使运动时吸气能力得以上升。减少呼气末肺容量的生理益处可能是使膈肌就其长度-张力关系而言,处于更有利的位置,在呼气过程中将弹性能储存在胸壁中并在吸气过程中释放,可以帮助呼吸肌作用。而慢阻肺病患者中,增加吸气和呼气流量的能力受到损害,静止时的呼气末肺容量由于气体滞留而增加,此为静态肺过度充气(static pulmonary hyperinflation),造成深吸气量(inspiratory capacity)的减少。由于气道阻塞气流限制的影响,随着运动的进行,呼吸频率逐渐上升,每次呼吸的时间缩短造成呼气时间不足,呼气末肺容量逐渐增高,深吸气量逐渐降低,即为动态肺过度充气。一旦吸气结束时的肺部容量达到一个临界区,即距离全肺容量大约500ml时,动态肺过度充气就会限制潮气量的继续增加。无法再上升的潮气量使得呼吸困难程度增加,导致运动提早终止。在高肺容量下呼吸,潮气呼吸将在肺压力-容积曲线的较平坦部分上发生,从而增加了呼吸功,也是呼吸困难的重要原因。动态肺过度充气还会使膈肌处于其长度-张力关系的不利位置,进而减弱其在吸气过程中膈肌收缩的力量。支气管扩张剂可以明显减少呼气末肺容量,减少静态与动态肺过度充气,使患者可以进行更长时间的运动。

阻塞性气道疾病:哮喘和慢阻肺病是最常导致呼吸困难的肺病。两者的主要生理异常都是气流受限,但气流受限往往导致空气潴留和过度充气,继而导致呼吸困难。研究发现,呼吸困难与吸气容积的关联强于与第1秒用力呼气量(FEV_1)的关联,提示过度充气是呼吸困难的重要原因。

阻塞性气道疾病的心肺运动试验(cardiopulmonary exercise testing, CPET)结果如下:首先,运动过程中,潮气量(VT)、呼吸频率和每分通气量(minute ventilation, MV,而CPET参数中通常使用VE表示)最初正常增加,但随着做功量增加,动态过度充气限制了VT升高的程度。这导致呼吸频率代偿性增加,引起浅快呼吸。由于呼吸过浅会导致生理无效腔(VD)过度增加,因此这种呼吸的能量效率低下,VE的增加必定超过预期,反映为二氧化碳通气当量(VE/VCO_2)的斜率增加,或者VE/VCO_2-VCO_2曲线的最低点升高,类似心血管或肺血管疾病。

动脉血气分析可见动脉血二氧化碳分压($PaCO_2$)升高,说明峰值运动时无法正常排出二氧化碳,极量运动时出现的代谢性酸中毒可能与呼吸性酸中毒有关。VE升高还会导致通气量接近极限水平,继而导致呼吸储备(breathing reserve, BR)下降和重度呼吸困难。极限通气量用MVV预估,约等于40倍FEV_1。

此外,动态过度充气时,机体无法正常通过增加呼气量[使EELV接近残气量(residual volume, RV)]来增加VT,因此EELV不会如预期那样下降。相反,吸气时VT增加而更接近肺总量(total lung capacity, TLC),一旦补吸气量(IRV)低于某个绝对阈值,呼吸困难就会变得严重。最终,低强度做功也会加重气流受限,进一步限制呼气,加剧过度充气,导致极度呼吸困难。

二、限制性通气功能障碍

在胸壁异常、间质性肺疾病(interstitial lung disease, ILD)、神经肌肉疾病、肥胖、胸膜疾病等限制性通气障碍中,呼吸模式与上述模式相似,但原因不同。在这种情况下,由于肺容量受限,VT无法增加,导致浅快呼吸,最终导致上文所述的无效通气。

如果肥胖是限制性疾病的部分原因,则运动流量-容积曲线(flow-volume curve,F-V曲线)的起点可能接近RV,并且很快接近最大流量-容积曲线的轮廓,导致气流受限,进而引起呼吸困难。当然,肥胖患者的呼吸困难还有其他原因,包括呼吸功增加、合并失健以及心理因素,如感觉呼吸急促、焦虑。

在肺血管疾病相关限制性疾病中,也可能出现换气功能紊乱,导致去氧饱和、VD/VT较高而导致过度通气。

三、气体交换异常

严重的慢性呼吸疾病常伴随着低氧血症,缺氧通过增加周边化学感受器的信号输出直接刺激增加肺通气量,并通过乳酸生成间接增加通气量。在较高强度的运动过程中,肌肉无氧代谢引起的乳酸性酸中毒会导致肌肉功能异常,乳酸缓冲导致二氧化碳的产生增加,酸中毒会刺激颈动脉体,进而增加肺通气量。在运动过程中,低氧血症甚至非低氧血症的慢阻肺病患者在运动过程中补充氧气,可以进行更高强度的训练,包括降低肺动脉压力,抑制颈动脉体以及减少乳酸生成。

肺换气异常:如果肺病累及肺血管系统,如肺气肿、ILD或肺动脉高压,则运动过程中通常会出现换气紊乱。CPET期间的血气分析可以直接检测换气异常。动脉血氧分压(PaO_2)或动脉血氧饱和度(arterial oxygen saturation,SaO_2)降低,或者肺泡-动脉血氧分压差($P_{A-a}O_2$)过度增宽(>35mmHg,1mmHg=0.133kPa),都提示换气异常。此外,由于VD/VT比值不仅反映运动过程中解剖无效腔的变化,还反映生理无效腔随肺血管床增大和血管扩张的改变,因此VD/VT不随运动降低可能反映肺血管异常。

四、心脏限制

心血管系统受到慢性呼吸疾病的多种影响,最重要的是肺动脉高压导致的右心室后负荷的增加。导致肺血管阻力升高的因素包括低氧性肺血管收缩(hypoxic pulmonary vasoconstriction),血管损伤和重塑以及由于红细胞增多症引起的肺血管阻力增加。右心室超负荷可能导致右心室肥大和右心衰竭。右心室肥大也会通过产生心室间隔移位而影响左心室充血。这些会进一步降低心脏满足运动需求的能力。其他心脏并发症包括心动过速和由于气体滞留造成的右心房压力升高。运动训练可能会带来一些实质性的生理益处,部分原因也在于心血管功能的改善。

五、骨骼肌无力

骨骼肌无力常见于慢性呼吸疾病患者,也是造成这些患者运动功能减低的重要因素。呼吸道症状包括活动时的呼吸困难与疲惫,其可造成患者活动力降低。活动减少造成肌肉的活动量降低与功能失调。这些患者也常伴随着呼吸能量消耗增加与营养摄取不足所导致的营养不良,这会引起肌肉质量减低。慢性呼吸疾病,例如慢阻肺病也被认为是一种系统性炎性疾病,这些全身性炎症现象会影响外周骨骼肌的力量。此外,慢性呼吸疾病所用的药物,例如激素,也对骨骼肌有负面的影响。以上各种因素叠加会造成骨骼肌质量下降,肌肉容易疲劳,运动时无氧阈(anaerobic threshold,AT)下降,无氧呼吸提早产生,乳酸在运动早期开始堆积,导致早期酸中毒使运动耐受力减低,并可能导致运动过程中的通气需求增加。此外,运动时血液可能会从外周肌流向呼吸肌,这会使运动过程中的两个肌肉群的灌注和氧合不足。在运动中,使用无创通气支持减轻了呼吸肌的负荷,能改善血流和氧气向收缩运动肌的运送,同时减少了外周肌肉的易疲劳性。

无论射血分数（ejection fraction）如何，所有心衰患者均存在骨骼肌功能障碍，但骨骼肌功能障碍在收缩性心衰患者中报道得最多。长期灌注不足引起的骨骼肌功能障碍，可引起肌萎缩、氧利用障碍，以及亚极量运动后肌肉和全身氧合的恢复延迟，因此即使心输出量迅速增加也不能改善心衰患者的运动耐量。许多心衰患者中观察到的骨骼肌结构和功能异常也见于体力活动（physical activity，PA）不足程度相似的正常对照。

重症监护病房（intensive care unit，ICU）中的神经肌肉无力大多是由于危重症肌病（critical illness myopathy，CIM）和/或危重症多发性神经病（critical illness polyneuropathy，CIP）。如果临床检出的肌无力没有其他合理病因，称为"ICU 获得性衰弱（ICU-acquired weakness，ICU-AW）"，又称为 ICU 获得性虚弱、ICU 获得性肌无力。

神经兴奋性降低（即钠通道失活）和轴突变性可能是同一个病理生理机制的不同结局，CIP 中，该机制因炎症反应严重程度的不同而异，而肌细胞膜无兴奋性、肌球蛋白缺失和肌肉坏死是 CIM 的病理生理机制。CIP 似乎是严重脓毒症（sepsis）的常见并发症，也是全身炎症反应综合征（systemic inflammatory response syndrome，SIRS）的神经系统表现。其与血糖增高及血清白蛋白降低有一定关联。CIP 患者轴突损伤的机制尚不明确，但推测集中于远端神经微循环损伤，导致缺血和轴突变性。在脓毒症早期，其他方面完好的神经可能出现钠通道失活导致的无电兴奋性。

CIM 包括急性四肢瘫痪性肌病或粗肌丝肌病。CIM 的主要组织病理学发现是肌球蛋白相对选择性减少，其表现为非坏死肌纤维对肌球蛋白腺苷三磷酸（adenosine triphosphate，ATP）酶缺乏反应性。针对肌球蛋白的免疫组化检查，以及通过使用电子显微镜发现粗肌丝丢失可证实上述发现。通常存在肌纤维萎缩，Ⅱ 型肌纤维萎缩多于 Ⅰ 型。常常还有肌纤维结构破坏的证据，可能会出现某种程度的坏死。CIM 的发病机制涉及几种过程，包括钙蛋白酶上调、肌细胞凋亡增加、蛋白体泛素降解系统激活、转化生长因子 β/丝裂原活化蛋白激酶（transforming growth factor-beta/mitogen-activated protein kinase，TGF-β/MAPK）通路激活，以及血清淀粉样蛋白 A1（serum amyloid A1，SAA1）上调、氧化应激。糖皮质激素的应用与去神经支配之间的有害相互作用可导致肌球蛋白信使 RNA（messenger RNA，mRNA）耗竭，并可导致肌肉萎缩。

六、呼吸肌功能障碍

慢阻肺病患者的膈肌可以适应慢性的过度负荷，并且对疲劳的抵抗力更大。在相同的绝对肺容积下，吸气肌能够产生比健康对照者更大的压力。但是慢阻肺病患者经常会出现静态和动态肺过度充气，使他们的呼吸肌处于较差的机械性位置。因此，慢阻肺病患者的吸气肌力量和耐力均受到损害而出现呼吸肌无力。吸气肌力量临床上可以用最大吸气压（maximal inspiratory pressure，MIP）来评估。降低的呼吸肌力量与耐力会导致高碳酸血症、呼吸困难、夜间氧饱和度降低和运动表现降低。

呼吸机引发的膈肌功能障碍是由于机械通气的使用引起的膈肌收缩力量产生能力的丧失。过去已有多项研究显示，使用控制性机械通气（control mechanical ventilation，CMV）可使患者在 24 小时内即因膈肌未主动收缩而发生膈肌收缩功能障碍和膈肌萎缩。在动物研究中也证实机械通气可引起膈肌萎缩。在其中的一项动物研究中指出，当使用控制性机械通气时，大鼠会迅速产生进行性膈肌萎缩并丧失肌力。之后的人体研究也证实接受机械通气的患者也会出现呼吸机引发的膈肌萎缩。机械通气本身引起膈肌萎缩和无力的细胞机制，在许多动物研究中得到验证，动物实验研究显示机械通气相关性膈肌功能障碍（ventilation-induced diaphragmatic dysfunction，VIDD）与氧化应激、多种蛋白水解途径活化有关，并且膈肌线粒体功能障碍会导致肌肉力量和强度的丧失。之后许多研究证实了长期机械通气患者的膈肌会出现不同程度的功能障碍，并验证了在机械通气过程中呼吸驱动降低或丧失，而临床研究与动物实验中都出现了相同的病理生理过程。

机械通气患者发生膈肌无力的另一个潜在原因是感染。临床研究显示，感染是重症机械通气患者发生严重膈肌无力的主要危险因素。感染患者的膈肌强度约为未感染个体膈肌强度的一半。感染诱发膈肌无力也在动物实验中得到证实,感染会严重降低膈肌的强度,急性感染会在 24 小时内使膈肌强度降低多达 80%。造成膈肌力量产生能力急剧下降的病理生理机制包括被活化的蛋白水解途径,如钙蛋白酶、胱天蛋白酶和蛋白酶体的作用;感染也会导致细胞因子(cytokine)产生。这些受体的活化导致肌肉神经酰胺代谢改变,刺激线粒体自由基生成并诱导细胞凋亡。氧化反应会破坏线粒体电子传输链,导致肌肉耐力(muscular endurance)降低,并活化蛋白水解酶途径,导致收缩蛋白减少和肌肉力量减少。

第三节 呼吸康复的基本原理

呼吸康复的组成是以运动训练为核心,纠正和改善导致运动不耐受的因素,促进患者完成呼吸康复计划,提高患者的运动耐力、缓解呼吸困难程度,提高生活质量和生存时间。呼吸康复组成项目的细节将在本书后面的章节中详细说明。不同的呼吸系统疾病,其病理生理进程与影响也不相同,对于不同的急慢性呼吸疾病,呼吸康复计划中的组成及重点也需要个体化,因而有所不同。

一、运动训练的基本原理

运动训练是呼吸康复组成中最主要且必需的项目,也是改善慢性呼吸疾病、危重症患者肌肉功能的最佳方法。即使是那些患有严重慢性呼吸疾病的患者,通常也可以耐受必要的训练强度和训练时间,以使骨骼肌发生适应性的改变。运动调节基于 3 个生理学原理:①训练的特异性(改善特定的运动实践);②训练强度,确定只有高于基线的负荷才会产生训练效果;③训练效果的逆转,即一旦停止,训练效果就会消失。前两个原则已广泛应用于重度慢阻肺病患者的康复。运动训练的超负荷原理(overload principle)代表为了产生训练效果,系统或组织必须受到超过平时活动的强度,较长的持续时间或更高的运动频率的挑战。随着时间的推移,组织或系统会逐渐适应这种增加的负荷,因此提升了身体的运动能力。所以如果我们希望运动训练达到相当成效,需要比原先活动度更高的强度、更长的时间与更高的频率的运动。运动训练的可逆性原理(reversibility principle)是由超负荷原理推论而来,在停止训练后原先训练得到的进步会逐渐消失减退,所以运动训练需要持之以恒,持续性的运动方能维持训练效果。而运动的特异性原理(principle of specificity)则表示训练效果仅限于参与该活动的肌肉纤维。此外,肌肉纤维会因运动的类型而产生不同的适应。耐力训练与抗阻训练是运动训练的两大训练类型,具体而言,耐力运动训练可促进肌肉线粒体和毛细血管密度的增加,而抗阻训练可导致骨骼肌收缩蛋白的增加。

二、运动训练的临床疗效

尽管运动训练后肺功能通常没有变化或是改善部分的肺内气体陷闭(air trapping),骨骼肌因运动训练得到功能改善而使运动能力增强。而且,改善的骨骼肌氧化能力和效率能使对于给定工作负荷的通气需求降低,这可以减少运动时的动态肺过度充气,从而减轻活动性呼吸困难。运动训练在其他方面也可能产生积极影响,包括在医院康复环境之外能增加运动动机,减少情绪障碍,减轻症状和改善心血管功能。在运动训练之前通过支气管扩张剂疗法,氧气疗法以及其他合并症的治疗可以提高运动训练干预的有效性。总结来说,患有慢性呼吸疾病的人进行运动训练的一般原则与健康人甚至运动员没有什么不同,为了使运动训练有效,训练负荷必须反映个人的特定要求,必须超过日常生活中活动的负荷(即训练阈值)以提高有氧能力和肌肉力量,并且必须随着改善的进行而逐步增加。

三、日常生活身体活动度和柔韧性维持

保持规律的身体活动度是呼吸康复综合计划中的一部分,对老年人整体健康具有明显的益处。需要对慢性呼吸疾病患者进行个体化的激励与规划以保持身体的活动度,甚至可以在进行呼吸康复计划之前或之后给予定期的结构化训练课程。呼吸康复治疗强调康复计划的恢复性以恢复部分已经失去的功能,而规律的身体活动性的目的在于维持健康的状态。

柔韧性以软组织正常延展性为基础,实现全范围关节活动度(range of motion, ROM),达到人体运动功能表现最佳化的一种神经肌肉驱动效能。运动功能表现的最佳化离不开运动的 3 个重要系统,骨骼系统、神经系统和肌肉系统。当肌筋膜组织缺乏三维运动平面中的良好柔韧性时,在进行人体复杂多变的各种活动时就容易因为组织延展性不足、运动模式刻板低效、力的传导受限甚至组织拉伤等因素而产生不愉悦的运动体验,导致患者无法坚持康复训练。临床呼吸康复工作中,作为功能重建中重要的环节,柔韧性训练应该被重视起来。

由于慢性呼吸疾病所造成的呼吸困难症状、疲惫、运动与活动能力下降,伴随的不只是生理上的功能降低,因疾病与症状所形成的焦虑与忧郁,以及所造成的社会能力下降,也都会影响患者整体的生活质量,增加反复住院的风险,以至于降低长期的存活率。呼吸康复治疗结合多领域专家,给予患者生理、心理、营养,与社会上的支持,其中特别强调以运动治疗作为呼吸康复计划的核心组成。透过呼吸康复治疗,以期能够恢复慢性呼吸疾病患者因疾病丧失的部分功能,增进运动能力,改善心理状态,减少入院,减轻后续医疗与经济负担,并望能增进生活质量并且延长生命。患有慢阻肺病以外的慢性呼吸疾病包括哮喘、间质性肺疾病、肺动脉高压、非囊性纤维化支气管扩张和肺癌的人也可能受益于全面的、跨领域的呼吸康复计划。其他包括重症呼吸衰竭、长期使用呼吸机、神经肌肉疾病或肺移植后的患者也是呼吸康复治疗的对象。呼吸与危重症医学科医生需要意识到这种非药物干预的积极影响,以提高转诊率,进而改善慢性呼吸疾病患者的综合管理。

(葛慧青　谢孟哲)

参考文献

[1] ANNONI S, BELLOFIORE A, REPOSSINI E, et al. Effectiveness of chest physiotherapy and pulmonary rehabilitation in patients with non-cystic fibrosis bronchiectasis: a narrative review[J]. Monaldi Archives for Chest Disease, 2020, 90(1): 1107.

[2] MAHLER D A, HARVER A, LENTINE T, et al. Descriptors of breathlessness in cardiorespiratory diseases[J]. American Journal of Respiratory and Critical Care Medicine, 1996, 154(5): 1357-1363.

[3] O'DONNELL D E, BERTLEY J C, CHAU L K, et al. Qualitative aspects of exertional breathlessness in chronic airflow limitation: pathophysiologic mechanisms[J]. American Journal of Respiratory and Critical Care Medicine, 1997, 155(1): 109-115.

[4] BISSETT B, LEDITSCHKE I A, GREEN M, et al. Inspiratory muscle training for intensive care patients: A multidisciplinary practical guide for clinicians[J]. Australian Critical Care, 2019, 32(3): 249-255.

[5] CALLAHAN L A, NETHERY D, STOFAN D, et al. Free radical-induced contractile protein dysfunction in endotoxin-induced sepsis[J]. American Journal of Respiratory Cell and Molecular Biology, 2001, 24(2): 210-217.

[6] CALLAHAN L A, SUPINSKI G S. Sepsis-induced myopathy[J]. Critical Care Medicine, 2009, 37(10 Suppl): S354-S367.

[7] CASABURI R, PATESSIO A, IOLI F, et al. Reductions in exercise lactic acidosis and ventilation as a result of exercise training in patients with obstructive lung disease[J]. American Review of Respiratory Disease, 1991, 143(1): 9-18.

[8] CAVALHERI V, GRANGER C L. Exercise training as part of lung cancer therapy[J]. Respirology, 2020, 25(Suppl 2): 80-87.

［9］DE OLIVEIRA VACCHI C, MARTHA B A, MACAGNAN F E. Effect of inspiratory muscle training associated or not to physical rehabilitation in preoperative anatomic pulmonary resection: a systematic review and meta-analysis［J］. Support Care Cancer, 2022, 30（2）: 1079-1092.

［10］DEMOULE A, JUNG B, PRODANOVIC H, et al. Diaphragm dysfunction on admission to the intensive care unit. Prevalence, risk factors, and prognostic impact-a prospective study［J］. American Journal of Respiratory and Critical Care Medicine, 2013, 188（2）: 213-219.

［11］DOWMAN L, HILL C J, HOLLAND A E. Pulmonary rehabilitation for interstitial lung disease［J］. Cochrane Database of Systematic Reviews, 2014,（10）: CD006322.

［12］HAAS F. Desensitization to dyspnea in chronic obstructive pulmonary disease［M］//RICHARD C, PETTY T. Principles and practice of pulmonary rehabilitation. Philadelphia: Saunders, 1993: 241-251.

［13］WEESE-MAYER D E, BERRY-KRAVIS E M, CECCHERINI I, et al. An official ATS clinical policy statement: Congenital central hypoventilation syndrome: genetic basis, diagnosis, and management［J］. American Journal of Respiratory and Critical Care Medicine, 2010, 181（6）: 626-644.

［14］HUSSAIN S N A, CORNACHIONE A S, GUICHON C, et al. Prolonged controlled mechanical ventilation in humans triggers myofibrillar contractile dysfunction and myofilament protein loss in the diaphragm［J］. Thorax. 2016, 71（5）: 436-445.

［15］HOLLAND A E, WADELL K, SPRUIT M A. How to adapt the pulmonary rehabilitation programme to patients with chronic respiratory disease other than COPD［J］. European Respiratory Society, 2013, 22（130）: 577-586.

［16］JOLLEY S E, BUNNELL A E, HOUGH C L. ICU-Acquired Weakness［J］. Chest. 2016, 150（5）: 1129-1140.

［17］JUNG B, MOURY P H, MAHUL M, et al. Diaphragmatic dysfunction in patients with ICU-acquired weakness and its impact on extubation failure［J］. Intensive Care Medicine, 2016, 42（5）: 853-861.

［18］KILLIAN K J, LEBLANC P, MARTIN D H, et al. Exercise capacity and ventilatory, circulatory, and symptom limitation in patients with chronic airflow limitation［J］. American Review of Respiratory Disease, 1992, 146（4）: 935-940.

［19］LEVINE S, NGUYEN T, TAYLOR N, et al. Rapid disuse atrophy of diaphragm fibers in mechanically ventilated humans［J］. New England Journal of Medicine, 2008, 358（13）: 1327-1335.

［20］MALENFANT S, LEBERT M, BRETON-GAGNON E, et al. Exercise intolerance in pulmonary arterial hypertension: insight into central and peripheral pathophysiological mechanisms［J］. European Respiratory Society, 2021, 30（160）: 200284.

［21］MAN W D, SOLIMAN M G, GEARING J, et al. Symptoms and quadriceps fatigability after walking and cycling in chronic obstructive pulmonary disease［J］. American Journal of Respiratory and Critical Care Medicine, 2003, 168（5）: 562-567.

［22］MARTINEZ F J, FOSTER G, CURTIS J L, et al. Predictors of mortality in patients with emphysema and severe airflow obstruction［J］. American Journal of Respiratory and Critical Care Medicine, 2006, 173（12）: 1326-1334.

［23］O'DONNELL D E, FLÜGE T, GERKEN F, et al. Effects of tiotropium on lung hyperinflation, dyspnoea and exercise tolerance in COPD［J］. European Respiratory Journal, 2004, 23（6）: 832-840.

［24］O'DONNELL D E, HAMILTON A L, WEBB K A. Sensory-mechanical relationships during high-intensity, constant-work-rate exercise in COPD［J］. Journal of Applied Physiology（1985）, 2006, 101（4）: 1025-1035.

［25］O'DONNELL D E, REVILL S M, WEBB K A. Dynamic hyperinflation and exercise intolerance in chronic obstructive pulmonary disease［J］. American Journal of Respiratory and Critical Care Medicine, 2001, 164（5）: 770-777.

［26］PEPIN V, SAEY D, LAVIOLETTE L, et al. Exercise capacity in chronic obstructive pulmonary disease: mechanisms of limitation［J］. COPD. 2007, 4（3）: 195-204.

［27］PETROF B J, HUSSAIN S N. Ventilator-induced diaphragmatic dysfunction: what have we learned?［J］. Current Opinion in Critical Care, 2016, 22（1）: 67-72.

［28］PICARD M, AZUELOS I, JUNG B, et al. Mechanical ventilation triggers abnormal mitochondrial dynamics and morphology in the diaphragm［J］. Journal of Applied Physiology（1985）, 2015, 118（9）: 1161-1171.

［29］POWERS S K, SHANELY R A, COOMBES J S, et al. Mechanical ventilation results in progressive contractile dysfunction in the diaphragm［J］. Journal of Applied Physiology（1985）, 2002, 92（5）: 1851-1858.

［30］PU C Y, BATARSEH H, ZAFRON M L, et al. Effects of Preoperative Breathing Exercise on Postoperative Outcomes for Patients With Lung Cancer Undergoing Curative Intent Lung Resection: A Meta-analysis［J］. Archives of Physical Medicine and Rehabilitation, 2021, 102（12）: 2416-2427.

［31］ROMER L M, LOVERING A T, HAVERKAMP H C, et al. Effect of inspiratory muscle work on peripheral fatigue of locomotor muscles in healthy humans［J］. Journal of Physiology, 2006, 571（Pt 2）: 425-439.

［32］SEO Y G, OH S, PARK W H, et al. Optimal aerobic exercise intensity and its influence on the effectiveness of exercise therapy in patients with pulmonary arterial hypertension: a systematic review［J］. Journal of Thoracic Disease, 2021, 13（7）: 4530-4540.

［33］SPRUIT M A, HOLLAND A E, SINGH S J, et al. COVID-19: Interim Guidance on Rehabilitation in the Hospital and Post-Hospital Phase from a European Respiratory Society and American Thoracic Society-coordinated International Task Force［J］. European Respiratory Journal, 2020: 56（6）: 2002197.

［34］SPRUIT M A, SINGH S J, GARVEY C, et al. An official American Thoracic Society/European Respiratory Society statement: key concepts and advances in pulmonary rehabilitation［J］. American Journal of Respiratory and Critical Care Medicine, 2013, 188（8）: e13-e64.

［35］SUPINSKI G S, ALIMOV A P, WANG L, et al. Calcium-dependent phospholipase A2 modulates infection-induced diaphragm dysfunction［J］. American Journal of Physiology-Lung Cellular and Molecular Physiology, 2016, 310（10）: L975-984.

［36］SUPINSKI G S, ALIMOV AP, WANG L, et al. Neutral sphingomyelinase 2 is required for cytokine-induced skeletal muscle calpain activation［J］. American Journal of Physiology-Lung Cellular and Molecular Physiology, 2015, 309（6）: L614-624.

［37］SUPINSKI G S, CALLAHAN L A. Diaphragm weakness in mechanically ventilated critically ill patients［J］. Critical Care, 2013, 17（3）: R120.

［38］SUPINSKI G S, JI X Y, CALLAHAN L A. p38 Mitogen-activated protein kinase modulates endotoxin-induced diaphragm caspase activation［J］. American Journal of Respiratory Cell and Molecular Biology, 2010, 43（1）: 121-127.

［39］ZAMPOGNA E, PANERONI M, BELLI S, et al. Pulmonary Rehabilitation in Patients Recovering from COVID-19［J］. Respiration, 2021, 100（5）: 416-422.

第二章
呼吸康复的概念更新

本章的学习目标：
- 熟悉呼吸康复的定义更新
- 熟悉一秒率正常的肺功能受损
- 熟悉疾病的可治疗特性
- 了解呼吸康复技术新进展
- 了解呼吸康复的适用人群的扩展和全流程管理

慢性呼吸疾病患者进行呼吸康复，能有效缓解患者的呼吸困难症状，提升运动耐受力，改善生活质量，降低医疗花费。慢性呼吸疾病，特别是慢性阻塞性肺疾病（以下简称慢阻肺病）是一种全球性卫生紧急事件，很大一部分慢阻肺病负担是可以预防的。慢阻肺病是一种复杂且异质的疾病，其病理生理学涉及不同程度的气道重塑、炎症和组织破坏。这种异质性体现在患者之间呼吸道症状、全身后果和合并症的巨大差异。在整个生命过程中，存在多种肺功能轨迹，其中几种可导致慢阻肺病。认识到这些不同的轨迹，以及并非所有患者都因肺功能加速下降而罹患慢阻肺病这一事实，可能带来新的预防和治疗方法。

第一节　呼吸康复定义更新

2013 年肺康复的定义：基于全面患者评估的，为患者量身定制的综合干预措施，包括但不局限于运动训练、患者教育和行为改变，其旨在改善慢性呼吸疾病患者的身心状况，促进其对增进健康行为的长期依从性。着重强调了呼吸康复的目的，重要组成部分和行为改变的核心作用。2021 年定义现代呼吸康复：在 2013 年定义的基础上加上可及（access）、可接受（uptake）、完成（completion）。可及即是否为符合条件的患者提供呼吸康复计划，评价指标为：①每个地域/人群接受呼吸康复计划的人数；②符合条件患者的转诊百分比。可接受即患者是否接受呼吸康复治疗，评价指标为：①参加呼吸康复评估的转诊患者百分比；②至少参加一次治疗的转诊患者百分比。完成即患者是否完成呼吸康复计划，评价指标为：①参加 70% 疗程的患者百分比；②参加出院评估的患者百分比。

由于患者的疾病严重程度、急性加重、共病和社会需求各不相同，需要不同的方案来满足他们的需求，因此呼吸康复计划也需要不断优化，需要多学科综合评估，个性化呼吸康复需要对每个患者的需求、目标和偏好进行全面评估，进行共病管理，制定精细化方案。结合疾病的可治疗特性（treatable traits, TTs）制定个性化呼吸康复方案。除了基本的评估要素，如运动能力、生活质量、呼吸困难程度、营养状态、职业状态以外，还要考虑日常生活的活动距离、提前护理计划需求、气道廓清的需求、焦虑和恐惧抑郁等心理和认知状态、共患病的影响和管理、应对功能障碍的技能、教育需求、医保经济状况、虚弱程度、目标和优先事项、吸入药物的使用情况以及依从性、呼吸肌和周围肌群的力量和耐力、睡眠障碍、社会支持、讲话和吞咽、吸烟状态等。

依据慢阻肺病的 TTs 确定可从特定干预措施中获益最多的患者类型，以便通过选择患者类型，以循证的方式实施个性化呼吸康复。呼吸康复已被证明在不同的形式中有效，为个体患者量身定制的形式

（门诊、中心、社区、家庭、远程康复或混合形式），呼吸康复的效果可能会进一步优化。目前尚不清楚哪些患者将从这些形式中获益，应考虑患者特征、环境（如社会、地理）和偏好因素。

第二节 一秒率正常的肺功能受损

一秒率正常的肺功能受损，又称保留比值受损肺功能（preserved-ratio impaired spirometry，PRISm），被用于描述具有保留比值（吸入支气管扩张剂后 $FEV_1/FVC \geq 0.7$）和肺功能受损（吸入支气管扩张剂后 FEV_1 和 / 或 FVC<80% 预计值）的个体。

据报道在普通人群中，当前和既往吸烟者中 PRISm 的患病率很高，并且与患慢阻肺病和全因死亡率的风险增加有关。尽管如此，患有 PRISm 的个体似乎也表现出心血管发病率和死亡率的增加。患有持续性 PRISm 和成年早期肺功能正常但在中年发展为 PRISm 的个体，其死亡和因肺部和心脏病住院的风险明显高于整个成年期肺功能正常的人。肺功能在成年早期恢复，PRISm 的既往病史似乎不会影响长期发病率和死亡率。

小肺容积与生存率低相关。限制性肺活量为特征的 PRISm 与各种疾病结果有关，包括糖尿病、代谢综合征、高血压、卒中、心血管疾病。吸烟除了导致气流受限，还可能与限制性肺功能损害有关。COPDGene 队列的结果强调，尽管没有气流受限，但仍有很大一部分吸烟者接受慢阻肺病药物治疗，并经历慢阻肺病样症状和恶化样事件。

多年来一直在讨论 PRISm 背后的病理生理机制，包括其预后。除了引起肺外限制的因素（如肥胖、脊柱后凸或既往卒中），全身炎症也被认为是 PRISm 与心肺疾病发病率之间的可能关联，并且与糖尿病的存在有关。与 PRISm 相关的全身炎症可能是由暴露于空气污染引起的，特别是在低收入国家。儿童呼吸道感染与中年后肺功能低下有关。然而，中年 PRISm 的存在可能与其他生活方式因素（如肥胖、吸烟和缺乏身体活动）更为相关，成年早期的 PRISm 可能更受生命早期事件的影响，例如生命最初几年的呼吸道感染和怀孕期间的母亲吸烟。

2023 年 GOLD 指南首次提出了 PRISm，定义为 FEV_1 和 FVC 的成比例降低，在全球范围内的横断面患病率为 6%~24.3%，并且与呼吸道症状和死亡率相关。慢阻肺病诊断现状是病程发展至不可逆病理改变时才被确诊。多种因素综合作用导致早期诊断慢阻肺病困难，包括缺乏预测性生物标志物，无法识别临床症状，疾病进展缓慢，长期无症状或症状轻微，依赖敏感性较低诊断工具（肺活量测定法）。需要更加全面的慢阻肺病诊断工具，以关注早期症状，在发生不可逆性病理改变前对慢阻肺病进行早期诊断，并予以积极干预，以延缓慢阻肺病的进展。

除了发展为慢阻肺病，相当一部分人的肺活量测定正常化或没有恶化，即有益的转变。研究显示，与继续接受 PRISm 治疗的个体相比，从 PRISm 中康复的个体数量大约是其两倍。肺功能恢复者受教育程度最高，吸烟更少，并且比以 PRISm 结束的两条轨迹中的个体更活跃。这表明健康的生活方式很可能对该群体的良好发育和良好预后起着重要作用。因此，尽管成年早期肺功能低与晚年合并症和死亡风险较高有关，但成年期肺功能的恢复是可能的，并且反映了更好的预后。

第三节 疾病的可治疗特性

疾病的可治疗特性（treatable traits，TTs）是"一种新策略，对患者进行个体化评估，以确定一组可治疗的问题，并根据这种多维评估制定和实施个性化治疗方案"，是基于慢阻肺病易于识别的特征并对患者进行个性化的管理。

尽管在减少心脏病和癌症等许多非传染性疾病的全球影响方面取得了实质性进展，但慢性呼吸疾病的发病率和死亡率仍在持续增加。这一增长主要是由于慢阻肺病（COPD）负担日益加重，尽管 50 多年前就已将吸烟确定为该疾病的主要危险因素，但这一增长仍在发生。许多因素导致了现在必须被视为公共卫生紧急情况的情况：未能限制烟草制品的销售和消费、在整个生命过程中不受控制地接触环境污染物以及全球人口老龄化（部分原因是烟草制品的销售和消费改善）。此外，尽管慢阻肺病存在异质性，但诊断方法几十年来没有改变，几乎完全依赖支气管扩张剂后肺活量测定，这种方法对早期病理变化不敏感，未得到充分利用，经常被误解，并且不能预测症状。此外，指南仅推荐简单的疾病分类策略，从而对具有广泛不同病症的患者采取相同的治疗方法，而这些病症几乎肯定是由可变的病理生理机制驱动的。而且，与发病率和死亡率相似或较低的其他疾病相比，公共和私营部门为增进对慢阻肺病的了解、减少已知风险和开发新疗法而投入的财政和人力资源严重不足。

在三级医疗机构中，气道疾病患者平均每人有 10 个特性，不同诊断类别中确定的特性数量和类型相似，并且有许多未经治疗的特性。这凸显了使用可治疗特性方法改进哮喘和慢阻肺病的评估和管理的必要性。在慢阻肺病和哮喘人群中，已经开始评估可治疗特性对未来风险的影响。Sarwar 等人从英国纵向衰老研究中探讨了这些特性对患者的影响。在来自某社区的 406 名慢阻肺病患者中，预测未来肺功能下降的特性是吸烟、体重不足、慢性支气管炎、肌肉减少症和呼吸困难。预测生活质量（QoL）下降的特性包括抑郁症、家庭和社会支持不足、贫血、慢性支气管炎、残疾、心血管疾病和关节炎。

最初于 2016 年提出的可治疗特性策略现在部分被纳入全球阻塞性肺病防治策略和柳叶刀委员会推荐的慢阻肺病管理建议中。未来的发展包括需要在不同的资源环境中建立这种照护模式。因此，确定在初级和二级保健中可能评估和解决的关键特性是当务之急。另外可治疗特性还可能在急性期照护中产生重要影响。如何让患者参与这种方法也很重要。确保患者和临床医生参与共同决策的基本需求是可治疗特性干预的一部分。了解患者与可治疗特性相关的健康素养是未来研究的一个重要领域。最后，大部分可治疗特性研究都来自横断面评估，导致缺乏对特性稳定性的分析，以及稳定性缺乏如何影响慢阻肺病和哮喘患者的结局。可治疗特性是慢阻肺病和哮喘管理的新范式。它提供了一种治疗照护模式，允许个性化评估和实施个性化护理。推动这种实践方法的实施是优化包括但不限于呼吸疾病患者综合管理的优先事项。

第四节　呼吸康复技术的新进展

定期参与呼吸康复计划是决定呼吸康复疗效的主要因素之一，因此呼吸康复的参与度是康复实践评价的重要指标。降低参与度的因素主要包括目前吸烟、呼吸急促等呼吸困难表现较严重，住院频率高、6 分钟步行距离较短等。

一、心肺运动试验和运动训练模式的选择

运动不耐受是慢阻肺病患者的一个主要特征。在有类似静息通气障碍的患者中，其潜在机制各不相同。人们越来越认识到，慢阻肺病的病理生理学结局受合并症的影响。另外，心血管疾病在慢阻肺病中非常普遍，影响患者的残疾程度和生活质量，并导致生存率降低。通过心肺运动试验准确评估功能可以提供有关心脏、呼吸、肌肉骨骼和血液系统影响的信息。这种对运动综合心肺反应的评估在运动受限和呼吸困难的慢阻肺病患者的个性化评估和管理中仍未得到充分利用，特别是在呼吸康复中，现场测试以全面评估运动能力。

在通气效率评价中，VE/VCO_2 图中通气截距的增加更好地显示了在慢阻肺病严重程度的连续过程中运动通气低效的逐渐恶化。此外，该参数还与较大的机械约束、肺部气体交换恶化、呼吸困难评分较高和运动能力下降有关。这种通气效率低下已经在轻度气流受限的患者中发现，表明通气 - 灌注异常共

存。左心室射血分数降低的心力衰竭（heart failure，HF）对慢阻肺病患者对运动的特定生理反应有明显影响：对代谢需求的通气反应异常高（低 VE-VCO$_2$ 截距、高 VE-VCO$_2$ 斜率和高峰值 VE/VCO$_2$ 比值）和低峰值呼气末 CO$_2$ 分压（反映肺泡过度通气和 / 或肺灌注异常），在患有这两种疾病的患者中比仅患有慢阻肺病的患者更常见。在慢阻肺病 - 心力衰竭（COPD-HF）重叠患者中，特别是呼吸困难和运动耐量差似乎受到患者间呼吸中枢化学刺激差异的强烈影响。特别是在静息低碳酸血症的患者亚组中，过度通气会加速肺力学的动态异常。

在慢阻肺病患者中，慢性过度充气可由于血流动力学或者心输出量的下降导致外周骨骼肌血流量减少。心输出量重新分配给超负荷的呼吸肌。在心力衰竭患者中，低心输出量、整体交感神经介导的血管收缩和微血管异常通常会损害四肢肌肉血流。因此，COPD-HF 重叠患者的肌肉血流损伤不仅比慢阻肺病而且与心力衰竭患者相比均更大。在增量心肺运动测试中，通过较低的摄氧效率表明有氧功能受损，从而区分了症状特别严重且残疾的 COPD-HF 亚组患者。这些异常与休息和运动时上肢不适和呼吸困难有关。

对运动不耐受机制的病理生理学的充分理解，可以指导医生对患有不同并发症的慢阻肺病患者采取更加个性化的治疗策略。临床医生必须考虑最大化降低肺过度充气，特别是在 COPD-HF 重叠组中，以减轻这些患者较高的呼吸负荷所带来的负面血流动力学改变。识别过度用力充气的 COPD-HF 患者亚组可以指导进行康复干预，以选择具有低至最小呼吸机压力的康复策略。COPD-HF 重叠患者似乎特别容易对增加骨骼肌 O$_2$ 输送和 / 或减少 O$_2$ 需求的干预措施做出反应。通过无创正压通气减轻呼吸肌负荷被视为可以改善运动期间肌肉氧合的一种选择。对于症状严重且心肺功能严重受限的患者，可以选择适当的体能训练策略，例如单侧下肢运动训练或神经肌肉电刺激（NMES）。

根据运动训练期间可治疗特征有多种方案选择。对于下肢肌无力 / 萎缩和中度呼吸困难（mMRC 2 分）患者，抗阻训练强度应选择 1RM（1 次最大重复次数）的 70%~80%，共 4 组，每组 8~12 次。对于伴有（极）重度呼吸困难的虚弱慢阻肺病患者，恢复训练对呼吸系统受损的负担过重，可考虑将神经肌肉电刺激（neuromuscular electric stimulation，NMES）方式作为抗阻训练的替代方法。全身振动也被认为是增加下肢肌肉力量的有用手段，但在日常临床康复实践中并未作为常规治疗。

二、运动训练和呼吸支持

缺氧和动态过度充气（dynamic hyperinflation，DH）是导致运动提前终止的两个最重要因素，并可能限制患者的运动训练强度。补充氧气和 / 或无创通气支持可增强呼吸康复对重症患者的效果。慢阻肺病患者由于气流受限、肺实质破坏和 / 或肺血管床异常，可导致气体交换紊乱。根据国际指南，接受长期氧疗的患者应在运动训练期间继续接受氧疗，但通常建议随着运动期间氧需求的增加而增加流量。运动期间补充氧气对运动诱发的氧饱和度下降（exercise-induced desaturation，EID）但静息时氧分压正常的慢阻肺病患者的影响尚不明确。运动期间补充氧气可以改善耐力时间并减少轻度低氧血症慢阻肺病患者的呼吸困难或 EID，通过减慢呼吸频率，降低运动诱发的 DH 程度。最近，一项大型双盲随机对照试验显示，氧分压正常的慢阻肺病合并 EID 患者在为期 8 周的监督下运动训练计划中，辅助供氧并没有比室内空气更能改善运动能力。

对于夜间 PaCO$_2$ ≥55mmHg 的慢性高碳酸血症型呼吸衰竭（hypercapnic respiratory failure，CHRF）患者，应使用夜间无创通气（nocturnal noninvasive ventilation，NNIV），可显著降低高碳酸血症、再入院时间和死亡风险。对于慢阻肺病合并 CHRF 的患者，在呼吸康复期间进行夜间无创通气可改善健康相关生活质量、呼吸困难和运动负荷。无创通气可以减轻负担过重的吸气肌负荷和呼吸功，从而减少高碳酸血症、DH 和呼吸困难。减轻呼吸肌负荷，预防运动诱发的膈肌疲劳，并改善腿部肌肉氧合。然而无创通气作为运动训练期间的附加干预措施的作用仍有待确定。

迄今为止，只有少数研究调查了无创通气在运动期间的短期和长期影响，并且结果不一致。较高的压力（吸气压力支持 >20cmH$_2$O）似乎更有效。有严重躯体损伤但无高碳酸血症的患者在运动时并非 NIV 的指征。患有终末期肺病的 CHRF 患者如果不使用 NIV，可能无法进行有效的运动训练，因此可以选择使用。NIV 可显著改善 PaCO$_2$ 水平、呼吸困难和耐力时间。由于在运动期间使用 NIV 需要技术设备和专业人员指导，NIV 作为运动期间的附加工具应主要用于高度选择的 CHRF 患者。

三、慢阻肺病合并肺动脉高压患者吸入一氧化氮与呼吸康复

30%~70% 的慢阻肺病患者存在肺动脉高压（pulmonary hypertension，PH）。对于重度 PH 且静息气道正压通气（PAP）>35~40mmHg 的慢阻肺病患者预后差。吸入性一氧化氮（iNO）和氧气可能是慢阻肺病和 PH 患者的一种有前途的治疗方法。NO 是血管反应中的重要介质，特别是在肺循环中。吸入性一氧化氮产生肺血管舒张，对全身血管床的影响最小，因为它对血红蛋白具有高亲和力和快速失活作用。NO 脉冲系统在吸气开始时提供少量浓度的 NO。在吸气早期以脉冲剂量给药的优点是可以通过使用较短的脉冲宽度选择性地将药物输送到最健康的肺段。通过功能性呼吸成像（functional respiratory imaging，FRI）评估的长期氧疗（LTOT）的 PH-COPD 患者证明了脉冲 iNO 治疗诱导的血管舒张的相关性，患者在 iNO 治疗后血管体积急剧增加。iNO 治疗期间通气与血管舒张之间存在显著关联，表明通气较好的区域血管舒张更多。完成 4 周 iNO 治疗的患者肺动脉压降低，6 分钟步行距离增加。此外，休息和运动时呼吸急促有所改善。慢性 iNO 治疗有可能显著增加慢阻肺病合并肺动脉高压患者的运动耐量和改善呼吸急促。慢性 iNO 治疗有可能成为这些患者综合康复计划附加干预策略的一部分。

四、步态评估和训练

与健康受试者相比，慢阻肺病患者在日常生活中的步行次数较少，6 分钟步行距离（6 minutes walk distance，6MWD）更短。步态评估可以深入了解与慢阻肺病患者步行距离缩短相关的因素。迄今为止，已有多项研究探讨了慢阻肺病患者的步态。步态改变（如跛行和拖曳）与慢阻肺病患者的疾病严重程度相关。与健康受试者相比，慢阻肺病患者在以舒适的速度行走时，还表现出步频降低、步长缩短、双支撑时间增加，以及呼吸困难或腿部疲劳发作后踝关节背屈峰值时刻没有增加。在 6 分钟步行试验（6 minutes walk test，6MWT）期间发现慢阻肺病患者在内侧方向的平衡障碍。此外，慢阻肺病患者在定速跑步机行走时步数时间变异性增加，步幅宽度变异性较小。

步态分析可以使用各种仪器进行，包括加速度计、压敏垫、二维视频记录和三维动作捕捉系统。加速度计设备可确定运动的数量和强度，并广泛用于临床实践。使用仪器化跑步机进行步态分析仅需要较少的实验室空间，因此可以替代地面步态评估。此外，传统的跑步机限制了步行速度，导致步幅变化不太自然。在步态分析中，自定进度跑步机行走是一种由反馈调节的跑步机，允许受试者以自己喜欢的速度行走，是固定速度跑步机行走的合适替代方案。自定进度跑步机行走与三维动作捕捉系统相结合，可以克服地面和定速跑步机行走的局限性。先前的研究观察到，使用这种动作捕捉系统在自定进度和定速跑步机行走中，具有相似的时空、动力学和运动学步态特征。此外，使用自定进度跑步机的步态速度与地面行走相当。这些新技术能够在安全的环境中准确评估慢阻肺病患者的步态特征。因此，在临床实践中考虑时间、成本以及设备和知识可用性的同时，选择用于慢阻肺病患者的最佳措施非常重要。在临床环境中进行步态评估可能具有临床意义。慢阻肺病患者能够使用自定进度跑步机行走结合三维动作捕捉系统进行 6MWT，与地面 6MWT 相比差异最小。呼吸康复计划似乎会影响慢阻肺病患者的步态特征。呼吸康复后患者表现出更快的平均步幅。然而，与跌倒相关的步态变异性测量在呼吸康复后没有改变。此外，与反应较差者（6MWD 改善 <30m）相比，良好反应者（6MWD 改善 ≥30m）在步幅时间和步幅方面有所改善。

慢阻肺病患者步态特征的研究是一个需要深入探索的领域。步态特征的改变与老年人跌倒风险增加有关。由于慢阻肺病患者表现出平衡障碍且跌倒发生率较高,因此应在未来的研究中增加平衡障碍、跌倒和步态之间的关系。步态评估可能是用于呼吸康复临床治疗目标的有前途的工具。未来针对步态功能的训练计划可被视为改善慢阻肺病患者步态特征的综合训练计划的一部分。

五、睡眠质量和呼吸康复

众所周知,睡眠不足对认知和身体表现以及情绪有负面影响,已被证明与不良健康结果有关。这些症状包括免疫功能受损、肥胖、糖尿病、高血压、心脏病、脑卒中以及疼痛和抑郁加重、事故风险增加和死亡率增加。睡眠时间少于 5 小时与几乎 4 倍的死亡风险相关。睡眠障碍常见于一般住院患者,尤其是患有慢阻肺病等各种疾病的患者。失眠常见于这些患者,患病率为 33%~70%。慢阻肺病患者睡眠的多导睡眠图评估显示,睡眠潜伏期、入睡后觉醒率值增加,总睡眠时间、睡眠效率、快速眼动期(rapid eye movement, REM)睡眠量和深度睡眠量值降低。慢阻肺病患者睡眠障碍的根本原因多种多样,包括心烦不安特有的危险因素,如慢阻肺病的严重程度、症状、低氧血症和通气不足。抑郁和焦虑等合并症以及心血管疾病也可能导致睡眠障碍。最后,原发性睡眠障碍,如不宁腿综合征、原发性失眠和阻塞性睡眠呼吸暂停,可能表现为难以开始和维持睡眠。有报道称,慢阻肺病患者中阻塞性睡眠呼吸暂停(obstructive sleep apnea, OSA)的患病率增加。

在最近一项针对 932 名慢阻肺病患者的回顾性横断面研究中,使用活动监测器评估了睡眠和身体活动,所有 GOLD 分级的患者都表现出夜间睡眠减少和睡眠效率降低。在气流受限最严重和呼吸困难评分最高的患者中,睡眠效率显著降低,睡眠碎片化显著增加,并且睡眠质量和身体活动之间存在明显的相关性。虽然这种偶然关系可能无法得到证实,但晚上睡眠质量较差者日间的体能活动将减少。在慢阻肺病(和许多其他疾病)康复期间,患者需要关注这个问题,以便积极参与针对性的教育、心理和体育活动,睡眠障碍和睡眠剥夺则会改善。

慢阻肺病失眠治疗的基础是最佳的自我管理和夜间症状的控制。相关的研究结果并不一致,如吸入支气管扩张剂改善夜间症状问题,戒烟改善失眠(尼古丁戒断的情况下,失眠可能会立即恶化)。如果戒烟过程出现例如焦虑 / 抑郁或不宁腿综合征等,则应通过包括失眠认知行为治疗(cognitive behavioral therapy for insomnia, CBTI)等进行治疗,对于短时失眠障碍,可以考虑药物催眠治疗等解决方案。但由于催眠药物可能会引起呼吸抑制或阻塞性睡眠障碍(OSA)加重(如苯二氮䓬类药物),需要谨慎应用,如可能建议间歇性使用。如果 OSA 是主要原因,则应采用持续气道正压通气(continued positive airway pressure, CPAP)。CPAP 有效治疗可提高生存率并减少住院率。

运动已被证明可以改善睡眠。研究者已经提出了几种机制,例如热遗传学效应、减轻焦虑和抑郁以及改善 OSA,即使没有改善体重指数(body mass index, BMI),运动也有改善 OSA 的报道。运动减轻焦虑和抑郁、减少动态过度充气和全身炎症,从而改善 OSA 是促成失眠改善的因素。提高对睡眠相关问题的认识对改善因呼吸康复入院的患者预后非常重要。

六、营养和呼吸康复

体重和 / 或无脂肪质量(fat-free mass, FFM)异常是慢阻肺病患者常见的肺外特征,其存在和临床影响已得到认可。低 BMI 与疾病稳定患者以及住院患者运动能力下降和死亡风险增加有关。无论 BMI 如何,慢阻肺病患者通常存在低 FFM,并与骨骼肌力量下降、运动不耐受和健康状况不佳有关。此外,FFM 被确定为死亡率的独立预测因子,与脂肪量无关。在过去的十年中,人们越来越关注肥胖的临床意义。慢阻肺病肥胖患者的症状和功能性运动能力比气流受限程度相当但体重正常的患者更严重。在重症患者中,肥胖与生存率增加有关,这种现象在慢阻肺病中被称为"肥胖悖论"。此外,营养状况是慢阻肺病患者无偏倚聚类的一个重要鉴别因素。在超重和/或肥胖患者中,心血管和代谢合并症更常见,而体重不足的慢阻肺病患者更常表现为 FFM 低、骨质疏松和肺气肿性异常。

由于营养状况被认为是慢阻肺病的可治疗特征之一,因此评估体重和 FFM 具有临床相关性。生物电阻抗分析是一种无创、易于应用、安全、廉价且实用的临床实践中评估 FFM 的方法。在营养评估后,营养咨询和补充可纳入全面和个体化的肺部康复计划。几项研究调查了营养支持对慢阻肺病患者身体成分、肌肉功能、运动能力、健康状况和死亡率的影响。与未纳入运动训练的研究相比,纳入运动训练的研究显示体重增加幅度更大,而营养补充和运动训练相结合的研究中观察到体重变化最为明显。

为了增强运动训练和/或营养支持的益处,有学者研究了合成代谢类固醇对慢阻肺病的影响,主要是在男性患者中。尽管有报道称 FFM 显著增加,但未观察到肌力、运动能力或其他相关结局的持续增加。因此,合成代谢类固醇不常规用于治疗慢阻肺病的营养不良。没有临床试验调查减肥计划对肥胖慢阻肺病患者的影响。然而,为期 12 周的减肥计划包括膳食的组合替代治疗、饮食咨询和抗阻运动训练可显著减轻体重,改善运动能力和健康状况。此外,研究还显示肥胖患者与非肥胖慢阻肺病患者从呼吸康复中获益的程度相同。

七、替代性辅助治疗

近年来,在传统的呼吸康复计划之外,许多研究指出进行呼吸康复计划时可搭配一些辅助治疗策略例如瑜伽训练、全身振动训练,协助患者提升身体的心脏、血管、肌肉组织功能,克服疾病所造成的呼吸做功障碍,缓解呼吸困难等症状,提升呼吸康复效率,增加患者对呼吸康复的接受度。

瑜伽训练结合调息、呼吸和伸展姿势。其中瑜伽式呼吸包含各式缓慢、放松的呼吸,可延长呼气时间、减少气体滞留于肺部、降低肺过度充气（pulmonary hyperinflation）并减少患者呼吸困难感。肌肉与肢体之伸展有助于胸部及呼吸肌肉的放松。瑜伽式呼吸也结合减压技巧,使患者身心放松,有助于缓解慢阻肺病患者的焦虑感。研究发现通过瑜伽训练可改善慢阻肺病患者运动时的血氧饱和度及呼吸困难感。全身振动（whole body vibration）训练以振动训练肌产生水平或垂直方向的振动,刺激全身身体肌肉,诱发肌腱产生非自主性收缩效应,刺激肌肉动员更多神经元进而活化肌肉群,有助于增加肌力、肌肉体积、身体的本体感觉与敏捷性进而提升运动表现。研究显示全身振动训练可在不影响心肺负荷情况下提升整体肌肉爆发力与耐力,降低许多运动伤害风险。对于可能无法有效执行传统呼吸康复计划患者,其可从全身振动训练中受益。对于体能较不好,如重度呼吸疾患者,瑜伽运动与全身振动训练内容温和,执行方便,有助于改善呼吸疾病患者的心肺功能与运动表现,可作为呼吸康复计划执行时提升康复成效的辅助策略。关于呼吸康复过程中新型训练模式及辅助策略见表 1-2-4-1。

表 1-2-4-1　各种不同训练模式与辅助策略的成效

运动模式/辅助策略	成效	临床适用性
运动模式		
单腿训练	训练时可负荷的做功量较高 增强训练的生理效果	需要特别设计脚踏车
离心运动	在较低的新陈代谢负担下,强烈刺激骨骼肌	需特殊仪器,部分仪器较贵
辅助策略		
瑜伽	放松胸部肌肉、纾压、改善肺功能	不需特别设备,需由专业人员进行健康宣教及监督
全身振动	对功能性运动的耐受性增加,也会影响肌肉功能 可能对身体平衡和本体感觉有影响	需专用仪器

八、远程监测

远程监测可作为协助患者自我管理的辅助工具。患者可通过网络等科技辅助工具反馈症状或上传生理监测数据。医护人员亦可通过该系统进行健康宣教或技术示范等主题课程,并给予患者适当的回馈。对于偏远地区、交通不便或因疾病外出不易的患者,可通过这些科技辅助提供呼吸康复健康宣教等课程。远程呼吸康复提供咨询、监测健康宣教等功能。训练内容可由医疗健康照护机构提供。居家远程康复(telerehabilitation)计划可视为院内康复计划的延伸,通过远程科技进行以居家环境为主的呼吸康复计划,研究报告指出其在症状、运动耐受力、生活质量等方面的改善效果与在医院进行的传统呼吸康复计划效果相近。除了远程医疗(telemedicine)外,许多新型开发的科技商品也逐渐应用至呼吸康复领域。例如在运动训练时导入虚拟现实(virtual reality,VR)系统,让患者模拟在不同环境下踩脚踏车或行走,提升患者的兴趣,或通过各式体感装置游戏、运动手环,鼓励患者执行运动。虚拟现实系统亦可协助各式技术的训练,未来或许亦可利用虚拟现实系统进行患者执行吸药技术或呼吸技巧的健康宣教。

第五节　呼吸康复对象与时机

一、呼吸康复适用人群

传统呼吸康复计划常以慢阻肺病患者为主要对象,然而近年来,呼吸康复的适用范围逐渐扩大,慢阻肺病以外的呼吸系统疾病族群执行呼吸康复计划的相关循证研究逐年增加,渐趋成熟。这些非慢阻肺病类型包括哮喘(asthma)、囊性纤维化(cystic fibrosis)、肺动脉高压(pulmonary hypertension,PH)、特发性肺纤维化(idiopathic pulmonary fibrosis,IPF)、支气管扩张(bronchiectasis)等。这些患者的诸多临床表现,如呼吸困难、氧合功能下降、通气功能变差、运动耐受力不足等与慢阻肺病患者相近;且与慢阻肺病相同,其病征与呼吸系统相关。循证研究也显示这些患者接受呼吸康复后,在症状或身体功能上获得明显改善。

呼吸康复对象扩展到ICU病房的重症患者,或其他长期使用呼吸机的患者。重症患者常因疾病、呼吸机使用、长期卧床等原因,而产生肌肉萎缩、心肺功能下降、失能等现象。研究发现重症患者接受呼吸康复训练后有助于改善肌力、身体活动功能及住院预后。运动训练可从被动式关节活动运动开始,搭配呼吸肌训练(respiratory muscle training,RMT),进展至四肢的活动,最终进行患者能力范围内的的全身性或多肌群参与的耐力运动。对于虚弱或无法配合运动的患者,可于步行肌群(如股四头肌等)进行神经肌肉电刺激疗法(neuromuscular electrical stimulation,NMES)有助于预防肌肉萎缩,改善重症患者肌肉功能。

新型冠状病毒(以下简称新冠病毒,severe acute respiratory syndrome coronavirus 2,SARS-CoV-2)所引起的新型冠状病毒感染(COVID-19)流行性疾病,造成全球数亿人感染,这种疾病引起患者肺损伤,导致呼吸衰竭,并产生肺纤维化等许多肺部合并症,患者常需要给予呼吸机支持以及长期住院治疗,除了疾病本身,长期住院对于肺部、心血管、肌肉和认知功能等都有不良影响。有学者亦建议COVID-19患者从ICU住院后应列入呼吸康复计划。此外,COVID-19所引起持续性炎症,对身体产生系统性的损伤,导致许多患者康复后仍存有后遗症,患者住院时身体和功能的障碍,许多症状(如呼吸困难、血氧饱和度下降、咳嗽、虚弱和疲劳等)陆续出现且持续至出院后数周以上,限制个人进行日常活动的能力,导致患者卧床或久坐不动时间延长,增加合并症风险。为了改善患者的预后,降低合并症风险及死亡率,建议患者出院后应持续进行呼吸康复治疗,通过呼吸康复来协助患者身体和功能恢复。

二、呼吸康复时机选择

1. 从慢性稳定期提前至急性加重期　传统呼吸康复计划开始时机,多数为慢阻肺病进入慢性稳定阶段后。近年来,越来越多的研究探讨在慢性阻塞性肺疾病急性加重期(acute exacerbation of chronic obstructive pulmonary disease, AECOPD)之后启动呼吸康复计划。慢阻肺病急性加重不仅影响呼吸功能,也伴随有系统性炎症、营养不足、肌肉萎缩、身体失能、身体活动量下降。研究证实患者在 AECOPD 后参加呼吸计划,可改善运动耐受力、住院预后、生活质量,并减少再住院次数。

2. 从疾病严重度较严重时期提前至较轻症期　过去呼吸康复对象大都针对疾病严重程度较重患者,如重度慢阻肺病患者。但近年来有研究建议对于有症状但病情严重度较轻微的呼吸疾病患者,亦可考虑列为适合呼吸康复的对象。以慢阻肺病患者为例,呼吸康复训练对于气道阻塞程度轻度的患者亦有许多正向成效。因此在评估适合呼吸康复的对象时,除了肺功能检测的数据之外,其他方面如症状(呼吸困难、喘息等)、运动耐受不足以及日常生活功能受限程度等因素应列入考虑。甚至对于平时无症状但有危险因素(如吸烟等)的轻度患者亦可考虑列为呼吸康复的对象。

(葛慧青　赵红梅　陈妍慧)

参考文献

[1] EMILY S W, PALLAVI B, JOSEPH E S, et al. Association Between Preserved Ratio Impaired Spirometry and Clinical Outcomes in US Adults[J]. JAMA, 2021, 326(22): 2287-2298.

[2] SUURYA K, WAN C T, RAQUEL F, et al. Impaired Spirometry and COPD Increase the Risk of Cardiovascular Disease: A Canadian Cohort Study[J]. Chest, 2023, 164(3): 637-649.

[3] AGUSTI A, GIBSON P G, MCDONALD V M. Treatable Traits in Airway Disease: From Theory to Practice[J]. J Allergy Clin Immunol Pract, 2023, 11(3): 713-723.

[4] AGUSTI A, RAPSOMANIKI E, BEASLEY R, et al. Treatable traits in the NOVELTY study[J]. Respirology, 2022, 27(11): 929-940.

[5] HOLLAND A E, COX N S, HOUCHEN-WOLLOFF L, et al. Defining Modern Pulmonary Rehabilitation. An Official American Thoracic Society Workshop Report[J]. Ann Am Thorac Soc, 2021, 18(5): e12-e29.

[6] COUSINS M, HART K, KOTECHA S J, et al. Characterising airway obstructive, dysanaptic and PRISm phenotypes of prematurity-associated lung disease[J]. Thorax, 2023, 78(9): 895-903.

[7] LOWE K E, REGAN E A, ANZUETO A, et al. COPDGene® 2019: Redefining the Diagnosis of Chronic Obstructive Pulmonary Disease[J]. Chronic Obstr Pulm Dis, 2019, 6(5): 384-399.

[8] ROSE J A, MENON A A, HINO T, et al. Suspected Interstitial Lung Disease in COPDGene Study[J]. Am J Respir Crit Care Med, 2023, 207(1): 60-68.

[9] LI D, CHEN P, ZHU J. The Effects of Interval Training and Continuous Training on Cardiopulmonary Fitness and Exercise Tolerance of Patients with Heart Failure-A Systematic Review and Meta-Analysis[J]. Int J Environ Res Public Health, 2021, 18(13): 6761.

[10] BUEKERS J, DE BOEVER P, THEUNIS J, et al. Physiological Changes Differ between Responders and Nonresponders to Pulmonary Rehabilitation in COPD[J]. Med Sci Sports Exerc, 2021, 53(6): 1125-1133.

[11] PIAO J J, WAN B, ZHAO H, et al. Effects of different brisk walking intensities on adherence and cardiorespiratory endurance of cardiac rehabilitation among patients with CHD after PCI: protocol for a randomised controlled trial[J]. BMJ Open, 2022, 12(4): e055437.

[12] CHANG C H, LIN H C, YANG C H, et al. Factors Associated with Exercise Induced Desaturation in Patients with Chronic Obstructive Pulmonary Disease[J]. Int J Chron Obstruct Pulmonary Disease, 2020, 15: 2643-2652.

[13] GEPHINE S, MUCCI P, GROSBOIS J M, et al. Physical Frailty in COPD Patients with Chronic Respiratory Failure[J]. Int J Chron Obstruct Pulmon Dis, 2021, 16: 1381-1392.

[14] ANTWI-BOASIAKO C, ASARE C P, AFRIYIE-MENSAH J S, et al. Exercise-induced haemoglobin oxygen desaturation in patients with SCD[J]. Am J Cardiovasc Dis, 2021, 11(1): 87-92.

［15］DE BRANDT J, BEIJERS R J H C G, CHILES J, et al. Update on the Etiology, Assessment, and Management of COPD Cachexia: Considerations for the Clinician［J］. Int J Chron Obstruct Pulmon Dis, 2022, 17: 2957-2976.

［16］RUGILA D F, OLIVEIRA J M, MACHADO F V C, et al. Fat mass to fat-free mass ratio and its associations with clinical characteristics in asthma［J］. Heart Lung, 2022, 56: 154-160.

［17］BURAN CIRAK Y, YILMAZ YELVAR G D, DURUSTKAN ELBASI N. Effectiveness of 12-week inspiratory muscle training with manual therapy in patients with COPD: A randomized controlled study［J］. Clin Respir J, 2022, 16（4）: 317-328.

［18］FERREIRA L F, SCARIOT E L, DA ROSA L H T. The effect of different exercise programs on sarcopenia criteria in older people: A systematic review of systematic reviews with meta-analysis［J］. Arch Gerontol Geriatr, 2023, 105: 104868.

［19］MARTIJN A S, SALLY J S, CHRIS G, et al. An official American Thoracic Society/European Respiratory Society statement: key concepts and advances in pulmonary rehabilitation［J］. Am J Respir Crit Care Med, 2013, 188（8）: e13-e64.

［20］FANNY W S K , KA P C , DAVID S C H. Comprehensive care for chronic obstructive pulmonary disease［J］. J Thorac Dis, 2019, 11（Suppl 17）: S2181-S2191.

［21］ZHENG W, LI M, HONG Y, et al. Traditional Chinese exercise（TCE）on pulmonary rehabilitation in patients with stable chronic obstructive pulmonary disease: Protocol for a systematic review and network meta-analysis［J］. Medicine（Baltimore）, 2019, 98（27）: e16299.

［22］BONNEVIE T, SMONDACK P, ELKINS M, et al. Advanced telehealth technology improves home-based exercise therapy for people with stable chronic obstructive pulmonary disease: a systematic review［J］. Journal of Physiotherapy, 2021, 67（1）: 27-40.

［23］BOURBEAU J, GAGNON S, ROSS B. Pulmonary Rehabilitation［J］. Clinics in Chest Medicine, 2020, 41（3）: 513-528.

［24］CHEN Y H, HSIAO H F, LI L F, et al. Effects of Electrical Muscle Stimulation in Subjects Undergoing Prolonged Mechanical Ventilation［J］. Respiratory Care, 2019, 64（3）: 262-271.

［25］COLOMBO V, ALIVERTI A, SACCO M. Virtual reality for COPD rehabilitation: a technological perspective［J］. Pulmonology, 2022, 28（2）: 119-133.

［26］GLOECKL R, ANDRIANOPOULOS V, STEGEMANN A, et al. High-pressure non-invasive ventilation during exercise in COPD patients with chronic hypercapnic respiratory failure: A randomized, controlled, cross-over trial［J］. Respirology, 2019, 24（3）: 254-261.

［27］GRANGER C L, MORRIS N R, HOLLAND A E. Practical approach to establishing pulmonary rehabilitation for people with non-COPD diagnoses［J］. Respirology, 2019, 24（9）: 879-888.

［28］NOLAN C M, ROCHESTER C L. Exercise Training Modalities for People with Chronic Obstructive Pulmonary Disease［J］. COPD, 2019, 16（5/6）: 378-389.

［29］ROCHESTER C L, VOGIATZIS I, HOLLAND A E, et al. An Official American Thoracic Society/ European Respiratory Society Policy Statement: Enhancing Implementation, Use, and Delivery of Pulmonary Rehabilitation［J］. American Journal of Respiratory and Critical Care Medicine, 2015, 192（11）: 1373-1386.

［30］SANTANA A V, FONTANA A D, PITTA F. Pulmonary rehabilitation after COVID-19［J］. Jornal Brasileiro de Pneumologia, 2021, 47（1）: e20210034.

［31］SOUMAGNE T, GUILLIEN A, ROCHE N, et al. Never-smokers with occupational COPD have better exercise capacities and ventilatory efficiency than matched smokers with COPD［J］. Journal of Applied Physiology（1985）, 2020, 129（6）: 1257-1266.

［32］SPIRZER K A, STEFAN M S, PRIYA A, et al. Participation in Pulmonary Rehabilitation after Hospitalization for Chronic Obstructive Pulmonary Disease among Medicare Beneficiaries［J］. Annals of the American Thoracic Society, 2019, 16（1）: 99-106.

［33］TROOSTERS T, BLONDEEL A, JANSSENS W, et al. The past, present and future of pulmonary rehabilitation［J］. Respirology, 2019, 24（9）: 830-837.

［34］WAND L, WU K, CHEN X, et al. The Effects of Tai Chi on Lung Function, Exercise Capacity and Health Related Quality of Life for Patients With Chronic Obstructive Pulmonary Disease: A Pilot Study［J］. Heart Lung and Circulation, 2019, 28（8）: 1206-1212.

［35］WANG T J, CHAU B, LUI M, et al. Physical Medicine and Rehabilitation and Pulmonary Rehabilitation for COVID-19［J］. American Journal of Physical Medicine and Rehabilitation, 2020, 99（9）: 769-774.

第三章
呼吸康复的疗效和循证医学

本章的学习目标：
- 呼吸康复疗效评估的方法和意义
- 呼吸康复技术的临床研究
- 呼吸康复的循证医学指南

呼吸康复的目标是减轻患者的呼吸困难和提高生活质量。进入呼吸康复计划时患者的症状、运动能力、功能状态和生活质量各不相同，了解患者的基础状况有利于呼吸康复团队对患者进行针对性的康复干预。呼吸康复的全流程包括患者选择、患者评估、制订康复目标、明确治疗要素、治疗进展评估和安排长期随访。参与呼吸康复的患者，需要进行个体化评估以明确患者呼吸功能受损程度、运动耐量、并存疾病以及认知-语言-心理社会问题，以制订个体化的呼吸康复方案。常用的呼吸康复疗效评价指标包括活动能力、呼吸困难指数、健康相关生活质量问卷调查、功能状态的问卷调查、营养、活动量评估、医疗保健等。

第一节 呼吸康复疗效评估

美国胸科学会（ATS）和欧洲呼吸学会（ERS）联合声明中指出呼吸康复可减少慢性阻塞性肺疾病患者的呼吸困难，增加运动能力，改善生活质量。疗效评估是呼吸康复的重要组成部分，可以明确患者疾病改善程度，确定治疗效果，对治疗结局得出一个量化的结果。慢性呼吸疾病晚期呼吸生理性异常往往是不可逆的，但呼吸康复可以提供可衡量的临床疗效。原因是大部分呼吸疾病的急性加重与疾病本身无直接关系，呼吸康复并不能改善慢阻肺病患者的肺功能，但是能够增强呼吸肌力量和心血管功能，通过提高骨骼肌和呼吸肌力量，增加心脏搏出量，缓解呼吸困难症状。目前为止没有单一的评价指标能够反映呼吸康复的改善程度，因此使用复合指标进行评价。

呼吸康复疗效的评价主要从3个角度进行：患者、呼吸康复医疗机构和医疗保险机构。呼吸康复治疗前后的疗效评价较为容易，但是长期疗效评价更有意义。患者呼吸康复后通常从以下指标进行疗效评价：运动能力和肺功能、生存质量、医疗保健、共患疾病的影响、获益的持久性、死亡率等。通过治疗效果的评价可以改进治疗方案，医护人员可以分享经验，患者通过自身评估可以提出问题做出选择，从而进一步促进疗效的提高。研究显示呼吸康复的疗效在患者康复计划完成后1年内逐渐衰减，因此疗效评估应在康复计划完成后持续每隔数月或数年进行。

一、运动试验

运动试验是评价呼吸康复疗效的客观指标，包括递增负荷运动试验、耐力运动试验、步行试验等。呼吸康复可改善运动能力和运动期间的动态呼吸力学。

递增负荷运动试验是在踏车或者运动平板进行，监测心率、呼吸频率、血压（blood pressure，BP）、心电图（electrocardiogram，ECG）和血氧饱和度。通过对呼出气体的采集分析，计算每分通气量、摄氧量（oxygen uptake，VO_2）、二氧化碳产生量、无氧阈和呼吸无效腔。同时评估患者的呼吸困难程度和下肢疲劳程度，其是评估患者活动能力的客观指标。递增负荷运动过程可以评价呼吸康复的治疗疗效。以80%的增量运动峰值功率对慢阻肺病运动限制的研究中，通过气体交换和深吸气量（inspiratory capacity，IC）评估双支气管扩张剂治疗是否增加高强度恒定工作速率运动测试（constant work-rate exercise test，CWRET）期间的运动耐量，以及降低无效腔气量与潮气量比值（ratio of dead space to tidal volume，VD/VT）和动态过度充气，经皮二氧化碳分压（transcutaneous of partial pressure of carbon dioxide，$TcPCO_2$）测量用于VD/VT估计。研究结果显示格隆溴铵/福莫特罗增加了慢阻肺病患者的运动耐量，并且动态过度充气降低，同时未改变VD/VT。一项研究纳入53名重度慢阻肺病患者随机分到吸入氦氧混合气（$n=23$）和空气（$n=22$）两组。患者在空气和氦氧混合气下进行肺活量测定、递增负荷运动试验、恒定工作量（80%最大功率）运动试验和每周6分钟步行试验（6 minute walking test，6MWT）。两组在相同的呼吸康复计划的总体框架内进行了15次30分钟的呼吸再训练。结果显示耐力改善没有显著差异。另一项研究中，调查了为期12个月的部分监督锻炼计划对26名肺囊性纤维化患者的影响，评估了康复开始、6个月后和12个月后的健康相关属性和运动表现属性，包括5个测试项目：前屈、屈膝髋关节伸展、平板抬腿、立定跳远和单腿站立；同时通过递增负荷运动试验记录峰值运动的表现。在部分监督锻炼计划中，患有肺囊性纤维化的成年人，密切监督对结果产生了积极的影响，并且5个测试项目与递增负荷运动试验的结果具有高的相关性。因此简单的运动试验是否可以替代递增负荷运动试验，或者作为附加评估参数，需要进一步的临床验证。

耐力运动试验是在固定踏车或运动平板上进行耐力试验，尽可能久地在恒定功率（通常占最高功率的恒定百分比）上运动，而最高功率由递增负荷运动试验所决定。在确定地面步行训练对肺动脉高压患者运动能力、体力活动、股四头肌力量和生活质量（QoL）的影响的研究中，共有24名患者被纳入研究。患者被随机分为步行组和对照组。步行组每周2天参加30分钟有监督的地面步行训练，持续8周。使用耐力往返步行试验（endurance shuttle walk test，ESWT）、递增往返步行试验（incremental shuttle walking test，ISWT）和6分钟步行试验来评估运动能力，并使用活动监测器和计步器进行身体活动。8周后步行组的耐力、最大运动能力和步数显著提高。两组的6分钟步行距离（6 minute walking distance，6MWD）、体力活动、股四头肌力量和生活质量相似。

步行试验分为定时步行试验和加速步行试验。定时步行试验由于容易管理、可以敏感地反映呼吸康复的干预效果、运动类型和日常活动相关能力，是衡量呼吸康复患者运动能力的最常用方法。通常设置的时间为6分钟或者12分钟。10m加速步行试验主要用于测量慢性呼吸疾病患者的运动能力，患者需要往返走10m的路程，在路程两端放置直径为0.5m的标记锤。步行速度由播放器中的节奏声决定，逐渐缩短声音之间的时间以增加速度，试验终点为患者的呼吸困难指数。总的步行距离作为试验的结果。加速步行试验侧重于测量活动能力，定时步行试验则更多测量运动耐力。一项对长期无创机械通气（non-invasive ventilation，NIV）的慢性高碳酸血症的慢阻肺病患者使用便携式NIV设备在家中行走的研究中，参与者使用预设的$18/8cmH_2O$（$1cmH_2O=0.098kPa$）的吸气/呼气气道正压进行标准化的6分钟步行试验。研究结果发现慢阻肺病合并高碳酸血症患者使用便携式NIV时，步行距离从311.8m增加到326.3m，并且改善中重度慢阻肺病患者的呼吸困难和行走距离。亚组分析显示，与接受长期NIV治疗的患者相比，尚未接受长期NIV治疗的患者更有可能从中受益。

二、生活质量评估

生活质量评估包括对患者症状、活动、社会交往和心理状态的评估。呼吸困难和疲劳是呼吸疾病患者常见的症状，也是影响运动能力的重要原因。对健康相关生活质量（health-related quality of life，HRQoL）评估需要对变化有足够的敏感度，需要可重复性。常用的工具有：慢性呼吸疾病问卷（Chronic

Respiratory Disease Questionnaire，CRQ）、慢阻肺病评估测试（COPD Assessment Test，CAT）和圣·乔治呼吸问卷（St George's Respiratory Questionnaire，SGRQ）。呼吸康复疗效的评估应该是长期的，不仅要比较治疗前后的差别，还需延续到治疗结束后。美国心肺康复协会（American Association of Cardiovascular and Pulmonary Rehabilitation，AACVPR）推荐使用改良英国医学研究委员会呼吸困难量表（Modified Medical Research Council Dyspnea Scale，mMRC）、加利福尼亚大学圣迭戈分校呼吸急促问卷（UCSD Shortness of Breath Questionnaire，USCD-SOBQ）、基线呼吸困难指数（baseline dyspnea index，BDI）和变化期呼吸困难指数（transition dyspnea index，TDI）等工具对呼吸困难进行评估，具体表格可参见附表。

呼吸困难是慢性呼吸疾病患者活动受限的主要原因，也是影响生活质量的最重要因素。呼吸困难在慢阻肺病患者需进行无支撑上肢运动训练（upper limb exercise training）时较为明显。呼吸困难与患者的气道阻力或者肺过度充气相关。呼吸康复过程中呼吸困难的评估常使用的评分系统包括劳力性呼吸困难和日常生活呼吸困难。劳力性呼吸困难可采用 10 分或者 20 分的呼吸评价表，如 Borg 评分（Borg scale）或者视觉模拟评分法（visual analogue scale，VAS）。劳力性呼吸困难存在于慢性阻塞性肺疾病严重程度的各个时期。然而，患者可能会通过减少日常体力活动以避免令人痛苦的呼吸感觉。心肺运动试验可以揭示 FEV_1 仅轻度降低患者的劳力性呼吸困难及其生理决定因素。轻度慢阻肺病的呼吸困难很大程度上可以通过无效通气增加了呼吸驱动力来解释。在递增负荷运动试验中识别为过度通气与代谢需求增加，即高通气（VE）与二氧化碳排出量（VCO_2）的关系。表明患者运动耐量差不仅仅是功能失调的结果。通气效率低下的结构决定因素（早期肺气肿、通气 - 灌注不匹配和微血管疾病）在 FEV_1 仅发生轻度变化或逐渐进展，因此连续的 VE/VCO_2 测量可能对跟踪这些有症状患者的疾病进展很有价值。使用呼吸困难指数等对急性 COVID-19 后综合征（post-acute COVID-19 syndrome，PACS）或称长新冠（long-COVID）相关的持续症状以及这些症状对身体功能、认知功能、与健康相关生活质量的影响进行评价，疲劳和呼吸困难水平增加，同时身体活动水平降低。与急性 COVID-19 后综合征相关的持续症状似乎会影响身体和认知功能以及与健康相关生活质量和社会参与。对间质性肺疾病进行呼吸康复管理的研究，根据 mMRC 对每位参与者进行分类，并根据日常活动中自我感知的呼吸困难分为 5 类。结果在为期 12 周的呼吸康复计划中，活动组患者在 6 分钟步行试验、改良 Borg 评分、mMRC 和健康状况评价方面有显著改善。

三、功能状态评估

功能活动状态主要与日常生活活动（activity of daily living，ADL）能力相关。日常生活活动能力是指为了满足日常生活每天需要进行的必要活动能力，分为基础性日常生活活动（basic activities of daily living，BADL）和工具性日常生活活动（instrumental activities of daily living，IADL）。基础性日常生活活动包括日常自我照顾能力以及身体活动能力。拓展日常生活活动能力（extended activities of daily living，EADL）、肺功能状态量表（Pulmonary Functional Status Scale，PFSS）、肺功能状态和呼吸困难问卷（Pulmonary Functional Status and Dyspnea Questionnaire，PFSDQ）经常被用于功能状态评价中。日常生活活动（ADL）是慢阻肺病患者死亡率的重要预测因素。ADL 分为基础活动和器械辅助活动。基础 ADL 包括日常自我照顾能力，如吃饭、穿衣、个人卫生等；器械辅助的 ADL 则包含更高等级的项目，以独立应付所处的环境，如购物、家务、步行外出等。EADL 量表包含 22 个项目问卷，从 4 个维度进行评估，包括活动能力、厨房活动、家庭事务和休闲活动。PFSS 问卷包含 56 个项目，分别评估了日常生活 / 社会功能、呼吸困难和精神状态分值和总分。

慢性呼吸疾病往往是一种系统性疾病，因此多方位的评分能够更好地评估疾病的严重程度。虽然慢阻肺病诊断标准主要是肺功能的气流受限，但是患者常常无法通过 FEV_1 的改变解释呼吸困难和活动能力。多因素分级系统（body mass index，obstruction，dyspnea，exercise，BODE）评分包括了体重指数（body mass index，BMI）、气道阻塞程度、呼吸困难和活动能力，较 FEV_1 能够更好地预测患者的死亡风险。

四、医疗费用

医疗费用是评价呼吸康复有效性的另一指标,也是健康干预的价值。因急性或慢性呼吸衰竭在住院期间或入院后立即启动运动康复,可减小功能下降的程度。从而减少医疗费用、再入院率和死亡率。对广泛气流受限患者的观察性研究发现,呼吸康复后运动能力和呼吸困难改善的患者的生存率有所提高。慢阻肺病急性加重后接受康复治疗的患者再入院率、死亡率降低,呼吸困难得到充分缓解,医疗成本降低。建议当传统方法无法改善呼吸困难时,需要采用个性化的整体呼吸康复方案。

全面的呼吸康复计划应包括基于测量目的、项目目标和临床医护人员专业知识水平等可测量的观察指标。活动能力、呼吸困难和健康相关生活质量的评估对于临床决策可提供帮助。除了以上基于呼吸康复目标的评估项目以外,还包括临床评估、检验检查,以及呼吸系统力学相关的功能评估。

第二节　呼吸康复技术的临床研究

自 1981 年美国胸科学会发表的第一份支持呼吸康复的官方报告以来,呼吸康复的临床疗效已经得到了证实。《中国慢性呼吸道疾病呼吸康复管理指南(2021 年)》指出呼吸康复是慢性呼吸道疾病(CRD)长期管理的核心组成部分,是基于全面患者评估、为患者量身定制的综合干预措施,是最具成本效益的非药物治疗手段之一。呼吸康复是以有氧运动训练为核心,结合慢性呼吸疾病所致运动受限等功能障碍的康复技术组成。

一、有氧运动训练

有氧运动训练被认为是呼吸康复的基石,是改善慢阻肺病和其他慢性呼吸疾病的最佳方法。多项研究表明患者在进行运动训练后,呼吸系统症状缓解,运动能力提高,生活质量改善和日常生活活动能力增强。大量证据表明运动训练作为呼吸康复的一部分,如间歇训练(interval training)、耐力训练、上肢训练等已得到广泛应用,并带来显著效益。间歇运动训练,即高强度训练与休息或低强度训练交替进行。因严重呼吸困难或低氧而不能达到耐力训练的规定强度或持续时间者进行间歇运动训练可能有获益。

间歇训练方案通常达到与持续训练(continuous training)相近的总负荷量,并产生类似的结果。耐力训练是上肢和下肢训练的经典形式。大多数耐力训练计划需要长时间不间断的训练,并且训练强度恒定。近年的研究显示,晚期慢阻肺病患者进行间歇训练可能更受益。与连续方法相比,间歇强化训练时动态肺过度充气的程度较小,训练耐受时间延长,同时改善劳力性呼吸困难。

低强度和高强度运动训练都能产生临床益处。较高运动强度的下肢运动训练比较低强度的训练产生更大的生理益处。抗阻训练与耐力训练相结合已成为慢性呼吸疾病运动疗法中的基本组成部分,可以增加肌肉力量和肌肉体积,显著改善生活质量。呼吸肌训练是否适合慢性阻塞性肺疾病患者目前存在争议。重度慢阻肺病患者存在呼吸肌无力,由多种因素造成,包括肺过度充气使膈肌形态改变导致力学性能下降,营养不良以及呼吸肌负荷增加等。研究显示,晚期慢阻肺病患者的膈肌重构与增加的呼吸负荷相适应以避免疲劳,因此使膈肌休息可能对呼吸功能几乎无影响。膈肌活检显示,与正常对照组及轻度气道阻塞患者相比,重度慢阻肺病伴过度充气患者的膈肌 I 型纤维(慢收缩肌纤维)的比例增加,而 II 型纤维(快收缩肌纤维)比例下降。这些组织病理学变化与接受耐力训练的运动员四肢肌肉中所观察到的变化类似,这些变化使膈肌更加抗疲劳。也有多项研究数据显示针对性的吸气肌训练(inspiratory muscle training, IMT)可缓解有症状的中重度慢阻肺病患者的呼吸困难,提高呼吸肌功能,增加步行能力,改善HRQoL。

有氧运动训练适用于各种人群,对于慢性呼吸疾病人群,推荐运动频率每周至少3~5次,30%~40%峰值负荷的训练强度,每次20~60分钟,持续4~12周,并且训练过程中确保经皮动脉血氧饱和度(percutaneous arterial oxygen saturation, SpO_2)不低于88%。

二、气道管理技术

支气管分泌物的管理是呼吸系统疾病、神经肌肉疾病和接受胸部或腹部手术的患者等各种疾病中遇到的主要问题之一,也是导致运动训练受限的主要原因之一。对患者实施气道廓清治疗前均需进行呼吸功能和排痰障碍原因的评估,以制订个体化的气道廓清方案。胸部物理治疗(chest physical therapy, CPT)有助于降低呼吸机相关性肺炎(ventilator-associated pneumonia, VAP)与肺部感染发生率,但不能缩短机械通气时间与ICU住院时间。主动呼吸循环技术(active cycle of breath technique, ACBT)结合体位引流(postural drainage, PD)已被证实在肺囊性纤维化和其他肺部疾病中能有效帮助气道分泌物清除。

机械振动排痰效果优于手动叩背,体位引流联合手动或机械振动排痰效果优于单一方案,高频胸壁振荡(high frequency chest wall oscillation, HFCWO)的排痰效果优于其他机械振动排痰。胸部物理治疗前给予雾化吸入可能增加痰液排出量。对于有人工气道的患者,气管镜联合振动排痰显著增加气道分泌物的清除量。呼气正压(positive expiratory pressure, PEP)/振荡呼气正压(oscillatory positive expiratory pressure, OPEP)可推荐用于慢性阻塞性肺疾病、支气管扩张、囊性纤维化患者的气道廓清,相对常规物理治疗疗效更明确,治疗效果取决于所选装置、设定阻力以及患者的依从性。肺内叩击通气(intrapulmonary percussive ventilation, IPV)和HFCWO均能改善重度慢性阻塞性肺疾病患者的肺功能和生活质量。与HFCWO相比,IPV在改善小气道阻塞和呼吸肌力量相关的肺功能指标、健康状况评估量表评分以及减少痰中炎症细胞方面更有效;HFCWO的使用可能降低慢阻肺病患者住院率,增强排痰能力,是一种安全、高效且操作简便的辅助排痰方式。对于长期机械通气患者,HFCWO也可能是一种安全、舒适、有效的插管后气道廓清方式,但对脱机成功率无明显影响。

机械咳嗽辅助技术推荐用于呼气肌无力的患者,气道阻塞性疾病患者应谨慎使用。罹患神经肌肉疾病或咳嗽峰流速小于160L/min的患者若无明确禁忌,气道廓清首选机械吸入-呼出设备(mechanical insufflator-exsufflator, MI-E);有人工气道的患者可直接连接MI-E,无人工气道者人机界面首选面罩。

机械通气患者的分泌物管理是降低呼吸系统负荷,降低肺部感染加重的主要手段。了解气道清除治疗期间的气流偏向和气道动态压缩的机制,以及疾病的病理生理改变,有利于基于评估选择个体化的治疗方案。呼吸机过度充气、呼气胸腔压缩、呼气末正压-呼气末零压通气(PEEP-ZEEP)机动和MI-E的技术是可以根据这些机制进行优化。此外,新技术,如电阻抗断层成像(electrical impedance tomography, EIT),可以通过对局部分泌物移动的监测对肺通气和局部肺力学的影响来帮助调整气道清除治疗。

目前可用的不同气道廓清技术(airway clearance technique, ACT)综合疗法,除了一些传统的治疗技术,如体位引流、手动技术或PEP系统外,研发方向越来越多地针对可以移动和/或去除分泌物的设备。咳嗽辅助,调节气流的系统有越来越多的科学证据。

三、呼吸支持技术

慢性呼吸疾病、神经肌肉疾病以及围手术期患者由于呼吸功能下降、气体交换异常等因素,导致慢性呼吸衰竭(chronic respiratory failure, CRF),甚至呼吸衰竭急性加重。当静息状态下出现低氧血症($SpO_2 \leq 88\%$)或者$SpO_2<89\%$伴继发性红细胞增多(红细胞压积>55%),肺动脉平均压(mean pulmonary artery pressure)$\geq 25mmHg$,右心功能不全导致水肿的患者,长期氧疗(>15h/d)对其血流动力学、呼吸生理、运动耐力和精神状态会产生有利影响,可改善患者生活质量和提高生存率。当患者运动康复中出现$SpO_2<90\%$,推荐运动康复中使用氧疗。目前尚无依据表明运动中补充氧气能够改善患者死亡

率和对疾病的转归。严重低氧血症的 CRF 患者稳定期可以使用经鼻高流量氧疗（HFNC），降低动脉血二氧化碳分压水平,改善生活质量和减少再住院次数。

HFNC 作为新的呼吸支持技术,近年来得到临床广泛应用,国内主要用于呼吸与危重症和 ICU 区域。HFNC 的生理学作用在于提供良好的湿化、相对恒定的吸入气氧浓度、低水平的呼气末正压、冲刷生理无效腔,降低上气道阻力和呼吸做功,改善患者的呼吸形式。呼吸康复运动训练过程中,HFNC 可提高患者高强度运动期间的运动耐力和氧和能力。

以降低 $PaCO_2$ 为目标导向的长期家庭无创通气（NIV）,用于持续伴有 $PaCO_2>50mmHg$ 的稳定期慢阻肺病患者,特别是合并阻塞性睡眠呼吸暂停低通气的患者。对伴有重度慢阻肺病合并 Ⅱ 型呼吸衰竭（又称高碳酸血症型呼吸衰竭）的患者恢复期需要长期家庭 NIV,以降低 $PaCO_2$（$PaCO_2$ 至少降低 20% 或者维持 <48.1mmHg）为目标导向。运动训练过程中由于呼吸困难导致运动受限的患者,需要过程中结合 NIV 的支持。

四、患者教育

患者教育是慢性病医学康复的一个主要部分。一项对 2000—2016 年发表的相关文献进行全面回顾,关注研究、干预和患者特征的变化,发现患者教育干预在减少住院、急诊科或全科医生就诊、质量调整生命年和减少生产损失方面是有益的。尽管在住院医疗保健中患者教育计划的提议取得了实质性进展,但在临床实践中执行此类计划仍存在一些缺陷。德国的数据显示只有少数诊所遵守患者教育的协议和建议。哮喘教育的实际表现大多存在偏差,例如混合不同的教育计划或使用自行开发的材料。诊所不愿使用经过评估的患者教育计划的原因仍不清楚,可能存在组织、结构或人员的问题。患者教育最重要的障碍是相关专业人员太少以及时间和空间的问题。这项研究在工作人员和患者中都有很高的接受度。虽然实施之初的成本高于日常使用的成本,但是无论研究设计和时间如何,患者教育干预都是降低医疗成本的有效工具。这是一个相对较新的研究领域,需要在这个领域进行更多的研究。

呼吸康复的教育内容是个体化的,且可随评估的结果进行调整。最常见的教育包括焦虑／抑郁和压力管理,及早发现感染迹象,呼吸困难和症状处理,营养和准确使用吸入治疗技术等。健康行为管理方面包括戒烟、氧疗、营养、体力活动、合理用药及预防保健（如接种疫苗）。数项研究显示,教育患者关于其疾病的性质和治疗的意义,可使其更好地理解、认识和治疗其疾病症状。稳定期的管理包括教育和督促戒烟,使患者了解呼吸疾病的病理生理和临床基础知识,掌握一些特殊的治疗方法,学会自我控制病情的技巧,如缩唇呼吸（pursed-lip breathing, PLB）及腹式呼吸（abdominal breathing）,了解急性加重的症状、体征,及时医院就诊的时机等。

五、日常生活指导

对于中重度慢性呼吸疾病患者,日常生活中可使用能量保存技术,又称能量节省技术（energy conservation technique, ECT）,目的是增加患者日常活动的时间。慢性阻塞性肺疾病患者患有严重的呼吸困难,显著影响日常生活活动的表现。ECT 的患者培训有助于提高 ADL 的耐受性和执行力,2 周的 ECT 教学练习后可降低严重慢阻肺病患者进行活动时的能量消耗。16 名中度至重度男性慢阻肺病患者在使用或不使用 ECT 推荐的姿势情况下,并测量代谢（氧气消耗和二氧化碳产生）、通气（每分通气量）、心血管（心率和氧脉搏）和呼吸困难（Borg 评分）等指标。结果显示在 ADL 期间对慢阻肺病患者使用能量保存技术可降低能量成本和呼吸困难感觉。在一项随机交叉试验中,22 名严重慢阻肺病患者在两个测试条件下两次爬了 6 层楼梯（108 级台阶）:①能量保存技术（ECT）,参与者被要求每 3 步至少休息 5 秒;②控制条件,参与者按照自己的节奏爬楼梯。试验结果表明在 ECT 条件下,呼吸困难（主要结局）、腿部不适、每分通气量和毛细血管血乳酸显著降低,总任务时间无变化。

呼吸康复（PR）是一种多学科干预措施，是慢性呼吸疾病管理的基石，可提高个人的运动能力和完成日常生活活动（ADL）的能力。作业疗法（occupational therapy, OT）能维持患者的日常生活模式。积极的生活方式在帮助患者接受死亡和过上和平、稳定的生活方面发挥了重要作用。也有证据表明涵盖作业治疗的呼吸康复方案改善了晚期慢阻肺病患者的存活率。同时对肺部疾病的患者进行音乐治疗，给予心理认知干预和增加社会支持，重视对饮食和营养的评估并均衡营养，对患者全方面的康复均有益处。对于慢性呼吸疾病导致的运动能力较差的患者，轮式助行器可以提高患者的户外步行距离和时间，可以逐渐增加每日步数。部分间质性肺病患者通过步行自行车改善生活质量。将 OT 纳入 PR 对 ADL、肺功能、呼吸困难、生活质量和死亡率产生积极影响。尽管越来越多的 PR 计划在其多学科团队中加入作业治疗师，但关于 OT 在 PR 中的任务/作用和益处的原始研究和指南却很少。需要进一步的研究来明确定义 OT 在多学科 PR 团队中的任务/角色以及对提高患者的预后。

第三节　其他疾病呼吸康复的循证医学

呼吸康复针对的患者包括慢性呼吸疾病、神经肌肉疾病和围手术期危重症患者。针对慢性呼吸疾病，慢性阻塞性肺疾病的呼吸康复循证依据较充分，包括了围绕运动训练的呼吸康复计划、呼吸康复技术的选择以及相应的疗效评价。

间质性肺病的呼吸康复近年来引起关注。间质性肺疾病患者劳力性呼吸困难与健康相关生活质量（HRQoL）密切相关。呼吸困难通常与氧饱和度降低有关，因此会评估动态吸氧对间质性肺病伴孤立性劳力缺氧患者 HRQoL 的影响。持续吸氧与间质性肺病伴单纯劳力性缺氧患者的 HRQoL 改善有关。运动期间补充氧气可改善纤维化间质性肺疾病（fibrosing interstitial lung diseases, F-ILD）患者的腿部肌肉氧合和疲劳。ILD 患者呼吸康复计划的组成部分与其他肺部疾病患者（包括慢阻肺病）的呼吸康复计划相似。运动项目包括有氧和抗阻训练。一项包括来自 5 个国家的 701 名参与者的回顾性队列研究报告称，呼吸康复后 6 分钟步行距离（6MWD）的较大改善与住院呼吸康复和门诊呼吸康复的死亡或肺移植风险比较低相关。研究发现，肺功能［用力肺活量（forced vital capacity, FVC）、一氧化碳弥散量（diffusing capacity for carbon monoxide, DLCO）］不能预测间质性肺病对呼吸康复的反应。基线 6MWD 较低且呼吸困难加重的患者在项目结束时有最大的改善，这与呼吸康复在改善功能和减轻症状方面的关键作用一致。生理状况较好的患者在项目完成 6 个月后无论是肺功能还是肺动脉高压均更有可能获得持续的益处。这些结果表明，应鼓励间质性肺病在病程早期就进行呼吸康复治疗。ILD 患者呼吸康复计划的组成部分与其他肺部疾病患者（包括慢阻肺病）的呼吸康复计划相似。住院和门诊呼吸康复计划是有效的，呼吸康复模式通常由医疗系统组织确定。课程长度各不相同，但最常见的是 8~12 周的门诊（每周 2~3次）。运动项目包括有氧和抗阻训练。运动强度和持续时间在整个计划过程中不断增加的参与者获得了更大的益处。间歇训练可能是一种有用的策略，可以用来减轻 ILD 中的劳力性低氧血症。在 9 名 ILD患者中，与中等强度间歇训练和中等强度连续训练相比，高强度间歇训练（high-intensity interval training, HIIT）10 分钟后，经皮动脉血氧饱和度（SpO_2）更高。训练期间补充氧气对许多 ILD 患者也很重要。最近的研究表明，经鼻高流量氧疗增加了特发性肺纤维化（IPF）患者的运动时间，改善了 SpO_2 并减少了腿部疲劳。

肺动脉高压（PH）是一种以复杂的血管重塑为特征，最终导致闭塞性动脉病和右心衰竭。随着病程的延长，肺动脉高压患者的运动能力和生活质量下降。利用 Cochrane 系统综述数据库对 6 项随机对照试验（randomized controlled trial, RCT）、3 项对照试验、10 项前瞻性队列研究和 4 项 meta 分析的共 784名 PH 患者做了回顾性 meta 分析，结果表明运动训练可以改善运动能力、肌肉功能、生活质量，并可能改善右心室功能和肺血流动力学。针对肺动脉高压运动训练中的风险评估，以及如何选择训练方法、运动训练潜在的病理生理机制需要进一步的研究来证实。一项评估基于运动康复对 PH 患者的有效性和安全性的研究,纳入了 6 项随机对照试验,并从 5 项研究中提取资料。纳入的受试者总数为 206 人。主要结局是运动能力、干预期间的不良事件和健康相关生活质量(HRQoL)。次要结局包括心肺血流动力学、功能分类、随访期间临床恶化、死亡率和脑钠肽(brain natriuretic peptide,BNP)的变化。研究持续时间 3~15 周不等。运动计划包括住院和门诊康复,上肢和下肢运动。呼吸康复后患者 6MWD 和心肺运动试验(CPET)测量的运动能力显著改善。然而,6MWD 试验结果存在明显的异质性,可能原因是研究人群(PH 与其他)、环境(住院患者与门诊患者)或疾病严重程度(没有足够的证据进行评估)的差异。目前尚无法确定运动康复对次要结局心肺血流动力学、功能分类和脑钠肽的的影响。所有评价指标都是在康复期后立即测量,因此运动康复的长期影响仍然未知。欧洲的 10 个国家 11 个中心纳入了 116 例 PH 患者,对运动训练的有效性、安全性进行评价。培训组患者进行了标准化的平均持续时间为 25 天的院内康复治疗,并且回家后继续康复治疗,对照组按常规治疗。培训组 6MWD 显著提高,生活质量有所改善。提示运动训练是可行的、安全的、可耐受的。基于这项研究过程,在欧洲 10 个国家成功建立了标准化、专业化的 PH 患者住院呼吸康复培训计划。

神经肌肉疾病(neuromuscular disease,NMD)患者呼吸肌无力是严重的问题。15%~28% 的重症肌无力(myasthenia gravis,MG)和 20%~30% 吉兰-巴雷综合征患者在病程的一段时间需要有创机械通气或者无创机械通气。进行性肌无力是神经肌肉疾病的一个特征,NMD 是一组异质性疾病,发病、表现和预后各不相同,影响儿童和成人。呼吸肌无力会损害呼吸功能并可能导致呼吸衰竭。患者存在低通气和气道廓清障碍,甚至出现 Ⅰ 型呼吸衰竭(又称低氧血症型呼吸衰竭)和 Ⅱ 型呼吸衰竭、复发性肺部感染和持续性肺部疾病的风险。NMD 呼吸康复的循证医学依据尚缺乏,主要包括以下几部分。

1. 有关咳嗽增强技术　咳嗽增强技术的安全性有待进一步明确。一些研究表明,咳嗽增强技术可能比无辅助咳嗽更好,但结果非常不确定。没有足够的证据表明任何一种技术在改善咳嗽努力方面优于另一种技术。咳嗽增强技术的有效性有待进一步验证。11 项涉及 287 人的研究和几种咳嗽增强技术:研究中未报道因肺部感染而意外入院的次数,以及住院持续时间、生存率、功能能力或生活质量。咳嗽增强技术,例如手动辅助咳嗽(manually assisted cough,MAC)、加压皮囊送气、机械咳嗽辅助、呼吸叠加法(患者连续多次吸气,将一次呼吸叠加在另一个呼吸之上,两次呼吸之间不呼气,旨在提高咳嗽效果),最终目的是减少胸部感染的次数和 / 或降低严重程度,提高人们进行日常活动的能力(功能能力)和生活质量。该评价的结果提供的信息,尚不足以确定何时以及如何在慢性神经肌肉疾病患者中使用咳嗽增强技术。目前,支持或反对咳嗽增强技术在慢性神经肌肉疾病患者中的安全性和有效性的确定性证据非常少,需要更多的临床研究来验证。

2. 有关气道廓清治疗　2017 年 3 月,欧洲神经肌肉中心(European Neuromuscular Centre,ENMC)在纳尔登会议上提出了《有关 NMD 患者的气道廓清治疗》的专家共识。共识系统地报告了患有 NMD 的成人和儿童的气道廓清技术(ACT)的循证证据,包括了随机对照试验、病例系列和实践回顾性综述。将 ACT 综合疗法分为近端(咳嗽增强)或外周(分泌物动员),并提供了描述、标准定义、用于 NMD 患者的近端和外周 ACT 综合疗法的支持证据和局限性,以及为客观衡量疗效提供建议,特别是近端 ACT 综合疗法,强调了如何针对特定情况(例如在人群中)调整或修改 ACT 综合疗法。NMD 患者中常规测量咳嗽峰值流量(peak cough flow,PCF)。PCF 和最大吸气容积(maximal inspiratory capacity,MIC)测量可用于评估近端气道廓清技术(ACT)的疗效,但机械吸入-呼出设备(MI-E)测量 PCF 不准确,只能用于建立趋势跟踪。近端气道廓清技术(ACT)对 PCF 较高的患者进行手动辅助咳嗽(MAC)和辅助吸气,如单次深吸气、呼气辅助(assisted expiration,AE)和舌咽呼吸(glossopharyngeal breathing,GPB)。这些技术可以结合起来进一步提高功效。MI-E 常用于 PCF<160L/min 的患者和身体虚弱、MAC 或 AE 方法治疗无效的儿童。所有的气道廓清治疗应该进行个体化滴定并不断调整。外周 ACT 包括手动技术(manual technique,MT)、高频胸壁振荡(HFCWO)技术、肺内叩击通气(IPV)和胸壁增强(chest wall strapping,CWS)。

3. 有关呼吸肌训练　11 项涉及 250 名 NMD 随机参与者的研究表明:呼吸肌训练(RMT)可能

会改善肌萎缩侧索硬化（amyotrophic lateral sclerosis，ALS）和迪谢内肌营养不良（Duchenne muscular dystrophy，DMD）患者的肺功能和呼吸肌力量，但所有纳入试验的证据质量低或非常低。在某些 NMD 中，RMT 后肺活量和呼吸肌力量可能有所改善。RMT 似乎对 ALS 的身体机能和生活质量没有影响。证据的低确定性需要对结果谨慎解释。

4. 有关呼吸训练和运动训练　呼吸康复对 ALS 患者肺功能影响的研究通过随机对照试验（RCT）的 meta 分析显示，在 2 168 篇文章中，有 10 项试验被评价，在这些试验中，2 项侧重于呼吸训练，8 项侧重于体育锻炼，其中 3 项涉及有氧和抗阻训练的结合。meta 分析显示，呼吸训练与运动训练比较，ALS 患者的 ALS 功能评定量表修订版（ALS Functional Rating Scale-Revised，ALSFRS-R）评分结果以及对患者肺功能的影响没有差异。

对于各类疾病的呼吸康复，我国缺乏系统全面的呼吸康复指南。《2019 新型冠状病毒肺炎呼吸康复指导意见（第二版）》中指出对于 COVID-19 的住院患者，呼吸康复的目的是改善呼吸困难症状，缓解焦虑抑郁情绪，最大程度地保留功能和提高生活质量；对于重型和危重型患者在病情未稳定或进行性加重期间，不建议过早介入呼吸康复；推荐隔离地患者通过使用教育视频、小册子或者远程会诊为主的方式进行呼吸康复指导；评估监测应该贯穿整个呼吸康复治疗的始终；必须根据指南意见做好分级防护。在 ICU 接受机械通气的成年人中，早期主动活动度的增加并没有使患者存活而且出院的天数显著高于 ICU 常规活动度。干预与不良事件增加相关。同时《危重症新型冠状病毒肺炎患者后 ICU 综合征呼吸康复推荐意见》就 ICU 后病房管理和出院后居家管理 2 个阶段的呼吸康复的评估和干预措施给出推荐意见。《中国慢性呼吸道疾病呼吸康复管理指南（2021 年）》适用于常见的慢性呼吸道疾病和其他一些呼吸相关疾病导致的慢性呼吸道症状或者类似综合征，指出呼吸康复评定是呼吸康复中的重要环节，可使用呼吸支持技术保证康复技术的安全性和有效性；营养是呼吸康复的重要组成部分；需重视对 CRD 患者的心理干预、自我管理教育和日常生活指导；远程医疗和移动医疗技术的普及为呼吸康复的施展提供了可行性保障。

（葛慧青　钱晓丽）

参考文献

［1］STRINGER W W，PORSZASZ J，CAO M，et al. The effect of long-acting dual bronchodilator therapy on exercise tolerance，dynamic hyperinflation，and dead space during constant work rate exercise in COPD［J］. Journal of Applied Physiology（1985），2021，130（6）：2009-2018.

［2］ERTAN O，ASLAN G K，AKINCI B，et al. Effect of Ground-Based Walk Training in Pulmonary Hypertension［J］. American Journal of Cardiology，2022，174：172-178.

［3］SARAIVA N A O，FERREIRA A S，PAPATHANASIOU J V，et al. Kinematic evaluation of patients with chronic obstructive pulmonary disease during the 6-min walk test［J］. Journal of Bodywork and Movement Therapies，2021，27：134-140.

［4］NEDER J A，BERTON D C，TARSO P M，et al. Ventilatory inefficiency and exertional dyspnea in early chronic obstructive pulmonary disease［J］. Annals of the American Thoracic Society，2017，14（Supplement 1）：S22-S29.

［5］TABACOF L，TOSTO-MANCUSO J，WOOD J，et al. Post-acute COVID-19 Syndrome Negatively Impacts Physical Function，Cognitive Function，Health-Related Quality of Life，and Participation［J］. American Journal of Physical Medicine and Rehabilitation，2022，101（1）：48-52.

［6］SCIRIHA A，LUNGARO-MIFSUD S，FSADNI P，et al. Pulmonary rehabilitation in patients with interstitial lung disease：The effects of a 12-week programme［J］. Respiratory Medicine，2019，146：49-56.

［7］IHEANACHO I，ZHANG S，KING D，et al. Economic burden of chronic obstructive pulmonary disease（COPD）：A systematic literature review［J］. International Journal of Chronic Obstructive Pulmonary Disease，2020，15：439-460.

［8］中国康复医学会,中国康复医学会呼吸康复专委会,中华医学会物理医学与康复学分会心肺康复学组. 2019 新型冠状

病毒肺炎呼吸康复指导意见（第二版）[J]. 中华结核和呼吸杂志, 2020, 43（4）: 308-314.

[9] 中华医学会呼吸病学分会间质性肺疾病学组. 特发性肺纤维化诊断和治疗中国专家共识[J]. 中华结核和呼吸杂志, 2016, 39（6）: 427-432.

[10] VOLPE M S, GUIMARÃES F S, MORAIS C C. Airway clearance techniques for mechanically ventilated patients: Insights for optimization[J]. Respiratory Care, 2020, 65（8）: 1174-1188.

[11] 中国医师协会呼吸医师分会, 中国康复医学会呼吸康复专业委员会. 危重症新型冠状病毒肺炎患者后 ICU 综合征呼吸康复推荐意见[J]. 中华结核和呼吸杂志, 2020, 43（9）: 737-743.

[12] 中国医师协会呼吸医师分会, 中华医学会呼吸病学分会, 中国康复医学会呼吸康复专业委员会, 等. 中国慢性呼吸道疾病呼吸康复管理指南（2021 年）[J]. 中华健康管理学杂志, 2021, 15（6）: 521-538.

[13] 中华医学会呼吸病学分会慢性阻塞性肺疾病学组, 中国医师协会呼吸医师分会慢性阻塞性肺疾病工作委员会. 慢性阻塞性肺疾病诊治指南（2021 年修订版）[J]. 中华结核和呼吸杂志, 2021, 44（3）: 170-205.

[14] ALISON J A, MCKEOUGH Z J, JOHNSTON K, et al. Australian and New Zealand pulmonary rehabilitation guidelines[J]. Respirology, 2017, 22（4）: 800-819.

[15] BOLTON C E, BEVAN-SMITH E F, BLAKEY J D, et al. British Thoracic Society guideline on pulmonary rehabilitation in adults[J]. Thorax, 2013, 68（Suppl 2）: ii1-30.

[16] BENZO R, WIGLE D, NOVOTNY P, et al. Preoperative pulmonary rehabilitation before lung cancer resection: Results from two randomized studies[J]. Lung Cancer, 2011, 74（3）: 441-445.

[17] CAMILLO C A, OSADNIK C R, BURTIN C, et al. Effects of downhill walking in pulmonary rehabilitation for patients with COPD: a randomised controlled trial[J]. European Respiratory Journal, 2020, 56（3）: 2000639.

[18] CANDEMIR I, ERGUN P, KAYMAZ D. Efficacy of a multidisciplinary pulmonary rehabilitation outpatient program on exacerbations in overweight and obese patients with asthma[J]. Wiener klinische Wochenschrift, 2017, 129（19/20）: 655-664.

[19] CARSON K V, CHANDRATILLEKE M G, PICOT J, et al. Physical training for asthma[J]. Cochrane Database of Systematic Reviews, 2013, 9: CD001116.

[20] NOPP S, MOIK F, KLOK F A, et al. Occupational therapy in pulmonary rehabilitation programs: A scoping review[J]. Respiratory Medicine, 2022, 199: 106881.

[21] PRIEUR G, COMBRET Y, MEDRINAL C, et al. Energy conservation technique improves dyspnoea when patients with severe COPD climb stairs: a randomised crossover study[J]. Thorax, 2020, 75（6）: 510-512.

[22] MARILLIER M, BERNARD A C, VERGES S, et al. Oxygen supplementation during exercise improves leg muscle fatigue in chronic fibrotic interstitial lung disease[J]. Thorax, 2021, 76（7）: 672-680.

[23] DOWMAN L, HILL C J, MAY A, et al. Pulmonary rehabilitation for interstitial lung disease[J]. Cochrane Database of Systematic Reviews, 2021, 2（2）: CD006322.

[24] VISCA D, MORI L, TSIPOURI V, et al. Effect of ambulatory oxygen on quality of life for patients with fibrotic lung disease (AmbOx): a prospective, open-label, mixed-method, crossover randomised controlled trial[J]. Lancet Respiratory Medicine, 2018, 6（10）: 759-770.

[25] HOLLAND A E. Physiotherapy management of interstitial lung disease[J]. Journal of Physiotherapy, 2022, 68（3）: 158-164.

[26] MORRIS N R, KERMEEN F D, HOLLAND A E. Exercise-based rehabilitation programmes for pulmonary hypertension[J]. Cochrane Database of Systematic Reviews, 2017, 1（1）: CD011285.

[27] GRÜNIG E, MACKENZIE A, PEACOCK A J, et al. Standardized exercise training is feasible, safe, and effective in pulmonary arterial and chronic thromboembolic pulmonary hypertension: results from a large European multicentre randomized controlled trial[J]. European Heart Journal, 2021, 42（23）: 2284-2295.

[28] CHATWINA M, TOUSSAINTB M, GONÇALVESC M R, et al. Airway clearance techniques in neuromuscular disorders: A state of the art T review[J]. Respiratory Medicine, 2018, 136: 98-110.

[29] GALEA M P. Does respiratory muscle training improve respiratory function compared to sham training, no training, standard treatment or breathing exercises in children and adults with neuromuscular disease? A Cochrane Review summary with commentary[J]. Neuro Rehabilitation, 2021, 48（2）: 243-245.

[30] CRUZ T, LÓPEZ-GIRALDO A, NOELL G, et al. Smoking Impairs the Immunomodulatory Capacity of Lung-Resident Mesenchymal Stem Cells in Chronic Obstructive Pulmonary Disease[J]. American Journal of Respiratory Cell and Molecular

Biology, 2019, 61（5）: 575-583.

[31] DOWMAN L M, MCDONALD C F, HILL C J, et al. The evidence of benefits of exercise training in interstitial lung disease: a randomised controlled trial[J]. Thorax, 2017, 72（7）: 610-619.

[32] GRIFFITHS T L, BURR M L, CAMPBELL I A, et al. Results at 1 year of outpatient multidisciplinary pulmonary rehabilitation: a randomised controlled trial[J]. Lancet, 2000, 355（9201）: 362-368.

[33] GRÜNIG E, EICHSTAEDT C, BARBERÀ J A, et al. ERS statement on exercise training and rehabilitation in patients with severe chronic pulmonary hypertension[J]. European Respiratory Journal, 2019, 53（2）: 1800332.

[34] JACOBS S S, KRISHNAN J A, LEDERER D J, et al. Home oxygen therapy for adults with chronic lung disease. An official American Thoracic Society clinical practice guideline[J]. American Journal of Respiratory and Critical Care Medicine, 2020, 202（10）: e121-e141.

[35] KILIC L, PEHLIVAN E, BALCI A, et al. Effect of 8-week Pulmonary Rehabilitation Program on Dyspnea and Functional Capacity of Patients on Waiting List for Lung Transplantation[J]. Turkish Thoracic Journal, 2020, 21（2）: 110-115.

[36] LAI Y, HUANG J, YANG M, et al. Seven-day intensive preoperative rehabilitation for elderly patients with lung cancer: a randomized controlled trial[J]. Journal of Surgical Research, 2017, 209: 30-36.

[37] LINDENAUER P K, STEFAN M S, PEKOW P S, et al. Association Between Initiation of Pulmonary Rehabilitation After Hospitalization for COPD and 1-Year Survival Among Medicare Beneficiaries[J]. JAMA, 2020, 323（18）: 1813-1823.

[38] MACREA M, OCZKOWSKI S, ROCHWERG B, et al. Long-term noninvasive ventilation in chronic stable hypercapnic chronic obstructive pulmonary disease. An official American Thoracic Society clinical practice guideline[J]. American Journal of Respiratory and Critical Care Medicine, 2020, 202（4）: e74-e87.

[39] SCHNEEBERGER T, GLOECKL R, WELTE T, et al. Pulmonary Rehabilitation Outcomes after Single or Double Lung Transplantation in Patients with Chronic Obstructive Pulmonary Disease or Interstitial Lung Disease[J]. Respiration, 2017, 94（2）: 178-185.

[40] HODGSON C L, BAILEY M, BELLOMO R, et al. Early active mobilization during mechanical ventilation in the ICU[J]. New England Journal of Medicine, 2022, 387（19）: 1747-1758.

第四章
呼吸康复现状与展望

本章的学习目标：
- 慢性呼吸疾病流行病学
- 呼吸康复的历史与现状
- "促防诊控治康"——呼吸康复的全程管理

第一节　慢性呼吸疾病流行病学现状

随着预期寿命延长和生育率的下降，预计2035年前后，中国将进入重度老龄化社会。而作为世界上最大的发展中国家，中国人均GDP排名居世界第60位（2021年），与发达国家仍有较大差距。近几十年，中国经历了疾病模式的流行病学转变，主要从传染性疾病和营养性疾病转为非传染性疾病。《健康中国行动（2019—2030年）》指出，慢性非传染性疾病目前的死亡人数占总死亡人数88%，占总疾病负担70%以上。WHO公布的全球前10大死亡原因中，慢性呼吸疾病位列第3位。2020年，以慢阻肺病、支气管哮喘、尘肺、间质性肺病等为代表的慢性呼吸疾病位居我国居民死亡原因第4位，占全国总死亡的8.97%。因此，慢性呼吸疾病以及继发性呼吸功能障碍，导致患者呼吸困难、活动受限，严重者出现呼吸衰竭，影响患者的生命质量，并给患者及其家庭和社会带来沉重的经济负担。

一、慢性呼吸疾病的患病率

2018年，王辰院士牵头的"中国成人肺部健康研究"调查结果显示，我国20岁及以上成人慢阻肺病患病率为8.6%，40岁以上人群患病率高达13.7%，估算我国患者数近1亿。提示我国慢阻肺病发病仍然呈现高态势。根据全球疾病负担调查，慢阻肺病是我国2016年第5大死亡原因，2017年第3大伤残调整生命年（disability-adjusted life year，DALY）的主要原因。慢阻肺病低氧血症、呼吸困难、神经认知功能障碍、肺动脉高压与死亡率增加相关。

间质性肺疾病是一组包括200多种疾病在内的异质性疾病，其特征为弥漫性肺实质浸润，部分间质性肺病会发展为进行性纤维化表型，则易出现低氧性呼吸衰竭。欧洲纤维化间质性肺病的总患病率为2.2/10万~20/10万，美国为28.0/10万。特发性肺纤维化是最典型的纤维化间质性肺病。另外，13%~40%的间质性肺病发展为进行性纤维化表型。间质性肺病当出现进行性劳力性呼吸急促，6分钟步行试验期间SpO_2低于慢阻肺患者。间质性肺病的低氧血症接受长期氧疗（long-term oxygen therapy，LTOT）的患者病死率较慢阻肺患者高。

中国尘肺的流行病学数据显示1990—2019年中国尘肺发病率增加（2019年新增14.68万人）、病死率高（2019年死亡1.02万）、伤残调整生命年（DALY）持续增加（2019年60.87万年）。但年龄标准化发病率、病死率和DALY显著降低。尘肺的全球负担中，超过60%在中国。

二、重症患者获得性认知障碍和虚弱

重症患者的治疗意愿、失能程度、治疗负担与其预后相关。危重症患者中 25% 的生存者会发生认知障碍，一些研究报道称此发生率可能高达 78%。一项前瞻性研究对患者进行近期评估和远期随访，发现转出 ICU 后 3 个月，40% 患者存在与中度创伤性脑损伤相似的认知障碍，26% 存在接近轻度创伤性脑损伤患者的认知障碍，这种认知障碍可延续 12 个月甚至更久。危重症患者 ICU 获得性衰弱是常见的躯体障碍。ICU 幸存者约 25% 存在获得性衰弱。一项多中心研究报道，64% 的 ICU 生存者在转出 ICU 后 6 个月存在活动问题。73% 的患者存在中、重度疼痛。26% 的患者存在日常生活活动失能。ICU 后伴随神经精神性和功能性失能，给公共卫生带来沉重负担。

近 10 年来，有关 ICU 经历综合征（PICS）预防治疗的推进，包括轻度镇静、早期康复、预防医源性损害等措施，目前医学科学和重症监护医学技术的进步使得重症监护病房（ICU）的重症患者得到更好的支持，并提高了生存概率。相当一部分重症患者长期患有 PICS，其中身体问题最为常见。PICS 的确切患病率尚不清楚，现有研究已明确许多危险因素。新型冠状病毒感染（COVID-19）幸存者患 PICS 的风险似乎更高。ICU 幸存者的家人也可能受到相应的影响，这是他们对其亲属在危重疾病期间所承受的压力做出的反应，即家属 ICU 经历综合征（PICS-F）。危重症后的综合征需要采用多学科方法来治疗，涉及来自不同领域的医疗保健专业人员、临床医生和科学家。对于重症监护病房，改善结果既具有挑战性，也势在必行。对相关文献的回顾，以及对身体、认知和精神后遗症的研究，包括基于高危因素提出的 ABCDEFGH 的集束化治疗，将推进 PICS 的预防和及时管理，并改善 ICU 幸存者的生活质量。

三、神经肌肉疾病的治疗现状

神经肌肉疾病（NMD）是一组异质的神经系统疾病，会影响许多神经结构，包括运动神经、神经肌肉接头或肌肉本身。尽管许多疾病很少见，但因呼吸困难就诊的患者不少。NMD 在世界范围内的发病率很难确定，爱尔兰最近的一项研究表明，NMD 的发病率为 62.6/10 万（95% CI 59.95/10 万 ~65.24/10 万）。NMD 中遗传性疾病占较大比例，各个国家的发病率可能相差很大。常见的就诊患者包括脊髓、运动神经、神经肌肉接头和肌肉损伤等几大类病变。

近 20 年，NMD 患者的呼吸系统治疗取得了很大进展。其中很大一部分原因是对个体呼吸衰竭的病理生理学的深入理解和无创技术的发展。呼吸康复重点包括通过肺活量、最大吸气压或嗅鼻吸气压力评估通气功能，以及呼气末二氧化碳分压（partial pressure of end-tidal carbon dioxide，$PetCO_2$）等测量；无创呼吸支持，夜间通过面罩接口提供压力支持通气，日间通过喉舌通气或气管切开术通气；通过咳嗽峰值流量对咳嗽功能进行评估；肺容量恢复治疗有利于维持肺功能。尽管很少有未经治疗的对照组进行随机试验，但有大量数据表明，这些呼吸康复干预措施延长了患者寿命。

一项系统评价和荟萃分析表明，与常规护理、假干预或替代治疗相比，呼吸肌训练（respiratory muscle training，RMT）可改善以呼吸肌无力为特征的 NMD 患者的肺容量和呼吸肌力量。RMT 在咳嗽、呼吸困难、体能、嗓音或生活质量测量方面没有显示出益处。该研究中，53% 调查了吸气肌训练（inspiratory muscle training，IMT），19% 调查了呼气肌训练（expiratory muscle training，EMT），28% 调查了 IMT 和 EMT 的组合。各研究的训练方案差异很大，目前还不能就训练的负荷、强度或持续时间提出建议；然而，大多数研究利用阈值负载器件来提供阻抗。因为纳入研究的总体偏倚风险很高，而且样本量小，证据质量低。荟萃分析确定了 RMT 对用力肺活量（forced volume capacity，FVC）的总体益处，估计相当于 0.15L（0.08，0.22）的差异。这与既往的系统评价一致。改善或减缓肺容量下降的速度对 NMD 患者具有临床意义；肺容积减少与通气不足、无创通气需求和死亡率有关。由于脊髓损伤（spinal cord injury，SCI）患者的肺活量（vital capacity，VC）为 15mL/kg（体重 70kg 患者约为 1L），且 VC 下降较慢与肌萎缩侧索硬化症和杜氏肌营养不良症患者的生存率提高有关,因此该获益可能具有临床意义。据估计,上述患者对最大吸气压(maximum inspiratory pressure,MIP)和最大呼气压(maximum expiratory pressure,MEP)的影响程度分别为 8.52cmH_2O(5.22~11.83)和 12.44cmH_2O(6.608~18.28),与急性呼吸道感染期间 NMD 患者呼吸肌力量的有害下降相似,但方向相反。急性疾病期间 MIP 和 MEP 的降低与呼吸短促、VC 下降和急性高碳酸血症有关,与肺容量一样,MIP、MEP 和 SNIP 的下降是肌萎缩侧索硬化症患者生存的预测性生物标志物。

神经肌肉疾病出现呼吸衰竭患者的撤机拔管问题一直备受临床关注。目前尚未发现支持或反对任何拟议的撤机方案[压力支持通气(PSV)、同步间歇强制通气(SIMV)、持续气道正压通气(CPAP)或"T"型管]的高质量证据。Sun 等人调查了住院并需要有创机械通气的重症肌无力危象患者。所有患者均接受通气脱机,并逐渐降低支持压力作为方案,直至达到该通气模式下允许 SBT 的值。在 SBT 开始的 50~60 分钟之间,浅快呼吸指数(RSBI)显著增加和膈肌增厚分数(DTF)降低,可以作为撤机成功或失败的预测值。对于患有呼吸肌无力和慢性通气衰竭,无创通气(NIV)结合机械辅助咳嗽设备可以辅助 NMD 患者拔管,尽管死亡率结果没有差异,但再插管和气管切开的需求显著下降。与晚期拔管(>6 小时)相比,在重症肌无力危象中胸腺切除术后早期拔管(<6 小时)与较低的再插管率、较低的术后肺部感染和更短的 ICU 住院时间有关。神经源性吞咽困难与 NMD 患者长期机械通气和气管切开术相关。患有蓬佩(糖原贮积症Ⅱ型)病的婴儿和青少年患者病例中观察到,在 CPAP 或 PSV 中进行撤机,拔管后立即使用 NIV 可改善呼吸肌力量,呼吸状况更好。

第二节　呼吸康复的历史与现状

呼吸疾病的康复经历了曲折的认识过程。1950 年前,多数医生认为肺病患者因为活动气促加重,建议患者应避免活动。20 世纪 50 年代,Alvan L. Barach 医生提倡慢阻肺病患者应做更多的活动。之后 Thomas L. Petty 医生进一步提出康复治疗提高慢阻肺病患者的运动耐力。1980 年,美国胸科学会发表声明指出呼吸康复的益处和作用。20 世纪 90 年代,Bellman 和 Kendregan 提出了负面的观点,认为慢阻肺病患者进行康复不能提高运动生理能力。1996 年,Maltalis 团队对慢阻肺病患者进行高强度运动,肌肉的氧和代谢酶浓度明显增高,对 Bellman 的观点提出了挑战,慢阻肺病康复得以正名。1999 年,美国胸科学会和欧洲呼吸学会联合主持了回顾性研究,明确康复训练对慢阻肺病患者有益。从此,越来越多的医生关注慢阻肺病的呼吸康复,并且将呼吸康复推广到更多的慢性呼吸疾病以及预防和治疗继发性呼吸功能下降。

尽管有大量强有力的证据表明其益处,但接受呼吸康复的慢阻肺病患者比例仍然较低。研究表明,接受呼吸康复治疗的慢阻肺病患者从 2003 年的 2.6% 增加到 2012 年的 3.7%,发展到今日,据统计在美国只有 3%~4% 的患有慢性阻塞性肺疾病的医疗保险受益人接受呼吸康复治疗,不到 2% 的慢阻肺病急性加重的住院患者接受这种治疗。由此可见,呼吸康复日益增长的潜在需求与呼吸康复治疗的实际提供之间存在着巨大的差距。这种差距可能来源于以下几方面。

一、缺乏对呼吸康复的认知

王辰院士牵头的中国肺部健康(China pulmonary health,CPH)研究中,慢阻肺病的诊断率低(23.61%~30.00%)、门诊治疗率低(50%),1 年内急性加重发生率高(约 65%)。患者对呼吸康复的接受程度以及对呼吸康复疗程的坚持度通常较低,对呼吸康复过程和益处的认识不足阻碍了患者寻求转诊以及完整参与呼吸康复计划。一项对慢性阻塞性肺疾病和高症状负荷患者的全国性调查显示,有 57% 的人不知道呼吸康复。世界卫生组织《烟草控制框架公约》生效以来,全球 15 岁以上人群吸烟率降至 19.2%,但是中国的吸烟率并未能有效降低,我国吸烟人数超过 3 亿,控烟形势严峻。

有研究认为患者对呼吸康复的接受度低,不转诊到呼吸康复的大部分责任在于医疗保健专业人员。

实施呼吸康复过程的医生、执业护士、医师助理或专职医疗保健专业人员,缺乏专业培训。尽管英国等一些国家对呼吸康复的培训(包括对呼吸科的医生)有详细的建议,但规定的培训要求通常是模糊的或者有限的。临床循证依据缺乏也是原因之一。呼吸康复存在个体化差异,其过程涵盖呼吸、康复、营养、心理等各个环节,在疾病的不同阶段治疗重点也有侧重,使临床研究存在一定的难度。

对慢性呼吸衰竭认识不足。氧疗、无创通气治疗不规范、无体系。长期氧疗(LTOT)依从性不高。1980 年有两项里程碑意义的研究,医学研究委员会(Medical Research Council, MRC)研究和夜间氧疗试验(nocturnal oxygen therapy trial, NOTT)研究发现 LTOT 可使慢阻肺病合并严重低氧血症($PaO_2 \leqslant 55mmHg$)患者的生存时间加倍,且 LTOT 依从性是慢阻肺病频繁加重导致住院的独立可变风险因素,但是 LTOT 的依从性仅 45%~70%。氧气作为控制性药物和长期的治疗方法,目前尚缺乏规范处方、尚未纳入医保报销。无创通气并发症多,易发生人机不同步,尚无统一的管理、并发症的监测和识别、转诊流程和报销体系。

二、呼吸康复资源有限以及分布失衡

据统计,在美国只有 831 个呼吸康复中心,为 2 400 万慢性阻塞性肺疾病患者提供服务,其中仅有 561 个(67.5%)得到了美国心肺康复协会的认证。此外,大多数呼吸康复中心位于城市,全国大部分地区没有呼吸康复中心。这些数据表明,医疗服务的可及性明显不平等,虽然并不是所有患者都需要传统的呼吸康复,但目前有限的呼吸康复资源可能无法为一部分能从呼吸康复治疗中受益的患者提供服务。

许多研究表明,到呼吸康复中心过远的距离和缺乏便利的交通是患者退出呼吸康复治疗计划的主要原因。国家肺气肿治疗试验(National Emphysema Treatment Trial, NETT)的结果显示,与居住在距离康复中心不到 6 英里(1 英里 =1 609.34m)的参与者相比,居住在距离康复中心 36 英里以上的参与者接受完整康复计划的可能性降低了 51%,通勤时间超过 30 分钟的参与者出现不良出勤率的风险增加了 1 倍多,导致目前呼吸康复转诊率低下的情况。有限的呼吸康复资源以及资源的分布不均衡是阻碍患者接受呼吸康复计划的一大原因。

三、卫生保健系统报销拨款不足

呼吸康复资源有限及分布失衡。缺乏专业培训的专职医护人员,厂家缺乏资助;患者、医生和厂商之间缺乏联动。各地的医疗资源存在差异。呼吸康复相关治疗缺乏统一的管理、转诊和报销体系。

不健全的报销政策可能会加速呼吸康复可用性的下降,进一步限制慢性呼吸疾病关键干预措施的实施。最近的一项分析表明,只有约 3% 患有慢性阻塞性肺疾病的医疗保险受益人获得呼吸康复治疗。在美国,呼吸康复的医疗保险报销很少,许多呼吸康复项目因为财政原因难以开展与维持。2010 年,美国国会通过了一项医疗保险法案,将呼吸康复纳入了保险范围,但目前保险公司或医疗保健系统的补偿,仍无法满足报销需求。医疗保险覆盖中、重和极重度慢阻肺病患者的呼吸康复(严重程度分级采用 GOLD 标准),针对非慢阻肺病患者的呼吸康复报销政策是不同的。报销仍需要遵循区域性医保覆盖政策,不同地区的医保政策进一步反映了呼吸康复资源的分布不均衡。

第三节　呼吸康复展望

"促防诊控治康"六位一体策略全方位照护了呼吸健康。以患者为中心全程呼吸康复管理是必然趋势。《健康中国行动(2019—2030 年)》以"大卫生、大健康"为理念,坚持预防为主、防治结合的原则,以基层为重点,以改革创新为动力,中西医并重,把健康融入所有政策,针对重大疾病和一些突出问题,聚焦重点人群,实施 15 个重大行动,政府、社会、个人协同推进,建立健全健康教育体系,促进以治病为中心向以健康为中心转变,提高人民健康水平。我国对慢性呼吸疾病管理发布了相关的文件,以推动慢性呼吸疾病的早诊早治、分级诊疗体系。2016 年《"十三五"卫生与健康规划》提出肺功能检测纳入常规检测,2017 年《慢性阻塞性肺疾病分级诊疗服务技术方案》指导了各地做好慢阻肺病分级诊疗试点工作,2018 年 12 月颁布《呼吸学科医疗服务能力指南》进一步推进了健康中国建设。2019 年 7 月《健康中国行动(2019—2030 年)》将慢阻肺病等呼吸慢病纳入了防治行动。2022 年《县域慢性阻塞性肺疾病分级诊疗技术方案》明确了县域医院职责。

进一步推进基层医师知识培训、诊疗技术的普及推广、高危人群筛查、患者规范化诊断和长期随访管理。2020 年 7 月国家首次拨款 10 亿专款为全国 31 个省(直辖市、自治区)50% 的医疗机构配备肺功能仪,全面提升基层慢性呼吸疾病的筛查干预、健康管理和疾病监测能力。2021 年财政部和国家卫生健康委拨 4 000 万元经费对 80 万人进行慢阻肺病筛查工作。推进了慢阻肺病疾病管理和早期筛查和管理工作。从高危人群到患者,从医生到医患的互动,从患者个体到群体,全方位促进慢性呼吸疾病呼吸康复管理。

一、进一步加强对呼吸康复认知

目前,医疗保健从业人员对呼吸康复不充分的认知是患者转诊的一大障碍。因此,亟需在现有的医疗保健专业人员的培训计划中增加更多关于呼吸康复措施和获益的教育和学习机会,以此来提高呼吸康复的认知,比如已经开展国家级继续教育项目《呼吸康复适宜技术》推广课程,学术年会等。此外,电子病历的应用,在临床医生办公室增加关于呼吸康复的宣传册作为对临床医生的提示,病房中布置面向患者的宣传海报,以及提供当地或地区呼吸康复项目列表,简化或自动化转诊流程,甚至将转诊纳入临床质量指标评估,都将有助于促进医疗保健专业人员将患者转诊到呼吸康复项目。

此外,目前有限的成本效益也限制了呼吸康复领域的发展,需要更多的循证医学证据来提高政府和公众对呼吸康复的价值和具体益处的认识,促使医疗系统采取行动,为呼吸康复项目吸引到足够的资金支持,并将呼吸康复纳入呼吸疾病护理的战略计划中,创建临床质量评估指标和可能的绩效激励政策,以增强医疗保健从业者对呼吸康复的接受和推荐。

加强呼吸康复健康大数据应用体系建设,推进基于区域人口健康信息平台的医疗健康大数据开放共享和广泛应用。消除数据壁垒,建立跨部门跨领域密切配合、统一归口的慢性呼吸疾病及继发性的呼吸衰竭医疗数据共享机制,实现公共卫生、医疗服务、医疗保障、药品供应、综合管理等应用信息系统数据采集、集成和共享业务协同。建立和完善全国健康医疗数据资源目录体系,全面深化健康医疗大数据在行业治理、临床和科研、公共卫生、教育培训等领域的应用,培育健康医疗大数据应用新业态。加强健康医疗大数据相关法规和标准体系建设,强化国家、区域人口健康信息工程技术能力,制订分级分类分域的数据应用政策规范,推进网络可信体系建设,注重内容安全、数据安全和技术安全,加强健康医疗数据安全保障和患者隐私保护。加强互联网健康服务监管。

二、增加呼吸康复可及性

目前有限的呼吸康复资源与潜在的康复需求之间存在巨大的差距,敦促我们要采取行动来增加呼吸康复的可及性。除了维持并增加卫生系统对呼吸康复的扶持,提高现有项目的报销和扩展,并在目前缺乏项目的地区创建新的机构中心外,针对呼吸康复中心距离过远,缺乏便利的交通导致的患者参与康复计划依从性下降,还应积极拓展有效方案替代提供传统的基于中心的呼吸康复计划,这些方法包括监督下的基于家庭或社区的呼吸康复以及电子化的远程医疗(电话指导、视频会议、互联网平台与远程监控以及智能手机应用等)。

近来,有越来越多的随机对照试验来验证非传统基于康复中心的呼吸康复计划的有效性,这些试验结果大多数是阳性的,证明基于家庭或社区的呼吸康复对健康相关生活质量和运动耐量方面的改善具有临床意义。虽然这些非传统的呼吸康复替代方案被证明安全有效,但目前缺乏足够的循证医学证据证明其效果等同于基于中心的呼吸康复,其自身也存在许多局限性。因此家庭或社区的呼吸康复和远程医疗康复可以作为机构中心治疗的潜在替代物,但仍需要进一步开发验证。

三、提高呼吸康复教育的有效性

呼吸康复的教育是全面康复的组成部分,可以实现有效的自我管理,为行为改变和健康改善提供了基础知识,以增强和保持积极的治疗成果。了解慢性呼吸疾病患者需要哪些知识和技能来改变自我管理行为,以及医疗保健提供者如何更好地支持患者学习,对于成功实施自我管理战略至关重要。研究表明,单纯运动训练和运动训练加教育都能显著改善健康结果,包括与健康相关生活质量,医疗保险使用和入院率,症状、运动能力、肺功能以及焦虑和抑郁等方面,结果显示两组之间没有显著差异。唯一有意义的发现是完成整个呼吸康复计划的参与者中,有更大比例的人出现在接受呼吸康复教育的那一组。尽管教育在呼吸康复中的地位很高,但目前支持其整体功效的证据有限,指导其优化设计和实施的证据也很少。这就要求医疗保健从业者加强呼吸康复教育方面的发展,提高呼吸康复教育的有效性,具体措施包括:①关注可能影响学习的因素,个性化评估患者;②对患者的学习结果进行评估,而不仅仅是对健康结果进行评估;③根据不同患者的认知、心理素养水平和学习需求有针对性地设计教育方案;④进一步探索教育在促进坚持呼吸康复方面的潜在作用,包括计划完成情况和长期健康行为的改变;⑤为呼吸康复从业人员提供教育培训。

针对目前呼吸康复发展道路上出现的问题,需要社会各界包括患者、医疗保健从业人员、政府甚至普通公众的共同努力来改变现状。当前,呼吸康复仍存在许多领域等待我们去挖掘与建设:①进一步研究呼吸康复的成本效益,明确其流程和潜在好处,以吸引患者转介和资源政策的支持;②概念化、开发和测试基于家庭和社区组织的呼吸康复和远程/移动康复,增加患者获取康复的途径,降低成本,以提高可用性和可及性,同时保证有效性;③倡导呼吸康复从业人员利用手头的科学数据来促进临床工作,并促进这一领域的高质量研究,进行务实的,可靠的呼吸康复试验;④扩大呼吸康复的适用范围,用于非慢阻肺病的慢性呼吸疾病,进一步确定其对慢性阻塞性肺疾病以外的疾病患者、因病情加重而住院的患者和危重患者的疗效;⑤保持长期获益,提升自我效能,增强患者的呼吸康复教育,加强自我管理,根据患者情况设计具有针对性的个体化康复项目;⑥制订统一的绩效和流程指标,将有助于对不同管辖区域的方案进行更有意义的比较,有利于质量控制,以确保统一呼吸康复的适当标准。

(葛慧青　沈伟敏)

参考文献

[1] WANG C, XU J Y, YANG L, et al. Prevalence and risk factors of chronic obstructive pulmonary disease in China (the China Pulmonary Health [CPH] study): a national cross-sectional study [J]. Lancet, 2018, 391 (10131): 1706-1717.

[2] ZHOU M G, WANG H D, ZENG X Y, et al. Mortality, morbidity, and risk factors in China and its provinces, 1990-2017: a systematic analysis for the Global Burden of Disease Study 2017 [J]. lancet, 2019, 394 (10204): 1145-1158.

[3] RINGBAEK T J, LANGE P. Trends in long-term oxygen therapy for COPD in Denmark from 2001 to 2010 [J]. Respiratory Medicine, 2014, 108 (3): 511-516.

[4] OLSON A, HARTMANN N, PATNAIK P, et al. Estimation of the prevalence of progressive fibrosing interstitial lung diseases: Systematic literature review and data from a physician survey [J]. Advanced Therapeutics, 2021, 38 (2): 854-867.

[5] LI J, YIN P, WANG H D, et al. The burden of pneumoconiosis in China: an analysis from the Global Burden of Disease Study

2019［J］. BMC Public Health, 2022, 22（1）: 1114.

［6］ Report of The Medical Research Council Working Party. Long term domiciliary oxygen therapy in chronic hypoxic cor pulmonale complicating chronic bronchitis and emphysema［J］. Lancet, 1981, 1（8222）: 681-686.

［7］ Nocturnal Oxygen Therapy Trial Group. Continuous or nocturnal oxygen therapy in hypoxemic chronic obstructive lung disease: a clinical trial［J］. Annals of Internal Medicine, 1980, 93（3）: 391-398.

［8］ EKSTRÖM M, AHMADI Z, BORNEFALK-HERMANSSON A, et al. Oxygen for breathlessness in patients with chronic obstructive pulmonary disease who do not qualify for home oxygen therapy［J］. Cochrane Database of Systematic Reviews, 2016, 11（11）: CD006429.

［9］ VAN DEN BIGGELAAR R J M, HAZENBERG A, COBBEN N A M, et al. Home mechanical ventilation: the Dutch approach［J］. Pulmonology, 2022, 28（2）: 99-104.

［10］ FRIED T R, BRADLEY E H, TOWLE V R, et al. Understanding the treatment preferences of seriously ill patients［J］. New England Journal of Medicine, 2002, 346（14）: 1061-1066.

［11］ SPRUIT M A, SINGH S J, ROCHESTER C L, et al. Pulmonary rehabilitation for patients with COPD during and after an exacerbation-related hospitalisation: back to the future?［J］. European Respiratory Journal, 2018, 51（1）: 1701312.

［12］ SCHWEICKERT W D, POHLMAN M C, POHLMAN A S, et al. Early physical and occupational therapy in mechanically ventilated, critically ill patients: a randomised controlled trial［J］. Lancet, 2009, 373（9678）: 1874-1882.

［13］ KOŁODZIEJ M, WYSZYŃSKA J, BAL-BOCHEŃSKA M. COVID-19: A new challenge for pulmonary rehabilitation?［J］. Journal of Clinical Medicine, 2021, 10（15）: 3361.

［14］ VOGELMEIER C F, CRINER G J, MARTINEZ F J, et al. Global strategy for the diagnosis, management, and prevention of chronic obstructive lung disease 2017 report: GOLD executive summary［J］. European Respiratory Journal, 2017, 49（3）: 1700214.

［15］ ROCHESTER C L, HOLLAND A E. Pulmonary rehabilitation and improved survival for patients with COPD［J］. JAMA, 2020, 323（18）: 1783-1785.

［16］ SPRUIT M A, PITTA F, GARVEY C, et al. Differences in content and organisational aspects of pulmonary rehabilitation programmes［J］. European Respiratory Journal, 2014, 43（5）: 1326-1337.

［17］ PUHAN M A, GIMENO-SANTOS E, CATES C J, et al. Pulmonary rehabilitation following exacerbations of chronic obstructive pulmonary disease［J］. Cochrane Database of Systematic Reviews, 2016, 12（12）: CD005305.

［18］ NICI L, SINGH S J, HOLLAND A E, et al. Opportunities and challenges in expanding pulmonary rehabilitation into the home and community［J］. American Journal of Respiratory and Critical Care Medicine, 2019, 200（7）: 822-827.

［19］ GARVEY C, NOVITCH R S, PORTE P, et al. Healing pulmonary rehabilitation in the United States. A call to action for ATS members［J］. American Journal of Respiratory and Critical Care Medicine, 2019, 199（8）: 944-946.

［20］ ROCHESTER C L, SINGH S J. Increasing pulmonary rehabilitation uptake after hospitalization for chronic obstructive pulmonary disease exacerbation. let's rise to the challenge［J］. American Journal of Respiratory and Critical Care Medicine, 2020, 201（12）: 1464-1466.

［21］ TROOSTERS T, BLONDEEL A, JANSSENS W, et al. The past, present and future of pulmonary rehabilitation［J］. Respirology, 2019, 24（9）: 830-837.

［22］ GAGNON S, ROSS B, BOURBEAU J, et al. Video teleheath and pulmonary rehabilitation: Need for a better understanding［J］. American Journal of Respiratory and Critical Care Medicine, 2020, 201（1）: 119-120.

［23］ ALISON J A, MCKEOUGH Z J, JOHNSTON K, et al. Australian and New Zealand pulmonary rehabilitation guidelines［J］. Respirology, 2017, 22（4）: 800-819.

［24］ BLACKSTOCK F C, WEBSTER K E, MCDONALD C F, et al. Comparable improvements achieved in chronic obstructive pulmonary disease through pulmonary rehabilitation with and without a structured educational intervention: a randomized controlled trial［J］. Respirology, 2014, 19（2）: 193-202.

［25］ BLACKSTOCK F C, LAREAU S C, NICI L, et al. Chronic obstructive pulmonary disease education in pulmonary rehabilitation. An official American Thoracic Society/Thoracic Society of Australia and New Zealand/Canadian Thoracic Society/British Thoracic Society workshop report［J］. Annals of the American Thoracic Society, 2018, 15（7）: 769-784.

［26］ BERNARDES NETO S C G, TORRES-CASTRO R, LIMA Í, et al. Weaning from mechanical ventilation in people with neuromuscular disease: a systematic review［J］. BMJ Open, 2021, 11（9）: e047449.

［27］ WATSON K, EGERTON T, SHEERS N, et al. Respiratory muscle training in neuromuscular disease: a systematic review and meta-analysis［J］. European Respiratory Society, 2022, 31（166）: 220065.

总　结

　　慢性呼吸疾病患者还可能有多种身体、情绪和社会特征,因此需要制订个性化计划提供全面的、个性化的干预。考虑到这种疾病的复杂性和严重程度,呼吸康复必须将已识别特征的知识和证据转化为多方面、复杂的干预,以提供最佳的方案。通过这种方式,呼吸康复将加强患者的个人自主权,并为患者在社区中提供最大程度的自主权和功能。

(葛慧青)

第二篇

呼吸生理和呼吸功能障碍

第一章
肺的结构和功能

本章的学习目标：
- 熟悉呼吸系统基本结构
- 熟悉呼吸肌的组成及其作用
- 了解胸壁、纵隔以及肺部血管的结构

第一节　概　　述

肺的主要功能是气体交换。经过体循环的静脉血通过右心室输送至肺部，在肺部通过排出二氧化碳及吸收氧气的气体交换转变为动脉血。同时，肺通过呼吸运动将肺泡中含量较高的二氧化碳排出体外，吸入富含氧气的新鲜空气。并且肺对血液 pH 的调控可以起到一定作用。为了有效地进行气体交换，肺必须和中枢神经系统（提供呼吸节律的驱动力）、膈肌和呼吸肌（对来自中枢神经系统的信号做出反应，将之转化为空气运动的动力）以及循环系统（在组织和肺部之间提供血液流动和气体传输）联动。

呼吸系统包括上呼吸道（鼻、鼻腔、鼻旁窦、咽和喉）和下呼吸道（气管、各级支气管和肺）组成。从功能来分，可以分为导气部，包括肺内外的一系列相连的空腔和管道如鼻、鼻腔、咽、喉、气管、支气管、细支气管和终末细支气管，对吸入的气体起过滤、加温和加湿的作用，并最终将气体传导到肺内。另一个部分为呼吸部，包括参与气体交换的肺组织如呼吸性细支气管、肺泡管以及肺泡。这里我们主要介绍下呼吸道的解剖结构和功能，同样参与了气体的传导和交换。

第二节　肺

肺是一对锥形的海绵状、粉灰色器官。它们占据了胸部的大部分空间，膈肌之上，纵隔两侧，左右各一。肺有 3 个面：外侧面称肋面，内侧面称纵隔面，下面称膈面。内侧面对向纵隔，中间有一凹陷，称肺门，是支气管、血管、淋巴管和神经出入肺的地方。肺通过肺门和肺韧带（从肺门向下延伸的内脏胸膜和纵隔胸膜之间的狭长附着带）维持着胸腔内的稳定位置。右肺由3个肺叶组成，上、中、下叶；左肺两个叶，上叶和下叶。每个叶又进一步分成若干肺段，肺段是相对独立的单位，由段支气管及其分布区域内的肺组织构成，呈圆锥形，尖朝向肺门，底部朝向肺的表面。一般右肺分为10段，包括上叶的尖、后、前段，中叶的内、外段以及下叶的背段、内、前、外和后基底段组成；左肺基本与右肺相同，通常分为8段，这是因为左肺上叶尖段和后段、下叶内基底段和前基底段常共干，但仍然有学者将它们和右侧一样分段。各肺段分别由若干亚段组成，但各亚段在解剖学均无法分离（图2-1-2-1）。

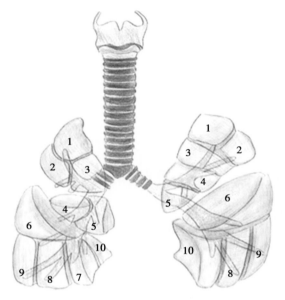

右上叶：1. 尖段，2. 后段，3. 前段。
右中叶：4. 外段，5. 内段。
右下叶：6. 背段，7. 内基底段，8. 前基底段，9. 外基底段，10. 后基底段。
左上叶：1+2. 尖后段，3. 前段，4. 上舌段，5. 下舌段。
左下叶：6. 背段，8. 内、前基底段，9. 外基底段，10. 后基底段。

图 2-1-2-1　人支气管肺段的示意图
（绘画　胡晨璐）

肺尖高出锁骨内侧 1/3 上方 2~3cm。两肺下缘在胸部体表的投影基本相同，左肺前在第 4 胸肋关节高度处转向左，继而向下，其余部分和右侧一样，在锁骨中线与第 6 肋相交，在腋中线与第 8 肋相交，在肩胛下角线与第 10 肋相交，在后正中线与第 10 胸椎棘突相对。

从组织学角度，肺可以分为实质和间质两大部分。实质由肺内各级支气管和肺泡构成；间质则指肺内的结缔组织、血管、淋巴管和神经等。肺实质依其功能不同，又可分为导气部和呼吸部。

气管分出的各级分支称为支气管，其中 1 级分为左、右主支气管，进入肺后反复分支，越分越细，直达肺泡，共 23 级，形状如树，合称为支气管树。导气部是肺内传送气体的管道。指主支气管分支入肺直至终末细支气管之间，共约 16 级的支气管。

终末细支气管以下的分支为肺的呼吸部，是进行气体交换的部分，也称为肺腺泡，从呼吸性细支气管开始、还包括了肺泡管、肺泡囊和肺泡。一个成人的肺腺泡，包含约 10~12 个呼吸性细支气管及其分支，呼吸性细支气管因管壁有少数肺泡而具有气体交换功能。肺泡管是呼吸性细支气管的分支，管壁上连有许多肺泡，肺泡开口面向管腔。肺泡囊由肺泡管连续，是许多肺泡共同开口形成的囊腔。肺泡呈多面形囊泡状，开口于呼吸性细支气管、肺泡管和肺泡囊，壁薄，由单层肺泡上皮和基膜构成。成人肺泡有 3 亿~4 亿个，总面积可达 100m²。相邻的肺泡间有薄层结缔组织，其内含有稠密的毛细血管及较多的弹性纤维和巨噬细胞，称肺泡间隔。毛细血管保证了气体与血液间的交换。尽管远端支气管单个气道横截面很小，但是其庞大的数量保证了巨大的总横截面积，为有效的气体交换提供了基础。

肺泡上皮有两种主要的细胞：一种叫Ⅰ型肺泡细胞，呈扁平形，占肺泡细胞的 90%，它允许氧气和二氧化碳扩散,构成气体交换的广大面积;另一种叫Ⅱ型肺泡细胞,占10%,夹在Ⅰ型肺泡细胞之间,呈立方形,能分泌磷脂类物质,称为肺泡表面活性物质(pulmonary surfactant, PS),这种物质主要参与组成肺泡腔液体分子层的构成,具有降低肺泡表面张力、减小肺回缩力、稳定肺泡容积的作用。肺泡上皮中还有肺泡巨噬细胞,可以吞噬肺泡腔中细小的灰尘颗粒和碎片。在肺泡细胞层的下方,是有弹性的基底膜,和薄薄的一层富含弹力纤维和网状纤维的结缔组织。在肺泡外,是肺小动脉和小静脉组成的丰富的毛细血管网。肺内气体和血液之间进行的交换,就是氧气和二氧化碳通过呼吸膜的弥散来完成的。呼吸膜(图2-1-2-2)由Ⅰ型肺泡细胞、肺泡上皮基底膜、基底膜毛细血管、毛细血管内皮细胞组成,大约0.5mm厚,但在肺部有大量的肺泡,所以呼吸膜的面积是庞大的,大约30~40倍于体表面积或半个网球场那么大。

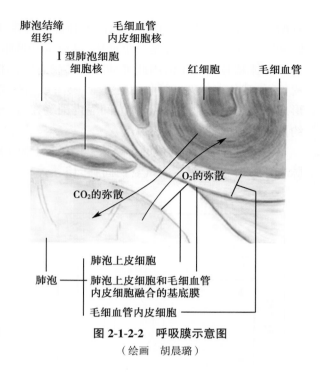

图2-1-2-2　呼吸膜示意图
（绘画　胡晨璐）

第三节　气道和血管

一、气道

气管和支气管是连接喉与肺之间的管道部分,由软骨、黏膜等构成,气管和支气管的前外侧壁均以"C"形的软骨为支架,使保持其持续张开状态,气管软骨的缺口对向后方,由平滑肌纤维和结缔组织的膜壁构成,并与软骨共同形成封闭的环状结构。气管上端起自喉环状软骨下缘,向下至胸骨角平面分为左、右主支气管,全长由14~18个气管软骨环构成,11~13cm长。左、右主支气管自气管分出后,斜行进入肺门。右主支气管可视为气管的直接延续,长2~3cm,短粗而走向陡直,与气管的角度为20°~30°;左主支气管长4~5cm,长而走向倾斜,与气管的角度为40°~45°。气管和支气管的黏膜上皮均为假复层纤毛柱状上皮,夹有杯状细胞。纤毛细胞顶部上的纤毛平时向咽部颤动,以清除尘埃和异物,使吸入的空气保持整洁。杯状细胞是一种具有分泌蛋白质特点的细胞。

下一个分支是肺叶支气管:右主支气管先产生右肺上叶支气管,并形成一个短的中间支气管,再进一步分为中叶和下叶支气管。在左侧,主支气管分为上叶支气管和下叶支气管。这些进一步分支,从肺叶、肺段、亚段等一直到终末细支气管,平均16级(不同肺叶之间有一些差异)。终末细支气管直径小于1mm,管壁被覆单层纤毛柱状上皮(无杯状细胞),腺体和软骨消失。3~5个终末细支气管连同其分支及肺泡构成肺小叶。最后是3级的呼吸性细支气管、3代肺泡管、肺泡囊和肺泡(图2-1-3-1)。随着支气管分支变细,其管腔逐渐缩小,管壁逐渐变薄,上皮由假复层纤毛柱状上皮逐渐变为单层柱状上皮,杯状细胞、腺体及软骨逐渐减少,直至消失,而平滑肌纤维相对增多并形成完整的环形层。因此,终末细支气管的平滑肌的收缩与舒张,可直接影响管腔的大小及出入肺泡的气体量。

二、血管

肺部的血液循环包括肺循环和支气管循环,肺循环携带低氧高二氧化碳的血液进行气体交换,支气管循环携带高氧低二氧化碳的血液为肺提供营养,包括支气管壁和大血管,间质结缔组织、肺门淋巴结和脏胸膜。人类的肺循环是一个低压、高流量和低阻力的系统。肺循环的流量与体循环相同,但肺动脉压力只有体动脉压的1/6,因此肺动脉和肺静脉壁都相对较薄,管腔更宽。肺动脉从肺门进入肺,与支气管树伴行,其分支与支气管和细支气管一样,被结缔组织包绕。肺动脉自呼吸性细支气管水平开始,其分支形成密集的毛细血管网,于肺泡间隔内围绕在每个肺泡周围(图 2-1-3-2)。毛细血管表面积约为 $125m^2$,约占可用肺泡表面积的 85%。

毛细血管网汇聚而成的小静脉单独存在于肺实质中,由一层薄薄的结缔组织支撑(图 2-1-3-2)。肺小静脉离开肺小叶后,沿着支气管树向肺门汇集。

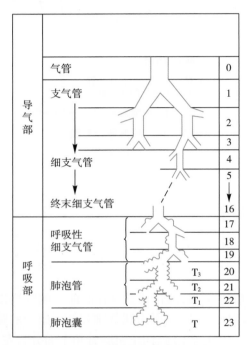

图 2-1-3-1　人体肺部气道分级示意图
(绘画　胡晨璐)

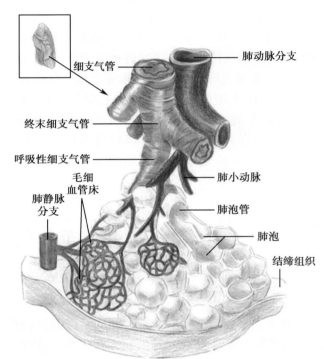

图 2-1-3-2　肺泡周围血管分布示意图
(绘画　胡晨璐)

支气管动脉的数量和起源部位有很大的差异,通常由胸主动脉分支,也可起源于内乳动脉、甲状颈干、锁骨下动脉和冠状动脉,伴随支气管树从肺门进入肺并进一步分支,是肺的营养血管,一般不参与气体交换。其中一部分在呼吸性细支气管水平与肺动脉的小分支吻合,连接毛细血管网,最终血液混合后汇入肺小静脉。支气管静脉一部分汇入体循环的奇静脉、半奇静脉,最终回流到心脏的右侧;另一部分通过吻合支汇入肺小静脉,最后回到左心房。

第四节　胸膜、纵隔和胸廓

一、胸膜与胸腔

胸膜是覆盖在肺表面、胸廓内面、纵隔两侧面及膈肌上面的浆膜。覆盖在肺表面的叫脏胸膜;覆盖胸廓内面、纵隔两侧面及膈肌上面的叫壁胸膜。脏胸膜紧贴在肺表面并陷入斜裂和水平裂。壁胸膜与脏胸膜在肺根处相互移行,共同形成左右两个潜在性的密闭腔隙,称为胸膜腔。左、右两侧胸膜腔互不相通,其内含有少量浆液,可减少呼吸时两层胸膜间的摩擦。胸膜腔内液体的总体积为 3~15ml,含细胞约

1 700/mm³（75% 巨噬细胞，23% 淋巴细胞，1% 间皮细胞，1% 其他细胞）。胸膜腔内压一般低于大气压，为负压，它可使两层胸膜紧密相贴，也使肺在呼吸过程中能随胸廓的张缩而张缩。

二、纵隔

两侧纵隔胸膜之间的所有器官、结构和结缔组织，称为纵隔。其前界为胸骨，后界为胸椎，两侧界为纵隔胸膜，上至胸廓上口，下至膈肌。以胸骨角水平为界，将纵隔分为上纵隔和下纵隔。下纵隔又可分为3部分：胸骨与心包之间为前纵隔；心包、心及连接心的大血管根部所在部位叫中纵隔；心包与胸椎之间为后纵隔。

三、胸廓

胸廓或称为胸壁，由骨骼以及附着其上的肌肉组成，包括了肋骨、胸1~12的胸椎和胸骨。胸廓包裹和保护胸腔、腹腔上部的脏器，同时还为肩带和上肢提供了支撑。

第五节 呼 吸 肌

呼吸肌是骨骼肌，结构和功能特性与四肢其他骨骼肌基本相仿，但也有不同。首先肢体肌肉基本上是为了产生运动，因此主要对抗的是惯性负荷，呼吸肌主要克服的是阻力和弹性负荷。其次，骨骼肌在运动中有节奏地收缩，而呼吸肌则有节奏地连续收缩，它们是生命赖以生存的唯一肌肉。因此，为了适应持续的有节奏呼吸，呼吸肌必须具备相应的特点，包括高度耐疲劳、高氧化能力、更大的毛细血管密度和更大的最大血流量，这些又取决于肌肉的结构和功能特性。

胸部的呼吸肌主要指肋间肌和膈肌。吸气时，吸气肌收缩，使得膈顶下降，胸廓上升。第1~7肋旋转，第9~12肋外展，在轴向膈肌的收缩导致它向远端移位，所以胸廓在矢状位和横断面的尺寸都增大，因此肺的体积增大。

平静吸气需要膈肌和肋间外肌参与，气道下游压力略低于上游（大气）压力（-0.2kPa）。平静呼气一般被认为是被动的，因为肺和胸壁的收缩与弹性回缩力有关。在主动吸气中，需要调动额外的肌肉，主要是斜角肌和胸锁乳突肌，它们抬高了最高的2根肋骨和胸骨的位置。主动呼气需要腹肌和内肋间参与，产生肋骨向下和向内的运动。

膈肌是位于胸腔和腹腔之间的穹顶状肌肉，是最主要的吸气肌肉。仰卧位平静吸气时，膈肌的作用占整个吸气过程的2/3，站立或坐姿平静吸气时，膈肌作用占1/3~1/2。在吸入过程中，膈肌将胸部向下拉，使腹部内容物向下向前移动。它将下部的肋骨向外推，胸骨的下半部分向前推，继而胸部的高度和胸底部的横切面均增大。呼气时膈肌向上推动。膈肌移位的幅度很大，静止时为1~2cm，在充分呼吸时可以达到约10cm。膈肌的运动受膈神经运动纤维支配，膈神经由第3~5段颈神经的前支组成，膈肌的感觉受膈神经、第6~12对肋间神经以及腰2神经上支共同支配。

肋间外肌是肋间肌的外层，从上位肋骨的下缘向下位肋骨的上缘倾斜向上和向外提拉下位肋骨，抬高胸腔，然后增加胸部的横向和前后尺寸。肋间外肌接受肋间神经分支的支配。

还有一些肌肉也参与了呼吸运动。肋间内肌沿着与肋间外肌相反的方向分布，呈对角线向下和向外，向下和向内拉动肋骨，从而在充分呼气时减少胸腔容积。胸横肌、最内侧肋间肌和肋下肌分别从前到后构成了肋间肌的最后一部分。位于胸部的胸小肌，是胸部的小肌肉，它向上拉起胸腔，抬高胸腔。上后锯肌、肋提肌和下后锯肌将肋骨与脊柱相连。它们有助于呼吸，当肋骨收缩时，前两个会升高，后一个会降低肋骨。

（应英华）

参考文献

［1］GRIPPI M A. Fishman's Pulmonary Diseases and Disorders［M］. 5th ed. New York：McGraw-Hill Education LLC，2015.

［2］LECHNER A. Respiratory：an integrated approach to disease［M］. New York：McGraw-Hill Education LLC，2012.

［3］LEVITZKY M G. Pulmonary Physiology［M］. 9th ed. New York：McGraw-Hill Education LLC，2018.

［4］STEVEN E. Principles of Pulmonary Medicine［M］. 9th ed. New York：Saunders，2014.

第二章
呼吸生理

本章的学习目标：

- 熟悉肺通气原理：动力和阻力，肺表面活性物质
- 熟悉肺通气功能评价
- 熟悉肺换气基本原理、过程和影响因素
- 熟悉氧气和二氧化碳在血液中的运输、氧解离曲线及其影响因素
- 熟悉呼吸运动的调节

第一节　肺的通气功能

肺通气是指肺部与外界气体之间的交换过程。外界气体从鼻、口进入，经过上呼吸道鼻腔、咽、喉，经过下呼吸道气管、支气管，最终到达肺泡实现肺通气，胸腔、膈和胸廓等器官也参与其中。

一、肺通气的动力与阻力

肺通气的进行需要有动力支持，同时也需要克服一定的阻力。肺泡气与外界大气之间的压力差是实现肺通气的直接动力，该动力最初源于肺的收缩与舒张，而肺的张缩是由于呼吸肌的收缩和舒张所引起的节律性呼吸运动。因此，呼吸运动是实现肺通气的原动力。肺通气的阻力是影响通气功能的重要因素，包括弹性阻力和非弹性阻力。弹性阻力又分为肺弹性阻力和胸廓弹性阻力，主要与肺、胸廓本身弹性有关；非弹性阻力又分为气道阻力、惯性阻力和组织的黏滞阻力，主要与气体在呼吸道内的流动有关。

（一）肺通气的直接动力——肺内压与外界大气压压力差

1. 肺内压　肺内压是指肺泡内气体的压力。肺内压低于大气压时，外界气体进入肺中，肺内压可随肺内气体量增加而升高；肺内压高于大气压时，肺内气体流出，肺内压随肺内气体量减少而降低。肺内压是呼吸运动正常与否、呼吸道通畅与否的客观体现，维持肺内压与外界大气压压力差具有重要生理意义。在进行心肺复苏术人工呼吸时，确认呼吸道通畅后，通过口对口人工呼吸迫使胸廓节律性张缩，建立肺内压与外界大气压之间的压力差，从而维持肺的通气功能。

2. 胸膜腔内压　胸膜腔是脏胸膜和壁胸膜间的密闭腔隙，其内仅有少量浆液，主要起到黏合、润滑、减小摩擦的作用。胸膜腔内压在平静呼吸时始终低于大气压，以大气压为 0 计，则胸膜腔内压为负压。而在用力呼吸时，胸膜腔内压将大幅增加。胸膜腔负压的生理意义主要在于扩张肺、腔静脉和胸导管，能使肺随胸廓运动而张缩，且利于静脉血和淋巴液回流。

（二）肺通气的原动力——呼吸运动

1. 吸气运动　平静吸气时，以膈肌和肋间外肌为主的吸气肌主动收缩，胸廓扩大，肺容积增大，肺内压低于外界大气压，外界气体流入肺内。用力吸气时，除吸气肌加强收缩外，斜角肌、胸锁乳突肌等辅助吸气肌也参与收缩。

2. 呼气运动　平静呼气时，以膈肌和肋间外肌为主的吸气肌被动舒张，呼气肌不参与运动，胸廓缩小，肺容积减小，肺内压升高并高于大气压，肺内气体流出外界。用力呼气时，除吸气肌舒张外，还有以肋间内肌和腹肌为主的呼气肌收缩参与辅助。

3. 呼吸运动形式　根据呼吸运动时的用力程度可分为平静呼吸和用力呼吸。平静呼吸是指正常人静息状态下，主动吸气而被动呼气，呼吸频率为 12~18 次 /min。用力呼吸是指当人体在运动状态下、缺氧、通气受阻甚至呼吸困难时，呼吸出现加深加快。

根据呼吸运动时主要参与的呼吸肌可分为腹式呼吸和胸式呼吸。前者以膈肌舒缩活动为主，后者以肋间外肌舒缩活动为主。正常情况下，健康成年人为胸腹混合式呼吸。当出现晚期妊娠、腹腔巨大占位性病变、大量腹水、腹膜炎症等限制膈肌运动的情况时，呼吸运动可呈单一胸式呼吸；当出现婴幼儿胸廓未发育完善、胸腔积液、胸膜炎症等限制胸廓运动的情况时，呼吸运动可呈单一腹式呼吸。

（三）肺通气的弹性阻力

弹性阻力主要来源于肺、胸廓的弹力纤维和胶原纤维等弹性结构，根据来源可分为肺弹性阻力和胸廓弹性阻力。肺弹性阻力还包括肺泡表面张力。在吸气过程中，肺组织在舒张时产生的弹性阻力阻碍肺继续扩张，因此成为吸气的阻力。胸廓弹性阻力对肺通气的影响作用较小，因此其临床意义不大。

（四）肺通气的非弹性阻力

气道阻力是最主要的非弹性阻力，即气体流经呼吸道时的阻力，由气体分子和气道壁摩擦产生，与气体本身性质、气体流速以及气道狭窄程度有关。正常情况下，气道阻力小，呼吸省力。在气道内分泌物增多、气道内占位性病变等病理状态下，气道阻力增大，呼吸费力。惯性阻力是气流在运动时的惯性所产生的阻力，黏滞阻力是组织相对位移而产生的摩擦阻力。平静呼吸时，惯性阻力和黏滞阻力作用不显著，其生理意义较小。

二、肺通气功能的评估

（一）肺通气功能检查

肺功能检查（pulmonary function test，PFT）是运用呼吸生理知识和现代检查技术探索人体呼吸系统功能状态的检查，是评估肺功能、诊断呼吸系统疾病、监测病情及疗效预后的重要手段。临床上常用的检查包括肺容积检查、肺通气功能检查（肺量计检查）、支气管激发试验、支气管舒张试验、肺弥散功能检查、气道阻力检查及心肺运动试验等。肺通气功能检查主要用于检测呼吸道的阻塞程度、肺容量的大小等，对于早期检出肺、呼吸道病变，评估疾病的病情严重程度及预后，评定药物或其他治疗方法的疗效，鉴别呼吸困难的原因及诊断病变部位等方面有重要的临床价值。

（二）常见肺通气功能评估指标

1. 第 1 秒用力呼气量、用力肺活量　第 1 秒用力呼气量（FEV_1）是指做 1 次最大吸气后，尽力尽快呼气时第 1 秒内呼出的气体量。FEV_1 与身高、性别、年龄和体重等因素密切相关，FEV_1 的下降通常是阻塞性呼吸系统疾病，如支气管哮喘、慢性阻塞性肺疾病等进展、是预后的重要参考指标。用力肺活量（FVC）是指 1 次最大吸气后，尽力尽快呼气所能呼出的最大气体量。正常情况下，用力肺活量略低于无时限测得的慢肺活量，若 FVC 下降往往提示患有限制性呼吸系统疾病如肺间质纤维化、胸腔积液、胸膜疾病等可能。

FEV_1/FVC 简称一秒率，是指第 1 秒用力呼气量占用力总呼气量的比例。正常人的 FEV_1/FVC 约为 83%，FEV_1/FVC 是临床上诊断阻塞性呼吸系统疾病的重要参考依据，也是鉴别阻塞性、限制性呼吸系统疾病的常用指标。

2. 最大呼气流量 - 容积曲线　最大呼气流量 - 容积曲线（maximum expiratory flow-volume curve，MEFV curve）是指 1 次最大吸气后，尽力尽快呼气至残气量，肺量计或肺功能仪自动生成和记录的最大呼气流量与肺容积的变化关系曲线，其图像具有显著特征。如图 2-2-1-1 所示，在用力呼气早期，流量迅速升高至最高值即呼气流量峰值（peak expiratory flow，PEF）处，PEF 主要与呼吸用力程度相关，图像呈陡直上升趋势；呼气中后期，流量缓慢均匀降低，图像呈平坦下降趋势。将用力肺活量（容积）四等分，以 25% 用力肺活量为例，对应用力呼出 25% 肺活量时的最大瞬间呼气流量，即 FEF_{25}。同理可得 FEF_{50} 和 FEF_{75}。用力呼出肺活量 25%~75% 的流量（FEF_{25-75}）与其所用的呼气时间的比值为最大呼气中期流量（maximal mid-expiratory flow，MMEF）。FEF_{50}、FEF_{75} 和 MMEF 往往与呼吸用力程度无关，反映了小气道功能状态，而 PEF 和 FEF_{25} 主要反映了大气道功能。

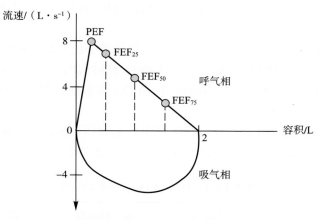

图 2-2-1-1　最大呼气流量 - 容积曲线

三、肺通气功能障碍及相关疾病

肺通气功能障碍是指呼吸系统及相关器官组织病变而导致的肺通气功能减退或异常，主要分为阻塞性通气功能障碍、限制性通气功能障碍和混合性通气功能障碍，而小气道功能障碍则是更受关注的阻塞性通气功能障碍表现。

（一）阻塞性通气功能障碍

阻塞性通气功能障碍是指气道阻力增加所引起的气流进出持续性受限，最终导致肺泡通气不足。肺通气指标主要以 FEV_1/FVC 下降、FEV_1 下降为特征，肺活量一般正常，表现为流量减少、流速降低。气道阻力增加可由气道收缩、气道狭窄、气道占位等引起，常见于慢性阻塞性肺疾病、支气管哮喘发作期、慢性支气管炎、喉头水肿、气道肿瘤等。阻塞性通气功能障碍一般是指呼气受限，而大气道阻塞常单独表述。

（二）限制性通气功能障碍

限制性通气功能障碍是指吸气时肺泡张缩受限所导致的肺泡通气不足。肺通气指标主要以 FVC 减少、慢肺活量减少、肺总量减少为特征，可伴有肺弥散量减少，FEV_1/FVC 正常或增高，以容量减少为特征。常见于肥胖人群、间质性肺疾病、胸腔积液、胸膜及胸壁疾病、肺切除术后、巨大腹腔肿瘤等。

（三）混合性通气功能障碍

混合性通气功能障碍是指同时存在阻塞性通气功能障碍和限制性通气功能障碍，兼具两类障碍特征，肺通气指标以 FVC 和 FEV_1 同时下降为特征，FEV_1/FVC 可随阻塞或限制的程度升高、降低或正常。常见于慢性阻塞性肺疾病后期、支气管扩张、肺结核、硅沉着病等。

（四）小气道功能障碍

目前对于小气道的定义仍为直径小于 2mm 的气道。轻度小气道功能障碍往往在进行肺功能检查时偶然发现，肺通气指标仅以 FEF_{50}、FEF_{75} 和 MMEF 下降为主。因尚未影响到大气道功能，所以其临床表现一般不明显，常见于长期吸烟的人群、长期接触有毒气体的人群、慢性阻塞性肺疾病早期、支气管哮喘缓解期以及其他早期肺疾病等。若小气道功能障碍出现进展、加重，亦可出现其他类型气道功能障碍，出现明显的临床症状。因此，这也提示了肺功能检查对于发现气道早期病变的重要性。

第二节　气体交换原理

一、气体交换的概念

根据物理学的概念,气体分子总是从高分压运动到低分压,直到各处压力相等并达到动态平衡,这一过程称为气体弥散。

肺换气和组织换气都是以气体弥散的形式进行的,气体的分压差是实现气体弥散的动力。

肺内气体弥散主要包括 O_2 和 CO_2 的弥散。吸入的 O_2 从肺泡内扩散到毛细血管内,然后与血红蛋白(hemoglobin, Hb)结合的过程称为 O_2 在肺内的弥散;而 CO_2 弥散的过程则为从碳酸氢根(包括血浆内和红细胞内)和 Hb 释放的 CO_2 进入肺泡。

人在安静状态下,肺泡气、动脉血、静脉血、组织中的氧分压(partial pressure of oxygen, PO_2)和二氧化碳分压(partial pressure of carbon dioxide, PCO_2)各不相同(表 2-2-2-1)。

表 2-2-2-1　O_2 和 CO_2 在各处的分压　　　　　单位: mmHg

	空气	肺泡气	混合静脉血	动脉血	组织
PO_2	159	104	40	100	30
PCO_2	0.3	40	46	40	50

二、气体弥散速率及影响因素

单位时间内气体弥散的量称为气体的弥散速率。

气体通过组织界面的弥散原理称为菲克定律(Fick's law):具体指气体穿过一层邮票一样的界面的速度与界面的面积和界面两侧的气体分压差成正比,与界面的厚度成反比。另外,气体通过的速率还与弥散常数成正比,该常数取决于界面的特性和气体的类型。

即气体的弥散速率与气体的分压差(ΔP)、气体在溶液中的溶解度(S)、弥散面积(A)和温度(T)成正比,与气体分子量(molecular weight, MW)的平方根、弥散距离(d)成反比。即:

$$气体弥散速率(D) \propto \frac{气体的分压差(\Delta P) \times 温度(T) \times 弥散面积(A) \times 气体溶解度(S)}{气体弥散距离(d) \times \sqrt{气体分子量(MW)}}$$

(一)气体分压差

分压(P)指混合气体中各种气体分子产生的压力。混合气的总压力等于各气体分压总和。

气体分压可按公式计算:气体分压 = 总压力 × 该气体的容积百分比。

分压差(ΔP)是指两个区域之间的某气体分压的差值,是该气体扩散的动力。分压差越大,则弥散越快,弥散速率越大;分压差越小,则弥散越慢,弥散速率越小。

(二)气体的物理特性

组织或血液内气体的浓度以气体分压表示,气体分压的高低主要取决于气体的溶解度(S)。

溶解度是指在单位分压下溶解于单位体积溶液中的气体的量,并且通常表示为在38℃的1个大气压下溶解于100ml液体中的气体的毫升数。

气体的扩散与其分子量的平方根成反比,即分子量小的气体扩散速率快;与溶解度成正比,即溶解度低的气体扩散速率慢。

溶解度与气体分子量平方根之比称为弥散系数,即 $S/\sqrt{MV}$。

CO_2 的分子量(44)大于 O_2 的分子量(32),但事实上 CO_2 在体液中的溶解度远高于 O_2。这是因为 CO_2 的溶解系数为 0.567,O_2 为 0.023 9,因此 CO_2 的弥散系数约为 O_2 的 20 倍(由于分压差的不同,二氧化碳的实际弥散量仅为氧气的 2 倍)。

(三)弥散屏障的厚度和面积

弥散厚度增加,气体弥散所需的时间延长,单位时间的弥散量下降,即弥散速率与弥散距离(d)成反比;弥散面积(A)增大,单位时间所弥散的分子数量增加,即弥散速率与弥散面积成正比。

(四)温度

气体弥散的速率与温度(T)成正比。但正常情况下,人体的体温基本恒定,对弥散的影响可以忽略不计。

三、气体交换的过程

(一)肺换气的过程

肺内的气体交换主要是指肺泡气内的 O_2 弥散入血和血液中的 CO_2 弥散入肺泡并随呼吸运动排出体外的过程。

肺泡气中的 PO_2 高于静脉血中的 PO_2,而 PCO_2 则低于静脉血。所以当含 O_2 量低的混合静脉血流经肺毛细血管时,肺泡气中的 O_2 顺分压由肺泡弥散入血,CO_2 则以相反的方向由血液进入肺泡。

肺换气的结果是使含 O_2 量较低的静脉血变成了含 O_2 量较高的动脉血。整个过程极其迅速,约 0.3 秒达到平衡(图 2-2-2-1)。

(二)影响肺泡气体交换的因素

气体交换是肺的主要功能,而有效的肺换气有赖于肺泡各部位通气与血流比例的均衡、弥散功能的良好。

1. 呼吸膜的厚度和面积　肺泡毛细血管膜又称为呼吸膜或弥散膜,包括 6 层结构:肺泡表面液层、肺泡上皮、基底膜(肺泡上皮基底膜、隔状间隙和毛细血管内皮基底膜)和毛细血管内皮(图 2-2-2-2)。

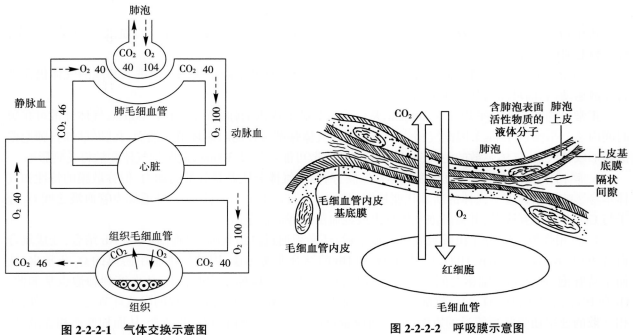

图 2-2-2-1　气体交换示意图

数字代表气体分压(单位:mmHg)。

图 2-2-2-2　呼吸膜示意图

健康成人两肺约有 3 亿个肺泡,总扩散面积约 $70m^2$。安静状态下,约 $40m^2$ 参与气体交换,故有很大的贮备面积。但呼吸膜的厚度不到 $1\mu m$,有的部位仅 $0.2\mu m$,所以弥散作用很理想,易于气体分子的弥散。气体弥散速率与呼吸膜面积呈正比,与呼吸膜的厚度成反比。在病理情况下,若呼吸膜的面积减小(如肺气肿、肺不张等)或呼吸膜的厚度增大(如肺炎、肺纤维化等),会降低气体弥散速率,减少弥散量。

2. 通气血流比例　通气血流比例(ventilation perfusion ratio)是指每分钟肺泡通气量(alveolar ventilation,V_A)和每分钟肺血流量(pulmonary blood flow,Q)的比值(V_A/Q)。正常成年人安静时为 4.2/5=0.84。当 V_A/Q 等于 0.84 时,肺泡通气量和肺血流量为最适匹配,此时气体交换的效率最高。

影响 V_A/Q 的因素,①重力:由于重力作用,肺内各个局部的通气量和血流量分布不均匀。肺尖部的通气量和血流量都较肺底部少,但血流量的减少较通气量的减少更为显著,因此在肺尖部通气血流比例可增大到 3.3,而肺底部该比值降低为 0.63。②吸入氧浓度(fraction of inspired oxygen,FiO_2):吸入 O_2 浓度增高时,分流样效应随之变小;反之,吸入 O_2 浓度降低时,分流样效应就越明显。③病理因素:气道阻力与血管阻力的病理因素,如慢性支气管炎、肺气肿、肺水肿与肺间质纤维化等,均可影响 V_A/Q 的比值。

如 $V_A/Q>0.84$,则意味着产生了无效腔样通气。如肺血管痉挛或栓塞(脂肪、血栓、肿瘤、羊水)造成局部血液灌注减少,若肺泡通气绝对或相对正常,则 $V_A/Q>0.84$,因为肺通气过剩或肺血流不足,进入肺泡的气体不能充分与血液接触,得不到充分气体交换,造成无效腔增加。

如 $V_A/Q<0.84$,则意味着产生了静动脉分流样效应。如气道完全或不完全性阻塞、肺泡萎陷或受压而发生不张或膨胀不全等造成肺泡通气不足,若该部位的血流绝对或相对灌注良好,则 $V_A/Q<0.84$。因为肺泡通气不足,流经肺泡的静脉血不能充分地进行气体交换,而直接进入动脉,相当于形成了功能性动静脉短路。

(三)弥散

1. 弥散途径　肺内气体弥散可分为 3 个步骤:①气体在肺泡内的弥散;②气体在肺泡毛细血管膜的弥散;③气体与血红蛋白的结合。

从物理学的概念上来说,肺弥散量是肺弥散阻力的倒数,即肺弥散阻力越大,肺弥散量越小。弥散阻力的定义是产生一个单位弥散量所需要的压力差。

肺弥散总阻力由以下 3 个部分组成:肺泡内阻力、肺泡毛细血管膜阻力和肺泡壁毛细血管中红细胞内阻力。由于肺泡内阻力很小,因此可以忽略不计,所以弥散总阻力的公式表示为:

$$\frac{1}{D_L}=\frac{1}{D_M}+\frac{1}{eV_C}$$

式中:D_L—肺弥散量;D_M—肺泡毛细血管膜弥散量;e—二氧化碳(或氧)与血红蛋白反应速率;V_C—肺毛细血管血容积。

2. 气相弥散　气流到达肺泡管后,它不再具有湍流并且处于静止状态。但进入肺泡的气体仍在进行弥散运动,它们可以与肺内残留的气体达到充分混合。

正常人的肺泡直径平均仅为 $200\mu m$,从肺泡管到肺泡周围的弥散距离约为 $500\mu m$,气体弥散可在短时间内达到平衡(<10ms),因此气相弥散不是肺内气体弥散过程的限速环节。然而,在肺气肿时,肺泡壁破坏形成肺大疱,气体弥散的距离明显增加,气相弥散可能会超过 300ms,此时的气体弥散将受到影响。

3. 膜相弥散　肺泡毛细血管膜又称弥散膜,两侧的气体分压差是弥散的动力,但弥散膜的特性和气体本身影响弥散速度。人体的新陈代谢持续消耗 O_2 并排出 CO_2,肺泡气体与肺毛细血管血液之间 O_2 分子与 CO_2 分子相互弥散,并被肺泡气体排出或经血液循环运输至周边。

4. 血相弥散　O_2 分子由呼吸膜进入血浆后,还必须通过红细胞膜、胞质,最终与 Hb 结合,变成氧合血红蛋白(oxyhemoglobin,HbO_2)。由于 O_2 和 Hb 的结合非常迅速,因此红细胞中游离的 O_2 非常少,从而维持肺泡、血浆和红细胞之间的氧分压梯度,O_2 持续沿分压梯度弥散,CO_2 从血液到肺泡也是如此。O_2 和 Hb 的氧合以及 CO_2 的释放都需要时间,因此,血相弥散为肺内弥散过程的限速环节之一。此外,血相弥散的速率还受肺血流量的影响,增加血流量可以增加血红蛋白与 O_2 的结合,从而加速血相弥散,反之则减慢血相弥散。

5. 弥散量的概念　气体在单位时间（1min）及单位压力差（1mmHg）条件下通过肺泡毛细血管膜的量（ml）为该气体肺弥散量（D_L）。由于CO_2的弥散能力为O_2的20倍，因此临床所言的弥散功能，主要指O_2的弥散量。

（四）CO 弥散测定

进入肺毛细血管的O_2总量主要与血流量有关，但在某些情况下也存在弥散限制。然而CO的转运只和弥散有关，因此CO是测定肺弥散功能的首选气体。

常采用单次呼吸法（一口气法）测定弥散功能。具体过程是：单次吸入被稀释的CO混合气体，计算10秒的屏气过程中肺泡气中的CO的下降速率。通常可用红外线探测仪测定吸入气与呼出气的CO浓度。

静息状态下，CO弥散量正常值约为25ml/（min·mmHg）；运动过程中，由于肺毛细血管的开放及扩张，弥散量可达静息状态下的2~3倍。

四、组织气体交换

气体在组织的交换机制、影响因素与肺泡处相似，不同的是交换发生于液相介质（血液、组织液、细胞内液）之间，而且弥散膜两侧的O_2和CO_2的分压差随细胞内氧化代谢的强度和组织血流量而异。

组织处细胞的有氧代谢使得O_2被组织细胞利用并产生CO_2，因此组织处的PCO_2可高达50mmHg，而PO_2可低至30mmHg以下。当动脉血流经组织毛细血管时，O_2顺着分压差由氧分压高的动脉血向氧分压低的细胞和组织液弥散，CO_2则相反，由组织液和细胞向动脉血弥散，动脉血变为静脉血。CO_2扩散速率比O_2快，因而能迅速完成气体交换。

第三节　氧气和二氧化碳在血液中的运输

通过肺换气，O_2弥散到肺毛细血管中，血液循环将其运至全身各器官和组织、细胞；细胞内氧化经过代谢过程所产生的CO_2，经过组织换气，进入血液循环，运至肺部，进行气体交换排出体外。下面来讲述O_2和CO_2在血液中运行相关知识。

一、O_2 和 CO_2 在血液中的存在形式

从表2-2-3-1可以看出，血液中O_2和CO_2以化学结合为主要存在形式，物理溶解量非常少，但是，物理溶解起着非常重要的作用。因为当肺换气或者组织换气时，气体弥散进入血液，首先要在血浆中溶解以提高自身的张力，而后才能再进一步发生化学结合。相反，当气体从血液中释放出来的时候，也先要部分物理溶解，使其在血浆中的张力下降，再让气体由结合状态分离出来，变成游离状态，从而循环之前的步骤，以便继续释放。正常气体的物理溶解状态和化学结合状态经常保持动态平衡，从而使得组织供氧、机体新陈代谢废物的排除得以保障。

表 2-2-3-1　O_2 和 CO_2 在血液中的存在形式　　　　单位：ml/100ml 血液

	动脉血			静脉血		
	物理溶解	化学结合	合计	物理溶解	化学结合	合计
O_2	0.31	20.0	20.31	0.11	15.2	15.31
CO_2	2.53	46.4	48.93	2.91	50.0	52.91

二、O_2 的运输

O_2 在血液中主要以血红蛋白结合氧的形式存在（占总量的 98.5%），但以游离氧的形式扩散（占总量的 1.5%）。其中有一些专有名词和其作用需要了解。

血红蛋白（Hb）：血红蛋白由珠蛋白和血红素组成，机体运 O_2 的需求主要通过血红蛋白氧合来完成。

氧分压（PO_2）：氧分压是溶解状态的 O_2 所产生的压力，在机体的不同部位 PO_2 不同，其中大气道最高，组织细胞最低。青壮年的 PaO_2 正常值为 90~100mmHg，但随年龄增加而逐渐降低。

动脉血氧饱和度（SaO_2）：血氧饱和度（blood oxygen saturation，SO_2）是 Hb 与 O_2 结合的程度，即 O_2 和血红蛋白占总血红蛋白的百分比，或血红蛋白结合的 O_2 量与血红蛋白氧容量之比。SaO_2 与动脉血氧分压（PaO_2）直接有关，但两者是"S"形曲线，称为氧解离曲线（oxygen dissociation curve，ODC）。氧解离曲线可分为平坦段和陡直段，这种特点既有利于血液从肺泡获取 O_2，又有利于在组织毛细血管中释放 O_2。

动脉血氧含量（oxygen content in arterial blood，CaO_2）：是指每 100ml 动脉血液中所带 O_2 的毫升数，包括物理溶解和血红蛋白相结合氧两部分。

动脉血氧运输量（oxygen delivery in arterial blood，DaO_2）：强调动脉血氧运输量（DaO_2）和组织供氧比单纯 PaO_2 或 SaO_2 更重要，$CaO_2=SaO_2×Hb$，$DaO_2=CaO_2×CO$（心排出量），因此维持适当输氧量需要维持足够的氧合、足够的血红蛋白。

上述指标的维持皆有一定限度，其中 $PaO_2=60mmHg$（包括氧解离曲线及影响因素）可保持适当的氧合功能（$SaO_2=90%$），小于该水平，氧合水平将显著下降；但继续增加 PaO_2，氧合水平增加，因此临床治疗强调 PaO_2 维持在稍高于 60mmHg 即可，而 Hb 以 110~140g/L 为宜，Hb 过低则 CaO_2 下降，过高则增加血流阻力，在维持适当 Hb 水平的情况下，$SaO_2<90%$，甚至在 80%~85% 之间也是相对安全的。

维持足够的血容量也是保证供氧量的前提，其中血容量主要取决于胶体渗透压，白蛋白是产生血液胶体渗透压的主要成分，若有蛋白丢失的情况，此时补充蛋白质非常重要，若因低血容量性休克，根据脱水性质（低渗、等渗、高渗）和程度决定补液。

（一）Hb 与 O_2 的可逆结合

血液中的 O_2 主要是以氧合血红蛋白（HbO_2）的形式存在。O_2 与 Hb 的结合和解离是可逆反应，这一反应速率快，不需催化酶，为可逆反应。当血液中的红细胞流经氧分压较高的肺部时，其中的 Hb 与 O_2 迅速结合成氧合血红蛋白；在氧分压较低的组织细胞，氧合血红蛋白又迅速解离释放出 O_2，成为去氧血红蛋白（deoxyhemoglobin）。氧合血红蛋白呈鲜红色，去氧血红蛋白呈紫蓝色。

（二）氧解离曲线

Hb 氧饱和度和氧分压之间有密切关系，当氧分压升高时，Hb 氧饱和度也随之增加；相反，当氧分压降低时，Hb 氧饱和度也随之降低。Hb 氧饱和度与氧分压之间的关系曲线，称为氧解离曲线（图 2-2-3-1）。

根据氧解离曲线各段的变化趋势及其功能意义，可将曲线分为以下两段。

平坦段：当 PaO_2 在 60~100mmHg 之间时，曲线平坦，当 PaO_2 有较大变化，SaO_2 变化并不大，此种生理机制，表示人对周围环境中 O_2 含量降低或呼吸性低氧有很大的耐受能力。当由于某些周围环境或者自身通气功能障碍的原因导致的 PaO_2

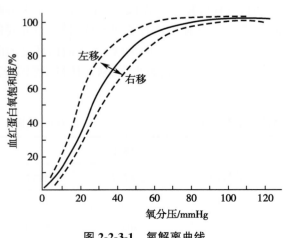

图 2-2-3-1　氧解离曲线

下降,但只要不低于 60mmHg,血红蛋白氧饱和度仍能保持在 90% 左右,血液仍能保证有较高的氧含量。

陡直段:当 PaO_2 在 15~60mmHg 之间时,曲线坡度较陡。在这一范围内 PaO_2 下降,O_2 与 Hb 的解离加速,血中的 PaO_2 稍有下降,SaO_2 就会大幅度下降,释放出大量的 O_2 供组织利用。

(三)影响氧解离曲线的因素

Hb 与 O_2 的结合和解离,还受下列因素的影响。

1. pH 和 PCO_2 的影响 血液 pH 降低和 PCO_2 升高,使 Hb 对 O_2 的亲和力降低,ODC 右移,有利于 HbO_2 解离 O_2;反之,血液 pH 升高与 PCO_2 降低,使 Hb 对 O_2 的亲和力增加,ODC 左移,则 SaO_2 升高。pH 和 PCO_2 对 Hb 与 O_2 亲和力的这种影响称为波尔效应(Bohr effect)。当 pH 降低即血中氢离子增多时,氢离子与血红蛋白多肽链的某些氨基酸残基结合,促使血红蛋白分子构型由 R 型变为 T 型,从而降低 Hb 对 O_2 的亲和力;相反,当 pH 升高时,则促使 Hb 分子构型由 T 型变为 R 型,血红蛋白对 O_2 的亲和力增加。

波尔效应亦有利于 O_2 的运输,因肺泡中 PO_2 高,PCO_2 低,Hb 很快达到饱和;动脉血流入组织时,组织细胞的 PO_2 低,而 PCO_2 高,则 Hb 与 O_2 的亲和力降低,将更多的 O_2 解离供组织细胞利用。

2. 温度的影响 血液或组织温度升高,ODC 右移,促进 O_2 的释放;温度降低,ODC 左移,Hb 的亲和力增加而不利于 O_2 的释放。

温度对 ODC 的影响,可能与温度影响氢离子活动度有关。温度升高,氢离子活动度增加,降低了 Hb 与 O_2 的亲和力。组织代谢活跃时,局部组织温度升高,CO_2 和酸性代谢产物增加,都有利于 HbO_2 解离,使组织获得更多的 O_2 以适应代谢的需要。温度降低,氢离子活动度降低、Hb 对 O_2 的亲和力增加而不易释放 O_2。

3. 2,3- 二磷酸甘油酸的影响 2,3- 二磷酸甘油酸(2,3-diphosphoglyceric acid,2,3-DPG)是红细胞无氧糖酵解的中间产物,2,3-DPG 浓度升高,血红蛋白与 O_2 的亲和力降低,使 ODC 右移;反之,2,3-DPG 浓度降低,使 ODC 左移。贫血和低 O_2 等情况下,可刺激红细胞产生更多的 2,3-DPG,在相同 PO_2 下,Hb 可解离更多的 O_2 供组织利用。

(四)临床上常用的检测方式

脉搏血氧饱和度仪是根据分光光度仪比色原理,利用不同组织吸收光线的波长差异而设计的,经皮无创脉搏氧饱和度法(non-invasive pulse oximetry,NPO),是一种无创性,连续性监测 SaO_2 的方法,已常规用于危重患者呼吸功能的监测。目前将 NPO 测得的血氧饱和度简写为 SpO_2,以与直接动脉血测得的 SaO_2 区别。

SpO_2 测定的影响因素:①脉搏的强弱,NPO 时根据脉搏搏动产生的吸光度和变化进行测定;②Hb 的质和量;③血液中的色素成分;④探头放置位置;⑤皮肤和指甲;⑥血流动力学状态。

三、CO_2 的运输

CO_2 是氧化代谢的终产物,在体内的储存量非常巨大,共约 120L,主要是以碳酸氢盐的形式存在脂肪及骨骼中,在血液中约有 2 700ml CO_2,肺泡中约含 150ml CO_2。血液中的 CO_2 包括血浆中的 CO_2 和红细胞内 CO_2。具体包括血浆和红细胞内以物理溶解状态存在的 CO_2 与蛋白质(包括血浆蛋白、血红蛋白)氨基结合形式存在的 CO_2、碳酸氢根离子(HCO_3^-)、碳酸根离子(CO_3^{2-})和碳酸(H_2CO_3)。下面介绍常用的血液 CO_2 的表示方式及价值。

二氧化碳分压(PCO_2):是指血液中物理溶解状态的 CO_2 所产生的张力。组织产生的 CO_2 由静脉携带到右心,然后通过肺血管进入肺泡,随呼气排出体外,肺泡气和动脉血的差值可忽略不计,因此,动脉血二氧化碳分压($PaCO_2$)是反应肺通气功能的可靠指标。$PaCO_2$ 的正常值为 35~45mmHg。混合静脉 CO_2 分压一般比动脉血高 6mmHg,因此,平均值为 46mmHg。物理溶解是 CO_2 的运输形式之一,尽管其总量不大,但是具有重要意义。物理溶解是转化为其他 CO_2 运输形式的基础;而且组织代谢产生的 CO_2 也首先以溶解的形式存在,提高分压,再出现化学结合。

血浆二氧化碳总量（total plasma carbon dioxide content，TCO$_2$）：血浆 CO$_2$ 总量是指存在于血浆中的一切形式的 CO$_2$ 的总量，包括物理溶解的 CO$_2$、与血浆蛋白质氨基结合的 CO$_2$、HCO$_3^-$、和 H$_2$CO$_3$，其中以 HCO$_3^-$ 形式的运输为血浆中 CO$_2$ 运输的最主要形式，占运输量的 95%。

上述物质来源于物理溶解 CO$_2$ 的一系列化学反应，产生 CO$_2$、HCO$_3^-$、和 H$_2$CO$_3$。上述反应在血浆内进行的速度非常缓慢，但是在红细胞内，因为有碳酸酐酶（carbonic anhydrase，CA）的存在，使上述反应速率大幅提高。

标准碳酸氢盐：是指在 37℃、血红蛋白充分氧合、PCO$_2$ 40mmHg 条件下，测定的血浆 HCO$_3^-$ 含量。

pH：血浆酸碱度的指标。

标准碱剩余（standard base excess，SBE）：是指 37℃、Hb 充分氧合、PCO$_2$ 40mmHg 条件下，将 1L 全血的 pH 滴定到 7.40 所需的酸或碱，正常范围为 ±3mmol/L，用酸滴定表示碱剩余，用正值表示；用碱滴定表示碱不足，用负值表示。

（一）CO$_2$ 的运输过程

血液中的 CO$_2$ 以物理溶解和化学状态两种形式运输。化学结合的 CO$_2$ 主要是碳酸氢盐和氨基甲酰血红蛋白（carbaminohemoglobin）。物理溶解的 CO$_2$ 约占总运输量的 5%，化学结合的 CO$_2$ 占 95%（碳酸氢盐占 88%，氨基甲酰血红蛋白形式占 7%）。

1. 碳酸氢盐　组织代谢产生的 CO$_2$ 进入血液与 H$_2$O 结合生成 H$_2$CO$_3$，后者又解离为 HCO$_3^-$（因为血浆中无碳酸酐酶，这一反应在血浆中进行得很慢。红细胞中存在大量的碳酸酐酶，在其催化下可使反应速度提高 5 000 倍，故此反应主要在红细胞内进行）。

与此同时，O$_2$ 从血液扩散进入组织，释放出 O$_2$ 的 Hb 与碳酸解离出来的氢离子结合，成为去氧血红蛋白（HHb），小部分 HCO$_3^-$ 与钾离子结合生成 KHCO$_3$，大部分 HCO$_3^-$ 则顺浓度梯度通过红细胞膜扩散进入血浆，与钠离子结合形成 NaHCO$_3$。CO$_2$ 不断进入红细胞，上述反应也不断进行，于是 HCO$_3^-$ 也不断增多，并向血浆扩散，为了保证膜两侧的电荷平衡，血浆中氯离子则向红细胞内转移，称为氯转移（chloride shift）。在红细胞膜上有特异的 HCO$_3^-$-Cl$^-$ 转运体，运载这两种离子跨膜交换，它有利于上述的系列反应继续进行（图 2-2-3-2）。

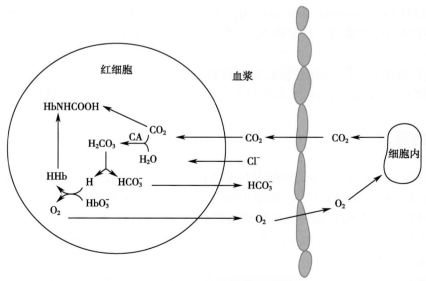

图 2-2-3-2　CO$_2$ 转运示意图

2. 氨基甲酰血红蛋白　CO$_2$ 能直接与血红蛋白的自由氨基结合，形成氨基甲酰血红蛋白，并能迅速解离出氢离子：

$$HbNH_2 + CO_2 \rightarrow HbNHCOO^- + H^+$$

这一反应无需酶的催化，也是可逆反应，调节它的主要因素是氧合作用。HbO$_2$ 与 CO$_2$ 结合成氨基甲酰化合物的能力比 Hb 小，因此，在组织中，Hb 含量多，结合的 CO_2 量也多。在肺部，由于 Hb 与 O_2 结合成 HbO_2，就迫使 CO_2 解离扩散入肺泡。这种形式运输 CO_2 的效率很高，虽然以氨基甲酰血红蛋白形式运输的 CO_2 仅占总运输量的 7% 左右，但在肺部排出 CO_2 总量中，却有 17.5% 左右由氨基甲酰血红蛋白所释放。

（二）CO_2 解离曲线

血液中 CO_2 的运输量，直接取决于 PCO_2，PCO_2 升高，运输 CO_2 的量也相应增多，两者基本呈线性关系。反映血液中 PCO_2 与 CO_2 含量之间的关系曲线，称为 CO_2 解离曲线（carbon dioxide dissociation curve）（图 2-2-3-3）。

（三）O_2 和 Hb 结合对 CO_2 运输的影响

O_2 与 Hb 结合，可促使 CO_2 的释放，这一现象称为霍尔丹效应（Haldane effect）。在相同的 CO_2 分压下，动脉血携带的 CO_2 比静脉血要少。因为 Hb 容易与 CO_2 结合，携带 CO_2 的能力比动脉血要少，更重要的还是由于 Hb 与氢离子的结合能力较强，它与 H^+ 结合成 HHb，而使 H_2CO_3 和氨基甲酸血红蛋白（HbNHCOOH）解离过程中生产的氢离子得以及时移去，有利于反应向右进行，提高 CO_2 的血液运输量。因此，在组织部位由于 HbO_2 释放 O_2 而成为 Hb，霍尔丹效应促进血液结合 CO_2；而在肺部，因血红蛋白与 O_2 结合成 HbO_2，则促进 CO_2 释放。

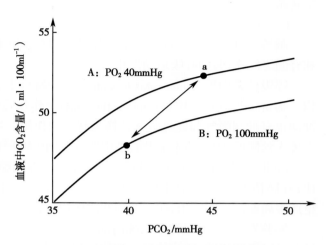

图 2-2-3-3　CO_2 解离曲线示意图

A：静脉血　B：动脉血

a 点，静脉血 PO_2 为 40mmHg，PCO_2 为 45mmHg 时的 CO_2 含量，约为 52ml/100ml 血液。b 点，动脉血 PO_2 为 100mmHg，PCO_2 为 40mmHg 时的 CO_2 含量，约为 48ml/100ml 血液。可见，静脉血液流经肺部时每 100ml 血液释放出了 4ml 的 CO_2。

在近期新型冠状病毒感染的疫情中，专家学者对比了患有严重呼吸衰竭和新型冠状病毒感染的患者的临床数据，发现与患有严重呼吸衰竭的患者相比，新型冠状病毒感染患者的血液与前者一样，其 pH 较低、CO_2 分压较高、体温差异不显著。从以上数据来看，我们似乎可以推测新型冠状病毒感染患者的血红蛋白和氧气的亲合力（即 ODC 右移）更差。然而，学者们发现血氧饱和度 50% 时的氧分压（P_{50}）是偏低的，也就是 ODC 的左移使 Hb 和 O_2 的亲合力更强了，因此，氧分压下降对氧饱合度的影响减少。对目前研究结果的一种解释是，这种亲合力的增加为长时间缺氧的反应。患者在此期间可能会遭遇"快乐缺氧"（happy hypoxia），即主观感觉呼吸困难相对较少实则机体缺氧的情况。新型冠状病毒感染的老年人和糖尿病患者呼吸控制（breathing control，BC）系统对缺氧的反应减弱。65 岁以上的老年人和糖尿病患者对缺氧的通气反应降低了 50%，很可能更容易出现无症状低氧血症。

第四节　呼吸运动的调节

一、呼吸中枢节律的发源

呼吸运动是整个呼吸过程的基本，为呼吸肌节律性的收缩舒张活动，其节律起源于呼吸中枢。

中枢神经系统内部控制呼吸运动节律的神经元群为呼吸中枢，这种中枢在神经系统的各级都有分布，比如下到脊髓、延髓，上到大脑皮层。平常能完整的完成呼吸节律（respiratory rhythm）也是靠各级呼吸中枢一起完成的。

（一）脊髓

脊髓中存在有呼吸肌的运动神经元,其胞体位于第 3~5 颈段脊髓前角（支配膈肌）和胸段脊髓前角（支配肋间肌和腹肌等）。呼吸肌如想发生正常节律性收缩和舒张运动,就需要相应脊髓前角运动神经元发出神经冲动,对其进行支配,引起呼吸运动。脊髓的呼吸运动神经元是联系高位呼吸中枢和呼吸肌的中转站。

（二）低位脑干

脑桥和延髓组成了低位脑干。如果我们在中脑和脑桥之间横断脑干,呼吸节律无明显变化,在延髓和脊髓之间横切,则呼吸运动停止。

呼吸调整中枢（pneumotaxic center）位于脑桥上,为调整呼吸运动（促进吸气转换为呼气）的中枢结构。脑桥下部有长吸中枢（apneustic center）,作用是使吸气延长。同时,从肺部而来的迷走神经传入其冲动也有抑制吸气和促进吸气转换为呼气的作用。当来自脑桥上部和迷走神经这两方面的传入作用不再传入延髓后,吸气便不能及时被中断,由此转为呼气。于是出现长吸式呼吸。

20 世纪,形成了所谓三级呼吸中枢学说。在延髓内,有喘息中枢（gasping center）产生基本的呼吸节律;在脑桥下部,有长吸中枢,对吸气活动产生紧张性易化作用;在脑桥上部,有呼吸调整中枢,对长吸中枢产生周期性抑制作用,在三者的共同作用下,形成正常的节律性呼吸运动。

实验发现,在中枢神经系统内部,有一些神经元呈节律性自发放电,同时分析呼吸节律,发现其节律性与呼吸周期相关,这些神经元被称作呼吸神经元（respiratory neuron）。在低位脑干,呼吸神经元主要集中分布于左右对称的 3 个区域:①延髓背内侧的背侧呼吸组（dorsal respiratory group, DRG）,该区相当于孤束核腹外侧部,主要为吸气神经元,其作用是兴奋脊髓膈运动神经元,从而引起膈肌收缩而吸气;②延髓腹外侧的腹侧呼吸组（ventral respiratory group, VRG）,含有多种类型的呼吸神经元,平静呼吸没有可被模型观察到的作用,如机体代谢较前增强,它们的作用则会显现,它会使脊髓呼吸运动神经元兴奋,进而加强吸气并引起主动吸气,增强肺通气量;③脑桥头端背侧分的脑桥呼吸组（pontine respiratory group, PRG）,该区相当于臂旁内侧核（medial parabrachial nucleus, NPBM）及其相邻的 Kolliker-Fuse 核（Kolliker-Fuse nucleus, KF）,二者合称为 PBKF 核,这个部位为呼吸调整中枢所在部位,主要含呼气神经元,其作用则是限制吸气运动,促使吸气运动向呼气运动转换。

在一些病理情况出现时,比如脑损伤、脑脊液压力升高、脑膜炎下,可出现比奥呼吸（Biot breathing）,其表现较为明显,为一次或多次强呼吸后,出现长时间呼吸停止,之后再次出现数次强呼吸,它是一种病理性的周期性呼吸,其周期变动较大,短则仅 10 秒,长则可达 1 分钟。比奥呼吸常是非常严重的生命体征,为死亡前出现的危急症状,其原因可能是病变已经侵及延髓呼吸中枢。

（三）高位脑

呼吸运动还受高位脑的控制,主要为脑桥以上中枢,如下丘脑、边缘系统、大脑皮质的影响。其中最重要的是大脑皮质可以通过皮质脊髓束和皮质脑干束随意控制脊髓和低位脑干呼吸神经元的活动,以保证其他呼吸相关的活动。

呼吸运动为双重调节,受随意和非随意调节系统两大系统控制,随意呼吸调节系统为大脑皮质,非随意自主调节系统则为低位脑干,两个系统的下行通路是分开的。临床上可以见到自主呼吸和随意呼吸分离的现象,当低位脑干或自主呼吸通路受损时,自主节律性呼吸运动出现异常甚至停止,而患者仍可进行随意呼吸,但这时患者需要依靠人工呼吸机来维持肺通气。当相应大脑皮层运动区或皮质脊髓束受损时,患者可以进行自主呼吸,但不能完成对呼吸运动的随意调控。

二、呼吸节律的形成

正常呼吸节律的形成机制尚不完全清楚,主要有两种可能机制:即起搏细胞学说（pacemaker neuron hypothesis）和神经元网络学说（theory of neuronal circuit）。起搏细胞学说认为,节律性呼吸运动犹如窦房结起搏细胞的节律性兴奋引起整个心脏产生节律性收缩那样,由延髓内具有起搏样活动的神经元节律性兴奋而引起。神经网络学说认为,呼吸节律的产生依赖于延髓内呼吸神经元之间的相互联系和相互作用。

在呼吸神经中枢网格内,神经细胞群、突触和网络的其他成分是产生和维持适当呼吸节律和呼吸调节的基础,其中突触传递在其中发挥重要作用。突触传递包括化学递质、受体、膜电位、参与反应的第二信使等。学者们对于低位脑干呼吸神经元传递的研究甚多,但对高位脑的了解甚少。与呼吸调节有关的神经递质有 4 种基本作用方式,①快突触传递:通过配基离子通道快速发挥作用,时间为数秒。②神经调节:通过第二信使作用,时间为数十或数百秒。③内分泌作用:递质释放后通过血液循环等到达作用点,与相应的受体结合,发挥作用,引起相应的生物学效应,因此起效时间要长得多。④营养影响:与一般的营养作用,神经的营养可以改变靶神经元的表达类型。神经递质主要起神经调节作用,非常复杂,本身不能产生自律性。在一个呼吸神经元,一种递质可以通过上述一种或多种方式产生作用,反之可能是几种递质共存,通过一种或多种途径发挥作用。与呼吸神经元和呼吸运动神经元有关的递质有谷氨酸、γ- 氨基丁酸(γ-aminobutyric acid, GABA)、5- 羟色胺、甘氨酸、儿茶酚胺、乙酰胆碱(acetylcholine, ACh)、阿片样肽、促甲状腺激素释放激素、神经肽 Y、P 物质、缩胆囊素等。与突触前受体有关的递质有谷氨酸、γ- 氨基丁酸、5- 羟色胺和腺苷等。几种重要神经递质情况简述如下。

兴奋性氨基酸:兴奋性氨基酸(excitatory amino acid, EAA)是脑内最主要的兴奋性递质,有 L- 天冬氨酸、L- 半胱氨酸等,其受体分为两类,分别是 N- 甲基 -D- 天冬氨酸受体(N-methyl-D-aspartate, NMDA)受体和非 NMDA 受体。EAA 其广泛分布于脑干呼吸神经元,当 EAA 激活的时候,呼吸神经元放电频率增高。

抑制性递质:抑制性神经递质主要包括 γ- 氨基丁酸和谷氨酸,分别通过特殊的谷氨酸受体和 γ- 氨基丁酸受体发挥作用,引起神经细胞超极化,抑制其作用。γ- 氨基丁酸是重要的抑制性递质。

5- 羟色胺:5- 羟色胺能抑制大部分增强型吸气神经元和兴奋大部分衰减型吸气神经元,引起神经元超极化,降低细胞膜传入阻抗,抑制放电活动,用化学或电刺激外周感受器时,通气反应增强有两种不同形式,一时短程强化,即通气量快速增加;二是长程易化,即刺激结束后,通气量仍然升高,后者与 5- 羟色胺有关,睡觉时,如有某些疾病引起低氧可激活这些神经元,以预防咽喉部肌肉和呼吸肌张力下降造成的气道堵塞,改善阻塞性睡眠呼吸暂停(obstructive sleep apnea, OSA),维持适当的通气量。

阿片样肽:阿片样肽的激活能引起呼吸抑制。阿片样肽和谷氨酸能互相作用抑制,共同调节呼吸运动。

儿茶酚胺:增加脑内儿茶酚胺的量,呼吸频率和潮气量明显增多。

乙酰胆碱(ACh):乙酰胆碱与呼吸运动关系非常密切。在呼吸中枢,胆碱能受体包括烟碱型受体(N 受体)和毒蕈碱型受体(M 受体),而 M 受体又可以分为 M_1、M_2、M_3 三种亚型。M_1 和 M_3 受体与膈神经活动、CO_2 通气反应有关,M_2 受体主要与心血管调节有关,ACh 释放和合成的抑制剂、M_1 和 M_2 的受体阻断剂都能抑制呼吸运动;反之 ACh 则能刺激呼吸运动。

三、呼吸中枢的神经研究方法

中枢神经的研究方法有很多,下面介绍一些具有代表性的方法。

(一)分离神经元

1. 原代细胞 神经组织经碾磨和酶类处理之后,分离神经细胞,保留近端树突。原代细胞可用于监测神经元的电化学特性,其特点是神经元不需要长期接触人工培养液,也不受其他细胞突触的影响。

2. 细胞培养 在脑研究中已广泛应用,可用于细胞膜特性及细胞间相互作用的研究。

(二)简化标本

1. 脑片 脑片厚度一般为 400~600μm,可存活数小时。脑片的优点是稳定性能好,适合于神经微电极记录,由于存活时间长,可用于复杂的实验设计。

2. 脑干 - 脊髓标本　脑干和脊髓连接完整,保留了完整的呼吸的"网络系统",膈运动神经元和肋间运动神经元均保留相位性活动。

（三）电生理和微电极技术

自 20 世纪 50 年代玻璃微电极发明和应用后,神经生理学和神经形态学的研究方法相结合,已成为研究呼吸中枢的重要手段,以此奠定了脑干呼吸中枢的现代概念。采用细胞内电位记录的方法,分析膜电位的变化,对呼吸神经元活动兴奋和抑制机制进行研究,比如电压钳技术和电流钳技术、逆行激活技术、互相关技术和锋电位触发平均。

（四）双聚焦激光显微术

20 世纪 80 年代,双聚焦激光显微术开始应用于中枢神经系统的形态和功能研究,其特点是分辨率、敏感度高。

（五）神经元标记技术

荧光标记法被广泛应用于神经元形态学的研究,该方法的特点是简洁、定位精确,可用于神经元之间的互相联系。

四、呼吸的调节

呼吸调节的过程和主要目的是为机体提供充足的 O_2,排出 CO_2,协助稳定机体酸碱平衡,它主要通过中枢神经系统、神经反射和体液化学变化 3 种途径来实现。

（一）中枢神经系统调节的主要部位

脊髓运动神经元支配呼吸肌,而脊髓神经又由呼吸中枢控制。延髓产生基本的呼吸节律,脑桥完成相应的呼吸节律,脊髓的上神经元与主要的呼吸肌神经连接,大脑皮层调节自主呼吸运动。

（二）神经反射性调节

呼吸运动的神经反射性调节分为以下 5 个环节:感受器、传入神经、呼吸中枢、传出神经、效应器。感受器接受各类信息,经传入神经传入至呼吸中枢,呼吸中枢起到调节并综合各种信息的作用,随后发出神经冲动至传出神经,传出神经再将其传递到效应器,最后刺激效应器完成整个呼吸运动。

呼吸作用器官更为复杂,它可以是吸气肌或呼气肌(影响肺通气),也可以是上呼吸道扩张剂和气管平滑肌(影响气道阻力)、肺血管平滑肌(影响肺血流)、呼吸道腺体(影响气道腺体分泌)。增强效应器官的活动后,通过负反馈抑制呼吸中枢的冲动;反之亦然,以确保呼吸肌的反应适当。传感器主要指外周感受器,例如:化学性感受器、机械性感受器等。

1. 呼吸器官感受器的分类　呼吸道和肺内含有丰富的神经末梢,按照不同标准可对感受器及其传入纤维进行如下分类。

（1）解剖学分类:按神经所支配的解剖部位,可分为鼻、咽和喉部感受器,大、中、小气道内的感受器,肺毛细血管旁感受器等。

（2）组织形态学分类:传入纤维可分成有髓鞘和无髓鞘纤维,前者直径大,后者直径小。

（3）感受性质分类:感受器可分为两大类,化学性感受器和机械性感受器。化学性刺激包括来自体外的化学物质或体内产生的化学物质;机械性刺激包括压力、容积、流速等。

（4）生理学分类:根据动作电位的不同,传入神经纤维可分成 A 纤维(有髓鞘)和 C 纤维(无髓鞘)。在肺部传入纤维中,有髓鞘的 A 纤维传导快,通常在机械感受器中占主导地位,能感受一些有节律性的快速信号,如气道内压力的变化;无髓鞘的 C 纤维传导慢,并支配化学性感受器,能感受一些持续、缓慢的刺激信号,如化学递质的浓度等。

对于机械性感受器,按其对刺激适应的快慢,又可分成快适应感受器(rapidly adapting receptor,RAR)与慢适应感受器(slowly adapting receptor,SAR)。当感受器持续地接受恒量刺激时,其反应强度随时间的延长而减弱,该过程称为适应。恒量刺激时,冲动迅速减少的称为快适应感受器,冲动减少不多或减少极为缓慢的称为慢适应感受器。

2. 呼吸器官的反射活动　呼吸道、肺泡壁和肺血管周围含有各种类型的感受器,可以感受局部的机械性和化学性的变化。感受器兴奋可引起各种反射,包括保护性反射和呼吸调节性反射。

（1）喷嚏反射:当人在清醒时,鼻黏膜或外耳道受到刺激时能引起喷嚏反射。传入冲动通过三叉神经进入延髓,首先引起深吸气动作,然后声门关闭,爆发呼气,肺内压剧烈升高,高速气流经鼻腔排出,将刺激物排出体外。

（2）咳嗽反射:喉、气管和支气管的黏膜下有丰富的感觉神经末梢,机械性刺激和化学性刺激能引起这些感觉神经末梢兴奋,发生咳嗽反射,其中枢可能在延髓。咳嗽时反射的过程为:首先深吸气,继而声门紧闭,吸气肌快速放松,呼气肌主要是腹肌强烈收缩,使肺内压剧烈升高,然后声门突然开放。在巨大压力差的作用下,呼吸道内的高速气流（可达 965km/h）喷射而出,并排出呼吸道内的异物或分泌物。

（3）肺牵张反射:肺扩张或收缩而引起的呼吸频率和潮气量的反射性变化叫肺牵张反射,前者称为肺扩张反射,其结果是限制了吸入,生理意义在于协助终止吸气,吸气不至过深、过长;后者称为肺萎陷反射,在平静呼吸时意义不大,但对阻止呼气过深和肺不张有一定作用。肺牵张感受器位于气管与支气管平滑肌内,受迷走神经髓鞘纤维支配。当吸气时,肺部扩张,肺牵张感受器受到刺激,产生冲动沿迷走神经纤维传入呼吸中枢,抑制吸气神经元的活性,终止吸气转为呼气,吸气时间变短。

（4）快适应感受器（RAR）:位于呼吸道上皮及平滑肌内。RAR 由有髓鞘的 A 纤维支配,为机械性感受器,但亦对多种化学物质敏感,因此也称为化学敏感性感受器。RAR 的传导速度为 12~50m/s。RAR 在隆突区域最密集,刺激该处常引起咳嗽反射,因而该处的 RAR 又称为咳嗽感受器。

（5）C 纤维:位于肺泡壁与支气管壁之上,其支配的感受器为化学敏感性感受器,位于肺泡壁上,因其邻近毛细血管,因此取名为肺毛细血管旁感受器,简称 J 感受器,其支配神经为迷走神经无髓鞘纤维。C 纤维兴奋能够增加呼吸道分泌、平滑肌收缩并减少随意肌张力等。肺部病变时,可释放多种介质刺激 C 纤维而产生反射活动,因此认为 C 纤维与肺部病理生理过程有关。

（6）呼吸肌本体感受性反射:呼吸肌中的肌梭是本体感受器,接受肌纤维牵拉的刺激,反射性地引起呼吸运动的增强。其意义在于使机体能随呼吸肌负荷的增加而相应地加强呼吸运动。例如支气管哮喘发作导致呼吸肌负荷增加,经本体感受器传入的冲动也随之增加,其结果是使呼吸运动增强,潮气量增加,保持通气量不至于下降或增加。

（三）化学性调节

化学感觉器按其存在部位可分为中枢性和周围性两大类。中枢性化学感受器在延髓表面的腹外侧,对 CO_2 敏感。周围化学感受器主要包括颈动脉体和主动脉体,主要感受低氧刺激,对 CO_2 和 H^+ 也有较高的敏感性。

1. 外周化学感受器的结构特征　颈动脉体是最主要的化学感受器,在成人其大小约 $6.5mm^2$,位于颈总动脉分叉处。还包括主动脉体,位于主动脉弓。哺乳动物的外周动脉化学感受器主要由 Ⅰ 型和 Ⅱ 型两类细胞组成。这些细胞集聚成群,与附近小动脉共同形成基本功能单位。在人类,细胞集聚甚密,结构明显。Ⅰ 型细胞可能是真正的化学感受细胞,其形态为球形,因此又称为球细胞,内含致密核泡和清澈核泡。这些核泡分布在与感觉神经末梢相接触的部位,致密核泡主要含有儿茶酚胺,还有阿片样肽;清澈核泡含有 ACh。Ⅱ 型细胞的功能不清,可能起支持作用。

颈动脉体的感觉传入纤维在窦神经中,经舌咽神经上行;主动脉体的传入纤维则在迷走神经中。这些传入纤维包括有髓鞘及无髓鞘两种,主要投射到延髓的孤束核和疑核。

2. 中枢化学感受器的结构特征　中枢化学感受器位于延髓的腹外侧表面上,它具有特殊的结构,神经胶质呈海绵状,神经元密集,并有血管分支穿插其间,交织成网。血管周围包绕着大量轴突和树突,形成兴奋性和抑制性突触联系。中枢化学感受器呈双侧对称分布,每侧感受野可分为头端区（R 区）和尾端区（C 区）。R 区和 C 区在功能上不同,冷冻 R 区能降低膈神经放电频率;冷冻 C 区则常增加放电频率、降低放电幅度。在 R 区和 C 区之间是中间区（Ⅰ区）。

3. 化学感受器的刺激及反应

（1）CO_2 分压：在健康人，$PaCO_2$ 的变化是兴奋呼吸中枢的主要因素，其对呼吸中枢的影响主要通过两条途径实现，一是延髓的中枢化学感受器，其对 CO_2 分压的变化非常敏感，$PaCO_2$ 升高 2mmHg，就会出现通气反应增强；二是通过外周化学感受器间接影响呼吸中枢的兴奋性，但敏感性要低得多，$PaCO_2$ 升高 10mmHg，才会出现通气增强反应。CO_2 通过中枢化学感受器直接兴奋延髓呼吸中枢的作用远超通过外周化学感受器发挥的作用，前者大约占 80%，后者仅占 20%。

（2）pH 或 H^+：动脉血中 H^+ 浓度升高时可引起呼吸加强；下降则引起呼吸抑制。中枢化学感受器对 pH（或 H^+）较敏感，其敏感性比外周化学感受器约高 25 倍。血液中的 H^+ 由于血 - 脑脊液屏障的存在，因此难以进入脑脊液，所以对中枢化学感受器的作用较微弱。因此 H^+ 对呼吸运动的调节主要是通过外周化学感受器实现的，尤其是通过颈动脉体感受器。

（3）O_2 分压：PO_2 完全是通过影响外周化学感受器而影响呼吸中枢的兴奋性，其对呼吸中枢的直接作用是抑制性的。一般情况下，PaO_2 对呼吸中枢的影响最不敏感，PaO_2 下降至 80mmHg 以下时，才可出现可觉察的通气反应的增加；下降至 60mmHg 以下时，才可出现通气反应的明显增加。因此正常情况下，O_2 分压对呼吸中枢兴奋性的影响微乎其微。但慢性 CO_2 潴留的患者，呼吸中枢对 CO_2 的变化逐渐适应，这时低 O_2 对呼吸中枢的兴奋性更重要（图 2-2-4-1、图 2-2-4-2）。

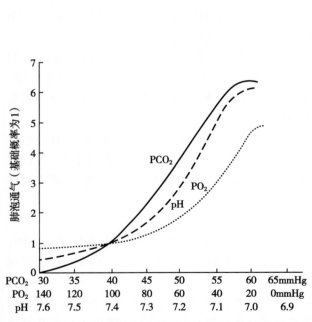

图 2-2-4-1　改变动脉血液 PCO_2、PO_2、pH 三因素之一而维持另外两个因素恒定时的肺泡通气反应

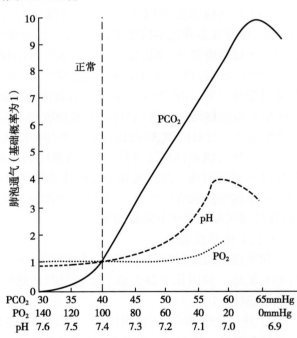

图 2-2-4-2　改变动脉血液 PCO_2、PO_2、pH 三因素之一而不控制另外两个因素时的肺泡通气反应

4. 外周化学感受器的传感机制

（1）低氧刺激机制：外周化学感受细胞对低氧产生的反应表现为局部细胞的兴奋性增强和传入冲动增加，称为特异性反应。其对 O_2 的变化极度敏感，能检测出生理范围内的 PaO_2 变化，参与机体的自稳调节。目前对颈动脉体在低氧时出现的反应的机制主要有细胞膜学说和代谢学说。

（2）酸性刺激机制：采用低 pH 的弱酸溶液或含有相等 H^+ 浓度的高 CO_2 溶液灌流孤立的颈动脉体，均能引起多巴胺释放和传入神经冲动增强。上述两种刺激都能引起细胞质的酸化，而儿茶酚胺阻断剂能抑制化学感受器的反应，因此在低 pH 和高 PCO_2 刺激时，感受器能感受的真正刺激信号是细胞内的 H^+ 浓度。

5. 中枢化学感受器的传感机制 中枢化学感受器无明确结构,是散在的神经元群,且试验中也很难鉴定感受细胞的传入神经元,因此对于中枢化学感受器的研究远迟于外周化学感受器。相对比较统一的意见是,CO_2 与 pH 都是通过改变感受器细胞内 H^+ 浓度而引起兴奋的。

一些学者认为,跨细胞膜的内向 H^+ 电流是引起中枢化学感受器兴奋的关键。内向性 H^+ 电流可造成细胞去极化,而外向 H^+ 电流则引起超极化。吸入 CO_2 时,细胞内的缓冲能力迅速、强大,而细胞外液的缓冲能力差,因此细胞外液的游离 H^+ 浓度高于细胞内,导致 H^+ 内流,引起感受细胞去极化和细胞兴奋。在缺氧状态下,细胞内无氧代谢增强,乳酸生成增加,细胞内 H^+ 浓度增加,产生外向性 H^+ 电流,使细胞超极化,从而抑制化学感受器细胞,抑制呼吸运动。

6. 呼吸中枢功能的基本测定 呼吸调节机制中无论哪一环节发生异常,都会导致以通气量变化为特征的异常呼吸调节。

(1)通气应答:正常的通气功能可使动脉血 PO_2、PCO_2 和 pH 维持相对的稳定,而动脉血 PO_2、PCO_2 及 pH 的改变又可通过化学感受器影响通气功能,称为呼吸的化学性调节。

通气应答包括低氧及高 CO_2 通气应答,分别是指在低 O_2 和高 CO_2 负荷下引起 PaO_2 下降及 $PaCO_2$ 上升时,定量检测其通气量的变化,用于评价呼吸的化学性调节。

通气应答检测不仅能单纯地反映呼吸中枢对低 O_2 及高 CO_2 的感受性,且能反映肺脏本身或者肺脏以外原因所引起的气体交换障碍等对通气应答值的影响。

(2)通气应答检测方法:通气应答测定方法如下所述。

1)恒定状态检测法:计算吸入气体浓度分段变化时所引起 PaO_2 或 $PaCO_2$ 变化值与其每分通气量(MV)之间的相关性,求出通气应答斜率。各浓度吸入气体和血液、脑脊液之间达到平衡需 10 分钟以上,达到平衡后的状态称为稳态;另外通气应答定量检测时至少要 3 种不同浓度的低 O_2 或高 CO_2 吸入气体,因此该检测方法需时较长,给患者带来较大不便,目前在临床上已很少使用。

2)单次呼吸检测法:被检者于安静呼吸时吸入 100% N_2 或 100% O_2 数次后(5~20 秒),检测其通气量的变化。由于该方法测定时间短暂,因此认为动脉血气变化的信息仅传到周围化学感受器,并未上传到中枢,可以排除了中枢性化学调节的影响,可以单纯评价周围化学感受器功能。但该方法的最大难点是定量检测困难;且仅用几次呼吸来推算 VE 的变化,重复性较差。

3)累进重复呼吸法:①低 O_2 通气应答:该方法的基本原理是保持 $PaCO_2$ 在一定水平的前提下,将 PaO_2 每隔 3~10 分钟逐渐降至 40mmHg。具体方法是吸入气体中 N_2 浓度逐渐增加,O_2 浓度相应地下降。②高 CO_2 通气应答:具体检测方法是将 CO_2 浓度为 7% 的混合气体(100% 纯氧 +100% CO_2 进行混合,使 CO_2 浓度为 7%),加入肺量计内(混合气容量为被检者肺活量加 1L),让受试者重复呼吸肺量计内的气体,这样在短时间内使静脉血二氧化碳分压($PvCO_2$)、$PaCO_2$ 及肺量筒内的 PCO_2 达到平衡,通常需要 30 秒左右,同时测定 $PaCO_2$ 及相应通气量的变化,一般用监测呼气末二氧化碳分压($PetCO_2$)来代表 $PaCO_2$,检测通常要 4 分钟以上,测得的两者关系曲线称为稳态下的每分肺通气量 - 肺泡二氧化碳分压关系曲线。

(葛慧青)

参考文献

[1] 邓琳,郑劲平 . 肺功能检查临床应用研究进展(2018–2019 年度)[J]. 中国实用内科杂志,2020,40(9):777-781.
[2] 李薇,杨汀,王辰 . 中国慢性阻塞性肺疾病防治现状及进展[J]. 中国研究型医院,2020,7(5):1-5.
[3] 中华医学会呼吸病学分会肺功能专业组 . 肺功能检查指南——肺容量检查[J]. 中华结核和呼吸杂志,2015,38(4):255-260.

［4］中华医学会呼吸病学分会慢性阻塞性肺疾病学组,中国医师协会呼吸医师分会慢性阻塞性肺疾病工作委员会.慢性阻塞性肺疾病诊治指南(2021年修订版)［J］.中华结核和呼吸杂志,2021,44(3):170-205.

［5］CLAY R D, IYER V N, REDDY D R, et al. The "complex restrictive" pulmonary function pattern: clinical and radiologic analysis of a common but previously undescribed restrictive pattern［J］. Chest, 2017, 152(6): 1258-1265.

［6］DO AMARAL R H, NIN C S, DE SOUZA V V S, et al. Computed tomography findings of bronchiectasis in different respiratory phases correlate with pulmonary function test data in adults［J］. Lung, 2017, 195(3): 347-351.

第三章
呼吸功能障碍的病理生理

本章的学习目标:
- 呼吸中枢疾病的病理生理改变与对呼吸的影响
- 神经系统不同部位的损伤对呼吸造成的影响
- 肺部疾病导致呼吸功能障碍的病理生理机制
- 医源性呼吸功能障碍的病理生理机制

呼吸系统的肌肉被中枢神经系统精确地组织起来,通过收缩和舒张产生吸气和呼气的空气流动,用于呼吸、气道廓清和说话。从脑干到呼吸肌整个神经传导通路上的任何一个部位的损伤或者功能障碍,都可能影响到呼吸及呼吸肌功能,引发不同程度的呼吸功能障碍、并发肺部感染、影响肺的通/换气功能、导致低氧血症发生发展、延长机械通气时间、加重心脑等全身重要脏器和系统的损害,严重影响患者的预后及转归,甚至可能成为致死因素。

有效地吸入空气的动力来自膈肌、肋间肌、辅助呼吸肌、脊柱和颈部肌肉,另外同样重要的是咽喉部上气道组织维持了一个有利于呼吸气流的气道导管结构,腹壁和肋间肌提供咳嗽动力。急性损伤沿脑干到肌肉的神经轨迹会损害这些肌肉组之间的协调相互作用。中枢和周围病变可引起急性呼吸力学衰竭。在中枢病变中,关键病变是在支配软腭、咽和喉扩张肌的疑核,但异常的呼吸力学很少与呼吸模式发生器重合。在周围性病变中,膈肌无力是主要因素,但在许多神经肌肉疾病中,口咽无力引起的机械性上呼吸道阻塞同样导致呼吸负荷增加。

多种神经系统疾病可能导致不同表现形式的呼吸功能障碍。急性脑卒中、创伤性脑损伤、脑疝、肿瘤、急性脱髓鞘性疾病或中枢神经系统感染,均可能导致大脑损伤、延髓损伤。脊髓灰质炎可导致脊髓与延髓受累;西尼罗病毒可能引起脑干或脊髓前角病变。急性外伤性脊髓损伤是脊髓相关呼吸衰竭最常见的原因。重症肌无力可导致神经肌肉接头传递功能障碍。

第一节　呼吸中枢病变与呼吸功能障碍

一、延髓

(一)延髓的呼吸生理功能

位于延髓两侧的腹侧呼吸组以及延髓疑核,产生基本的呼吸节律。延髓同时还接受多重复杂的反馈调节,包括来源于中枢和外周化学感受器的化学感受性驱动,经迷走神经传导的气道和肺内感受器的信息等。所有的这些信息也传导至中枢神经系统的高位中枢,高位中枢将这些信息整合后,对呼吸起到调整作用。与此同时,位于延髓两侧第 8~11 对脑神经根水平腹外侧面的中枢性化学感受器,感受 $PaCO_2$、pH 或 PaO_2 变化,并将此变化传入呼吸中枢,从而引起呼吸的变化,以保持体内 PaO_2、$PaCO_2$ 和 pH 的稳定。呼吸中枢各个部位病变所导致的呼吸衰竭也因此有所不同。

1. 腹侧呼吸组(VRG)　包括吸气和呼气神经元,驱动脊髓呼吸神经元支配肋间和腹壁肌肉还有上气道肌肉。研究已确认了前包钦格复合体中抑制性神经元的关键作用,同时能抑制延髓吸气神经元和包钦格复合体本身,在触发中枢性窒息中起着重要作用。

2. 疑核　发出神经支配软腭、咽和喉的扩张肌。在急性脑干病变中,疑核受累导致呼吸功能障碍。因此疑核受累患者更易表现为无法清除分泌物和维持气道的开放,比急性中枢型睡眠呼吸暂停综合征更常见。

3. 中枢性化学感受器　由化学敏感性细胞组成,是感受高 CO_2 刺激的主要受体,与延髓呼吸中枢核团 DRG、VRG 互有联络。兴奋这类神经元可增强中枢性呼吸驱动和肺通气,破坏则能抑制中枢呼吸化学感受器反射(chemoreflex)。中枢性化学感受器的个体敏感性不同:在某些人,$PaCO_2$ 每增加 2mmHg,就能使通气量增加 1 倍;部分人当 $PaCO_2$>30mmHg 时,$PaCO_2$ 的增加才会引起较明显的通气反应。当 $PaCO_2$ 升高至 >100mmHg 时,反而抑制自主呼吸。

(二)延髓病变

当损伤位于膈神经下运动神经元主要发出的颈髓 C_3 及以上颈髓平面时,膈肌可能失去延髓呼吸中枢(medullary respiratory center)上运动神经元的支配,出现严重的膈肌麻痹和呼吸肌动力下降,导致严重的呼吸功能障碍,甚至早期就出现呼吸功能衰竭,导致患者迅速死亡。此类患者需要立刻并且可能是永久性地使用机械通气,以维持患者生命。而 C_5 以下的病变对从延髓呼吸中枢 - 膈神经 - 膈肌的神经传导通路不产生影响,但由于腹壁和肋间肌受累导致呼气力明显减弱。在疾病急性期,交感神经中断迷走神经占主导,导致气管支气管分泌物增加,有可能阻塞气道。此外,副交感神经不受抑制可能促使气道收缩,导致气道狭窄、呼吸阻力增加。颈髓损伤后有 36%~83% 的患者可能存在严重呼吸功能障碍。此类患者在损伤早期就可能因呼吸衰竭而迅速死亡。创伤性、出血、缺血、畸形、肿瘤、感染等病因都可能导致颈髓损伤,创伤又包括高处坠落(33.1%)、交通意外伤(46.9%)和其他原因(20%)。另外,高位颈髓损伤的患者也极易合并呼吸系统并发症(发生率 23%~80%)而导致早期死亡,可能与膈肌虚弱后丧失咳嗽能力及呼气相制动能力有关。用于脊髓损伤相关治疗的费用非常高昂,且还在逐年上升,给患者、家庭、医疗保险、社会保障系统以及国家都带来了难以承受的负担。

二、端脑

(一)端脑的呼吸生理功能

大脑皮层运动区的运动神经元可发出随意的冲动:①皮层冲动和脑桥、延髓的呼吸中枢相互联系,从而协调呼吸运动;②皮层冲动直接经皮质脊髓束下行,激动脊髓内的呼吸下运动神经元,驱动呼吸肌运动。皮层还能协调呼吸肌、软腭、舌根、会厌等的运动,完成咳嗽动作。因此在延髓或延髓脊髓束受损后,白天皮层仍可发出冲动,完成呼吸运动,而在入睡后深睡眠时,皮层的活动消失,患者必须依靠呼吸机进行呼吸,该病称 Ondine's curse 综合征。

(二)端脑病变

急性脑卒中患者的自主和反射性咳嗽受损,可能导致气道廓清能力受损。这种损伤可能部分源自脑损伤后不同肌肉群之间的无效协调。还需要进一步的研究来明晰自主和反射性咳嗽受损的机制,评估可能改善咳嗽能力的干预手段,以降低卒中后误吸的发生率以及改善其结局。神经生理数据和运动障碍得分、膈肌移动度、CT 显示的梗死部位与呼吸功能障碍程度均有显著相关性。

1. 对呼吸节律的影响　急性卒中、创伤性脑干损伤、脑疝等导致急性延髓损伤的疾病中,患者可能丧失基本的呼吸节律,导致中枢性膈肌损伤甚至膈肌瘫痪,不能接受来自中枢和外周化学感受器的化学感受性驱动,无法调控和整合经迷走神经传导的气道和肺内感受器的复杂信息,导致严重的缺氧和高碳酸血症发生,危及患者生命。

2. 对呼吸肌的影响　在大脑损伤后,如同其他的骨骼肌一样,膈肌也会发生瘫痪或者偏瘫。另外,在发生大脑损伤后,作为主要吸气肌肉之一的膈肌会由于中枢神经系统损伤而趋于萎缩。膈肌的萎缩导致与肌肉疲劳有关的运动能力下降。在脑卒中患者中,膈肌的结构可能显示移位并导致移动都发生改变。41% 的缺血性脑卒中患者被发现伴随膈肌移动度的下降,且与患者的肺功能下降有相关性。脑卒中患者的吸气肌力量仅有健康人的一半,而吸气肌功能的下降会导致运动功能障碍。有研究发现脑卒中偏瘫患者也会出现膈肌偏瘫,患侧的膈神经电活动的运动传导潜伏期延长,同时伴有兴奋性的降低。Kim 等在研究中使用超声分别测定卒中患者和健康志愿者平静呼气末和肺总量时的膈肌厚度,并同时用最大吸气压(MIP)、最大吸气流量(peak inspiratory flow, PIF)、肺活量(VC)、吸气肌耐力(inspiratory muscle endurance, IME)等肺功能指标用于评估吸气肌功能。发现在脑卒中膈肌偏瘫的患者中,偏瘫侧膈肌厚度明显较健侧减小;比较健侧膈肌与偏瘫侧膈肌在呼气末和肺总量时的厚度,差异有显著性意义;组间比较时呼气末膈肌厚度的差异并不显著,但健康个体的肺总量膈肌厚度明显比脑卒中患者的双侧都厚,而且增厚率的变化明显更大,吸气肌的功能也明显强于卒中患者。MIP、PIF 和 VC 与健康受试者的膈肌厚度变化呈正相关,卒中患者的 MIP 与膈肌增厚率和 IME 呈正相关。

三、脊髓

(一)脊髓的呼吸生理功能

延髓神经元的轴突投射到脊髓,直接驱动呼吸运动神经元和中间神经元。脊髓中驱动膈肌的膈运动神经元以及驱动肋间肌的肋间运动神经元,分别接受两个来源的呼吸节律的驱动,部分驱动直接来源于延髓的呼吸神经元,部分驱动来源于脊髓附近的中间神经元。VGR 发出的神经冲动在延髓内下行传导至颈髓(C_3~C_5)的前角膈肌运动神经元换元,支配和协调负责产生主要吸气做功的膈肌,产生吸气动作。40% 的膈神经仅发自位于颈髓 C3 前角的下运动神经元,其他 60% 还有发自 C_4、C_5 的神经纤维加入,主支组成臂丛,细小分支组成膈神经。

(二)脊髓病变

遭遇 C_3 颈髓或 C_3 平面以上的损伤时,膈肌可能失去延髓呼吸中枢上运动神经元的支配,出现严重的膈肌麻痹和呼吸肌动力下降,导致严重呼吸肌功能障碍,甚至早期就迅速出现呼吸功能衰竭,导致患者迅速死亡。此类患者需要立刻并且可能是永久性地使用机械通气,以维持患者生命。而 C_5 以下的病变对延髓呼吸中枢 - 膈神经 - 膈肌的神经传导通路不产生影响。

已经发现脊髓损伤后可能出现双侧或者单侧膈肌偏瘫。左右膈肌分别接受同侧膈神经的单独支配(从前角出脊髓形成膈神经之前的髓内下运动神经元之间有交叉)。电刺激一侧膈神经,其对侧的气道开放压变化值仅为同侧的 65%;同步电刺激双侧膈神经,其气道开放压变化值高于单独刺激总和的 10%,且这一差异随刺激频率的增加而增加。这一现象提示,当一侧膈肌瘫痪时,其对呼吸活动的影响将大于该侧膈肌的呼吸效应,且这种不良影响将随呼吸中枢驱动频率的增加而进一步加大,这就是膈肌麻痹患者在运动或其他通气需求升高的情况下更容易出现呼吸功能不全的原因。

四、膈神经

(一)膈神经的呼吸生理功能

颈髓 C_3~C_5 前角下运动神经元发出的神经纤维,主支组成臂丛,细小分支组成膈神经,沿前斜角肌上 1/2 的外侧下行,约在甲状软骨水平向前方基本呈横行跨越前斜角肌表面,到达前斜角肌的内侧后下沉,平行于胸锁乳突肌锁骨头外侧缘、走行在胸锁乳突肌锁骨头外侧缘的深部,向下穿过锁骨下动、静脉之间进入胸腔,行走在胸骨缘和胸廓内动脉之间,由两层胸膜包裹,于第 2 肋间水平下沉行走于纵隔两侧的心包与纵隔胸膜之间,最后到达膈肌的中心腱旁穿入,支配膈肌运动。走行途径中的机械性、化学性、炎性损伤,都可能导致单侧或者双侧膈神经损伤,从而直接影响到部分或者全部膈肌功能,导致膈肌功能减退甚至丧失。

（二）膈神经病变

延髓吸气神经元的兴奋性投射，以及包钦格复合体的抑制性投射，都需要通过膈神经的传导向膈肌发出信号。膈神经损伤可能导致明显的呼吸困难，并可能使患者出现上腹部矛盾呼吸，不能平卧，不能在高于腰际的水池中游泳等典型症状。

许多膈神经损伤无法解释，可能由于神经肌肉萎缩（与肩部肌肉剧烈疼痛有关）、神经受牵张损伤、臂丛神经病变等。部分膈神经损伤可能源于神经压迫，可能的病因有肿瘤（通常肺鳞癌）、动脉瘤（胸主动脉）、前胸部手术、锁骨下或颈内静脉置管、带状疱疹病毒感染、脊椎按摩等。

第二节　神经肌肉接头疾病与呼吸功能障碍

一、神经肌肉接头

神经肌肉接头（neuromuscular junction，NMJ）突触是一种信号转换装置，支配骨骼肌运动的电冲动由中枢到达运动神经末梢，必须通过 NMJ 或突触间神经递质才能引起骨骼肌收缩，完成自主动作。

运动神经元及支配肌纤维构成运动单位，一个运动神经元轴突分出数十至数千个分支与支配的肌纤维形成突触（即 NMJ），突触由突触前膜（神经末梢）、突触间隙和突触后膜（肌膜）构成。将轴突传来的极微小神经冲动电信号，在突触前膜处转换成化学信号乙酰胆碱（ACh）释放，ACh 经突触间隙与突触后膜上乙酰胆碱受体（acetylcholine receptor，AChR）结合，突触后膜去极化，引起沿肌肉纤维传递波幅较大的肌肉动作电位，将化学信号转变为电信号，进而引起肌肉的收缩。

二、神经肌肉接头疾病

神经肌肉接头疾病是神经肌肉接头传递功能障碍所引起的疾病，主要包括重症肌无力（MG）和 Lambert-Eaton 肌无力综合征（Lambert-Eaton myasthenic syndrome，LEMS）等。这类疾病的特征性表现为波动性无力或肌肉易疲劳，患者始终存在肌无力，且活动后可明显加重，临床症状体征及电生理检查可证实 NMJ 的传递功能缺陷。

重症肌无力是最常见的神经肌肉接头疾病，主要累及 NMJ 突触后膜上 AChR，是乙酰胆碱受体抗体介导的、细胞免疫依赖性及补体参与的 NMJ 传递障碍的自身免疫疾病。有机磷中毒使胆碱酯酶活性受到强烈抑制，ACh 作用过度延长，产生去极化传递障碍；氨基糖苷类药物和癌性类 Lambert-Eaton 肌无力综合征可使 ACh 合成和释放减少；肉毒杆菌中毒和高镁血症阻碍钙离子进入神经末梢；美洲箭毒素与 AChR 结合，竞争性阻断 ACh 与 AChR 结合。神经肌肉接头疾病的发生机制虽有不同，但均可产生相似的临床表现，本文以重症肌无力为例解释该类疾病发生呼吸功能障碍的病理生理内容。

三、神经肌肉接头疾病与呼吸功能障碍

临床中，广泛应用改良的 Osserman 分型方式对 MG 进行临床治疗分期及预后判定，其中 I 型或眼肌型 MG 的临床表现仅为单纯眼外肌受累，并无其他肌群受累的临床及电生理证据。但是仍有研究证实，在相关检查中可观察到患者出现相应的呼吸功能减退，如最大吸气压下降、最大自主通气量减少、周围气道阻力 R5 和中心气道阻力 R20 提高，提示 I 型 MG 在无明显肢体和呼吸肌疲劳的情况下仍有以吸气肌力减退为主的呼吸肌力改变，呼吸肌耐力下降，呼吸阻力增加的表现。并且生理学研究中可观察到肋间肌的运动终板突触已有超微结构改变。而 II 型 MG 表现的功能减退较 I 型更为明显，且伴随着呼气肌力的变化及中心呼吸阻力增高。以上损伤伴随着 MG 临床严重度绝对分数增高而增高，呼吸肌力与耐

力同时减退。严重时患者可出现呼吸困难甚至需要气管插管或非侵入性呼吸支持手段,即肌无力危象(myasthenic crisis,MC)。

肌无力危象是以呼吸困难为主的最严重的危及生命的状态。12%~16%的MG患者可发生呼吸衰竭,在原发病治疗的基础上,充分评估肌力和尽早进行呼吸康复是患者诊治中重要的内容。

MG患者发生呼吸衰竭常分为肌无力危象和胆碱能危象两种类型。

(一)肌无力危象

肌无力危象是胆碱能递质相对不足所致。常在MG病情加重时出现,或在MG病情平稳时由感染、手术、应激反应、月经和药物等因素诱发。诱因中感染最常见(30%~50%),医源性因素其次(10%~25%)。以往研究报告肌无力危象患者无力肌肉的分布分别为呼吸肌99%、颈部肌肉92%、咽喉部肌肉90%、眼外肌86%、上肢81%和下肢76%。因此,当患者不能抬头或坐位时头部下垂提示颈部肌肉无力,是呼吸衰竭发生前的常见现象。进展严重后可出现平卧位呼吸困难或胸腹矛盾运动,提示膈肌无力。当伴随咳嗽无力可提示肋间肌无力,应警惕误吸及感染风险的增加。

(二)胆碱能危象

由胆碱能递质相对过剩使突触后膜持续性去极化所致。多由MG病情加重时大量采用胆碱酯酶抑制药和/或病情好转时没有及时减量所致,因此多伴有胆碱能递质过剩的症状,可出现肌束震颤和M受体兴奋性增高的症状。M受体兴奋性增高可使气道分泌物增加且黏稠,造成误吸、肺部感染以及肺不张的发生,进而出现低氧血症,造成呼吸困难,呼吸做功增加,使呼吸肌疲劳更早出现。且有研究报道,重症肌无力患者容易并发呼吸机相关性肺炎,发病率高至9%~24%。

即使在无需辅助呼吸支持的危象前期,患者便已经发生了与呼吸功能障碍相关的肌肉衰弱。如球部肌肉无力症状发生率高达95%,球部肌肉无力常导致吞咽障碍,进食时误吸诱发呼吸道感染或者气道堵塞,加重呼吸困难甚至导致窒息。此外,严重的吞咽困难使患者摄入严重不足,消耗增加,从而导致营养不良、消瘦而加重肌肉无力。咳嗽无力也是典型症状,发生率接近78%。咳嗽动作涉及肋间肌、膈肌、腹肌等呼吸肌群,咳嗽无力的出现即可提示较为严重的呼吸肌无力。无效的咳嗽导致患者气道痰液排出困难,大、中气道阻力增加,呼吸肌做功增强,进一步加重了呼吸肌疲劳。同时,痰液引流不畅堵塞支气管、呼吸肌无力时不能有效牵拉肺部运动均可引起肺不张,在呼吸道感染难以控制的同时,增加无效通气,加重呼吸困难。

综上所述,呼吸功能障碍的主要原因包括中枢驱动力下降、声门闭合差使咳嗽反射减弱、上气道阻塞、吞咽困难造成误吸、呼吸肌无力使肺活量下降和炎症造成肺顺应性下降等。因此,尽早评估、早期介入呼吸康复并动态评估肌力变化对于患者的感染控制、生活质量改善是至关重要的。

第三节 肺部疾病与呼吸功能障碍

一、慢性阻塞性肺疾病

慢性阻塞性肺疾病(COPD)是一种慢性常见病,以慢性呼吸道症状(呼吸困难、咳嗽、咳痰)为特征,是由于气道异常(支气管炎、细支气管炎)和/或肺泡异常(肺气肿)所导致的持续性(常为进展性)气流阻塞。

慢阻肺病的病理生理学改变包括黏液高分泌、纤毛功能失调、气流受限、肺过度充气、气体交换异常、肺动脉高压和肺心病。黏液高分泌和纤毛功能失调导致慢性咳嗽及多痰,常出现在其他症状和病理生理异常发生前。

随着病情的进展,肺组织弹性日益减退,肺泡持续扩大进而导致小气道狭窄和肺泡附着结构破坏,使小气道维持开放能力受损,在呼气时过早关闭引起呼出气流受限。气流受限会进一步加重肺过度充气（肺总量增加）和静息肺容积（功能残气量）的增加。气流受限很大程度上是不可逆的，过程中伴随着慢性阻塞性细支气管炎，小气道（直径 <2mm）纤维化和肺气肿，进而表现为肺泡过度充气和肺泡壁的破坏。且气流受限会因运动而恶化，导致劳力性呼吸困难和运动耐量降低。外周小气道阻塞会导致 FEV_1 和 FEV_1/FVC 比值下降并随时间进展，可观察到大多数患者的 FEV_1 随年龄增长加速下降。

慢阻肺病同时会影响肺实质的慢性炎症。炎症程度会随着疾病的进展增加，肺部中性粒细胞、巨噬细胞和淋巴细胞的数量增加，甚至累及全身性反应。肺脏的炎症反应特征有：①炎症细胞以中性粒细胞、巨噬细胞和 $CD8^+$ T 细胞为主；②前炎症因子（如白三烯 B4、IL-8 和 TNF-α 等）浓度增加；③由吸入氧化物（烟草烟雾）和 / 或上述活化炎症细胞引起氧化应激。除肺脏以外，慢阻肺病患者外周血中也能检测到相似的炎症改变，如氧化应激、活化的炎症细胞增多和血浆中促炎症细胞因子浓度的升高等。

上述慢阻肺病的系统性炎症可导致患者体重下降、恶病质及心血管疾病等多种并发症的发生。慢阻肺病患者常常以呼吸困难和运动缺乏耐力为主诉，由于呼吸困难出现运动缺乏耐力；反之，气道阻塞继发引起呼吸运动增加。大多数慢阻肺病患者呈现出基础代谢率增加，而由于代谢需要的增加与热量摄入的增加不平行，继而出现体重下降。此外，骨骼肌功能障碍在慢阻肺病发病中可能以两个不同的但可能相关联的现象为特征：①肌肉质量净丢失；②残余肌肉功能不全。肌肉功能障碍可能是继发于内在肌肉的改变（线粒体异常和收缩蛋白的丢失）或肌肉工作的外在环境的改变（缺氧、高碳酸血症和酸中毒），这是由慢阻肺病特征性肺气体交换异常引起的。最后，在慢阻肺病中观察到的外周肺部炎症也可能"溢出"到体循环中，并导致慢阻肺病中与各种合并症相关的全身炎症，例如心血管疾病和代谢疾病。

随着慢阻肺病的进展，外周气流阻塞、肺实质破坏及肺血管的异常等减少了肺气体交换容量，产生低氧血症，后期可出现高碳酸血症。长期慢性缺氧可导致肺血管广泛收缩和肺动脉高压，常伴有血管内膜增生，某些血管发生纤维化和闭塞，造成肺循环的重构。在肺血管重构的过程中可能涉及血管内皮生长因子、成纤维细胞生长因子以及内皮素。慢阻肺病晚期出现的肺动脉高压是慢阻肺病重要的心血管并发症，并进而产生慢性肺源性心脏病及右心衰竭，提示预后不良。

慢阻肺病患者常会因运动所致呼吸困难加重而减少体力活动，呼吸康复可改善慢阻肺病患者功能性运动能力和运动过程中的呼吸动态力学表现，还能改善健康相关生活质量的评估指标。在过去的 30 年，针对慢性呼吸疾病患者的各种研究均显示呼吸康复可缓解呼吸困难，提高运动耐量和健康相关生活质量，以及减少医疗费用支出。

二、支气管哮喘

哮喘是一种以慢性气道炎症和气道高反应性为特征的异质性疾病。主要特征包括气道慢性炎症，气道对多种刺激因素呈现的高反应性，多变的可逆性气流受限，以及随病程延长而导致的一系列气道结构的改变，即气道重构。临床表现为反复发作的喘息、气急、胸闷或咳嗽等症状，常在夜间及凌晨发作或加重，多数患者可自行缓解或经治疗后缓解。

（一）可逆的气道阻塞

哮喘的主要特征是可逆的气道阻塞，由于支气管收缩、黏膜炎症和气道内分泌物引起气流阻力和呼吸功的增加。支气管收缩发生在包含收缩性气道平滑肌的气道中。在夜间，副交感神经胆碱能张力增强可导致气道平滑肌收缩、黏液分泌和气道阻塞增加，进而引发哮喘。黏液过量生成和炎症相关的因素（过敏原暴露、病毒或细菌感染）同时也会增加阻塞。

（二）气道高反应性

气道高反应性，即刺激后气道直径的过度减少，被认为是哮喘的标志，且在哮喘发作中普遍发现，与气道炎症相关。过敏原（如花粉、动物皮屑）、氯、污染物（如二氧化硫）、柴油机尾气颗粒物和病毒性上呼吸道感染可能会引起气道高反应性。当气道受到过敏原或其他刺激后，多种炎症细胞释放炎症介质和细胞因子，引起气道上皮损害、上皮下神经末梢裸露等，从而导致气道高反应性。

（三）气道炎症

气道炎症被认为是哮喘的致病因素。炎症涉及许多不同的细胞（嗜酸性粒细胞、淋巴细胞、肥大细胞、中性粒细胞），通常由肥大细胞中组胺和其他介质的过敏原依赖性释放和后续的淋巴细胞浸润引发。免疫球蛋白 E（immunoglobulin E，IgE）在过敏性哮喘的发病机制中起着核心作用：炎症反应由过敏原特异性 IgE 介导，在致敏过程中产生，并与肥大细胞结合，肥大细胞因再次暴露于过敏原而被激活，观察到促炎细胞因子 IL-4、IL-5 和 IL-13 水平升高。气道炎症通过促进黏膜浸润和水肿、黏液分泌和气道高反应性加重气道阻塞且容易恶化。

气道慢性炎症作为哮喘的基本特征，存在于所有的哮喘患者，表现为气道上皮下肥大细胞、巨噬细胞、淋巴细胞及中性粒细胞等浸润，以及气道黏膜下组织水肿、微血管通透性增加、支气管平滑肌痉挛、纤毛上皮细胞脱落、杯状细胞增生及气道分泌物增加等病理改变，若哮喘长期反复发作，可见支气管平滑肌肥大 / 增生、气道上皮细胞黏液化生、上皮下胶原沉积和纤维化、血管增生以及基底膜增厚等气道重构的表现。

哮喘管理总的目标包括维持正常肺功能、减轻症状和减少急性加重、保持体能和降低病死率。对那些即使接受了最大限度治疗仍有呼吸困难或有个体化教育需求的患者，呼吸康复治疗是必要的。有研究显示，运动训练能够改善中至重度哮喘患者的焦虑、抑郁，并提高生活质量。对于功能损害严重无法行高强度运动的哮喘患者，适合行低强度运动、等长收缩运动或两者联合。上下肢耐力训练可逆转由长期使用类固醇引起的肌肉无力。个体化的呼吸康复计划可以最大程度改善患者的症状，提高运动耐量和健康相关生活质量。

三、间质性肺疾病

间质性肺疾病（ILD）是一组主要累及肺间质和肺泡腔，导致肺泡 - 毛细血管单位丧失的弥漫性肺疾病。临床主要表现为进行性加重的呼吸困难、限制性通气功能障碍伴弥散功能降低、低氧血症以及影像学上的双肺弥漫性病变，并可最终发展为弥漫性肺纤维化和蜂窝肺，导致呼吸衰竭而死亡。

ILD 具有两个主要的病理过程，一是肺泡壁和肺泡腔的炎症过程，二是肺间质的瘢痕形成和纤维化过程。随特定病因和病程长短不同，其炎症和纤维化的比重有所不同。但两个过程在大部分 ILD 都会相继和 / 或同时出现。ILD 的病理形态学改变也视病程的急性期、亚急性期和慢性期有所不同。主要病理生理改变为肺顺应性降低，肺容量减少，功能残气量降低，弥散功能障碍，除病变引起弥散间距增加外，肺泡表面积减少是更关键的原因。

ILD 的呼吸系统紊乱通常表现为限制性通气功能障碍、肺容量减少，弥散能力下降。由于这些呼吸力学的改变，患者出现浅快呼吸，并且由于他们的弥散能力降低，所以需要氧疗的可能性更大，特别是在运动中，即运动耐量下降。

运动耐量减低主要是由两个因素造成。第一个因素，气体交换障碍可导致运动性低氧血症，即使静息血氧饱和度正常也可以出现非常严重的运动性低氧血症，这是 ILD 的标志性特征。低氧血症会增加肺血管阻力，从而导致血管收缩并最终引起肺动脉高压，这也造成了引起运动耐量减低的第二个因素，即静脉回流减少和心率反应异常所致的心功能障碍。这些因素的结合可引起氧气转运受损和肌肉疲劳。纤维化还会造成顺应性下降，从而增加无效腔通气量，引起代偿性地呼吸频率加快，表现为特征性的浅快呼吸。通常认为这会导致运动能力受限，但试验却表明 ILD 患者运动高峰期后的通气储备（ventilatory reserve）较大。

进行运动训练的总体目标是增强肌力、耐力和运动能力，进而提高患者的生活质量。已有研究证实肺间质疾病的患者进行呼吸康复，可显著改善呼吸功能和运动耐量，减轻呼吸困难症状，进而提高患者的生活质量。

四、肺动脉高压

肺动脉高压（PH）是肺动脉压力超过一定界值后出现的血流动力学异常，导致右心负荷增大引起右心功能不全的临床和病理生理综合征，具有较高的致残率与致死率。不同病因所致PH的机制不尽相同，如慢阻肺病患者，随着病情的进展，外周气流阻塞、肺实质破坏、肺血管的异常等减少了肺气体交换容量，产生低氧血症，甚至高碳酸血症。长期慢性缺氧引起PH，其主要机制为缺氧性肺血管收缩、肺血管内皮功能失调和肺血管重建。

PH患者通常以肺动脉压力增高为主要表现，伴有或不伴有小肺动脉病变，治疗不及时往往引起心力衰竭甚至死亡的发生。目前，药物治疗的进展可以改善多数患者的临床症状，但仍有患者存在运动耐量下降等功能障碍，有研究证明PH患者的外周肌力功能障碍类似于慢阻肺病患者的肌肉萎缩。因此，呼吸康复等综合治疗对于改善患者的生活质量亦至关重要。

PH发病机制复杂，是多因素、多环节共同作用的结果，包括外因（低氧、烟草、粉尘、其他理化生物因素等）、内因（遗传、发育、结构、疾病等）及交互因素（微生态、感染、免疫、药物等）。肺动脉压力的高低取决于肺血流量和肺血管阻力（pulmonary vascular resistance，PVR）的综合效应。肺动脉压力升高导致右心后负荷增加，从而引起右心室肥厚扩张、功能不全，最终出现右心衰竭。同时肺血管阻力的增加可导致通气血流比例失调，无效腔的增加导致通气效率的下降，进一步加剧患者病情。

肺动脉高压患者通常有轻至中度外周小气道功能障碍，大部分患者弥散功能轻、中度下降。PH会导致肺泡通气血流比例失调，进而导致呼吸困难等相应症状发生，同时还可导致患者心输出量减少，引起全身氧供应不足，引发肌肉功能障碍，主要表现为骨骼肌出现肌肉萎缩、收缩障碍、肌纤维异常、肌肉毛细血管密度减少等，此时患者极易发生乏力、运动耐量下降等相关症状。

呼吸功能训练与运动康复可改善肺功能与全身肌肉功能。临床中多类研究也指出，运动疗法可显著加快人体新陈代谢，增加四肢肌力，提高运动耐量，改善患者心肺状态。呼吸康复可以提高呼吸效率，增强呼吸肌，尤其是膈肌的肌力和耐力，联合四肢有效活动，增加四肢肌力及回心血量。两者联合作用下起到改善患者血管内皮功能，增加内皮细胞一氧化氮合酶活性，降低血管氧化应激，骨骼肌收缩效率也因此得到改善。

五、重症肺炎与呼吸危重症

除上述慢性呼吸疾病外，针对急性期疾病如重症肺炎，也会因其原发病的损伤、ICU治疗等多种原因造成患者出院后无法恢复机体功能，出现各种身心损害，对家庭人员造成心理影响，增加医疗负担。危重症患者常因疾病导致的活性氧自由基增加、炎症因子、卧床制动、营养不良等因素引起神经肌肉异常、肌无力的发生，进而延长机械通气时间、住院时间，使患者的身体机能和生活质量下降。

目前针对该类患者的康复现状仍不乐观，一项研究数据提示27%的急性肺损伤患者在ICU中接受过康复治疗，而总治疗时长仅占ICU的6%。重症肺炎常伴有肺顺应性下降，气体交换能力下降，功能残气量下降，肺不张，氧转运受限等病理生理改变。ICU中也可将康复的介入提前，即使是重症肺炎患者也可以常规进行呼吸康复及早期活动，以改善肺功能及锻炼肌肉力量，避免ICU获得性衰弱及重症相关膈肌无力（critical illness-associated diaphragm weakness，CIADW）的发生。

第四节　医源性呼吸功能障碍

医源性呼吸功能障碍多源于医疗行为对呼吸肌功能的影响，从而引起一系列的继发问题，往往伴随着谵妄风险的增加，机械通气时间和住ICU时间的延长等。重症监护病房中，长期卧床制动、机械通气、全身炎症反应等多重原因可导致短时间内即可发生医源性的呼吸肌衰弱或失用性萎缩,进而导致呼吸功能障碍的发生。本节将重点介绍临床中较为常见的 ICU 获得性衰弱和重症相关的膈肌衰弱。

一、ICU 获得性衰弱的基本概念

ICU 获得性衰弱(intensive care unit acquired weakness,ICU-AW)是在重症期间发生的、不能用重症疾病外的其他原因解释的、以全身四肢肢体新发的和对称性的乏力为表现的临床综合征,发病率高达 25%~33%,住院期间可使患者病情迁延、延长机械通气时间和 ICU 住院时间,且对患者远期生存障碍、机体功能以及生活质量影响深远。

ICU-AW 可分为 3 类:危重症多发性神经病(CIP)、危重症肌病(CIM)和危重症多发性神经肌病(critical illness polyneuromyopathy,CIPNM)。其中,肌无力是 ICU-AW 的主要症状,不同疾病的特征总结见表 2-3-4-1。

表 2-3-4-1　ICU-AW 的临床特征及病理机制

	CIP	CIM	CIPNM
临床特征	运动轴突病变为主(肢体远端轴突的感觉神经病变为主) 肢体受累对称(下肢末端更为显著) 肌无力症状远端 > 近端	四肢瘫痪,深腱反射减弱 撤机困难 感觉测试正常 肌无力症状远端 > 远端	两种情况并存
病理机制	神经内膜微血管的变化 E 选择素的作用	肌蛋白分解增加,合成减少 钠通道功能障碍	两种机制并存

对于 ICU-AW 的诊断仍存在争议,也是不同临床研究中发生率差异较大的原因之一。电生理检查直观精确,但由于复杂烦琐,因此临床中最常应用的是英国医学研究委员会(Medical Research Council,MRC)制订的 MRC 六级肌力评分,当肌肉强度平均评分小于 4 分即可诊断 ICU-AW,该方法简单易行,但需要在患者清醒配合情况下得以完成,且结果可能受医务人员主观影响。

目前已有大量研究进行调查,发现造成 ICU-AW 的危险因素众多。如女性、高急性生理和慢性健康状况 Ⅱ 评分(acute physiology and chronic health evaluation-Ⅱ score,APACHE-Ⅱ)、多脏器功能衰竭、全身炎症反应综合征、脓毒症等疾病,应用氨基糖苷类、肌松药、糖皮质激素、去甲肾上腺素等药物,机械通气治疗、肠外营养、高血糖、电解质紊乱等危险因素。此外,机械通气及 ICU 住院时间长、严重支气管哮喘、儿茶酚胺类药物使用、代谢障碍、营养缺乏、血管升压素的使用、肝肾移植、低蛋白血症、高血糖及钙调节异常等作为导致 ICU-AW 发生的独立危险因素也越来越多地被认识。

ICU 患者多基础病情危重复杂,患者继发 ICU-AW 后生存质量严重降低,影响预后。因此了解 ICU-AW 的病理生理学可为临床预防及治疗提供更多思路。近 20 年的研究显示离子通道、线粒体和肌肉蛋白代谢的异常及部分细胞因子异常释放等均可致肌肉萎缩、肌力下降及神经传导受损,导致 ICU-AW 的发生发展。但 ICU-AW 的发病机制错综复杂,且不同研究方法结论不尽相同,本文中将近年来的主要研究进展简要概述如下。

1. 离子通道　与 ICU-AW 发生相关的离子通道主要为电压依赖性钠通道及钙通道,这两者的异常均可导致肌膜兴奋性下降以及兴奋收缩偶联障碍。

2. 肌肉蛋白代谢　分解代谢旺盛是危重症患者特别是老年患者重要的代谢特征,肌肉蛋白分解是其重要的组成部分,直接促进 ICU-AW 的发生。

3. 线粒体　微循环障碍、能量代谢紊乱广泛存在于危重症特别是脓毒症患者中,直接或间接参与 ICU-AW 的发生,表现为骨骼肌内高能磷酸化合物合成减少、分解增加,能量储备下降,单磷酸腺苷和自由肌酸增加,钠钾 ATP 酶活性增加,伴乳酸水平升高,乳酸与丙酮酸比例增加,且与生存率呈负相关。在此过程中,线粒体的功能障碍、结构破坏、数量减少、动力学紊乱、修复异常及其诱发的氧自由基生成增加都促进了 ICU-AW 的发生。此外,维持机体血糖正常可以减轻大脑易受影响区域的神经病理学改变,降低多发性神经病的发病率。高血糖对周围神经轴突有毒性作用,降低轴突的能量传递,通过抑制线粒体功能同样参与了 ICU-AW 发生。

4. 细胞因子　危重症患者常出现各种细胞因子级联释放,如 TNF-α、IL-6 等,一方面加重患者炎症反应,另一方面也影响肌肉蛋白代谢,导致肌萎缩,诱发 ICU-AW。

ICU-AW 累及肢体肌肉及呼吸相关肌肉,导致肌无力的发生。吸气肌肉无力可导致肺容量下降,容易引起肺不张及氧合下降。呼气肌肉无力时会影响患者咳嗽能力,分泌物排出障碍会进一步加重感染,堵塞气道,引起肺不张。另一方面,ICU-AW 对呼吸肌的影响会致使患者撤机困难,延长机械通气时间、住 ICU 时间,以及降低出院后生活质量,使患者难以回归社会活动,增加经济负担。

二、重症相关膈肌无力

重症相关膈肌无力(CIADW)是指发生在重症监护病房(ICU)中的膈肌衰弱。ICU 中,膈肌功能障碍的发生率为 40%~60%,高达 80% 的长期机械通气患者存在膈肌衰弱。熟悉该类疾病的发病机制,早期预防及识别有助于优化治疗策略,改善患者预后。

CIADW 的常见病因主要有机械通气、镇静、脓毒症和营养不良等众多原因。当患者中枢驱动增强,如发生急性呼吸衰竭时,通气负荷增加的同时,膈肌活动也随之增强,过度负荷时将导致肌纤维断裂、膈肌损伤,出现膈肌功能障碍。反之,当患者中枢驱动受到抑制,如镇静、肌松,或呼吸机支持水平设置过高,使患者呼吸驱动过度去负荷,膈肌活动减弱,进而导致蛋白质合成减少、降解增多,引起肌纤维断裂的同时也使肌肉含量减少,发生膈肌萎缩。同时,脓毒血症的氧化应激反应、营养不良均可影响蛋白的合成降解,降低肌肉量,引起膈肌萎缩的发生。

机械通气相关性膈肌功能障碍(VIDD)是 CIADW 常见的表现之一,是指由机械通气、膈肌去负荷所导致的膈肌萎缩、收缩功能障碍,且不能被脓毒血症、药物、代谢紊乱、营养、后天获得性神经肌肉病变等所解释,在 ICU 中十分常见。

机械通气是导致患者发生 VIDD 的主要原因。既往研究证实膈肌的收缩性张力随机械通气时间的延长而逐渐下降。动物模型显示控制通气诱发幼龄和成年动物的膈肌等长收缩张力降低 24%。而使用支持通气方式时也无法避免 VIDD 的发生。长期高水平的压力支持通气可以导致膈肌萎缩和收缩功能障碍,机制与控制通气类似,与膈肌氧化应激和蛋白酶激活相关。

呼吸机模式和参数设置不当时会引起人机对抗,增加呼吸肌做功,导致呼吸肌疲劳从而诱发 VIDD。触发水平设置过高增加患者吸气做功,设置过低引起误触发和人机对抗。PEEP、压力支持水平设置过高使肺泡过度充气,膈肌受压平坦,膈肌血供减少,加重氧化应激;膈肌低平、初长度下降使膈肌收缩效率降低。PEEP、压力支持水平设置过低则会引起呼吸肌疲劳、肺不张和氧合下降。

人工气道增加了气道阻力和触发难度,导致患者吸气费力。而性能较差的呼气阀或持续气流增加了患者的呼气阻力,导致肺过度充气和内源性呼气末正压(intrinsic positive end-expiratory pressure, PEEPi)形成,进一步导致呼吸费力。

呼吸康复可预防膈肌衰弱的进展,主要通过神经刺激和自主呼吸进行训练。有研究证实机械通气前做耐力训练可提高肌肉抗氧化能力,减少相关蛋白酶的激活和活性氧的释放,防止线粒体功能障碍、提高膈肌储备能力。膈神经刺激可以减少膈肌失用性萎缩,同时可以刺激膈神经末梢释放神经递质、神经营养因子来营养膈肌纤维蛋白,目前已被大量研究证实在撤机及恢复膈肌功能中的有效性。

(孙　兵)

参考文献

［1］胡燕,胡晓莹,肖伽,等.早期活动对 ICU 患者身体功能状态影响的 Meta 分析［J］.中华危重病急救医学,2019,31（4）:458-463.

［2］刘蕾,李景辉,刘芙蓉,等.ICU 获得性肌无力病理生理机制的研究进展［J］.中华危重症医学杂志（电子版）,2018,11（2）:133-138.

［3］王晓红,李连弟.呼吸机相关膈肌功能障碍研究进展［J］.中华结核和呼吸杂志,2017,40（9）:703-705.

［4］DEVLIN J W, SKROBIK Y, GÉLINAS C, et al. Executive summary: Clinical practice guidelines for the prevention and management of pain, agitation/sedation, delirium, immobility, and sleep disruption in adult patients in the ICU［J］. Critical Care Medicine, 2018, 46（9）: 1532-1548.

［5］DRES M, GOLIGHER E C, HEUNKS L M A, et al. Critical illness-associated diaphragm weakness［J］. Intensive Care Medicine, 2017, 43（10）: 1441-1452.

［6］MCCOOL F D, TZELEPIS G E. Dysfunction of the diaphragm［J］. New England Journal of Medicine, 2012, 366（10）: 932-942.

［7］POHLMAN M C, SCHWEICKERT W D, POHLMAN A S, et al. Feasibility of physical and occupational therapy beginning from initiation of mechanical ventilation［J］. Critical Care Medicine, 2010, 38（11）: 2089-2094.

［8］STEVENS R D, MARSHALL S A, CORNBLATH D R, et al. A framework for diagnosing and classifying intensive care unit-acquired weakness［J］. Critical Care Medicine, 2009, 37（10 Suppl）: S299-S308.

［9］YANG T, LI Z, JIANG L, et al. Risk factors for intensive care unit-acquired weakness: A systematic review and meta-analysis［J］. Acta Neurologica Scandinavica, 2018, 138（2）: 104-114.

第四章
常见呼吸疾病的诊治思路

本章的学习目标:
- 解释临床诊断思维的基本原理与意义
- 认识呼吸系统疾病分类方法对诊断的价值
- 分析呼吸系统疾病常见症状与询问病史要点
- 列出呼吸系统疾病体格检查与主要体征在诊断中的作用
- 归纳呼吸系统疾病诊断中应用辅助检查的策略
- 列举呼吸系统疾病治疗方案与预防举措

第一节　临床诊断思维的总体概述

从诊断的基本原则来看,呼吸系统疾病的诊断过程并不具有特殊性,而是与其他系统疾病诊断一样,都属于医生应用自身的认知能力来识别潜在疾病,并做出判断与决策的过程。这个过程又被称为临床思维(clinical thinking),是医生需要具备的最基本的临床能力之一。然而与很多人的直觉感受不同,认知心理学研究发现临床思维能力并不存在某种通用的技巧,临床专家与医学生的诊断思考方式基本类似。决定诊断水平的两个决定因素是"经验和信息",即医生以往积累的关于某类疾病特征的记忆或经验是否足够丰富,以及当前要诊断的疾病所呈现的信息是否充分完整。如果让某领域的专家去诊断其他专科的疾病时,其诊断水平可能与医学生也相差无几。唯一不同的是,临床专家似乎能更有效地获取信息,并能发现更关键的信息,这与他们积累的病例经验有关。因此,疾病临床诊断过程的一致性是由人脑的认知规律决定的,而不同系统疾病诊断的特殊性,则是由该系统病症的发病易感因素与临床表现等特点决定的。

运用临床思维的诊断过程包含以下 5 个核心的步骤:详细采集病史;开展针对性体格检查;运用并解读辅助检查;判断与推理分析;做出诊断决策。其中病史可以为准确的诊断提供 60%~80% 的信息。从这个角度来看,呼吸系统疾病诊断中较多的特殊性将在病史采集中体现,例如临床表现中咳嗽与呼吸困难的特点,是否具备致病的常见易感因素,如吸烟或职业暴露等。医生通过详细地交流来获取患者的病史信息,将有助于提高诊断所需的验前概率(pre-test probability)。因为从贝叶斯定理(Bayes theorem)的数学原理可知,提高验后概率(post-test probability)即诊断准确性的变量包含:验前概率与似然比(likelihood ratio, LR)。前者通常依赖对详细病史中易感因素、发病特征与症状特点等信息所形成的诊断可能性的估计。例如,肺栓塞诊断中 Well's 评分就是运用临床决策分析对验前概率进行了量化估计。而后续进行针对性的体格检查以及辅助检查(诊断试验),则都应基于不同的诊断可能性来开展。对于有针对性的诊断试验效能的定量描述就是似然比,可以通过诊断实验的灵敏度与特异度数据推算(详见本章第五节)。临床诊断的过程实际就是根据采集到的不同病情信息,通过各种似然比的迭代,促使验前概率向验后概率不断改变的过程。这也印证在认知科学研究中得到的结论,即无论是病史信息,还是各类诊断试验有效性信息,都对诊断水平的提高起到关键的作用。总之,作为临床医生,只有充分地与患者交流,详尽地了解病史细节;同时结合以往的病例经验,提出合理的诊断假设;然后在了解各类诊断试验评价数据的前提下,有针对性地选择检查;最后结合理性的分析,才能获得准确的诊断。

第二节　呼吸系统疾病特点概述

在身体各系统中,只有呼吸系统时刻对外界环境保持开放,通过气体交换维持身体的氧合与二氧化碳的排出。成人约有 3 亿个肺泡,在约 7L 容积的胸腔中包含的肺泡表面积约 $70m^2$。人体维持合适的肺泡通气血流比例是保证肺部实现有效气体交换的重要条件。因此,外呼吸过程是一组由呼吸神经中枢驱动胸腹运动进行有效的肺部通气,同时有适当的循环血流量配合完成的,涉及复杂生理机制相互协调的过程。一旦在任何这些环节中出现病理过程,就会导致产生各类呼吸系统的疾病。此外,呼吸系统作为开放系统,每日吸入近万升非无菌空气,有机会长期接触外界环境中微生物、蛋白致敏原、化学物质或各类有害颗粒物。虽然强有力的物理防御机制(鼻毛、黏液层、纤毛递送)可能会减少进入肺泡的细菌与有害物的数量,但呼吸系统还须具备其他复杂与完善的防御能力,包括化学防御、细胞吞噬与免疫防御功能等,使得内环境处于免疫稳态。这些过程的紊乱与呼吸系统受到感染、肿瘤以及自身免疫性疾病等病因产生的病理过程有关。

按照上述解剖与生理机制,可将呼吸系统疾病分为三大类:阻塞性肺疾病、限制性肺疾病与肺血管疾病。阻塞性肺疾病是主要导致气道病变的一组疾病,例如慢性阻塞性肺疾病、哮喘以及支气管扩张。限制性肺疾病范围包括肺实质与间质、胸膜、胸廓以及神经肌肉的多种病变,例如各类间质性肺炎、弥漫性肺泡炎症、胸腔积液、气胸、胸廓脊柱畸形以及肌萎缩侧索硬化累及呼吸肌等。肺血管疾病包括肺栓塞、肺动脉高压与肺静脉闭塞症等。如果按致病因素来分类,可包含有害物吸入、损伤、感染、肿瘤、自身免疫紊乱、睡眠呼吸障碍等因素导致的疾病。此外,如果部分致病因素在一定程度或时长上作用,可能导致严重的外呼吸功能障碍,出现以低氧血症和/或高碳酸血症为特征的呼吸衰竭。可依据病史与动脉血气分析做出分类诊断。以上各类疾病的分类方法都可以用作疾病诊断与鉴别诊断时的思维架构,来梳理可能的诊断假设,进行逐一的分析与排查。

无论如何,医生要把握临床诊断的原则,再结合呼吸系统疾病的特点,广泛而全面地从疾病的人口学特点、易感/诱发因素、临床症状的具体特征细节(如发病时间特征、具体严重程度/性质、加重缓解因素、伴随症状情况、病情演变过程、既往病史、个人不良习惯与职业暴露史、家族遗传史等)入手,来开展对病情信息的收集与分析,才能提高呼吸系统疾病诊断水平。

第三节　诊断呼吸系统疾病所需的病史特点

各类呼吸系统疾病的临床症状中,最常见的是呼吸困难、咳嗽、咳痰、胸痛与咯血。在询问病史时,除了获得这些症状的具体程度、性质、变化过程等特点以外,一定还要关注患者的发病年龄、性别、种族、诱因、发病缓急,以及既往病史、吸烟习惯、职业性质与发病暴露等因素,尽可能将疾病的临床特征信息收集完整。这样做不仅有利于将疾病的临床表现链接到病理生理机制来理解不同特征之间的联系,更有助于缩小诊断假设的范围,引导进一步的诊断试验来验证假设与精准定位疾病诊断。

一、呼吸困难

美国胸科学会对呼吸困难的定义如下:呼吸困难是一种主观的呼吸不适感,包括了多种性质不同、强度不一的感受。这种感受来自多种生理、心理、社会和环境因素的相互作用,并可能引起继发性生理和行为反应。对于呼吸困难的患病率缺乏明确的数据，一项 4 900 名中老年人的调查发现全因呼吸困难患病率为 27.2%；另外一项 1 556 位罹患重病住院患者的调查提示有 49% 的患者报告了存在呼吸困难。

从发病时相来看，数小时至数日内发生的呼吸困难称为急性呼吸困难，常见原因包括喉头水肿、哮喘发作、心肌梗死、肺栓塞与气胸；而已持续 4~8 周以上称作慢性呼吸困难，常见病因包括哮喘、慢阻肺病、间质性肺疾病、心功能紊乱与肥胖 / 适应不良。不同年龄患者出现呼吸困难也提示不同可能性，例如哮喘导致的间歇性呼吸困难常见于年轻患者，而慢阻肺病导致的进行性劳力性呼吸困难常见于中老年患者。

不同疾病的患者常对呼吸困难有不同主观描述，包括呼吸困难、气短（shortness of breath）、无法（深）呼吸、呼吸费力、胸闷、窒息甚至劳累等。一些研究试图归纳不同呼吸困难病因与患者描述的关联，例如慢阻肺病患者有时会诉"呼吸不畅"或"无法深呼吸"，随着气道阻塞程度的加重，由轻到重表现为"胸闷""呼吸费力"和"空气不足"感，心衰还可引起"窒息"的感觉。通过关注患者对呼吸困难的口头描述，可能有助于医生避免低估呼吸困难的程度，为基础诊断提供线索。另一方面，询问病史时需要对呼吸困难的程度进行相对客观的测评，以防止"患者主观上并未意识到自己已通过降低日常活动强度，还报告呼吸困难并未加重"的假象。医生应询问具体活动方式或强度对患者症状的影响，并与发病前状态对比。也可以采用基线呼吸困难指数、Borg 评分或改良英国医学研究委员会呼吸困难量表（mMRC）等评估工具。

此外，了解呼吸困难的诱因与加重缓解因素，也十分有助于提示诊断。例如哮喘患者常在对特定物质过敏后诱发呼吸困难症状；自发性气胸患者在剧烈运动期间突然发生症状；而慢阻肺病或间质性肺炎患者的慢性呼吸困难虽然不易发现明确的始发诱因，但常会因活动量增加而加重，减少活动强度时缓解。相反，由于精神心理因素导致的呼吸不畅患者却会表示在活动增加（因注意力转移）时症状减轻，依此可与器质性心肺疾病相鉴别。还有一些呼吸困难与不同的体位变动有关，如夜间阵发性呼吸困难、端坐呼吸常见于左心衰或部分慢阻肺病患者；平卧呼吸、斜卧呼吸与直立位低氧血症则提示部分房间隔缺损、卵圆孔未闭，以及各类肺内分流或通气血流比例失调的疾病，如肝肺综合征或肺动静脉畸形。

最后，询问获取特定的伴随症状可缩小鉴别诊断的范围，例如咳嗽、发热、鼻塞、胸痛、浮肿、咯血或肌无力等。咳嗽、发热常提示呼吸困难与呼吸道感染相关；胸痛、咯血或非对称性下肢浮肿可能提示急性肺栓塞与下肢深静脉血栓；肌无力症状则需要评估是否有神经肌肉病变导致的呼吸困难。

二、咳嗽

咳嗽是患者就诊时最常见的疾病主诉，也是第二常见寻求常规医学检查的原因。虽然面对轻微和短程的咳嗽，患者常自行处置。但需要注意的是，那些前来就诊的咳嗽患者，不是因为症状持续时间较长，就是因为出现与以往咳嗽不同的情况，导致他们产生不安而就诊。据统计在呼吸科门诊中，因长期咳嗽而就诊治疗的患者可占到门诊量的 40%。评估咳嗽患者的首要方法是全面了解病史，特别注意以下方面：发病诱因、急性还是慢性、有痰还是干咳、咳嗽的性质与频率、咳嗽的时间特征、痰液量与性质，以及其他伴随症状。约有 70% 的咳嗽仅凭病史就能作出正确诊断。

从发病时相来看，急性咳嗽（<3 周）常见于呼吸系统感染，如急性上呼吸道感染、支气管肺炎、肺炎或过敏 / 刺激物吸入等。持续大于 3 周的咳嗽可分为亚急性咳嗽（3~8 周）和慢性咳嗽（>8 周）。慢性咳嗽而就诊的患者多为女性，因为她们咳嗽反射的敏感性往往更高。亚急性咳嗽患者中近 50% 是呼吸道感染后咳嗽症状迁延，常未行特异性治疗即自行消退。慢性咳嗽最常见的病因有上气道咳嗽综合征（upper airway cough syndrome，UACS，常由鼻后滴漏引起）、哮喘和胃食管反流；少见的病因如嗜酸性粒细胞性支气管炎、慢性支气管炎、支气管扩张、肿瘤、气道异物、间质性肺疾病、习惯性咳嗽或者血管紧张素转化酶抑制剂（angiotensin converting enzyme inhibitor，ACEI）的不良反应等。在排除了常见病因，或者存在相关病史时需要考虑。

除了关注病程以外,还要仔细询问患者咳嗽的相关特征,以迅速缩小鉴别的范围。例如年轻患者常见哮喘或感染后咳嗽,中老年患者则要关注潜在的肿瘤。关注发病诱因中是否存在呼吸道感染、ACEI药物的服用或有害物/异物吸入的病史。关注伴随症状中鼻塞流涕、咽部分泌物倒流症状提示UACS;伴有喘息提示哮喘等。还须了解咳嗽的性质与频率,例如夜间频繁咳嗽常提示哮喘可能;频繁干咳须注意肿瘤、间质性肺病或ACEI药物相关;明显的湿性呛咳提示鼻后滴漏;咳嗽频率不高,且在注意力转移后不咳的焦虑患者,要考虑心因性/习惯性咳嗽。如咳嗽伴有痰液还应了解痰液量与颜色。如黄脓色常提示感染;痰中带血要考虑结核、肿瘤或支气管扩张;咽部大量白色黏痰则是鼻后滴漏的常见特点。总之,75%~90%的慢性咳嗽患者可获得明确诊断。

三、胸痛

胸痛是患者就诊最常见的原因之一,是急诊就诊时第二常见的主诉。因为与胸痛相关病因涉及体内多个重要脏器,误诊漏诊的后果风险较大,所以每个胸痛病例都要仔细评估。几项针对门诊患者的胸痛研究提示,33%~50%为肌肉骨骼源性,10%~20%为消化道疾病,10%有稳定型心绞痛,5%有呼吸系统疾病,2%~4%为心肌梗死。危及生命的胸痛病因有急性冠脉综合征(acute coronary syndrome,ACS)、急性主动脉夹层、肺栓塞、张力性气胸、心脏压塞与纵隔炎(如食管破裂)。

胸痛病史应包含对胸痛特征详细描述与对伴随症状的了解。其中对胸痛描述应包括疼痛性质、严重程度、部位与放射、时间特点、诱发因素、加重/缓解因素等。例如与呼吸系统疾病关系较密切的特征性胸痛是胸膜痛(pleuritic pain),通常由炎症、损伤或者肿瘤累及胸膜所致。胸膜痛的特点包括局限性单侧胸痛,与呼吸运动相关,常被描述为"尖锐"、"灼烧感"或"触痛",随着深呼吸而加重,咳嗽或打喷嚏会引起强烈痛苦,因此屏住呼吸可以减少疼痛,患者常不愿大声说话或呈现"呼吸浅速"的表现。伴随症状常有呼吸困难与感染症状等。如果膈肌顶部胸膜累及还可以有同侧肩部的放射痛。依据病因不同,胸膜痛可以是急性或逐渐加重,前者常见于自发性气胸、肺炎或肺栓塞,后者常见于结核胸膜炎或肿瘤侵犯。胸壁骨骼肌肉神经相关的疼痛与胸膜痛相似,但是前者常在用力呼吸时加重,平静呼吸常不受影响。肋间神经炎产生刀割样疼痛伴有短促放电感。胸壁肌肉的疼痛常能发现过度用力的诱因;而肋骨相关的疼痛局部定位比较明确。胸痛常见的心血管与消化道因素在本节中不具体展开,但诊断的思路与询问的要点是相似的,是呼吸系统疾病的鉴别诊断过程中需要着重排除的因素。

四、咯血

下呼吸道出血经口排出的过程称为咯血。程度从间歇痰中带血丝到明显连续咯出整口鲜血均可出现。尽快确定出血的部位与原因非常重要。在发达国家,支气管炎、支气管肺癌和支气管扩张是咯血的最常见原因,而肺结核和肺吸虫感染在其流行国家是咯血更常见的病因。对于咯血来源的分析一般按照解剖结构分类,如气道、肺实质、肺血管以及隐源性,其中凝血异常、医源性出血、肺子宫内膜异位症出血被归入肺实质出血。

全面了解病史是诊断咯血的关键。包括详细询问出血的来源(与上呼吸道、消化道出血鉴别)、出血的量与频率、血性物的外观性质、诱发因素、发病时相、相关伴随症状,以及既往病史与导致出血的用药史等。虽然与呕血区分有很多方法,如仔细地询问血性物特征、排出血方式、伴随症状、结合既往病史与患者感受等。但是少量上呼吸道隐匿出血(如鼻出血)有时与咯血却很难区别,需要仔细了解出血的方式与特征。咯血的量可以变化很大,要确定是否存在大咯血(24小时内咯血量不少于500ml,或者出血速度不低于100ml/h),并对患者采取紧急救治措施。支气管肺癌常见少量痰中带血,而感染性疾病如肺结核、肺脓肿、肺曲霉球等出血量较多。多数咯血来自支气管动脉,一般为鲜红色,出血量多时可有暗红色血块。均匀淡红色痰血可能是左心衰肺水肿的表现,需要结合其他病史与症状分析。发病诱因可以是呼吸道感染、酗酒、异物、损伤或抗凝药物使用等。病程较长反复发生的咯血一般与慢性感染、基础疾病、用药史等相关；但多数咯血病史都是急性或亚急性的，重点按照发病部位与患病率来分析排查原因，例如对于年龄较大患者更要关注潜在的恶性肿瘤风险。伴随症状主要关注感染征象、呼吸困难，以及是否存在多系统累及的表现等。另外，既往病史与用药史，个人史中的吸烟饮酒与饮食喜好，以及职业暴露或家族遗传病史都对咯血的诊断有重要的鉴别与提示价值。一般咯血的诊断需要进一步胸部 CT 与支气管镜检查的协助，但仍有 20%~30% 的咯血无法确定病因。

五、其他病史信息的价值

除了对现病史信息进行深入挖掘以外，仔细回顾患者的其他病史如既往史、用药史、个人史（包括不良生活习惯、过敏史等）、旅行史与职业暴露史以及家族遗传史等，都可以起到提供重要诊断线索的作用。有时某些关键信息甚至可以起到即刻明确诊断的效果。但想要获得这些信息，同样依赖医生丰富的背景知识、阅历与高超的沟通技巧。因为问诊的关键在于提出有价值的问题，并时刻明确提问背后的诊断逻辑。

1. 既往史与当前呼吸系统症状的相关性　可能是旧病新发（如支气管扩张、哮喘、肺结核等）、也可能其他疾病进展（如系统性结缔组织疾病累及肺部）、各类创伤的后遗影响（气管插管拔管后出现气道喘鸣；长期卧床制动导致肺栓塞），或者肿瘤侵犯（如既往乳腺癌术后发现肺部转移灶）、又或是基础疾病成为危险因素（如糖尿病控制不佳，易感肺结核；胃食管反流与慢性咳嗽、哮喘控制不佳或特发性肺纤维化相关）。

2. 用药史着重关注药物的不良反应或过敏　例如抗凝/抗血小板药物引发咯血、ACEI 类高血压药物导致慢性咳嗽、某些化疗药物或心律失常药物导致肺纤维化、口服避孕药物引发静脉血栓栓塞（venous thromboembolism，VTE），水杨酸类药物导致的过敏引发哮喘，以及各类毒品滥用对肺部的损害等。

3. 呼吸系统疾病的个人史　首要关注的是患者的吸烟史，询问吸烟史必须防止被患者近期因病已停止吸烟事实的干扰，反复挖掘患者既往吸烟的量与时长，对于评估吸烟相关疾病的危险因素至关重要。此外，冶游史或同性性行为导致人类免疫缺陷病毒（human immunodeficiency virus，HIV）感染的风险明显增加，提示呼吸困难症状与肺部特异性感染相关，如耶氏肺孢子菌肺炎。长期的过敏病史提示哮喘或过敏性肺泡炎。个人口腔卫生习惯不良可以导致放线菌感染。喜爱饲养鸟类宠物有机会接触排泄物而导致隐球菌的感染。月经史规律还能为肺子宫内膜异位症导致的咯血提供诊断线索。

4. 旅行史与职业暴露史对于呼吸系统疾病的诊断也十分重要　多数与特异性病原菌的感染风险增加相关，如结核的感染与接触流动人口或居住环境卫生条件不佳相关；某些特殊的地方性真菌孢子接触与旅行或工作史有关，如球孢子菌和格特隐球菌感染；多种呼吸道传染病如流感或新冠病毒的感染风险增加与人群聚集的暴露有关。长途旅行史还与静脉血栓栓塞风险增高有关。另外，更多的特殊职业暴露于各类有害物质如粉尘、矿工或石棉，可导致哮喘、硅沉着病、化学性肺损伤、过敏性肺炎，甚至肺癌与恶性胸膜间皮瘤。

5. 家族遗传史常能为一些呼吸系统少见病提供诊断的线索　例如遗传性出血性毛细血管扩张症（hereditary hemorrhagic telangiectasia，HHT）、纤毛不动综合征、先天性免疫缺陷综合征、遗传性易栓症、囊性肺纤维化以及 α_1 抗胰蛋白酶缺乏症等。家族史还能为一些聚集性的病原感染如结核或有害物暴露所致病变的诊断提供依据。

第四节　诊断呼吸系统疾病所需的体格检查

虽然体格检查（简称体检）常与病史采集一同被关联起来视作基本临床技能，然而在实际临床诊断过程中，体格检查实际是一种运用物理手段，对问诊过程中形成的诊断假设进行初步的验证与排查，是既经济又有效的诊断试验。这种方法在 19~20 世纪以前,当各类物理成像与生物、化学技术尚未被广泛应用于临床诊断时,曾在医学发展的历史中占主导地位。举例来说,法国医生 René Laennec 在 19 世纪早期发明听诊器用于诊断肺部疾病的划时代意义,并不亚于后来 X 线或 CT 应用于临床的价值。时至今日,医生们仍可通过详尽的病史与体检来明确大约 88% 初级医疗中的疾病诊断。此外,通过体检又可以收集更多客观病情信息,观察随访病情变化用于后续的诊断与评估,也更利于加深医患之间的联系与信任度。

对呼吸系统进行体检过程有着充分的代表性,即运用经典的视诊、触诊、叩诊与听诊 4 种基本体检技巧,呈现出各种与疾病相关的胸肺体征与相关体征。但在实际工作中为了提高诊断效率,医生体检过程中应根据之前诊断假设的辨识需求,带着分析与验证的思路,开展既有局部针对性又能兼顾系统性的检查。由于大多数呼吸系统疾病常可表现出听诊的异常,因此医生有时会先进行听诊,当发现异常时再用叩诊或触诊来证实。

1. 视诊　一般情况下,检查从视诊开始。有经验的医生在与患者开始交谈、询问病史时就已经开始视诊,观察患者表情、面(唇)色、体型、体态、语音语调、营养状况、呼吸状况、精神状态等,并将发现的信息部分融合进问诊的思考中。正式体检往往从生命体征的测量开始,其中体温、心率和呼吸频率对呼吸系统疾病的诊断价值更大。胸痛患者还要做好疼痛程度评估。给患者测量脉搏血氧饱和度,是明确是否存在低氧血症与评判病情严重程度简单快速的方法。海平面静息状态下,脉搏血氧饱和度 <95% 即为异常。对于特殊呼吸慢病患者(如慢阻肺病、肺纤维化或肺动脉高压)的 6 分钟步行试验是测量身体机能和治疗反应的良好指标。视诊还包括仔细观察患者是否存在胸廓/脊椎畸形、辅助呼吸肌使用、局部典型皮损、颈静脉充盈异常或杵状指等现象。

2. 触诊　在呼吸系统查体中主要关注胸廓运动是否对称、损伤局部的定位是否明确、是否存在皮下气肿与捻发感以提早发现气胸的线索等。在各类呼吸困难的患者中,触觉语颤可以大致区分肺组织存在通气不良或传导异常(如阻塞性肺不张、胸腔积液、气胸等)还是大面积肺组织的实变(如肺炎)。此外,触诊还可以快速检查锁骨上等浅表部位的肿大淋巴结(常与肿瘤转移相关),以及气管位置是否受到肺组织病变影响而偏离中线等征象。

3. 叩诊　在慢阻肺病与胸腔积液等疾病的诊断中有一定作用。例如通过胸背部叩诊来判断肺下界与活动范围,慢阻肺病/肺气肿患者出现肺下界下移,活动范围缩小,叩诊常呈现过清音。大量胸腔积液患者的叩诊呈现浊音甚至实音,与同样是触觉语颤减弱的气胸患者相比,可以进行体征上的区分(气胸呈现明显的鼓音)。

4. 听诊　在呼吸系统疾病的检查中价值最大,常应用听诊器进行检查。呼吸系统的听诊主要关注呼吸音的音调、性质与分布是否异常,以及是否存在各类附加音。音调常见的有呼吸音减低或消失,双侧弥漫减低常见于慢阻肺病/肺气肿患者,单侧减低或消失常见局部病变相关(阻塞性肺不张、胸腔积液或气胸等)。呼吸音调也可增高同时伴有呼吸音分布异常(如支气管呼吸音出现在肺泡区),可见于由肺炎渗出导致的肺实变。呼气延长是性质变化,常见于慢阻肺病与哮喘发作等情况。附加音包括鼾音/喘鸣(stridor)、湿啰音、干啰音、哮鸣音、爆裂音与胸膜摩擦音等,分别提示气道狭窄、感染或非感染因素导致的肺部渗出、痰液异物阻塞、支气管痉挛狭窄、肺间质病变导致的肺泡萎陷,以及胸膜渗出等疾病,为疾病的诊断提供诊断依据。此外,在听诊时还可以进行一系列语音传导试验(vocal transmission tests),包括听觉语颤、支气管语音、羊鸣音、耳语音等,目的也是证实肺组织密度变化与病灶定位的关系。

在检查过程中,医生需要时刻带着诊断分析的思路,对呼吸系统病变相关的其他部位也进行有针对性的检查。例如怀疑肺栓塞的患者需要仔细检查下肢是否存在非对称性的肿胀;考虑肿瘤转移要对原发部位进行检查以及完善浅表淋巴结的触诊;对呼吸困难的鉴别要求常规对心脏的杂音与心律进行仔细的听诊;怀疑误吸后感染的患者完善神经系统与吞咽功能的检查;怀疑结缔组织病或风湿免疫疾病累及肺部时,要注意发现是否存在肺外体征,如典型皮疹、关节病变等线索。

即便如此,现代医生们对于体格检查意义的认识,可能只是停留在态度层面,认为这是需要传承的一种医学基本技能,但对于其在诊断过程中真实价值认识依旧模糊。虽然偶尔发现体检在个案诊断中价值有所显现,其实内心仍无法对抗来自各类现代辅助检查的"诱惑",一定程度上弱化体格检查的作用。事实上,同样作为一种诊断试验,体格检查方法也是可以被量化与评估的,在此基础上形成的循证物理诊断(evidence-based physical diagnosis),能在很多临床问题上帮助医生提供高效而经济的床旁判断方法。例如研究发现在触觉语颤消失的情况下,诊断胸腔积液的灵敏度是82%,特异度是86%,阳性似然比5.7,阴性似然比0.2,提示诊断价值较大;而哮鸣音在诊断慢性气道阻塞中的灵敏度为13%~56%,特异度为86%~99%,阳性似然比仅为2.6,阴性似然比0.8,则诊断价值较小。同样在对后续辅助检查的评估与选择中,也应遵循这种科学循证的诊断思路。

第五节 诊断呼吸系统疾病所需的辅助检查

临床辅助检查作为一类重要的诊断试验,医生在实施检查时应遵循以下逻辑原则:决定是否进行诊断试验,应取决于检查结果是否可能影响医生的诊疗决策。如果医生根据现有的临床表现和患病率,已能确定患者得某种疾病(有很高的验前概率),此时进一步检查结果对于决策影响不大,那就没有必要进行检查。同样,如果医生认为患者得某种疾病的可能性很低(极低的验前概率),那也不应该进行检查,因为检查结果很可能改变不了该项疑诊的可能性。只有当医生对疾病发生的可能性居中,进一步检查结果才可能影响医生的决策(增加确诊或排除的依据)时,诊断试验是最有用的。

诊断试验之所以一定程度能够改变验前概率,是因为每项试验的效能都对应着特定的似然比(来源于试验的灵敏度与特异度的融合,指某项试验结果的患病人群百分比除以相同试验结果的健康人群百分比)。理想状态下试验异常的结果应该更多的出现在患病人群中(高似然比);而试验正常结果应该更多地出现的在健康人群中(低似然比)。当似然比为1时对决策没有帮助,相反就能影响医生对患病概率的评估。例如一位28岁男性根据病史体检,估计了30%肺栓塞的验前概率,当他的肺通气血流灌注扫描是正常时,这个检测结果的似然比0.1,运用贝叶斯公式计算得到肺栓塞的验后概率仅为3%,可以基本排除肺栓塞。然而,通过数学方法可以证明,当由病史与体征构成的验前概率不清楚时,似然比的作用也很有限,验前概率的精确性对后续任何试验结果的解释都将产生显著的影响。因此,病史与体格检查一直都是非常根本和重要的,当临床医师缺乏临床特征的可预测值信息时,他们必须依赖流行病学数据、受培训程度、阅历和临床敏锐性来获得验前概率。总之,一个准确的验前概率和后续试验能很好地优化临床诊断。要选择某项诊断试验是否可以让当前的临床疑诊获益,还必须综合考虑这项诊断试验的成本、有效性、疾病的验前概率以及治疗方法的利弊等因素。

常用的呼吸系统的辅助检查有:各类相关实验室检查(其中包括病原微生物相关检查、血气分析、过敏原检测、胸腔积液分析等)、各类呼吸系统相关的影像学检查(其中包括超声、核医学与右心导管检查)、肺功能检查、各类支气管镜/胸腔镜检查、各类组织/细胞的病理学检查等。除了诊断疾病以外,部分辅助检查还具有评估病情程度的价值,例如肺功能检查、血气分析与肺部影像等。对于这些辅助检查如何有效应用的底层思路与规则已经在上文阐述,具体检查的内容限于篇幅不再展开。但是建议呼吸科医生在选择辅助检查前,应尽可能切实了解这些检查方法的具体细节,包括有效性数据(灵敏度、特异度、似然比)、应用条件、潜在风险、花费与获益等,然后利用询问病史与体格检查对诊断假设的验前概率进行准确估计的前提下,同时参考患者的意愿后,再决定安排有针对性且适当的辅助检查来提高诊断的效率与水平。

第六节　呼吸系统疾病的治疗选择概述

大多数呼吸系统病变属于内科疾病,主要通过药物进行治疗。药物治疗类型进一步又可分为:抗感染药物、支气管扩张药物、镇咳/祛痰/止痛等对症治疗药物、抗凝与肺血管扩张药物、抗炎症药物,以及癌症化疗、靶向治疗与免疫治疗等。上述治疗方法分别对应各类微生物导致的肺部感染、急慢性气道疾病、各类呼吸疾病导致的咳嗽/咳痰/疼痛症状、肺栓塞以及肺动脉高压疾病、哮喘以及间质性肺炎或风湿免疫性疾病对肺部的累及、晚期的肺与胸膜的恶性肿瘤等。

第二有氧疗与呼吸支持治疗,主要针对各类疾病导致的急慢性呼吸衰竭,例如慢阻肺病急性加重、重症肺炎、睡眠呼吸障碍疾病以及多因素导致的急性呼吸窘迫综合征(acute respiratory distress syndrome, ARDS)。

第三是各类手术治疗,包括外科手术切除、呼吸内镜介入治疗、放射介入治疗、肺移植等。分别应用于早期的支气管/肺的恶性肿瘤、毁损或异常肺组织的切除;气道内肿瘤切除、异物取出、支架植入、难治哮喘的支气管热成形术;咯血支气管动脉造影与栓塞、肺动静脉瘘的封堵;各类终末期肺部疾病,如慢阻肺病、间质性肺疾病、囊性纤维化、α_1抗胰蛋白酶缺乏症和特发性肺动脉高压患者的治疗选择。

第四是呼吸康复治疗,可以改善慢性呼吸疾病患者的症状、生存质量、肺功能及医疗资源使用情况。支持呼吸康复有益的大多数证据来自关于慢阻肺病患者的研究,对于有症状的气流阻塞患者,尤其是综合评估分组为 B 和 E 组慢阻肺病患者,呼吸康复联合戒烟、优化血气状况以及药物治疗是理想治疗方案的一部分。此外,在除慢阻肺病以外的呼吸系统疾病患者中得到的结果证实,呼吸康复对有症状的其他呼吸系统疾病患者,例如间质性肺疾病、支气管扩张、囊性纤维化、哮喘、肺动脉高压、肺癌,以及肺移植后也有益处。

除了各类针对疾病的治疗以外,对于呼吸系统疾病还需要重视预防工作,以减少患者的疾病负担以及疾病带来的经济与社会的负担。需建立呼吸系统疾病三级预防体系,包括以控制吸食烟草、治理大气污染、加强职业暴露防护、注射病原体疫苗防护为核心的一级预防体系;以普及针对高危人群的肺功能评估、低剂量胸部 CT 检查为核心的二级预防体系;以加强呼吸系统疾病规范诊治与慢病管理为核心的三级预防体系,从而减少呼吸系统疾病的发生与患病率、改善疾病预后、提高生活质量。

(王筝扬)

参考文献

[1] GUYENET P G, BAYLISS D A. Neural Control of Breathing and CO_2 Homeostasis[J]. Neuron, 2015, 87(5): 946-961.

[2] SMITH J C, ABDALA A P, BORGMANN A, et al. Brainstem respiratory networks: building blocks and microcircuits[J]. Trends in Neurosciences, 2013, 36(3): 152-162.

[3] WIJDICKS E F M. The neurology of acutely failing respiratory mechanics[J]. Annals of Neurology, 2017, 81(4): 485-494.

[4] LECKY B R, MORGAN-HUGHES J A, LANDON D N, et al. Intercostal muscle acetylcholine receptors in longstanding ocular myasthenia[J]. Lancet, 1980, 2(8207): 1311-1312.

[5] SANDERS D B, WOLFE G I, BENATAR M, et al. International consensus guidance for management of myasthenia gravis: Executive summary[J]. Neurology, 2016, 87(4): 419-425.

[6] 中国病理生理危重病学会呼吸治疗学组. 重症患者气道廓清技术专家共识[J]. 中华重症医学电子杂志, 2020, 6(3): 272-282.

[7] HOMNICK D N. Mechanical insufflation-exsufflation for airway mucus clearance[J]. Respiratory Care, 2007, 52(10): 1296-

1307.

［8］HUMBERT M, GUIGNABERT C, BONNET S, et al. Pathology and pathobiology of pulmonary hypertension：state of the art and research perspectives［J］. European Respiratory Journal, 2019, 53（1）：1801887.

［9］MENDES F A, GONÇALVES R C, NUNES M P, et al. Effects of aerobic training on psychosocial morbidity and symptoms in patients with asthma：a randomized clinical trial［J］. Chest, 2010, 138（2）：331-337.

［10］NEEDHAM D M, WANG W, DESAI SV, et al. Intensive care unit exposures for long-term outcomes research：development and description of exposures for 150 patients with acute lung injury［J］. Journal of Critical Care, 2007, 22（4）：275-284.

［11］RYERSON C J, ABBRITTI M, LEY B, et al. Cough predicts prognosis in idiopathic pulmonary fibrosis［J］. Respirology, 2011, 16（6）：969-975.

［12］TRUONG A D, FAN E, BROWER R G, et al. Bench-to-bedside review：mobilizing patients in the intensive care unit—from pathophysiology to clinical trials［J］. Critical Care, 2009, 13（4）：216.

［13］中华医学会呼吸病学分会肺栓塞与肺血管病学组, 中国医师协会呼吸医师分会肺栓塞与肺血管病工作委员会, 全国肺栓塞与肺血管病防治协作组, 等. 中国肺动脉高压诊断与治疗指南（2021 版）［J］. 中华医学杂志, 2021, 101（1）：11-51.

［14］中华医学会心血管病学分会肺血管病学组, 中华心血管病杂志编辑委员会. 中国肺高血压诊断和治疗指南 2018［J］. 中华心血管病杂志, 2018, 46（12）：933-964.

［15］欧昶毅, 冉昊, 邱力, 等. 127 例次重症肌无力患者危象前状态相关因素的分析［J］. 中华医学杂志, 2017, 97（37）：2884-2889.

［16］葛慧青, 孙兵, 王波, 等. 重症患者气道廓清技术专家共识［J］. 中华重症医学电子杂志（网络版）, 2020, 6（3）：272-282.

［17］周怡, 赵卫国, 陈兵, 等. 重症肌无力患者肺功能改变及其与临床肌无力严重度的相关分析［J］. 中华神经医学杂志, 2010, 9（5）：517-520.

［18］NEEDHAM D M, WANG W, DESAI S V, et al. Intensive care unit exposures for long-term outcomes research：development and description of exposures for 150 patients with acute lung injury［J］. Journal of Critical Care, 2007, 22（4）：275-284.

［19］BROADDUS V C, MASON R J, ERNST J D, et al. Murray & Nadel's textbook of respiratory medicine［M］. 6th ed. Philadelphia：Elsevier Inc. Saunders, 2016.

［20］CARSON K V, CHANDRATILLEKE M G, PICOT J, et al. Physical training for asthma［J］. Cochrane Database of Systematic Reviews, 2013, 9：CD001116.

［21］GOLD. Global strategy for prevention, diagnosis and management of COPD：2023 report［EB/OL］.（2022-11-16）［2023-9-20］. https：//goldcopd.org/2023-gold-report-2/.

［22］HE J, LI X, LUO H, et al. Galectin-3 mediates the pulmonary arterial hypertension-induced right ventricular remodeling through interacting with NADPH oxidase 4［J］. Journal of the American Society of Hypertension, 2017, 11（5）：275-289.

［23］HERRIDGE M S, TANSEY C M, MATTÉ A, et al. Functional disability 5 years after acute respiratory distress syndrome［J］. New England Journal of Medicine, 2011, 364（14）：1293-1304.

［24］HOGG J C. Pathophysiology of airflow limitation in chronic obstructive pulmonary disease［J］. Lancet, 2004, 364（9435）：709-721.

［25］HUERTAS A, GUIGNABERT C, BARBERÀ J A, et al. Pulmonary vascular endothelium：the orchestra conductor in respiratory diseases：Highlights from basic research to therapy［J］. European Respiratory Journal, 2018, 51（4）：1700745.

［26］胡燕, 胡晓莹, 肖伽, 等. 早期活动对 ICU 患者身体功能状态影响的 Meta 分析［J］. 中华危重病急救医学, 2019, 31（4）：458-463.

［27］刘蕾, 李景辉, 刘芙蓉, 等. ICU 获得性肌无力病理生理机制的研究进展［J］. 中华危重症医学杂志（电子版）, 2018, 11（2）：133-138.

［28］王晓红, 李连弟. 呼吸机相关膈肌功能障碍研究进展［J］. 中华结核和呼吸杂志, 2017, 40（9）：703-705.

［29］DEVLIN J W, SKROBIK Y, GÉLINAS C, et al. Executive summary：clinical practice guidelines for the prevention and management of pain, agitation/sedation, delirium, immobility, and sleep disruption in adult patients in the ICU［J］. Critical Care Medicine, 2018, 46（9）：1532-1548.

［30］DRES M, GOLIGHER E C, HEUNKS L M A, et al. Critical illness-associated diaphragm weakness［J］. Intensive Care Medicine, 2017, 43（10）：1441-1452.

［31］MCCOOL F D, TZELEPIS G E. Dysfunction of the diaphragm［J］. New England Journal of Medicine, 2012, 366（10）：932-942.

［32］POHLMAN M C, SCHWEICKERT W D, POHLMAN A S, et al. Feasibility of physical and occupational therapy beginning from initiation of mechanical ventilation［J］. Critical Care Medicine, 2010, 38（11）: 2089-2094.

［33］STEVENS R D, MARSHALL S A, CORNBLATH D R, et al. A framework for diagnosing and classifying intensive care unit-acquired weakness［J］. Critical Care Medicine, 2009, 37（10 Suppl）: S299-308.

［34］YANG T, LI Z, JIANG L, et al. Risk factors for intensive care unit-acquired weakness: A systematic review and meta-analysis［J］. Acta Neurologica Scandinavica, 2018, 138（2）: 104-114.

［35］CELLI B R. UpToDate 临床顾问. 肺康复［DS/OL］. 马壮, 译.（2020-06-10）［2021-02-18］. https://www.uptodate.cn/contents/zh-Hans/pulmonary-rehabilitation?search= 肺康复 &source=search_result&selectedTitle=1~96&usage_type=default&display_rank=1#H22.

［36］HOLLANDER J E, CHASE M. UpToDate 临床顾问. 成人胸痛的急诊科评估［DS/OL］. 潘曙明, 译.（2020-05-05）［2021-02-18］. https://www.uptodate.cn/contents/zh-Hans/evaluation-of-the-adult-with-chest-pain-in-the-emergency-department?search= 胸痛 &topicRef=6832&source=see_link.

［37］SCHWARTZSTEIN R M, UPTODATE 临床顾问. 呼吸困难患者的评估［DS/OL］. 陈欣, 译.（2020-05-27）［2021-02-18］. https://www.uptodate.cn/contents/zh-Hans/approach-to-the-patient-with-dyspnea?search= 呼吸困难 &source=search_result&selectedTitle=1~150&usage_type=default&display_rank=1#H3413264743.

［38］WEINBERGER S E. UpToDate 临床顾问. 成人中非危及生命的咯血的评估［DS/OL］. 郭纪全, 译.（2019-12-17）［2021-02-18］. https://www.uptodate.cn/contents/zh-Hans/evaluation-of-nonlife-threatening-hemoptysis-in-adults?search= 咯血 &source=search_result&selectedTitle=1~150&usage_type=default&display_rank=1.

［39］王筝扬, 向阳. 临床思维的基本原理［J］. 中国毕业后医学教育, 2020, 4（2）: 98-107.

［40］ABRAMSON M, MATHESON M, WHARTON C, et al. Prevalence of respiratory symptoms related to chronic obstructive pulmonary disease and asthma among middle aged and older adults［J］. Respirology, 2002, 7（4）: 325-331.

［41］ANDERSEN P E. Imaging and interventional radiological treatment of hemoptysis［J］. Acta Radiol, 2006, 47（8）: 780-792.

［42］BÖSNER S, BECKER A, HAASENRITTER J, et al. Chest pain in primary care: epidemiology and pre-work-up probabilities［J］. European Journal of General Practice, 2009, 15（3）: 141-146.

［43］EBELL M H. Evaluation of chest pain in primary care patients［J］. American Family Physician, 2011, 83（5）: 603-605.

［44］KASTELIK J A, AZIZ I, OJOO J C, et al. Investigation and management of chronic cough using a probability-based algorithm［J］. European Respiratory Journal, 2005, 25（2）: 235-243.

［45］KELSALL A, DECALMER S, MCGUINNESS K, et al. Sex differences and predictors of objective cough frequency in chronic cough［J］. Thorax, 2009, 64（5）: 393-398.

［46］KWON N H, OH M J, MIN T H, et al. Causes and clinical features of subacute cough［J］. Chest, 2006, 129（5）: 1142-1147.

［47］MCGEE S. Evidence-based physical diagnosis［M］. Philadelphia: Elsevier, 2018.

［48］MCGEE S. Simplifying likelihood ratios［J］. Journal of General Internal Medicine, 2002. 17（8）: 646-649.

［49］MOY M L, WOODROW WEISS J, SPARROW D, et al. Quality of dyspnea in bronchoconstriction differs from external resistive loads［J］. American Journal of Respiratory and Critical Care Medicine, 2000, 162（2 Pt 1）: 451-455.

［50］PARSHALL M B, SCHWARTZSTEIN R M, ADAMS L, et al. An official American Thoracic Society statement: update on the mechanisms, assessment, and management of dyspnea［J］. American Journal of Respiratory and Critical Care Medicine, 2012, 185（4）: 435-452.

［51］PRASAD R, GARG R, SINGHAL S, et al. Lessons from patients with hemoptysis attending a chest clinic in India［J］. Annals of Thoracic Medicine, 2009, 4（1）: 10-12.

［52］SPRUIT M A, SINGH S J, GARVEY C, et al. An official American Thoracic Society/European Respiratory Society statement: key concepts and advances in pulmonary rehabilitation［J］. American Journal of Respiratory and Critical Care Medicine, 2013, 188（8）: e13-e64.

总　结

　　越来越多的研究支持呼吸康复可降低死亡率。研究显示呼吸康复改善运动能力和运动期间的呼吸力学。出院后 2 周内参与呼吸康复的患者较出院后 2 个月开始相同的呼吸康复计划的患者,其运动能力获益更大。呼吸康复的实施,需要对患者进行系统的评估和诊治,以及对患者的呼吸系统疾病导致的呼吸系统病理生理的改变的理解,对患者出现呼吸衰竭原因的分析,针对原因进行个体化方案的制订和落实。因此常见疾病的诊断,基于原发病的治疗是呼吸康复的基础。在参与呼吸康复项目前,需要个体化评估每位患者呼吸功能受损程度、运动耐量、共存疾病(尤其是心脏、肌肉骨骼和神经系统疾病)以及认知-语言-心理社会问题。肺量计检查、一氧化碳弥散量,以及运动能力测试,有助于为康复项目制订合适的训练方案,并且有助于呼吸康复后的疗效评价。

(葛慧青)

第三篇

呼吸康复团队建设及患者管理

第一章
呼吸康复的总体框架

本章的学习目标：
- 了解呼吸康复的总体框架
- 了解呼吸康复人员配置
- 掌握呼吸康复从业人员的角色分工

呼吸康复为"促防诊控治康"全方位健康照护中重要组成部分,贯穿于疾病管理的始终,为患者提供全方位健康照护并强调健康效益的公平与最大化。呼吸康复适用于危重症患者、慢性呼吸疾病急性加重和稳定期患者、肿瘤、肺移植及其他围手术期患者等,可在重症监护病房、普通病房、门诊、社区及家庭等不同场所实施。

呼吸康复的实施是由以患者为中心、医生为主导的多学科团队来执行,以确保最佳的疗效。团队构成取决于多种因素:如医院运营管理制度、财政预算、医疗及商业保险、场地、物资设备及人力资源等,团队中人员配置构成比和数量在不同国家之间也有差异,但多学科团队的组建对于呼吸康复项目中人员构成是必不可少的。多学科团队的核心成员由医生、护士、康复专业技术人员构成,其中主导者由呼吸科医生或全科医生来承担,在我国通常为呼吸与危重症医学(pulmonary and critical care medicine,PCCM)科的医生来承担。常见的呼吸康复团队中全职人员一般包括一名呼吸科医生或全科医生、一名或多名物理治疗师和护士组成,还可以包括其他兼职或全职人员,如康复科医生、心理科医生及心理治疗师、营养科医生及营养师、作业治疗师、呼吸治疗师、药师、社会工作者及其他工作人员等(图3-1-0-1)。对于有监督下的呼吸康复运动训练或教育课程,目前暂时没有推荐的人员配比,因而可基于患者需求、疾病诊断和团队成员的专业能力等进行相应的人员配备。

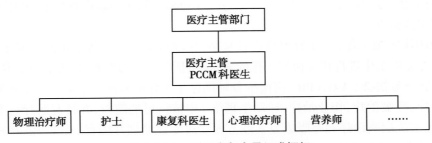

图 3-1-0-1　呼吸康复人员组成框架

所有团队成员都应具备专业执业证书并按职业政策要求定期注册更新,具备符合相关学科要求的工作能力并可持续胜任以及按要求完成继续教育等。呼吸系统疾病患者在运动训练期间因其不断变化的临床状况需要进行密切监测,实施有监督的康复训练,保障患者安全是呼吸康复临床实践实施中重要问题,因而要求团队中所有成员都要具备急救能力,如除颤、心肺复苏(cardio-pulmonary resuscitation,CPR)等。另外,新入职从业人员应该获得关于呼吸康复工作流程、工作内容等的规范化培训机会,提升对呼吸康复的认识,明确呼吸康复的患者受益,与经验丰富的团队成员进行沟通以提升自身专业知识和技能,各学科间培训应当保持一致。

医院的行政管理部门应支持开展呼吸康复相关科室工作,包括与团队主导者医生共同制定政策,审查和批准申请,参加行政会议,以推动、监督并支持工作开展。

PCCM 或者全科医生作为多学科团队主导者,患者的呼吸康复必须在其指导下进行。团队的主导者应是由机构指定的经过培训的执业医师,无论是 PCCM 医生还是全科医生都需要具有呼吸系统疾病治疗方面丰富的临床经验。医生需对呼吸康复的目标、方案的制订、对团队中其他人员的要求以及工作流程进行评估和认定,是整个呼吸康复工作中的决策者,并对医疗安全和质量全权负责。

医生的临床职责包括确定患者诊断,明确疾病的病因病理以及导致患者活动受限和功能障碍的原因,进行详尽的患者评估,为团队制订运动处方和呼吸康复整体方案提供依据,监督并指导方案的实施,保证患者参与的安全性并可从中获益。呼吸康复方案实施后,医生需密切观察患者的病情进展情况,并要求整个团队成员定期或根据病情变化随时进行再评估,必要时调整治疗计划及更改呼吸康复方案,至少应每 30 天左右评估 1 次,若出现患者病情变化等需要更加细致的评估并增加评估频率。

医生的管理职责包括呼吸康复方案的审查批准、政策的制定、工作流程的梳理、人力和物资的匹配、预算的审查、参加行政会议、明确国家及所在地域省市在呼吸康复方面的政策,以及在允许的情况下向相关部门提出建议,如更改呼吸康复涉及收费项目的商业保险或医疗保险属性、提升支付额度、加强综合医院和社区的对接、促进医疗机构之间的转诊等以推进呼吸康复项目的发展与进步。医生应制订本团队工作的规范和流程,进行同质化培训,具体工作责任划分可能每个项目略有不同,需在工作手册中详细记录。医生应定期召开团队会议,传达新政策、审查患者呼吸康复纳入及实施情况、解决实际临床问题、解答团队成员专业技术方面困惑、聆听目前呼吸康复项目发展进度、提出日后发展目标并制订规划,既可加强团队之间的沟通,又能提供继续教育的机会,增加了团队凝聚力和奋斗力。

医生的教育职责包括患者教育和团队成员教育。医生是呼吸康复中患者教育的重要资源,对提升患者自我管理能力有着重要作用。患者更易接受医疗专业人员(尤其是接受呼吸康复培训的专业人员)的教育,对于团队主导者医生的接受度会高于其他成员,因而医生应积极参与此项工作。另外 PCCM 医生也是团队中其他成员继续教育的导师,在校医学生、住院医师、呼吸科、胸外科医师、康复科医师等在其指导下主动参与到呼吸康复项目中,加深对呼吸康复的认知,为呼吸康复的人才培养奠定基础。

医生的监督职责包括对呼吸康复进行医疗监督和行政监督。在呼吸康复过程中如突然发生患者病情变化的评估、处理以及康复方案的调整,患者在运动中是否需要氧疗以及如何避免感染性事件的发生等。另外医生还需要针对呼吸康复过程中发生的问题制订应急方案,规划处理流程,促进质量改进。医生负责与人力资源部门合作,组织招聘和面试,进行入职培训,并执行团队中所有成员的年度考核。如遇不良事件,需及时上报并跟踪,定期在团队会议上与医疗和临床团队一起审查结果,利用不良事件数据开展培训并进行相应的整改。

呼吸康复为团队实施工作,工作流程烦琐且复杂,在项目或人员配备不足的限制下,需要有相关专业人员承担执行并辅助医生进行相关协调工作的职责,包括临床、管理、教育、监督和宣传,其中医生侧重于决策。美国心肺康复协会(AACVPR)指南推荐辅助医生工作的专业人员应毕业于呼吸康复相关领域(如护理、物理治疗、呼吸治疗、作业治疗、运动生理学)中被认可的院校,并持有医疗行业国家证书或执照,还必须在呼吸系统疾病诊疗和呼吸康复实践方面受过专业培训并拥有一定经验,指南委员会推荐在获取学士学位或更高学位后至少拥有 3 年以上的呼吸康复经验方可胜任。

整个呼吸康复团队中，协调的工作量大且繁杂。包括团队中每一位成员、其他协作科室人员、患者、家属、行政人员和其他康复工作人员进行联络和沟通，日常临床工作监督，团队日程安排，患者追踪随访、行政管理、物资管理、教育和宣传等工作，包括但不限于了解医疗和办公用品的采购需求，清点并补充耗材物资和设备保养维护，为团队提供物资资源和后备力量，关注临床需求，如空间扩展与维修、设备维护和升级、患者需求等，合理规划呼吸康复所需场地、康复课程设置规模和持续时间。若遇到决策事项，如创建和制订临床工作标准和流程等则需交由医生审批，而后对团队所有人员进行同质化培训。

呼吸康复专业人员包括护士、物理治疗师、作业治疗师、呼吸治疗师等，该领域专业人员虽有不同的专业背景、不同的临床经验，但都必须受过该专业相关正规教育（如护理、物理治疗、呼吸治疗、作业治疗、运动生理学、心理、营养等），有国家认可的执业证书并按政策定期注册更新，有专业培训经历和相关临床经验，康复专业人员在医生的指导下，能够熟练进行专业评估、护理、康复治疗（如运动训练、教育和社会心理支持）、教育以及患者管理工作。

呼吸康复专业人员的工作职责包括向适合的患者推荐呼吸康复，为纳入呼吸康复的患者进行全面详尽的评估，拟定患者长期、短期目标和个体化呼吸康复方案并提交多学科团队讨论会议，执行已定的康复方案和治疗计划，在实施过程中监测、再评估和调整治疗方案以配合患者的进度，记录完整患者资料，鼓励患者家属参与项目，为患者制订居家方案，确保患者安全必要时启动应急预案，参加呼吸康复团队会议、工作人员会议和继续教育培训，如遇转诊需与转诊医师保持沟通，就需要进行讨论或就医学随访的结果与转诊医师交流。

呼吸康复需要一支专业的多学科团队，一位经验丰富且有责任感的领导者，一个支持性环境和组织良好的构架，团队成员目标一致，为了提高患者健康增进行为，为了改善患者生活质量而共同努力。因医疗政策、物资及人力资源等不同，各地呼吸康复具体场所设置、内容构成、人员配备和预算等会有所差别，但其总体框架应是基本一致的，建立高效呼吸康复管理体系。

（赵红梅　冯　鹏）

参考文献

[1] RIES A L, BAULDOFF G S, CARLIN B W, et al. Pulmonary rehabilitation: joint ACCP/AACVPR evidence-based clinical practice guidelines[J]. Chest, 2007, 131(5 Suppl): 4S-42S.

[2] SPRUIT M A, SINGH S J, GARVEY C, et al. An official American Thoracic Society/European Respiratory Society statement: key concepts and advances in pulmonary rehabilitation[J]. American Journal of Respiratory and Critical Care Medicine, 2013, 188(8): e13-e64.

[3] HOLLAND A E, COX N S, HOUCHEN-WOLLOFF L, et al. Defining modern pulmonary rehabilitation. An official American Thoracic Society workshop report[J]. Annals of the American Thoracic Society, 2021, 18(5): e12-e29.

[4] DEMEYER H, BURTIN C, VAN REMOORTEL H, et al. Standardizing the analysis of physical activity in patients with COPD following a pulmonary rehabilitation program[J]. Chest, 2014, 146(2): 318-327.

[5] MANRIQUEZ V P, COLINES R Y, POBLETE V F, et al. Implementation of respiratory rehabilitation in the municipalities of Valparaíso, Viña del Mar, Quilpué and Villa Alemana in 2013[J]. Nutricion Hospitalaria, 2014, 31(3): 1381-1385.

[6] GREENING N J, WILLIAMS J E A, HUSSAIN S F, et al. An early rehabilitation intervention to enhance recovery during hospital admission for an exacerbation of chronic respiratory disease: randomised controlled trial[J]. BMJ, 2014, 349: g4315.

[7] GAUNAURD L A, GÓMEZ-MARÍN O W, RAMOS C F, et al. Physical activity and quality of life improvements of patients with idiopathic pulmonary fibrosis completing a pulmonary rehabilitation program[J]. Respiratory Care, 2014, 59(12): 1872-1879.

[8] KAWAGOSHI A, KIYOKAWA N, SUGAWARA K, et al. Effects of low-intensity exercise and home-based pulmonary rehabilitation with pedometer feedback on physical activity in elderly patients with chronic obstructive pulmonary disease[J].

Respiratory Medicine, 2015, 109 (3): 364-371.

［ 9 ］ ZHENG Y, MAO M, JI M F, et al. Does a pulmonary rehabilitation based ERAS program (PREP) affect pulmonary complication incidence, pulmonary function and quality of life after lung cancer surgery? Study protocol for a multicenter randomized controlled trial ［ J ］. BMC Pulmonary Medicine, 2020, 20 (1): 44.

［ 10 ］ SCHNEEBERGER T, GLOECKL R, WELTE T, et al. Pulmonary rehabilitation outcomes after single or double lung transplantation in patients with chronic obstructive pulmonary disease or interstitial lung disease ［ J ］. Respiration, 2017, 94 (2): 178-185.

［ 11 ］ RISPOLI M, SALVI R, CENNAMO A, et al. Effectiveness of home-based preoperative pulmonary rehabilitation in COPD patients undergoing lung cancer resection ［ J ］. Tumori, 2020: 300891619900808.

［ 12 ］ WON Y H, CHO Y S, JOO S Y, et al. The effect of a pulmonary rehabilitation on lung function and exercise capacity in patients with burn: a prospective randomized single-blind study ［ J ］. Journal of Clinical Medicine, 2020, 9 (7): 2250.

［ 13 ］ CASCONE R, SICA A, SAGNELLI C, et al. Endoscopic treatment and pulmonary rehabilitation for management of lung abscess in elderly lymphoma patients ［ J ］. International Journal of Environmental Research and Public Health, 2020, 17 (3): 997.

［ 14 ］ ROCHESTER C L, VOGIATZIS L, HOLLAND A E, et al. An Official American Thoracic Society/European Respiratory Society policy statement: Enhancing implementation, use, and delivery of pulmonary rehabilitation ［ J ］. American Journal of Respiratory and Critical Care Medicine, 2015, 192 (11): 1373-1386.

［ 15 ］ NICI L, DONNER C, WOUTERS E, et al. American Thoracic Society/European Respiratory Society statement on pulmonary rehabilitation ［ J ］. American Journal of Respiratory and Critical Care Medicine, 2006, 173 (12): 1390-1413.

［ 16 ］ FAHY B F. Promoting long-term benefits of pulmonary rehabilitation: the role of reducing the impact of respiratory exacerbations ［ J ］. Clinics in Chest Medicine, 2014, 35 (2): 429-437.

［ 17 ］ GÜELL M R, CEJUDO P, RODRÍGUEZ-TRIGO G, et al. Standards for quality care in respiratory rehabilitation in patients with chronic pulmonary disease. Quality Healthcare Committee. Spanish Society of Pneumology and Thoracic Surgery (SEPAR) ［ J ］. Archivos de Bronconeumología, 2012, 48 (11): 396-404.

［ 18 ］ BEAUCHAMP M K, FRANCELLA S, ROMANO J M, et al. A novel approach to long-term respiratory care: results of a community-based post-rehabilitation maintenance program in COPD ［ J ］. Respiratory Medicine, 2013, 107 (8): 1210-1216.

［ 19 ］ LALMOLDA C, COLL-FERNÁNDEZ R, MARTÍNEZ N, et al. Effect of a rehabilitation-based chronic disease management program targeting severe COPD exacerbations on readmission patterns ［ J ］. International Journal of Chronic Obstructive Pulmonary Disease, 2017, 12: 2531-2538.

［ 20 ］ ARRIERO-MARÍN J M, OROZCO-BELTRÁN D, CARRATALÁ-MUNUERA C, et al. A modified Delphi consensus study to identify improvement proposals for COPD management amongst clinicians and administrators in Spain ［ J ］. International Journal of Clinical Practice, 2021, 75 (5): e13934.

［ 21 ］ MALTAIS F, BOURBEAU J, SHAPIRO S, et al. Effects of home-based pulmonary rehabilitation in patients with chronic obstructive pulmonary disease: a randomized trial ［ J ］. Annals of Internal Medicine, 2008, 149 (12): 869-878.

［ 22 ］ YOHANNES A M, DRYDEN S, CASABURI R, et al. Long-term benefits of pulmonary rehabilitation in patients with COPD: A 2-year follow-up study ［ J ］. Chest, 2021, 159 (3): 967-974.

［ 23 ］ SUNDARARAJAN L, BALAMI J, PACKHAM S. Effectiveness of outpatient pulmonary rehabilitation in elderly patients with chronic obstructive pulmonary disease ［ J ］. Journal of Cardiopulmonary Rehabilitation and Prevention, 2010, 30 (2): 121-125.

［ 24 ］ JI W, KWON H, LEE S, et al. Mobile Health Management Platform-Based Pulmonary Rehabilitation for Patients With Non-Small Cell Lung Cancer: Prospective Clinical Trial ［ J ］. JMIR mHealth and uHealth, 2019, 7 (2): e12645.

［ 25 ］ RIES A L, KAPLAN R M, LIMBERG T M, et al. Effects of pulmonary rehabilitation on physiologic and psychosocial outcomes in patients with chronic obstructive pulmonary disease ［ J ］. Annals of Internal Medicine, 1995, 122 (11): 823-832.

［ 26 ］ JANSSENS W, CORHAY J L, BOGAERTS P, et al. How resources determine pulmonary rehabilitation programs: A survey among Belgian chest physicians ［ J ］. Chronic Respiratory Disease, 2019, 16: 1479972318767732.

［ 27 ］ BROOKS D, SOTTANA R, BELL B, et al. Characterization of pulmonary rehabilitation programs in Canada in 2005 ［ J ］. Canadian Respiratory Journal, 2007, 14 (2): 87-92.

［ 28 ］ SPRUIT M A, PITTA F, GARVEY C, et al. Differences in content and organisational aspects of pulmonary rehabilitation programmes[J]. European Respiratory Journal, 2014, 43 (5): 1326-1337.

[29] SPRUIT M A, AUGUSTIN L M L, VANFLETEREN L E, et al. Differential response to pulmonary rehabilitation in COPD: multidimensional profiling[J]. European Respiratory Journal, 2015, 46 (6): 1625-1635.

[30] GARVEY C, CARLIN B, RASKIN J. Program organization in pulmonary rehabilitation[J]. Clinics in Chest Medicine, 2014, 35 (2): 423-428.

[31] WOUTERS E F, AUGUSTIN I M. Process of pulmonary rehabilitation and program organization[J]. European Journal of Physical and Rehabilitation Medicine, 2011, 47 (3): 475-482.

[32] COLLINS E G, BAULDOFF G, CARLIN B, et al. Clinical competency guidelines for pulmonary rehabilitation professionals: position statement of the American Association of Cardiovascular and Pulmonary Rehabilitation[J]. Journal of Cardiopulmonary Rehabilitation and Prevention, 2014, 34 (5): 291-302.

[33] MURPHY M C, CAMPBELL M, SAUNDERS J E, et al. The process of implementing a nurse-coordinated multidisciplinary pulmonary rehabilitation program in Melbourne[J]. Contemp Nurse, 2005, 19: 222-231.

[34] MOSCOVICE L S, CASEY M M, WU Z. Disparities in geographic access to hospital outpatient pulmonary rehabilitation programs in the United States[J]. Chest, 2019, 156 (2): 308-315.

[35] ZHAO H M, XIE Y X, WANG C, et al. Recommendations for respiratory rehabilitation in adults with corona virus disease 2019[J]. Chinese Medical Journal, 2020, 133 (13): 1595-1602.

[36] MCNAMARA R J, ELKINS M R. Home-based rehabilitation improves exercise capacity and reduces respiratory symptoms in people with COPD (PEDro synthesis)[J]. British Journal of Sports Medicine, 2017, 51 (3): 206-207.

[37] GÜELL M R, CEJUDO P, RODRÍGUEZ-TRIGO G, et al. Standards for quality care in respiratory rehabilitation in patients with chronic pulmonary disease. Quality Healthcare Committee. Spanish Society of Pneumology and Thoracic Surgery (SEPAR)[J]. Archivos de Bronconeumología, 2012, 48 (11): 396-404.

第二章
患者选择

本章的学习目标：
- 掌握呼吸康复的适应证、绝对禁忌证及相对禁忌证
- 掌握需要转介呼吸康复的情况
- 了解呼吸康复患者选择需考虑的各种因素

呼吸康复对患有慢性呼吸疾病的人是有益的，帮助慢性呼吸疾病患者最大限度地实现身体、社会、心理健康及提高功能能力，帮助患者养成规律锻炼，积极参与日常体力活动的行为习惯，提高疾病认知以及管理疾病的能力。

鉴于现有的呼吸康复服务非常有限，识别最有可能从中受益的患者非常重要。然而，由于慢性呼吸疾病及其医疗和社会心理共病使患者情况复杂，而且伴有多方面的问题，因此确定转介呼吸康复的标准是有挑战的。尽管研究试图确定预测"呼吸康复效果"的关键参数，但迄今为止，还没有确定呼吸康复最佳候选患者确切的生理、心理或其他标准。而且，仅个人因素也不能可靠地预测多维度呼吸康复的结局。

评估和呼吸康复结局评价是呼吸康复的核心内容。呼吸康复计划，必须包括最基本的运动耐量、呼吸困难和健康相关生活质量的评估。其他参数，包括运动、营养状态、吸烟状况、患者的知识水平和自我效能、日常生活活动能力、疲劳、疾病发作情况、住院和其他紧急医疗的利用情况，以及行为结局，包括应对方式、患者满意度和康复计划的实施情况，都是患者评估和结局评价中的重要内容，可以考虑在可行时进行评估。

众所周知，呼吸康复可以带来很多好处，但受益于呼吸康复的患者却很少能获得呼吸康复服务。在许多国家，用于呼吸康复服务可报销的资源是有限的。因此，识别和转介最有可能受益于呼吸康复的患者非常重要。

一般来说，慢阻肺病患者和其他伴有呼吸困难症状、疲劳、运动不耐受，从事日常生活活动困难，尽管使用最优的药物治疗后仍然处理和管理疾病困难的患者，肺切除术后、肺移植的患者都是呼吸康复的候选人。在转介患者参与呼吸康复时，首先要明确患者呼吸道疾病的特征和诱发原因。

呼吸康复的绝对禁忌证很少，但患者如果存在不稳定型心绞痛，心律失常，不稳定的骨折，可能对他人造成传染风险的传染病，有自残或者可能对他人造成伤害风险的不稳定精神状况，应在转介前先得到处理。呼吸康复的相对禁忌证包括严重的认知障碍、进行性神经肌肉疾病、未控制的严重贫血、缺乏动机、严重虚弱疲劳（如与充血性心力衰竭进展期或者化疗相关等）、严重的视力损害或有限的生存时间（例如 <6 个月），应避免参加呼吸康复项目（表 3-2-0-1）。

患者是由其医疗团队转介行呼吸康复。通常情况下，每位被转介的患者都要经过呼吸康复方案医务主管和 / 或工作人员正式的医疗评估和分析，以确定是否纳入呼吸康复项目以及呼吸康复项目的安全性。最初的医疗评估包括全面的病史、体格检查和回顾医疗记录，包括实验室检查如血细胞计数，生化指标，心电图（ECG），肺功能测试，胸部 X 线摄影（如确认潜在的肺部疾病的证据）和其他测试，如超声心动图，心脏应力测试（或心脏导管检查）、微生物培养（痰和 / 或血液），血气分析和血氧饱和度监测。确定患者呼吸系统疾病的性质、严重程度和影响，以及可能导致患者症状的因素，并评估共病情况。表 3-2-0-2 列出了通常需要转介呼吸康复的几种情况。

表 3-2-0-1　呼吸康复的适应证和禁忌证

适应证

- 患有慢性阻塞性肺疾病或其他慢性呼吸疾病的患者,尽管最优化药物治疗和其他医疗治疗(如氧疗和无创通气治疗):
  - ◇ 仍有呼吸困难症状、疲劳、运动不耐受和/或从事日常生活活动困难
  - ◇ 处理或管理疾病有困难

绝对禁忌证

- 不稳定型心绞痛或者心律失常
- 不稳定的骨折
- 有自残或者可能对他人造成伤害风险的不稳定精神状况

相对禁忌证

- 严重的认知障碍
- 进展性神经肌肉疾病
- 未控制的严重贫血
- 缺乏动机
- 严重虚弱疲劳(如与进展的充血性心力衰竭或者化疗相关等)
- 严重的视力损害
- 有限的生存时间(例如 <6 个月)
- 可能对他人造成传染风险的传染病

表 3-2-0-2　通常需要转介呼吸康复的情况

- 呼吸困难、疲劳、慢性呼吸道症状
- 健康相关生活质量下降
- 功能状态降低
- 职业表现下降
- 从事日常生活活动困难
- 最优化药物治疗和其他医疗治疗后仍然存在问题
- 伴随潜在的呼吸道疾病而来的心理问题
- 营养消耗
- 医疗资源的消耗增加(如住院、急诊、医生就诊)
- 气体交换异常,包括低氧血症

　　呼吸康复项目医疗主管和/或其他项目人员与提到的医疗服务提供者在患者参与呼吸康复项目之前,确定进一步优化的药物治疗和/或非药物治疗(如补充氧气和/或无创通气方案),和/或任何其他的检查,以确保患者的安全。

　　呼吸康复项目团队也会建议患者,在开始呼吸康复项目之前,咨询其他的医疗专家(如骨科医生、心脏内科医生、物理治疗师、风湿病科医生或其他专家),以稳定健康状况。在最初的评估中,患者还需要告知呼吸康复的目标以及参与呼吸康复的原因。额外的一些评估还包括但不限于运动耐量、肌肉功能、呼吸困难症状、生活质量、营养和心理状态。

　　关于患者选择需考虑的其他因素方面,已有的研究表明,有几个临床特征可能影响患者参与呼吸康复项目后的预期效果。其中,大多数研究都集中针对慢阻肺病患者人群。下面将进一步讨论呼吸康复患者选择和候选资格的相关内容。

一、患者年龄

有研究探讨患者年龄是否为呼吸康复效果的一个决定因素。其中一项研究表明,呼吸康复之后,慢阻肺病低龄老年患者［平均年龄（64±1）岁］较高龄老年患者［平均年龄（78±1）岁］在12分钟步行距离（12 minute walking distance,12MWD）和自我评价得分中均得到更大程度的提高。而另一项研究证实,年龄不能用于预测呼吸康复后12MWD的提高。一项针对334名患者的回顾性研究表明,8周的门诊呼吸康复,对于70岁以下和70岁及以上的患者运动耐量、健康状况或焦虑/抑郁得分的改善程度没有差异。而且,在获得等于或大于所测结果的最小临床重要差异（minimal clinically important difference,MCID）的患者比例上,也没有发现组间差异。一项探讨203名中重度慢阻肺病患者呼吸康复后6分钟步行距离（6MWD）改善的预测因子的研究发现,年龄越小的患者6MWD增加≥25m的可能性越大。然而,"有明显增加"的患者平均年龄为（66.7±8.8）岁,而"无明显变化"的患者平均年龄为（70.1±8.1）岁;因此,尽管有统计学意义,应答组和非应答组在年龄方面仍没有显著差异。总的来说,迄今为止的研究表明,各个年龄段的人都可以从呼吸康复中受益。年龄本身不应被用作限制患者候选资格的标准。

二、肺功能的严重程度

在临床实践中,肺功能障碍的严重程度通常被用作呼吸康复的纳入标准。一项研究表明,呼吸康复后,严重的慢阻肺病和重度呼吸困难（MRC呼吸困难评分为5分）患者,较中重度呼吸困难（MRC 3~4分）患者运动耐量和生活质量改善程度更小。但总的来说,现有证据不支持将肺功能损害的严重程度作为患者选择标准。首先,测量肺功能,如第1秒用力呼气量（FEV_1）,不足以预测个体的运动耐量、残疾水平、症状或心理状态。轻度气流受阻的患者可能有呼吸困难和运动不耐受的明显症状,而重度气流受阻的患者可能没有明显的症状。随机对照试验（RCT）和非对照研究表明,中度、重度和极重度慢阻肺病患者都可以从呼吸康复中获益,基线的肺功能不是呼吸康复获益的决定因素。

另一项随机对照试验和非随机对照试验结果表明,呼吸康复可以提高轻度慢阻肺病患者的运动耐量和健康相关生活质量。对于轻症患者来说,尽早开展筛查和治疗,让患者了解呼吸康复内容,熟悉疾病管理,保持运动锻炼习惯和体力活动,预防因疾病导致的行为习惯改变而带来的负面影响等非常重要。然而,由于呼吸康复缺乏医疗保险覆盖,轻度慢阻肺病患者通常未被列入呼吸康复范围,至少相当部分国家如此。

最近的一项研究,对518名有不同程度肺功能损害的慢阻肺病患者进行了呼吸康复的疗效评估。根据患者的肺功能综合评估进行分组,组间基线肺功能有显著差异,但呼吸康复后患者在运动表现、呼吸困难、健康状况、ADL表现和社会心理方面的改善是相似的,而且肺功能损害程度与呼吸康复后结果指标的变化之间没有显著关联。该结果和上述其他研究结果表明,肺功能损害的严重程度不应作为慢阻肺病患者参与呼吸康复的选择标准,而应关注患者的症状、功能和心理社会受限程度。肺功能损害的严重程度对呼吸康复预后的影响,以及将其作为慢阻肺病以外的呼吸系统疾病患者的选择标准尚不完全清楚,值得进一步研究。

三、吸烟状态

由于呼吸康复服务资源有限,纳入吸烟者参与呼吸康复是有争议的。一些医疗专业人士建议只有完全戒烟的患者才能被纳入。然而,正在吸烟的人群较已戒烟人群,通过呼吸康复项目,可以更大程度地提高运动耐量和健康相关生活质量;而且呼吸康复可能帮助正在吸烟者戒烟。最近针对40个国家430个呼吸康复项目的调查显示,呼吸康复项目中提供戒烟咨询项目的占比非常高（欧洲占76.6%,北美占83.4%）。因此,大多数呼吸康复项目并不排除正在吸烟的人群,而是否入组取决于吸烟者本人的意愿。

四、医疗共病情况

转介呼吸康复的慢阻肺病和其他慢性呼吸疾病患者,常同时存在心血管疾病、骨骼肌功能障碍、骨质疏松、骨关节炎、焦虑、抑郁和认知功能障碍等。在呼吸康复的官方指南中,虽然没有专门提到医疗共病的评估,但是美国胸科学会/欧洲呼吸学会(ATS/ERS)关于呼吸康复的声明中建议,为确保呼吸康复的安全性,在呼吸康复前、中都应该考虑和评估医疗共病的情况。

共病的评估应在呼吸康复开始前进行。对于合并充血性心力衰竭、劳累性眩晕、胸痛和/或呼吸衰竭病史的慢阻肺病患者,应推荐进行心电图和心脏超声检查。其他的共病,如心律失常、周围血管疾病、心肌缺血、骨科问题、焦虑、抑郁和认知障碍,可能是在呼吸康复过程中(例如在其运动训练期间)根据患者所经历的症状新发现的。因此,对于转介呼吸康复的患者,应考虑到筛查以上问题。

运动训练计划可根据共病情况做相应的调整,例如可避免使用加重骨科疾病的运动设备,或明显的肺动脉高压患者可能需要遥测监护,并避免进行可能增加胸膜腔内压、导致头晕或循环衰竭的活动。关于呼吸康复中出现的症状,应告知转诊医疗人员,并在必要时安排额外的检查和/或专业照护(必要时应中断呼吸康复计划),以确保患者的安全。还应该考虑到呼吸康复过程中对专用设备的需求。

共病有可能影响患者的功能、运动训练的参与和获益程度,以及呼吸康复项目中的非运动成分。共病的存在与呼吸康复结局之间的关系尚不完全清楚。一项大型回顾性研究发现,多种共病和特定的疾病,如心脏和代谢性疾病,对呼吸康复后运动耐量和生活质量的提高有不利影响。然而,其他回顾性和前瞻性研究表明共病总数对呼吸康复结局没有明显的不利影响。一项纳入了316名患者的呼吸康复研究中,62%患者有共病,其中45%的患者呼吸康复后6MWD、MRC呼吸困难评分和生活质量等于或优于MCID。然而,研究可能存在一定的异质性,特定的共病可能影响特定的呼吸康复结局指标。比如对于有骨科受限/骨质疏松的患者,呼吸困难和6MWD的改善程度更小;而合并心血管疾病的患者,生活质量改善程度更小,部分患者6MWD改善程度更小。对于一开始活动和社会参与相关呼吸困难症状较严重的焦虑和抑郁患者,呼吸康复效果相对更差。认知障碍与呼吸康复的结局没有明显相关,但是退出率比较高。疾病相关的恐惧、孤独可能影响呼吸康复的结局。需要注意的是,个人共病对于呼吸康复结果的影响,可能取决于共病的性质、严重程度,但呼吸康复内容、结构也可以根据具体共病的类型(如焦虑/抑郁和营养不良)做相应的调整和优化。

鉴于转介呼吸康复的患者中共病的高发病率,临床研究和真实世界研究根据共病的情况增加了多方面的结局评价指标,呼吸康复的组分(如运动训练、教育和体力活动促进)也是多种共病管理重要的基本内容。存在共病不应该是呼吸康复的排除标准。

相反,我们必须记住呼吸康复的好处,很大程度上是通过改善、稳定和解决共病问题,这也是呼吸系统疾病患者的重要特征,包括骨骼肌功能障碍、焦虑、抑郁、心血管体适能(physical fitness)低下,而不是直接改善肺功能。

未来的研究需要确定特定共病的严重程度(比如舒张功能障碍、骨科受限和肺动脉高压),对于患者参与呼吸康复项目能力提升有持续性负面影响的方面是否存在阈值。共病对呼吸康复结局的影响与功能紊乱的情况有关,很大程度上是未知的。

五、呼吸康复效果的其他决定因素

通气障碍和骨骼肌功能障碍是慢性呼吸疾病患者运动障碍的原因。一些证据表明,慢阻肺病患者的运动受通气功能、骨骼肌功能受限的程度,与呼吸康复后运动耐量提高的程度有关。一项纳入50位慢阻肺病患者的研究提示,心肺运动试验(CPET)提示有较高通气储备基线的患者,经过6周门诊的呼吸康复后12MWD有更大程度的提高,基线最大摄氧量和峰值氧脉搏更低的患者,较基线运动耐量较高的患者也有更大程度的提高。这一发现与另一研究相似,即通气储备、吸气肌力量和外周肌肉力量(股四头肌和握力)对于12周运动训练的反应有预测意义;具有正常骨骼肌功能但是通气受限的患者,在训练后不太可能提高运动耐量。但这些参数并不能预测生活质量的改善。

一项回顾性研究观察了290例非低氧血症的慢阻肺病患者,经过呼吸康复后,运动耐量受限于不同原因的患者,运动耐量有所变化。基线运动耐量无通气受限的患者最大摄氧量有最大程度的提升。基线股四头肌肌力较弱及基线股四头肌收缩疲劳的患者与运动训练后6MWD的增加有相关性。相反,具有较高基线运动耐量(6MWD>350m)的患者在呼吸康复后日常的体力活动增加更明显。

重要的是,呼吸康复后运动耐量的提高与运动训练的类型、强度有关。而且,运动耐量的提高只是呼吸康复效果中重要的临床指标之一,患者的症状、生活质量和/或心理状态也可能有所提高。当然,还有其他一些因素也可能影响患者对于呼吸康复的反应(疗效),包括但不限于呼吸困难、焦虑和抑郁、患者自我报告的健康状态、从事ADL的能力、身体成分等。

因此,虽然进行CPET、肌力、耐力和6MWT对评估呼吸康复纳入人群基线运动受限程度很有帮助,但是仅仅有以上评估结果并不足以预测患者对于呼吸康复的反应。而且在很多呼吸康复中心并没有CPET和肌肉测试的设备,而且这些测试消耗大量的时间和开支,不应该以通气受限和肌肉功能相关的运动受限作为呼吸康复纳入的标准。当然,如果资源条件允许,在呼吸康复之前通过测试明确运动不耐受的原因,可能更有利于提高呼吸康复的疗效。

六、呼吸康复患者的依从性

考虑到呼吸康复的资源有限,选择更有可能依从和完成呼吸康复项目的人员是重要考虑。截至目前的研究表明,正在吸烟者,抑郁,社会孤立,活动性差,自我认为没有益处的,年老的,呼吸困难严重的,长期使用氧气治疗的,交通困难或距离远的,社会经济条件差的,被认为依从性较差和/或较难完成呼吸康复项目。虽有这些关联,许多复杂的因素会影响呼吸康复的实施、依从性和完成情况,但目前没有单独的依从性相关参数能可靠地预测哪些人会始终如一地完成项目,因此目前呼吸康复的患者选择不应基于这些因素。

(喻鹏铭 林 松)

第三章
患者评估

本章的学习目标：
● 掌握呼吸康复初始评估的主要内容

患者的康复评估是呼吸康复的核心内容，是呼吸康复的必要组成部分。完整的呼吸康复评估，必须包括呼吸困难、运动功能及健康相关生活质量等评估内容，这对于评估患者状态及评价呼吸康复的效果非常重要。呼吸康复可以根据患者情况提供个体化、个性化治疗方案。因此，在可能的情况下，需要对患者进行全面的评估和结果测量。更重要的是，发掘患者对于呼吸康复的需求。有些患者可能是需要运动训练和症状管理，而其他合并多种疾病的患者情况更加复杂，可能需要多学科的呼吸康复方案，同时也需要多学科团队的专业人员评估患者多方面的情况，最后实施一个更加全面、综合的康复干预，评价多方面的结局指标。

通过评估为患者制订个体化治疗计划是呼吸康复提供所有帮助的基础。评估过程可以确定患者的具体问题，从而可以进行更加详尽的评估。例如，步态障碍患者需要更深入的基本物理治疗评估，而营养不良患者则需要更深入的营养评估。患者初步评估的内容概要见表3-3-0-1。这些评估必须记录在患者的呼吸康复病历中。

表 3-3-0-1　初始评估的内容概要

● 病史	● 营养评估
● 体格检查	● 教育评估
● 辅助检查	● 社会心理评估
● 症状评估	● 目标制订
● 肌肉骨骼功能和运动功能评估	● 疼痛评估
● 日常生活活动能力评估	

呼吸康复执行期间，为了更好地实现患者的治疗目标，对患者进行再次评估是必要的，可帮助治疗小组了解治疗进展并调整治疗计划。患者评估和结局评价是评估和监测患者进展情况的重要依据，也是保证患者安全，确保呼吸康复项目质量和安全性的重要措施。下面将详述呼吸康复的评估内容。

一、病史

全面采集患者病史对于初始评估至关重要。病史可提供有关呼吸系统疾病严重程度的信息，如症状、加重情况、药物需求、氧疗情况、身体受限和卫生资源利用的情况。

病史对于了解与患者的健康、安全和对呼吸康复有直接影响的共病情况也很重要。例如，合并不稳定型心绞痛，应在呼吸康复前进行治疗和稳定，而合并骨科疾病则可能需要调整运动的频率、强度和模式。需要收集的病史信息见表3-3-0-2。

表 3-3-0-2　需要收集的病史信息

- 呼吸系统疾病史
- 共病情况（特别是冠状动脉疾病、糖尿病、骨质疏松症、睡眠呼吸暂停）
- 其他医疗和手术史
- 呼吸系统疾病家族史
- 医疗资源的使用（如住院、急诊室就诊、门诊就诊）
- 所有正在服用的药物，包括非处方药和补剂；包括剂量，用药方式和频率
- 氧气使用：具体处方和使用频率
- 药物过敏史和药物不耐受的情况
- 吸烟史
- 职业、环境和娱乐暴露史
- 酗酒和其他药物滥用史
- 社会支持情况

二、体格检查

体格检查可以为患者的呼吸康复提供额外补充信息。虽然完整的体格检查是初始评估的一部分，但评估的各个方面只是应获得的最低限度的信息，大致的评估内容见表 3-3-0-3。

表 3-3-0-3　物理评估内容

- 生命体征：血压，脉搏，呼吸频率，体温
- 身高，体重，体重指数
- 用脉搏血氧饱和度仪测定休息和活动时的血氧饱和度
- 呼吸模式
- 辅助呼吸肌使用情况
- 胸部检查：视诊，触诊，叩诊，对称性，膈肌位置，呼吸音，附加音（爆裂音、哮鸣音、湿啰音），呼气相持续时间，用力呼气时间
- 心脏检查：心率，心律，杂音，奔马律，颈静脉怒张
- 杵状指
- 上下肢检查：血管功能不全，关节疾病，肌肉骨骼功能障碍，活动范围，肌肉萎缩，水肿

三、辅助检查

可帮助呼吸康复小组对患者进行正确诊断和制订治疗计划的辅助检查见表 3-3-0-4。这些辅助检查有助于建立患者当前临床状态的基线，并可用于治疗后评估结果。表 3-3-0-5 所列的其他检查可能有助于对患者进行初步和深入评估。

表 3-3-0-4　呼吸康复中重要的辅助检查

- 肺通气功能检查
- 血气分析
- 胸部 X 线检查及其他胸部影像学检查
- 心电图
- 实地运动试验，如 6 分钟步行试验，快速往返试验
- 血常规

表 3-3-0-5　其他辅助检查

- 全套肺通气功能测试（肺量计、肺容积、弥散功能）
- 呼吸肌功能：最大吸气压和最大呼气压等
- 膈肌超声
- 心肺运动试验
- 复杂的代谢检查（呼出气测试）
- 简单的症状限制运动测试
- 骨密度测试
- 胃食管反流测试
- 吞咽功能的影像学评估
- 支气管激发试验
- 运动后肺量计
- 心血管测试：动态心电图监测，超声心动图，铊运动试验
- 睡眠监测
- 血常规和生化检查
- 茶碱水平
- α_1 抗胰蛋白酶检查

四、症状评估

症状评估常作为康复目标设定的参考，可用于记录呼吸康复结果。需要评估的症状包括但不限于呼吸困难，疲劳，咳嗽和咳痰，喘憋，咯血，胸痛，反流及胃灼热，水肿，吞咽困难，肢体疼痛或乏力，焦虑、惊恐、害怕、孤独，抑郁症状等。下面主要讨论与呼吸康复直接相关的呼吸困难和疲劳两个症状。呼吸困难是呼吸系统疾病患者的首要症状，必须被量化评估和记录。不论是在设定康复目标时，还是呼吸康复治疗的整个过程中，都需要对呼吸困难进行评估。在初次评估患者时，应记录其发作时间、症状的性质、强度、频率和持续时间。识别使症状缓解或加重的因素。评估呼吸困难可从 3 个维度来进行检查，第一个维度是呼吸困难感觉的程度与性质，可采用 Borg 评分来进行评估；第二个维度是呼吸困难带来的情感苦恼，也可以用 0~10 级的分级量表和视觉模拟评分法来进行评估；第三个维度是呼吸困难症状带来的影响和负担，可采用 mMRC、基线和变化期呼吸困难指数、CRQ 呼吸困难成分等方法来进行评定。

Borg 评分由 Borg 于 1970 年设计，改进后的量表由 0~10 级构成，自下而上排列，量表的底端即 10 级用于描述患者在极度剧烈运动情况下的呼吸困难程度，量表的顶端即 0 级用于描述患者在休息时的呼吸情况，患者在运动时被要求选择最能描述他们呼吸努力程度的等级。该量表可直接用于患者之间的比较，在递增性踏车运动试验中，Borg 评分的使用也有统一的标准。

疲劳是慢性呼吸疾病患者的另一常见且令人苦恼的症状，其重要性往往未得到呼吸康复人员的认识。因此，疲劳的评估应在初始评估中进行。可使用 6~20 级分级的主观用力程度分级（rating of perceived exertion, RPE）来进行疲劳的评估。

五、肌肉骨骼功能及运动功能评估

因为运动功能障碍是慢阻肺病和其他慢性呼吸疾病的一个关键特征，因此运动功能评估非常重要。全面的肌肉骨骼功能和运动功能的评估可决定运动训练计划的安全性和运动处方的科学性。具体评估内容包括患者的身体功能障碍程度（如肌力、关节活动度、身体姿势），转移能力，运动耐量，运动低氧血症，包括需要氧气补充治疗，步态和平衡及使用辅具的需求。

运动耐量的评估包括心肺运动试验（CPET）和实地测试等。其中，CPET 评估运动对心血管、呼吸和

肌肉骨骼的综合反应,优点是提供有关运动受限机制相关的生理信息,并测试最大运动水平(从而识别训练的目标运动强度)。而且,有助于评估运动风险,评估运动训练后的反应和运动训练后改善运动耐量的机制。但由于 CPET 费用和设备昂贵,并没有在呼吸康复中普遍使用。

运动能力的实地测试,如 6 分钟步行试验(6MWT)和递增往返步行试验(ISWT),由于操作简单,需要极少量的设备或者无需特别的设备,容易执行,是呼吸康复中最常用的运动耐量测试方法。两种测试均应按照标准化指示进行,并常规用于运动处方的制订。研究表明,ISWT 期间的最大步行速度与 VO_2max 相关,因此可以计算出有针对性的运动强度。重复(第二次)步行试验提高了测试性能的有效性和精度,因此,当在呼吸康复计划中使用时,应重复步行试验。呼吸康复后运动耐量的变化并不一定与生活质量的变化相关,一项运动测试的变化也并不一定与其他运动测试的改善相关。

平衡是功能性活动的一个重要方面,平衡受损与跌倒风险密切相关,因此对步态、平衡和跌倒风险的评定也应包括在内。对身体功能障碍的评估可记录肌力、关节活动范围、身体姿势。肌肉力量测试(如使用测力计和 / 或一次最大重复收缩力测试)是运动评估的另一个重要方面。虽然在呼吸康复项目中没有正式的标准准则,而且由于人员和 / 或设备限制,没有被常规评估,但如果可行的情况应考虑进行评估。运动评估的其他方面也越来越多地在呼吸康复中进行。其他运动能力的测量方法,如计时起 - 走试验,坐 - 立试验(sit-to-stand test, STST),以及手臂力量和耐力的测量。这些措施的大多数研究都是在慢阻肺病患者中进行的。关于它们在非慢阻肺病呼吸系统疾病患者中的应用还需要进一步研究。

六、疼痛评估

在初始评估及日常的运动计划中评估疼痛非常必要。疼痛评估应考虑到部位、持续时间、强度、性质、激惹因素和缓解因素。强度一般用视觉模拟评分法、0~10 分数字分级评分法(Numerical Rating Scale, NRS)或 Wong-Baker 面部表情表情疼痛量表。

七、日常生活活动能力评估

呼吸系统疾病的症状,如呼吸困难和疲劳,往往导致日常生活活动(ADL)能力和意愿下降。但患者往往没有意识到自己活动的减少,并经常将个人的能力受限归因于"老龄化"。ADL 评估包括由于疾病、共病或治疗而被限制的活动类型。一种活动的限制通常取决于它对患者所产生的不适症状的程度及其对患者的重要性。

ADL 评估将指导后续治疗,如能量保存技术、肢体力量和活动范围练习、适当的呼吸节律和呼吸技巧、辅具的应用。在适当的情况下,应评估功能性任务的表现和工作环境情况,以记录基线水平并规划治疗方案。

ADL 评估包括基础 ADL(如穿衣、洗澡、步行、进食)、家务活动、休闲活动、工作相关活动、性活动的具体活动类型,以及活动过程中诱发的不适症状、活动受限程度或者活动减少程度。

八、营养评估

呼吸系统疾病患者常有显著的营养状况和身体成分改变,包括体重不足、正常体重但肌肉质量下降和肥胖。

慢性呼吸疾病(如慢阻肺病)中的恶病质或肌肉消耗在病因学上是多因素的,包括呼吸时能量消耗增加、全身炎症反应和糖皮质激素的长期使用。囊性纤维化常见的营养吸收不良也应重视。在相当大比例的慢阻肺病患者中存在营养补充不足的问题,而体重下降和肌肉消耗是慢阻肺病病死率的重要独立预测因素。

肥胖患者由于运动中高代谢消耗导致呼吸做功增加,由于通气血流比例失调导致低氧血症或高碳酸血症(肥胖低通气综合征)。肥胖患者更容易出现共病,包括骨骼肌肉问题、睡眠呼吸暂停和心血管疾病。

最基础的营养评估应包括体重指数(BMI)的评估。体重指数 <19kg/m^2 属于偏瘦,有些文献设定界值为 20kg/m^2,慢阻肺病患者设为 21kg/m^2。营养评估样表见表 3-3-0-6。其他的评估内容,比如吞咽困难、牙齿情况、咀嚼情况,胃食管反流,和进食相关的呼吸困难可能会导致营养问题,都应该评估(表 3-3-0-7)。

表 3-3-0-6 营养评估样表

姓名:_____ 日期:_____

身高:_____ 体重:_____

您成年期一般的体重是多少?_____

您最近是否增加或者减少体重? □否 □是,变化多少?_____

体重变化超过多长时间?_____

您认为是什么原因导致体重变化?_____

您是否服用维生素或矿物质补充剂? □否 □是,具体的名称、剂量和频率。

_____

您是否有食物过敏? □否 □是,包括哪些?

_____

描述您的问题:

牙科:_____

咀嚼:_____

吞咽:_____

消化:_____

便秘或腹泻:_____

饱胀:_____

恶心:_____

疲劳:_____

呼吸困难:_____

您饮用以下液体的次数?

	每天	每周	偶尔
水	_____	_____	_____
软饮料 *	_____	_____	_____
果汁	_____	_____	_____
牛奶	_____	_____	_____
咖啡 *	_____	_____	_____
茶	_____	_____	_____
啤酒	_____	_____	_____
红酒	_____	_____	_____
烈酒	_____	_____	_____

* 咖啡因 / 脱咖啡因的

_____

仅供工作人员填写:

理想体重百分比:_____ BMI:_____

体重变化:□轻度 □中度 □重度

补充剂?_____

实验室检查:白蛋白_____ 胆固醇_____ 其他_____

可能的药物或者营养相互作用?

_____

_____

续表

补充评论：

_____

_____

评估和推荐意见：

_____

_____

_____

日期：_____ 营养师：_____

表 3-3-0-7 营养评估内容

- 身高、体重
- 体重指数
- 体重变化
- 饮食史，进食方式，进食量，进食内容（3 天内）、必要时食谱
- 购物和食物准备中个人角色
- 液体摄入
- 酒精摄入
- 营养的实验室检查：血清白蛋白和前白蛋白
- 药物 - 营养相互作用
- 瘦体重
- 营养补充剂的需求

九、社会心理和认知评估

慢性呼吸疾病患者常合并有焦虑、抑郁等情绪功能障碍和认知功能障碍的问题，且这些问题对患者的健康结局有负面影响。一些研究表明，抑郁和认知障碍对于呼吸康复的依从性和完成率有负面作用。因此筛查患者是否存在这方面问题非常重要。对于焦虑、抑郁的初筛，常用医院焦虑和抑郁量表；对于认知功能初筛，常用简易精神状态检查（Mini-Mental State Examination，MMSE）和蒙特利尔认知评估（Montreal Cognitive Assessment，MoCA）。

呼吸康复小组进行初步临床评估时应对心理、认知功能进行初筛。当发现患者存在严重心理问题、认知功能问题时应及时转诊给相应专业人员，如精神科医生、心理医生、神经科医生、认知心理学专家、从事认知障碍专科的康复医师、作业治疗师等，以接受进一步的评估。

社会心理评估应涉及以下几个方面：动机水平、情绪困扰、家庭和家居状况、药物滥用、认知障碍、人际冲突、其他精神疾患（如抑郁、焦虑）、重大神经心理损害（如记忆、注意力和集中力、日常活动中的问题解决障碍）、应对方式和性功能障碍。未能发现患者现存的显著的社会心理疾患可能导致不良的康复结局。如果社会心理评估的结果可以指导具体且个性化治疗目标的制订，并整合到整体跨学科治疗计划中，社会心理评估则是非常有用的。

最初的评估应包括一份书面评估和患者的治疗需求，如转诊、焦虑或抑郁管理、减压、放松技巧和应对策略。

十、健康相关生活质量评估

由于呼吸系统疾病可导致健康相关生活质量（HRQoL）的下降，且呼吸康复的重要益处之一是可以改善生活质量，因此对于 HRQoL 的一个或多个维度的评价应包括在患者评估和结局评价中。HRQoL 的评估工具包括一般性问卷和疾病（症状）特异性问卷，以评估疾病对于患者各个方面的影响。对于呼吸系统疾病患者，疾病（症状）特异性问卷通常使用 CRQ、圣·乔治呼吸问卷（SGRQ）和慢阻肺病评估测试（CAT），参见附表。

CAT 目前仅可用于慢阻肺病患者，是慢阻肺病患者 GOLD 分级的重要内容，是慢阻肺病患者疾病特异性健康相关生活质量问卷。分值范围为 0~40 分：0~10 分为慢阻肺病轻微影响，11~20 分为慢阻肺病中等影响，21~30 分为慢阻肺病严重影响，31~40 分为慢阻肺病非常严重影响。可反映呼吸康复效果。最小临床重要差异值为 2 分（≥2 分的差异或该变量可提示具有临床意义）。简便快捷易于操作，具有较好的信度和效度。SGRQ 可用于慢阻肺病、哮喘及支气管扩张等多种慢性呼吸道疾病患者，是使用最广泛的疾病特异性健康相关生活质量问卷，可评估患者的咳嗽症状及痰液，可反映呼吸康复效果，可用于电话及计算机随访。具有较高的灵敏度，较好的信度和效度，复测一致性为 0.795~0.9，内部一致性也有报道，其所有组成部分克龙巴赫 α 系数（Cronbach's α coefficient）>0.7。SGRQ 的最小临床重要差异值为 4 分。

（喻鹏铭　林　松　刘小燮）

总　结

全面的呼吸康复计划可以给慢性呼吸疾病患者带来益处。将呼吸康复仅提供给终末期呼吸系统疾病或严重功能受限的患者的做法导致许多患者被剥夺了从呼吸康复中获益的机会。呼吸康复适用于尽管有最佳的药物治疗，但仍有症状，运动耐量下降，日常生活活动能力受损，或生活质量下降问题的任何呼吸系统疾病患者。因此，呼吸康复专家需要对公众和医学界进行宣教，注重呼吸系统疾病的预防、早期筛查和康复。

尽管呼吸康复的益处众所周知，但受益于呼吸康复的患者却很少能获得呼吸康复服务。在许多国家，用于呼吸康复费用报销的资源是有限的。因此，识别和转介最有可能受益于呼吸康复的患者非常重要。然而，到目前为止，还没有确定最佳候选患者的生理、心理或其他标准。确定哪些候选人将从呼吸康复中获得最佳收益是一项挑战，因为慢性呼吸疾病及其医疗和社会心理共病给患者带来了复杂和多方面的负担。因此，尽管呼吸康复通常是个性化的，以满足患者的需求，但个人对呼吸康复的反应可能因项目的不同组成部分和不同结果而不同。在各国内部和各国之间，呼吸康复项目的结构和内容也有很大差异。个别呼吸康复方案的人员配备、结构和资源影响到可纳入的患者人数、医疗严重程度和复杂程度。有经验的多学科团队专业人士，充足的场地和多专业化设备可以满足复杂的严重功能障碍的患者，但有限的空间，有限的运动器材和/或配备很有限的专业人员，将限制患者的募集和限制所能服务的疾病复杂和严重程度。总的来说，在日常生活中，呼吸康复患者的选择取决于患者的疾病和整体临床特征，以及当地现有的呼吸康复资源、患者安全性和患者偏好、保险/支付方对呼吸康复的覆盖和报销程度。

跨学科团队的评估是呼吸康复计划中首要内容。如果没有首次和持续的个体化评估，仅包括自我管理的宣教、运动训练和社会心理干预的呼吸康复是不够的。评估为呼吸康复期间提供的所有后续服务奠定了基础，并根据患者的个性化目标制订康复计划。

呼吸康复的初步评估是由适当的项目人员在项目协调员和医疗主管的指导下进行的。最初的评估确定了具体的需求和问题，为呼吸康复提供的所有后续服务奠定了基础，并允许制订个性化的呼吸康复计划。在评估过程中确定切合现实的患者目标，并在必要时重新评估。一个完整的评估是优化呼吸康复安全性和有效性的基石。

（喻鹏铭　林　松）

参考文献

［1］ROCHESTER C L. Patient assessment and selection for pulmonary rehabilitation［J］. Respirology, 2019, 24（9）: 844-853.

［2］HALPIN D M G, CRINER G J, PAPI A, et al. Global initiative for the diagnosis, management, and prevention of chronic obstructive lung disease. The 2020 GOLD science committee report on COVID-19 and chronic obstructive pulmonary disease［J］. American Journal of Respiratory and Critical Care Medicine, 2021, 203（1）: 24-36.

［3］ROCHESTER C L, VOGIATZIS I, HOLLAND A E, et al. An Official American Thoracic Society/European Respiratory Society Policy Statement: enhancing implementation, use, and delivery of pulmonary rehabilitation［J］. American Journal of

Respiratory and Critical Care Medicine, 2015, 192 (11): 1373-1386.

[4] SPRUIT M A, SINGH S J, GARVEY C, et al. An official American Thoracic Society/European Respiratory Society statement: key concepts and advances in pulmonary rehabilitation [J]. American Journal of Respiratory and Critical Care Medicine, 2013, 188 (8): e13-e64.

[5] American Association of Cardiovascular and Pulmonary Rehabilitation. Guidelines for Pulmonary Rehabilitation Programs [M]. 4th ed. Champaign IL: Human Kinetics, 2010.

第四篇

运动评估与训练

第一章
呼吸慢病运动训练时的急性生理反应

本章的学习目标：
- 了解运动基本概念
- 了解运动时的呼吸生理变化
- 了解运动时的心血管生理变化
- 了解阻塞性肺疾病患者运动时的急性生理反应
- 了解限制性肺疾病患者运动时的急性生理反应

第一节 概　　述

人类生存需要肺部的通气及气体交换，氧气（O_2）大部分经由红细胞的血红蛋白结合，小部分的氧气则直接溶解在血液中，通过心脏血管功能，全身和肺部血流运输等之间的相互协调作用，将富氧血（即动脉血）输送给全身周边组织。运动时肌肉的代谢增加，这个过程会消耗氧气与能量，并产生二氧化碳（CO_2），所产生的二氧化碳会经由血液运送至肺部后排出。从静息到运动过程身体会有不同程度的急性生理反应，可观察到在静息时、运动期及运动后恢复期生理的变化，如增加每分通气量、心输出量等以满足肌肉收缩的代谢需求。经过一段时间反复运动刺激后，由于适应，机体对运动产生了生理功能变化，再进行相同的运动时会变得较为轻松。该慢性训练效果，其适应性改变会受年龄、性别、运动类型、呼吸、心血管、健康状态、神经肌肉等因素影响。本章描述针对常见呼吸慢病患者，运动训练时呼吸及心血管系统等的急性生理反应。

第二节 运 动 简 介

运动类型分为有氧运动（aerobic exercise）及无氧运动（anaerobic exercise）。有氧运动指消耗的腺苷三磷酸（ATP）以有氧代谢产生为主，达最大心率的 70%~75%，一般是 15 分钟以上，有节奏且心率会上升的大块肌肉运动。当运动强度增加至进入无氧状态时，称为无氧阈（AT）又称乳酸阈（lactate threshold, LT）。无氧阈以下的运动强度就是有氧运动，无氧阈以上的强度就是无氧运动，依此来简易区分。无氧阈值可由血中乳酸值、呼吸、心率、氧气的消耗与二氧化碳的产生比例等评估，达到无氧阈前耗氧量（oxygen consumption, VO_2）及二氧化碳产生量（carbon dioxide production, VCO_2）呈线性增加或者平行线增加，呼吸气体交换率（respiratory exchange ratio, RER）维持不变。进入无氧运动时，能量供应与氧气消耗不一定有关，短期剧烈运动需靠无氧性的肌肉作业，此时心率通常达到最高点，虽然将运动依照是否达到无氧阈，区分为有氧或是无氧，但一些运动不易明确划分，所以当某一运动比较有氧或比较无氧，可用百分比来表示。

呼吸对运动的反应取决于所进行的运动强度，参考无氧阈值可分为 3 个等级，第一为低于个体无氧阈的中等运动量，其动脉血乳酸水平未升高，机体能够运输所有需要的氧气，并保持稳定状态；第二等级是高于无氧阈的高强度运动，动脉血乳酸水平升高，但尚可保持恒定，也可视为稳定状态；第三等级是远高于无氧阈的剧烈运动，且动脉血乳酸继续升高，属不稳定的状态，不能长时间维持。

慢性呼吸疾病患者，运动训练的一般原则与健康个体的训练原则相同。为了使患者受益，训练量必须评估个人的具体需求和能力，并且运动强度需超过日常生活和工作的活动量，随之发生的生理适应，考量患者的心血管、肺部、外周肌肉及新陈代谢等方面的限制，设计适当的个体化训练方法。慢性呼吸疾病患者因呼吸系统异常导致运动受限，主要采用有氧训练。耐力训练（endurance training）是有氧训练常见的方法之一，采用较高的训练强度通常会带来较大的生理改善。但一部分患者在运动训练时由于呼吸困难，腿部疲劳或焦虑症状等无法达到足够高的强度，此时可采用高强度间歇训练（HIIT），以较高的相对强度（80%~100% 最大做功量）进行短周期的脚踏车运动（30 秒 ~2 分钟），并在非常低的强度下进行短暂的主动休息，一般在疾病早期或中期可以采用中等强度或高强度间歇训练，如果处于疾病晚期或在手术后不久，则建议采用低强度训练，并逐渐增加负荷强度。

第三节　运动的急性生理反应

运动训练时的处方主要包括运动的类型、频率、强度及持续时间，其中运动强度扮演很重要角色，通常由个体的心率储备（heart rate reserve, HRR），最大心率（maximum heart rate, HRmax），最大摄氧量（VO_2max）或峰值摄氧量（peak oxygen uptake, VO_2peak），以及主观用力程度分级（RPE）决定。一般运动会有剂量反应（dose-response），Gormley 等招募了 61 位 18~44 岁成年人，随机分配到控制组或 3 个运动组，以中等强度（50% VO_2 储备），高强度（75% VO_2 储备）或接近最大强度（95% VO_2 储备），经过 6 周训练，发现 VO_2max 的增加与训练强度呈现剂量反应，然而年龄较大的受试者运动训练强度的剂量反应不同于年轻受试者。Belman 和 Gaesser 将 65~75 岁的受试者随机分为接受高强度（75% HRR）或低强度（35% HRR）8 周的运动训练，发现两组 VO_2peak 上升幅度相同（8%）。

一、脑神经系统

运动开始时，来自运动皮质（motor cortex）和中脑刺激运动肌及呼吸肌的神经信号同时激活，前馈刺激中央运动指令（central motor command），中央皮质运动指令为运动性呼吸过快（exercise hyperpnea）的主要刺激因素，通过改变呼吸中的二氧化碳交换和来自活化运动肌麦角受体（ergoreceptor）的传入反馈，进一步优化通气反应，以满足运动的代谢需求。

二、呼吸系统

运动过程中氧气消耗随着消耗的能量呈线性增加，额外的组织氧气需求是通过增加心输出量和血液中的氧气摄取率来提供。为了适应这些变化,在运动开始时,通气随着运动而线性增加,随着运动强度的增加超过无氧阈,无氧代谢会产生乳酸堆积,血液中的乳酸量也会增加。健康人在面对快速增加的运动能量需求时,可保持动脉血气的稳态和酸碱平衡,并有多种生理适应,例如降低上下呼吸道阻力、精确调节呼气末肺容量(EELV)、改善肺气体交换及通气血流比例,可以减少呼吸做功的增加幅度,并随着每分通气量(MV)逐渐增加而减轻呼吸不适,然而健康的老年人因呼吸力学的变化和肺部气体交换功能下降,这些降低呼吸做功增加幅度的重要适应会有不同程度的丧失,许多老年人在高强度运动期间会出现明显的通气受限和呼吸困难。

运动时呼吸系统会快速改变,许多因素如肾上腺素增加、肌肉和关节内感受器刺激增加、体温上升、二氧化碳分压上升、氢离子增加、疼痛、情绪和呼吸自主控制等,都可能刺激呼吸系统使呼吸频率和潮气量增加,导致每分通气量上升,以提供身体所需要的氧气。

(一)呼吸力学

运动过程中呼吸功(work of breathing,WOB)增加,较大的潮气量会导致在吸气过程中克服肺和胸壁的回弹力(elastic recoil)所需的功增加,因为在较高的肺容积下肺顺应性较差,且在高胸腔容积处胸壁的向内回弹力较高。较大的回弹力使呼气更容易,但这个好处会被其他因素抵消,运动产生的高气流速率导致较大的气道阻力,主动呼气会有较大的扰流以及气道的动态压缩,两者结合而大幅增加呼吸功。增加气流速率尤其会增加通过鼻子的呼吸阻力,由口呼吸时每分通气量正常可高达到约40L/min。

(二)肺泡通气

正常成年人中,静息时每分通气量(MV)5~6L,通常在运动过程中潮气量(VT)会先增加,大约在静息肺活量的50%达平台(plateau),之后呼吸频率会线性增加,到了运动后期或极大量运动时,换气量的增加主要靠呼吸频率增加来维持生理所需的通气量。通气量常与二氧化碳产生量保持同步,运动可使MV增加约10倍,运动强度到达最大运动量时MV甚至可以增加到150L,心输出量的增加最大仅为健康成年人静息水平的4~6倍,而MV则可增加25倍,因此,健康人运动的限制因素主要是心血管系统而不是呼吸系统。在运动强度较低的情况下,通气的增加主要靠潮气量的增加,随着运动强度的增加,潮气量一般最多可增加到正常人50%~60%的肺活量,或在中等身高的人中增加约2.5~3.0L。潮气量的增加主要是以征用补吸气量(IRV)为主,补呼气量(expiratory reserve volume,ERV)受到的影响较小。

(三)肺血流量

运动时心输出量与摄氧量呈线性关系,是因自主神经调节的心率增加,非每搏输出量增加引起的,运动时静脉回流增加也有助于增加心输出量。运动时平均肺动脉和平均左心房压力增加,但增加幅度不如肺血流量那么大,由于肺血流量增加导致肺血管的扩张,使得肺血管阻力降低。肺血管的扩张大部分在上肺区,因而减少了肺血流的区域不均匀性。虽然运动过程中更大的潮气量和主动呼气,会压迫肺泡旁血管,使肺血管阻力有增加的倾向,但是肺血管扩张作用大于呼吸对血管压迫的效果,因此平均肺血管阻力是降低的。

(四)通气血流关系

运动过程中因为肺血流量增加,导致肺部不同区域的血液灌流更均匀,对以直立姿势运动的正常受试者研究,上肺区的血流显著增加,因而改善通气和血流匹配。因为在中度到重度运动中通气增加的幅度会超越血液灌流增加的幅度,大多数肺泡-微血管单位的通气血流比例会增加,全肺通气血流比例会增加到2.0~4.0之间,而增加的通气血流比例可提高氧气和二氧化碳的肺泡-毛细血管扩散梯度。但也有许多研究显示通气不良的肺泡在运动过程中,其微血管因动脉压上升而抵消了低氧性肺血管收缩,结果使得通气不良肺泡的血流增加,从而导致整体肺部的通气血流比例失调。

正常人运动水平增加会提高肺泡-动脉血氧分压差(alveolar-artery oxygen partial pressure gradient,$P_{A-a}O_2$),$P_{A-a}O_2$在年轻人静息时通常为5~15mmHg,在没有经过运动训练的正常健康人中,最大运动下会增加20~30mmHg,经过训练的运动员$P_{A-a}O_2$在最大运动下则可能增加更多。通气不良的肺泡血流增加会形成肺内分流或分流样区域,可能是导致PaO_2减少和$P_{A-a}O_2$增加的原因之一,当剧烈运动时,随着运动强度增加,静脉血氧分压(partial pressure of oxygen in venous blood,PvO_2)减少及从肺泡到肺毛细血管的氧气扩散限制,也可能导致 $P_{A-a}O_2$ 增加。

(五)通过肺毛细血管屏障弥散的气体交换

氧气和二氧化碳弥散能力在运动过程中会大幅增加,在激烈运动时可增加 10~20 倍,以供应运动时额外所需的氧气和排除过多的二氧化碳。随着运动强度的增加,肺血流量增加,使得上肺区原本塌陷的微血管被打开,因而增加了弥散表面积,使得弥散能力几乎呈线性增加。肺微血管通常在最初 0.25 秒内与肺泡中的 PaO_2 和 $PaCO_2$ 达平衡,平衡后,由于分压梯度等于零,血液和肺泡间的气体弥散停止(菲克定律),运动时由于通过肺微血管的血流量增加,血红蛋白与肺泡微血管接触的时间会少于静息时的 0.75 秒,使尚未氧合的缺氧血更快地进入肺部,保持肺泡与肺泡微血管的氧气分压差,从而减少氧气弥散的灌流限制、增加氧气的弥散能力。运动过程中弥散能力增加的另一个原因是运动时因为大量消耗氧气,因此混合 PvO_2 可能较低,有助于增加和维持肺泡与肺泡微血管间氧气弥散的分压差。运动过程中肺泡 - 微血管屏障的厚度可能会受到影响而增加或减少。在高肺容积下,肺泡血管会拉扯,屏障的厚度可能会减少,高心输出量可能导致血管充血,增加了屏障的厚度,使运动过程 $P_{A-a}O_2$ 增加。整体来说,运动时 $P_{A-a}O_2$ 会增加,其原因可能是由于运动时通气血流比例失调、气体传输弥散限制,混合 PvO_2 降低、肺泡 PaO_2 升高及氧解离曲线(ODC)发生变化。

三、心血管系统

运动时交感神经兴奋会使得运动肌肉的血管扩张,并且使非流经运动肌肉的周边血管收缩,导致运动时血液分布到运动肌肉的血流量增加,由于运动时肌肉反复地收缩会挤压静脉,形成类似泵浦的作用而推动静脉中的血液流动,因而使得静脉回流量增加。非流经运动肌肉的周边血管在运动时因交感神经的作用而收缩,也会进一步促进静脉血液回流心脏,此外,运动时用力吸气会降低胸腔压力,导致右心房压力下降,使得静脉与右心房间的压力差变大,也会促使静脉回流量增加。

运动时的交感神经刺激也会增加心脏的窦房结去极化频率,使心率增加,收缩压增加,而舒张压则通常略为下降,平均动脉压和脉压(pulse pressure)也会显著增加,这些改变会增加骨骼肌血流量以满足运动骨骼肌增加的新陈代谢需求。运动期间发生的心血管功能的特定变化取决于几个因素,包括运动的类型,动态有节奏的等张运动(isotonic exercise)或静态的等长运动(isometric exercise)、运动的强度和持续时间、个人的年龄及健康状态。

运动的许多生理调节反应是由于交感神经活性的大量增加,与运动有关的主要反应之一起源于大脑皮层,并通过皮质下丘脑途径(cortico-hypothalamic pathway)对延脑心血管中心产生影响,此影响称为中央命令并导致平均动脉压调节到高于正常水平。另一个导致运动时平均动脉压上升的原因是由于运动时骨骼肌中化学感受器和机械感受器的神经刺激回传到心血管中心,如果运动的肌肉群很多,代谢物累积及散热和能量供应的需求使血管舒张,运动的骨骼肌血管阻力下降,引起外周血管阻力(peripheral vascular resistance,PVR)下降,使心脏后负荷下降,有利于增加心输出量。运动过程中虽然因为延脑心血管中心的中央命令调节使得平均动脉压升高,但由于运动时外周血管阻力会下降,因而减少了平均动脉压上升的幅度,在这个调节机制中动脉压力感受器反射(arterial baroreceptor reflex)以负反馈机制大幅增加交感神经活性,促使在运动中动脉压力高于平常的水平。事实上,如果不是动脉压力感受器反射导致交感神经活性大幅增加,运动过程中周边阻力的下降将会使得平均动脉压下降至低于正常值。

虽然运动刚开始时交感活性上升会导致血管收缩,使皮肤血流量减少,但经过一段时间运动加剧后,维持体温恒定所涉及的温度反射(thermal reflex)可以激活,超过调节动脉压的反射,使皮肤的血流量反而增加,以移除骨骼肌活动所产生的多余热量。除了骨骼肌和皮肤血流量的增加外,剧烈运动期间由于心脏做功量和心肌耗氧量增加,导致冠状小动脉的局部代谢性血管舒张,冠状动脉血流量也因此大幅增加。动态运动中有两个重要机制会促进静脉血液回流,一是骨骼肌泵(skeletal muscle pump),可以防止中心静脉压的急剧降低引起反射的心输出量增加；另一个是呼吸泵（respiratory pump），运动时的过度呼吸会增强呼吸泵效率，进而增强静脉回流和心脏充填。在剧烈的动态运动过程中，平均中心静脉压变化不大，甚至根本没有变化，是因为心输出量和静脉回流量两者同步上升。运动时每搏输出量的增加，很大程度上是因为是心肌收缩力增加，使得心脏的泵功能与射血分数增加。心搏输出量随着运动强度增强而逐渐增加，一般而言，到约40%~50%峰值摄氧量的运动强度时，每搏输出量会达到最高值，称为每搏输出量平台期（stroke volume plateau），此时如果运动强度再上升，每搏输出量不会再上升，可能只有耐力型运动员有再提升的空间。

一般而言，心率增加较每搏输出量增加多，健康人运动量增加时，虽然周边血管阻力下降，但是由于心输出量增加，其收缩压会随之上升，当运动强度到达最大运动量时，例如当心率超过190次/min时，因为心脏舒张时间减少、心室充填不足，心输出量因而下降，可能会使收缩压略降，若长时间运动，微量的收缩压不稳或下降仍算正常范围内，其反应的大小程度与收缩肌的质量（muscle mass）及运动强度有关。而舒张压可能上升一点、不变或略微下降，其变化在 ±10mmHg 之内，主要视心脏和周围血管的反应而定。在未达最大运动前，正常人心率、心输出量和摄氧量和运动量会成线性正相关，但当运动量增加至最大运动时，心率、心输出量和摄氧量会呈平台现象，心输出量可增加4.5倍，外周血管阻力会下降30%~40%。

四、骨骼肌肉

运动时作用的骨骼肌肉，会产生较多的二氧化碳并降低血液pH，基于波尔效应，二氧化碳从组织扩散进入血液，同时也会促进氧气从血红蛋白中解离出来进入肌肉组织释放氧气，因为运动肌中的局部组织 PaO_2 减少，导致去氧血红蛋白的比例增加，使骨骼肌氧摄取率（oxygen extraction ratio）增加。当激烈运动时，特别是无氧呼吸，运动肌的氢离子增加，可以从肌肉中渗透到血液循环，此外，运动中肌肉组织的温度会上升、运动肌中的 2，3-DPG（是肝糖酵解作用的中间产物）在无氧反应时会上升，这些因素均可引起氧解离曲线右移，降低血红蛋白对氧气的亲和力，增加氧气的释放。而肌肉组织中较低的微血管氧分压浓度可因霍尔丹效应，增加二氧化碳及血红蛋白的结合，运送到肺脏排除。

五、内分泌及代谢

运动时胰岛素（insulin）浓度降低，升高糖类对身体热量的提供，肾上腺素的分泌也会增加，以提升心血管系统的反应。因上述肌肉的特性，其新陈代谢率的变化幅度很大，可比休息状态的氧化速率增加50倍以上，而移除二氧化碳、水分和废物的速率，也因此增加。剧烈运动时 PaO_2 和 $PaCO_2$ 能保持相对恒定，直到无氧代谢导致乳酸产生的增加，该过程产生的氢离子刺激动脉化学感受器（尤其是颈动脉体）并引起肺泡通气进一步增加代偿，可能导致 $PaCO_2$ 低于静息时，当运动结束休息后，动脉 pH 仍可保持在正常水平附近，以维持酸碱平衡。

第四节　阻塞性肺疾病患者运动训练时的急性生理反应

阻塞性肺病包含慢性阻塞性肺疾病及其他气流阻塞疾病，如哮喘、细支气管炎、囊性纤维化及非囊性纤维化支气管扩张等，主要是以呼气气流受限（expiratory flow limitation，EFL）为表现，运动时的生理反应类似。慢阻肺病患者日常活动发生劳力性呼吸困难，可能是因为中枢呼吸驱动（central respiratory drive）的过度增加，当化学感受器反射被激活时，可以直接感觉到呼吸不畅。在没有呼吸肌活动的情况下，仅通过化学刺激就会感觉空气饥饿（air hunger），但是在自发性呼吸时，呼吸困难的感觉会受到整个呼吸系统中大量感觉受体同时传入反馈的影响,而慢阻肺病患者呼吸困难是在呼吸系统需求 - 容量不平衡的情况下发生的。

呼吸驱动与呼吸系统适当回应的能力之间的不协调、差异或不匹配称为神经机械性或传出及传入神经离解,针对中枢驱动力的增加,可用间接测量方法,如相对于最大通气量(MVV)的每分通气量(MV)、潮气呼吸中呼吸肌肉产生应力的大小(食管压力相对于最大值)、测量膈肌肌电图(diaphragm electromyography,EMGdi)和最大膈肌肌电图(maximum diaphragm electromyography,EMGdimax)比值(EMGdi/EMGdimax)的吸气神经驱动力(inspiratory neural drive,IND),这些都与运动过程中呼吸困难强度的增加直接相关,IND 增加主要与慢性肺部机械性过度充气、肺部气体交换和酸碱异常有关,随着疾病的发展,这种异常会恶化,在运动过程中比正常老化的人更快达到通气上限(ventilatory ceiling),在呼气流量限制的情况下,较高的 MV 会比相对低的 MV 有更不良的呼吸效率。无效腔气量与潮气量比值(VD/VT)的增加,反映了增加通气的消耗及未参与气体交换的高通气血流比例肺泡单元的存在,这种情况在肺气肿患者中更为明显。轻度慢阻肺病患者在运动过程中,其生理无效腔、VE/VCO$_2$ 和 V$_A$/VCO$_2$ 会比健康人高,以维持动脉氧气及血氧饱和度,而重度慢阻肺病患者运动时呼吸浅快,使其真实的生理无效腔被低估,如果呼吸频率增加过多(减少呼气时间且 VT 增加),甚至会出现气体陷闭,当 EELV 高于其静息值时称为动态肺过度充气,深吸气量(IC)是肺过度充气的间接指标,IC 越低,EELV 越高,肺总量(TLC)高于预期值的 120%,表示有动态过度通气,其中 IC 测量值可重复,且对治疗有反应,可提供有关呼吸困难和运动受限机制的重要信息。

慢阻肺病患者肺部长期过度充气,对心血管系统有负面影响,在运动时的过度通气及气体陷闭,会加重心血管系统的负面影响,故对此类患者运动训练前须谨慎评估。高平均胸膜腔内压会压迫下腔静脉和右心房,从而降低静脉回流和右心室前负荷,高内源性呼气末正压(PEEPi)和低氧引起的肺血管收缩增加右心室后负荷,导致心室间隔向左移动,使左心室在最大程度下增加的每搏输出量受限,波动较大的胸膜腔内压,会导致左心室跨壁压(transmural pressure)和后负荷增加。慢阻肺病患者有左心房压力增高时,在运动过程中会出现呼气流量受限、动态过度充气和胸膜腔内压过高,其肺动脉压与心输出量斜率会更陡峭,在这些患者中,即使在亚极量运动(submaximal exercise)中,右心也会承受过多的不均衡负荷。部分心输出量可能会从周围肌肉转移到超负荷的呼吸肌,特别是严重高充气的患者在较高的通气水平时更容易发生。

由于病理限制,阻塞性肺病患者在运动时,随着运动强度升高,PaO$_2$ 可能会轻微或大幅度下降、P$_{A-a}$O$_2$ 通常会上升、VD/VT 上升、二氧化碳通气当量(ventilatory equivalent for carbon dioxide,VE/VCO$_2$)上升、通气储备会下降、氧脉搏正常或下降、峰值心率下降、无氧阈变异(可能正常或下降)、峰值摄氧量下降,但疾病严重度不同,上述变化程度可能会有差异。

第五节　限制性肺疾病患者运动训练时的急性生理反应

限制性肺疾病区分为肺实质限制性疾病(内因性),如间质性肺疾病(ILD),和肺外限制性疾病(外因性),如胸廓疾病。由于病理变化不同,前者气体交换不良表现较明显,后者通气不良表现较明显。以 ILD 患者为例,采用高强度有氧和上肢、下肢的抗阻训练,对各种 ILD 患者均有效,可缓解 ILD 患者的症状。ILD 虽然主要影响肺部,但也会导致病理性心血管和骨骼肌功能的降低,可共同加重用力性呼吸困难和运动不耐性,在运动过程中,使用相对较大的可用通气量(MV 与最大自主通气量或最大通气量的商),峰值运动时范围为 43%~88%,以满足与摄氧量和二氧化碳产生量增加的相关需求。ILD 对运动的通气反应增加是由于存在的肺泡通气血流比例失调,以及低氧血症和代谢性酸中毒对通气驱动的刺激作用,但由于 ILD 的肺活量减少,通常在 50%~60% 肺活量的潮气量时便会提前达到平台,使潮气量的增加受到限制,因此患者需靠增加呼吸频率才能进一步增加 VE,在休息时经常是浅快的呼吸模式,在运动时肺气体交换效率也较差。运动期间通气效率低下和呼吸急促的结合,使 ILD 患者可能会达到呼气气流受限,此时,增加的呼气压力并不会相对应增加流量,导致肺泡通气不足(alveolar hypoventilation),而增加机械性和代谢性呼吸成本。对于能够以相对较高强度运动或表现出明显的通气效率低下的 ILD 患者,运动过程中可能会出现呼气气流受限的情况。由于肺部机械特性的病理变化,通气效率低下,如果存在通气量受限和限制性通气功能障碍,无论在休息还是在运动期间,ILD 的呼吸机械功均显著增加。ILD 降低了肺顺应性,因此与健康的个体相比,需要更大的跨肺压(transpulmonary pressure, PL)才能达到相同的容积变化。此外,呼吸功与 VE 之间存在曲线关系(curvilinear relationship),在同样的代谢率下,ILD 患者较健康同龄个体有较高的 MV 与呼吸功。ILD 患者需要增加 MV 时最初是以加大潮气量来实现的,但必须消耗大量的黏弹性功(viscoelastic work),故 ILD 的患者可通过有效地增加呼吸频率来避免过多的弹性负荷,因为其阻力功(resistive work)是正常的。虽浅快呼吸可以最大程度减少呼吸黏弹性功,但同时也会增加无效腔气量与潮气量比值(VD/VT),增加呼气气流受限的可能性,并降低通气效率。

正常运动过程中,体内的 VO_2 高于静息水平,为维持有氧代谢,氧气需要更高的弥散速率到达血液中,但 ILD 患者,由于肺通气效率降低,肺泡及肺泡微血管间氧气弥散速率较低,且 PvO_2 降低,导致运动时容易引起低氧血症,即 SaO_2 从静止状态降低到小于 94% 或下降超过 4%,或 PaO_2 下降超过 10mmHg。虽然某些 ILD 患者在休息时无低氧血症,但运动过程中所有 ILD 患者都会经历一定程度的低氧血症。与慢阻肺病患者相比,ILD 患者在进行 6 分钟步行试验中会有更严重的低氧血症,但 ILD 不同亚型之间因运动引起的血氧下降程度差异很大。

ILD 患者在运动过程中,因肺微血管床的破坏,虽然心输出量增加,但可以征召的肺微血管较少,故红细胞与肺泡微血管膜接触的时间减少到 0.1~0.6 秒,当红细胞通过时间少于 0.2 秒时,会使红细胞来不及完全氧合,使动脉血氧分压下降、$P_{A-a}O_2$ 上升。与其他形式的慢性呼吸疾病在运动过程中没有明显的弥散限制相反,ILD 患者在运动过程中弥散限制增加了 $P_{A-a}O_2$,容易产生运动引起的低氧血症。根据菲克定律,VO_2 是骨骼肌氧气摄取量水平和心输出量的乘积,可知 VO_2 的增加可能是心输出量的增加、氧气的摄取或两者兼具导致,假使在稳态运动期间 VO_2、心输出量和氧气摄取固定,ILD 患者受肺气体交换效率的影响,PaO_2 可能比健康个体低,PvO_2 也将低于健康个体,使 $P_{A-a}O_2$ 变得更大,会进一步使动脉血氧不足,而在合并有心血管功能障碍的患者中,由于增加心输出量增加的能力有限,为了达到一定的 VO_2,而增加氧气摄取量,可能使得 PvO_2 进一步降低。

尽管肺动脉压力较高,但 ILD 患者在静息状态下的心输出量与健康人相似,在低绝对运动强度下,例如 VO_2 为 0.75L/min,ILD 患者仍然能像健康人一样将心输出量增加至同等程度,但在较高的运动强度下,心输出量会降低,导致运动肌的供氧不足,使得 ILD 患者与健康人相比时,会在较低的绝对强度下终止运动。由于 ILD 患者肺微血管的破坏和低氧血症性肺血管收缩引起的肺血管阻力增加,对运动的心输出量反应不佳。健康人在运动期间肺血管阻力会显著降低,以适应心输出量的显著增加及减轻肺动脉压的升高,但 ILD 患者由于肺微血管的破坏,会干扰肺血管征召和扩张,因而在运动时无法观察到肺血管阻力降低。此外,动脉血氧不足会使肺血管收缩,进一步增加肺血管张力,使肺动脉压对运动过度反应,导致在同样的心输出量下,ILD 患者会比健康人有更高的肺动脉平均压,运动过程中肺动脉压升高会增加右心室后负荷,因此减少心输出量。由于高呼吸功导致较大的胸膜腔内压波动,ILD 患者左心室后负荷也可能升高,因而进一步减少每搏输出量。运动期间肺动脉压的升高幅度在各种 ILD 亚型之间是不同的,例如即使对 ILD 的严重程度进行校正,特发性肺纤维化(IPF)患者在休息和运动期间肺动脉压升高的可能性也比其他大多数形式的 ILD 更高。考虑到上述心血管功能的损害以及其他潜在的失调,在绝对运动强度不变的情况下,ILD 患者对次最大运动心率反应通常比健康个体高。然而,ILD 患者通常在达到最大生理值前由于运动中断,在峰值运动时心率较低,伴有严重心血管疾病的 ILD 患者,如硬皮病(scleroderma)或结节病(sarcoidosis),由于这类患者心血管因素导致运动受限,通常在峰值运动时心脏储备低。

神经肌肉疾病患者中,当包括膈肌在内的呼吸肌受到影响时,会出现肺总量(TLC)与肺活量(VC)

下降等限制性通气障碍,但通常神经肌肉疾病患者的功能残气量(functional residual capacity,FRC)仍维持正常。由于呼吸肌无力,患者常会呈现浅快的呼吸形态,严重时甚至会因膈肌无力而于吸气时呈现胸腹起伏不协调的反常呼吸运动。正常人在最大运动强度时,其呼气量常常也仅达其最大自主通气量(MVV)的70%;神经肌肉疾病患者由于呼吸肌肉无力,在运动时比较可能因通气限制而停止运动,也可能因长期失能或其疾病影响心脏导致心肌病(cardiomyopathy),在运动时因心脏功能限制而停止运动(cardiac limitation),一部分因线粒体疾病引发的肌肉疾病也可能在低强度的运动时提早出现无氧阈值。在神经肌肉疾病初期,病患的呼吸肌尚未受到严重影响时,在运动期间仍可能保有正常的呼吸反应;但随着疾病持续进展,患者可能因呼吸肌无力、胸廓顺应性下降而出现严重限制性通气障碍,患者浅快的呼吸形态在运动时会更显著、潮气量会更低,使得无效腔相对潮气量的比值上升,进一步影响肺部气体交换的效率。严重时甚至会出现通气不足(hypoventilation)与高碳酸血症,同时患者也可能会出现咳痰效率变差、痰液堆积等现象,这些变化导致潮气量下降、通气血流比例失调、呼吸做功上升,以及气体交换效率下降。限制性肺疾病患者在运动时,随着运动强度上升,PaO_2 可能会下降、$P_{A-a}O_2$ 上升、VD/VT 上升、二氧化碳通气当量(VE/VCO_2)上升、通气储备则正常或下降、氧脉搏正常或下降、峰值心率下降变化、AT变异不确定(可能正常或下降)、峰值摄氧量下降,随疾病严重度不同,上述变化程度会有差异。

小结

运动时能量需求的急速增加,刺激交感神经,减少迷走神经刺激,造成的短期急性改变需靠呼吸及循环系统等快速调整,以符合身体对氧气和营养物质的需求,并排出二氧化碳及乳酸等代谢产物。因慢性呼吸疾病患者的运动耐受力不佳,通过运动训练可改善生理效应,故了解运动训练时的急性生理反应,可帮助在照护此类患者时,掌握观察重点,并注意是否出现运动受限的症状,以确保患者运动时的安全性。

(方瑱珮　杨聪明)

参考文献

[1] 刘复康,陈思远,赖金鑫. 运动生理学[M]// 连倚南. 复健及物理医学:临床篇. 2版. 新北市:合记图书出版社,2020.

[2] ABOUSSOUAN L S. Mechanisms of exercise limitation and pulmonary rehabilitation for patients with neuromuscular disease[J]. Chronic Respiratory Disease, 2009, 6(4): 231-249.

[3] BADA A A, SVENDSEN J H, SECHER N H, et al. Peripheral vasodilatation determines cardiac output in exercising humans: insight from atrial pacing[J]. Journal of Physiology, 2012, 590(8): 2051-2060.

[4] BADENHOP D T, CLEARY P A, SCHAAL S F, et al. Physiological adjustments to higher- or lower-intensity exercise in elders[J]. Medicine and Science in Sports and Exercise, 1983, 15(6): 496-502.

[5] BELMAN M J, GAESSER G A. Exercise training below and above the lactate threshold in the elderly[J]. Medicine and Science in Sports and Exercise, 1991, 23(5): 562-568.

[6] CASEY D P, HART E C. Cardiovascular function in humans during exercise: role of the muscle pump[J]. Journal of Physiology, 2008, 586(21): 5045-5046.

[7] GOOD J, VIANA E, BURGOMASTER K A, et al. Acute responses to sprint-interval and continuous exercise in adults with and without exercise-induced bronchoconstriction[J]. Journal of Sports Sciences, 2019, 37(2): 212-220.

[8] GORMLEY S E, SWAIN D P, HIGH R, et al. Effect of intensity of aerobic training on VO2max[J]. Medicine and Science in Sports and Exercise, 2008, 40(7): 1336-1343.

[9] GUENETTE J A, CHIN R C, CORY J M, et al. Inspiratory Capacity during Exercise: Measurement, Analysis, and

Interpretation[J]. Pulmonary Medicine, 2013, 2013: 956081.

[10] KLABUNDE R. Cardiovascular physiology concepts[M]. Philadelphia: Lippincott Williams & Wilkins, 2011.

[11] KORTIANOU E A, NASIS I G, SPETSIOTI S T, et al. Effectiveness of Interval Exercise Training in Patients with COPD[J]. Cardiopulmonary Physical Therapy Journal, 2010, 21(3): 12-19.

[12] LUAN X, TIAN X, ZHANG H, et al. Exercise as a prescription for patients with various diseases[J]. Journal of Sport and Health Science, 2019, 8(5): 422-441.

[13] MOLGAT-SEON Y, SCHAEFFER M R, RYERSON C J, et al. Exercise pathophysiology in interstitial lung disease[J]. Clinics in Chest Medicine, 2019, 40(2): 405-420.

[14] NEDER J A, MARILLIER M, BERNARD A C, et al. The integrative physiology of exercise training in patients with COPD[J]. COPD, 2019, 16(2): 182-195.

[15] O'DONNELL D E, LAVENEZIANA P. The clinical importance of dynamic lung hyperinflation in COPD[J]. COPD, 2006, 3(4): 219-232.

[16] O'DONNELL D E. Hyperinflation, dyspnea, and exercise intolerance in chronic obstructive pulmonary disease[J]. Proceedings of the American Thoracic Society, 2006, 3(2): 180-184.

[17] RYAN J, GORMLEY J. An evaluation of energy expenditure estimation by three activity monitors[J]. European Journal of Sport Science, 2013, 13(6): 681-688.

[18] PROBST V S, TROOSTERS T, PITTA F, et al. Cardiopulmonary stress during exercise training in patients with COPD[J]. European Respiratory Journal, 2006, 27(6): 1110-1118.

[19] SABAPATHY S, KINGSLEY R A, SCHNEIDER D A, et al. Continuous and intermittent exercise responses in individuals with chronic obstructive pulmonary disease[J]. Thorax, 2004, 59(12): 1026-1031.

[20] VOGIATZIS I, NANAS S, ROUSSOS C. Interval training as an alternative modality to continuous exercise in patients with COPD[J]. European Respiratory Journal, 2002. 20(1): 12-19.

第二章
运动能力评估

本章的学习目标：
- 熟悉运动过程需要关注的综合指标
- 了解肺功能测试在呼吸康复中的应用
- 了解心肺运动试验
- 熟悉心肺运动试验的主要检测指标
- 熟悉心肺运动试验在呼吸康复中的应用

第一节 概 述

呼吸康复的目的是希望针对有慢性呼吸疾病的患者经由完整的评估后，给予个体化的最适宜治疗，包含运动训练、教育及行为改变等，以期望能改善患者的生理及心理的健康状态。呼吸康复虽不能逆转疾病的进展，但是可以改善患者的整体生活质量，提升日常生活的活动能力，并减少发作、住院等医疗资源的耗用。因此在介入呼吸康复训练前、后，应该先进行完整的评估，测试患者体能与心肺功能，并了解疾病严重程度及其所造成的骨骼肌肉功能障碍、老化、共病症等对患者运动能力的影响，同时排除是否有心血管共病症，并评估是否需要补充氧气，作为患者运动训练计划的依据，确保介入措施的安全性，同时运动能力的测试也可以客观评估呼吸康复训练的效果，因此在制订每位患者的运动处方时，肺功能和运动能力的评估就显得相当重要。

第二节 综 合 评 估

运动能力通常代表心血管系统、呼吸系统及骨骼肌肉系统功能的完整性及彼此相关的影响，任一系统的功能不良，均可影响运动的耐力。因此在安排呼吸康复训练前，所有患者均应该接受完整的评估。一般运动的评估包括症状评估（symptom assessment）、耐力评估（endurance assessment）、肌力评估（strength assessment）及生活质量评估（assessment of life quality）。

一、症状评估

对于慢性呼吸疾病患者来说，呼吸困难，气短，肌肉酸痛无力是最常见的症状，也是造成患者运动耐力、生活质量下降及健康状态恶化的主要原因，因此是呼吸康复前、中、后的重要评估指标。另外美国胸科学会（ATS）建议在某些特定族群中咳嗽情形、痰液状况也是重要的评估指标。呼吸困难的评估可以用视觉模拟评分法（VAS），改良英国医学研究委员会呼吸困难量表（mMRC）或是 Borg 评分。视觉模拟评分法以 1 条 100mm 长的水平线构成，依据患者标示呼吸困难的点与无呼吸困难点的距离而算得分，为

0~10分,分数越高呼吸困难之程度越高(图4-2-2-1)。mMRC共有0~4分,5个等级,可由患者或观察者评分,一般mMRC≥2分被认为是比较明确的呼吸困难症状。而此量表亦被GOLD指南采用作为患者疾病分类的指标之一。Borg评分则是由患者自评,0~10分别代表"完全没有呼吸困难"至"极度呼吸困难",其最小临床重要差异(MCID)为1个单位(unit)。目前Borg评分常与6分钟步行试验搭配使用以评估患者喘憋及腿部肌肉疲劳的情况。附表4~8为各种评估量表之内容。表4-2-2-1为临床用于评估患者症状方法的功能,优缺点及其最小临床重要差异。

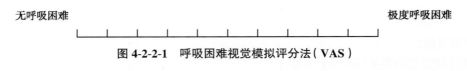

图4-2-2-1 呼吸困难视觉模拟评分法(VAS)

表4-2-2-1 患者症状评估方法比较

评估方法	功能	优点	缺点	最小临床重要差异(MCID)
改良英国医学研究委员会呼吸困难量表(mMRC)	评估呼吸困难并衡量失能水平	30秒内可完成	只测量呼吸困难问题	2个单位
Borg评分	测量呼吸困难感觉强度和腿部疲劳	快速简便,可用于电话访谈	(−)	1个单位
呼吸困难视觉模拟评分法(VAS)	测量呼吸急促	适用在同一患者前后评估	不适合在不同患者间作比较	10~20个单位
呼吸困难数字评定量表(NRS)	测量呼吸困难	有效性的测量优于VAS,且可重复测量	需要较小的样本量以检测变化	(−)
基线呼吸困难指数/变化期呼吸困难指数(BDI/TDI)	随时间的改变测量呼吸困难	有效反映测量急性改变		1个单位

二、耐力评估

通常慢性呼吸疾病限制运动能力的机制包括:呼气流量受限、运动引发动态肺过度充气、呼吸做功增加、肺泡通气血流比例分布不均、心脏功能受损及外周肌肉的功能障碍。因此耐力评估的方法最好能同时涵盖上述因素。临床上常用的方法包括:

(一)以场所为基础的步行试验(field-based walking test)

6分钟步行试验(6MWT),递增往返步行试验(ISWT),6分钟台阶试验(6 minute stepper test, 6MST)及坐-立试验(STST)等是适应场所条件选择的运动耐力评估,其中以前两者较为普。6MWT成本低,所需设备少,可用于慢阻肺病及其他心肺疾病患者的耐力评估,亦为测试生理功能和治疗反应的良好指标。但有许多因素会影响测试结果,因此需要使用标准测试步骤,才能得到可信、有效且可重复的结果,一般认为其最小临床重要差异为30m。此评估方法也被许多慢阻肺病呼吸康复临床试验所采用,另外也有研究显示若步行6分钟不到350m与死亡率增加有关。

(二)心肺运动试验(CPET)

此项测试被认为是评估运动耐力的金标准,因为兼具客观(即心肺反应,肺活量等)和主观(呼吸困难的强度和腿部不适感觉)评估。CPET测试在运动能力有限的患者,有助于区分心脏或呼吸系统受损。其缺点为较昂贵且需要配备专用设备。临床用于评估患者心肺功能运动测试中使用最广泛的类型是电磁制动功率踏车和平板。

三、肌力评估

肌肉强度在慢性呼吸疾病的患者往往是不足的，随着疾病的严重度增加此状况会更加明显。因此在安排呼吸康复处方前应该要了解患者四肢及呼吸肌的强度以安排最适合的课程。临床上常用于评估肌力的方法有以下几种。

1. 徒手肌力评定（manual muscle test，MMT） 这是肢体运动功能基本检查的方法之一，不借助任何器材，靠检查者双手施加的阻力，观察受测患者肌肉对抗肢体自身重力及完成动作的能力，从而评估患者的肌力。这是种较为易行但简略的评估工具，特别适用于重症患者。徒手肌力评定的标准分为6级（0~5分）：0分，肌肉无任何收缩；1分，有轻微肌肉收缩，但不能引起关节活动；2分，在没有重力下，可做关节全范围移动；3分，能在抗重力下做关节全范围移动，但不能抗阻力；4分，能在抗重力及抵抗部分阻力下运动；5分，能在抗重力及完全抵抗部分阻力下运动。

2. 握力测力计（handgrip dynamometry） 用于评估握力，尤其是在老年人中可作为预测死亡率和评估身体状况的指标。

3. 肌肉在一定范围内一次收缩所能克服的最大重量（one repetition maximum，1RM） 在慢阻肺病的研究中被认为是可信赖、患者可完成的评估方法。

4. 最大吸气压（MIP）及最大呼气压（MEP） 两者均为非侵袭性、简易、可行且患者可接受的检测。主要用于呼吸肌肉之肌力测试。

四、生活质量评估

慢性呼吸疾病患者经常有呼吸困难、疲劳、咳嗽及喘息等症状，这些会限制其行动进而造成日常生活不便及社交活动的退却，某些患者可能因此而产生失眠、忧郁或焦虑等共病。根据研究，高达40%的慢阻肺病患者有忧郁或焦虑症状，如果在疾病晚期或已经开始使用氧气，发生概率更高。如前所述呼吸康复或许无法扭转病理生理的变化，但经过适当的训练，患者整体运动能力提升进而改善生活质量。其中呼吸困难是患者最常见的症状，所以改善呼吸困难为呼吸康复最重要的目标。症状多少及其严重度对生活上的影响，属个人主观感觉，很难测量，所以主要是通过问卷方式来评估患者接受呼吸康复前后的变化。

临床上经常使用的评估量表包括：健康调查量表36（36-Item Short Form Health Survey，SF-36），又称健康调查简表，是美国医学结局研究组（Medical Outcomes Study，MOS）开发的一种测量量表，时至今日已发展出含有36个题目的健康调查问卷，并翻译成各种语言版本而为世界广泛使用，此为一种普遍性的测量量表，内容涵盖整体的生理及心理功能问卷，借由多面进行健康状态评估来了解受试者的生活质量，此问卷可同时适用于不同的疾病。另外也有针对特定疾病发展出的评量表如慢阻肺病患者有圣·乔治呼吸问卷（SGRQ）、慢阻肺病评估测试（CAT）及慢性呼吸疾病问卷（CRQ）等。圣·乔治呼吸问卷是1991年英国伦敦大学圣·乔治医学院（St George's Hospital Medical School）的Jones教授等所发展的一份专门用于测量慢阻肺病及哮喘患者的相关生活质量问卷，内容涵盖3方面，分别为症状发作的频率及严重度、疾病对于活动限制的程度及对日常生活的影响。而慢阻肺病评估测试含8个项目，每一项有1~5分由患者自评，总分0~10分为轻度，超过30分时显示病情为极度严重，无法从事活动或工作，生活质量极差。至于慢性呼吸疾病问卷，其内容一共有20个题目涵盖与生活质量相关的4个重要方面，分别为呼吸困难、疲劳、情绪功能和自觉对疾病的可控性等，也是目前广泛被使用的评估量表之一。

要全面评估患者健康状态，常需要各种量表搭配使用。如在6分钟步行试验比较差的患者，其平均SGRQ分数也较差，且有较高比例的呼吸困难（mMRC ≥2分）抑郁症状。因为焦虑与恐慌会影响呼吸状态，导致频繁进出急诊甚而发生呼吸衰竭。因此通过问卷了解患者的身心状态，可适时给予运动指导及结合压力管理进行卫生/健康教育,让患者学习如何与疾病和平相处并减少焦虑恐慌,避免进行性动态过度充气,有助改善患者长期预后。

第三节　肺功能测试

一、肺功能项目

肺功能检查(PFT)是临床各类疾病导致呼吸功能下降患者最常用的呼吸功能评估方法之一。PFT测定包括肺量计检查,肺容积测定,支气管反应性评估如支气管舒张试验、支气管激发试验,以及一氧化碳弥散量(DLCO)测定。一些肺功能设备能够进行压力测定,则还包括最大呼吸压力测定。

(一)肺量计检查

1. 判断呼吸功能下降的原因和严重程度　肺量计检查为临床最常用的肺功能检查项目,也是慢性阻塞性肺疾病的筛查的首选检查项目。支气管舒张试验前后的肺量计评估,是诊断慢性阻塞性肺疾病的"金标准"。呼出气用力肺活量(FVC)和第1秒用力呼气量(FEV_1)是肺量计检查获得的主要指标。FEV_1/FVC 比值用于鉴别阻塞性气道疾病与限制性气道疾病(图 4-2-3-1)。FEV_1/FVC 比值下降提示阻塞性通气功能障碍。FVC 下降而 FEV_1/FVC 比值正常或增加,如果伴有肺容积下降,则提示限制性通气功能障碍。FEV_1 则用来评价肺功能损害的严重程度。

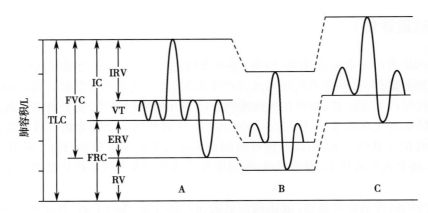

图 4-2-3-1　不同障碍类型的肺容积改变
A. 正常肺功能;B. 限制性通气功能障碍;C. 阻塞性通气功能障碍。
TLC:肺总量;FVC:用力肺活量;IC:深吸气量;FRC:功能残气量;IRV:补吸气容积;
VT:潮气量;ERV:补呼气容积;RV:残气量

肺量计检查结果可以通过流量-容积曲线显示,记录了用力吸气和呼气流量。评估患者不明原因的呼吸困难,除了肺量计检查的指标外,结合流量-容积曲线,可以帮助临床判断气流受限的气道位置和严重程度。如患者颈部闻及喘鸣,如 FVC 检查发现可重复的用力吸气肺活量(forced inspiratory vital capacity,FIVC)下降,流量-容积曲线显示特征性的吸气相平台(吸气气流受限)出现,提示各种原因导致的胸外上气道吸气相阻塞,如声带麻痹或功能障碍,或者上气道异物、增生等。慢性阻塞性肺疾病的病理特点为外周气道气流受限,并呈进行性加重特点,流量-容积曲线表现出 MMEF 气道陷闭的特点(图 4-2-3-2)。

2. 气道反应性评估指导药物治疗

(1)支气管舒张试验:吸入支气管扩张剂后重复该检查,以检测支气管扩张剂反应。FEV_1 的增加大于 12% 且绝对量增加大于 0.2L,提示支气管舒张试验阳性;其中若 FEV_1 和 FEV_1/FVC 完全恢复正常值

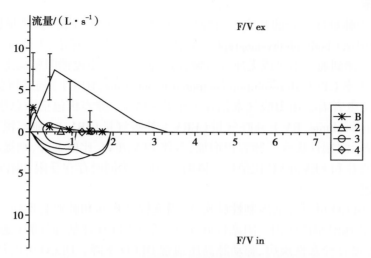

图 4-2-3-2 慢性阻塞性肺疾病肺功能显示气道陷闭

横坐标:肺容积(L);B:(best curve 最佳曲线);2/3/4:患者其余 3 次检测的流速容积曲线;
in/ex:用力吸气相/用力呼气相

提示支气管哮喘,部分改善符合支气管哮喘、慢阻肺病或毛细支气管炎。支气管舒张试验阴性,可能原因包括轻度气道缩窄者其肺功能接近正常,用药后气道舒张程度小;气道内有较多分泌物堵塞,影响吸入药物在气道内的沉积和作用;药物吸入方法不当;药物剂量不足;缩窄的气道对该种支气管扩张剂不敏感;试验前数小时已使用了支气管扩张剂;受试者存在气道高反应性,或对该支气管扩张剂过敏;狭窄的气道无可舒张性。

(2)支气管激发试验:评估气道对各种支气管激发试验的高反应性,如甘露醇、浓氯化钠、醋甲胆碱、运动等。支气管激发试验用于在特定患者中诊断哮喘,评估哮喘的治疗效果,涉及环境或职业暴露的病例中识别诱因。常见的临床情况包括患者有与哮喘症状相符但肺功能检查正常且对支气管扩张剂无反应,有支气管痉挛的不典型症状,疑有职业性哮喘、反应性气道功能障碍综合征或刺激因素诱发哮喘,需要进行哮喘筛查试验者。气道激发试验前,患者需要停用部分或全部影响气道反应性的药物,如短效、长效支气管扩张剂。吸入糖皮质激素需要停用 3 天。应通过标准化的气雾剂给药系统进行(如输出量 0.13ml/min)吸入激发物。根据激发试验的机制,分为直接激发和间接激发。直接激发通过直接刺激支气管平滑肌受体引起支气管痉挛。间接激发通过一种或者多种中间途径(肥大细胞释放炎性介质等)引起支气管收缩。醋甲胆碱是最常用于支气管激发试验的药物。逐步增加醋甲胆碱剂量和浓度,指导 FEV_1 下降大于 20% 或比气道传导率(specific airway conductance, sGaw)下降 35%~40%,FEV_1 下降 20% 的激发剂量(PD20)≤200μg 或者 FEV_1 下降 20% 的激发浓度(PC20)≤8mg/ml 认为是阳性结果。PD20>400μg(PC20>16mg/ml)是阴性结果。

3. 仰卧位和坐位肺量计检查 疑似单侧膈肌麻痹的患者,进行肺量计结合肺容积、DLCO 有助于评估呼吸肌无力。存在单侧膈肌麻痹患者,排除其他生理性或异常的肺或胸膜病变,常见限制性通气功能障碍。FVC、VC、TLC 下降和 DLCO 正常或升高。单侧膈肌麻痹直立坐位 FVC 和 VC 下降至预计值 70%~80%,双侧膈肌麻痹下降更明显。肺量计检查时患者取卧位和坐位,仰卧位肺活量(VC)下降 >10% 提示膈肌功能下降。单侧膈肌麻痹通常引起 VC 下降 15%~25%;双侧膈肌麻痹时,仰卧位 VC 下降可达 50%。

4. 呼吸肌力测定 最大吸气压(MIP)和最大呼气压(MEP)用于检测评估患者肌力下降的程度。虽然 MIP 反映的是总的吸气肌力量,由于膈肌是主要的吸气肌,能够间接反映膈肌功能。膈肌功能障碍患者 MIP 可降至预计值的 60%(MIP 正常值 <−60cmH₂O)。MEP 在膈肌功能障碍患者通常正常。MEP/MIP>1.5,检测单侧膈肌麻痹的灵敏度为 87%,特异度为 45%。

（二）肺容积测定

肺容积测定可作为肺量计检查的补充。当肺量计检查显示 FVC 下降时，测量肺容积可以进一步进行鉴别诊断。体积描记法（body plethysmography）是测量肺容积的金标准，尤其在气道阻塞明显时。氦稀释法和氮冲洗法无法测到通气不足或无通气区域，可能低估中至重度慢阻肺病患者的肺容积。采用胸部 X 线摄影或者高分辨率 CT（high resolution computed tomography, HRCT）测定肺总量（TLC），与体积描记法测量的结果接近（患者需要用力吸气末拍片），相差 <15%。肺容积包括肺总量（TLC）、功能残气量（FRC）、残气量（residual volume, RV）、补呼气量（ERV）、补吸气量（IRV）。肺容积下降，若伴 FEV_1/FVC 比值正常或增加，则提示限制性疾病。肺容积增加，若伴 FEV_1/FVC 比值下降，则提示阻塞性气道疾病导致的动态过度充气。TLC 和 FEV_1/FVC 比值均下降时，可确定为同时存在受限和阻塞。

（三）弥散量测定

单次呼吸法测定 DLCO 可以评估限制性肺疾病、阻塞性肺疾病和肺血管病。对于限制性肺疾病，可以鉴别肺部疾病和其他限制性病因。阻塞性肺疾病，通过 DLCO 评估肺气肿（通常下降）和慢性气道阻塞。肺血管疾病，如血栓栓塞性疾病、肺动脉高压通常 DLCO 下降。DLCO 可因贫血、碳氧血红蛋白水平（常见于吸烟患者）、海拔及肺容量而改变，需要进行校正。DLCO 下降而肺量计正常，可以考虑的情况：肺血管疾病如慢性肺栓塞、特发性肺动脉高压、风湿性疾病等；早期间质性肺疾病；贫血；肝肺综合征等。

二、肺功能测试与呼吸康复

在临床实践中，肺功能损害的严重程度通常被用作是否需要呼吸康复干预的指标，但目前并无有力证据支持。首先，肺功能的测量，例如 FEV_1 不能很好地预测个体的运动耐力，损害程度，症状或心理状况。有些人的气道阻塞程度轻，但呼吸困难和运动不耐受程度高，而有些严重气道阻塞的患者可能没有明显的呼吸困难。其次，有证据表明慢阻肺病患者无论其基础肺功能如何，均可从呼吸康复项目中获益。而对于其他存在肺功能严重受损、严重呼吸困难和气流受限的个体进行运动训练，也可增加步行距离及改善呼吸困难程度。

最近一项研究根据全面的肺功能评估，按肺功能损害程度将 518 名慢阻肺病患者分组后进行呼吸康复的疗效评价。结果显示，尽管肺功能有显著差异，但患者的运动表现，呼吸困难程度，健康状况，日常生活活动（ADL）评分和呼吸康复后情绪改善的平均水平在各组患者相似。因此不应将肺功能损害的严重程度作为慢阻肺病患者入选呼吸康复的选择标准。相反，呼吸康复患者的选择应着重于临床症状，心肺运动功能和社会心理情况。

第四节　心肺运动试验

一、心肺运动试验概述

呼吸康复患者的运动能力评估，常用的方法包括 6 分钟步行试验（6MWT）、递增往返步行试验（ISWT）和心肺运动试验（CPET）。以往，大多数公开方案使用 6MWT 作为首选评估方法。但 6MWT 评估的内容十分有限，受患者主观影响相对较大。而 CPET 可以客观的量化评估心脏（心率、血压、摄氧量、氧脉搏、心电图），肺（通气储备、气体交换、氧饱和度、动态肺过度充气、流量-容积曲线），肌肉（力量、乳酸性酸中毒），疲劳程度（呼吸困难和下肢疲劳 Borg 评分）以及运动过程中的总体能力。

在心肺疾病中，运动不耐受是早期较为主要的临床特征，也常是患者初次就诊的原因。心肺运动试验（CPET）可以全面评估生理系统受损的器官及途径，帮助临床医生分析呼吸困难和疲劳的原因，以准确地区分心脏疾病与肺部疾病、优化治疗方案和评判预后,并客观地确定治疗目标。此外,CPET 已成为可重复且安全的检测技术。

二、运动测试方法及质量控制

常用的运动工具有运动平板和功率踏车。平板运动模仿了人们日常生活中的走路和跑步,其运动的速度和坡度可由操作者控制,不受患者的影响,与功率踏车比较,由于参与运动的肌肉有差异,运动所能达到的最大 VO_2(VO_2max)比功率踏车高 5%~10%,通气量和乳酸产生量也稍高。功率踏车的运动负荷可以直接调节和显示(以 W 为单位),运动程序主要有 2 种:递增功率运动和恒定功率运动。递增功率运动常采用症状自限性方法,连接好口嘴或面罩、心电图、血压和脉氧仪后,静坐 3 分钟,在 0W 进行热身运动 2 分钟,开始增加负荷,起始负荷 20W,每分钟增加 5~20W(具体每分钟增加多少取决于受试者的情况),踏车转数保持在 50r/min 左右,在密切监测生命指标的同时,鼓励受试者努力运动,直到不能保持踏车转数 50r/min,结束运动,整个运动时间最好在 8~12 分钟完成。恒定功率运动常是在某一功率下运动,如在 50% 或 75% VO_2max 的功率下运动,这种运动方案可以用来评价某一治疗措施对运动能力的改善作用。

终止运动的指征包括:①心肌缺血;②收缩压下降 >20mmHg;③心律失常,如频发室性期前收缩、Ⅱ或Ⅲ度房室传导阻滞;④收缩压 ≥250mmHg 或舒张压 ≥120mmHg;⑤严重低氧,SpO_2<80%;⑥其他,如突发面色惨白、眩晕或呼吸困难。

质量控制方面应注意:①每天测试前应做 O_2、CO_2 和气体容积的定标。②应避免口嘴或面罩漏气,口嘴不易漏气,但运动到后期易产生很多口水,并且受试者易出现咽干。面罩较舒服但容易漏气。③运动前应告知受试者运动试验的过程,根据受试者的情况预设每分钟增加功率 5~20W,使运动在 6~12 分钟结束,受试者达到极限,中间不要改变功率。④如运动中未出现上述终止运动的指征,应鼓励受试者努力,达到次极量运动,即心率达到 84% 以上极量心率[(220-年龄)次/min]。

三、常用指标及临床意义

(一)代谢指标

1. 最大摄氧量(VO_2max) VO_2max 反映了机体利用氧的最大上限。在逐渐递增的 CEPT 中,当运动到一定时刻,VO_2 出现一个平台,这时即使再增加功率,VO_2 也不增加,称这时的 VO_2 为 VO_2max。

VO_2 反映了机体气体运输系统(包括肺、心血管、血红蛋白)及肌肉细胞有氧代谢是否正常,任何一个环节的功能障碍如心脏病、肺病或贫血等,均能使氧流或氧利用障碍,引起 VO_2max 下降。VO_2max 受中心(心血管和肺)和外周(骨骼肌)功能影响,广泛反映疾病严重程度(包括心衰、肥厚型心肌病、肺动脉高压、继发肺动脉高压、慢阻肺病、间质性肺病),也可作为整体预后的指标。实际上,多数人在 VO_2 出现平台前就已经因为疲劳或其他原因而终止了运动,则选择峰值摄氧量(VO_2peak)作为度量。

2. 呼吸气体交换率(RER) 总体代谢可以通过二氧化碳排出量与摄氧量的比率(VCO_2/VO_2)进行评估,称为 RER。随运动强度提高 VCO_2 增速大于 VO_2,比值增加。是反映运动费力程度的最佳无创指标。基线 RER 约为 0.8,在无氧阈(AT)时达到 1.0,在运动恢复阶段超过 1.2。在没有过度通气的前提下,评判患者良好的努力程度为峰值 RER>1.16。

3. 无氧阈值摄氧量(VO_2 at AT) 无氧阈值摄氧量,由有氧转为无氧代谢时的摄氧量。确定 AT 的"金标准"是运动过程中乳酸或碳酸氢根的趋势变化,常用的无创伤的方法有 VCO_2/VO_2 斜率增加时(V-slop 法)、VE/VO_2 明显升高前的最低点及呼气末氧分压(partial pressure of oxygen in end-tidal gas, $PetO_2$)开始升高时。表示可持续运动的负荷上限,对制订运动处方中的运动强度有较高价值,高度个体化。AT 通常处于 VO_2max 预测值的 40% 以上,或 50%~65% VO_2peak,受遗传和长期有氧训练影响。

（二）通气指标

1. VEmax/MVV　正常运动中最大每分钟通气量（VEmax）占最大自主通气量（MVV）的60%~70%，剩余部分称为呼吸储备，正常呼吸储备为30%~40%。小于该范围的值表示呼吸储备下降，在鉴别呼吸困难是否与呼吸系统疾病相关时具有诊断价值。呼吸储备明显减少或消失（VEmax/MVV接近100%）表明运动受限是由呼吸系统疾病引起。

2. 运动中的流量-容积（F-V）曲线改变　运动过程中流量-容积曲线的变化可以提示运动中的通气反应。首先，测量最大F-V曲线，运动中潮气呼吸F-V曲线位于最大F-V曲线内。随着运动的进行，实时记录动态呼吸环，由于运动中间歇性的深吸气，潮气F-V曲线在最大F-V曲线内重新定位。通常，运动中峰值潮气F-V曲线仍旧在最大F-V曲线的一定范围内。如果潮气F-V曲线左移（EELV向TLC方向移动）明显，提示发生了动态肺过度充气及深吸气受限。

3. 运动前后FEV_1比较　运动前后FEV_1比较，运动后测量FEV_1，若较前下降15%，可怀疑存在运动诱发支气管痉挛（exercise-induced bronchospasm，EIB）。

4. 无效腔气量与潮气量比值（VD/VT）　VD与VT的比率提供了肺通气血流比例不均匀性的估计值。VD/VT增加反映了通气效率低下。在正常条件下，静止时的VD/VT为0.3~0.4，而在接近最大运动量的运动时VD/VT下降至大约0.2。

患有呼吸系统疾病的患者在静息时可能具有较高的正常值VD/VT，该值会随着运动而增加或减少。

5. 二氧化碳通气当量斜率（VE/VCO$_2$ slope）　二氧化碳通气当量斜率，代表呼吸系统通气血流比例的匹配，广泛反映疾病严重程度和预后（包括心衰、肥厚型心肌病、肺动脉高压、继发肺动脉高压、慢阻肺病、间质性肺病）。正常值：<30，随年龄增加可轻微上升，由心血管和肺血管疾病引起的通气血流比例异常也可能表现为VE/VCO$_2$与VO$_2$关系的最低点升高（>32~34），或VE/VCO$_2$斜率的升高（>30~32）。

（三）心血管指标

1. 心率储备　心率储备（HRR）是年龄预测的HR［约（220-年龄）次/min］与峰值运动时测得的HR之间的差。正常运动峰值下HRR可接近或为0。

2. 运动血压　运动血压是评估运动中心血管反应及左室后负荷的指标，正常值：每增加1代谢当量（metabolic equivalent，MET），收缩压约上升10mmHg，舒张压变化不大。

3. 氧脉搏（VO$_2$/HR）　氧脉搏是反映每搏输出量对运动反应的无创指标，对可疑心肌缺血患者（如运动导致的左室功能不全）具有诊断价值。正常值：运动中持续线性上升，最大用力时可能达到平台期，平台期氧脉搏应>80%预计值。

四、运动试验适应证和禁忌证

（一）适应证

心肺运动试验（CPET）在临床上有着重要和广泛的实用价值，国外的研究表明其为无创测定心肺功能最敏感和可靠的指标之一。在临床上有着广泛的应用价值，具有无创、定量、可重复的反映心脏和肺脏储备功能的特点。主要适应证包括：①不能解释的呼吸困难的评价。②合并存在心肺疾病患者运动受限的评价。③肺脏疾病患者的评价。④心血管疾病患者的评价。⑤有氧运动能力的评价。⑥药物疗效的评价。⑦制订心肺康复的运动处方。⑧功能障碍的评价和心肺手术的术前风险评价。

（二）禁忌证

运动试验是一个比较安全的检查，我们几年来做了上千例病例，包括急性心肌梗死3周后、慢性心力衰竭Ⅰ级、慢阻肺病等患者，未发生过死亡病例。主要禁忌证有：①急性心肌梗死。②不稳定型心绞痛。③严重心律失常。④急性心包炎。⑤心内膜炎。⑥严重主动脉瓣狭窄。⑦严重左心功能受损。⑧急性肺动脉栓塞或肺梗死。⑨急性或严重的非心源性疾病。⑩严重肢体功能障碍。

五、临床应用

心肺运动试验（CPET）的应用见表 4-2-4-1。

表 4-2-4-1　心肺运动试验的应用

CPET 的应用
未经诊断的运动不耐受（呼吸困难、疲劳）的原因分析
已知肺或心脏疾病患者的运动耐力评估以及运动处方制订
疑似肺血管病、线粒体肌病的辅助评估
围手术期和术后风险评估以及长期预后
健康人群未来不良事件风险预测

CPET 用于未经诊断的运动不耐受（呼吸困难、疲劳），见表 4-2-4-2。

表 4-2-4-2　运动不耐受（呼吸困难、疲劳）的原因分析

运动不耐受：CPET 分析	
原因类别	**CPET 特性**
通气原因	已尽力，VO_2peak 下降（<85% 预计值）
	运动中潮气量低（< 基础的 50%）
	呼吸浅快或其他异常呼吸模式
	Peak VE 过高，BR 下降（<11L/min）
	VE/VCO_2 斜率过高（>30~32）或 VE/VCO_2 曲线最低点 >32~34
	动态肺过度充气
	运动过程中 F-V 曲线异常
心血管原因	已尽力，VO_2peak 下降（<85% 预计值）
	高负荷运动时心率上升过快
	氧脉搏低或平台下降（<80% 预计值）
	运动中 ECG 改变，心肌缺血表现或心律不齐
	过度的 BP 响应，尤其是舒张压（> 基线水平 20mmHg），表明周围血管疾病
	VE/VCO_2 曲线最低点或 VE/VCO_2 斜率过高
	OUES 降低（VO_2 的斜率与 logVE 的斜率）
	出现振荡呼吸
肺血管原因	已尽力，VO_2peak 下降（<85% 预计值）
	运动时 PaO_2 或 SpO_2 减少
	$P_{A-a}O_2$ 差异增大（>35mmHg）
	运动中 VD/VT 无下降
	VE/VCO_2 曲线最低点或 VE/VCO_2 斜率过高
	氧脉搏低或平台下降（<80% 预计值）
代谢原因	已尽力，VO_2peak 下降（<85% 预计值）
	AT 降低（<40% VO_2max 预测值）
	正常的心血管，通气和气体交换反应
	OUES 降低

续表

运动不耐受：CPET 分析	
原因类别	CPET 特性
失调	已尽力，VO$_2$peak 下降（<85% 预计值）
	AT 降低（<40% VO$_2$max 预测值）
	正常的心血管，通气和气体交换反应

CPET：心肺运动试验；VO$_2$peak：峰值摄氧量；Peak VE：峰值每分通气量；BR：呼吸储备；VE/VCO$_2$：二氧化碳通气当量；F-V 曲线：流量 - 容积曲线；ECG：心电图；BP：血压；OUES：oxygen uptake efficiency slope，摄氧效率斜率；PaO$_2$：动脉血氧分压；SpO$_2$：经皮动脉血氧饱和度；P$_{A-a}$O$_2$：肺泡 - 动脉血氧分压差；VD/VT：无效腔气量与潮气量比值；AT：无氧阈。

慢阻肺病患者气体交换效率低下，表现出缺氧，高碳酸血症，通气血流比例失调以及无效腔气量与潮气量比值（VD/VT）增加，这些都会增加通气需求。慢阻肺病患者还容易出现肌肉疲劳，血流量减少，需氧 ATP 生成减少，乳酸中毒，以及碳酸氢盐缓冲过量乳酸的额外 CO$_2$ 负荷。此外，动态肺过度充气会导致呼吸做功增加，气道阻力增大，气流受限，无效腔通气量增加以及肺弹性回缩力降低。因此，无效的气体交换，肌肉萎缩以及由于动态肺过度充气导致的呼吸泵进行性衰竭的结合，会在运动过程中产生明显的运动受限和进行性呼吸困难（图 4-2-4-1）。

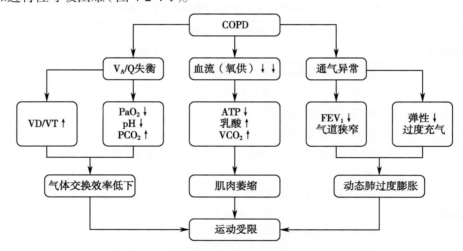

图 4-2-4-1　慢阻肺病运动不耐受的病理生理机制

慢阻肺病运动不耐受的病理生理机制：①气体交换效率低下；②肌肉萎缩；③动态肺过度充气。

COPD：慢性阻塞性肺疾病；V$_A$/Q：通气血流比例；VD/VT：无效腔气量与潮气量比值；PaO$_2$：动脉血氧分压；pH：酸碱度；PCO$_2$：二氧化碳分压；ATP：腺苷三磷酸；VCO$_2$：二氧化碳排出量；FEV$_1$：第 1 秒用力呼气量。

图 4-2-4-2 为重度慢阻肺病患者（74 岁，男性，身高 165cm，体重 70kg）采用功率踏车、10W/min 递增功率的 CPET 九宫图，患者的 VO$_2$peak 降低（约 960ml/min），运动能力严重下降（64W）。运动中 Peak VE 为 34L/min，静态 PFT 中 MVV 约 41L/min。因此，他的呼吸储备远低于 30% MVV（或绝对值 15L/min），均提示通气受限。此外，在运动过程中深吸气量下降，符合动态肺过度充气表现，并伴有二氧化碳通气当量升高（约 34），患者基础不伴有高碳酸血症，但 PetCO$_2$ 随着运动负荷增加而升高（上升约 9mmHg），再次提示严重的呼吸受限。氧脉搏和心率反应接近正常，提示心血管因素与该患者运动不耐受的相关性较小。

图 4-2-4-3 为比较同一重度慢阻肺病患者在运动过程中的流量 - 容积曲线变化，可以看到在静止时存在严重的气流阻塞（蓝色轮廓为静息时的流量 - 容积曲线）。随着运动的进行，潮气呼吸曲线逐渐向肺总量（TLC）方向移动，呼气末肺容量（EELV）逐渐增大，这可导致吸气能力逐渐丧失。这些变化都表明动态过度通气是慢阻肺病患者运动受限的重要因素。因此，为改善慢阻肺病患者的运动不耐受，应减少动态肺过度充气，以减少通气需求、改善气体交换及减轻肌肉疲劳。呼吸康复项目可有效解决以上问题，有氧运动训练可降低动态过度通气，增加运动耐力。

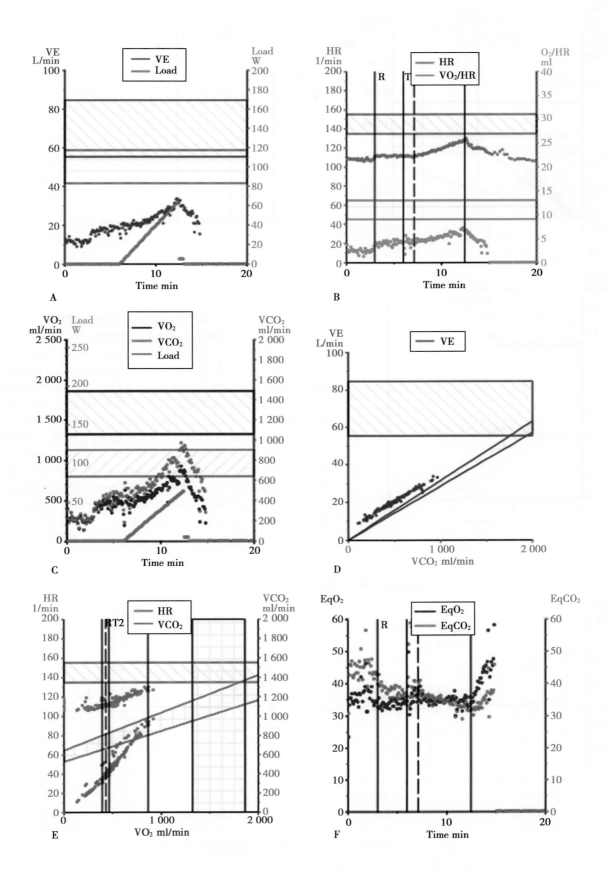

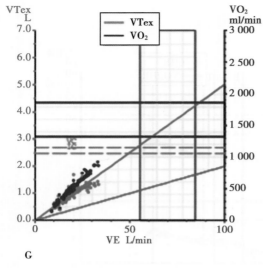

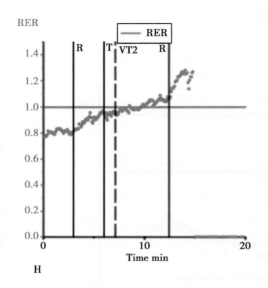

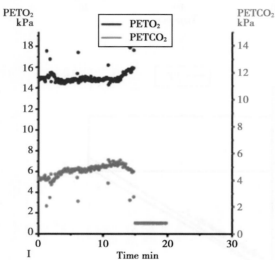

**图 4-2-4-2　重度慢阻肺病患者的渐进增量
（10W/min）踏车运动试验**

A. 每分通气量（VE）、功率与时间的函数关系（3min 静息期，3min 无负荷
热身期，6min 运动期，3min 恢复期）；B. 心率、氧脉搏（VO₂/HR）与时间的
函数关系；C. 摄氧量（VO₂）、二氧化碳排出量（VCO₂）、功率与时间的函数
关系；D. VE 与 VCO₂ 的函数关系，VE/VCO₂ 斜率约为 29；E. 心率、VCO₂
与 VO₂ 的关系，使用 V-slope 方法来确定无氧阈（约 490ml/min）；F. 氧气
（VE/VO₂）和二氧化碳（VE/VCO₂）的通气当量（EqO₂、EqCO₂）与时间的
函数关系；G. 呼出潮气量（VTex）、摄氧量（VO₂）与每分通气量（VE）的
函数关系，Peak VE 约 34L/min，VTex 不超过 1.5L；H. 呼吸气体交换率
（RER）与时间的函数关系；I. 呼气末氧分压（PetO₂）、呼气末二氧化碳分
压（PetCO₂）与时间的函数关系，PetCO₂ 在运动中逐渐升高。

（图片来源：浙江大学医学院附属邵逸夫医院）

COPD患者运动中的肺动态过度充气

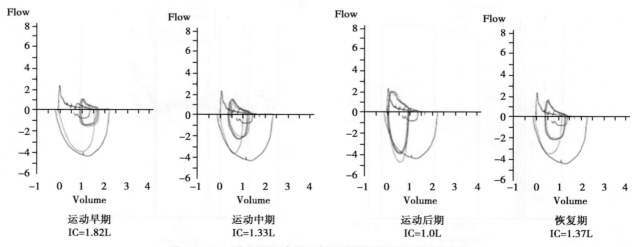

图 4-2-4-3　重度慢阻肺病患者运动期间的动态肺过度充气

IC：深吸气量；蓝色：静息时的流量 - 容积曲线；红色：运动时的流量 - 容积曲线。

（一）CPET 用于肺部疾病

支持使用 CPET 作为慢阻肺病或 ILD 的评估工具的文献逐渐增多，多项研究表明，VO_2peak 可预测慢阻肺病和 ILD 患者的不良事件。

VO_2max 小于 $10ml/(kg \cdot min)$ 的患者围手术期并发症和死亡的风险非常高。肺部疾病患者中 VO_2peak 的预后能力促使美国胸科医师学会、欧洲呼吸学会与欧洲胸外科医师学会推荐使用 CPET 评估肺叶切除术患者的术后风险。初步证据还表明，VE/VCO_2 斜率同样是接受肺叶切除的慢阻肺病患者的重要术后预后指标。此外，CPET 评估通气效率的能力对于筛查慢阻肺病和 ILD 患者的继发性肺动脉高压也非常有价值。

（二）CPET 用于肺血管疾病

CPET 在肺血管病中的价值在于能够无创地量化通气血流比例异常，对于患有肺血管疾病（例如，肺动脉高压、肺静脉闭塞性疾病、血栓栓塞性疾病）的患者，CPET 可能显示出气体交换异常，最常见的是运动导致的低氧血症。这可以通过测量动脉血氧分压（PaO_2）或脉搏血氧饱和度来确定。

疾病影响气体交换的另一个迹象是 VE/VCO_2 斜率增加或 VE/VCO_2 曲线的最低点升高，这两者都反映了无效的 CO_2 清除，表明通气血流比例或通气量增加。而肺动脉高压患者的摄氧效率斜率（OUES）也已显示出升高，这可能预示不良结果。

（三）CPET 用于疑似线粒体肌病

许多遗传因素可导致线粒体功能下降。线粒体肌病患者由于受累使骨骼肌的有氧效率低下，运动时氧气摄取的通气成本会急剧增加，在峰值运动期间 VE/VO_2 比升高。目前，通过惰性气体呼吸法可以在 CPET 期间量化血液灌注（Q）能力。使用该方法，可绘制运动期间 Q 和 VO_2 之间的关系图。正常情况下，$\Delta Q/\Delta VO_2$ 斜率为 5L/min，而线粒体肌病患者由于氧气摄取能力较灌注能力明显下降，此斜率要高得多。当 VE/VO_2 与 $\Delta Q/\Delta VO_2$ 斜率明显升高时，建议进行肌肉活检以明确诊断。

（四）CPET 用于围手术期和术后风险以及长期预后

CPET 可用于准确地评估围手术期或术后不良事件的风险，为手术指征的确定提供重要依据；同样，在远期预后方面也可提供有价值的信息。许多文献已证实 CPET 在术后风险预测中的价值，这些手术包括腹主动脉瘤修复术、根治性膀胱切除术、肝移植术、肝叶切除术、肺切除术、减肥术和结直肠手术。美国心脏病学会《非心脏手术患者围手术期心血管的评估和管理指南（2014 版）》将"术前 CPET"列为 Ⅱb 类推荐，并且特别指出"针对心脏功能未知的高风险手术，也可使用 CPET"。在 CPET 所有评估指标中，始终具有预后预测意义的指标是 VO_2peak、无氧阈（AT）处的 VO_2，以及二氧化碳通气当量（VE/VCO_2）的关系（即通气效率）。

（五）CPET 用于健康人群

有氧运动能力是健康个体未来不良事件风险的最强预测因子之一。由于不健康的生活方式（如缺乏运动、饮食不当、体重过重、吸烟），存在大量看起来健康，但心肺血管状态不理想（如血脂异常、高血压、高血糖）的人群，可通过 CPET 量化评估心肺运动功能，发现潜在异常指标，有针对性地进行运动训练或指导。目前尚无中国健康人 CPET 预计值，我们呼吁国家尽早建立 CPET 数据库。

（六）通过无氧阈来评估持续有氧运动能力并制订个性化的运动训练强度

通过无氧阈来评估持续有氧运动能力并制订个性化的运动训练强度具有广泛的适用性。对于临床一般情况稳定、并且未计划进行后续检查或外科手术的患者，应参考处于无氧阈时的各项指标来制订运动训练的目标心率及工作量，例如目标心率，功率踏车瓦数或跑步机速度与坡度。

（江　叶　王浩彦　葛慧青）

参考文献

［1］ARENA R, MYERS J, GUAZZI M. The future of aerobic exercise testing in clinical practice: is it the ultimate vital sign?［J］. Future Cardiology, 2010, 6（3）: 325-342.

［2］ARTERO E G, ESPAÑA-ROMERO V, LEE D C, et al. Ideal cardiovascular health and mortality: Aerobics Center Longitudinal Study［J］. Mayo Clinic Proceedings, 2012, 87（10）: 944-952.

［3］BALADY G J, ARENA R, SIETSEMA K, et al. Clinician's guide to cardiopulmonary exercise testing in adults: a scientific statement from the American Heart Association［J］. Circulation, 2010, 122（2）: 191-225.

［4］BARAKAT H M, SHAHIN Y, MCCOLLUM P T, et al. Prediction of organ-specific complications following abdominal aortic aneurysm repair using cardiopulmonary exercise testing［J］. Anaesthesia, 2015, 70（6）: 679-685.

［5］BOBBIO A, CHETTA A, INTERNULLO E, et al. Exercise capacity assessment in patients undergoing lung resection［J］. European Journal of Cardio-Thoracic Surgery, 2009, 35（3）: 419-422.

［6］BRUNELLI A, BELARDINELLI R, POMPILI C, et al. Minute ventilation-to-carbon dioxide output (VE/VCO$_2$) slope is the strongest predictor of respiratory complications and death after pulmonary resection［J］. Annals of Thoracic Surgery, 2012, 93（6）: 1802-1806.

［7］BRUNELLI A, CHARLOUX A, BOLLIGER C T, et al. ERS/ESTS clinical guidelines on fitness for radical therapy in lung cancer patients (surgery and chemo-radiotherapy)［J］. European Respiratory Journal, 2009, 34（1）: 17-41.

［8］BRUNELLI A, KIM A W, BERGER K I, et al. Physiologic evaluation of the patient with lung cancer being considered for resectional surgery: Diagnosis and management of lung cancer, 3rd ed: American College of Chest Physicians evidence-based clinical practice guidelines［J］. Chest, 2013, 143（5 Suppl）: e166S-e190S.

［9］BUTCHER S J, LAGERQUIST O, MARCINIUK D D, et al. Relationship between ventilatory constraint and muscle fatigue during exercise in COPD［J］. European Respiratory Journal, 2009, 33（4）: 763-770.

［10］CHOI H, MAZZONE P. Preoperative evaluation of the patient with lung cancer being considered for lung resection［J］. Current Opinion in Anaesthesiology, 2015, 28（1）: 18-25.

［11］FARINA S, CORREALE M, BRUNO N, et al. The role of cardiopulmonary exercise tests in pulmonary arterial hypertension［J］. European Respiratory Society, 2018, 27（148）: 170134.

［12］FLEISHER L A, FLEISCHMANN K E, AUERBACH A D, et al. 2014 ACC/AHA guideline on perioperative cardiovascular evaluation and management of patients undergoing noncardiac surgery: a report of the American College of Cardiology/American Heart Association Task Force on Practice Guidelines［J］. Circulation, 2014, 130（24）: e278-333.

［13］FLETCHER G F, ADES P A, KLIGFIELD P, et al. Exercise standards for testing and training: a scientific statement from the American Heart Association［J］. Circulation, 2013, 128（8）: 873-934.

［14］GLÄSER S, NOGA O, KOCH B, et al. Impact of pulmonary hypertension on gas exchange and exercise capacity in patients with pulmonary fibrosis［J］. Respiratory Medicine, 2009, 103（2）: 317-324.

［15］GOODYEAR S J, YOW H, SAEDON M, et al. Risk stratification by pre-operative cardiopulmonary exercise testing improves outcomes following elective abdominal aortic aneurysm surgery: a cohort study［J］. Perioperative Medicine, 2013, 2（1）: 1-13.

［16］GRANT S W, HICKEY G L, WISELY N A, et al. Cardiopulmonary exercise testing and survival after elective abdominal aortic aneurysm repair［J］. British Journal of Anaesthesia, 2015, 114（3）: 430-436.

［17］HENNIS P J, MEALE P M, GROCOTT M P. Cardiopulmonary exercise testing for the evaluation of perioperative risk in non-cardiopulmonary surgery［J］. Postgraduate Medical Journal, 2011, 87（1030）: 550-557.

［18］HENNIS P J, MEALE P M, HURST R A, et al. Cardiopulmonary exercise testing predicts postoperative outcome in patients undergoing gastric bypass surgery［J］. British Journal of Anaesthesia, 2012, 109（4）: 566-571.

［19］HOLVERDA S, BOGAARD H J, GROEPENHOFF H, et al. Cardiopulmonary exercise test characteristics in patients with chronic obstructive pulmonary disease and associated pulmonary hypertension［J］. Respiration, 2008, 76（2）: 160-167.

［20］KALLIANOS A, RAPTI A, TSIMPOUKIS S, et al. Cardiopulmonary exercise testing（CPET）as preoperative test before lung resection［J］. In Vivo. 2014, 28（6）: 1013-1020.

［21］KASIVISVANATHAN R, ABBASSI-GHADI N, MCLEOD A D, et al. Cardiopulmonary exercise testing for predicting postoperative morbidity in patients undergoing hepatic resection surgery［J］. HPB, 2015, 17（7）: 637-643.

［22］KODAMA S, SAITO K, TANAKA S, et al. Cardiorespiratory fitness as a quantitative predictor of all-cause mortality and cardiovascular events in healthy men and women: a meta-analysis［J］. JAMA, 2009, 301（19）: 2024-2035.

［23］LEVETT D Z, GROCOTT M P. Cardiopulmonary exercise testing for risk prediction in major abdominal surgery［J］. Anesthesiology Clinics, 2015, 33（1）: 1-16.

［24］MANCUZO E V, PEREIRA R M, SANCHES M D, et al. Pre-transplant aerobic capacity and prolonged hospitalization after liver transplantation［J］. GE Portuguese Journal of Gastroenterology, 2015, 22（3）: 87-92.

［25］NEDER J A, RAMOS R P, OTA-ARAKAKI J S, et al. Exercise intolerance in pulmonary arterial hypertension. The role of cardiopulmonary exercise testing［J］. Annals of the American Thoracic Society, 2015, 12（4）: 604-612.

［26］O'DONNELL D E, ELBEHAIRY A F, BERTON D C, et al. Advances in the evaluation of respiratory pathophysiology during exercise in chronic lung diseases［J］. Frontiers in Physiology, 2017, 8: 82.

［27］SANKAR A, BEATTIE W S, WIJEYSUNDERA D N. How can we identify the high-risk patient?［J］. Current Opinion in Critical Care, 2015, 21（4）: 328-335.

［28］SINGH D, AGUSTI A, ANZUETO A, et al. Global strategy for the diagnosis, management, and prevention of chronic obstructive lung disease: the GOLD science committee report 2019［J］. European Respiratory Journal, 2019, 53（5）: 1900164.

［29］STRINGER W, CASABURI R, OLDER P. Cardiopulmonary exercise testing: does it improve perioperative care and outcome?［J］. Current Opinion in Anaesthesiology, 2012, 25（2）: 178-184.

［30］STRINGER W, MARCINIUK D. The role of cardiopulmonary exercise testing（CPET）in pulmonary rehabilitation（PR）of chronic obstructive pulmonary disease（COPD）patients［J］. COPD, 2018, 15（6）: 621-631.

［31］TANG Y, LUO Q, LIU Z, et al. Oxygen uptake efficiency slope predicts poor outcome in patients with idiopathic pulmonary arterial hypertension［J］. Journal of the American Heart Association, 2017, 6（7）: e005037.

［32］TOLCHARD S, ANGELL J, PYKE M, et al. Cardiopulmonary reserve as determined by cardiopulmonary exercise testing correlates with length of stay and predicts complications after radical cystectomy［J］. BJU international, 2015, 115（4）: 554-561.

［33］TORCHIO R, GUGLIELMO M, GIARDINO R, et al. Exercise ventilatory inefficiency and mortality in patients with chronic obstructive pulmonary disease undergoing surgery for non-small-cell lung cancer［J］. European Journal of Cardio-Thoracic Surgery, 2010, 38（1）: 14-20.

［34］VAINSHELBOIM B, ARENA R, KAMINSKY L A, et al. Reference standards for ventilatory threshold measured with cardiopulmonary exercise testing: The fitness registry and the importance of exercise: A national database［J］. Chest, 2020, 157（6）: 1531-1537.

［35］WEST M A, LYTHGOE D, BARBEN C P, et al. Cardiopulmonary exercise variables are associated with postoperative morbidity after major colonic surgery: a prospective blinded observational study［J］. British Journal of Anaesthesia, 2014, 112（4）: 665-671.

［36］WEST M A, PARRY M G, LYTHGOE D, et al. Cardiopulmonary exercise testing for the prediction of morbidity risk after rectal cancer surgery［J］. British Journal of Surgery, 2014, 101（9）: 1166-1172.

［37］AGUSTI A, CALVERLEY P M, CELLI B, et al. Characterisation of COPD heterogeneity in the ECLIPSE cohort［J］. Respiratory Research, 2010, 11（1）: 122.

［38］AUGUSTIN I M L, WOUTERS E F M, HOUBEN-WILKE S, et al. Comprehensive lung function assessment does not allow to infer response to pulmonary rehabilitation in patients with COPD［J］. Journal of Clinical Medicine, 2018, 8（1）: 27.

［39］BARRON A, DHUTIA N, MAYET J, et al. Test-retest repeatability of cardiopulmonary exercise test variables in patients with cardiac or respiratory disease［J］. European Journal of Preventive Cardiology, 2014, 21（4）: 445-453.

［40］DOLMAGE T E, EVANS R A, HILL K, et al. The effect of pulmonary rehabilitation on critical walk speed in patients with COPD: a comparison with self-paced walks［J］. Chest, 2012, 141（2）: 413-419.

［41］GARVEY C, BAYLES M P, HAMM LF, et al. Pulmonary rehabilitation exercise prescription in chronic obstructive pulmonary disease：review of selected guidelines［J］. Journal of Cardiopulmonary Rehabilitation and Prevention, 2016, 36（2）: 75-83.

［42］GUAZZI M, ARENA R, HALLE M, et al. 2016 Focused update：clinical recommendations for cardiopulmonary exercise testing data assessment in specific patient populations［J］. Circulation, 2016, 133（24）: e694-e711.

［43］SKALSKI J, ALLISON T G, MILLER T D. The safety of cardiopulmonary exercise testing in a population with high-risk cardiovascular diseases［J］. Circulation, 2012, 126（21）: 2465-2472.

［44］SPRUIT M A, SINGH S J, GARVEY C, et al. An official American Thoracic Society/European Respiratory Society statement：key concepts and advances in pulmonary rehabilitation［J］. American Journal of Respiratory and Critical Care Medicine, 2013, 188（8）: e13-e64.

小结

　　慢性呼吸疾病患者的运动功能受限是多种器官系统机能不良所导致，其中也包含生理及心理层面等多重因素。近年来愈来愈多的证据显示呼吸康复可减缓病程进展、减少疾病急性恶化及医疗资源耗用，避免共病症产生。运动训练作为呼吸康复中重要的一环，针对患者需求开立其专属的运动处方有赖于事前做好详尽的评估。全面评估内容应包括临床症状、肌肉耐力、肌肉力量及生活质量等方面，除此以外运动前、运动后评估还包括肺功能检查和心肺运动试验。通过无氧阈来评估持续有氧运动能力并制订个性化的运动训练强度具有广泛的适用性。评估方式的选择应依循简单、易用、可信赖且患者可承受之原则，以利患者能于康复训练之前、中、后期持续接受评估，以期达到增进患者运动能力，改善患者生活质量，并提高患者继续接受呼吸康复的意愿。

（周兰娣　胡汉忠　葛慧青）

参考文献

［1］BOHANNON R W. Muscle strength：clinical and prognostic value of hand-grip dynamometry［J］. Current Opinion in Clinical Nutrition and Metabolic Care, 2015, 18（5）: 465-470.

［2］BORG G. Psychophysical scaling with applications in physical work and the perception of exertion［J］. Scandinavian Journal of Work, Environment & Health, 1990, 16 Suppl 1: 55-58.

［3］CIESLA N, DINGLAS V, FAN E, et al. Manual muscle testing：a method of measuring extremity muscle strength applied to critically ill patients［J］. Journal of Visualized Experiments, 2011,（50）: 2632.

［4］CROOK S, BÜSCHING G, SCHULTZ K, et al. A multicentre validation of the 1-min sit-to-stand test in patients with COPD［J］. European Respiratory Journal, 2017, 49（3）: 1601871.

［5］GUYATT G H, BERMAN L B, TOWNSEND M, et al. A measure of quality of life for clinical trials in chronic lung disease［J］. Thorax, 1987, 42（10）: 773-778.

［6］HOLLAND A E, SPRUIT M A, TROOSTERS T, et al. An official European Respiratory Society/American Thoracic Society technical standard：field walking tests in chronic respiratory disease［J］. European Respiratory Journal, 2014, 44（6）: 1428-1446.

［7］JONES P W, QUIRK F H, BAVEYSTOCK C M. The St George's Respiratory Questionnaire［J］. Respiratory Medicine, 1991, 85 Suppl B: 25-31.

［8］KATSURA H, YAMADA K, WAKABAYASHI R, et al. The impact of dyspnoea and leg fatigue during exercise on health-related quality of life in patients with COPD［J］. Respirology, 2005, 10（4）: 485-490.

［9］KHAIR R M, NWANERI C, DAMICO R L, et al. The minimal important difference in Borg dyspnea score in pulmonary arterial hypertension［J］. Annals of the American Thoracic Society, 2016, 13（6）: 842-849.

［10］Ats Committee on Proficiency Standards for Clinical Pulmonary Function Laboratories. ATS statement: guidelines for the six-minute walk test［J］. American Journal of Respiratory and Critical Care Medicine, 2002, 166（1）: 111-117.

［11］MCCARTHY B, CASEY D, DEVANE D, et al. Pulmonary rehabilitation for chronic obstructive pulmonary disease［J］. Cochrane Database of Systematic Reviews, 2015, 2: CD003793.

［12］PENO-GREEN L, VERRILL D, VITCENDA M, et al. Patient and program outcome assessment in pulmonary rehabilitation: an AACVPR statement［J］. Journal of Cardiopulmonary Rehabilitation and Prevention, 2009, 29（6）: 402-410.

［13］PUENTE-MAESTU L, PALANGE P, CASABURI R, et al. Use of exercise testing in the evaluation of interventional efficacy: an official ERS statement［J］. European Respiratory Journal, 2016, 47（2）: 429-460.

［14］PUHAN M A, GIMENO-SANTOS E, SCHARPLATZ M, et al. Pulmonary rehabilitation following exacerbations of chronic obstructive pulmonary disease［J］. Cochrane Database of Systematic Reviews, 2011, 10: CD005305.

［15］SPRUIT M A, SINGH S J, GARVEY C, et al. An official American Thoracic Society/European Respiratory Society statement: key concepts and advances in pulmonary rehabilitation［J］. American Journal of Respiratory and Critical Care Medicine, 2013, 188（8）: e13-e64.

［16］VOGELMEIER C F, CRINER G J, MARTINEZ F J, et al. Global strategy for the diagnosis, management, and prevention of chronic obstructive lung disease 2017 report. GOLD executive summary［J］. American Journal of Respiratory and Critical Care Medicine, 2017, 195（5）: 557-582.

第三章
呼吸康复超声评估

本章的学习目标：
- 了解超声成像原理
- 了解肺部及胸膜超声评估
- 了解呼吸肌及相关肌肉超声评估
- 了解血流动力学超声评估及呼吸支持超声评估
- 了解超声新技术应用前景

第一节　肺部疾病超声成像原理

超声波是指频率高出人耳听阈范围的高频（>20kHz）声波。声波在传播的过程中，如果遇到不同密度的物质，声波的传播速度也将随之发生变化。物质的这一特性被称为声阻抗。物质越致密，其声阻抗越大，声波的传播速度也就越快。

肺部超声是一种基于肺部含气量与含水量的比例变化所造成的超声伪像来对疾病进行辅助诊断的工具。多数有意义的肺部超声征象是动态的。通常几乎所有的声波在组织与气体形成的第一个界面就被强反射，所以无法观察肺组织。而当空气含量降低时，一些渗出液、漏出液、胶原及血液等会使肺密度增加，超声便能一定程度上反映更深区域的影像。

超声伪像指的是超声在传播过程中，由于超声的物理特性、人体界面的复杂性、仪器性能、探查技术等因素，可能造成与实际情况不相符的图像。伪像的种类繁多，在肺部超声领域最为常见的是混响伪像和振铃伪像。

1. 混响伪像　混响伪像是在声阻抗差异较大的两界面间反复反射所形成的伪像。界面的反射回声被换能器接收而形成图像，但是部分回声信号中的能量会被换能器表面反射，类似于又发射出一个较弱的脉冲信号，而后者又可以产生 1 个二级回声信号（混响）。这样的反射或发射过程可以发生多次，由于各级回声时间均为初始回声时间的整倍数，因此混响回声信号在图像上是等距排列的。A 线即胸膜与肺界面声阻抗差异所产生的多重反射。

2. 振铃伪像　振铃伪像是一种多重内部混响伪像。是由于声波在气液界面与壁结构之间的来回反射引起的。当小叶间隔增厚（间质性肺水肿或间质纤维化），与周围肺泡内气体声阻抗差异变大，从而形成 B 线。

第二节　肺部及胸膜超声评估

长期以来，肺部被多数人认为是超声医学检查的禁区，直到 1992 年"世界肺部超声之父"Daniel A. Lichtenstein 教授出版了第一部重症肺部超声相关的专著，肺部超声技术才逐渐被更多临床医学领域和超声影像学专家所认识,将其应用于危重症患者的诊疗救治。因为大多数急性肺部病变都靠近外周(位于肺血管和气道的末梢)并累及胸膜,从而使肺部超声对急性肺部病变患者诊断的可行性高达98%~100%。

一、检查方法

1. 肺部分区 通常以腋前线、腋后线为界将肺脏分成前、侧、后3个区域,再以两个乳头连线为界,将每侧肺脏分为上下2个肺野。

2. 探头选择 凸阵、微凸、相控阵、线阵探头均可用于肺部超声检查。

3. 体位 可仰卧、侧卧或俯卧,根据检查需要、病变部位以及患者实际情况灵活采取不同体位和探头,选择合适的检查路径。

4. 扫查方法 对肺部进行超声检查时需对肺脏各区域进行纵向(探头与肋骨垂直)或横向(探头沿肋间隙走行)扫查,以纵向扫查最为重要和常用,可观察到大部分胸膜和肺。

二、评估对象和时机

以呼吸困难入院者,入院后应尽早实施首次肺部超声检查;住院患者在病情变化,尤其出现呼吸道症状加重时随时检查;正在接受呼吸机治疗者可每天复查直至撤机;根据临床和病情需要定期复查。

三、常用术语

1. 胸膜线(pleural line) 由脏胸膜和壁胸膜表面声阻抗的差异所形成的回声反射,在超声下呈光滑、清晰、规则的线性高回声,正常情况下宽度不超过0.5mm。胸膜线粗糙、增厚(>0.5mm)或不规则为异常。肺部超声检查应优先评估胸膜线。因为肺部超声征象起源于胸膜,辨认胸膜线是肺部超声检查的基础。

2. 肺滑动征(lung sliding sign) 在实时超声下,于胸膜线处可见脏胸膜与壁胸膜随肺脏呼吸运动而产生一种水平方向的相对滑动,称为肺滑动征。

3. 肺搏动征(lung pulse sign) 在实时超声下,于胸膜线处见脏胸膜随心脏搏动而产生一种水平和垂直方向的、与心率一致的搏动。

4. A线 当声束与胸膜垂直时,因混响伪像形成多重反射而产生的一系列与胸膜线平行的水平线状高回声,位于胸膜线下方,彼此间距相等;A线回声由胸膜线至肺脏、由浅入深逐渐减弱至消失。A线存在提示胸膜下存在气体。

5. B线 是最常描述的病理相关伪像,起始于胸膜线并与之垂直,呈激光状放射发散至肺野深部的线性高回声,与呼吸同步运动,自胸膜至视野底部无衰减。B线是非特异性的征象,研究表明B线的数量与肺水肿或肺纤维化的等级之间存在良好的相关性。

6. 肺间质综合征 是肺间质内液体增加或肺小叶间隔增厚导致肺泡内气体交换功能受损而产生的一系列呼吸系统病理生理学改变。胸膜下肺间质液体聚集和胸膜下肺纤维化会改变局部超声反射环境,可见散在、多发、弥漫性B线分布。有学者基于前侧和外侧B线的数量对肺水肿进行半定量评价,分为轻、中、重度。轻度可探及6~15条B线;中度可探及B线16~29条;重度可探及B线≥30条或呈全肺弥漫性分布。研究显示这种方法能有效评估肺水肿的严重程度。

7. 肺实变 在超声影像上呈"肝样变"的肺组织称为肺实变,可伴有支气管充气征或支气管充液征。

8. **肺点** 随着呼吸运动,在实时超声下所见肺滑动征存在与消失交替出现的分界点称为肺点。肺点是气胸的特异性征象。

四、肺部超声正常表现

正常肺组织在超声下呈低回声,在 B 型超声下,胸膜线与 A 线均呈清晰、光滑、规则的线性高回声(图 4-3-2-1),在实时超声下可见肺滑动征。

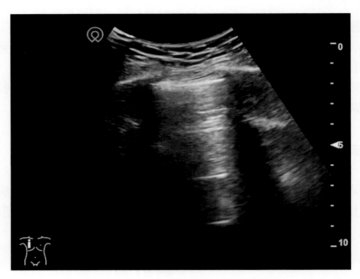

图 4-3-2-1 正常肺组织超声影像

(图片来源:徐磊 重庆大学中心医院)

五、部分慢性呼吸道疾病超声表现

1. **间质性肺疾病** 可分为多种类型,其共同的病理学表现为间质水肿、纤维素渗出、成纤维细胞成簇状增生并累及肺泡腔及小叶间隔。肺泡炎性损伤进行性加重致使肺泡壁结构破坏,肺泡融合呈囊状、蜂窝状。这一病理学改变对应肺部超声扫查中 B 线数目的逐渐增多和胸膜线分度的加重。在不同病理学发展阶段肺部超声的表现不同。超声的价值在于检出间质性肺疾病导致的胸膜下浸润性病变和胸腔积液。

间质性肺疾病肺部超声表现包括:双肺多发分布不均的 B 线(大多分布于双侧肺底及背侧);胸膜线异常(不光滑、碎片状),胸膜增厚(2.8mm),胸膜滑动减弱;胸膜下小无回声区;胸腔积液。

2. **慢性阻塞性肺疾病** 是一种常见的以持续性气流受限为特征的疾病,肺部含气量明显增加,其肺部超声无特异性表现,超声下可见 A 线、肺滑动征存在,无右心室高负荷表现。急性加重期合并肺部感染、肺水肿、肺间质纤维化可见散在 B 线、胸膜线中断、肺实变及肺不张、胸腔积液等。

3. **肺癌** 对于周围型肺肿瘤、中央型肺肿瘤阻塞或压迫主支气管引起肺不张或阻塞性肺炎时,超声可以清晰观察到病灶形态、边界、血流情况及与周围组织的解剖关系。二维超声下常表现为胸壁和胸膜后方肺组织间实性不规则团块,其内一般不显示支气管征,形态不规则,可挤压周围肺组织,体积较大时肿瘤内部常因出血坏死液化而探及无回声区。肺门部可见肿大淋巴结。

第三节　膈肌、肋间肌、股四头肌超声评估

由于慢性呼吸道疾病本身的复杂性,不仅作用于呼吸系统,而且对骨骼肌的结构也有影响,可导致呼吸肌功能障碍,并进一步加重患者的病情。呼吸肌功能减弱的症状包括肌肉功能下降和肌肉耐力下降,常伴有呼吸困难、血液中二氧化碳含量增加和运动能力下降。呼吸康复的主要目标是减少患者呼吸困难症状,增加肌力和耐力(包括周围肌和呼吸肌),增加运动能力,改善日常功能。超声评估实时、准确、可重复、高分辨率、无辐射,在肌肉功能评估中有着不可替代的优势,尤其适合康复全程的动态评估。

一、膈肌超声评估

膈肌位于胸腹腔之间,向上膨隆呈穹隆形,是颈部的肌节迁移而形成的扁薄阔肌,又被称为横膈。膈肌周围为肌纤维,中央为中心腱。膈肌是主要的呼吸肌,与呼吸的辅助肌肉如肋间外肌、腹横肌、胸锁乳突肌和斜角肌一起收缩。收缩导致膈肌厚度增加、尾部运动和胸腔的扩张,结果使胸膜腔内压降低而腹内压(abdominal pressure,Pab)升高,允许空气进入肺部。当膈肌放松时,肺的弹性回缩会导致呼气。鉴于在呼吸中的关键作用,膈肌可以持续收缩并且高度抗疲劳。膈肌是导致呼吸系统疾病的一个未被充分认识的因素。膈肌功能障碍(包括无力和瘫痪)可继发于多种病因,包括肺部疾病、长期通气、膈神经损伤、神经肌肉疾病和中枢神经系统病变。

膈肌超声评估主要包括膈肌移动度、膈肌厚度及增厚分数的测定,还可测量膈肌收缩速度、膈肌移动-时间指数、膈肌浅快呼吸指数等,这些指标侧重不同,目前主要应用于撤机时机的预测、慢阻肺病的辅助诊断、指导术后呼吸康复治疗等。

1. 膈肌移动度　膈肌移动度是膈肌在呼吸周期中移动的距离,超声测量膈肌移动度使用低频凸阵探头于锁骨中线肋缘下或腋中线-腋前线之间的肋间隙中进行,可见肝脏表面线状穹隆形高回声的膈肌(图4-3-3-1),嘱患者平静呼吸、自主鼻呼吸和用力呼吸,可直接或使用M型超声测得不同状态下的膈肌移动度,目前较多的研究关注于平静呼吸时无主观因素影响的膈肌移动度,以及用力吸气时膈肌能达到的最大移动度。胸廓畸形、胸腹腔积液、恶性肿瘤等胸腹疾病,以及影响肌肉收缩力的药物会影响膈肌移动度。

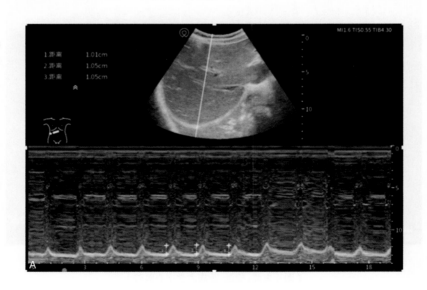

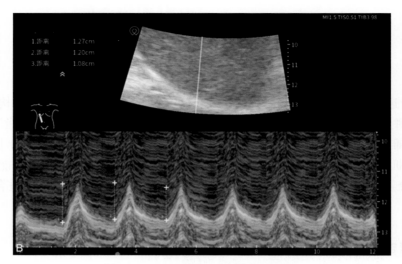

图 4-3-3-1　M 型超声测量膈肌移动度
A. 平行于肋弓缘测量；B. 图像放大后测量。
（图片来源：徐磊　重庆大学中心医院）

正常人平静呼吸时双侧膈肌移动度无明显差异；用力呼吸时，左侧的膈肌移动度大于右侧，这可能源于胃较肝脏更易变形且对膈肌的阻挡作用更弱。有研究指出，膈肌运动幅度每升高 1cm，平均可增加肺通气量 250~300ml。平卧位膈肌移动度 <1cm 时，被定义为膈肌功能障碍。研究表明，超声对右侧膈肌评估比左侧具有更高的重复性及可靠性。

膈肌移动度与第 1 秒用力呼气量（FEV$_1$）、用力肺活量（FVC）、FEV$_1$/FVC 等肺功能指标呈正相关。临床上由于患者配合及病情的影响，在无法获得肺功能指标的情况下，超声测量膈肌移动度可作为补充指标用于慢阻肺病的诊断。

2. 膈肌厚度及增厚分数　患者取平卧位，使用高频线阵探头，选择 B 型模式置于腋前线或腋中线第8~9 肋间处，可见"胸膜 - 膈肌 - 腹膜"三层平行排列结构，可直接测量膈肌厚度（图 4-3-3-2）。一般认为膈肌厚度减少 <1mm 作为萎缩的相关临界值。对于厚度的增加还没有建立截止值。超声有助于鉴别厚度增加的原因，例如真正的肌肉肥大与炎症、水肿或纤维化。

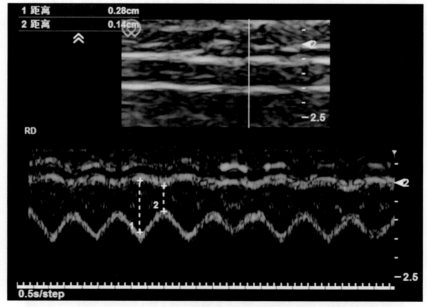

图 4-3-3-2　M 型超声测量膈肌厚度
（图片来源：徐磊　重庆大学中心医院）

对于呼吸周期的哪些时刻更适合进行测量,例如在吸气末还是最大吸气时,沿着或垂直肋间测量,使用 B 型模式或 M 型模式来测量还没有达成准确的一致共识。M 型模式的优点是可以更准确地计时呼吸周期,而 B 型模式的优点是更好的空间定位和易用性。目前,没有证据支持这两种方法哪种有明显优势。另一个争论点是最大努力测量的临床效用。在理论上有可能提供有关膈肌功能的临床有用信息,但关键问题是引发最大努力的动力来源和估计患者是否给予最大努力的可变性。在临床实践中实施时,需要标准化的方法来引发最大的努力。

单纯的膈肌厚度不是评估膈肌功能的良好指标,因而衍生出膈肌增厚率的概念,或者膈肌增厚分数(diaphragm thickening fraction, DTF),可通过计算获得:DTF=(吸气末厚度 – 呼气末厚度)/ 呼气末厚度 ×100%;增厚率 = 吸气末厚度 / 呼气末厚度 ×100%。DTF 能体现呼吸运动时膈肌厚度的变化情况及膈肌的收缩功能。增厚分数评估的膈肌功能障碍的临界值可能会根据测量背景而变化,由于存在自主呼吸试验或拔管失败等情况,目前所进行的研究在结果定义和患者人群方面差异很大,在健康个体中也被证明是高度可变的并且取决于身体位置。部分研究表明 DTF<20% 时,可提示膈肌功能障碍。

3. 膈肌收缩速度 膈肌收缩速度能一定程度上评价膈肌的收缩力的大小。膈肌收缩加速度是膈肌移动时其速度的变化率,在准确评估膈肌功能障碍方面,可能有较高的价值。

4. 膈肌移动 - 时间指数 膈肌移动 - 时间指数是膈肌移动度与吸气时间的乘积,反映膈肌做功承担的吸气阻力,大于 0.92cm·s 时预测机械通气患者撤机成功的灵敏度较高,主要针对行自主呼吸试验的患者。国内外膈肌移动 - 时间指数的研究尚少。

二、肋间肌超声评估

患者仰卧,将高频探头置于右侧或左侧胸壁第 2~3 肋间、距胸骨 2~4cm 处,垂直于胸壁获取肋间肌切面(图 4-3-3-3),使用 B 型模式或者 M 型模式,分别于不同时相测量吸气末肋间肌厚度和呼气末肋间肌厚度,可获得肋间肌增厚分数,健康人平静呼吸时,肋间肌厚度几乎不发生变化,膈肌功能障碍时,肋间肌可代偿收缩。

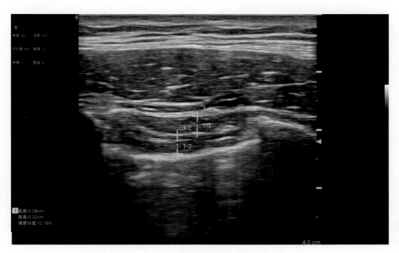

图 4-3-3-3 超声测量肋间肌厚度
(图片来源:徐磊 重庆大学中心医院)

三、四肢肌肉超声评估

超声能够动态观测获取肌肉厚度、横截面积、回声强度、羽状角等数据,描述肌肉形态和质量。肌肉的横截面积决定肌力的大小,回声强度的增加表示肌肉质量的下降或恶化。肌肉的结构可以用羽状角来描述,羽状角是指肌纤维和肌腱之间的夹角,角度越大,相同体积内就能包含更多的肌纤维,从而产生更强大的肌力。与单独测量肌肉厚度相比,同时监测羽状角的变化可能更早期发现肌肉的流失。肌肉受压后容易变形,应对组织施加少量压力,保持肌肉原有形态,以获取最佳的成像结果。肌肉厚度的测量具有较高的可重复性,关于羽状角和回声强度的可靠性研究较少,缺乏标准化的检查方法,仍需要大量研究以优化超声参数。

以股四头肌测量为例。患者仰卧位,放松,待测的腿伸直。将高频探头垂直于大腿的长轴,置于髂前上棘到髌骨上缘距离的 3/5 处,使图像能清晰划分肌肉间隔。测量以皮肤与股骨最前端的连线进行,常用测量指标为股直肌面积、股四头肌厚度和股四头肌收缩指数(图 4-3-3-4)。

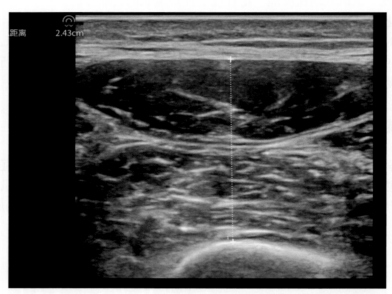

图 4-3-3-4　超声测量股四头肌厚度

(图片来源:徐磊　重庆大学中心医院)

第四节　血流动力学超声评估

心肺系统是相互联系、密不可分的。心肺联合超声可在评价肺部改变的基础上,明确心脏受累程度。

心脏的定性评估包括判断心腔大小、室壁厚度、心脏收缩舒张功能以及下腔静脉纤细或扩张固定等多方面,超声能快速提供有关血流动力学的重要信息。心腔大小和室壁厚度的异常可提示患者存在慢性心脏基础疾病;心脏收缩功能的判断可提示患者是否存在心源性的血流动力学异常,下腔静脉的形态及其内径随着呼吸是否会显著改变提示患者是否存在明显的容量反应性。研究显示,超声定性评估左心功能,其准确性在 80% 以上。

心功能的评估需要连续与动态监测,因此,心脏的定量评估也很重要。心脏超声的定量评估与心输出量、收缩功能、容量状态及心脏充盈压相关。心输出量为每搏输出量与心率的乘积,每搏输出量可以通过测量左室流出道面积与左室流出道速度时间积分来获得,其数值与通过肺动脉漂浮导管所测结果接近。在胸骨旁长轴或短轴切面分别测量左心室收缩末内径与舒张末内径,可获得左室缩短分数,间接获得左室射血分数,从而获得左室收缩功能的定量指标。呼气末下腔静脉内径绝对值可以提示患者的容量状态,下腔静脉内径变异度可以为患者容量反应性的判断提供有益的信息,是估测右房压的重要手段。肺动脉压的测量不仅可以用来评估肺栓塞及肺动脉高压的严重程度,其在急性呼吸窘迫综合征相关急性肺心病的作用也越来越受到重视。左房压的评估在诊断心源性脱机困难方面也有着重要意义。

与左心室不同,右心室的游离壁由横行肌纤维构成,明显薄于左室,这种独特的解剖结构使得右心室对压力和容量负荷均比较敏感,前负荷和后负荷的增加均会导致右室内压力升高,使得右室体积增加。因此,右心室舒张末期面积(right ventricular end-diastolic area, RVEDA)/ 左心室舒张末期面积(left ventricular end-diastolic area, LVEDA)比值可作为右心功能不全的指标。

右室增大或缩小均是右心受累的表现,通常,心尖四腔心切面,RVEDA/LVEDA<0.6,当 RVEDA/LVEDA>1 时,即可认为右室存在重度扩张。很多学者将 RVEDA/LVEDA 比值与室间隔矛盾运动一起作为急性肺心病的超声诊断指标。当右室压力进一步增加并超过左室压力时,在胸骨旁短轴切面可看到"D"字征。在心脏压塞、局灶胸腔填塞或气胸时,右心常因被压而缩小,此时下腔静脉内径增宽,中心静脉压增高。

越来越多的研究证明心肺联合超声在重症疾病的诊断中较单一器官超声灵敏度更高,具有更精确的评估作用。主要评估重点包括:①除外明显病理状态;②定性评估容量状态和液体反应性(观察下腔静脉与变异度);③右心的评估(大小、室间隔、三尖瓣环运动幅度);④左心的评估(室壁厚度及向心运动、舒张功能、节段性运动、射血分数、心输出量);⑤双侧胸腔及肺,了解各部位有无气胸、胸腔积液、B线、肺实变与不张[参照床旁急诊肺超声(BLUE)方案];⑥将超声信息与临床相联系。

多器官联合超声检查可更为准确的诊断肺栓塞,降低 CT 肺动脉造影的检查率。急性肺栓塞时,由于肺动脉阻塞,肺动脉压升高,使得右心后负荷增加,当右心后负荷压力显著升高,甚至超过左心室的压力时,心脏超声胸骨旁短轴切面可见"D"字征。当超声未发现明显的"D"字征时,表明患者无大面积能影响循环的肺栓塞,可除外由肺栓塞导致的梗阻性休克。肺部超声有时会出现肺梗死所致的楔形实变,通过下肢血管超声的筛查可以明确患者是否存在下肢深静脉血栓,从而为肺栓塞的诊断提供间接证据。

第五节 超声在呼吸支持中的应用

超声对于指导呼吸机的应用发挥着越来越重要的作用。超声可通过对肺或肺外的病变进行动态评估,掌握最佳的脱机时机,包括脱机前对气道通畅程度的评价、肺部是否存在大面积实变、血管外肺水的半定量评分、患者容量状态和左心室充盈压的评估、双侧膈肌的运动及收缩情况等。

机械通气患者最常见的病因包括急性呼吸窘迫综合征(ARDS)、肺部感染、慢性阻塞性肺疾病急性加重期(AECOPD)等,其病变多种多样,尤其在治疗过程中随时有可能出现变化,超声使肺部病变床旁快速可视化,可及时评估病变的变化状态。

2016 年 Mongodi 提出评估肺通气功能的肺部超声评分(lung ultrasound score, LUS):①正常通气区,肺滑动征伴 A 线,或 <2 个单独的 B 线,计 0 分;②中度肺通气减少区,多发、典型 B 线,计 1 分;③重度肺通气减少区,多发融合的 B 线,计 2 分;④肺实变区,组织影像伴支气管充气征,计 3 分。肺部超声检查评分为 12 个肺区得分总和,每个区域以最严重的表现计分,<13 分提示脱机成功可能性大。

膈肌超声检查已被证明是一种可行且准确的工具,可用于评估膈肌解剖、呼吸生理,特别是在通气的危重患者中。目前研究最充分的膈肌超声检查方法包括评估肌肉厚度随时间的变化、收缩活动(即增厚部分)和主动呼吸期间的偏移。有了这些参数,医生可以在床边快速获得有价值的信息,而患者负担很小。重要的应用包括通过重复测量厚度来绘制肌肉质量损失,通过评估过度和不足的收缩活动来确定足够的通气支持,以及预测机械通气撤机结果和检测患者与呼吸机的相互作用(通过呼吸机压力曲线与膈肌收缩活动和偏移的时间比较)。

体外膜氧合(extracorporeal membrane oxygenation,ECMO)是体外生命支持中最常用的一种方式。在ECMO治疗的各阶段(患者的选择、引导穿刺和置管、监测运行过程、发现并发症、评价心肺功能的恢复和决定支持的撤离),超声均可以提供极有价值的信息。

第六节　超声新技术应用前景

超声除了可以对呼吸康复过程中肺、膈肌、心脏等进行常规评估外,一些衍生的新方法有望提供更准确的评估。

1. 1968年Gramiak首次用生理盐水与靛青绿混合振荡液,经心导管注射,实现了右心腔造影,开创了超声造影的先河。超声造影基本原理是静脉注入超声造影剂(含微气泡的溶液),增强了血液的背向散射,从而使器官、组织显影或显影增强,可反映器官、组织的微循环灌注情况。

运动的目的是增加或维持肌肉力量和心血管功能。因此,评估运动强度的一种方法是测量心血管参数和肌肉氧合。理论上,运动强度越高,随着肌肉耗氧量的增加,心输出量和最大摄氧量的增加就越大,以维持肌肉灌注和足够的O_2水平。膈肌疲劳时,膈肌单位面积内毛细血管的数目、每根毛细血管供应的肌纤维横截面积也有一定程度的变化,说明膈肌的耐力至少一部分是与毛细血管的密度和含氧量有关。利用超声造影可绘制时间灌注曲线监测康复治疗过程中肌肉灌注改变。

2. 弹性成像是对生物组织的弹性参数或硬度进行成像和量化。其原理是对组织施加一个激励,按照弹性力学、生物力学等物理规律的作用,组织将产生一个响应,导致描述组织弹性的物理量在正常组织和病变组织中,不同病变程度的组织中产生一定的差异或改变,通过检测这些物理量的变化,可以了解组织内部弹性属性的差异,并以图像显示。

目前在临床常规应用的剪切波弹性成像(shear wave elastography,SWE),通过聚焦的超声束在组织内部产生剪切波,并使用超声成像非侵入性地检测剪切波的传播过程和组织形变信息,能实时、定量地通过测量组织的剪切模量值来评估组织结构的硬度。目前多用于肝脏纤维化、乳腺、前列腺等浅表脏器弹性和硬度的评估。随着剪切波弹性成像的发展,膈肌的弹性硬度研究也有所进展。在慢阻肺患者中,剪切波速度(shear wave velocity,SWV)越高反映膈肌组织硬度越硬,收缩力越差。对膈肌应用SWE技术,可提示膈肌相关的病理状态,有望为临床医师和研究者提供更准确、简便评估膈肌功能的新方法。

3. 超声的可视化为引导胸腔穿刺提供了最大的安全保障,可以减少辐射的副作用。超声引导下经皮肺穿刺活检具有成功率高、创伤小、并发症少等优点,是对周围型肺部肿瘤定性的重要检查方法。超声造影可实时观察感兴趣区内微循环灌注的特点,准确判断坏死、液化区。超声造影引导可以显示肿瘤的活性区,避开穿刺路径上的大血管,进行精准穿刺活检,明显提高穿刺的阳性率及安全性。

4. 超声与CT(或磁共振或PET/CT)图像虚拟导航技术是基于多个不同的影像融合及定位追踪技术而发展起来的新技术。是将MRI、CT、PET/CT等影像的医学数字成像和通信标准(digital imaging and communication in medicine,DICOM)格式图像传输到超声仪器上,通过特定的软件使超声图像与MRI、CT、PET/CT图像进行对位融合。当病灶在超声下无法显示或显示不清,通过图像对位融合,在超声图像相对应的位置得到显示,这样有利于超声诊断,尤其有利于超声引导下介入诊疗。目前应用较多的是肝等腹腔脏器,也有应用在浅表脏器的报道,这项技术通过多种影像的融合,达到优势互补,可以有效提高诊断率。

小结

呼吸系统超声评估技术逐渐被更多临床医学领域和超声影像学专家所认识,将其应用于危重症患者的诊疗救治。大多数急性肺部病变都靠近外周并累及胸膜,从而使肺部超声对重症患者诊断的可行性高达98%~100%。呼吸康复过程中应用肺部超声评估有利于动态评价呼吸康复过程中的肺通气反应,呼吸肌超声评估间接反映呼吸肌的功能,治疗疗效以及对患者运动耐力的影响。

（郑宇靓　张　波　徐　磊）

参考文献

[1] 中国医师协会呼吸医师分会,中华医学会呼吸病学分会,中国康复医学会呼吸康复专业委员会,等.中国慢性呼吸道疾病呼吸康复管理指南(2021年)[J].中华健康管理学杂志,2021,15(6):521-538.

[2] 中华医学会儿科学分会围产医学专业委员会,中国医师协会新生儿科医师分会超声专业委员会,中国医药教育协会超声医学专业委员会重症超声学组,等.新生儿肺脏疾病超声诊断指南[J].中华实用儿科临床杂志,2018,33(14):1057-1064.

[3] 王小亭,刘大为,于凯江,等.中国重症超声专家共识[J].中华内科杂志,2016,55(11):900-912.

[4] HAAKSMA M E, SMIT J M, BOUSSUGES A, et al. Expert consensus on diaphragm ultrasonography in the critically ill (EXODUS): a Delphi consensus statement on the measurement of diaphragm ultrasound-derived parameters in a critical care setting[J]. Critical Care, 2022, 26(1): 99.

[5] 张骅.肺部疾病超声诊断临床解析[M].北京:北京大学医学出版社,2019.

[6] JIA Y, ZHANG Q. Research progress on diaphragm ultrasound in chronic obstructive pulmonary disease: a narrative review[J]. Ultrasound in Medicine and Biology, 2022, 48(4): 587-597.

[7] LAVENEZIANA P, ALBUQUERQUE A, ALIVERTI A, et al. ERS statement on respiratory muscle testing at rest and during exercise[J]. European Respiratory Journal, 2019, 153(6): 1801214.

[8] LEWIŃSKA A, SHAHNAZARYAN K. The use of diaphragm ultrasonography in pulmonary physiotherapy of COPD patients: A literature review[J]. Journal of Clinical Medicine, 2020, 9(11): 3525.

[9] CRIMI C, HEFFLER E, AUGELLETTI T, et al. Utility of ultrasound assessment of diaphragmatic function before and after pulmonary rehabilitation in COPD patients[J]. International Journal of Chronic Obstructive Pulmonary Disease, 2018, 13: 3131-3139.

[10] MONGODI S, BOUHEMAD B, ORLANDO A, et al. Modified lung ultrasound score for assessing and monitoring pulmonary aeration[J]. Ultraschall in der Medizin, 2017, 38(5): 530-537.

第四章
运动处方的要素与原则

本章的学习目标：
- 了解运动功能评估项目与标准
- 掌握运动训练处方开立原则
- 掌握运动处方内容与建议
- 熟悉各类慢性肺病患者的训练原则
- 熟悉训练方式、时间长度与地点考虑

第一节 概 述

随着人口的老龄化,慢性呼吸疾病(CRD)患者持续增加,包括慢性阻塞性肺疾病、哮喘、职业性肺病和肺动脉高压等,不但造成患者和家庭沉重的负担,更影响着整个医疗照护系统和社会。呼吸康复是一种非药物治疗的方式,能有效改善 CRD 患者呼吸困难、运动能力、与健康相关生活质量、减少医疗照护利用率,以及降低病死率。

运动训练更是呼吸康复的基础核心,通过运动训练能强化骨骼肌的功能(如肌细胞线粒体及慢收缩肌纤维数量的增加),呼吸肌的强度和耐力,心血管的功能,有氧运动的能力与效率,进一步可以减轻症状(如呼吸困难和疲劳)及改善日常生活能力。研究发现每提高 1 代谢当量(MET)的运动能力,生存率就能提高 12%,死亡率也能降低 17%。因此,对于慢性呼吸疾病患者而言,不论是严重慢阻肺病、衰弱、生活质量不佳与活动能力受限患者,许多证据已强烈建议应安排适当的运动训练。

传统上运动训练计划是呼吸康复专业团队根据患者实际情况,制订特定的运动处方,虽然许多医学会提出了不同运动处方的建议。但到目前为止,肺疾病患者最佳运动处方的类型尚未确定,且运动处方会因人而异,不过大多数的研究都采用了耐力训练、抗阻训练和有氧训练的方式。

然而,如何为这些慢性呼吸疾病患者安排适当的运动训练处方及设计最佳运动处方。本章中我们将从运动训练前的评估、运动训练处方开立的原则、运动处方的设计及建议、不同慢性呼吸疾病(包含慢阻肺病、肺动脉高压、间质性肺疾病、哮喘,以及疾病并发症)患者运动训练的原则、运动训练的时间与长度及运动训练之相关研究探讨逐一进行说明,期盼通过本章的学习,能为临床医务工作者制订患者运动训练提供参考,进一步确保有效安全的运动训练。

第二节 运动功能的评估

运动功能的评估是慢性呼吸疾病患者进入运动计划非常重要的部分。借由医师、呼吸康复专家、呼吸治疗师、护理师、作业治疗师及物理治疗师等共同参与制订最佳的计划。初次进行运动功能评估的新患者一定要完整及详细,目的是了解患者的危险因素,且能依照评估结果,设立以患者为中心的个体化运动处方及目标。建议初期运动功能的评估需包括：

1. 过去医疗、家庭和社会史，症状评估、运动能力评估及肌力评估。

2. 个人活动能力、身体功能、运动习惯以及精神状态和认知能力。

3. 筛查心血管和肺部不稳定状态，包括药物使用和运动障碍，例如关节炎，畸形和有无外科伤口，避免运动锻炼对器官造成的压力与伤害。

4. 肺量计测定可先确认患者阻塞性或限制性肺疾病及其严重程度，可利用超声心动图诊断、排除和测量心脏疾病严重性和稳定性。

运动功能的评估不单只在运动训练初期执行，在运动训练期间和运动训练后，也应该重新评估患者的表现和计划成效，再决定患者的运动训练处方。

一、过去医疗、家庭和社会史

过去史的评估应包括患者孩童时期的肺疾患病史、家族的肺部疾病史、其他慢性疾病史、手术史、住院史、过敏史、现在服用的药物、工作和环境的暴露、休闲活动时刺激物质的接触及抽烟史或其他嗜好。如果患者的病史中存在有活动性心血管功能障碍，例如急性心肌梗死、不稳定型心绞痛、代偿性心衰或严重心律失常，则绝对禁止进行最大程度的运动测试。

另外，借由患者过去史的评估也可以排除高危患者的风险，高危患者（例如危及生命的室性心律失常的病史）进行运动测试期间，每 10 000 次测试发生 0~35 次的严重并发症危急事件，因此收集及了解患者过去医疗，家庭和社会史的资料，有助于进行诊断，评估的程序、危险因素识别及选择最好的治疗方式。

二、症状评估

呼吸困难、缺氧是运动训练时最常见的症状。设计运动处方前、运动期间和之后评估，以识别这些症状作为训练指南，以下列出了呼吸困难的初步评估法（表 4-4-2-1）可作为参考。

表 4-4-2-1 呼吸困难的初步评估内容

测试	理由 / 说明
血红蛋白或血细胞比容	贫血时患者出现呼吸困难或运动耐力下降
葡萄糖、血尿素氮、肌酸酐、电解质、磷酸盐、钙	代谢功能异常可产生呼吸困难的症状
促甲状腺激素	甲状腺功能亢进或减退时会出现呼吸困难或运动耐力下降
支气管扩张试验前 / 后的肺活量或肺—氧化碳弥散量测定	确定哮喘或慢阻肺病的呼吸困难的原因
运动时脉搏血氧饱和度（例如步行 ≥200 英尺或有两个阶梯）	确认低氧血症或劳累性低氧
胸部 X 线摄影	适用于疑似心脏衰竭、间质性肺疾病或异常肺功能者
心电图	排除心因性疾病
血浆脑钠肽或 N 端脑钠肽前体	心脏衰竭筛检试验
呼吸氧耗图	确定不同活动程度下的需氧量
基线呼吸困难指数 / 变化期呼吸困难指数（BDI/TDI）	适用于呼吸困难评估

注：1 英尺 =0.304 8m。

三、耐力评估

耐力评估为临床上 CRD 患者运动能力评估最常用的方法，临床执行耐力评估中可以使用下列几种方式进行功能测试评估。

1. 6分钟步行试验（6MWT）　6MWT是一种耐力及有氧运动能力简单评估法。可评估运动过程中身体系统的健康状况，包括心肺和血管系统、全身循环、外周循环、血液、神经肌肉系统和肌肉代谢。也可作为慢性呼吸疾病，如慢阻肺病、肺纤维化或肺动脉高压患者治疗反应的指标。先前研究发现6MWT与肺功能、健康生活质量呈正相关，与死亡率呈负相关。在临床上测试6MWT标准的方法是在30m的走廊，鼓励患者在6分钟的时间内尽量走快及走远，过程中监测及记录患者步行中的氧饱和度，呼吸困难程度和步行总距离。通常一个健康的受试者可以走约400~700m，除此外，动脉血氧饱和度和心率恢复的时间也与患者的情况有关。

2. 递增往返步行试验（ISWT）　ISWT是一种极限运动测试方法，行走的节奏依照逐渐增加的速度，在两个圆锥体间来回行走，时间为12分钟，每1分钟为1级，刚开始的速度为缓慢，由0.5m/s开始（重度气流阻塞及呼吸困难的患者也能测试），之后每分钟距离增加10m，增加到第12级的速度为2.33m/s，总距离为1 020m。ISWT在测试过程中，当有下列情况时：①患者太喘或心率受限无法维持所需速度（>85%预计最大心率）时；②SpO_2降至<80%；③无法在规定时间内完成一次折返时；④患者表示无法继续进行；⑤患者已完成12分钟测试时；即可停止测试计算行走的距离。

理论上计算ISWT行走的距离取决于年龄、体重、第1秒用力呼气量（FEV_1）、股四头肌力和活动状态等因素，但是到目前尚未开发出可靠的正常值预测程序。粗略估计，健康男人能够达到以下ISWT距离：年龄40~49岁，824m；50~59岁，788m；60~69岁，699m；70岁及以上，633m。另外，研究发现ISWT距离与慢阻肺病或心脏病患者的峰值摄氧量相关。ISWT距离对呼吸康复和支气管扩张剂的使用有反应。慢阻肺病患者ISWT的最小临床重要差异为48m，但进行呼吸康复后ISWT的步行距离相对能增加。ISWT有时在对肺癌进行肺切除术的患者术前评估中用作筛查测试。ISWT距离大于400m与最大摄氧量（VO_2max）≥15ml/（kg·min）有关。

3. 耐力往返步行试验（ESWT）　ESWT是一种耐力测试，患者是以恒定的速度行走在相距10米的圆锥体之间，临床上在进行ESWT之前需要测ISWT，再依据患者ISWT测得的70%~85%最大能力选择为受试者设定极限运动能力速度，主要评估患者在以此最大运动强度下能行走多长时间，最长检测时间为20分钟。

4. 坐-立测试（STST）　是简易使用的测试法，评估慢阻肺病患者的运动耐量。目前1分钟STST是使用最广泛的版本，其临床上的最小临床重要差异为重复3次。

5. 心肺运动试验（CPET）　CPET是耐力评估测试中最全面的测试，它使用踏车或跑步机来测量生理变化，如摄氧量、二氧化碳产生量、潮气量、每分通气量、心电图描记和脉搏血氧饱和度。在心肺运动试验期间达到的最大摄氧量［ml/（kg·min）］或最大功率（W）可作为个人运动训练目标与训练量强度指南。

综上所述，尽管每种运动测试都有其优点和缺点（表4-4-2-2），但临床评估以心肺运动试验最为恰当，同时是评估心血管风险的最佳方法，若设备与技术上限制无法取得CPET数据作为运动处方的参考，6MWT与ESWT也可作为替代，对慢阻肺病患者可以6MWT速度的80%，或ESWT峰值速度的75%作为初始运动处方。

表4-4-2-2　运动能力测试方式与主要考虑

运动测试	主要参数数据	优点	缺点
6分钟步行试验	距离、症状、心率、脉搏血氧饱和度	低成本；重复性好且安全	难以区分心脏或肺部引起运动能力限制度；无法量化运动量；无法监控血流动力学
递增往返步行试验	测量心肺运动能力	类似CPET的生理反应	需要预先录制行走节奏的信号
耐力往返步行试验	计算耐力	比6MWT变化更敏感	必须在ISWT之后施测
心肺运动试验	最大代谢当量、心电图、心率、血压、脉搏血氧饱和度、症状	运动过程中的生理反应和症状对应；重复性好且安全；监测运动过程中的血流动力学、心电图、通气和气体交换反应；结果可用于个体化和高度精确的运动处方	预测运动量最高能力

四、肌力评估

许多慢性呼吸疾病患者,肌力会显下降,尤其是重症患者,因此在患者进行运动能力评估前后,需要进行肌力评估,以了解四肢肌肉无力程度(包括肢体和呼吸的强度),以制订最适当的抗阻训练负荷。临床上常用的肌力评估包括手动肌肉力量测试、手持式测功机、握力计、压缩测力计、应变计。

呼吸肌力测量包括最大吸气压(MIP)、最大呼气压(MEP)及经皮电刺激(transcutaneous electrical stimulation)等(表 4-4-2-3)。

表 4-4-2-3　肌肉力量评估

肌肉位置	测试项目	功能	优点	缺点
肢体	手动肌肉力量测试	粗略的评估	简单,无需设备	无法精确定量
	手持式测功机	下肢肌力,膝盖和髋关节伸展强度	可靠、有效、轻便、廉价	不适用于测定所有的肌肉
	握力计	测量握力	简单、可靠和有效	仅测量握力
	压缩测力计	测量等距和等速扭矩	可靠、标准化;可测量不同关节角度下各种肌肉群收缩速度	成本和技术要求高
	应变计	测量股四头肌的最大随意收缩和等距膝盖伸展张力	简单,便于携带和廉价	专用配备
	电刺激或磁刺激	测量股四头肌和膈肌的力量	受主观因素影响	技术难度高
呼吸肌	最大吸气压/最大呼气压	操作不复杂且耐受良好,操作简便,快速且便于携带	受患者合作度影响	吸气压:男性 =62-(0.15 × 年龄);女性 =62-(0.50 × 年龄) 呼气压:男性 =117-(0.83 × 年龄);女性 =95-(0.57 × 年龄)
	经皮电刺激	测量膈肌的强度和疲劳阈值	产生膈肌收缩	慢阻肺病患者为 10~26cmH$_2$O

第三节　运动训练处方开立原则

对于慢性呼吸疾病患者,运动训练原则与健康人相同。要达到疗效,训练量必须基于个人需求和能力定制化,运动量应增加到日常生活活动量后逐渐增加,让身体有适应期,另外,需依据患者的心血管、呼吸和外围肌肉的新陈代谢限制而制订合适训练方法。让训练计划有效,应依循运动训练的基本原则且临床执行时要遵循(表 4-4-3-1)。要特别注意,慢阻肺病患者跌倒风险高,应小心防范,在训练时常使用的设备,如跑步机、固定式脚踏车、手摇车、重力训练和阻抗机等,应循序渐进让患者熟悉使用设备并保障患者的安全。

表 4-4-3-1　运动训练原则

项目	描述	执行
增加负荷	为了达到锻炼效果,必须使生理系统负荷增加,是高于日常生活遇到的压力	训练时间:对于慢阻肺病患者,训练较长的课程时间(7~12 周)产生更好的训练效果 持续时间:30~40 分钟 频率:每周 3~5 次 训练强度:耐力训练设定在最高负荷的 50%~70%。高强度耐力训练可产生更大生理益处,设定在 >80% 最高负荷。疾病症状可能会限制强度设定,高强度间歇训练(最高负荷的 80%~120%),可克服不断增加的症状限制
渐进式增加负荷	由于运动耐力的提高,随着训练的进行,产生训练效果的能力也越来越大。因此,训练强度必须逐渐增加,达到生理情况改善	慢阻肺病患者适当的训练强度是 Borg 评分表对呼吸困难和腿部不适评定为 4~5 分 肺动脉高压患者训练负荷应以生命体征的生理指标为指导:心率 <120 次 /min、血氧饱和度 >85%、Borg 评分 <5 分
负荷特殊性	生理适应性取决于运动类型(耐力或抗阻训练)、肌肉群(上肢或下肢)和运动方式(连续或间歇运动)	对慢阻肺病患者,运动计划包括下肢有氧运动(跑步机、步行,固定式脚踏车),可改善下肢力量。上肢有氧运动较少使用,但可以使用手摇车训练
可逆性(退化)	运动训练停止后,建立的生理适应性将退回原本状态	训练效果约可维持至 6 个月,且大多数在 12 个月内消失

第四节　运动处方内容与建议

对慢阻肺病患者开立呼吸康复的运动处方时可以考虑 FITT(frequency, intensity, time, and type):频率、强度、时间和类型。直至目前理想的运动处方仍存在争议,且运动处方因人而异,不过大多数的研究都采用了有氧训练和抗阻训练的方式。

一、有氧训练

有氧训练通常被认为是慢阻肺病患者运动训练的核心。踏车、固定式跑步机、爬楼梯、踩踏板、行走、越野行走和游泳,这些都是有效的方式。美国运动医学会(American College of Sports Medicine, ACSM)建议(频率、强度、时间和类型)有氧训练可应用于不同疾病严重程度的患者。包括每周 3~5 次中度至高强度(>60% 的最大运动能力)的有氧运动训练,时间为 20~60 分钟(>60% 的最大运动量),可逐渐增加有氧训练持续的强度和时间。

对于新患者前几次有氧训练强度应略低于目标强度(target intensity),让患者先适应常规训练。尤其是第一次进行跑步机及步行运动的患者,应注意运动训练器材使用的安全,运动过程中的呼吸方式,包括上下踏车方式,步行位置,上肢支撑力的方式,以及在跑步机步行过程中的安全程序。运动期间需定期测量血氧饱和度和心率,如果患者的血氧饱和度低于 <90%,则应补充氧气保证血氧饱和度 >90%,才能进行安全地运动及增加训练强度。

另外有氧训练的训练强度应参考心肺运动试验(CPET)的结果,建议以最大运动量的 60% 作为有氧训练的目标强度。

此外也需使用症状评分(即改良 Borg 评分)来调整每个患者的训练强度,呼吸困难和 / 或疲劳的改良 Borg 评分范围应在 4~6 分。重要的是,不建议使用最高心率作为通气运动受限患者训练强度的标志,表 4-4-4-1 列出了有氧训练方式和建议的初始强度。

表 4-4-4-1　有氧训练方式和建议的初始强度

有氧运动方式	初始强度
固定式脚踏车	心肺运动试验最高运动量的 60%
跑步机	心肺运动试验最高运动量的 60%~80%
	6 分钟步行试验速度的 80%
	递增往返步行试验的 75%
慢走	递增往返步行试验的 75%
爬阶梯	Borg 评分 4~6 分
上肢手摇机	心肺运动试验最高摄氧量的 75%

二、抗阻训练

抗阻训练是呼吸康复计划中最常用的运动训练方法。主要目的是借相对较高的阻力负荷来训练提升局部肌群。与有氧训练相比,抗阻训练对呼吸困难及心肺生理影响较低(例如摄氧量和通气量),是 CRD 患者较为理想的运动训练方式。

一般而言,抗阻运动(resistance exercise)进行的方式有下肢运动或上肢运动,许多循证研究已发现进行连续下肢训练(例如固定式脚踏车、跑步机或自由行走)和间歇下肢训练,不仅可以改善慢阻肺病患者的肌肉力量和生活质量,还可以改善运动能力。根据美国运动医学会建议的频率和时间,每周 2~3 次、每次 1 组(12 次重复动作)至 4 组(8 次重复动作),推荐强度为患者基本值的 60%~70%(旨在增强肌肉力量)。

第五节　训练方式——持续或间歇运动

运动锻炼方式分为持续或间歇运动训练,以及高强度间歇训练(HIIT)。间歇训练的原理是不使心脏及呼吸系统超负荷的情况下,对四肢肌肉进行爆发性大功率运动。但慢阻肺病患者对训练的反应与健康人不同,因为常受到不同疾病因素复杂的相互作用而产生运动限制。在系统评价慢阻肺病患者随机对照试验,比较持续和间歇训练的效果,结果发现两种运动方式训练都可使运动能力和健康相关生活质量提升。持续和间歇耐力训练对股外侧肌的毛细血管与纤维的比率,以及纤维类型的分布均有显著改善。因此,在两种训练方式下,均可产生更高百分比的有氧慢收缩(Ⅰ型)肌纤维后,厌氧快收缩(Ⅱb型)肌纤维的比例显著降低,且改善 GOLD Ⅱ、Ⅲ和Ⅳ期慢阻肺病患者运动耐力、生活质量,以及肌纤维形态和类型(表 4-4-5-1)。

表 4-4-5-1　间歇与持续耐力训练比较

	持续耐力训练	间歇耐力训练
频率	3~4 次 / 周	3~4 次 / 周
方式	持续	运动 30 秒,休息 30 秒
		运动 20 秒,休息 40 秒
强度	60%~70% 最大功率	最初 3~4 个疗程为最大功率的 80%~100%,可忍受将
	可忍受下增加 5%~10%	工作负荷增加 5%~10%,逐步达到最大功率 150%
	逐渐达到 80%~90% 最大功率	

续表

	持续耐力训练	间歇耐力训练
持续时间	最初 3~4 个疗程为 10~15 分钟,逐渐延长至 30~40 分钟	最初 3~4 个疗程为 15~20 分钟,逐渐延长至 45~60 分钟(含休息时间)
费力感觉	Borg 评分 4~6 分为目标	Borg 评分 4~6 分为目标
呼吸技巧	使用缩唇呼吸或使用呼气末正压设备防止动态过度充气并减少呼吸频率	使用缩唇呼吸或使用呼气末正压设备防止动态过度充气并减少呼吸频率

对极重度慢阻肺病患者,间歇训练与运动中呼吸困难的症状减少和降低训练中休息次数有相关性。与持续训练相比,重度慢阻肺病患者进行间歇训练时,由于运动造成的呼吸困难得以缓解,因此可增加总运动时间,且显著降低代谢率与通气压力,动态过度充气率也降低。

间歇训练适合以下患者的情况:①严重气流阻塞(FEV_1<40% 预计值);②运动能力过低(最大负荷 <60% 预计值);③恒定运动功率测试总时间 <10 分钟;④运动时明显血氧饱和度下降(<85%);⑤持续耐力训练下发生无法忍受的呼吸困难。

第六节　训练时间长度

尽管呼吸康复课程持续时间和次数可能因设置条件而异,但仍必须满足最低呼吸康复计划要求,门诊患者每周参加 2~3 堂课、住院患者每周最多参加 5 天。为了提高计划的有效性,计划总训练次数应包含至少 24 次,较多次参与可能会带来更大效益,但身体机能通常在训练 12 周后趋于稳定,为了最佳出勤率、成本和介入效果,大多数呼吸康复计划持续 8~12 周。

第七节　训　练　场　地

一般患者可以在病房或门诊执行呼吸康复,但重症、疾病晚期需要紧密监测和跨领域照护者,较适合在医院内执行呼吸康复以达到密切监测健康状况。刚出院的患者呼吸康复“金标准”计划应在医院门诊区进行,但会受到成本、可利用性,甚至患者交通往返便利性的限制,最后进入呼吸康复训练的患者比例非常低。以英国为例,2015 年呼吸困难评估量表 mMRC>3 分适合进入呼吸康复的患者,只有 15% 经由医师转介到呼吸康复中心,其中 70% 患者完成初次评估,17% 完成 1 个周期的呼吸康复计划,最后 <2% 患者接受呼吸康复。2012 年美国的数据亦显示呼吸康复中心使用率约 2%,患者在慢阻肺病急性加重6 个月内得到呼吸康复训练与教育。为了增加接受呼吸康复病患比例,欧美国家发展居家呼吸康复计划,利用远程 / 移动技术延伸到居家,以及社区。

在医院内执行呼吸康复计划着重于短期运动能力的改善,改善程度可通过运动能力测试来评估,然而,社区式 / 居家式身体锻炼的目标则是促进生活功能。研究显示每日行走步数与慢阻肺病的预后有很大相关,接受居家呼吸康复者可降低疾病恶化急救设施使用、住院率和死亡的风险,但无法促进患者肺功能改善。凡是能增加身体活动量和强度,都是为患者参与有氧体适能运动的第一步,如患者在家行走步数增加,可改善现有体能状况或防止进一步退化,提升体能状况以准备好进入高强度运动训练。但在医院的传统呼吸康复提高运动能力,却不等同于增加患者在家庭环境中的身体活动度,要借由呼吸康复计划提升动机,提醒患者增加居家身体活动量。

以居家为中心的呼吸康复是以在医院所规划的呼吸康复计划为基础,保留所有核心成分,包括运动计划监督及自我管理介入的教育内容。远程医疗是新颖的呼吸康复计划实施方法,结合了快速发展的远程管理先进技术。许多远程医疗应用程序,可以整合到临床任务之中,包括咨询、监测和教育,致使远程康复课程可以在医疗机构内或在患者家中进行。系统性回顾显示居家运动训练与医院内执行住院或门诊患者的运动训练效果相似。但居家远程康复适合用于喜欢独处的患者,远程康复的缺点是 1 对 1 运动训练或咨询,对于喜欢团体活动或与人互动者较不适合。

小结

　　运动训练是呼吸康复核心,借由运动训练能强化骨骼肌的功能及呼吸肌的强度和耐力,进一步可以减轻呼吸困难、疲劳症状及改善生活质量。开立运动处方之前必须完整评估患者的潜在危险因素与运动能力。对 CRD 患者运动训练处方需要依照个人能力定制,需依据患者的心血管、肺部和外周肌肉的新陈代谢限制而制订,循序渐进达到训练目标。运动方式以有氧训练为主达到心肺训练,对于容易产生运动限制者,可以采用对呼吸困难及心肺生理影响较低的抗阻运动以训练局部肌群。对于严重慢阻肺病患者或运动能力过低下者,可考虑采用间歇性训练,短时间高强度训练后予以足够时间休息使呼吸困难得以缓解。为了患者的方便性,经过机构式训练之后,可改为居家远程康复,进而增加运动训练依从性。

（林蕙铃　刘瑞芳）

参考文献

[1] ADOLFO J R, DHEIN W, SBRUZZI G. Intensity of physical exercise and its effect on functional capacity in COPD: systematic review and meta-analysis [J]. Jornal Brasileiro de Pneumologia, 2019, 45 (6): e20180011.

[2] AGARWALA P, SALZMAN S H. Six-minute walk test: clinical role, technique, coding, and reimbursement [J]. Chest, 2020, 157 (3): 603-611.

[3] American Thoracic Society. ATS/ACCP statement on cardiopulmonary exercise testing [J]. American Journal of Respiratory and Critical Care Medicine, 2003, 167 (2): 211-277.

[4] American Thoracic Society/European Respiratory Society. ATS/ERS Statement on respiratory muscle testing [J]. American Journal of Respiratory and Critical Care Medicine, 2002, 166 (4): 518-624.

[5] ARMSTRONG M, VOGIATZIS I. Personalized exercise training in chronic lung diseases [J]. Respirology, 2019, 24 (9): 854-862.

[6] BARRATT S L, DAVIS R, SHARP C, et al. The prognostic value of cardiopulmonary exercise testing in interstitial lung disease: a systematic review [J]. ERJ Open Research, 2020, 6 (3): 00027-2020.

[7] BEAUCHAMP M K, NONOYAMA M, GOLDSTEIN R S, et al. Interval versus continuous training in individuals with chronic obstructive pulmonary disease-a systematic review [J]. Thorax, 2010, 65 (2): 157-164.

[8] BERNARD S, RIBEIRO F, MALTAIS F, et al. Prescribing exercise training in pulmonary rehabilitation: A clinical experience [J]. Revista Portuguesa de Pneumologia, 2014, 20 (2): 92-100.

[9] BLONDEEL A, DEMEYER H, JANSSENS W, et al. The role of physical activity in the context of pulmonary rehabilitation [J]. COPD, 2018, 15 (6): 632-639.

[10] BOHANNON R W, CROUCH R. Minimal clinically important difference for change in 6-minute walk test distance of adults with pathology: a systematic review [J]. Journal of Evaluation in Clinical Practice, 2017, 23 (2): 377-381.

[11] BONNEVIE T, SMONDACK P, ELKINS M, et al. Advanced telehealth technology improves home-based exercise therapy for people with stable chronic obstructive pulmonary disease: a systematic review [J]. Journal of Physiotherapy, 2021, 67 (1): 27-40.

[12] BOURBEAU J, GAGNON S, ROSS B. Pulmonary rehabilitation [J]. Clinics in Chest Medicine, 2020, 41 (3): 513-528.

[13] BOUTOU A K, ZAFEIRIDIS A, PITSIOU G, et al. Cardiopulmonary exercise testing in chronic obstructive pulmonary

disease：An update on its clinical value and applications［J］. Clinical Physiology and Functional Imaging, 2020, 40（4）: 197-206.

［14］CHAPMAN S. Pulmonary rehabilitation for people with chronic obstructive pulmonary disease：An evidence review［J］. British Journal of Community Nursing, 2017, 22（12）: 608-610.

［15］CIESLA N, DINGLAS V, FAN E, et al. Manual muscle testing：a method of measuring extremity muscle strength applied to critically ill patients［J］. Journal of Visualized Experiments, 2011,（50）: e2632.

［16］CROOK S, BÜSCHING G, SCHULTZ K, et al. A multicentre validation of the 1-min sit-to-stand test in patients with COPD［J］. European Respiratory Journal, 2017, 49（3）: 1601871.

［17］DECHMAN G, CHEUNG W, RYERSON C J, et al. Quality indicators for pulmonary rehabilitation programs in Canada：A Canadian Thoracic Society expert working group report［J］. Canadian Journal of Respiratory, Critical Care, and Sleep Medicine, 2019, 3（4）: 199-209.

［18］ELKINS M R, DWYER T J. Interval and continuous training are similarly effective in chronic obstructive pulmonary disease［J］. British Journal of Sports Medicine, 2011, 45（2）: 155-156.

［19］EVANS J A, WHITELAW W A. The assessment of maximal respiratory mouth pressures in adults［J］. Respiratory Care, 2009, 54（10）: 1348-1359.

［20］FIGUEIREDO R I N, AZAMBUJA A M, CUREAU F V, et al. Inspiratory muscle training in COPD［J］. Respiratory Care, 2020, 65（8）: 1189-1201.

［21］GARBER C E, BLISSMER B, DESCHENES M R, et al. American College of Sports Medicine position stand. Quantity and quality of exercise for developing and maintaining cardiorespiratory, musculoskeletal, and neuromotor fitness in apparently healthy adults：guidance for prescribing exercise［J］. Medicine and Science in Sports and Exercise, 2011, 43（7）: 1334-1359.

［22］GARVEY C, SINGER J P, BRUUN A M, et al. Moving pulmonary rehabilitation into the home［J］. Journal of Cardiopulmonary Rehabilitation and Prevention, 2018, 38（1）: 8-16.

［23］GLOECKL R, HALLE M, KENN K. Interval versus continuous training in lung transplant candidates：a randomized trial［J］. Journal of Heart and Lung Transplantation, 2012, 31（9）: 934-941.

［24］GLOECKL R, MARINOV B, PITTA F. Practical recommendations for exercise training in patients with COPD［J］. European Respiratory Society, 2013, 22（128）: 178-186.

［25］GLOECKL R, SCHNEEBERGER T, JAROSCH I, et al. Pulmonary rehabilitation and exercise training in chronic obstructive pulmonary disease［J］. Deutsches Arzteblatt International, 2018, 115（8）: 117.

［26］GULATI M, PANDEY D K, ARNSDORF M F, et al. Exercise capacity and the risk of death in women：the St James Women Take Heart Project［J］. Circulation, 2003, 108（13）: 1554-1559.

［27］HILL K, CAVALHERI V, MATHUR S, et al. Neuromuscular electrostimulation for adults with chronic obstructive pulmonary disease［J］. Cochrane Database of Systematic Reviews, 2018, 5: CD010821.

［28］HOLLAND A E, SPRUIT M A, SINGH S J. How to carry out a field walking test in chronic respiratory disease［J］. Breathe, 2015, 11（2）: 128-139.

［29］IEPSEN U W, JORGENSEN K J, RINGBAEK T, et al. A combination of resistance and endurance training increases leg muscle strength in COPD：an evidence-based recommendation based on systematic review with meta-analyses［J］. Chronic Respiratory Disease, 2015, 12（2）: 132-145.

［30］ATS Committee on Proficiency Standards for Clinical Pulmonary Function Laboratories. ATS statement：guidelines for the six-minute walk test［J］. American Journal of Respiratory and Critical Care Medicine, 2002, 166（1）: 111-117.

［31］LAHHAM A, MCDONALD C F, HOLLAND A E. Exercise training alone or with the addition of activity counseling improves physical activity levels in COPD：a systematic review and meta-analysis of randomized controlled trials［J］. International Journal of Chronic Obstructive Pulmonary Disease, 2016, 11: 3121.

［32］LANG J E. The impact of exercise on asthma［J］. Current Opinion in Allergy and Clinical Immunology, 2019, 19（2）: 118-125.

［33］LOUVARIS Z, CHYNKIAMIS N, SPETSIOTI S, et al. Greater exercise tolerance in COPD during acute interval, compared to equivalent constant-load, cycle exercise：physiological mechanisms［J］. Journal of Physiology, 2020, 598（17）: 3613-3629.

［34］LOUVARIS Z, SPETSIOTI S, KORTIANOU E A, et al. Interval training induces clinically meaningful effects in daily activity levels in COPD［J］. European Respiratory Journal, 2016, 48（2）: 567-570.

［35］LU Y, LI P, LI N, et al. Effects of home-based breathing exercises in subjects with COPD［J］. Respiratory Care, 2020, 65（3）: 377-387.

［36］MADOR M J, MODI K. Comparing various exercise tests for assessing the response to pulmonary rehabilitation in patients with COPD［J］. Journal of Cardiopulmonary Rehabilitation and Prevention, 2016, 36（2）: 132-139.

［37］MARCINIUK D D, BROOKS D, BUTCHER S, et al. Optimizing pulmonary rehabilitation in chronic obstructive pulmonary disease-practical issues: a Canadian Thoracic Society Clinical Practice Guideline［J］. Canadian Respiratory Journal, 2010, 17（4）: 159-168.

［38］MATSUNAGA K, HARADA M, SUIZU J, et al. Comorbid conditions in chronic obstructive pulmonary disease: Potential therapeutic targets for unmet needs［J］. Journal of Clinical Medicine, 2020, 9（10）: 3078.

［39］MCCARTHY B, CASEY D, DEVANE D, et al. Pulmonary rehabilitation for chronic obstructive pulmonary disease［J］. Cochrane Database of Systematic Reviews, 2015, 2: CD003793.

［40］MORRIS N R, WALSH J, ADAMS L, et al. Exercise training in COPD: What is it about intensity?［J］. Respirology, 2016, 21（7）: 1185-1192.

［41］NEUNHÄUSERER D, STEIDLE-KLOC E, WEISS G, et al. Supplemental oxygen during high-intensity exercise training in nonhypoxemic chronic obstructive pulmonary disease［J］. American Journal of Medicine, 2016, 129（11）: 1185-1193.

［42］NICI L, SINGH S J, HOLLAND A E, et al. Opportunities and challenges in expanding pulmonary rehabilitation into the home and community［J］. American Journal of Respiratory and Critical Care Medicine, 2019, 200（7）: 822-827.

［43］O'SHEA S D, TAYLOR N F, PARATZ J D. Measuring muscle strength for people with chronic obstructive pulmonary disease: retest reliability of hand-held dynamometry［J］. Archives of Physical Medicine and Rehabilitation, 2007, 88（1）: 32-36.

［44］PALERMO P, CORRA U. Exercise prescriptions for training and rehabilitation in patients with heart and lung disease［J］. Annals of the American Thoracic Society, 2017, 14（Supplement_1）: S59-S66.

［45］PROBST V S, TROOSTERS T, PITTA F, et al. Cardiopulmonary stress during exercise training in patients with COPD［J］. European Respiratory Journal, 2006, 27（6）: 1110-1118.

［46］REVILL S M, MORGAN M D L, SINGH S J, et al. The endurance shuttle walk: a new field test for the assessment of endurance capacity in chronic obstructive pulmonary disease［J］. Thorax, 1999, 54（3）: 213-222.

［47］SCHWARTZSTEIN R M. Approach to the patient with dyspnea［EB/OL］.（2023-4-12）［2023-9-20］. https://www.uptodate.com/contents/approach-to-the-patient-with-dyspnea.

［48］RICHARDSON C R, FRANKLIN B, MOY M L, et al. Advances in rehabilitation for chronic diseases: improving health outcomes and function［J］. BMJ, 2019, 365: 12191.

［49］ROZENBAUM Z, BEN-GAL Y, KAPUSTA L, et al. Combined echocardiographic and cardiopulmonary exercise to assess determinants of exercise limita tion in chronic obstructive pulmonary disease［J］. Journal of the American Society of Echocardiography, 2021, 34（2）: 146-155.

［50］SINGH S J, PUHAN M A, ANDRIANOPOULOS V, et al. An official systematic review of the European Respiratory Society/American Thoracic Society: measurement properties of field walking tests in chronic respiratory disease［J］. European Respiratory Journal, 2014, 44（6）: 1447-1478.

［51］SPRUIT M A, SINGH S J, GARVEY C, et al. An official American Thoracic Society/European Respiratory Society statement: key concepts and advances in pulmonary rehabilitation［J］. American Journal of Respiratory and Critical Care Medicine, 2013, 188（8）: e13-e64.

［52］SPRUIT M A, WOUTERS E F M. Organizational aspects of pulmonary rehabilitation in chronic respiratory diseases［J］. Respirology, 2019, 24（9）: 838-843.

［53］STEIER J, KAUL S, SEYMOUR J, et al. The value of multiple tests of respiratory muscle strength［J］. Thorax, 2007, 62（11）: 975-980.

［54］VAIDYA T, CHAMBELLAN A, DE BISSCHOP C. Sit-to-stand tests for COPD: a literature review［J］. Respiratory Medicine, 2017, 128: 70-77.

［55］VETTER R E, YU H, FOOSE A K, et al. Comparison of training intensity patterns for cardiorespiratory, speed, and strength exercise programs［J］. Journal of Strength and Conditioning Research, 2017, 31（12）: 3372-3395.

［56］WITEK T J, MAHLER D A. Minimal important difference of the transition dyspnoea index in a multinational clinical trial［J］.

European Respiratory Journal, 2003, 21（2）: 267-272.

［57］WOOTTON S L, NG C, MCKEOUGH Z J, et al. Estimating endurance shuttle walk test speed using the six-minute walk test in people with chronic obstructive pulmonary disease［J］. Chronic Respiratory Disease, 2014, 11（2）: 89-94.

［58］WUYTACK F, DEVANE D, STOVOLD E, et al. Comparison of outpatient and home-based exercise training programmes for COPD: a systematic review and meta-analysis［J］. Respirology, 2018, 23（3）: 272-283.

［59］ZAINULDIN R, MACKEY M G, ALISON J A. Optimal intensity and type of leg exercise training for people with chronic obstructive pulmonary disease［J］. Cochrane Database of Systematic Reviews, 2011, 11: CD008008.

［60］ZENG Y, JIANG F, CHEN Y, et al. Exercise assessments and trainings of pulmonary rehabilitation in COPD: a literature review［J］. International Journal of Chronic Obstructive Pulmonary Disease, 2018, 13: 2013-2023.

［61］ZHANG X, XU D. Effects of exercise rehabilitation training on patients with pulmonary hypertension［J］. Pulmonary Circulation, 2020, 10（3）: 2045894020937129.

第五章
有氧运动

本章的学习目标：
- 了解关键术语和概念
- 熟悉有氧运动的生理学适应
- 掌握有氧运动的运动处方
- 掌握有氧运动计划的执行
- 熟悉有氧运动的应用

第一节　概　　述

有氧运动（aerobic exercise）又称为心肺耐力训练，指以有氧代谢为主，旨在提高机体有氧运动能力和全身耐力的训练方式。特征是持续较长时间的大肌群中等或较小强度的节律性和动力性周期运动。通过程序性锻炼提升肌肉中氧化酶水平、增加线粒体密度和大小，以及肌纤维毛细血管密度，从而提高肌肉的能量利用效率。有氧运动训练常应用于心肺疾病、代谢疾病及各类伴有全身运动能力减退者的干预及治疗。

一、关键术语和概念

有氧能力（aerobic power），指依赖氧气参与及利用细胞代谢过程中能量释放的速率。最大有氧能力指 ATP 有氧合成的最大能力，这个指标相当于术语有氧能力和最大摄氧量（VO_2max）。最大有氧能力主要受心肺系统的限制，其次受呼吸作用和代谢的影响。经过有效的有氧运动训练，机体可以产生体能锻炼或心血管反应，产生心血管和／或肌肉适应性改变，并提升个体的活动耐力。有氧能力的最佳实验室测试方法为递增负荷运动试验，力竭时实测最大摄氧量（VO_2max）或在极量运动和亚极量运动试验中评估，但部分受试者可在力竭前因其他限制性因素或缺乏运动动机而无法达到 VO_2max。临床上一般并不直接测定 VO_2max，而测定峰负荷时的 VO_2，有时也用日常活动耐力和功能性活动做功的方式来测定一定时间内的步行或慢跑的距离来间接获得。

无氧能力（anaerobic power），指无氧状态下细胞代谢过程中能量释放的速率。最大无氧功率或无氧能力，一般指产生 ATP 的无氧系统（磷酸原系统和无氧糖酵解系统）的最大能力。与有氧能力不同，目前尚无广泛接受的无氧能力实验室测试方法。

耐力，为体能指标，是长时间工作的能力和对抗疲劳的能力。耐力包括肌肉耐力和心肺耐力两个既独立又相关的概念。前者指单块肌肉或肌群维持高强度或静态运动的能力，具有节奏和反复性；后者指大肌群维持长时间动力性运动的整个机体的能力，如相对快速的长距离跑、游泳和／或骑自行车运动之中。一般耐力通常指有氧运动（又称有氧耐力），而其他耐力包括力量耐力、速度耐力如球类运动的专门耐力都属于无氧耐力（又称无氧耐力运动），取决于无氧供能（糖酵解）能力、乳酸清除和耐受能力。

心肺耐力和长时间运动心血管和呼吸系统氧运输到工作肌肉的能力有关,也包括肌肉利用有氧能量的能力。所以,心肺耐力和有氧耐力这两个术语有时候近乎同义。

最大摄氧量(VO_2max),是衡量机体利用氧气能力的指标。通常经游泳、行走和跑步等使用大肌群的运动测得,即个体达到最大努力时每分钟消耗的最大氧气量,通常以相对体重值表示,为每分钟每千克体重所需的氧气量[$ml/(kg \cdot min)$]。最大摄氧量依赖于氧的转运、血液的氧合能力、心脏功能、氧摄取能力和肌肉氧化潜力,受年龄、性别、遗传、不活动和疾病的影响。

体适能,是从体育学角度评价健康的一个综合指标,即机体有效与高效执行自身机能的能力,需要心肺功能、肌肉力量和耐力以及肌肉骨骼灵活性,也是机体适应环境的能力。包括与健康、运动技能和代谢相关的多个参数,直接与整体生活质量相关,在描述健身时还包括最佳身体成分。

体力活动(PA),指有意识、有目的的由骨骼肌收缩产生的身体活动。具有较强的主观性和方向性,包括竞技运动、工作与劳动、日常生活活动、健身活动等。体育学角度也称为体育健身活动,是社会体育活动的重要部分,指公民自愿参加的、以增进身心健康为主要目的的群众性体育活动。

适应(adaptation),心血管系统和肌肉适应训练刺激,可在10~12周内测得显著变化。适应可提高心血管系统和活动肌肉的效率,表现为各种神经、生理和生化变化,可以较低的生理代价完成等量的做功。适应取决于机体的变化能力和训练刺激阈值(引起训练反应的刺激)。体适能较低者获改善的潜力更大,体适能较高者训练刺激阈值更高,引起显著变化往往需要更大的运动强度。

去适应(deadaptation),长期卧床会引起去适应状态(或体能下降),常见于患有长时间急性疾病或长期慢性疾病的患者,机体最大摄氧量、心输出量/每搏输出量和肌力下降迅速。不活动、久坐生活方式及老年个体虽然受影响程度可能会较轻些,但也可以观察到去适应状态。

二、有氧运动训练的生理学适应

有氧运动期间,机体为满足肌肉活动的氧气和营养物质的增量需求,在运动中要迅速调节心血管机能和呼吸机能;而循环和呼吸的调节、增加机体清除二氧化碳、水和乳酸等代谢最终产物,消散多余的热量也非常有效。各种代谢变化都需要通过机体各个系统(神经、肌肉、呼吸、心血管、代谢和激素)的协调、整合。每天或隔天的长期规律有氧运动训练,可刺激机体产生心血管系统、呼吸系统和肌肉骨骼系统等的适应性改变,使体能得到锻炼并提升活动耐力水平。因此,心肺耐力和机体维持长时间、动力性运动的能力相关,也和机体的有氧能力密切相关。个体对于有氧运动训练的适应反应的方式也不尽相同,需认真考虑个体的体能水平和最大摄氧量、遗传(个体差异)和性别。

有氧运动训练适应发生在心血管系统的主要表现为增强心血管系统的能力,有效提高心脏容量,从而提高中枢或外周血流,增加肌肉循环血量,增强肌纤维产生大量腺苷三磷酸(ATP)的能力。可见的变化指标包括心脏大小、每搏输出量、心率、心输出量、血压、血容量等。发生在呼吸系统的适应与心血管系统的适应相辅相成,但相比之下前者的潜能更大,经有氧运动训练的特殊适应后呼吸调节通过中枢神经系统等的调节获得改善,呼吸肌的动力改善(如膈肌和肋间肌及辅助呼吸肌),呼吸和气体交换改善,使得呼吸效率得以获得最大限度的提高,能够携带足够的氧气到需要的组织,从而满足运动的需求。生活实践中,呼吸运动效率非常关键,进行耐力体育活动时若意图通过改变呼吸频率和呼吸深度来调整运动反而更容易导致能量的损失。发生在肌肉内部的有氧运动训练适应主要为肌纤维经反复舒缩改变其结构与功能,使之更有弹性并能承担更大的负荷,肌纤维毛细血管密度也相对增加,从而促进了对氧和能量物质更为有效的运输和利用。其他还包括对肌纤维类型、线粒体功能和氧化酶等的影响。有氧代谢能力的提高使得肌细胞中线粒体增多变大,而肌细胞的结构有限,肌浆内线粒体增多变大,使得肌浆的体积发生相对的变化。

第二节 有氧运动训练的运动处方

有效有氧运动训练需使个体产生体能锻炼或心血管反应,提高机体的最大摄氧量、无氧阈值(或最大乳酸稳定状态),提高能量利用率,适应性改变肌纤维类型百分比。高风险患者(包括心肺疾病个体)的有氧运动训练处方与健康个体针对健康的诉求不同,尤其需要根据疾病病理与临床表现及个体特征做出个性化调整。因此,设计有效的有氧运动训练运动处方的最佳方式是评估与个体有氧耐力有关的因素,然后根据所得信息个体化设计运动训练处方,增强个体的优点并改进其不足。体能是有氧运动训练的重要保障,合理的有氧运动训练处方应建立在对个体体能缺陷和锻炼需求深刻认识的基础上,有确切科学依据,有一定的前瞻性,结构完整,运动经济性(非必要训练最小化),有能形成最佳适应的专项性训练及训练组合,避免负面适应、疲劳和过度训练。

美国运动医学会(ACSM)及各组织均对有氧运动训练的心血管反应的几个关键运动要素,如强度、时间和频率等给出推荐标准。早期 ACSM 推荐 FITT 原则:训练频率(frequency)、训练强度(intensity)、训练时间/持续时间(time/duration)和动作模式/形式(type/mode)。现在,ACSM 建议使用 FITT-VP 原则:即在 FITT 的基础上,增加了运动量/运动总量(volume/amount)和渐进(progression)。FITT-VP 的具体组成可以是多种多样的,运动处方的 FITT-VP 需要根据运动参与者的运动反应、需求、限制因素、适应情况及运动计划目的和目标的改变而进行调整。

一、频率

频率指每日或每周的训练次数,频率需要根据训练强度和时间及训练状态及训练目标等综合考虑。频率过低无法使身体各系统产生积极的适应,过高也会导致无法得到充分的恢复,从而增加受伤、生病或过度训练的危险,通常每周训练不低于 2 次且不超过 5 次。ACSM 推荐多数成人促进或维持健康及体适能,需要每周至少 5 天的中等强度有氧运动;或每周至少 3 天的较大强度有氧运动;或每周 3~5 天的中等和较大强度相结合的运动。

二、强度

强度和时间的相互作用是身体形成运动适应的关键。原则上,训练强度越高,持续时间越短。控制训练强度是每一次有效训练和全面运动计划的关键,强度过低无法形成超负荷,强度过高也容易导致疲劳而提前结束训练。通常以最大摄氧量、训练强度、心率、自觉运动强度和代谢当量或动作速率等来监控训练强度。心率是最为常用的方式,评定有氧运动强度的常用指标有最大心率[HRmax, =(220−年龄)次/min,心率储备(HRR,预估最大心率和静息心率之差],目标心率 =(心率储备 × 运动强度)+ 静息心率。Kaevonen 心率储备法或最大心率百分比公式是较为实用的强度预估方法,但相对实验室测得的最大心率可能会有一定的误差,且无法提供无氧阈值相关强度信息,故而无法设计高效的有氧运动训练计划。临床上为便于使用,成人的标准也可以根据运动项目的代谢当量(MET)程度来估计;老人的中等强度或大强度则根据 10 分量表来估计,0 分是静坐不动,10 分是最大努力的运动,中等强度是 5~6 分,大强度是 7~8 分。ACSM 推荐中等强度,即 40%~59% 心率储备(heart rate reserve, HRR)或摄氧量储备(oxygen uptake reserve, VO_2R)和较大强度,即 60%~89% HRR 或 VO_2R 的有氧运动;健康状况较差者进行小强度 30%~39% HRR 或 VO_2R 到中等强度的有氧运动。间歇训练可以提高一次训练的总强度和/或平均强度,获益更多。

三、时间

时间指有氧运动训练持续进行的时间。随着有氧运动训练时间的增加,总能量中有氧代谢的占比也逐步提升。时间受强度的影响较为显著,时间越长,训练强度越低,较不容易产生疲劳;但强度越高,则相对训练时间越短,较容易造成疲劳。如强度超过最大乳酸稳定状态的训练(如 85% VO_2max),由于肌肉乳酸堆积导致疲劳,相对训练的时间可能仅为 20~30 分钟。美国运动医学会(ACSM)推荐每天应累计进行 30~60 分钟(每周不少于 150 分钟)的中等强度有氧运动,或每天 20~60 分钟(每周不少于 75 分钟)的较大强度有氧运动,或中等强度和较大强度结合的有氧运动。运动可以连续完成,也可以一天中每次至少 10 分钟运动,多次累计完成。即便是低于最小推荐量的运动时间,对部分个体而言也有锻炼的益处。

四、动作模式 / 形式

动作模式指有氧运动专项活动,特定的运动或特殊项目的有氧运动训练有其特异性,专项化程度越高,则越能改善该运动或该专项的活动,但个体在该专项运动训练任务中获得的改善在其他任务中有可能无法体现。例如,游泳训练可以提升游泳表现,但可能无法提升个体的跑步表现。有氧运动训练的进度取决于项目开始时个体的健康状况及运动目标,也受限于活动水平、生理限制和年龄等因素,但最为关键的是锻炼者是否能够积极参与和坚持。当有氧运动训练涉及多个有氧耐力运动,或普通人群的有氧运动健身计划,则可能需要进行交叉训练或参与复合型的有氧运动训练。

五、运动量 / 运动总量

运动量由上述 3 个参数,频率、强度和时间所决定,每周完成的运动量 / 运动总量即为频率、强度和时间的乘积。可通过改变其中的任一个或多个参数来增加运动量。ACSM 建议多数的成人每周运动量 500~1 000MET·min(代谢当量分钟数),即约 1 000kcal(1cal=4.182J)的中等强度体力活动,或每周约 150 分钟的中等强度有氧运动以促进和保持健康、降低心血管疾病风险。可通过:①维持运动强度但增加 1 周之内的运动频率;②维持一定频率,但增加运动强度;③维持频率和强度,但增加特定运动项目所分配的时间,这 3 种方式来达到有效的有氧运动训练量。低体适能者较小的运动量即能有所获益,但若为体重管理则需要更大的运动量。

六、渐进

体力活动锻炼较多者可获得更多的健康收益,但随着健康水平的逐渐提高,需要继续达到身体所需的最低强度阈值水平才能获益。运动训练的有益效果是短暂且可逆的。此外,虽然有氧运动训练的目标有时可能并不仅限于维持体能,但停训 2 周有氧能力水平即发生显著的下降,几个月后就难以逆转;但维持一定水平的有氧运动所需要的锻炼频率或持续时间低于改善所需要的频率或持续时间。所以,有氧运动训练处方需有良好的渐进安排。训练增加度安排每周频率、强度和时间不超过原有水平的 10%,通常先增加时间,再增加频率,最后增加强度。ACSM 建议锻炼时间每 1~2 周增加 5~10 分钟;不规律运动者,有氧运动训练的调整至少需 4~6 周;整个调整周期可达 4~12 个月,以免出现疲劳、肌肉酸痛、过度训练和 / 或过度使用导致损伤。

第三节 有氧运动训练计划的执行

有氧运动训练计划可让健康个体获得较高的体适能,延缓老年人功能性功能的下降,恢复罹患疾病或慢性疾病者的体能。有氧运动训练计划执行前重点检查心血管系统的功能和运动器官,前者注意有无潜在的心功能异常,以免在运动中发生意外;后者注意发现有无肢体潜在的发育异常(如双下肢不等长)或排列不良等,以免造成损伤。包括静息心率、呼吸频率、血压、氧饱和度、肺部听诊、体重情况、是否用药及用药方案、呼吸流速量、咳嗽或痰量等基础信息;确定导致参与者氧输送不足的所有因素:可能及潜在的病理生理学疾病、行动受限和卧床、外因、内因;确认体位变换、适当强度有氧运动训练的可能获益并预判风险。训练前根据必要情况准备吸氧装置,训练过程中血氧饱和度明显下降的可给予吸氧。绝对卧床和长时间卧床、制动都会令机体的心肺系统、神经系统功能下降,关节僵硬,肌肉萎缩无力,应在参与者清醒并确保安全的前提下进行。有氧运动程序包括热身准备活动(warm-up)、有氧运动(aerobic exercise)和整理活动(cooling-down)。

一、热身准备活动

热身准备活动的目的是促进身体在活动前产生调整,有氧运动训练前的热身准备活动有可能改善运动功能,减少与突然停止运动有关的心肌血流和心室功能的异常,降低肌肉骨骼系统损伤的风险,并获得较好的总体反应。热身活动应循序渐进,并增加肌肉与核心的温度,但应不引发疲劳或减少能量储备。较低强度的热身准备活动的效果可与较高强度的热身运动相当。准备活动时通常会采用更低的强度,一般持续运动 5~10 分钟,运动时采用呼吸控制训练,进行柔软体操、牵伸运动和缓慢步行等,心率应控制在较目标心率低 20 次/min 以内。可完成运动测试并有心血管终止指标的轻中度患者,准备活动与有氧运动基本相同,但在病情较重无法完成准备活动的患者,可被动或助力完成运动准备。

二、有氧运动

有氧运动可由一种或多种强度适当的活动组成,强度控制是有氧训练的关键,有氧运动程序的重点还包括频率、强度、时间,但无论运动是否连续,靶强度总时间应至少持续 20 分钟以上。可完成运动测试的轻中度患者需维持运动强度在个体可以忍受并超过阈值的范围,但需低于诱发临床症状的强度;病情较重者可在前一次运动的基础上逐步提高,运动强度由患者根据自己的舒适度来进行调节。监测训练强度最精确的方法是监测运动中的摄氧量,其他监测包括主观用力程度分级(RPE)和主观呼吸困难分级(rating of perceived dyspnea, RPD),心率、呼吸频率和血氧饱和度。心肺疾病患者的运动强度监控并不能以心率来简单体现,低通气储备者呼吸困难才是其运动能力受限的重要因素,可采用 Borg 的 RPE 来描述。根据 RPE 与 VO_2 对应,进一步转化为 Borg 评分用于严重肺部疾病患者的运动强度参考标准(表 4-5-3-1),所有的练习推荐在患者的耐受范围(症状限制、主观呼吸困难)内进行。虽然接近运动峰值强度的运动可更有效改善耐受力和生理机能,但较低强度运动的依从性更好,可主动参与的患者均可采用功能性活动的方式来提升有氧耐力。血氧饱和度低于 92% 时停止运动。如果患者在运动过程中血氧饱和度降低,可以使用补充吸氧来提高运动能力,运动时吸氧的"金标准"是患者运动时的氧饱和度 <90%。乏力是另一主要症状表现,如果锻炼中有自觉心悸、呼吸困难或气短加重,大汗、疼痛(胸痛、强烈头痛或强烈腹痛)或疲劳等不适,均应随时停止训练并休息。

表 4-5-3-1 基于 Borg 评分的运动反应自我评估

Borg 评分	用力程度	呼吸困难	不适 / 疼痛	疲劳情况
0 分	一点也不辛苦	一点也不困难	完全不觉得	一点都不疲劳
0.5 分	非常非常轻松	非常非常轻（稍有感觉）	非常非常弱	非常非常轻
1 分	非常轻松	非常轻	非常弱	非常轻
2 分	轻松	轻微	弱	轻微
3 分	中等	中等	中等	中等
4 分	有点辛苦	有时严重	有时强	有时严重
5 分	辛苦	严重	强	严重疲劳
6 分	5~7 分之间	5~7 分之间	5~7 分之间	5~7 分之间
7 分	非常辛苦	非常严重	非常强	非常疲劳
8 分	7~9 分之间	7~9 分之间	7~9 分之间	7~9 分之间
9 分	非常非常辛苦	非常非常严重（几乎最大）	非常非常强	非常非常疲劳
10 分	达到极限	达到极限	达到极限	达到极限

有氧运动训练强调大肌群的节奏性、重复性和动态的运动，传统上包括：间歇训练、持续训练、循环训练（circuit training）和间歇 - 循环训练（interval-circuit training）4 种。间歇训练包含数次中、高强度运动，并以休息或降低运动强度的方式间歇训练，较持续训练轻松。久坐个体应严格限制前几周的有氧运动训练强度，推荐间歇高强度训练方式，20~30 秒的短时间较高强度运动后，60~80 秒的较短恢复时间较 3 分钟的较长时间运动后 6 分钟的较长时间恢复更容易坚持，且效果更佳。持续训练指无休息间歇的持续运动以提高有氧和糖酵解能力系统的能力，包括以距离为目标的长距离慢速训练（强度 60%~80% HRmax，约为 50%~75% 的 VO_2max）和高强度耐力训练（适用于运动员，强度 85%~95% HRmax 的持续训练）。循环训练是由一组不同运动方式组成，通常是大肌群运动、小肌群运动、动力性运动、静力性运动相互交替的一连串运动活动，并依此重复进行数次。间歇 - 循环训练是将间歇训练与循环训练融为一体的训练，通过各种活动调节有氧和无氧系统，在有氧供能前缓解间歇，有效延缓糖酵解作用的需求和乳酸生成。提升有氧能力常采用中等强度到大强度的连续运动、长时间缓慢（低强度）运动或间歇训练。对于普通的健康个体而言，持续训练是改善耐力的最有效方法，间歇训练则改善肌力和爆发力多过耐力，循环训练则同时改善肌力和耐力。高强度间歇训练（HIIT）是比传统耐力训练更为省时的方法。典型的 HIIT 锻炼包括 4~6 个循环的 30 秒全速骑行，并恢复几分钟；20 分钟的总运动时间累计仅 2 分钟的运动。研究证实，在 2 周内进行 6 次左右的 HIIT 训练可显著提高不曾受训个体的有氧运动能力。除了改善最大摄氧量外，HIIT 还有额外的健康获益，可改善血糖控制和胰岛素敏感性，尤其是 2 型糖尿病（或有 2 型糖尿病风险）的个体；在促进代谢和心血管适应方面可能比持续、长时间的训练更为有效。

三、整理活动

整理活动是有氧运动训练后的放松活动，是心血管系统缓慢恢复到运动前状态并适应运动停止后低水平活动的低强度运动，一般持续 5~10 分钟，强调呼吸控制训练。整理活动可让运动有关的血流动力学障碍缓慢恢复正常，如对于心肌血流减少的患者，必要时应延长整理活动的时间，以避免运动结束时的急性低血压反应；呼吸功能受限的患者在有氧运动训练中也可能会过度使用辅助呼吸肌，可以在有氧运动训练后呼气相时牵伸颈部和上肢肌肉，以免因 Valsalva 动作（Valsalva maneuver）造成肺损伤。治疗后仍需继续监测各项参数。

第四节　有氧运动训练应用

慢性阻塞性肺疾病急性加重期（AECOPD）住院及之后活动显著减少，出院后 1 个月仍处于低活动水平的慢阻肺病患者再入院风险仍然较高，再入院者病情较首次更重。慢性呼吸障碍患者也常因行动困难、耗氧增加、摄氧不足致呼吸困难加重，随着运动量下降，肌力、耐力也下降，更易引发呼吸困难，陷入恶性循环。运动疗法是肺部疾病的重要康复技术，有氧运动训练是其中最常见、最核心的组成部分，有氧训练呼吸康复目的在于提高患者的全身耐力，改善心肺功能，防止恶性循环的发生。患者急性加重时体力活动和运动耐力非常需要加强，许多慢阻肺病患者尤其是严重的慢阻肺病患者虽然无法达到有氧运动训练所需的 60%~70% VO_2max，但有氧运动训练仍可使患者最大症状限制的氧气消耗量和 ADL 能力显著提升，改善其健康状况、体质和生活质量。对于等待肺移植的患者而言，以有氧运动训练为主，包括或不包括阻力运动训练在内的呼吸康复计划也是一种有效的治疗选择，可以改善这些患者的生活质量和运动能力。

有氧运动训练的频率、持续时间和强度非常重要。训练的持续时间和强度是逐步建立并让患者适应的。虽然慢阻肺病患者的最佳运动训练强度尚无定论，但较高强度（>60% VO_2max）有氧运动训练相比较低强度（<50% VO_2max）可以获得更好的心血管效应和肌肉训练反应及次极量运动耐力的改善，提高了运输和利用氧的能力和运动能力。较高强度有氧运动训练并不适用于所有患者，且并不一定能够转化为生活质量的额外获益，因此需要根据患者的个体情况及运动计划目的和目标进行个体化调整。ACSM 推荐，有氧运动训练一般每周至少 3 次，每次持续 20~60 分钟的运动，至少持续 6~8 周，才能够产生最佳的运动耐力和生活质量相关的训练效果。慢阻肺病患者经有氧运动训练后，可获得峰值摄氧量（VO_2peak）的中等程度改善，肌肉力量和耐力持续提高，可以出现代谢适应，股四头肌氧化能力提高以及运动诱导乳酸的产生减少，从而提升运动耐量，减轻呼吸困难和腿部疲劳感，并提升健康相关生活质量。大量的证据表明，运动量（总量）更大的有氧运动锻炼计划（包括运动时间和持续时间）更有效。

有氧运动训练的方式包括特异性功率单车训练和跑步机训练，以及爬楼梯、踩踏、自由步行、越野和游泳等辅助方式，也包括太极等身心一体的锻炼。针对性的联合抗阻训练的有氧运动在一定程度上实现了增加有氧运动耐受性的同时增强肌肉力量的效果。上肢的耐力和抗阻训练也是锻炼的有效补充，可进一步改善患者的日常生活活动表现。部分患者在耐力训练期间由于呼吸困难、下肢疲劳或焦虑等因素无法达到足够的耐力训练强度（持续超过 10 分钟的有氧运动训练），则可采用 HIIT 锻炼，在较高的相对强度（80%~100% 的最大训练负荷）下进行短时间的循环训练（30 秒 ~2 分钟），并在极低强度下进行短时间的主动休息。与传统的耐力训练相比，两者的干预效果近乎一致，HIIT 锻炼虽然更具挑战性，但可能对患者更为有益。低重复次数的高强度训练针对的是肌肉强度和力量，多重复次数的低中强度训练针对的是肌肉耐力特征。

新型冠状病毒感染患者可通过有氧训练结合呼吸控制和体位改变来增加肺泡通气量，改善黏膜纤毛摆动和气体交换能力，提高身体机能、减少疲劳感。急性期要避免患者过度劳累和有氧运动训练强度不当导致需氧量的过度增加从而使患者的气体交换受损加重。轻症隔离及普通型新冠出院患者，多数肺功能损害较为轻微或无持续残留的肺功能问题，可以循序渐进的有氧运动为主，以患者偏好的运动形式或根据其个人意愿和现实条件选择合适的运动形式，逐步恢复体能。中国康复医学会《2019 新型冠状病毒肺炎呼吸康复指导意见（第一版）》推荐 10~30min/ 次，3~5 次 / 周的有氧运动训练；运动强度根据患者心肺运动功能循序渐进调整，从非常低强度（运动中心率 <57% HRmax 或心率上升 <30% HRR 或RPE<9/20）→低强度（运动中心率 57%~63% HRmax 或心率上升 30%~39% HRR 或 RPE 9~11/20）→中等强度（运动中心率 64%~76% HRmax 或心率上升 40%~59% HRR 或 RPE 12~14/20）；前 3 分钟为热身

运动,最后 5 分钟为整理活动,约为运动中强度的 30%~40%(若采用间歇运动形式,累计运动时间);采用持续或间歇的原地踏步、室内 / 外步行、室内 / 外踏车、太极等中国传统操等。

（许志生）

参考文献

[1] 医学名词审定委员会,物理医学与康复名词审定分委员会 . 物理医学与康复名词 [M]. 北京:科学出版社,2014.

[2] 喻鹏铭,何成奇,高强,等 . 新型冠状病毒肺炎患者全周期物理治疗操作规范和建议 [J]. 中华物理医学与康复杂志,2020,42(2):102-104.

[3] 医学名词审定委员会,运动医学名词审定分委员会 . 运动医学名词 [M]. 北京:科学出版社,2019.

[4] 中国康复医学会 . 2019 新型冠状病毒肺炎呼吸康复指导意见(第一版)[EB/OL].(2020-02-03)[2023-9-20]. http://www.carm.org.cn/picture/202201/20220118160030wwaanwpqrlk.pdf.

[5] CLINI E,HOLLAND A E,PITTA F,et al. Textbook of pulmonary rehabilitation [M]. New York:Springer,2017.

[6] CUCCURULLO S J. Physical Medicine and Rehabilitation Board Review [M]. 4th ed. New York:Demos Medical,2019.

[7] FRONTERA W R,DELISA J A,GANS B M,et al. DeLisa's physical medicine and rehabilitation:principles and practice [M]. 6th ed. Philadelphia:Lippincott Williams & Wilkins USA,2019.

[8] HOFFMAN M,CHAVES G,RIBEIRO-SAMORA G A,et al. Effects of pulmonary rehabilitation in lung transplant candidates:a systematic review [J]. BMJ open,2017,7(2):e013445.

[9] KENNEY W L,WILMORE J H,COSTILL D L. Physiology of sport and exercise [M]. 7th ed. Champaign IL:Human Kinetics,2020.

[10] KISNER C,COLBY L A,BORSTAD J. Therapeutic exercise:foundations and techniques [M]. 7th ed. Philadelphia:F.A. Davis Company,2018.

[11] PANERONI M,SIMONELLI C,VITACCA M,et al. Aerobic exercise training in very severe chronic obstructive pulmonary disease:a systematic review and meta-analysis [J]. American Journal of Physical Medicine and Rehabilitation,2017,96(8):541-548.

[12] RIEBE D,EHRMAN J K,LIGUORI G,et al. ACSM's guidelines for exercise testing and prescription [M]. 10th ed. Philadelphia,PA:Wolters Kluwer Health,2018.

[13] WARD T J C,PLUMPTRE C D,DOLMAGE T E,et al. Change in VO_2peak in response to aerobic exercise training and the relationship with exercise prescription in people with COPD:a systematic review and meta-analysis [J]. Chest,2020,158(1):131-144.

第六章
抗阻运动训练

本章的学习目标：
- 了解关键术语和概念
- 熟悉抗阻运动训练的生理学适应
- 掌握抗阻运动训练的运动处方
- 掌握抗阻运动训练计划的执行
- 熟悉抗阻运动训练的应用
- 了解上肢运动训练的生理影响

第一节 概 述

抗阻运动训练（resistant exercise training, resistive exercise training）又称为阻力训练（resistance training），指主动进行对抗外在徒手或器械施加的阻力以提高肌力和肌肉耐力的运动训练方式。抗阻运动训练在运动形式上介于静力性与动力性运动之间，可提升运动表现、减少受伤及疾病的风险，是有功能受损个体康复计划的必要组成部分，也是改善或维持健康及良好体适能者体能训练计划中不可或缺的部分。

一、关键术语和概念

肌肉表现（muscle performance）是指肌肉做功（力 × 距离）的能力，是功能性运动的复杂组成部分，并受身体各系统的影响。影响肌肉表现的关键要素包括肌力（strength）、爆发力（power）和耐力（endurance），其中的任一项肌肉表现要素受损，均有可能导致功能受限和参与受限，或使得功能障碍的风险大大提高。抗阻训练是运动治疗的基石之一，可在功能性动作中整合肌肉表现关键要素，实现肌力、爆发力和肌耐力之间的平衡，以实现个体需求的满足及受伤或再受伤风险的降低，并提高身体表现。

肌力，为广义术语，即收缩性组织产生张力的能力。简单而言，肌力指由肌肉或肌群施加的最大可测量力量。功能性肌力（functional strength）指在功能性活动中以平稳、协调的方式产生适当力量的神经肌肉系统能力。肌力不足可导致严重的功能丧失，甚至无法完成日常生活中最基本活动。肌力训练定义为肌肉或肌群以相对较少的重复次数，或短时间内完成抬举、放下或控制重物的系统化步骤。

爆发力，为肌肉表现的另一关键要素，与肌力及动作速度相关，定义为单位时间内肌肉做的功（力 × 距离/时间）。换言之，即做功的速率。肌肉收缩速度、产生的合力及力与速度的关系都是影响爆发力的因素。因此，无氧爆发力和有氧爆发力分别用以区分高强度活动和低强度活动的肌肉爆发力。肌力是爆发力训练的必要基础，运动强度越强及产生力量的时间越短，爆发力就越大。最常用的爆发力训练原则是提高动作的变化速度。

肌肉局部耐力训练,定义为在一段较长的时间内肌肉重复或持续收缩来提升、下降或控制较轻的外部负荷的练习,关键是肌肉的收缩强度较低、重复次数多且每次时间间隔相对较长。耐力训练和肌力训练不同,肌肉适应主要表现为氧合增加、代谢能力提升,从而可以更好地输送和利用氧气。在功能改善方面,耐力训练也相较力量训练有更显著的积极影响。

二、抗阻运动训练的生理学适应

肌肉表现对个体的运动能力及整体健康均非常重要,任何类型的长期运动均可使神经肌肉系统产生多种适应,但适应的类型和程度主要取决于运动的类型。抗阻运动是发生神经肌肉系统适应的主要运动类型,中等强度的抗阻运动即可维持或增强肌力和耐力,使得个体得以较小的生理应激就完成工作,还能够维持瘦体重,增加骨量,改善软组织的柔韧性。慢跑、骑自行车或游泳等有氧运动对肌肉力量和肌肉耐力的影响很少,上肢而言尤其明显。

抗阻运动训练导致的力量增长总是伴随着神经适应的发生,但不一定会发生肌肉肥大。大强度抗阻运动训练会同时募集包含 I 型和 II 型肌纤维的运动单位,训练数周或数月后 I 型和 II 型肌纤维以及整个肌肉横截面积的增加是肌细胞内蛋白质重塑以及肌原纤维大小和数量增加的结果。通常在肌肉体积变大的同时,其神经控制也同样获得了改善。但在抗阻运动训练早期,肌肉体积尚未增加,运动单位募集能力增强了,收缩同步性提高了,同时源自高尔基腱器的自发性抑制也减弱,此时肌力提升主要为神经适应的结果。暂时性肌肉肥大考虑为短暂性水肿所致的运动后发胀感,只有重复性抗阻运动训练才能使肌肉内结构发生改变从而保持长期性的肌肉肥大。通常抗阻训练 2 周,即可使 II_x 型肌纤维亚型向 II_a 型转变,但交叉支配或长期刺激则有可能使 I 型向 II 型转变或相反。充分高强度抗阻训练主要引起肌肉力量和肌肉质量增加,但也有可能改善(亚)最大运动耐力。损伤、制动或停训致活动减少,会发生肌肉萎缩,体积和力量下降;但后者可通过减少训练次数来对抗。此外,力量训练还可以提高磷酸原系统、无氧糖酵解、有氧代谢能源系统中酶的活性。肌肉内线粒体适应运动的程度可能取决于运动方式,但抗阻运动训练是否增加氧化能力尚不清楚。

抗阻运动训练后可能的体成分改变主要与瘦体重的增加有关,训练 10 周后,瘦体重增加有望超过 3kg,同时伴脂肪重量的减少,但较短时间的抗阻运动训练几乎不增加体重。内分泌系统在骨骼肌对抗阻训练适应性反应的某些阶段也起了重要的作用,包括调节蛋白的合成或减少蛋白的分解。构成肌腱和韧带的致密结缔组织,如肌外膜、肌束膜和肌内膜也会发生训练适应性。骨骼和软骨的适应远较肌肉慢,一般需要半年以上的规律训练才有可能观察到变化。

第二节　抗阻运动训练的运动处方

抗阻运动训练运动处方制订前应明确禁忌证,通常只有急性炎症期和某些急性疾病和/或障碍等少数情况才禁忌抗阻运动训练。制订运动处方前需要对个体进行全面的检查及需求分析,包括健康史、系统回顾,以及选定的筛查和评估测量,确定肌力、肌耐力、关节活动度(ROM)和功能表现水平的基线情况,进行有效和可靠的标准化结局评估;确定与功能最相关的损伤以及患者想要实现的目标,并将抗阻运动训练与其他治疗性运动干预措施(如牵伸技术、关节活动技术、平衡训练、心肺康复等)等整合到康复治疗计划。由于个体的目标和体能素质等均会随时间而改变,任一项肌肉表现的提高均需要合理的抗阻运动计划和准确的动作练习,并对运动刺激进行有效的调整才有可能产生期待的各种适应性改变。训练过程中记录进展情况、定期复评,调整训练参数(训练强度、训练量、频率和模式等)或运动类型以确保实现预期的结果。

抗阻运动训练运动处方设计的最大挑战是如何使训练既有效又现实,既能满足训练对象的需要又能在合适的时间框架内实现预期的适应性改变。前者的重点是对受训对象的需求进行分析,包含为训练对象建档,即经评估训练与受伤状态,进行系列测试评估,获得评估测试结果(详见第四篇第二章),给定训练主要目标后建立个体的训练要求和目标。成人健康相关的目标主要包括:降低 ADL 生理应激压力;从疾病或受伤中康复;有效管理、缓解、预防慢性疾病(如骨质疏松症、2 型糖尿病和肥胖等)或受伤;进行体育锻炼或参与其他活动。后者则主要取决于个体遗传体质的差异和机体在特定时间段内对某一训练变量产生生理性适应的训练可塑性情况,需要对专项抗阻运动项目进行评估,明确肌力、耐力和爆发力的具体需求(含优先次序),对需要训练的肌肉(肌群)进行生物力学分析(如躯干与肢体的动作模式与参与肌群分析),确定肌肉的训练动作类型(包括静态的等长收缩、动态的向心收缩和离心收缩和等速运动等形式),了解活动的典型损伤关节与肌肉部位和个体的既往损伤史和 / 或损伤特征,限制高危患者做高强度的抗阻运动。

需求分析完成后,就可以根据抗阻运动训练的原则设计运动处方,由不同的处方参数组合产生特定的运动效应,从而实现了对机体单一层面或多重层面的肌肉表现(肌力、爆发力、肌耐力)及功能水平的影响。适应个体差异及发展的需求是抗阻运动训练处方个性化的根本原因。处方设定应包括运动时身体部位的对位对线与固定,强度,运动中动作重复次数与组数、运动顺序、运动频率、休息间隔、总时间、运动形式(肌肉收缩类型、患者姿势、阻力形式、动作弧度或主要供能来源)、运动速度、训练的分期和变化、功能整合等。美国运动医学会(ACSM)循证推荐的 FITT-VP 原则提供了极好的抗阻运动训练处方的框架结构(表 4-6-2-1),具体应用需根据个体目标进行调整。

表 4-6-2-1　抗阻运动训练运动处方的循证建议

FITT-VP 循证推荐		
频率	每周每个大肌群训练 2~3 次	
强度	• 初学者以 60%~70% 1RM(中等到较大强度)间歇训练提高肌力 • 有经验的力量练习者以 ≥80% 1RM(较大到大强度)提高肌力 • 老年人以 40%~50% 1RM(低到较低强度)为起始强度提高肌力 • 久坐人群以 40%~50% 1RM(低到较低强度)为起始强度提高肌力 • 以 <50% 1RM(低到中等强度)增加肌耐力 • 老年人以 20%~50% 1RM 提高爆发力	
时间	尚未明确	
类型	• 推荐进行包含所有大肌群的抗阻运动训练 • 推荐所有成年人进行多关节运动,不仅动用超过一个大肌群,更能针对主动肌和拮抗肌 • 抗阻运动训练计划中也可以包含针对主要肌群的单关节运动练习,通常安排在特定肌群的多关节运动练习之后 • 可以使用各种健身器材和 / 或自身体重来完成上述运动	
运动量	重复次数	• 推荐大多数成年人以 8~12 次重复的负荷提高肌力和爆发力,并以高速重复锻炼提高肌力 • 中老年人开始练习时,以重复 10~15 次的负荷有效提高肌力 • 推荐使用重复 15~25 次的负荷提高肌耐力
	组数	• 推荐大多数成年人重复练习 2~4 组以提高肌力和爆发力 • 老年人和初学者,仅练习 1 组也是有效的 ≤2 组,即同一肌群练习 1~2 组即可有效改善肌耐力
模式	有效的组间休息为 2~3 分钟 推荐同一肌群练习时间应至少间隔 48 小时	
进度	推荐逐步增加阻力,和 / 或增加每组重复次数,和 / 或增加频率	

循序渐进的超负荷原则可以改善肌肉骨骼功能,即通过逐渐增加超过常态阻力的力量或改变运动频率和持续时间的运动来获得改善。训练强度和运动量可以通过改变训练负荷、动作重复次数、完成动作的组数以及组间的间歇和运动间的间歇来完成,但一次只能提高强度的一个方面。通常训练阻力负荷达到最大或接近最大用力可获得更好的训练效果。此外,需要注意的是,脊柱不同于四肢关节(如膝关节或肩关节),针对四肢关节有效的抗阻训练策略在腰部锻炼中通常并没有什么效果。四肢关节经抗阻训练可获得关节稳定的改善和相应肌力的增强,但却有可能造成腰部的不良影响,在康复的早期阶段或疾病的急性期进行力量训练往往会适得其反。此外,单纯的肌肉肥大并不能解决问题,还会因为牺牲理想健康状态所需的运动功能及活动模式而导致损伤风险增高。

抗阻运动训练处方能否成功的关键是运动方案的动态性以及处方的变化性。例如,关于频度的变化,每周 3 天的训练方案并不是所有方案的最佳选择,频率的变化应取决于个体所处训练周期的阶段、体适能水平、训练目标和训练史,并根据特定训练目标的计划进展和对训练方案的耐受性来决定每个训练日之间的休息时间。因此,基于个体训练前体适能水平的认识与科学理解,结合适宜的个体化需求确定其康复或训练目标初步建立抗阻运动训练处方后,还要持续监测运动训练反应、了解各个变量在达到特定训练目标中所起的作用及重要性,并随着时间的推移和训练的进展或训练目标的改变针对个体的特定训练目标生理性潜能进行相应的优化调整方能达到期望的功能性预后结果。

抗阻运动阻力负荷的设定选择:运动阻力负荷的设定是抗阻运动训练处方中的关键环节,是肌肉力量和局部肌肉耐力最主要的决定因素,在需求分析中,需要考量训练目标对负荷与重复数的影响。尽管训练的生理效果是混合的,但是专项性原则仍然主导着某一训练负荷可以获得与促进某些主要结果。通常分为低速最大肌肉力量和高速最大肌肉力量,前者与肌肉(肌群)保持适当形态的同时最大努力有关,即在正确姿势和一定规则下全关节活动范围所能对抗的最大阻力值;后者又称为最大无氧肌肉力量(或无氧力量),与肌肉组织在高速收缩的同时施加最大力量的能力有关,常用 1RM 爆发性练习、垂直跳跃和冲刺速度来评估。低速最大力量试验通常需要 2~4 秒来完成,而高速的爆发性运动试验约需要 1 秒,因此活动肌肉的主要能量来源为磷酸肌酸和腺苷三磷酸(ATP)。是以,抗阻运动训练的阻力负荷可以通过 1RM 百分比与预估该重量可以重复多少次数的关系来设定。

一般而言,测试前需进行热身活动,再通过从相对较轻的负荷开始的几组次最大负荷的测试来进行 1RM 推估。当无充分理由实施最大肌力测验时,测定 10RM 的值,然后推估或预测 1RM 的值应是次佳选择,但只要能够做出正确的测验动作,这种方法几乎适用于所有的测试对象。多 RM 测试是第三选择,在实际训练计划中所要的重复次数(即目标次数,goal repetitions),在多 RM 测验过程中,必须实施相同次数的多 RM 试验。采用的负荷越重,负荷越接近真正的 1RM,推估的 1RM 越准。为减轻关节与结缔组织的压力,必须使用等于或高于 8RM 的重量。第一次尝试通常是预估的 1RM 负荷的 50%。之后待休息到足够恢复后(1~5 分钟,主要取决于第一次尝试测试的难度)再继续测试。考虑机体的不同肌肉群(如蹬腿与卧推)按照 1RM 的固定百分比可举起的数量变化较大,通常上身肌肉力量 1RM 值的有效测量方法可选择卧推或坐举杠铃,下身肌肉力量则可选择蹬腿或伸腿。

1RM 或任何多 RM 测试的基本步骤如下:

(1)受试者通过完成一系列次极量强度重复运动进行准备活动。

(2)在 4 次试验内获得 1RM 值或多 RM 值,两测试之间休息 3~5 分钟。

(3)在受试者预测能力范围内选择最初的重量(50%~70% 最大力量);例如,从 2.5kg 逐渐增加阻力至 20kg,直至受试者无法完成重复动作为止,多 RM 值的测试要求以较低次重复(8~12 次重复)即达到疲劳。所有重复动作要保持相同运动速度和关节活动范围,并保持测试的一致性。

(4)记录最后成功完成 1RM 值或多 RM 值负荷的绝对值。若以多 RM 值来推算 1RM 值,选择以下公式之一来计算,其中 r 为重复的次数,w 为负荷值。

$$1RM = \left[\left(\frac{r}{30}\right) + 1\right] \times \omega$$

$$1RM = \omega \times \frac{36}{(37-r)}$$

设计抗阻运动训练方案必须为个体的每一项运动确定阻力负荷,即设定抗阻运动训练的 RM 目标或目标区域,并随着个体的力量水平及时间变化始终将负荷适配在目标 RM 或 RM 区间内。若未对个体的体适能水平进行评估,不了解其运动耐受能力、尚未达到相应的能力就给予了太大负荷的运动训练,极有可能造成损伤或导致其他严重后果。实际临床工作中,确定 1RM 阈值的方案因研究方法而异。常根据 1RM 的百分比负荷来调整 RM 或根据目标重复次数来增加绝对负荷,或在 RM 目标区域内(如 8~12RM)增加负荷,或随着时间逐渐"滴定"负荷。1RM 百分比法取决于所选用的训练设备(自由重量还是抗阻训练机)和运动动作的选择,而且在训练过程中需要定期评估每个动作的最大力量,应用起来较为烦琐。不过特定运动的训练方案,如需要许多肌肉协调的运动和掌握正确举重技术发展最佳爆发力的训练仍然推荐 1RM 百分比法,而非无法完成的重量负荷或 RM。ACSM 基于 1RM 的百分比给出了相对强度指导原则(表 4-6-2-2)。应用目标 RM 或 RM 目标区域法,则是通过运动活动能力改善(如能够进行更多次重复)来调整阻力负荷以便始终使负荷强度保持在目标 RM 或 RM 目标区域内。随时间逐渐"滴定"负荷,是需要有经验的专业治疗师根据患者的呼吸困难或自觉疲劳程度评估抗阻训练强度,从低阻力和低重复次数开始,随时间逐渐增加。在每次增加强度或持续时间前均应重新评估。

表 4-6-2-2　抗阻运动训练相对强度指导原则

强度	主观用力程度分级(6~20 RPE)	1RM 的百分比
极轻	RPE<9(非常非常轻松)	<30%
轻度	RPE 9~11(非常轻松)	30%~49%
中度	RPE 12~13(轻松至有点辛苦)	50%~69%
重度	RPE 14~7(有点辛苦至非常辛苦)	70%~84%
接近最大至最大	RPE ≥18(非常非常辛苦至达到极限)	≥85%

抗阻运动训练方案阻力负荷需要根据每个肌群大小,每个运动动作的特殊性和所用的运动方式(如自由重量下蹲,或抗阻训练机)进行综合考量、精心设计才有能获得更好的结果。1~6RM 负荷训练对动力性肌肉力量增长最有效;8~12RM 负荷训练对促使肌肉肥大的效果更好;较轻负荷(如 >12~15RM)仅对未曾接受过训练的锻炼者有很小的增加肌肉力量的作用,但对增加肌肉耐力非常有效;负荷变化较大的周期性抗阻训练对长期肌肉适能的改善最有效。此外,需要注意的是,若以 6~8RM 的负荷进行力量训练,将其达到肌肉疲劳瞬间作为肌肉力量随时间变化的基础 RM 指标,其疲劳的出现将独立于 1RM。虽然各种有益于增加神经适应(即增加运动单位募集、放电频率和同步化)和肌肉肥大的阻力负荷对增加肌肉力量都是有效的,但在抗阻训练中产生的神经适应往往先于肌肉肥大发生,且至少需要 80% 的 1RM 负荷。因此,1RM 仍是一种通用的方法,可作为粗略估计某特定抗阻训练中的阻力负荷。

第三节　抗阻运动训练计划的执行

抗阻运动训练计划的执行程序与有氧运动训练较为类似,也包括热身准备活动阶段、抗阻运动练习阶段和整理活动阶段。本节主要介绍通用的适用于徒手抗阻运动(或器械抗阻运动)的练习,还可以根据个体的评估和需求来设计专门的抗阻运动练习。

一、热身准备活动

抗阻运动训练的热身准备活动目的类似于有氧运动训练,主要为做好心理和身体的运动准备,促进运动前调整,改善运动功能,降低肌肉骨骼系统损伤风险,以获得较好的总体反应。热身准备活动可以产生温度相关效应和非温度相关效应,有效的热身降低受伤风险、增强后续肌肉表现的主要原因是身体结构的预热及后续锻炼任务的预热特异性,但不适当的热身也会导致受伤及影响后续的锻炼活动表现。热身运动通常推荐较低强度、反复进行、动态调整且针对特定部位的主动运动,过程中不予施加阻力,也不引起疲劳。例如,下肢抗阻练习前,患者先在跑步机上行走 5~10 分钟,然后再进行躯干和下肢的柔韧性练习。需要注意的是,热身运动一般持续 5~10 分钟,超过 15 分钟,其积极作用开始减退。对于无法完成准备活动、病情较重的患者,也可以被动按摩或助力活动的方式完成运动准备。

二、抗阻运动练习阶段

1. 抗阻运动的阻力方式　抗阻运动练习操作细节主要包括阻力位置、阻力施加方向及必要的固定,具体可参见第四篇第二章运动能力评估中徒手肌力评定部分。

抗阻运动施加阻力的位置通常取目标强化肌肉附着肢体的节段远端,以实现最小的徒手或机械阻力(负荷)最大的外部力矩,但也可以根据运动目标及患者的反应来调整阻力的位置或扩大施加阻力的区域。为强化三角肌前束肌肉,一般可在患者屈曲肩关节时于肱骨远端施加阻力;若临近关节有足够的肌力支撑、稳定且无痛,则可跨中间关节于肢体末端施加阻力,如手持哑铃等重物。需要注意的是,不得在不稳定的关节或未完全愈合的骨折部位远端施加阻力。

阻力施加方向,在向心运动时,阻力方向与预期运动的动作方向相反;离心运动时,阻力方向与预期动作方向相同。徒手施加阻力时,若在整个运动弧中施加垂直于肢体节段的阻力,则可获得最有效的抗阻运动训练。

为避免不必要的代偿运动,还需对非承重抗阻练习目标肌肉附着的肢体近端进行充分固定,固定方式与抗阻运动训练时的体位选择也有一定的关联性。如抗阻屈肘练习来强化肱二头肌时,可取卧位来稳定躯干上部,固定肱骨近端与肩胛骨,避免其他非相关肌肉的代偿;进行承重的多关节抗阻练习时,需通过激活相应肌肉控制(内在固定),以维持不活动的节段在正确的对位对线上,如避免运动对背部产生过度、非预期的二次应力。

2. 运动强度 / 阻力大小　运动强度必须与抗阻运动训练的预期目标、肌肉收缩形式以及强度的其他方面的考量相适应。最初阶段,可让患者在最小负荷下完成运动模式的练习,学习正确的运动技巧。运动的用力应是有控制的,且运动时不产生疼痛。阻力大小应适当,患者运动完成平滑、不弹跳,运动过程中不发生肌肉颤抖。运动期间,疲劳或疼痛导致肌肉表现下降时,患者也可能会募集其他肌肉或使用替代运动进行补偿。如果患者无法完成可动范围内的 ROM、发生肌肉震颤、疼痛或出现代偿运动,就需要调整对线、固定方式或降低阻力。儿童、老年人和骨质疏松症患者避免使用大阻力。

具体的方式有渐进抗阻训练(progressive resistance training)和循环抗阻训练(circular resistance training)等。渐进抗阻训练指逐渐增加或者递减运动负荷的训练方法。根据处方制订时测定的可重复10 次的最大收缩力,按照最大收缩力的 50%、75% 和 100% 的负荷递增,或者按照 100%、75%、50% 的负荷强度递减。循环抗阻训练则是以中等负荷抗阻,持续、多次重复的运动锻炼方法,训练以大肌群为主,强调单侧缓慢的全关节范围抗阻运动。

3. 重复次数、组数及休息间隔　大多数成年人可对抗适度的阻力负荷,完成重复 8~12 次的速度抗阻运动,并产生预期的急、慢性肌肉疲劳反应以及肌力的适应性增加。如果患者无法完成 8 次的重复,则调低阻力。经 2~3 分钟的组间休息后,进行再一组的 8~12 次重复抗阻运动。渐进性超负荷,先增加重复的次数或练习的组数；在运动计划的稍后阶段，逐渐增加阻力大小。抗阻运动训练的维持无需额外增加练习阻力、组数或每周练习次数，甚至只以原有练习强度每周练习 1 天即可维持肌力。

4. 宣教指导　为使抗阻运动训练的健康 / 体适能获益最大化、运动损伤风险最小化，不论训练水平高低，任何人均应按照正确的姿势来完成抗阻运动训练技术动作，初学者须在专业人士的指导下进行练习。宣教指导应采用患者熟悉的、简单易懂的口语进行，不可使用医学术语或行话，必要时候还应制作书面文字及图示材料以使患者能够完全理解。此外，训练之余还应给予患者家庭练习计划。

5. 监测与评估　评估患者在运动前、运动中和运动后的主客观反应，监测生命体征。运动中注意观察患者的练习是否准确，并对无效或不正确的地方进行调整。评价运动生理反应，谨慎遵循后续的抗阻运动训练相关注意事项。如果运动中患者出现疼痛、头晕或异常或突发呼吸短促，应立即停止锻炼。

三、整理活动

在一系列的抗阻运动训练后，可以有节奏的无阻力动作作为整理活动，如摆动手臂、缓慢步行或功率自行车骑行，也可以采用较为轻柔的牵伸、按摩。

四、注意事项

无论抗阻运动训练计划的目标和规定实施的运动类型如何，安全是首要条件。详细的检查、评估有助于确定抗阻运动的有效性，而预防意识可使患者安全最大化。渐进性原则是抗阻运动处方中非常重要的组成部分，根据风险分层标准为患者制订个体化方案。适当的抗阻运动训练技术应是利用超负荷原则，缓慢且有控制的重复动作，在全关节活动范围内活动肢体，训练肌肉，强调用力时呼气并避免屏气以防止 Valsalva 动作。另外，包括环境温度、衣物选择、是否服用可能改变运动中急性及慢性反应的药物均应引起足够的重视。神经肌肉功能受损或全身性、代谢性或炎症性疾病患者，肌肉疲劳的敏感性增加，抗阻运动项目必须缓慢谨慎进行，密切监测并反复复评，以确定其对抗阻运动训练的反应。这些患者不应运动至力竭，应在运动期间和运动间期给予更长和更频繁的休息间隔，只有足够的运动休息间隔才能获得足够的休息、防止累积性疲劳。此外，还应注意运动性肌肉酸痛和病理性骨折的预防。

运动性肌肉酸痛分为急性和迟发性两类，在抗阻运动训练的初始阶段几乎都会出现肌肉酸痛。急性肌肉酸痛（acute muscle soreness）在剧烈运动期间或之后肌肉耗竭时就会发生，主要是肌肉缺血、缺氧，合并乳酸、钾等代谢产物累积刺激游离的神经末梢、引起疼痛。一般为暂时性的，通过低强度运动（主动恢复）整理期可以促进这一过程。当肌肉恢复足够的血流和氧气时，停止运动后很快消退。延迟性肌肉酸痛（delayed onset muscle soreness，DOMS）在运动后 12~24 小时发生，其相关的组织损伤的潜在机制（机械、神经和 / 或细胞）尚不清楚。目前的研究表明，DOMS 与某种形式的收缩诱导、机械破坏或肌肉内和肌肉周围的肌纤维和 / 或结缔组织的微创伤有关，导致组织变性。与 DOMS 相关的暂时性肌力下降与疼痛似乎独立发生，并遵循不同的时间进程。肌力下降在酸痛发作前出现，并在酸痛缓解后持续存在。目前尚无明确有效的 DOMS 预防和治疗方法。初始抗阻运动阶段，强度应控制在低到中等水平，不进行最大抗阻水平的运动，尤其是离心运动，以避免不良反应。单纯大强度（>100% 1RM）的离心收缩或拉长收缩练习，容易导致肌肉损伤和严重肌肉酸痛的风险，且有可能会导致横纹肌溶解等严重并发症的发生。

病理学骨折。抗阻运动训练需要识别患者骨质疏松风险增加的因素，了解其是否有骨质疏松病史，并是否正在进行相关的干预。研究证明，抗阻训练等体力活动具有积极的成骨作用。除负重有氧运动外，抗阻运动已成为骨质疏松症或有骨质疏松症风险个体的干预措施。因此，有病理性骨折风险的个体经常进行抗阻运动训练的，可以增加骨密度，但也要考虑到参加抗阻运动计划导致病理性骨折的风险。

有效、安全的抗阻运动训练应给予足够的负荷（大于日常生活规律活动所产生的负荷）满足超负荷原则，达到运动计划的目标（包括增加骨骼密度、改善肌肉表现与功能性能力），但又不至于重到发生病理性骨折。

第四节　抗阻运动训练应用

慢性呼吸疾病不仅损害肺部，还会导致整体骨骼肌功能障碍。由于静坐少动的生活方式、慢性低氧血症、营养不良和长期使用类固醇皮质激素的不利影响，许多患者不仅力量下降明显，还伴有骨质减少或骨质疏松症。综合作用下，患者全身肌力减退、跌倒风险增加，并造成永久性损害或功能障碍。抗阻运动训练，可补偿与年龄、疾病或残疾相关的肌肉力量的减弱和肌肉骨骼质量的减少，对保持功能、改善运动能力，预防损伤和促进健康和适应水平以及预防疾病具有重要意义，年纪越大者训练的意义越大。虽然患者可能有一种或多种并发症，但并发症并不影响多数慢阻肺病患者抗阻运动训练结果，也不是参加运动训练的禁忌，且只有令患者处于运动风险中的并发症才是禁忌证，如无外部负荷的严重关节或肌肉疼痛、神经肌肉炎症性疾病急性发作和严重的心肺疾病。因此，在制订抗阻运动训练计划、安全监测、患者教育、自我管理策略和多学科照护时，应充分考虑并注意每一种并发症是否影响到锻炼的核心原则。

目前慢性呼吸疾病抗阻运动训练的循证推荐极少，已发表的循证指南中关于呼吸系统疾病患者的抗阻运动训练处方也不尽相同，且传统上多数研究都是针对慢阻肺病患者进行的。由于抗阻运动训练较有氧训练的心脏呼吸反应低（如氧气消耗和通气），呼吸困难发生较少，是晚期慢阻肺病患者更为理想的选择。循证研究显示，慢阻肺病加重后不稳定型患者的呼吸康复计划应至少包括耐力运动或力量运动，或两者兼而有之；且高质量的证据表明，这样的针对性呼吸康复计划对病情加重后的慢阻肺病患者的生活质量和运动能力有中等至较大的影响。慢阻肺病患者的抗阻运动训练也遵循一般的原则，更大强度和更长持续时间的抗阻运动训练可获得更好的肌肉功能。但由于患者无法维持长时间高强度锻炼，并且对严格训练计划的长期依从性较低，可选择低强度训练。训练过程中执行运动呼吸策略，根据临床专业知识和症状评分来设定训练强度，负荷可以较快增加。如果患者能耐受高强度运动，则更多地以高强度运动进行。

执行抗阻运动测试和训练时应根据患者的个体特征和已有的临床指南、运动处方制订知识来进行。首次抗阻运动训练时，若基于同一设备直接测量或预估的 1RM，力量训练目标强度为 1RM 的60%~70%，耐力训练目标强度低于 1RM 的50%，均应从稍低的强度开始，以使患者适应。抗阻运动训练早期阶段可使用不同弹性系数的弹力带或弹力管、重物、哑铃或身体自重等进行，在特定阶段采用循环站点形式进行，器械负荷训练可能直到康复训练计划快结束时才会根据患者的情况来决定是否使用。不过最新的 meta 分析显示，弹性带抗阻训练能有效改善慢阻肺病患者的肌肉力量，可替代传统的器械抗阻训练。ACSM 推荐每周 2~3 天，力量训练 8~12 次 / 组、重复 2~4 组，强度应足以引起肌肉疲劳；耐力训练15~20 次 / 组、重复不超过 2 组。抗阻训练减少了运动引起的呼吸困难，患者依从性和耐受性均优于有氧训练，之后每周逐渐规律增加锻炼做功以保证骨骼肌的持续超负荷状态。AACVPR 目前尚无针对呼吸系统疾病患者进行抗阻运动训练的 FITT 推荐。中国康复医学会《2019 新型冠状病毒肺炎呼吸康复指导意见（第一版）》推荐力量训练使用渐进抗阻训练法，每个目标肌群的训练频率是 2~3 次 / 周，负荷为8~12RM（即每组重复 8~12 个动作），1~3 组 / 次。通常也可基于肌肉疲劳的改良 Borg 评分（4~6 分）和重复锻炼时的动作质量来衡量运动强度，确保患者在整个运动过程内完成标准的运动，并无需外力援助、不会发生肌肉颤抖。呼吸模式也应与运动充分匹配（即在向心阶段呼气，在离心阶段吸气），以避免呼吸功能失调或反复的 Valsalva 动作。

研究显示，有氧训练可对骨骼肌力量产生积极影响，而抗阻训练也能在一定程度上改善有氧运动耐力。单独抗阻训练或居家维持训练的长期影响仍有待确定,抗阻训练结合有氧运动可以最大限度改善慢阻肺病患者的四肢肌力和肌耐力,进一步转化为日常生活能力,可获得生活质量的更大改善。但若要同时增强肌肉力量并增加有氧运动耐受性,则必须通过有针对性的抗阻运动锻炼和有氧运动组合方案来实现。以慢阻肺病患者常见的四肢肌肉功能障碍为例,这是一种临床全身性表现,不仅导致肌肉无力,而且还会降低患者的局部耐力、全身耐力,并增加了肌肉易疲劳性,很大程度上影响到了运动能力、健康相关生活质量甚至生存等临床结局。多数的呼吸康复计划包括一项或多项有氧训练方式和下肢大肌群的抗阻训练,包括髋伸展和膝屈伸训练。在训练前进行热身运动,在针对相同肌肉群的阻力锻炼之前先行有氧运动也可有效避免肌肉骨骼的损伤。针对性的功能训练应主要集中在患者已经受损的且重要的基础性 ADL 活动上(如更衣、捡拾、家务劳动、下蹲、平地步行、上下楼梯等),上肢活动困难患者则需要加强进行上肢 ADL 活动的耐力和抗阻训练。

慢阻肺病患者使用到上肢的日常动作,如梳头、洗澡、煮饭甚至提重物时会面临呼吸困难,因此建议呼吸康复计划中加入上肢运动训练。上肢运动除了可加强双手的力量之外也可以连带训练吸气辅助肌,如胸大肌、颈阔肌、斜角肌和斜方肌。上肢运动常会与耐力或抗阻方式合并训练以增加效果。Tarigan 等对 22 位慢阻肺病患者于呼吸康复计划中加入上肢训练及呼吸调控,结果发现肺功能参数中第 1 秒用力呼气量(FEV_1)及用力肺活量(FVC)均有显著改善,且增加 6 分钟步行距离、改善生活质量、慢阻肺病评估测试(CAT)的分数显著下降,但没有显著改善呼吸困难指标(如 mMRC)。Silva 等合并上肢运动与吸气肌训练器进行 8 周训练,训练组患者接受上肢训练后显著增加 6 分钟步行距离、吸气肌力量、上肢肌肉力量及生活质量指数。慢阻肺病患者接受上肢抵抗重力训练,可以改善功能性活动能力、减轻疲劳、提高运动能力,并改善日常生活活动能力,结合吸气肌肉力量训练可进一步增加运动能力,减轻呼吸困难。Calik-Kutukcu 利用手臂测力计(arm ergometer)进行 8 周上肢抗阻训练,治疗组的手握强度和手握强度百分比值、臂力计峰值工作量、日常生活活动量表、手摇车转动次数均显著增加,且治疗组在臂力计测试时呼吸困难和手臂疲劳感(arm fatigue perception),以及 Glittre 日常生活活动测试(Glittre activities of daily living test)时的心率和呼吸困难程度也明显降低,Milliken 日常生活活动量表(Milliken activities of daily living scale)显示患者清洁房屋和洗衣能力显著改善。

上肢运动的效果与不同呼吸康复训练方式比较。Yekefallah 等人比较上肢运动与呼吸运动(缩唇呼吸及腹式呼吸)训练后产生的生理效应,结果发现较没有进行上肢运动训练者,上肢运动训练可显著地增加 6 分钟步行距离。然而系统性回顾,比较上、下肢运动效果对生理反应与症状改善的评价,慢阻肺病患者进行下肢活动能够承受负荷更高,较手臂活动产生更大的中枢生理反应,但是,呼吸困难和肢体肌肉疲劳与训练强度有强相关。目前尚缺乏上肢耐力和力量训练的研究,且证据等级弱,但多数研究结果显示可以显著改善慢阻肺病患者的呼吸困难。

大量临床研究证实下肢抗阻训练能够改善慢阻肺病患者的功能状态,但活动量、运动频率和训练强度仍不明确。运动训练对患者生理改善的研究往往是最大强度的运动训练。下肢训练改善运动耐力的机制尚不明确。下肢抗阻训练后,获益的同时患者的肺功能和静态呼吸肌力并无明显改善,但是患者表现为呼吸困难得到改善。一些研究显示经过下肢训练患者呼吸困难症状改善与骨骼肌和呼吸模式发生生物学和生理学变化相关。慢阻肺病患者在抗阻训练过程中,呼吸模式的改变对呼吸动力学有益。康复前后的相同水平的负荷下,进行下肢运动训练的患者呼吸频率更低、通气需求更低且动态肺过度充气更少。

抗阻力量训练在耐力训练之外使肌肉质量和力量有更多的改善,但最佳方案尚未确定,需要有大型研究进行进一步验证。

(许志生　林蕙铃　葛慧青)

参考文献

［1］医学名词审定委员会,物理医学与康复名词审定分委员会.物理医学与康复名词［M］.北京:科学出版社,2014.

［2］中国康复医学会.2019 新型冠状病毒肺炎呼吸康复指导意见(第一版)［EB/OL］.(2020-02-03)［2023-9-20］.http://www.carm.org.cn/picture/202201/20220118160030wwaanwpqrlk.pdf.

［3］American College of Sports Medicine. American College of Sports Medicine position stand. Progression models in resistance training for healthy adults［J］. Medicine and Science in Sports and Exercise, 2009, 41(3): 687-708.

［4］CLINI E, HOLLAND A E, PITTA F, et al. Textbook of Pulmonary Rehabilitation［M］. 1st ed. New York: Springer, 2017.

［5］DE LIMA F F, CAVALHERI V, SILVA B S A, et al. Elastic resistance training produces benefits similar to conventional resistance training in people with chronic obstructive pulmonary disease: systematic review and meta-analysis［J］. Physical Therapy, 2020, 100(11): 1891-1905.

［6］FRONTERA W R, DELISA J A, GANS B M, et al. DeLisa's physical medicine and rehabilitation: principles and practice［M］. 6th ed. Philadelphia: Lippincott Williams & Wilkins USA, 2019.

［7］EARLE R W. Weight training exercise prescription［C］//Essentials of personal training symposium workbook. Lincoln, NE: NSCA Certification Commission, 2006: 3-39.

［8］GARBER C E, BLISSMER B, DESCHENES M R, et al. American College of Sports Medicine position stand. Quantity and quality of exercise for developing and maintaining cardiorespiratory, musculoskeletal, and neuromotor fitness in apparently healthy adults: guidance for prescribing exercise［J］. Medicine and Science in Sports and Exercise, 2011, 43(7): 1334-1359.

［9］American Association of Cardiovascular and Pulmonary Rehabilitation (AACVPR). Guidelines for Pulmonary Rehabilitation Programs［M］. 5th ed. Champaign: Human Kinetics, 2019.

［10］HAFF G G, TRIPLETT N T. Essentials of strength training and conditioning/National Strength and Conditioning Association［M］. 4th ed. Champaign IL: Human Kinetics, 2016.

［11］KENNEY W L, WILMORE J H, COSTILL D L. Physiology of sport and exercise［M］. 7th ed. Champaign IL: Human Kinetics, 2020.

［12］KISNER C, COLBY L A, BORSTAD J. Therapeutic exercise: foundations and techniques［M］. 7th ed. Philadelphia: F.A. Davis Company, 2018.

［13］PUHAN M A, GIMENO-SANTOS E, CATES C J, et al. Pulmonary rehabilitation following exacerbations of chronic obstructive pulmonary disease［J］. Cochrane Database of Systematic Reviews, 2016, 12: CD005305.

［14］RIEBE D, EHRMAN J K, LIGUORI G, et al. ACSM's guidelines for exercise testing and prescription［M］. 10th ed. Philadelphia, PA: Wolters Kluwer Health, 2018.

［15］TAYLOR N F, DODD K J, DAMIANO D L. Progressive resistance exercise in physical therapy: a summary of systematic reviews［J］. Physical Therapy, 2005, 85(11): 1208-1223.

［16］O'SHEA S D, TAYLOR N F, PARATZ J. Peripheral muscle strength training in COPD: a systematic review［J］. Chest, 2004, 126(3): 903-914.

第七章
其他运动相关训练

本章的学习目标：
- 认识其他取代运动训练的方法
- 了解太极拳作为运动训练的好处
- 熟悉神经肌肉电刺激的生理影响
- 了解虚拟康复的应用
- 了解附加呼吸支持的方式与优缺点

第一节 概　述

目前的证据能够确认呼吸康复对慢阻肺病患者可以改善呼吸困难、运动能力、健康生活质量及降低急性医疗照护的需求。在呼吸康复中常运用耐力与抗阻运动训练，耐力锻炼包括跑步机、固定式脚踏车、手摇车、重力训练和阻抗机等，可以阻力进行全身性运动训练。但有些患者在运动训练时会因呼吸困难而使得全身性运动时间减少与意愿下降，而依从性降低，提早离开或放弃呼吸康复运动训练计划。近期临床研究尝试应用不同运动训练技术，以降低患者因运动而产生呼吸困难的感觉，例如利用局部运动，如上肢运动训练；或较缓慢的运动，如太极拳；或神经肌肉电刺激产生局部肌肉收缩来达到运动效果；以及利用新科技发展的虚拟康复，在虚拟情境中运动而增加顺从性。另外，也可以在运动中加入呼吸辅助设备，例如无创呼吸机、氧气及经鼻高流量氧疗，以降低病患运动时的呼吸困难与呼吸限制。本文针对太极拳、神经肌肉电刺激及虚拟设备的运动效果进行回顾及探讨。

第二节 太　极　拳

太极拳是中国传统的身心运动，已有数百年的历史，近期被应用于呼吸康复计划中慢阻肺病患者的训练方式。太极运动利用身体姿势重心的转移和圆周运动，结合了肌力增强训练、平衡、放松和呼吸控制的元素，涉及全身肌肉、心理调节、柔和运动，以及呼吸和运动的协调。长期的太极拳运动有利于身体机能、运动能力和心理状态的改善。太极拳对多数慢阻肺病患者而言属于中等强度运动。研究显示，太极拳可减轻呼吸困难的症状，减轻肺功能的下降速度，增强运动能力，并改善患者的生活质量。

研究太极拳对慢阻肺病患者的好处时，多以肺功能、运动能力或生活质量改善程度作为指标。Niu等纳入40位慢阻肺病患者增加了太极拳作为呼吸康复运动训练计划的一部分。经6个月锻炼后发现FEV_1、6分钟步行距离及膈肌收缩力量有显著改善，但对于气体交换（动脉氧气/二氧化碳分压）状况没有影响。对慢阻肺病患者进行每周2次共6个月的太极运动训练，并与常规呼吸康复的长期效果进行比较，结果发现两组患者训练前后的FEV_1、6分钟步行距离、生活质量量表都有显著改善，但太极运动对于6分钟步行距离、生活质量量表中的活动度增加、自我管理促进量表分数的改善程度大于常规呼吸康复组。Kantatong 等纳入 25 位轻中度慢阻肺病患者进行 12 周中心式训练及 12 周居家训练,与训练前基准值相比,太极拳训练组在第 12 和 24 周时 6 分钟步行距离显著改善,第 6、12 和 24 周时的呼吸困难评分和生活质量显著改善;与对照组相比(只有接受上课没有运动训练),太极拳组改善更明显。

太极拳运动除了可以改善上述生理性指标,也可能提升慢阻肺病患者的心理健康。Chan 等比较慢阻肺病患者接受太极拳锻炼或步行 / 呼吸运动,初次评估发现参与者报告显示圣·乔治呼吸问卷的健康相关生活质量水平较低,表明他们的生活质量受疾病影响。结果显示运动组及对照组经过 6 个月完整试验后,接受太极拳锻炼者的显著症状减缓、活动改善。该研究设计太极拳锻炼者每周 1 次聚集一起进行锻炼,许多参与研究者因在太极拳锻炼中成为朋友,受试者的社交网络得到扩展,所产生社会支持的鼓励可能已经影响了太极拳锻炼组的正向临床和统计学意义,改善了心理状态。目前对于将太极拳锻炼运用于呼吸康复策略的研究多为小型随机试验,其疗效还需要更多大型临床研究证实。

第三节 神经肌肉电刺激

呼吸康复计划中的运动训练与吸气肌训练已被确认可以预防吸气肌疲乏、骨骼肌肌无力进而降低生活质量,但严重慢阻肺病患者由于静息状态或者活动时严重的呼吸困难,无法耐受运动训练。神经肌肉电刺激疗法(NMES)虽然不是严格意义上的运动训练,但对于无法参加传统康复计划的患者是一种新的康复方式。神经肌肉电刺激是针对浅层骨骼肌施加一系列间歇性刺激,可促进肌肉收缩力量或耐力。

神经肌肉电刺激使用的设备包括低频电流、中频电流、单极性脉冲、双极性脉冲等。目前对于电刺激的设定尚无共识,多数研究方法设置在患者可以忍受的程度下做调整。自 2002—2020 年共有 14 篇研究型文章发表,所使用的神经肌肉电刺激的频率为 20~75Hz、间隔时间为 300~400μs、强度为 20~100μA(可忍受程度内做调整)、每周 3~5 次,共 4~8 周,且多数研究电刺激的部位选择在运动时的最大肌群的股四头肌。Meys 等测试高低频率神经肌肉电刺激对慢阻肺病急性加重患者的效益,分别设定 75Hz 及 15Hz 频率的间歇刺激,结果发现严重慢阻肺病患者接受肌肉电刺激的频率不影响治疗依从性、强度和临床结果,但高频率神经肌肉电刺激可能缓解患者因急性下肢肌肉功能障碍导致的呼吸困难。一项小型随机对照临床试验,对严重慢阻肺病患者每周 3 次的呼吸康复中加入神经肌肉电刺激,患者行走耐力和步行的平衡得到改善。2016 年 9 个随机临床试验数据的系统性分析,结果显示对严重慢阻肺病患者,神经肌肉刺激改善患者的股四头肌力量和运动能力,但未改善健康相关生活质量。

2020 年对 13 篇 447 位慢阻肺病患者以神经肌肉电刺激为呼吸康复计划的随机临床研究的系统性分析发现,神经肌肉电刺激显著增加患者 6 分钟步行距离、降低呼吸困难症状、腿部疲乏程度下降、日常活动时呼吸困难指数下降,但最大摄氧量、最大肌力及生活质量没有显著改善。因此对于慢阻肺病运动受限的患者神经肌肉电刺激值得尝试。

第四节 虚拟康复

随着科技的进步,虚拟现实(VR)也用于患者教育和康复医学中。虚拟现实是通过计算机技术构建仿真的虚拟环境从而给人以环境沉浸感,让人经历人工环境提供感官刺激(例如视觉和声音),而人的行为部分决定了环境中发生的事情。虚拟康复是指通过 VR 或利用 VR 支持进行机能训练,以改善患者功能和促进人类健康。通过三维场景,VR 可以让患者训练时转移注意力,减少训练过程中产生的负面感觉(例如疲劳、呼吸困难)造成的影响;将重复练习转变为从事有趣的任务,VR 也可以有效地提高训练动力。

VR 的技术可以分为两类,沉浸式(immersion)和交互式(interactive)。沉浸式是利用系统技术,将个人环绕在全景虚拟环境且具有逼真的幻象。根据沉浸的程度，它提供的 VR 系统可以是半沉浸式（例如大屏幕投影）或沉浸式（例如头戴式显示器）。而交互式是利用手势、屏幕上自然的回声，以及对虚拟对象操作的组合，这些用户可以在虚拟场景中操控来识别对象并进行修改。

VR 被应用于康复医学多年，多项研究显示，VR 用于康复计划可能会产生身体上的结果优于传统的康复计划，并改善步行速度、平衡和活动稳定性。患者使用 VR 时无需医护人员全程监督，因此可以在不增加人员配置下增加对患者的治疗强度。使用远程监督的 VR 可解决居家患者的训练。从患者的角度，VR 程序内的环境比传统康复方法更加令人兴奋和愉悦，这意味着与传统康复方法相比，患者愿意付出更多的努力，更有动力去参与 VR 康复。

增强现实（augmented reality，AR）技术则是将虚拟信息与真实世界巧妙融合，广泛运用多媒体、三维建模、实时跟踪及智能交互、传感等多种技术手段，将计算机生成的文字、图像、三维模型、音乐、视频等虚拟信息模拟仿真后，应用到真实世界，从而实现对真实世界的"增强"。而 Kiviniemi 等发现增强现实眼镜对慢性呼吸或心脏疾病患者的远程康复方案也有附加价值。

Jung 等将 VR 用于呼吸康复的研究。患者在家每天使用 VR 镜头 20 分钟，共训练 8 周，与传统中心式呼吸康复相比，VR 可以显著提高患者对呼吸康复的依从性，受试者可以在一天中的任何时间和任何地点进行锻炼，而不局限于家庭或诊所（医院），更能配合他们的日常心理和身体健康状态，提高受试者的锻炼动力。作者也同时分析 VR 是否可以替代传统的呼吸康复，所分析 9 个主题，皆显示 VR 优于传统康复，VR 使受试者提高依从性，身体活动能力和心理健康都得到显著改善，从而提高健康相关生活质量。

Rutkowski 等将 106 位轻度慢阻肺病患者分成 3 组：①传统呼吸康复，每天 15~30 分钟的全身伸展与呼吸运动、步行、体位引流与胸壁叩击；②耐力运动，每日骑固定式脚踏车 20~30 分钟且心跳维持到最高训练目标；③耐力训练 +VR，利用 VR 控制器与运动传感器训练，游戏包括漂流、越野跑步、朝着屏幕玩家方向击球及乘坐山地车，VR 训练专注于改善敏捷性、动态平衡、加强下肢和上肢以及提高耐力。结果发现耐力训练 +VR 组的患者上肢肌力、核心稳定性和身体柔韧性均优于单纯呼吸康复。呼吸康复计划与 VR 训练相辅相成，可改善慢阻肺病患者的身体健康。Rutkowski 等进一步研究沉浸式 VR 对慢阻肺病患者情绪与压力的影响，VR 软件设计目的是缓解患者的紧张情绪，提高患者的信心，并以虚拟的情境进行催眠治疗。结果显示 VR 组患者觉得压力程度降低，且抑郁和焦虑症的症状显著减少。两个研究显示 VR 的应用加强了呼吸康复效果，还能降低因疾病带来的焦虑，促进身心健康，未来仍需更多研究与推广。

第五节　支　持　治　疗

慢阻肺病患者进行运动训练时，为了增加患者运动强度、耐力、训练时间，可考虑在运动中同时给予呼吸支持，包括氧疗、无创通气（NIV）、吸入氦氧混合气、吸入支气管扩张剂等，上述方法中，运动时同时给予氧气或 NIV 治疗较为常见。

一、氧疗

运动训练时使用氧疗辅助的临床研究结果并不一致。中度至重度的慢阻肺病患者，运动时即使未出现缺氧，运动中氧气支持也能够让患者接受更高强度的训练，且能够增进运动耐力；而严重慢阻肺病患者会因为运动而导致缺氧，在训练时给予氧气，可降低呼吸困难的感受。Voduc 等研究非低氧血症性中重度慢阻肺病患者，吸入氧气对呼吸康复效果的影响，其结果显示可以减少呼吸困难分数以及脚部疲倦感；呼吸康复训练过程中，使用氧疗的患者在训练计划完成后吸气容积亦有增加；运动时间的测试结果，使用氧气支持组运动时间增加了 78 秒,证明氧气支持在呼吸康复训练时可强化锻炼效果。Spielmanns 等假设中重度慢阻肺病患者运动训练过程中给予氧气能够使患者承受更高的运动强度,进行 24 周双盲随机控制试验,结果显示经过 12 周,每周 3 次氧气支持下的耐力训练,能够显著改善生活质量、踏车训练的最大耐受负荷量、最大摄氧量,以及 6 分钟步行距离,但在接下来 12~24 周合并氧气支持没有带来更进一步的好处。

为增加患者舒适度及治疗效果,新的氧气治疗设备可能也会增进患者的运动耐受力,例如某新型鼻套管合并氧气储存可提供更高氧气浓度。Gloeckl 等比较新型储存袋鼻套管和传统鼻套管对运动耐力的影响,结果发现对于氧气需求 >4L/min 的严重慢阻肺病患者,以新型储存袋鼻套管给予氧气,可增加运动耐受时间及运动时动脉血中氧分压。

以上研究显示呼吸康复中加入氧气治疗可以改善运动耐力(如距离、时间或步数),且可以增强运动能力(如运动时间或功率),Cochrane 的系统分析,对于以上研究的临床效果,因研究方法设计无法做出确切的结论,需要有更多研究来证实运动中氧气支持对于最大运动量、6 分钟步行或往返步行试验距离、健康相关生活质量,以及对氧合状态等改善程度。

二、经鼻高流量氧疗

近年来经鼻高流量氧疗(HFNC)在重症监护领域广泛使用,除了提供氧气之外,其高流量气流可提供稳定氧气浓度,减低无效腔容积,提供低呼气末正压,增加吸气潮气量,降低呼吸次数,降低呼吸代谢耗氧量。先前研究将 HFNC 应用于重度慢阻肺病患者进行运动测试,发现可以降低呼吸困难程度,延长运动时间。Cirio 等对重度慢阻肺病患者进行双盲交叉试验,接受 HFNC 流速 55~60L/min、吸氧浓度 44%,显著地增加运动耐受力,增加动脉血氧饱和度,降低呼吸困难症状。HFNC 作为中等运动锻炼时呼吸支持的生理效应,与传统氧疗相比,较低氧气浓度的 HFNC 呼吸支持可以降低患者最大运动做功时的运动肌肉去氧血红蛋白数值,可能是因为 HFNC 支持使得呼吸耗氧量降低,进而减少运动肌肉的耗氧量。原理上在运动中提供 HFNC 呼吸支持对患者应该是有益处,因为若为短暂使用似乎不符合成本效益,目前缺乏大型研究证实其有效。

三、无创通气

慢阻肺病患者在运动时,通常会出现呼气气流受限,以及呼吸速率的增加可能会造成呼气期肺部排空时间不足,引起呼气末肺容量增加,称为动态过度充气。在这种情况下,潮式呼吸会发生在肺容积接近于全肺容积时,增加内源性呼气末正压和弹性呼吸功,最后呼吸做功增加,运动耐受减少,最后导致严重呼吸困难。过去研究显示 NIV 应用于运动时的生理效应包括吸气压力支持可以使吸气肌做功压力减少、降低呼吸做功、全身血流进行重新分配使得四肢血流量增加,减少迷走神经张力;而呼气相压力(expiratory positive airway pressure, EPAP)支持可以降低内源性呼气末正压(PEEPi),患者的运动能力增加,之后能够让患者训练更高阶运动强度。

严重慢阻肺病患者运动期间,有高达 50% 的全身耗氧量是消耗在呼吸肌上,呼吸做功增加,研究显示运动中应用 NIV 能够减少呼吸做功及呼吸肌肉血流量的需求,且促进心输出量重新分配到运动肌肉,因此改善周边肌肉的灌流,改善运动能力。NIV 对心脏的效果是很复杂的,最有可能的因素是与平均胸膜腔内压上升和跨壁压下降有关。在运动期间给予 NIV 能够增加每分通气量,进而造成潮气量和 / 或呼吸速率的增加。Vitacca 等针对慢性呼吸衰竭患者进行运动训练时以 NIV 作为呼吸辅助,经过 3 周共 20 次锻炼后,结果显示 NIV 可以使受试者锻炼的时间显著延长,但对于完成后的 6 分钟步行距离改善程度与使用传统氧气支持没有差异。

但呼吸康复运动时结合 NIV 辅助呼吸有几个潜在的问题:①面罩使用困难,在运动的过程中,患者通常会用嘴巴呼吸而非鼻子（或是口鼻一起），因此他们也许需要一个全脸式面罩或咬嘴；全脸式面罩较鼻面罩不舒服，以及运动过程中因为流汗使得面罩固定困难及不适感增加，均可能会造成患者在执行过程中使用 NIV 的依从性降低；②研究中受试者因为缺乏对 NIV 接受度而中途退出，结果统计中又被排除，因此可信度/实用性受到质疑；③设定呼吸机和监督整个训练过程，平均耗费时间过多，且操作人员需要持续检查漏气与重新设定，使患者和治疗师必须一对一，造成呼吸康复计划的实施更为困难。

小结

呼吸康复计划中运动训练对于患者的益处已获得临床证实，太极拳、神经肌肉电刺激、上肢抗阻训练或具有吸引力的虚拟情境等训练方式，虽然无法得到系统性回顾文献的支持，但当患者有运动限制时，或中重度慢阻肺病患者因呼吸困难无法执行运动训练时，是可以考虑的替代方式。另外，当患者运动时面临呼吸困难，则可以考虑以氧气、经鼻高流量吸氧或无创呼吸支持，降低呼吸困难延长运动时间与增加运动能力。

（林蕙铃　刘瑞芳）

参考文献

［1］ALMEIDA P, RODRIGUES F. Exercise training modalities and strategies to improve exercise performance in patients with respiratory disease［J］. Revista Portuguesa de Pneumologia, 2014, 20（1）: 36-41.

［2］AMBROSINO N, CIGNI P. Non invasive ventilation as an additional tool for exercise training［J］. Multidiscip Respiratory Medicine, 2015, 10（1）: 14.

［3］CALIK-KUTUKCU E, ARIKAN H, SAGLAM M, et al. Arm strength training improves activities of daily living and occupational performance in patients with COPD［J］. Clinical Respiratory Journal, 2017, 11（6）: 820-832.

［4］CHAN A W, LEE A, LEE DT F, et al. Evaluation of the sustaining effects of Tai Chi Qigong in the sixth month in promoting psychosocial health in COPD patients: a single-blind, randomized controlled trial［J］. Scientific World Journal, 2013, 2013: 425082.

［5］CHATILA W, NUGENT T, VANCE G, et al. The effects of high-flow vs low-flow oxygen on exercise in advanced obstructive airways disease［J］. Chest, 2004, 126（4）: 1108-1115.

［6］CHEN R, LI X, GUAN L, et al. Effectiveness of neuromuscular electrical stimulation for the rehabilitation of moderate-to-severe COPD: a meta-analysis［J］. International Journal of Chronic Obstructive Pulmonary Disease, 2016, 11: 2965-2975.

［7］CIRIO S, PIRAN M, VITACCA M, et al. Effects of heated and humidified high flow gases during high-intensity constant-load exercise on severe COPD patients with ventilatory limitation［J］. Respiratory Medicine, 2016, 118: 128-132.

［8］COLOMBO V, ALIVERTI A, SACCO M. Virtual reality for COPD rehabilitation: a technological perspective［J］. Pulmonology, 2022, 28（2）: 119-133.

［9］CORBETTA D, IMERI F, GATTI R. Rehabilitation that incorporates virtual reality is more effective than standard rehabilitation for improving walking speed, balance and mobility after stroke: a systematic review［J］. Journal of Physiotherapy, 2015, 61（3）: 117-124.

［10］FANG T P, CHEN Y H, HSIAO H F, et al. Effect of high flow nasal cannula on peripheral muscle oxygenation and hemodynamic during paddling exercise in patients with chronic obstructive pulmonary disease: a randomized controlled trial［J］. Annals of Translational Medicine, 2020, 8（6）: 280.

［11］FRYKHOLM E, LIMA V P, SELANDER H V, et al. Physiological and symptomatic responses to arm versus leg activities in people with chronic obstructive pulmonary disease: A systematic review and meta-analysis［J］. COPD, 2019, 16（5/6）: 390-405.

［12］GLOECKL R, HEINZELMANN I, MATTHAEI M, et al. Benefits of an oxygen reservoir cannula versus a conventional nasal cannula during exercise in hypoxemic COPD patients: a crossover trial [J]. Respiration, 2014, 88 (5): 399-405.

[13] GUO C, XIANG G, XIE L, et al. Effects of Tai Chi training on the physical and mental health status in patients with chronic obstructive pulmonary disease: a systematic review and meta-analysis [J]. Journal of Thoracic Disease, 2020, 12 (3): 504-521.

[14] KIVINIEMI A M, HILBERG O, LØKKE A, et al. Augmented reality glasses as a new tele-rehabilitation tool for home use: patients' perception and expectations [J]. Disability and Rehabilitation: Assistive Technology, 2022, 17 (4): 480-486.

[15] JUNG T, MOORHOUSE N, SHI X, et al. A virtual reality-supported intervention for pulmonary rehabilitation of patients with chronic obstructive pulmonary disease: mixed methods study [J]. Journal of Medical Internet Research, 2020, 22 (7): e14178.

[16] KANTATONG T, PANPANICH R, DEESOMCHOK A, et al. Effects of the tai chi qigong programme on functional capacity, and lung function in chronic obstructive pulmonary disease patients: A ramdomised controlled trial [J]. Journal of Traditional and Complementary Medicine, 2020, 10 (4): 354-359.

[17] KRUAPANICH C, TANTISUWAT A, THAVEERATITHAM P, et al. Effects of different modes of upper limb training in individuals with chronic obstructive pulmonary disease: a systematic review and meta-analysis [J]. Annals of Rehabilitation Medicine, 2019, 43 (5): 592-614.

[18] LENGLET H, SZTRYMF B, LEROY C, et al. Humidified high flow nasal oxygen during respiratory failure in the emergency department: feasibility and efficacy [J]. Respiratory Care, 2012, 57 (11): 1873-1878.

[19] LLORÉNS R, NOÉ E, COLOMER C, et al. Effectiveness, usability, and cost-benefit of a virtual reality-based telerehabilitation program for balance recovery after stroke: A randomized controlled trial [J]. Archives of Physical Medicine and Rehabilitation, 2015, 96 (3): 418-425.

[20] LOPES J B, DUARTE N A, LAZZARI R D, et al. Virtual reality in the rehabilitation process for individuals with cerebral palsy and Down syndrome: A systematic review [J]. Journal of Bodywork and Movement Therapies, 2020, 24 (4): 479-483.

[21] MEKKI M, PAILLARD T, SAHLI S, et al. Effect of adding neuromuscular electrical stimulation training to pulmonary rehabilitation in patients with chronic obstructive pulmonary disease: randomized clinical trial [J]. Clinical Rehabilitation, 2019, 33 (2): 195-206.

[22] MEYS R, SILLEN M J, FRANSSEN F M, et al. Impact of mild-to-moderate exacerbations on outcomes of neuromuscular electrical stimulation (NMES) in patients with COPD [J]. Respiratory Medicine, 2020, 161: 105851.

[23] MOGA A M, DE MARCHIE M, SAEY D, et al. Mechanisms of non-pharmacologic adjunct therapies used during exercise in COPD [J]. Respiratory Medicine, 2012, 106 (5): 614-626.

[24] NGAI S P, JONES A Y, SAN TAM W W. Tai Chi for chronic obstructive pulmonary disease (COPD) [J]. Cochrane Database of Systematic Reviews, 2016, (6): CD009953.

[25] NIU R, HE R, LUO B, et al. The effect of tai chi on chronic obstructive pulmonary disease: a pilot randomised study of lung function, exercise capacity and diaphragm strength [J]. Heart Lung and Circulation, 2014, 23 (4): 347-352.

[26] NOLAN C M, ROCHESTER C L. Exercise training modalities for people with chronic obstructive pulmonary disease [J]. COPD, 2019, 16 (5/6): 378-389.

[27] NONOYAMA M, BROOKS D, LACASSE Y, et al. Oxygen therapy during exercise training in chronic obstructive pulmonary disease [J]. Cochrane Database of Systematic Reviews, 2007 (2): CD005372.

[28] ROCHESTER C L, VOGIATZIS I, HOLLAND A E, et al. An official American Thoracic Society/European Respiratory Society policy statement: enhancing implementation, use, and delivery of pulmonary rehabilitation [J]. American Journal of Respiratory and Critical Care Medicine, 2015, 192 (11): 1373-1386.

[29] RUTKOWSKI S, RUTKOWSKA A, KIPER P, et al. Virtual reality rehabilitation in patients with chronic obstructive pulmonary disease: a randomized controlled trial [J]. International Journal of Chronic Obstructive Pulmonary Disease, 2020, 15: 117-124.

[30] RUTKOWSKI S, SZCZEGIELNIAK J, SZCZEPAŃSKA-GIERACHA J. Evaluation of the efficacy of immersive virtual reality therapy as a method supporting pulmonary rehabilitation: A randomized controlled trial [J]. Journal of Clinical Medicine, 2021, 10 (2): 352.

[31] SILVA C M, GOMES NETO M, SAQUETTO M B, et al. Effects of upper limb resistance exercise on aerobic capacity, muscle strength, and quality of life in COPD patients: a randomized controlled trial [J]. Clinical Rehabilitation, 2018, 32 (12):

1636-1644.

[32] SIVORI M, RHODIUS E. Ventilatory response to upper limb exercise alter training in COPD［J］. Medicina, 2013, 73（1）: 1-8.

[33] SPIELMANNS M, FUCHS-BERGSMA C, WINKLER A, et al. Effects of oxygen supply during training on subjects with COPD who are normoxemic at rest and during exercise: a blinded randomized controlled trial［J］. Respiratory Care, 2015, 60（4）: 540-548.

[34] TARIGAN A P, ANANDA F R, PANDIA P, et al. The impact of upper limb training with breathing maneuver in lung function, functional capacity, dyspnea scale, and quality of life in patient with stable chronic obstructive of lung disease［J］. Open Access Macedonian Journal of Medical Sciences, 2019, 7（4）: 567.

[35] VITACCA M, KAYMAZ D, LANINI B, et al. Non-invasive ventilation during cycle exercise training in patients with chronic respiratory failure on long-term ventilatory support: A randomized controlled trial［J］. Respirology, 2018, 23（2）: 182-189.

[36] VODUC N, TESSIER C, SABRI E, et al. Effects of oxygen on exercise duration in chronic obstructive pulmonary disease patients before and after pulmonary rehabilitation［J］. Canadian Respiratory Journal, 2010, 17（1）: e14-e19.

[37] WU X, HU X, HU W, et al. Effects of neuromuscular electrical stimulation on exercise capacity and quality of life in COPD patients: a systematic review and meta-analysis［J］. Bioscience Reports, 2020, 40（5）: BSR20191912.

[38] ZOHAL M A, KESHAVARZSARKAR O, BARIKANI A, et al. Comparing the effects of upper limb and breathing exercises on six-minute walking distance among patients with chronic obstructive pulmonary disease: a three-group randomized controlled clinical trial［J］. Advances in Respiratory Medicine, 2019, 87（2）: 77-82.

[39] ZENG Y, JIANG F, CHEN Y, et al. Exercise assessments and trainings of pulmonary rehabilitation in COPD: a literature review［J］. International Journal of Chronic Obstructive Pulmonary Disease, 2018, 13: 2013-2023.

第八章
呼吸肌训练

本章的学习目标：
- 熟悉呼吸肌力量评估的方法
- 掌握呼吸肌训练方式
- 了解不同疾病患者呼吸肌训练方法

第一节　呼吸肌力量评估

呼吸泵由呼吸肌和胸廓组成，与肋骨相接的肌肉，通常直接与呼吸相关。呼吸运动相关主要肌群包括膈肌、肋间肌、腹直肌、腹内斜肌、腹外斜肌与腹横肌等，这些肌群是主要的呼气肌，不过在吸气末期也起到一定作用。这些肌肉必须充分快速收缩以增加腹内压，满足不同状态下的呼吸需求，如突然的咳嗽排痰动作。通过膈肌将以这种方式形成的压力传递到胸廓，辅助肺部排空气体。此外，连结在躯干上的，都属于呼吸辅助肌群，如胸锁乳突肌、斜角肌等。胸锁乳突肌在中度和深吸气时收缩。过度通气时，胸锁乳突肌特别活跃。平静吸气时，该肌群的电活动偶尔明显，但呼气时没有。

呼吸肌肌力可通过测量最大吸气压（MIP）和最大呼气压（MEP）进行评估。MIP 反映膈肌和其他吸气肌的肌力，而 MEP 反映腹肌和其他呼气肌的肌力。经鼻吸气压（sniff nasal inspiratory pressure，SNIP）可作为吸气肌肌力的替代或附加测试，已经得到充分验证。测量 MIP、SNIP 和 MEP 的常见指征包括：①疑似呼吸肌无力，例如存在神经肌肉疾病、咳嗽无力或不明原因呼吸困难的患者。②肺功能检查显示不明原因的肺活量（VC）降低或弥散下降。③评估已知的呼吸肌无力疾病进程。

MIP 和 MEP 可通过常规设备进行测量。在测量 MIP 时，向患者解释并演示操作很重要。将一个带凸缘的橡胶咬嘴安装于设备上。指导患者用嘴包住咬嘴，密闭口唇，缓慢充分呼气，然后用力吸气。患者应该维持吸气压至少 1.5 秒，并记录维持至少 1 秒的最大负压（非短暂性峰值）；允许患者休息约 1 分钟，然后重复操作 5 次。在每一次操作后均提供语言或视觉反馈。目标是测量值间的差异低于 10cmH₂O。一些口面部肌无力患者可能无法很好密闭口唇。让患者在每次操作时用手按压口唇紧贴咬嘴有一定帮助。也可让技师或医生按压，或换用面罩接口。报告最大值、预期值及正常范围下限，还应记录患者是否配合并尽全力完成操作。

经鼻吸气压（SNIP）是对吸气肌肌力的无创性检测。优点包括对大多数患者来说用鼻吸气操作简单、无需咬嘴，这对面肌无力的患者尤其有帮助。SNIP 测试时，一侧鼻孔插入一个完全阻塞鼻孔气流的塞子，一根细导管穿过其连接压力传感器。指导患者用对侧无阻塞的鼻孔用力吸气。阻塞侧鼻孔所测压力即代表吸气肌肌力。在没有严重气道阻塞的患者中，SNIP 非常接近鼻吸气食管压。若存在严重气道阻塞，胸廓内压力与鼻压之间会有显著压力差。重复测量 SNIP，直至获得最大峰值负压（变异小于 10cmH₂O），可能会需要重复多达 10 次。报告最大值和正常范围下限。还应记录患者是否配合和尽全力完成操作。通过将测得的 MIP、SNIP 和 MEP 与参考范围相比，可以识别出呼吸肌肌力是否异常。

大多数实验室使用带凸缘的橡胶咬嘴来测量 MEP 和 MIP。但也有一些会用更大直径的硬橡胶管，压在嘴周围的面部。使用这类橡胶管会导致MEP变大（但MIP不会），因为传统的咬嘴很难避免漏气，特别是压力较大时。指导患者最大程度深吸一口气，咬嘴紧紧包在嘴里，然后尽可能用力吹出，类似于为一个非常硬的气球充气。

MIP及SNIP的正常值范围很广（表4-8-1-1）。需要注意的是，通过传统带凸缘的橡胶咬嘴测得的压力，尤其是MEP，会低于紧贴嘴唇周围面部的硬橡胶管所测压力。MIP和MEP值在女性中更低，且随年龄增长而下降。数据的标准差偏大意味着正常下限约为预测正常值的50%。严重气道梗阻所致肺过度充气的患者，尽管吸气肌肌力正常，可能会产生低MIP值，原因是肺过度充气导致膈肌纤维缩短及力学不利条件。在这些患者中，随着肺过度充气增加，应下调MIP预计值。气道梗阻（例如慢性阻塞性肺疾病）患者中，胸腔内压力向鼻腔的传递受损，经鼻吸气食管负压大于鼻腔测量值；因此，这类患者的SNIP通常会低于吸气肌肌力。

表 4-8-1-1 健康成人在功能残气量（FRC）时 SNIP 和 MIP 的最大值表

年龄/岁	n	SNIP/cmH$_2$O	MIP/cmH$_2$O
男性			
20~35	20	117 ± 29.5	109.5 ± 27
36~50	20	105 ± 24.5	105 ± 20.5
51~65	20	111.5 ± 15.5	103.5 ± 21.5
66~80	20	91 ± 21.5	82.5 ± 22.5
女性			
20~35	20	84 ± 14.5	77.5 ± 18
36~50	20	94 ± 21	86.5 ± 21
51~65	20	83.5 ± 18	79.5 ± 17
66~80	20	75.5 ± 11	58 ± 16

MIP、SNIP低于预计值时，应怀疑存在呼吸肌无力，但在一些病例中，结果偏低也可能反映患者在检测操作中没有尽力或存在困难。同时测量MIP和SNIP，可以提高吸气肌无力的诊断准确性。在一项研究中，182例患者转至专科实验室评估可能的呼吸肌无力，其中40%根据MIP诊断为肌无力，43%根据SNIP诊断为肌无力，而根据MIP+SNIP有30%诊断为肌无力。因此，与其中一项检测相比，MIP联合SNIP的肌无力诊断率降低20%。

MIP、SNIP的测试特征已得到了广泛研究。测量结果正常能可靠地排除有临床意义的呼吸肌无力（即阴性预测值高），但测量值低并不能可靠地确认吸气肌无力（即阳性预测值低）。阳性预测值低反映了患者在操作中不尽力或技术不佳带来的假性低测量值频率很高。考虑到这些测试特征，当MIP、SNIP接近正常下限或当测试质量较差时，医生必须接受存在的不确定性。在这些情况下，可以重复测试或进行更复杂的有创性呼吸肌肌力测试。

检测出呼吸肌肌力的改变有助于确定基础疾病的改善或进展。不过，必须区分真正的变化和正常变异。在健康个体中进行的研究表明95%的正常测试间变异幅度低于25cmH$_2$O。理论上，每一个实验室都应纳入神经肌肉疾病患者进行这样的研究。但在缺乏此类数据的情况下，也可以使用大于25cmH$_2$O的变化作为确定呼吸肌肌力真正发生改变的阈值。

MIP、SNIP常用于以下情况：①呼吸肌无力的诊断；②评估呼吸肌无力的严重程度，包括对临床后遗症的预测；③跟踪呼吸肌无力的病程。

MIP、SNIP或MEP降低，若非患者操作敷衍或技术不当导致则提示呼吸肌无力，可能有多种病因。包括神经肌肉疾病或累及骨骼肌肌力的全身性疾病，比如甲状腺毒症、心力衰竭、营养不良和ICU经历综合征。大部分慢阻肺病患者并无呼吸肌无力，但因为肺过度充气导致吸气肌肌肉长度缩短和几何学改变,最大吸气压随之减少。因此,最大压力较低与疾病严重程度及预后相关。MIP、SNIP 和 MEP 测量值可定位呼吸肌无力部位。MIP 和 SNIP 低,但 MEP 正常,提示单纯吸气肌无力(一般为膈肌),而 MIP、SNIP 和 MEP 均低则提示全身性骨骼肌无力。单纯呼气肌无力(MIP 和 SNIP 正常,MEP 低)很罕见。在临床的角度,这种鉴别对诊断没有什么用处,因为很多导致呼吸肌无力的病因都可导致吸气肌无力或者导致全身性骨骼肌无力。除了特定的呼吸肌无力,MIP、SNIP 或 MEP 为正常低值或轻微降低也可与其他因素有关。包括年龄较大、握力不强、营养不良、健康不佳、体力活动少、身材矮小、吸烟和技师指导欠佳。妊娠不会降低 MIP、SNIP 或 MEP。

MIP、SNIP 及 MEP 可用于量化呼吸肌无力的严重程度,并预测临床后果。以下观察结果即是证明:①MIP 低于正常 1/3 预示高碳酸血症性呼吸衰竭(PaCO$_2$>45mmHg);②SNIP 为正常 35% 预示可能为 ALS 通气衰竭;③MEP 低于 60cmH$_2$O 预示咳嗽无力伴分泌物清除困难;④MIP 降低与整体死亡率及心血管死亡率增加相关。

在出现呼吸肌无力的症状或体征时,MIP、SNIP 或 MEP 通常已经显著降低。这是因为呼吸肌肌力通常有富余储备,只有在肌力大量损失后才会出现症状和体征,尤其是无心肺疾病的久坐患者。这类患者对其呼吸肌肌力需求极小,只有在重度呼吸肌无力后才可能会出现症状。如果不确定呼吸肌无力的诊断,一些临床医生会进行有创测试。这些复杂测试最好在专科中心进行,能可靠地诊断呼吸肌无力。

1. 鼻吸气食管压是一种良好的自主性整体吸气肌肌力测试。

2. 鼻吸气跨膈压(sniff transdiaphragmatic pressure, Sniff Pdi)通过食管和胃球囊导管测量,可以准确测量特异性膈肌肌力。

3. 尽全力咳嗽后通过胃球囊导管测得的胃压反映了呼气肌,尤其是腹肌的肌力。

如果患者,包括 ICU 患者无法凭意志用尽全力咳嗽,可以通过单侧或双侧电或磁膈神经刺激后测量跨膈压(transdiaphragmatic pressure, Pdi)来评估膈肌肌力。非自主性腹肌(呼气肌)肌力测量方法为:在第 10 胸椎水平中线后皮肤表面进行磁刺激后,记录胃压。膈神经刺激联合食管电极记录膈肌肌电图,可以测量膈神经潜伏期及复合肌肉动作电位(compound muscle action potential, CMAP)的幅度。几乎所有患者在使用这些复杂的测试后,都可以准确评估呼吸肌功能和肌力,例如这些测试可以准确预测 ALS 患者的生存率。死亡率预测的最强相关指标是颤搐性跨膈压(Twitch Pdi),但 SNIP 的预测能力也非常好。VC 处于正常范围内提示 3 个月时预后良好,但几乎没有其他价值。序贯数据显示,在死亡或通气前,呼吸肌肌力直接测量值呈线性下降,而在 12 个月前 VC 几乎没有下降。

第二节　呼吸肌训练

慢阻肺病及其他呼吸系统疾病患者的运动受限由多种因素造成,包括通气受限、气体交换异常、肺血管和心脏功能障碍、肢体肌肉功能障碍以及合并损伤。多项研究已证实,与骨骼肌训练相似,呼吸肌的力量和耐力也可在特定的训练下增强。要出现训练反应需要有充分的刺激,如超过最大力量的 30%。吸气肌肌力下降在慢阻肺病患者中十分明显。理论上,增强吸气肌肌力(可能还有肌耐力)可以改善呼吸肌功能。然而,这可能仅在患者必须处理比基线水平更高的吸气负荷的情况下才有意义,例如急性加重期。肌力锻炼可以通过高强度、短时间的刺激来实现,例如实施对抗闭合声门的吸气锻炼。专门锻炼呼吸肌肌力后,最大吸气压会增加。

一、呼吸再训练

肺病患者可能有浅快呼吸模式,而这种模式不利于通气和气体交换,因为可能会增加无效腔和进行性气体陷闭。改变呼吸模式的干预措施产生的结果并不一致。

1. 在一些研究中,采用降低呼吸频率的呼吸技巧(例如瑜伽和吹笛样呼吸法)训练可增加潮气量和血氧饱和度,并减轻呼吸困难。一篇纳入 16 项研究共 1 233 例参与者的 meta 分析显示,为期 3 个月的瑜伽训练,采用呼吸调息技术(pranayama timed breathing techniques),可显著增加 6 分钟步行距离,但未能同时改善呼吸困难或健康相关生存质量。

2. 腹式呼吸旨在通过关注膈肌下降的呼吸方式来增加潮气量,但该方法得到的结果不尽相同。一项纳入 30 例参与者的研究显示,相较于常规治疗,为期 4 周的监督下腹式呼吸减轻了呼吸困难,增加了 6 分钟步行距离。呼吸肌需要同步作用,所以很难有针对性地分别训练特定呼吸肌,必须谨慎解读这些研究的结果。呼吸频率降低和呼气时间延长在理论上均有益于慢阻肺病和肺过度充气患者。然而,对于限制性肺疾病患者,其呼吸受限的情况有所差异,并不是所有人都适合相同的方法。

也有研究表明呼吸肌力也可随着耐力锻炼而附带增加。因此,研究报道的耐力锻炼后观察到的一些获益可能与肌力的相关增加有关。肌肉耐力锻炼可以通过低强度、高重复性训练来实现。

二、气流阻力负荷

通过气流阻力呼吸法训练呼吸肌可改善其力量和耐力,但对总体运动能力仅有极微小的效果。目前尚不清楚肌力和耐力改善是否会降低死亡率和并发症发病率,或带来其他临床益处。在气流阻力负荷训练中,负荷调整需使用吸气孔大小可调节的装置。如果频率、潮气量和吸气时间保持不变,负荷将会增加。虽然有关慢阻肺病患者的多数研究显示,能够维持既定呼吸负荷的时间有所改善(呼吸肌耐力),但这些结果需要谨慎解读,因为呼吸模式改变时,肌耐力可以增加。许多有关阻力呼吸训练的对照研究表明,呼吸肌能够耐受某个已知负荷的持续时间增加。一些研究也表明,在吸气负荷期间,肌力和运动耐力显著增加,呼吸困难减少。实现锻炼所需的压力必须超过最大吸气压的 30%。在评估系统性运动能力的研究中,步行距离仅有极小的增加。

三、阈值负荷

使用阈值负荷时,患者通过特殊的装置呼吸,该装置需要患者的呼吸做功达到阈值或目标水平,才能让吸气气流进入。启动吸气气流所需的阈值压力高到足以确保锻炼,无论吸气流速如何。若使用阈值装置,呼吸类型(吸气时间和呼吸频率)则不再那么至关重要,因为激活阈值所需的压力与气流无关。一项试验表明了吸气阈值负荷的益处,该试验纳入 33 例重症慢阻肺病患者,并随机分配患者接受高强度锻炼(可耐受的最高吸气阈值负荷)或假锻炼(仅 10% 最大吸气压),每周 3 次,连续 8 周。与假锻炼相比,高强度锻炼在更大程度上增加了最大吸气压($18cmH_2O$ vs. $5cmH_2O$)、最大阈值压力($21cmH_2O$ vs. $2cmH_2O$)和 6 分钟步行距离(27m vs. 5m),并且改善了呼吸困难和乏力。

在一项随机试验中,92 例接受机械通气的患者被分配至吸气肌训练(IMT)组(40% 最大吸气压,每次 10 个呼吸,一日 2 次,一周 7 日)或常规治疗组,直到患者拔管、行气管造口术或死亡。与常规治疗相比,肌肉锻炼可以改善吸气肌力和潮气量,但不影响撤机后结局。在另一项研究中,29 例慢阻肺病患者在成功从机械通气转为 NIV 后仍有高碳酸血症,将其随机分配在呼吸康复期间接受为期 4 周的 IMT 或假训练。IMT 组患者 6 分钟步行距离和最大吸气压显著改善,提示 IMT 显著增强了功能性运动耐量,并增加了呼吸肌肌力和爆发力。然而,研究并未观察到动脉血气有重大改变,并且也未发现 IMT 影响健康状态的证据。

四、自主性等二氧化碳过度通气

自主性等二氧化碳过度通气是一种锻炼方法,患者在一段时间内维持较高水平的通气(持续 15

分钟,每日 2 次或 3 次)。将足够的二氧化碳加入到吸入气体中,以维持恒定的动脉血二氧化碳分压(PaCO$_2$),可通过呼气末二氧化碳分压(PetCO$_2$)间接测定。一些研究评估了采用自主性等二氧化碳过度通气进行呼吸肌耐力锻炼的效果,但得出的结果并不一致。

五、潜在的有害影响

呼吸肌锻炼也可能有害。以较高比例的功能储备或较长的吸气时间进行呼吸,可能会导致呼吸肌疲劳。这两个因素都是锻炼中的固有部分,因此足够强度的锻炼项目可能诱发呼吸肌疲劳。这可能解释了此类锻炼项目依从性较低的原因,曾有报道多达 50% 的患者未能完成研究。

六、呼吸肌休息(呼吸支持)

当对抗的负荷足够大时,呼吸肌可能产生疲劳。在临床上,呼吸肌疲劳在慢阻肺病患者呼吸衰竭中似乎发挥了重要作用。与之相比,慢阻肺病稳定期患者不会遭受慢性呼吸肌疲劳。无创通气能让急性呼吸衰竭发作患者的呼吸肌减轻负荷和休息。研究发现,对于慢阻肺病急性加重引起了慢性呼吸衰竭急性发作的患者,使用 NIV 是有益的。研究一致认为,使用 NIV 使呼吸肌休息可以有效逆转急性呼吸衰竭和预防并发症。严重慢阻肺病稳定期患者呼吸肌可能已接近疲劳阈值,这促使众多研究者探索通过无创负压或正压通气使呼吸肌得到休息的可能性,但数据并不一致。还需要更多研究来证实这些发现,识别出可能受益的患者,并明确无创通气的最佳设置。

七、经皮神经肌肉电刺激

经皮神经肌肉电刺激疗法(NMES)是指不通过心肺系统的情况下进行不同肌肉的电刺激和收缩。NMES 可能适用于有严重呼吸系统或心脏方面局限而无法进行锻炼的部分患者。NMES 可能改善肢体肌力和运动能力,并减轻呼吸困难。根据专家意见,NMES 的禁忌证包括:有植入式起搏器或除颤器、痫性发作疾病、未控制的心律失常、不稳定型心绞痛及膝/髋部骨关节炎或关节置换。目前常见的形式是电极置于胸锁乳突肌和胸大肌边缘的体外膈肌电刺激,以及结合腹肌进行协同反馈式电刺激两种形式。

第三节 不同疾病患者呼吸肌训练方法

一、机械通气患者呼吸肌肉训练

呼吸肌无力在机械通气患者中很常见,可能发生于插管时,或者继发于 ICU 获得性衰弱或呼吸机诱发的呼吸肌无力。呼吸肌肌力通常是通过床旁临床检查来评估,检查者会要求患者尝试最大吸气用力,吸气用力较弱或肺容量低则提示有呼吸肌无力现象。一些更客观的床旁检查虽然未常规使用,但可用来支持临床发现,比如用力吸气负压(negative inspiratory force, NIF)较低(如 <60cmH$_2$O)和超声显示膈肌移动度不佳。一项研究发现,准备脱机的患者中有 29% 存在膈肌功能障碍,定义为膈肌移动距离 <10mm 或吸气时出现反常运动。

主要治疗方式为躯体训练。通过吸气肌肌力训练(inspiratory muscle strength training, IMST)改善其力量和耐力,从而不易疲劳。应注意改善肌力的方法通常需要数日至数周起效。但其益处尚有不明确的地方,IMST 是否都可以使患者更早进行脱机仍有待证实,因此目前尚未常规使用。机械通气的患者可通过在呼吸机回路吸气端增加阻力装置来进行 IMST。一篇纳入小型随机试验和观察性研究的系统评价显示,与假训练或不训练相比,吸气肌训练可以改善最大吸气压、浅快呼吸指数以及脱机成功率。仅在已知脱机困难的亚组中观察到机械通气的持续时间缩短,然而,不同试验之间存在显著的异质性,表明还需要进行更大型的试验来确定或排除这种获益。

二、心衰患者高流量氧疗时肌力训练

因为担心抗阻训练对心衰患者有风险,所以对其研究不太充分,但目前有限证据提示此类训练安全有效。越来越多的证据表明,抗阻训练对心衰患者有益。但由于各研究的干预措施差异很大,因此不能得出明确的结论。

1. 一篇 meta 分析纳入 10 项前瞻性研究(包括半随机试验),共 240 例心力衰竭受试者,对比了抗阻训练与无运动训练。训练时间为 8~24 周,强度不超过最多重复一次重量(1RM)的 80%。抗阻训练显著增加了 1RM(标准化变化分数为 0.60,95% *CI* 0.43~0.77)、峰值摄氧量(VO$_2$peak)和心功能不全生活质量量表测定的生存质量。

2. 一篇 meta 分析纳入 27 项随机对照试验共 2 321 例心力衰竭受试者,对比了抗阻训练(单用或联合有氧训练)与静坐对照组。与对照组相比,联合训练组和单纯抗阻训练组的 VO$_2$peak 均增加,前者增加 1.43ml/(kg·min),95% *CI* 0.63~2.23ml/(kg·min),后者增加 3.99ml/(kg·min),95% *CI* 1.47~6.51ml/(kg·min)。联合训练组的心功能不全生活质量量表测量生存质量也有改善,但单独抗阻训练组的数据未知。两个训练组的 6 分钟步行距离均增加。

3. 一篇 meta 分析纳入 59 项试验共 500 多例心力衰竭患者,发现抗阻训练可改善功能容量,且不会恶化左室功能,因此支持进行该训练。

4. 抗阻训练对射血分数正常的心力衰竭(heart failure with normal ejection fraction,HFpEF)患者作用的数据更为有限。一项纳入 64 例 HFpEF 患者的随机试验发现,耐力训练加抗阻训练项目组患者没有出现不良事件,并且 VO$_2$peak、左室舒张功能和总体躯体功能均有显著改善,训练项目包括强度不超过 65% 1RM 的卧推、抬腿、背阔肌下拉以及其他运动。

三、成人慢性脊髓损伤的呼吸肌训练

在急性创伤性脊髓损伤(SCI)、急性横贯性脊髓炎或脊髓休克时,弛缓性麻痹立即出现,累及损伤水平以下的所有肌肉,可能包括呼吸肌。呼吸肌损伤程度取决于 SCI 的水平及严重程度,完全性颈髓损伤时通气功能受损最常见也最严重,但胸髓受损时也较常见。

呼吸肌训练通常用带有窄口的装置进行吸气或呼气,或行抗阻呼吸训练,一天 1 或 2 次,一周 5~6 天。有研究评估了吸气肌训练(IMT)辅助机械通气脱机。系统评价发现,在接受机械通气的无 SCI 患者中,IMT 可改善呼吸肌肌力,但没有充分的证据确定肌力改善是否可缩短机械通气的持续时间。对于 SCI 患者,系统评价也发现了呼吸肌肌力改善,即最大吸气峰值、呼气压力和肺活量提高,但数据不足以确定脱机获益。

鉴于 IMT 没有不良反应且理论上可以改善肌力,单中心研究认为如果患者能够耐受数分钟的无呼吸机支持即可采用 IMT。IMT 可从 7~10cmH$_2$O 的吸气阻力开始,维持最长 1 分钟,2 次 /d。随着肌力提高,逐渐增加阻力、治疗时间及频率。为了维持肌力改善效果,所有肌力训练都需要坚持,且仍需要进一步研究来确定吸气肌训练能否改善脱机结局。

对于膈肌麻痹的患者,负压式呼吸机利用腹腔被动运动增加膈肌移动,例如间歇性腹压呼吸机(intermittent abdominal pressure ventilator,IAPV),即呼气带。IAPV 要求患者采取坐姿并至少与水平面成 30°,可能还需要通过舌咽式呼吸增加通气。相比正压通气,一些患者更喜欢用 IAPV 行日间通气支持。其他负压通气装置非常笨重且可能在睡眠时导致上气道梗阻,例如箱式、胸甲式和斗篷式呼吸机。对于四肢瘫性SCI,有时会在坐位下使用束腹带,尝试通过模仿腹肌功能来改善呼吸力学。通过压缩腹腔增加腹内压,膈肌提升到更利于吸气的位置。一项meta分析表明,束腹带可使肺活量平均提高0.32L(95% *CI* 0.09~0.55L),但使功能残气量降低0.41L(95% *CI* 0.14~0.67L)的,因此有可能导致肺不张。由于目前没有充分证据支持或者反对在此类患者中使用束腹带,应个体化决定。需特别注意束腹带不得覆盖胸廓及骨盆。

对于从延髓头端到C_3完全性损伤的患者(即膈神经发出段以上损伤),除肋间肌及腹壁肌肉瘫痪外,常常还存在膈肌瘫痪。对于有SCI相关膈肌瘫痪的患者,膈肌起搏可帮助患者脱离呼吸机。相对于长期正压通气,大多数患者更喜欢膈肌起搏系统,因为膈肌起搏系统体积小而隐匿;经口呼吸感觉更加自然;经口鼻呼吸可提高味觉和嗅觉。此外,与接受正压通气的患者相比,采用膈肌起搏器的患者言语更加连续,且停顿更少、更短。在睡眠呼吸期间,膈肌起搏不与防止气道塌陷的口咽肌肉激活同步。因此,对使用膈肌起搏器的患者,我们通常会维持气管造口,以避免睡眠时上气道梗阻,方便吸痰并协助处理起搏器故障。此外,同时行肋间神经起搏可允许更多患者使用膈肌起搏,但这仍处于实验阶段。

(徐培峰　葛慧青)

参考文献

[1] European Respiratory Society, American Thoracic Society. ATS/ERS Statement on respiratory muscle testing[J]. American Journal of Respiratory and Critical Care Medicine, 2002, 166(4): 518-624.

[2] CONDESSA R L, BRAUNER J S, SAUL A L, et al. Inspiratory muscle training did not accelerate weaning from mechanical ventilation but did improve tidal volume and maximal respiratory pressures: a randomised trial[J]. Journal of Physiotherapy, 2013, 59(2): 101-107.

[3] DELLWEG D, REISSIG K, HOEHN E, et al. Inspiratory muscle training during rehabilitation in successfully weaned hypercapnic patients with COPD[J]. Respiratory Medicine, 2017, 123: 116-123.

[4] EDELMANN F, GELBRICH G, DÜNGEN H D, et al. Exercise training improves exercise capacity and diastolic function in patients with heart failure with preserved ejection fraction: results of the Ex-DHF(Exercise training in Diastolic Heart Failure) pilot study[J]. Journal of the American College of Cardiology, 2011, 58(17): 1780-1791.

[5] ELKINS M, DENTICE R. Inspiratory muscle training facilitates weaning from mechanical ventilation among patients in the intensive care unit: a systematic review[J]. Journal of Physiotherapy, 2015, 61(3): 125-134.

[6] GIULIANO C, KARAHALIOS A, NEIL C, et al. The effects of resistance training on muscle strength, quality of life and aerobic capacity in patients with chronic heart failure—A meta-analysis[J]. Journal of the American College of Cardiology, 2017, 227: 413-423.

[7] GOSSELINK R, DE VOS J, VAN DEN HEUVEL S P, et al. Impact of inspiratory muscle training in patients with COPD: what is the evidence?[J]. European Respiratory Journal, 2011, 37(2): 416-425.

[8] GOSWAMI R, GULERIA R, GUPTA A K, et al. Prevalence of diaphragmatic muscle weakness and dyspnoea in Graves' disease and their reversibility with carbimazole therapy[J]. European Journal of Endocrinology, 2002, 147(3): 299-303.

[9] HILL K, JENKINS S C, PHILIPPE D L, et al. High-intensity inspiratory muscle training in COPD[J]. European Respiratory Journal, 2006, 27(6): 1119-1128.

[10] HOLLAND A E, HILL C J, JONES A Y, et al. Breathing exercises for chronic obstructive pulmonary disease[J]. Cochrane Database of Systematic Reviews, 2012, 10: CD008250.

[11] HOPKINSON N S, DAYER M J, MOXHAM J, et al. Abdominal muscle fatigue following exercise in chronic obstructive pulmonary disease[J]. Respiratory Research, 2010, 11(1): 15.

[12] JEWISS D, OSTMAN C, SMART N A. The effect of resistance training on clinical outcomes in heart failure: A systematic review and meta-analysis[J]. Journal of the American College of Cardiology, 2016, 221: 674-681.

[13] KOPPERS R J, VOS P J, BOOT C R, et al. Exercise performance improves in patients with COPD due to respiratory muscle

endurance training［J］. Chest, 2006, 129（4）: 886-892.

［14］LEMOS A, DE SOUZA A I, FIGUEIROA J N, et al. Respiratory muscle strength in pregnancy［J］. Respiratory Medicine, 2010, 104（11）: 1638-1644.

［15］LUO Y M, MOXHAM J, POLKEY M I. Diaphragm electromyography using an oesophageal catheter: current concepts［J］. Clinical Science（Lond）, 2008, 115（8）: 233-244.

［16］LYALL R A, DONALDSON N, POLKEY M I, et al. Respiratory muscle strength and ventilatory failure in amyotrophic lateral sclerosis［J］. Brain, 2001, 124（10）: 2000-2013.

［17］MAN W D, KYROUSSIS D, FLEMING T A, et al. Cough gastric pressure and maximum expiratory mouth pressure in humans［J］. American Journal of Respiratory and Critical Care Medicine, 2003, 168（6）: 714-717.

［18］MORGAN R K, MCNALLY S, ALEXANDER M, et al. Use of Sniff nasal-inspiratory force to predict survival in amyotrophic lateral sclerosis［J］. American Journal of Respiratory and Critical Care Medicine, 2005, 171（3）: 269-274.

［19］OROZCO-LEVI M. Structure and function of the respiratory muscles in patients with COPD: impairment or adaptation?［J］. European Respiratory Society, 2003, 22（46 suppl）: 41s-51s.

［20］POLKEY M I, LYALL R A, YANG K, et al. Respiratory muscle strength as a predictive biomarker for survival in amyotrophic lateral sclerosis［J］. American Journal of Respiratory and Critical Care Medicine, 2017, 195（1）: 86-95.

［21］SANTOS F V, CHIAPPA G R, RAMALHO S H, et al. Resistance exercise enhances oxygen uptake without worsening cardiac function in patients with systolic heart failure: a systematic review and meta-analysis［J］. Heart Failure Reviews, 2018, 23（1）: 73-89.

［22］STEIER J, KAUL S, SEYMOUR J, et al. The value of multiple tests of respiratory muscle strength［J］. Thorax, 2007, 62（11）: 975-980.

［23］VAN DER PALEN J, REA T D, MANOLIO T A, et al. Respiratory muscle strength and the risk of incident cardiovascular events［J］. Thorax, 2004, 59（12）: 1063-1067.

［24］WADSWORTH B M, HAINES T P, CORNWELL P L, et al. Abdominal binder use in people with spinal cord injuries: a systematic review and meta-analysis［J］. Spinal Cord, 2009, 47（4）: 274-285.

［25］WESTERDAHL E, URELL C, JONSSON M, et al. Deep breathing exercises performed 2 months following cardiac surgery: a randomized controlled trial［J］. Journal of Cardiopulmonary Rehabilitation and Prevention, 2014, 34（1）: 34-42.

［26］YAMAGUTI W P, CLAUDINO R C, NETO A P, et al. Diaphragmatic breathing training program improves abdominal motion during natural breathing in patients with chronic obstructive pulmonary disease: a randomized controlled trial［J］. Archives of Physical Medicine and Rehabilitation, 2012, 93（4）: 571-577.

第九章
柔韧性训练

本章的学习目标:
- 了解呼吸康复中柔韧性训练的基本概念和科学原理
- 熟悉呼吸柔韧性训练的目的和评估内容
- 熟悉柔韧性训练的实施流程与"四个阶段"的训练特点
- 熟悉柔韧性训练实践的具体方法
- 了解柔韧性训练的研究进展

第一节 呼吸康复中的柔韧性训练概念

柔韧性是以软组织正常延展性为基础,实现全范围关节活动度,达到人体运动功能表现最佳化的一种神经肌肉驱动效能。运动功能表现的最佳化离不开运动的 3 个重要系统,骨骼系统、神经系统和肌肉系统。当肌筋膜组织缺乏三维运动平面中的良好柔韧性,在人体进行复杂多变的各种活动时就容易因为组织延展性不足、运动模式刻板低效、力的传导受限,甚至组织拉伤等因素产生不愉悦的运动体验,导致患者无法坚持康复训练。

除了四肢运动时关注筋膜柔韧性外,心肺运动中的呼吸效能同样需要肌筋膜柔韧性的支持。维持机体呼吸的筋膜与胸廓姿势的筋膜会因各种原因出现闭合短缩或延长;而这些软组织的柔韧性下降,会造成可预见的累积性损伤循环(图 4-9-1-1),具体表现为膈肌闭合短缩造成的辅助呼吸肌代偿、呼吸浅快、过度通气、肺容量降低、胸廓顺应性降低、通气效率降低等呼吸功能障碍。除此之外,与膈肌相连的近躯干筋膜组织闭合短缩还会继发颈肩腰腿活动受限等诸多关节运动的柔韧性和运动模式问题,这无论对患者的心肺功能还是肢体运动功能(尤其是躯干近端关节运动)都有着很大的限制。基于以上组织柔韧性问题可能带来的累积性伤害循环(图 4-9-1-1),需要呼吸康复团队多专业联合治疗才能实现功能康复的最大效益! 临床呼吸康复工作中,作为功能重建中重要的环节,"柔韧性训练"应该被重视起来。

呼吸康复中的柔韧性训练重点关注的是与呼吸关联密切的脊柱(颈、胸、腰)及近端关节(肩、髋)的肌筋膜、韧带与关节囊柔韧性是否满足患者日常活动需求。训练过程中强调柔韧性康复的 4 个阶段包括筋膜张拉调整、静态柔韧性纠正、主动柔韧性训练,以及功能柔韧性强化,并且在不同的训练阶段需匹配适合的呼吸节奏。提高柔韧性康复的效率,需要结合个体化的差异。机体柔韧性受到许多因素的影响,如遗传与基因表达、身体成分占比、性别、年龄、相关疾病或损伤、关节与周围肌腱结构、结缔组织的弹性、肌肉力量、活动水平、动作复杂程度等。

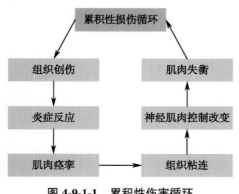

图 4-9-1-1 累积性伤害循环

第二节　柔韧性训练的基本科学原理

软组织生物力学特性包括应力-应变曲线、韧度、强度等一般力学特征,以及软组织特有的活性、黏弹性、各向异性等特征。其中弹性、塑性以及黏弹性与柔韧性训练效果密切联系。弹性是当外力移除时可使组织恢复至初始形状或大小的组织特性。塑性是当外力超出组织弹性极限时,即使外力移除组织也无法恢复如初,造成结缔组织永久性长度变化的软组织生物力学特性。柔韧性训练的目的是强调动作幅度尽可能达到组织张力末端或者组织束缚点,并进行充分的牵伸,以改变目标组织的塑性。而在软组织发生塑性形变的过程中,我们把限制结缔组织恢复至正常长度的软组织生物力学特性叫做黏弹性,即在外力移除后软组织尚未完全恢复至原有形态的情况下,组织缓慢形变的一种特性。软组织黏弹性的大小与速度有关,移动速度越快,组织黏弹性越大,组织被拉长的阻力就越大。科学合理的柔韧性训练可降低组织黏弹性,提高软组织延展性,避免结缔组织在活动时引起与过多的黏弹性相关的微损伤。

当外力超过组织自适应潜力时,会发生一定程度上的微损伤,形成促炎性化合物,这些物质不仅会刺激伤害感受器,诱发疼痛使局部形成保护性肌痉挛,还会在结缔组织损伤后一周内形成随机不成形、无弹性基质且薄弱的纤维粘连,从而降低正常的组织延展性,影响骨骼与软组织应力适应定律(包括"沃尔夫定律"以及"戴维斯定律"),引起肌筋膜正常的长度-张力关系发生变化,造成肌肉失衡。这些软组织生物力学特性,不仅存在于四肢关节的运动链上,还存在于呼吸运动相关的肌筋膜组织。在呼吸康复中开展柔韧性训练,需要掌握这些软组织生物力学特性,并将其应用在合适的应力线上,才能更加准确地实现软组织正常柔韧性的恢复。

1. 低级中枢脊髓及以下神经-肌肉调控　机体柔韧性最基本的功能体现在软组织的延展性,尤其是肌肉筋膜组织的延展性。柔韧性训练中合理的拉伸,使肌小节中的肌丝重叠减少,肌小节被拉长至最佳长度时神经驱动下产生峰值张力。持续重复性的单一方向牵拉,可以纠正筋膜组织的排列,使筋膜向着应力线的方向适应性重塑。柔韧性训练中动作的方向需要结合应力线的多样化,以及是否贴近患者功能需求等因素来设计,包括"动态柔韧性训练"及"功能柔韧性强化"两个阶段。

柔韧性训练通过募集和频率编码两个基本形式的反馈影响中枢神经系统。募集是指一个脉冲信号被同时传递到更多的神经纤维来参与完成任务,此过程对拉伸强度和所募集的肌纤维数量敏感,即拉伸强度越大,被刺激的感受器数量会越多。频率编码是一种时间敏感性的反馈机制,即任何单个神经纤维在单位时间内传递脉冲的频率。拉伸强度越大或拉伸速度越快,肌腹中的感受器(肌梭)向脊髓传递脉冲的频率会随之增大,从而引起与牵张反射亢进相关联的肌张力增高。在肌肉中与之对应的是来自肌腱中的高尔基腱器,它可以检测肌腱长度变化的幅度与速度,从而抑制骨骼肌产生过多的张力。静态柔韧性训练中常常会将患者的软组织缓慢拉伸到接近最大延展幅度的姿势下维持30~60秒,目的是充分调动高尔基腱器的兴奋性直到超过肌梭的兴奋性,使肌肉张力得到充分抑制。在静态拉伸的动作基础上,嘱患者进行40%~70%最大肌力的持续性收缩并在10~12秒后放松,可以在兴奋高尔基腱器的同时,通过"收缩后放松"生理学效应更好地抑制目标肌肉组织的张力。除此之外,脊髓还有另外一个重要的调节张力的生理学规律——"交互抑制",即通过兴奋其拮抗肌达到抑制目标肌肉张力的目的,这也是肌肉牵伸训练中常用的一种方法。

2. 高级脑功能"感觉-运动再学习"的中枢调控　柔韧性训练还涉及高级中枢对于姿势与运动模式再学习的能力。柔韧性训练一般分为4个阶段,无论哪一个阶段的训练都改变了局部上传至高级中枢的本体感觉信号,而柔韧性训练作用区域的这种局部增加的输入信号,在经过大脑一系列复杂的信息整合后,会由大脑下行输出新的应对策略,如增加局部血液循环,下行γ运动神经元调节肌梭兴奋性来实现局部张力的变化,以及小脑接收反馈信息,重新联合皮层进行姿势与运动控制的前馈调整等,从而实现局部柔韧性的改善以及运动表现的提高。关于高级中枢运动再学习的理论基础在柔韧性训练中的应用,最具代表性的是柔韧性训练的第四个阶段"功能柔韧性强化",即对患者特定柔韧性需求的日常功能活动的动作分析以及结合动态模式评估中的"阳性运动"(详见柔韧性评估部分),为患者设计综合的功能柔韧性训练。只有贴近功能需求设计出来的柔韧性训练动作,才能使患者回归家庭、回归社会时能够应对环境对机体功能的考验。

第三节　柔韧性评估

一、问诊相关既往史

详细询问患者任何现有,甚至既往的身体健康问题(如不适症状、受伤情况、疾病诊断建议以及手术介入、用药等治疗描述)。主要关注不久前发生过的对身体有伤害的事故或运动损伤,尤其要考虑其对胸廓及近躯干筋膜柔韧性可能造成的影响。

二、评估身体柔韧性

若患者存在身体柔韧性的问题,通常会在特定活动中感受到局部肌肉紧张、关节僵硬、局部疼痛等症状。如果是发生在躯干以及四肢近端,那么在很大程度上会造成胸腹肌筋膜运动异常以及呼吸模式异常改变,不仅会造成呼吸肌力下降、关节活动度受限,也常常促成躯干近端辅助呼吸肌对膈肌运动的代偿,并且影响与之联系的近端肢体运动筋膜,肢体运动时动作表现不佳,甚至出现局部失代偿后的不适感与不必要的损伤。因此,需要记录患者所有肌肉较紧、僵硬或有疼痛症状的身体部位,每一个部位编上序号,并注明局部不适感 NRS 评分、性质与激惹体位或缓解方式等重要信息。同时询问患者是否存在躯体感觉不对称的情况,比如胸廓形态不对称、双腿长度不均衡、活动时感觉身体不平衡、动作不对称等,以便进一步评估观察,同时有利于对比柔韧性训练前后身体功能的变化。

三、评估静态姿势

与呼吸系统有关联且需要姿势评估的部位主要围绕着头颈与躯干进行。在静态姿势评估中,通过观察三维视角下(矢状面、冠状面以及水平面)躯干近端(尤其是颈椎、胸腰椎、肩关节、髋关节)在静态姿势中的不对称表现,来考虑整体筋膜链中(前表线、后表线、体侧线、螺旋线、手臂线以及前深线)可能存在的影响呼吸柔韧性的软组织状态,如局部筋膜闭锁延长或缩短,具体的评估部位与反映的肌筋膜状态如表 4-9-3-1。

表 4-9-3-1　评估静态姿势

观察部位	观察视角	姿势异常特征	肌肉长度改变	相关联筋膜链
头颈	前后面观（冠状面）	耳垂高度不等高 颈椎棘突偏离中线 头颈倾斜到一侧	耳垂较低侧斜方肌上部、肩胛提肌、胸锁乳突肌、斜角肌缩短；耳垂较高侧则相反	体侧线
	侧面观（矢状面）	头前伸 颈椎过度前凸	双侧胸锁乳突肌缩短； 双侧肩胛提肌、颈椎屈曲肌延长	后表线 前表线
	俯视观（水平面）	颈椎旋向一侧 俯视观可见鼻尖转向一侧	对侧胸锁乳突肌短缩； 同侧斜角肌、肩胛提肌缩短	体侧线 前深线

观察部位	观察视角	姿势异常特征	肌肉长度改变	相关联筋膜链
肩部	前后面观（冠状面）	肩峰高度不等高	肩峰较高侧肩胛提肌和斜方肌上部纤维缩短；肩峰较低侧则相反	臂后表线 臂后深线
		肩胛内侧缘与脊椎的水平间距不对等	间距过大：外展前突→菱形肌和斜方肌下部拉长且弱；间距过小：内收后缩→菱形肌缩短	臂前深线 臂后深线
		锁骨上升角度突兀	胸大肌、胸锁乳突肌缩短；	臂前表线
	侧面观（矢状面）	圆肩、肱骨内旋	肩胛下肌、胸大肌、胸小肌、大圆肌、肋间肌缩短；斜方肌中下部和胸椎伸展肌延长	臂前表线 臂后深线
	俯视观（水平面）	肩胛内侧缘和肩胛下角相对于肋骨翘起且突出（翼状肩）	前锯肌延长、胸肌缩短	螺旋线
		肩胛骨上回旋；肩胛骨下回旋	肩胛骨上回旋侧：斜方肌上部、小菱形肌、前锯肌缩短；肩胛骨下回旋侧：斜方肌下部、大菱形肌、肩胛提肌、胸小肌缩短	臂后表线 臂后深线 臂前深线 螺旋线
胸	前后面观（冠状面）	胸椎棘突偏离正中线	凹侧胸椎段竖脊肌缩短	后表线 体侧线
	侧面观（矢状面）	胸椎后凸弧度过大、棘突彼此更分开	胸肌、肋间肌缩短→会导致胸部容积减小而呼吸变浅；胸椎伸展肌群、斜方肌中下纤维和菱形肌拉长且较弱	前表线 后表线
		胸椎后凸弧度平坦、棘突彼此更接近	胸椎伸展肌群缩短	前表线 后表线
	俯视观（水平面）	胸廓相对于头和骨盆的位置旋转或偏移	例：胸廓旋向右侧→右侧腹内斜肌、左侧腹外斜肌、左侧肋间外肌、左侧腰大肌、左侧腰部竖脊肌缩短	体侧线 螺旋线
腰椎	前后面观（冠状面）	腰椎侧弯 例：向右侧弯且右侧皮肤褶皱较深	右侧腰方肌、竖脊肌缩短	体侧线 螺旋线
	侧面观（矢状面）	腰段曲度增加	腰部竖脊肌、屈髋肌以及腘绳肌缩短、腹直肌和伸髋肌可能延长且较弱	后表线
		腰段曲度减少	腹直肌和伸髋肌缩短、屈髋肌被拉长	前表线 后表线
	俯视观（水平面）	腰段旋转 例：腰段旋向右侧→右侧腰背部肌肉较左侧膨隆	右侧腹内斜肌和左侧腹外斜肌缩短；右侧腰方肌缩短、左侧腰部竖脊肌缩短	体侧线 螺旋线
髋与骨盆	前后面观（冠状面）	骶髂关节高低不对等	骶髂关节高侧腰方肌、竖脊肌缩短、髋内收肌缩短；骶髂关节低侧则相反	体侧线 后表线

续表

观察 部位	观察 视角	姿势 异常特征	肌肉 长度改变	相关联 筋膜链
髋与 骨盆	侧面观 （矢状面）	髂前上棘相对较低、髂后上棘相对较高：该侧髋骨旋前、髋屈曲状	腰部竖脊肌、屈髋肌以及腘绳肌缩短；腹直肌和伸髋肌可能延长	后表线 前表线 螺旋线
		髂前上棘相对较高、髂后上棘相对较低：该侧骨盆旋后、髋关节呈过伸状	与骨盆旋前相反	前表线 后表线 螺旋线
	俯视观 （水平面）	骨盆旋转 例：骨盆顺时针/向右横向旋转、俯视观可见左侧髂前上棘较右侧更接近腹侧 →右髋内旋、左髋外旋	左侧臀大肌、臀中肌后半纤维、梨状肌、股四头肌、闭孔肌、上孖肌、下孖肌、腰大肌、缝匠肌缩短；右侧臀小肌、臀中肌前半纤维、内收肌、耻骨肌、股薄肌缩短	体侧线 螺旋线

四、关节活动度评估

呼吸柔韧性的实现基于骨关节囊以及关节外肌筋膜组织具有的正常延展性。在组织柔韧性评估中对运动幅度的观察尤为重要，特别是对关节活动度的评估。进一步评估与呼吸有关的关节囊、囊内结缔组织的柔韧性，其目的不仅在于了解与呼吸相关的躯干关节柔韧性状况，还可以鉴别躯干近端受限关节（颈椎、胸腰椎、肩关节、髋关节）的受限类型。

利用关节活动度评估的基本思路如下所述。

1. 主动和被动关节活动度数，以及可能伴有的疼痛和紧绷感等其他症状，得出活动受限侧关节和受限方向。

2. 确定关节受限的类型　计算主被动关节活动度差，以及评估关节活动终末端的感觉。

（1）差值越大：提示该处关节受限的障碍主要来自关节囊外肌筋膜张力不足，此时受限侧关节活动末端的终末感觉通常是相对柔软的，治疗上通过相应的柔韧性训练可以得到较好的恢复；

（2）差值越小：提示该处关节受限的障碍排除关节囊外肌筋膜的可能性，需进一步评估受限侧关节活动末端的终末感觉。①若感觉结实，则关节囊或周边韧带的挛缩可能性更大，柔韧性训练可以起到良好的作用，如配合上关节松动术更佳；②若感觉坚硬，多为两骨关节或其间软骨相互碰撞所致，需进行关节类手法甚至手术纠正骨关节位置。

上述关节主动与被动活动度评估的固定臂及移动臂位置操作示范见图 4-9-3-1~ 图 4-9-3-4。

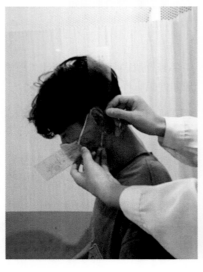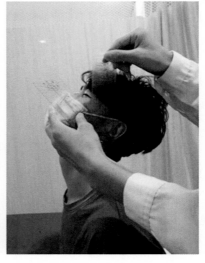

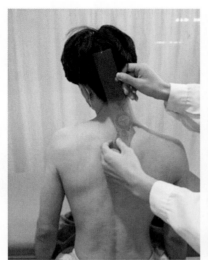
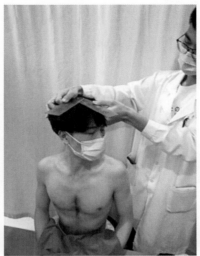

图 4-9-3-1 颈椎活动度评估

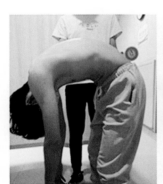
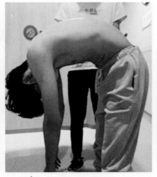
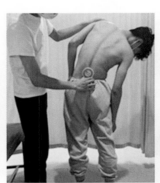
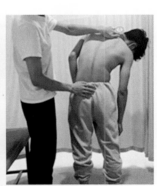

屈曲（0°~80°）　　　　　　　　　　　側屈（0°~35°）

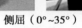

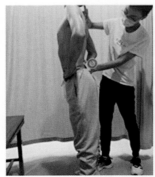
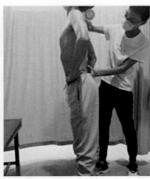
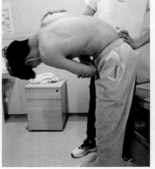
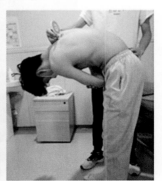

后伸（0°~45°）　　　　　　　　　　　旋转（0°~45°）

图 4-9-3-2 胸腰椎活动度评估

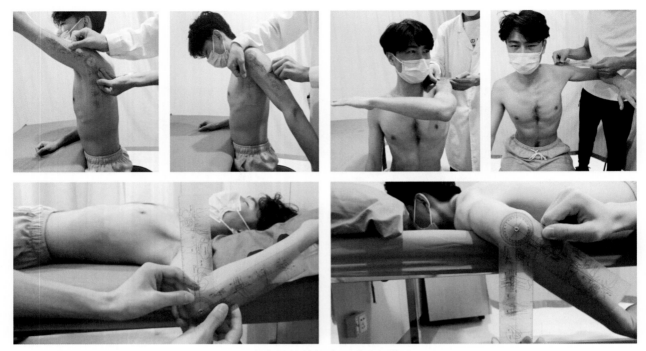

图 4-9-3-3　肩关节活动度评估

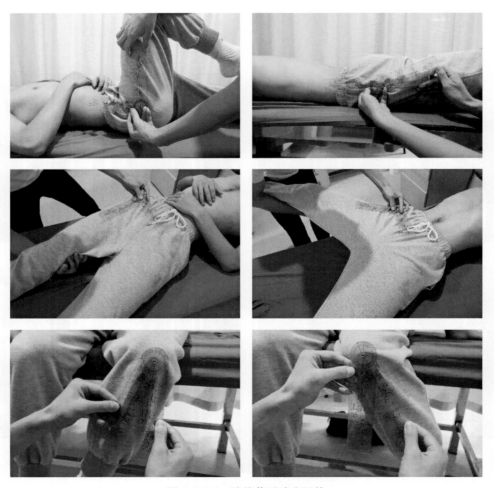

图 4-9-3-4　髋关节活动度评估

五、动态模式评估

评估静态肌筋膜张拉关系以及关节活动受限状况的基础上,通过动态模式评估患者脊柱与躯干近端肌筋膜柔韧性相关问题对呼吸功能的影响。

(一)胸廓扩张柔韧性评估

1. 两侧胸廓活动度评估　患者取坐位,治疗师首先观察患者自然呼吸时胸廓各个方向上的扩张运动是否充分且两侧相等;柔韧性较差一侧的胸廓活动通常表现为呼吸时胸廓的侧面扩张不足而上下扩张幅度明显的不良模式,此时胸廓下端的膈肌、肋间肌等筋膜闭锁短缩,软组织柔韧性下降。

2. 不同体位自主呼吸评估　患者取坐位,含胸后自主呼吸,若相较中立坐位时吸气更加省力,则提示胸廓前面的胸横肌等筋膜闭锁短缩,软组织柔韧性下降;患者取站立位进行自主呼吸,若较中立坐位时吸气费力,则提示与胸廓下端相连的髂腰肌和/或腰方肌等筋膜闭锁短缩,软组织柔韧性下降。

(二)肋弓角运动柔韧性评估

患者取仰卧位平躺于治疗床,治疗师用双手拇指(如图指心向外)贴住形成肋弓角的两个肋边,口头嘱患者深呼吸,治疗师需要观察并对比在呼吸过程中,两侧边线相对于中线的成角度数以及角度变化幅度。通常倾斜度数较小一侧且伴随呼吸过程中成角角度变化幅度较少的一侧胸廓筋膜柔韧性较差(图4-9-3-5)。

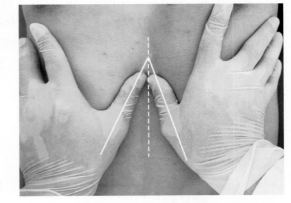

图4-9-3-5　肋弓角评估

(三)肋骨扩张运动柔韧性评估

胸廓扩张过程中低、中、高三处肋骨运动有所不同,可借助不同的触诊方法来评估:

1. 第10~12肋　用手背接触并感受下段肋骨(第10~12肋)的"钳子"运动。

2. 第6~9肋　用手掌接触并感受中间肋骨(第6~9肋)的"蓝柄"运动。

3. 第3~5肋　将双手插入腋下接触并感受较高肋骨(第3~5肋)"泵柄"运动和"蓝柄"运动合二为一的联合运动。

4. 第1~2肋　将一只手置于胸骨柄,另一只手置于身后竖脊肌上,治疗时需要体会双手下的上胸廓扩张的幅度,正常情况下该处活动范围不大,但如果感受到上胸廓的活动幅度较大,说明存在异常的胸廓运动,需在后面的"胸廓周围筋膜代偿关联性评估"中着重评估(图4-9-3-6)。

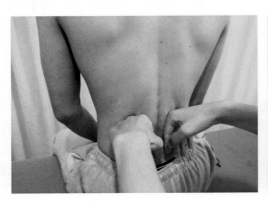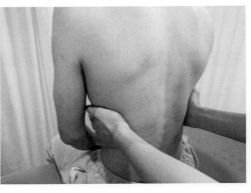

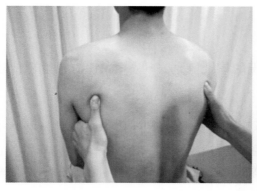
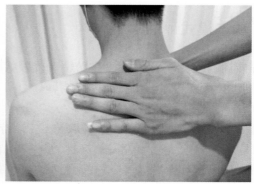

图 4-9-3-6　肋骨扩张运动评估

（四）近端关节运动影响呼吸柔韧性的代偿特点评估

胸廓柔韧性下降,特别是膈肌柔韧性下降,常常会与相邻部位柔韧性下降有着密切联系。因此,呼吸康复中的柔韧性训练除了要考虑胸廓本身筋膜柔韧性外,也不可忽视周边筋膜柔韧性对于胸廓扩张运动的影响,尤其是相邻的颈、肩及髋关节处肌筋膜。具体评估如下。

首先提取"关节活动度评估"中颈、肩及髋关节活动受限侧及受限方向;嘱患者仰卧位充分吸气,用扩张的下胸廓来抵抗治疗师垂直施加在膈肌体表位置的阻力(图 4-9-3-7);再令患者在此基础上做活动受限运动,治疗师通过力的反馈感受下胸廓的扩张能力,若扩张能力明显下降,则定义该方向上活动受限的运动为"阳性运动"。

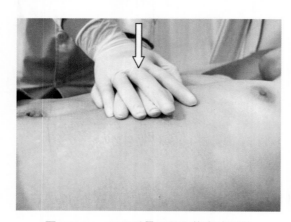

图 4-9-3-7　双手重叠于膈肌体表的手势

同时也提示该"阳性运动"中涉及的颈/肩/髋关节周围肌筋膜参与了呼吸时胸廓扩张运动的代偿,在一定程度上影响了筋膜组织柔韧性(尤其是膈肌),进而影响到呼吸运动模式。评估中令患者重复"阳性运动",以观察这些肌筋膜由于充分参与到近躯干关节的运动而无法满足对膈肌呼吸的代偿时,患者胸廓扩张的真实运动表现。而此时观察到的胸廓扩张程度减少,反映了相邻肌筋膜对呼吸运动的代偿成分。另外,通过这个测试同样提示那些会影响到呼吸运动的近躯干关节"阳性运动"表现出来的活动受限问题,是膈肌呼吸不良代偿的结果。在治疗上可以通过纠正主动与辅助呼吸肌的柔韧性,恢复膈肌的运动能力,减少近躯干筋膜的错误代偿模式,来改善受限关节的活动度。

以上是围绕与呼吸运动相关联的肌筋膜进行的重要评估,需要详细记录患者脊柱或近端关节肌筋膜运动过程中,影响到呼吸运动的肌筋膜柔韧性,并进行综合分析,为之后"动态柔韧性训练"的动作选择提供依据。

六、呼吸运动相关筋膜的扳机点触诊

结合上述呼吸柔韧性相关的关节活动以及肌筋膜张拉关系的评估结果,了解呼吸柔韧性较差的部位,围绕着这些部位中患者主诉的不适部位,以及动静态评估中需要干预处进行扳机点的触诊与记录,为后续治疗中"筋膜张拉调整"环节提供干预依据。与呼吸柔韧性相关的扳机点触诊中,主要关注躯干呼吸肌及相关的近躯干肌筋膜,涉及的肌筋膜组织在前表线、后表线、体侧线、螺旋线、手臂线以及前深线上均有分布,由上到下分别涉及颈肩段,胸腹段和腰背段(表 4-9-3-2)。

表 4-9-3-2　扳机点触诊需要涉及的肌肉

扳机点触诊需要涉及的肌肉
颈肩段　斜角肌（前、中、后斜角肌）、胸锁乳突肌、肩胛提肌、上斜方肌
胸腹部　膈肌、胸肌（胸大肌、胸小肌、胸横肌）、锯肌（前锯肌、后锯肌）、肋骨肌群（肋间肌、提肋肌）、腹部肌群（腹直肌、腹内外斜肌、腹横肌）
腰背部　竖脊肌、背阔肌、腰方肌、髂腰肌

第四节　柔韧性训练实施

一、柔韧性训练目的

为了实现最佳的神经肌肉驱动效率，必须在呼吸康复中强调柔韧性训练这一关键组成部分，柔韧性训练的目的如下。

1. 纠正肌筋膜张拉力的不平衡，避免肌肉的过度紧张或松弛。
2. 恢复所需的关节活动范围及肌肉肌腱连接部位的延展性。
3. 减轻了存在于骨骼关节处多余的负荷。
4. 提高神经系统对局部的感知与运动控制能力。
5. 提高呼吸效率，优化机体供能与耗能单元。

二、柔韧性训练类型

不同类型的柔韧性训练目的不同，适用的条件也都有各自的讲究，需要根据不同的需求与目标制订合适的训练计划。呼吸康复中的柔韧性训练主要可以分为以下 3 类。

1. 按照训练部位　可以分为呼吸肌柔韧性训练和呼吸相关姿势肌肉的柔韧性训练。世界肌骨康复之父 Dr. Karel Lewit 曾强调了"呼吸作为人体最重要的动作模式，如果呼吸模式是错误的，就谈不上其他动作模式的正常化！"，而呼吸模式的正常化，需要呼吸肌筋膜与近端躯干肌筋膜共同作用实现。

2. 按照训练晋阶难度（进阶难度训练）　可以依次按照"肌筋膜张拉调整""静态柔韧性纠正""主动柔韧性训练""功能柔韧性强化"4 个阶段递进，即先对局部张拉关系异常的肌筋膜进行手法调整，再进行患者主动参与的局部静态拉伸，然后进行胸廓扩张运动主导下的筋膜张力调整，最后再结合患者功能需求进行特定的柔韧性功能训练。每个目标部位的柔韧性训练均建议遵循上述的 4 个阶段训练顺序，具体进行到哪一个阶段为止取决于局部柔韧性问题是否已被解决。

3. 按照训练状态　可以分为极慢拉伸、慢拉伸、快拉伸以及极快拉伸 4 个呼吸节奏进行训练。特别需要强调的是利用呼吸来引导拉伸动作的柔韧性训练方式是独特且有效的，不建议使用确切的时间标准来衡量一次呼吸的快与慢，而要求不同个体根据呼吸带给身体的感受来引导拉伸活动，使适应身体需求，以达到当下的拉伸目的。

（1）极慢速训练：每次动作保持 3 次缓慢的呼吸周期，节奏足够的缓慢是为了增加副交感神经兴奋性，保证组织的柔软，因此极慢速拉伸训练对于放松紧张软组织的时效性最高，效果也最为持久。一般建议在时间富裕、身心放松的居家日常中进行，在部位选择上尤其是活动使用频率高和扳机点或瘢痕的组织应着重处理。

（2）慢速训练：每次动作保持 2 次缓慢呼吸周期，节奏的缓慢是为了保证副交感神经的主导地位，保证组织的柔软。但与极慢速拉伸不同的是，慢速拉伸在此基础上强调组织弹性的提升，一般适合于在日常动作练习或各种活动后进行。

（3）快速训练：每次动作保持 1 次常规呼吸周期；较快的节奏为了激活交感神经系统，诱导机体进入运动前准备,通常建议在有氧、抗阻等活动前 1~2 小时内进行。

（4）极快速训练:每次动作保持 1 次快速呼吸周期。更快的呼吸节奏配合着更加快速的运动,使得交感神经兴奋性更好地被调动,适合在各种有氧、抗阻力运动即将开始前进行。

三、柔韧性训练注意事项

以上 3 种柔韧性训练分类分别反映了训练的不同方面的特点,结合在一起可以得到整体的柔韧性训练模式,并且在训练中有 3 点需要注意。

（一）训练时间

4 种不同节奏的拉伸频率及持续时间也不建议使用秒表等时间标准衡量,强调患者按照自己的呼吸频率有序进行,一般柔韧性训练不超过 20 分钟。

（二）训练顺序

原则上难度由低到高,依次进行"肌筋膜张拉调整""静态柔韧性纠正""主动柔韧性训练""功能柔韧性强化" 4 个阶段的递进式训练。临床操作中会根据评估后患者的功能水平选择合适的训练难度作为开始,有条件的情况下还是建议每位有柔韧性康复需求的患者都能经历上述 4 个阶段的柔韧性训练。

（三）训练启动

所有训练动作都由呼吸主导,通常建议在吸气动作开始后顺着呼吸启动动作。

四、柔韧性训练的具体方案

（一）肌筋膜张拉调整——推荐匹配的训练节奏:极慢速训练节奏

1. 仰卧位胸锁乳突肌筋膜释放（颈胸部联合处呼吸柔韧性手法） 治疗师站在胸锁乳突肌需要操作的一侧,嘱患者头部转向对侧。治疗师用近段指间关节按压住胸锁乳突肌前缘,沿颈部轮廓慢慢滚动拳头,向后剥离颈部浅表筋膜直至上斜方肌前部;随后再沿其轴线向乳突滑动,延长和释放胸锁乳突肌筋膜,减少其代偿膈肌呼吸的能力（图 4-9-4-1）。

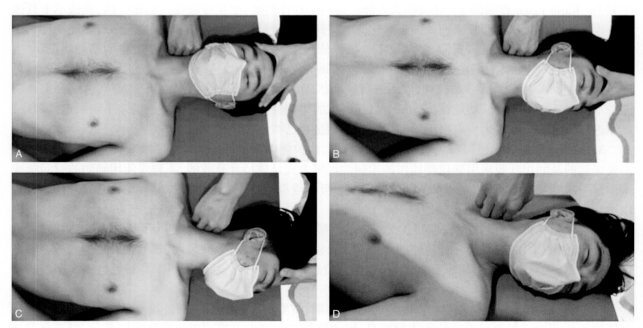

图 4-9-4-1　仰卧位胸锁乳突肌筋膜释放

A~C. 按压在胸锁乳突肌和上斜方肌前部,用松软的拳头在颈部侧面滚动把浅表线的组织向后拉;D. 用近端指关节仔细处理胸锁乳突肌,引导组织向上朝向乳突,注意深度不要超过肌肉层,要向前朝前缘操作或压向茎突（位于乳突和耳之间）。

2. 仰卧位斜方肌筋膜释放（颈胸联合处呼吸柔韧性手法） 患者取仰卧位,治疗师用手固定住患者斜方肌,嘱患者调整头颈的位置以便于目标纤维的处理,如嘱患者头部向同侧旋转以着重前部纤维的处理,颈椎侧屈以处理中间纤维,颈椎前屈伴侧屈实现后部纤维的筋膜释放,筋膜处理期间嘱患者尽可能减少呼吸与肩部运动时斜方肌筋膜的代偿（图 4-9-4-2）。

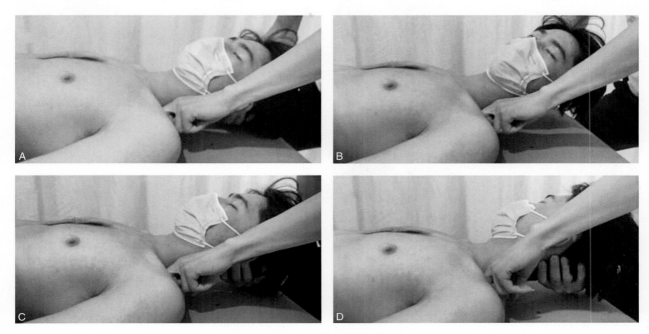

图 4-9-4-2 仰卧位斜方肌筋膜释放
A~D. 用柔软的拳头或指关节锁住组织,转动患者的头至侧屈位。可以通过增加或移除旋转和 / 或屈曲以精准地处理具体部位。

3. 仰卧位斜角肌筋膜释放（颈胸部联合处呼吸柔韧性手法） 斜角肌紧张导致的呼吸代偿现象十分普遍。关于前斜角肌的处理,需要治疗师一手固定前斜角肌远端附着点,另一手按住 C_3 棘突的位置,然后将力量作用在下颈段和斜方肌上,并嘱患者慢慢地向头侧旋转头部并向对侧方向侧屈（图 4-9-4-3）。而针对中后斜角肌的处理,治疗师则需要在肌肉前缘下方弯曲手指,侧屈颈部以拉伸中斜角肌,向前屈曲以拉伸后斜角肌（图 4-9-4-4）。注:斜角肌与臂丛神经联系紧密,如患者出现任何神经不适,则需要改变操作位置或角度或调整施加的压力。

4. 仰卧位腹直肌和胸肋筋膜释放（胸腹联合处呼吸柔韧性手法） 腹直肌被迫下拉从而导致筋膜过紧,会加重头部前移,限制膈肌的收缩能力。

患者取仰卧位,手法处理可先从耻骨或更靠上的地方开始,手指弯曲,远端指间关节向下按压腹部至腹直肌肌层后,用手指伸肌肌群去推按组织,做一个"上挑"动作（图 4-9-4-5）,将肌肉向远离骨盆的方向拉伸。操作时注意垂肘,手部动作方向与肌肉层需保持在同一水平。由下向上,沿腹直肌一直推按至肋骨上方及胸骨。当推按到胸骨顶端时,以同样的手法向两侧推按到手臂以打开胸部。

5. 侧卧位胸部筋膜释放（胸腹联合处呼吸柔韧性手法） 胸部筋膜一侧短缩可使胸腔向该侧侧屈,该侧胸廓运动的肌肉柔韧性会很受影响,并限制了该侧呼吸扩张的运动能力。

针对腹部"闭锁缩短"一侧（即组织较短的一侧）,手法处理可用近节指骨推按,手肘下压深入到髂前上棘上方组织的深层筋膜,前臂做"上挑"动作,带动中间各层肌筋膜向上提拉（图 4-9-4-6）。针对腹部"闭锁延长"一侧,可让患者配合手法推按,向治疗师手下的位置吸气,进一步打开组织,放松由于筋膜僵固而产生的限制。当推按部位经过胸部时,患者应保持正常呼吸,保证胸部存在正压力,以对抗推按。

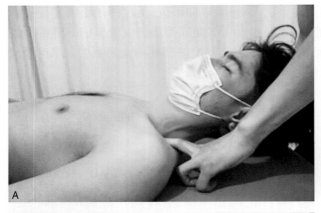

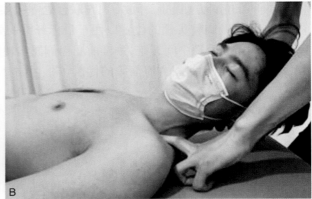

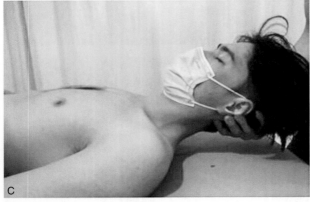

图 4-9-4-3　仰卧位前斜角肌筋膜释放

A~C. 每次处理一侧前斜角肌,锁住远端的附着点并且慢慢地向同侧旋转头部并向对侧方向侧屈。需要注意的是,当处理斜角肌时要固定住头部和上颈椎。用辅助手按住靠近 C_3 横突的位置,力量会作用在下段颈椎和斜角肌上。常犯的错误是仅仅固定了枕骨,这将导致上颈椎和枕骨下肌比斜角肌移动得更多。

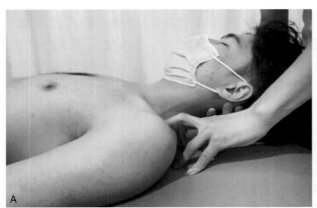

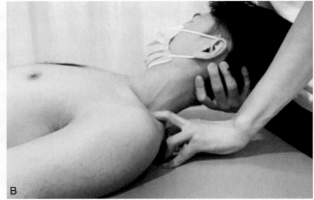

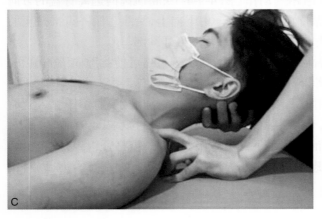

图 4-9-4-4　仰卧位中后斜角肌筋膜释放

A~C. 可以在斜方肌的下方找到中斜角肌和后斜角肌。在肌肉前缘的下方弯曲手指,可以感觉到肌肉线条从横突向下走向肋骨。为了拉伸中斜角肌,将颈部侧屈(B);向前屈曲对于拉伸后斜角肌比较有用(C)。

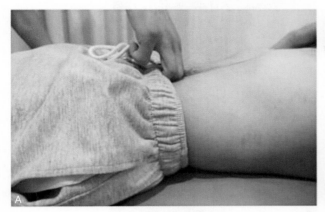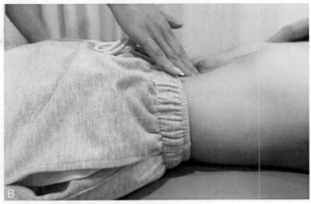

图 4-9-4-5 仰卧位腹直肌和胸肋筋膜释放
A、B. 通过伸直手指和下垂手肘在合适的层面推按组织,做一个"上挑"的动作。

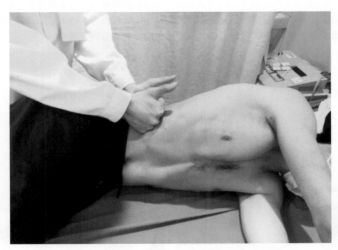

图 4-9-4-6 侧卧位胸部筋膜释放
前臂做"上挑"的动作可有效提拉筋膜组织,并延长体侧线。

6. 侧卧位肋间及第五肋间带筋膜释放(胸腹联合处呼吸柔韧性手法) 肋间筋膜紧张受限会导致呼吸困难和走路时转身困难。

手法处理可让患者侧卧位,治疗师双手交叉,手指背侧贴合患者胸廓肋间并适当施压,让患者将气体吸入至两侧肋骨,通过把重心压在双手上的方式延展组织。治疗师的手指置于肋骨间,让患者吸气,随着肺部压力增加,可以滑入肋间组织进行推按。通过弯曲示指掌指关节来分离双手的指尖,可以精确且省力地推按需要放松的组织(图 4-9-4-7)。

7. 侧卧位腹内外斜肌筋膜释放(胸腹联合处呼吸柔韧性手法) 患者取侧卧位,手臂向前伸展,屈髋屈膝以稳定骨盆。治疗师同样采取用弯曲手指推按的手法:①患者手臂向前伸展,从髂后上棘到腹内斜肌纤维的肋骨前端进行推按,以纠正胸腔后移并下坠的张拉趋势(图 4-9-4-8);②患者手臂向后伸展,从髂前上棘到胸腔后方,用相同的手法处理腹外斜肌,可纠正骨盆后移的问题(图 4-9-4-9)。

8. 坐位侧缝拉高(胸腹联合处呼吸柔韧性手法) 侧缝缩短将会导致胸腔后倾。

手法处理可令患者坐位向前弯曲身体,治疗师于患者身后将指尖陷入两侧竖脊肌处组织内后,让患者缓慢向后挺身伸展脊柱,慢慢地向上推组织(图 4-9-4-10),此时手指陷入的组织会被拉高至第 12 肋处,重复几次可放松紧张的侧缝筋膜,减少胸廓后方筋膜柔韧性问题对呼吸运动的限制。

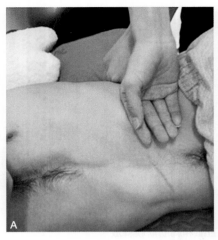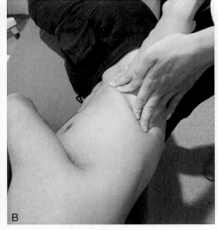

图 4-9-4-7　侧卧位肋间及第五肋间带筋膜释放

A. 手背可用于塑造胸腔形状,按压到第一层感觉僵硬或紧张的组织。当患者将气体吸入至两侧肋骨时,通过把重心压在双手上的方式获得延展组织的效果;B. 将手指游移于肋骨之间,并让患者顶着你的手指吸气。随着肺部压力的增加,推按处可以滑入肋间组织,通过弯曲示指的掌指关节来分离双手的指尖,这样可以达到提高精确度且省力的效果。

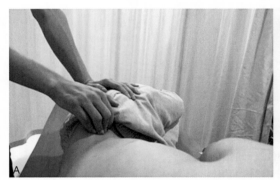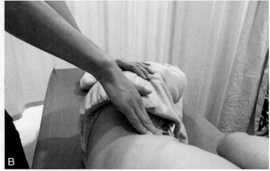

图 4-9-4-8　侧卧位腹内斜肌筋膜释放

A、B. 当患者的上臂向前伸展时,让其屈曲髋部,以帮助稳定骨盆。

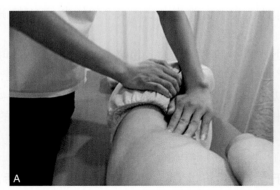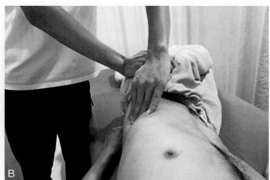

图 4-9-4-9　侧卧位腹外斜肌筋膜释放

A、B. 站在患者身后,患者向后转身时,用非操作手稳定骨。

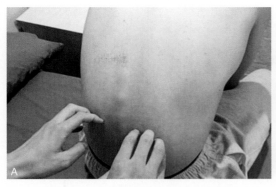
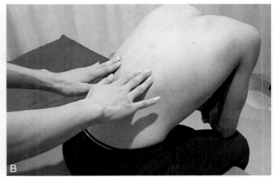
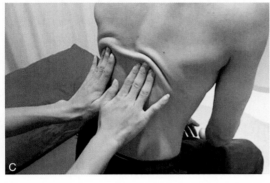

图 4-9-4-10　坐位侧缝拉高（后表线和体侧线）

A~C. 患者坐位,治疗师跪在患者后面,指导其前屈,然后用手指推按竖脊肌两侧的组织,保持手指和手腕竖直,随着患者慢慢挺身并坐直的动作,慢慢地上推组织。手和手指的位置不要影响患者直立（腰部）坐起,感觉组织绕过了你的手指,患者的腰椎既不需要弯曲,也不必过度后伸。

9. 侧卧位胸腰筋膜释放（胸腰部联合处呼吸柔韧性手法）　胸腰筋膜在维持下背部的稳定性方面十分重要。手法处理可使患者侧卧,治疗师一手放在腰骶部区域厚的、受限的组织上,另一手引导患者做骨盆后倾和"夹住尾巴"的动作（图 4-9-4-11）。可先用手指处理骶骨,然后再用拳头处理下背部。处理部位不断向上,最终充分覆盖整个胸腰筋膜,保证胸腰段组织的柔韧性。

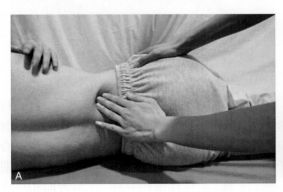
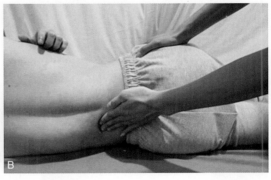

图 4-9-4-11　侧卧位胸腰筋膜释放

A、B. 保持手指（或者用柔软的拳头代替）伸直,同时用非操作手引导骨盆后倾和做"夹住尾巴"的动作。

10. 坐位竖脊肌筋膜释放（胸腹联合处呼吸柔韧性手法）　竖脊肌筋膜张力不平衡会造成脊柱和胸廓的异常姿势,处理思路:首先从矢状面开始平衡身体前后筋膜张力并维持脊柱的原生和次生曲线,再处理冠状面上的侧弯。

（1）坐位（矢状面）竖脊肌筋膜释放:为了让组织做好准备并帮助平衡前后筋膜面,手法处理可让患者坐在合适的凳子上,髋略高于膝,双足与髋关节同宽并且在膝关节的前方。嘱患者向前弯曲脊柱,头顶向前探出并超出膝盖,一次一节椎骨,重复 1~2 次。治疗师把示指和环指的指关节放在脊柱屈曲受限节段,然后配合着患者前屈在脊柱两边向下滑动,打开竖脊肌周围深部的筋膜组织。如脊柱过屈,脊柱组织移向两侧,则要把两侧的竖脊肌筋膜拉向内侧;相反,如脊柱过伸,脊柱组织靠近内侧,则要将两侧竖脊肌筋膜向两边拉（图 4-9-4-12）。

图 4-9-4-12　坐位矢状面上竖脊肌筋膜释放

A. 让患者正确坐好,当你向下推按竖脊肌组织时,让患者慢慢向前弯曲,一次一节椎骨。每次重复此动作可以更深一些,直到逐渐深入到竖脊肌肌腹。为了帮助矫正竖脊肌及其周围组织的内移和外移,可以向内侧(B)或者外侧(C、D)牵拉这些组织。

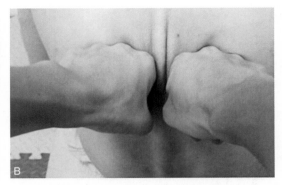

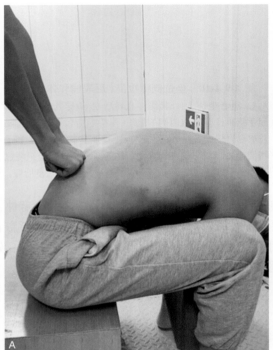

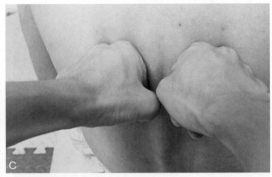

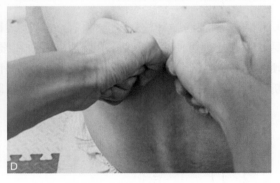

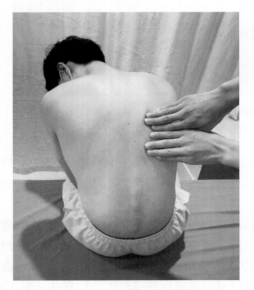

图 4-9-4-13　坐位冠状面上竖脊肌筋膜释放

让患者向相反的方向侧弯,同时把组织往内侧推,以帮助组织向中间移动。

(2)坐位(冠状面)竖脊肌筋膜释放:当脊柱向一侧弯曲时,同侧竖脊肌会缩短且远离脊柱,对侧竖脊肌会拉长且紧挨着棘突。手法处理可让患者坐在合适的凳子上向前倾斜,双肘支撑膝盖,治疗师在竖脊肌较短的一侧(凹侧)按压住组织外侧,让患者向相反方向侧弯,同时把组织向内推;相反,在竖脊肌被拉长的一侧(凸侧)按压住组织内侧,让患者向同侧侧弯,同时把组织向外推(图 4-9-4-13)。

11. 仰卧位腹内外斜肌筋膜释放(胸腹联合处呼吸柔韧性手法)　患者取仰卧位,两侧屈髋屈膝,面向治疗师站立侧,或将该侧手臂摆向治疗师对侧,有助于拉开髂前上棘到对侧肋弓的距离。

治疗师的手触及筋膜层后,平缓轻柔地在髂前上棘内侧偏上的位置朝着对侧肋弓下缘,并且沿着腹内斜肌到腹外斜肌的走向进行推按,最终过渡到前锯肌与腹外斜肌的连接点(图 4-9-4-14)。用这样的手法可以改善胸廓相对于腰椎旋转的柔韧性问题。注：如患者存在腹直肌分离情况，应将两侧腹直肌向中线做聚拢性手法。

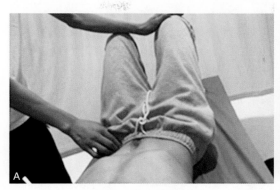
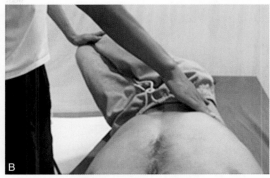

图 4-9-4-14 仰卧位腹内外斜肌筋膜释放

A、B. 针对腹内外斜肌的推接，从平缓的按压髂前上棘开始，朝向对侧的肋弓下缘和前锯肌进行推按。

12. 仰卧位和侧卧位膈肌筋膜释放（胸腹联合处呼吸柔韧性手法） 该处筋膜紧张会使呼吸过程中膈肌上抬和下降不充分。

手法处理可令患者仰卧位，治疗师上方手放在肋弓上，轻轻地向里按压，放松部分组织，下方手探进前部肋骨的下方，直至腹直肌外侧，在肋弓里侧朝向肋骨勾起手指（图 4-9-4-15）。伴随呼吸时膈肌的运动，对膈肌筋膜进行推按放松。放松膈肌是为了达到一种支持我们身体进行所有活动的轻松且有节律的呼吸状态。

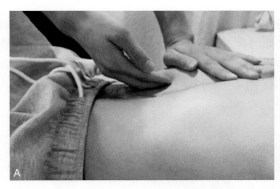
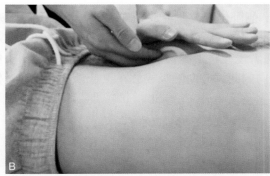

图 4-9-4-15 仰卧位膈肌筋膜释放

A. 上方的手掌轻轻抬起了一些。然后用上方手支撑住肋骨；B. 把组织向下手手指的方向推，下方手手指就可以将该处组织向前或向后移动。

关于膈肌的筋膜释放也可以在侧卧位下进行，嘱患者将呼吸受限侧朝上侧卧于床面，治疗师双手同向重叠置于肋骨下缘并用远端指间关节向内扣住肋弓，伴随患者吸气时辅助外扩肋骨，呼气时双手向内顺着肋骨回缩方向辅助按压。

注：如患者肋骨及附近存在健康问题或机体存在骨质疏松，应禁止此种手法。

13. 仰卧位腰大肌筋膜释放（胸腰部联合处呼吸柔韧性手法） 腰大肌与膈肌之间存在筋膜连接，腰大肌筋膜紧张会导致膈肌活动受限。

手法处理可令患者仰卧，治疗师两侧手指朝向髂前上棘深入腹部，嘱患者抬起双腿，感受到手指下面肌肉的收缩找到腰大肌（图 4-9-4-16）。找到腰大肌后让患者双脚慢慢下压，向上卷起骶骨和腰椎，当慢慢放下时，治疗师用双手的力量拉长组织，平衡腰大肌筋膜。注：操作时避免碰到肠道组织而出现胀气或灼热痛。如患者做过阑尾切除术和其他腹部手术，操作时要注意避开。

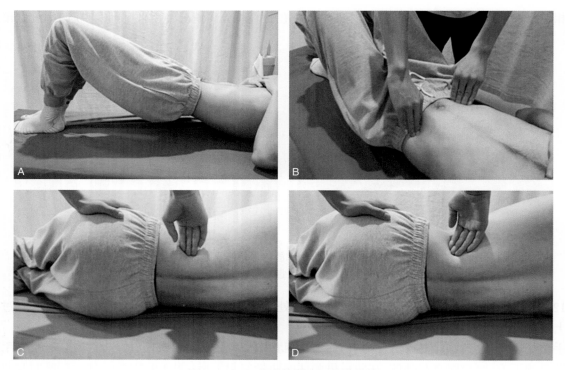

图 4-9-4-16　仰卧位腰大肌筋膜释放

A、B. 当患者的上腿向下蹬伸的时候,向头侧推按组织将会帮助放松腰方肌下部。如果患者觉得蹬腿不舒服,可以在髂嵴和大转子之间滚动前臂;C、D. 向尾侧操作可以单独释放腰方肌上部纤维。非操作手可以用来引导骨盆和 / 或帮助增加拉伸。如果将手放在胸廓上可以引导患者向侧肋方向呼吸,这也可以帮助增加拉伸。

14. 侧卧位腰方肌释放(胸腰部联合处呼吸柔韧性手法)　一侧腰方肌筋膜紧张会发生脊柱的侧屈,并限制一侧的胸廓扩张运动。手法处理上令患者取仰卧位,治疗师手指沿腰方肌筋膜边缘向上钩住组织,让患者慢慢将上腿向下蹬直,同时下部组织向头侧推按,上部组织向尾侧推按。非操作手可放在胸廓上引导向侧肋的方向呼吸或放在患者骨盆处增加拉伸(图 4-9-4-17)。

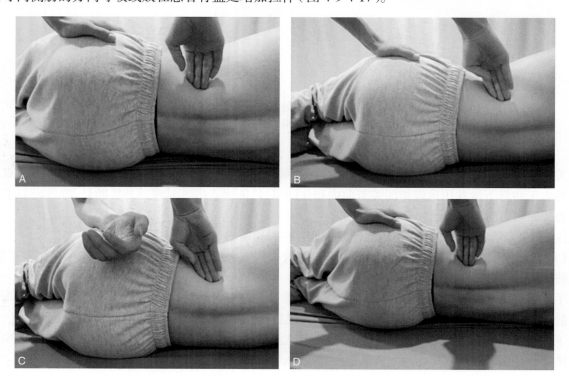

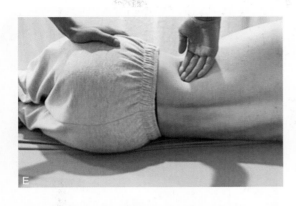

图 4-9-4-17 侧卧位腰方肌释放

A、B. 当患者的上腿向下蹬伸的时候，向头侧推按组织将会帮助放松腰方肌下部；C. 如果患者觉得蹬腿不舒服，可以在髂嵴和大转子之间滚动前臂；D、E. 向尾侧操作可以单独释放腰方肌上部纤维。非操作手可以用来引导骨盆和/或帮助增加拉伸。如果将手放在胸廓上可以引导患者向侧肋的方向呼吸，这也可以帮助增加拉伸。

15. 坐位腰方肌筋膜释放（胸腰联合处呼吸柔韧性手法） 患者取坐位，双脚平放在地上，使膝关节略低于髋关节，双侧坐骨结节在一个水平面上。治疗师用手指或指关节锁住腰方肌筋膜侧面，让患者缓慢侧屈，并配合轻微旋转（图 4-9-4-18）。此法可高效地分离腰方肌上部纤维，解除腰方肌紧张对于膈肌运动的限制。

以上各筋膜链中关键部位的筋膜松解时需要建立在前面"柔韧性评估"的基础上有选择地进行，且患者在接受治疗的过程中应配合极慢速的呼吸节奏，即每次动作保持3次缓慢的呼吸周期，这样肌筋膜松解后通常呼吸功能以及近躯干关节运动能力都能得到很大程度上的改善。若仍有较为紧张的局部筋膜未能得到充分放松（尤其是局部瘢痕或扳机点组织），治疗师可借助筋膜球或者筋膜刀等康复工具辅助完成局部软组织的松解。

如果没有条件接受上述专业治疗师的筋膜调整手法干预，也可以利用后面讲到的自我静态和/或动态柔韧性训练达到改善呼吸肌情况与近躯干筋膜柔韧性的目的。当然，自我柔韧性训练内容也同样适用于筋膜手法干预后患者柔韧性维持甚至强化的目的，是患者自我柔韧性管理的好帮手，同时也是治疗师朋友给予患者最好的宣教建议之一。

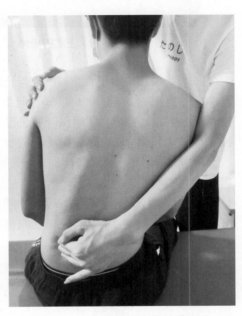

图 4-9-4-18 坐位腰方肌筋膜释放

找到两侧腰方肌的筋膜边缘，让患者侧屈的同时锁住一侧，也可以加一些旋转以打开组织。组织的处理方向向下，图中演示左侧组织被释放。

（二）静态柔韧性纠正——推荐匹配的训练节奏：慢速训练节奏

由呼吸主导的胸廓柔韧性训练，旨在通过强化对应节段胸廓的柔韧性，从源头上减少代偿肌筋膜的异常张力，恢复全身软组织柔韧性。治疗师应根据评估的结果选择扩张受限的胸廓部位进行柔韧性训练。

1. 胸廓前面上段柔韧性纠正 （矢状面）患者坐于有扶手的靠椅上，臀横纹置于椅子边缘，双上臂呈肩外旋、肘伸展、前臂旋后位，双手握住椅子手柄，上半身充分前倾，努力内收下沉肩胛骨；嘱患者在该体位下利用深呼吸，充分扩张上段胸廓筋膜，恢复其筋膜柔韧性。如果患者存在两侧柔韧性差异较大，可将脊柱侧屈向受限较少一侧，使得受限较多的一侧得到更多拉伸（图 4-9-4-19）。

2. 胸廓前面中段柔韧性纠正

（1）训练一（矢状面）：患者双膝跪位，臀部紧贴足跟，双上臂呈肩外旋后伸、肘伸展、前臂旋后位，躯干逐渐后伸直至双手支撑于床面，嘱患者后伸髋并利用深呼吸扩张中段胸廓筋膜，尤其是胸横肌筋膜。如果患者存在两侧柔韧性差异较大，可将脊柱侧屈向受限较少一侧，使得受限侧够得到更多拉伸（图 4-9-4-20）。

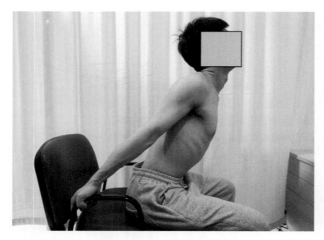

图 4-9-4-19　上胸廓牵伸

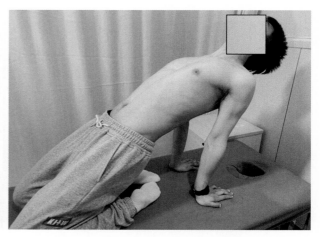

图 4-9-4-20　胸廓中段牵伸（矢状面）

（2）训练二（水平面）：患者坐于有扶手的靠椅上，臀横纹置于椅子边缘，双臂由解剖位外展肩关节至 90°并将前臂旋前 90°（即掌心向下），随后充分内收下沉肩胛骨水平后伸肩关节至最大主动活动范围，嘱患者在此基础上利用深呼吸，充分扩张中段胸廓筋膜，恢复其筋膜柔韧性。如果患者存在两侧柔韧性差异较大，可将脊柱侧屈向受限较少一侧，使得受限侧能够得到更多拉伸（图 4-9-4-21）。

3. 胸廓前面下段柔韧性纠正（矢状面）　患者坐于有扶手的靠椅上，臀横纹置于椅子边缘，双手置于后脑勺，胸椎固定在靠椅后，上半身充分后伸至最大主动活动范围，努力内收下沉肩胛骨；嘱患者在该体位下利用深呼吸，充分扩张下段胸廓筋膜，恢复其筋膜柔韧性。如果患者存在两侧柔韧性差异较大，可将脊柱侧屈向受限较少一侧，使得受限侧得到更多拉伸（图 4-9-4-22）。

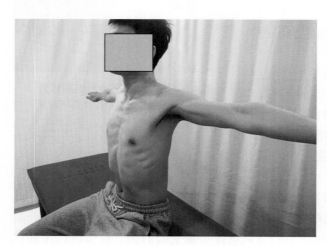

图 4-9-4-21　胸廓中段牵伸（水平面）

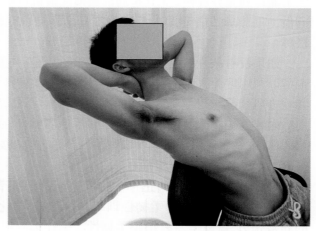

图 4-9-4-22　胸廓中段牵伸

4. 胸廓后面背部柔韧性纠正（矢状面）　患者双膝跪位，臀部紧贴足跟，躯干屈曲，头尽可能与膝盖贴近，并嘱患者十指相扣，伸肘并后伸肩关节（图 4-9-4-23）；在该体位下利用深呼吸，充分扩张后背部胸廓筋膜，恢复其筋膜柔韧性。如果患者存在两侧柔韧性差异较大，可将脊柱侧屈向受限较少一侧，使得受限侧得到更多拉伸。

5. 颈肩部柔韧性纠正（冠状面）　患者取坐位，将呼吸时胸廓上下浮动较为明显的一侧上肢叉腰，并将颈部旋转并屈曲至同侧（图 4-9-4-24），嘱患者在该体位下利用深呼吸，充分扩张该侧胸廓筋膜，恢复其筋膜柔韧性，并起到缓解该侧颈肩部肌筋膜张力的作用。

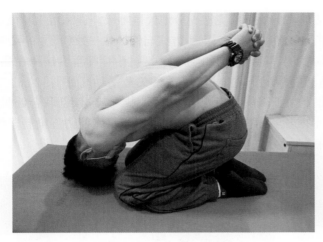

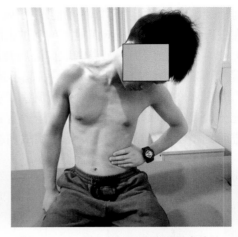

图 4-9-4-23　胸廓下段牵伸　　　　　　　　　　图 4-9-4-24　颈肩部代偿的呼吸牵伸法

6. 腰骶髋柔韧性纠正（矢状面）　患者取单膝跪位，双手置于枕后，将受限侧髋关节后伸至束缚点出现或者主动活动最大范围（图 4-9-4-25），可以让髂腰肌与腰方肌等处于充分拉伸位；此时嘱患者在该体位下深呼吸，充分利用膈肌的上升和下降运动，从筋膜链上更好地松解髂腰肌与腰方肌等会影响膈肌运动的肌筋膜组织，恢复其柔韧性。

以上不同部位的静态柔韧性训练方法需要建立在前面"柔韧性评估"的基础上有选择地进行，且患者在接受治疗的过程中应配合慢速的呼吸节奏，即每次动作保持 2 次缓慢的呼吸周期，则更能达到改善局部柔韧性的效果。

（三）动态柔韧性训练——推荐匹配的训练节奏：快速训练节奏

在静态柔韧性纠正的基础上，通过特定的主动活动，进一步减少代偿呼吸运动的异常肌筋膜张力，以实现恢复胸廓软组织的动态柔韧性。

1. 颈 - 胸联合训练　嘱患者取仰卧屈髋屈膝位，深吸气至胸廓扩张，抵抗治疗师垂直按压在膈肌体表的位置的恒定阻力。与此同时，重复进行"颈部关节活动度评估"中的"阳性运动"，若患者在颈部关节运动时出现胸廓扩张能力下降的功能现象，则表明颈部肌筋膜无法充分地代偿呼吸。训练可重复该运动，直到在进行颈椎的"阳性运动"时下胸廓扩张能力逐渐趋于稳定，则可进阶到坐位甚至站位的颈部运动挑战训练，训练方式与仰卧位一致（图 4-9-4-26）。

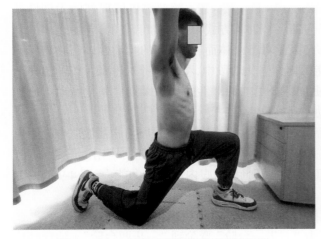

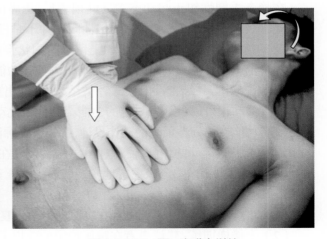

图 4-9-4-25　腰骶髋部代偿的呼吸牵伸法　　　　图 4-9-4-26　颈 - 胸联合训练

2. 肩 - 胸联合训练　嘱患者取仰卧屈髋屈膝位，深吸气至胸廓扩张，抵抗治疗师垂直按压在膈肌体表位置的恒定阻力。与此同时，重复进行"肩部关节活动度评估"中的"阳性运动"，若患者在肩部关节运动时出现胸廓扩张能力下降的功能现象,则表明肩部肌筋膜无法充分地代偿呼吸。训练可重复该运动,直到在进行肩部的"阳性运动"时下胸廓扩张能力逐渐趋于稳定,训练方式与仰卧位一致(图4-9-4-27)。

3. 髋-胸联合训练　嘱患者取仰卧屈髋屈膝位,深吸气至胸廓扩张,抵抗治疗师垂直按压在膈肌体表位置的恒定阻力。与此同时,在不引起不适感的情况下重复进行"髋部关节活动度评估"中的"阳性运动",若患者在髋部关节运动时出现胸廓扩张能力下降的功能现象,则表明腰-骶-髋部联合处肌筋膜无法充分地代偿呼吸。训练可重复该运动直到在进行髋部的阳性运动时下胸廓扩张能力逐渐趋于稳定,则可进阶到坐位甚至站位的髋部运动挑战训练,训练方式与仰卧位一致(图4-9-4-28)。

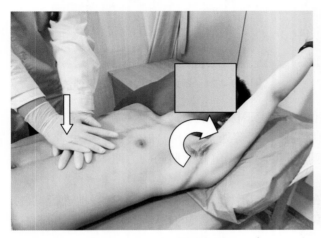

图 4-9-4-27　肩-胸联合训练

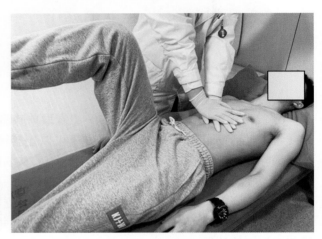

图 4-9-4-28　髋-胸联合训练

4. 复合柔韧性训练　以上颈/肩/髋3处肌筋膜的阳性运动挑战可以在各自训练达标的基础上进行组合挑战,如颈-肩联合运动、肩-髋联合运动、颈-髋联合运动以及肩-颈-髋联合运动等相关动作组合,建议治疗师在设计柔韧性训练动作时,结合对患者主观抱怨的功能障碍动作分析做更有针对性的治疗。

以上不同部位的动态柔韧性训练方法需要建立在前面"柔韧性评估"中的"阳性运动"有选择地进行,且患者在接受治疗的过程中应配合慢速的呼吸节奏,即每次动作保持1次常规呼吸周期,则更有针对性地达到改善呼吸肌柔韧性与近端关节周边软组织柔韧性的效果。

(四)功能柔韧性强化——推荐匹配的训练节奏:极快速训练节奏

在静态柔韧性纠正与动态柔韧性训练后,患者的颈-肩-胸-腰-骶-髋部等机体局部的柔韧性基本建立。然而,由于筋膜组织的柔韧性问题并不是任何某一个训练方式可以全部解决的,它的多样性基于复杂多变的运动模式在筋膜组织上留下的网状张力,因此对于个体而言,最好的柔韧性训练必将回归到有着特定柔韧性需求的日常功能活动中去。在功能柔韧性强化阶段中,将着重针对患者主诉的障碍活动进行动作分析,并结合动态模式评估结果,设计出更加综合更加针对性的功能柔韧性强化运动。比如在如下日常动作可以设计出对应的功能柔韧性强化动作(图4-9-4-29)。

所有功能性柔韧性训练的动作设计,都强调胸廓活动的正确参与,以减少肩颈段与腰骶髋联合处附近软组织对于膈肌运动的代偿,使得软组织的柔韧性在日常功能动作中得到充分合理的运用。借助"吹气球"与"双手叉腰动作"可以更好地实现肺内呼气末正压以及膈肌参与腹内压稳定的能力,图4-9-4-29的运动方案可供参考。

(1)步行功能训练:建议患者在自感动作协调良好时适当加大步幅,柔韧性训练效果更好。

(2)上楼梯训练:建议患者在腹压稳定的前提下由"一步一台阶"晋阶到"一步两台阶"(治疗师应该与患者充分沟通有关"腹压稳定"的正确感受)。

(3)下楼梯训练:建议患者在腹压稳定的前提下由"一步一台阶"晋阶到"一步两台阶"(治疗师应该与患者充分沟通有关"腹压稳定"的正确感受)。

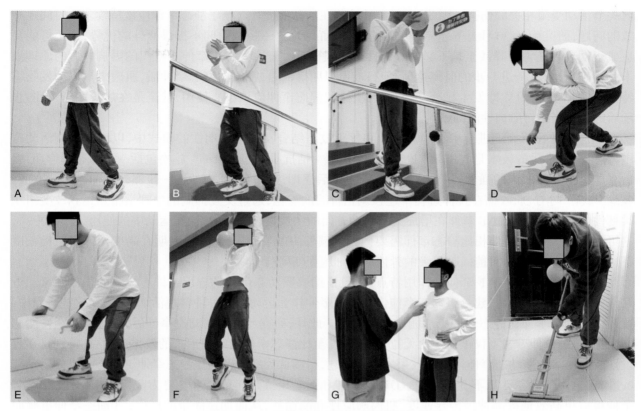

图 4-9-4-29 日常活动中功能柔韧性强化参考
A. 步行功能训练；B. 上楼梯训练；C. 下楼梯训练；D. 拾物训练；E. 重物搬运训练；F. 跳跃训练；G. 日常交流或唱歌；H. 打扫卫生。

（4）拾物训练：建议治疗师根据患者脊柱与肢体关节运动能力，给患者选择合适的下蹲拾物高度开始训练，随着能力的提升不断增加下蹲的难度，以更好地促进软组织柔韧性的恢复。

（5）重物搬运训练：治疗师要教会患者采用正确的"髋铰链"模式完成合适重量的作业活动，并随着功能提升将重量逐渐增加到日常搬运的重量需求。

（6）跳跃训练：嘱患者在腹压稳定的前提下逐渐增加跳跃的幅度（治疗师应该与患者充分沟通有关"腹压稳定"的正确感受）。

（7）日常交流或唱歌：尤其是针对有主诉说话或唱歌无力感明显的患者，嘱患者在日常交流或唱歌时用双手叉腰的动作给予膈肌更多的本体感觉输入，让患者在保证正确的腹压稳定的前提下进行发声运动。

（8）打扫卫生：许多患者会主诉日常家务活后的颈肩腰腿痛，这会限制患者的运动能力，造成组织柔韧性下降。嘱患者在家务环境中借助"吹气球"活动稳定腹压，并注重"髋铰链"模式的应用，减少局部组织柔韧性不足造成的疼痛。

第五节 柔韧性训练的研究进展

一、各种牵伸类型作用特点的研究支持情况

目前，学者们通过研究已基本得出不同牵伸类型各自的作用特点，肯定了静态牵伸以及本体感神经肌肉促进技术（proprioceptive neuromuscular facilitation，PNF）改善柔韧性的作用，同时也强调了动态牵伸的重要性。

静态牵伸在很大程度上被证明是增加关节活动范围的有效方法，并被认为可以提高运动表现，减少

与关节活动受限相关的伤害。因此,它通常被推荐在活动前进行。至于静态牵伸应该持续多久时间才有效的问题,研究确认30秒是静态牵伸的最佳周期,而增加这一持续时间不提供额外的优势,甚至可能会造成运动表现能力下降甚至是不必要的急性组织损伤。关于这种静态牵伸对组织的影响背后的原理尚未有明确定论,有待进一步的研究论证,但目前可以明确的是,在一次静态牵伸后,肌肉力量或诱发收缩特性(即肌肉性能)立即发生显著下降。因此,建议静态牵伸应该小心使用,甚至是在热身期间,以防止随后的潜在伤害对肌肉性能的影响。

本体感神经肌肉促进技术将静态牵伸和等距收缩结合在一个周期性的模式中,以增强关节活动范围,其中两种常见的技术是收缩-放松和收缩-放松-拮抗肌收缩。收缩-放松包括一个静态牵伸期,然后立即进行拉伸肌肉的强烈等长收缩,在收缩停止后立即进行目标肌肉的进一步额外拉伸。另一方面,收缩-放松-拮抗肌收缩在拉伸过程中还强调拮抗肌的参与,通过交互抑制的生理学特点达到改变组织柔韧性的作用。尽管PNF牵伸在增加关节活动方面的功效是被认可的,但在运动中的使用频率并不高,这可能是因为PNF牵伸相比静态牵伸需要他人的额外协助。此外,研究还表明在高度拉伸的肌肉长度下进行的肌肉收缩,有可能面临更大的骨骼肌肉细胞损伤风险。

相比静态牵伸与PNF牵伸的作用特点,大量证据表明动态牵伸的应用或许有更多的积极意义。近几年有大量的证据提出,建议将动态牵伸代替静态牵伸作为运动前的一种常规活动,因为在这些研究中,普遍认为动态牵伸比静态牵伸更加能增加灵活性。此外,研究还发现在动态牵伸后,冲刺或跳跃性能急剧增加,这种拉伸方式不仅被证实比无拉伸有效,甚至比静态牵伸给组织带来的效果更明显,特别是在爆发性或高速活动前动态牵伸得到的效果。综上所述,目前认为动态牵伸比静态牵伸更适合于机体运动前的准备,这可能是基于以下3点原因:①动态牵伸和运动模式之间可能有着更为密切的相似性;②动态牵伸可以更高效地提高神经传导速度、肌肉顺应性和酶循环,从而加速能量的产生;③动态牵伸更倾向于充分调动而不是抑制软组织兴奋性的作用。对于肌肉等软组织兴奋性的抑制效果,则有可能是长时间静态牵伸对机体带来负面影响的原因之一。

二、不同人群柔韧性训练作用特点的研究支持情况

不同人群对于牵伸的反应有明显的差异。有关柔韧性训练的研究大多选择老年人群或者运动员。青壮年人群,训练难度的进阶及训练频率的改变,机体都具备了较好的适应性。而对于老年人来说,虽然年龄的增长会出现机体组织对于任何环境的改变适应能力下降,但是研究同样证实,老年人在牵伸方案实施的适应不良问题会伴随着训练的继续而改善,柔韧性训练可以降低脂质过氧化水平,并将肌肉质量恢复到年轻水平。因此,只要牵伸活动得到适当的调节,随着机体适应能力的不断提升,挑战性的运动或职业任务同样很可能在老年时进行。对于运动员来说,足球运动员腘绳肌或股四头肌紧绷度增加引起随后发生肌肉骨骼病变的风险较高,而合理的柔韧性训练可以有效降低相关损伤风险,具体可以体现在牵伸可能会增加肌肉-肌腱单位的顺应性,并可能允许在较长的肌肉长度上产生更大的力量。而对于耐力性运动员来说,牵伸对于他们慢性损伤风险的发生概率可能没有影响。Witvrouw等强调长跑运动时下肢会以极小的摆动幅度进行重复运动,且应力变化存在一定规律,这意味着长跑并不太依赖腿部肌腱最大能量吸收和弹性稳定性等组织性能。不仅长跑如此,其他所有的耐力项目及重复运动,如长途自行车和游泳也是如此,这些运动组织活动幅度小,因此牵伸训练增加组织延展性的作用,在提升耐力跑步者运动表现方面似乎没有显著的优势。另外,耐力运动节律稳定且平和,相对爆发性运动对于组织性能的需求低,通常不会因为组织延展性不够受伤,因此在受伤风险方面,牵伸训练对于降低耐力运动员慢性损伤风险的意义也不大。而耐力运动高风险的慢性损伤常常会由于组织的过度使用而发生,如髂胫束综合征、应力性骨折和足底筋膜炎,文献表明拉伸也无法降低这些损伤的患病率。对于从事舞蹈的演员群体来说,相对不太灵活的对手来说,反复的柔韧性训练可以让他们的肌肉延展水平更高,有利于肢体做出更优美的动作。

三、不同目的的柔韧性训练的研究支持

（一）柔韧性训练与肌肉功能

绝大多数研究建议牵伸在训练或体育活动前后进行,临床康复也不例外,尤其是一些运动功能障碍患者。研究报道,作为热身准备、提高运动表现和预防损伤的常见工具,牵伸运动普遍认为可以通过增加肌肉 - 肌腱单元的依从性,甚至提高肌肉力量的产生,从而增加运动范围和减少损伤发生率,特别是在高强度拉伸缩短周期活动中。除此之外,牵伸还被认为可以恢复肌肉的血液,中断疼痛 - 痉挛 - 疼痛周期。最新的一项研究表明牵伸运动可能调节各种心血管反应,即通过增加肌肉毛细血管、改善内皮功能和增加血流量（至少在动物中）对血管产生积极影响。这种在不使用过度肌肉能量消耗的情况下,增加剪应力和血流量的潜力可能对未来的治疗血管医学和心脏健康具有重要意义。不过,考虑到静态牵伸可能会给肌肉带来变化,所以一直有研究人员质疑在力量训练之前进行静态牵伸的做法,他们认为静态牵伸可能会给肌肉力量带来负面影响,因为静态牵伸会通过以下方式影响肌肉:①影响力学特性（包括降低僵硬程度和提升肌肉柔软度）;②影响肌肉的神经肌肉控制（通过自主抑制降低活化作用）。

总的来说,柔韧性训练作为热身运动是否有益于肌肉功能,仍然是临床医生和研究人员激烈争论的话题,有待未来的研究对于牵伸的利弊做进一步的统一,并确定最佳的牵伸方案应用于临床。

（二）柔韧性训练与活动度

数十年来,柔韧性一直是人们争论的焦点,一方面,缺乏共识促使人员继续研究拉伸背后的方法论;另一方面,实践者们在极力推荐理想的柔韧性训练计划。许多研究认为拉伸可以在降低肌肉僵硬程度的同时,增加关节活动范围。而争论似乎集中于柔韧性训练改善活动度的不同操作方式的有效性,比如拉伸的类型（如静态牵伸、PNF 拉伸或动态牵伸）,提升活动范围所需的拉伸持续时间,以及拉伸的适应机制（拉伸如何提升活动范围）等。研究人员仍在继续努力确定哪种形式的拉伸对于关节活动度改善程度最大,多长时间的持续牵伸能最大限度地增加关节活动度,以及拉伸作用于关节活动范围的机制进行探索。

（三）柔韧性训练与运动表现

许多专业人员争论的焦点就是在运动表现训练之前是否使用柔韧性训练。在普遍肯定柔韧性训练可以作为补充训练方法提高柔韧性、速度与敏捷性的同时,一些学者根据平衡受损,反应时间、动作时间、跳跃高度受影响的报告,确定静态牵伸会对运动表现产生负面影响。要弄清楚这样的矛盾,首先需要探讨这些研究中,不同的执行方法与操作部位组织特性的差异条件,通常情况下,拉伸的持续时间与力度的把控不同,作用的组织正处于短缩或是延长的状态不同,都会影响试验的结果,例如 Hunter 和 Marshall 将长期静态牵伸（融入 10 周训练计划的静态牵伸）对运动表现的影响与运动表现评估之前立即进行的短期静态牵伸进行对比。该研究发现,短期静态牵伸可能不会降低肌肉僵硬程度,因此该研究的结果可能与 Young 和 Elliot 的研究结果不相符。因此,未来有必要对当前柔韧性训练的文章进行循证分析,以得出更为可靠的研究结论指导临床以及体育竞技运动的柔韧性训练。

（李扬政）

参考文献

[1] CLARK M A. NASM-CPT 美国国家运动医学学会私人教练认证指南［M］. 6 版. 沈兆喆,译. 北京:人民邮电出版社,2019.

[2] EARLS J. 筋膜释放技术:身体结构平衡调整［M］. 翁长水,译. 北京:北京科学技术出版社,2018.

［3］FREDERICK A. 拉伸致胜：基于柔韧性评估和运动表现提升的筋膜拉伸系统［M］. 王雄, 译. 北京：人民邮电出版, 2018.

［4］GIBBONS J. 骨盆和骶髂关节功能解剖：手法操作指南［M］. 朱毅, 译. 北京：北京科学技术出版社, 2018.

［5］MCGILL E A. NASM-PES 美国国家运动医学会运动表现训练指南［M］. 2 版. 崔雪原, 译. 北京：人民邮电出版社, 2020.

［6］PRYOR J A. 成人与儿童呼吸与心脏问题的物理治疗［M］. 喻鹏铭, 译. 北京：北京大学医学出版社, 2011.

［7］AMIRI-KHORASANI M, CALLEJA-GONZALEZ J, MOGHARABI-MANZARI M. Acute effect of different combined stretching methods on acceleration and speed in soccer players［J］. Journal of Human Kinetics, 2016, 50（1）：179-186.

［8］AROEIRA R M, DE LAS CASAS E B, PERTENCE A E, et al. Non-invasive methods of computer vision in the posture evaluation of adolescent idiopathic scoliosis［J］. Journal of Bodywork and Movement Therapies, 2016, 20（4）：832-843.

［9］BANDY W D, IRION J M, BRIGGLER M. The effect of time and frequency of static stretching on flexibility of the hamstring muscles［J］. Physical Therapy, 1997, 77（10）：1090-1096.

［10］BAXTER C, MC NAUGHTON L R, SPARKS A, et al. Impact of stretching on the performance and injury risk of long-distance runners［J］. Research in Sports Medicine, 2017, 25（1）：78-90.

［11］BAYARTAI M E, FERREIRA P H, PAPPAS E, et al. Genetic and environmental effects on lumbar posture, flexibility and motion control in healthy adults［J］. Musculoskeletal Science and Practice, 2020, 50：102253.

［12］BEEDLE B B, MANN C L. A comparison of two warm-ups on joint range of motion［J］. Journal of Strength and Conditioning Research, 2007, 21（3）：776.

［13］BEHM D G, BLAZEVICH A J, KAY A D, et al. Acute effects of muscle stretching on physical performance, range of motion, and injury incidence in healthy active individuals：a systematic review［J］. Applied Physiology, Nutrition and Metabolism, 2016, 41（1）：1-11.

［14］BEHM D G, CHAOUACHI A. A review of the acute effects of static and dynamic stretching on performance［J］. European Journal of Applied Physiology, 2011, 111（11）：2633-2651.

［15］BEHM D G, KAY A D, TRAJANO G S, et al. Mechanisms underlying performance impairments following prolonged static stretching without a comprehensive warm-up［J］. European Journal of Applied Physiology, 2021, 121（1）：67-94.

［16］BISHOP D. Warm up I：potential mechanisms and the effects of passive warm up on exercise performance［J］. Sports Medicine, 2003, 33（6）：439-454.

［17］BYRNE P J, KENNY J, O'ROURKE B. Acute potentiating effect of depth jumps on sprint performance［J］. Journal of Strength and Conditioning Research, 2014, 28（3）：610-615.

［18］CIPRIANI D J, TERRY M E, HAINES M A, et al. Effect of stretch frequency and sex on the rate of gain and rate of loss in muscle flexibility during a hamstring-stretching program：a randomized single-blind longitudinal study［J］. Journal of Strength and Conditioning Research, 2012, 26（8）：2119-2129.

［19］CRAMER J T, BECK T W, HOUSH T J, et al. Acute effects of static stretching on characteristics of the isokinetic angle-torque relationship, surface electromyography, and mechanomyography［J］. Journal of Sports Sciences, 2007, 25（6）：687-698.

［20］CURRY B S, CHENGKALATH D, CROUCH G J, et al. Acute effects of dynamic stretching, static stretching, and light aerobic activity on muscular performance in women［J］. Journal of Strength and Conditioning Research, 2009, 23（6）：1811-1819.

［21］FLETCHER I M, MONTE-COLOMBO M M. An investigation into the effects of different warm-up modalities on specific motor skills related to soccer performance［J］. Journal of Strength and Conditioning Research, 2010, 24（8）：2096-2101.

［22］FOWLES J R, SALE D G, MACDOUGALL J D. Reduced strength after passive stretch of the human plantarflexors［J］. Journal of Applied Physiology, 2000, 89（3）：1179-1188.

［23］GARBER C E, BLISSMER B, DESCHENES M R, et al. American College of Sports Medicine position stand. Quantity and quality of exercise for developing and maintaining cardiorespiratory, musculoskeletal, and neuromotor fitness in apparently healthy adults：guidance for prescribing exercise［J］. Medicine and Science in Sports and Exercise, 2011, 43（7）：1334-1359.

［24］HADDAD M, DRIDI A, CHTARA M, et al. Static stretching can impair explosive performance for at least 24 hours［J］. Journal of Strength and Conditioning Research, 2014, 28（1）：140-146.

［25］HANSEN B W, ERLANDSSON L K, LEUFSTADIUS C. A concept analysis of creative activities as intervention in occupational therapy[J]. Scandinavian Journal of Occupational Therapy, 2021, 28(1): 63-77.

[26] HERDA T J, COSTA P B, WALTER A A, et al. The time course of the effects of constant-angle and constant-torque stretching on the muscle-tendon unit[J]. Scandinavian Journal of Medicine & Science in Sports, 2014, 24(1): 62-67.

[27] HONG C Z, SIMONS D G. Pathophysiologic and electrophysiologic mechanisms of myofascial trigger points[J]. Archives of Physical Medicine and Rehabilitation, 1998, 79(7): 863-872.

[28] HUNTER J P, MARSHALL R N. Effects of power and flexibility training on vertical jump technique[J]. Medicine and Science in Sports and Exercise, 2002, 34(3): 478-486.

[29] JAYASEELAN D J, MOATS N, RICARDO C R. Rehabilitation of proximal hamstring tendinopathy utilizing eccentric training, lumbopelvic stabilization, and trigger point dry needling: 2 case reports[J]. Journal of Orthopaedic & Sports Physical Therapy, 2014, 44(3): 198-205.

[30] KAY A D, BLAZEVICH A J. Effect of acute static stretch on maximal muscle performance: a systematic review[J]. Medicine and Science in Sports and Exercise, 2012, 44(1): 154-164.

[31] KAY A D, BLAZEVICH A J. Isometric contractions reduce plantar flexor moment, Achilles tendon stiffness, and neuromuscular activity but remove the subsequent effects of stretch[J]. Journal of Applied Physiology, 2009, 107(4): 1181-1189.

[32] KNUDSON D, NOFFAL G. Time course of stretch-induced isometric strength deficits[J]. European Journal of Applied Physiology, 2005, 94(3): 348-351.

[33] KONRAD A, STAFILIDIS S, TILP M. Effects of acute static, ballistic, and PNF stretching exercise on the muscle and tendon tissue properties[J]. Scandinavian Journal of Medicine & Science in Sports, 2017, 27(10): 1070-1080.

[34] KRUSE N T, BARR M W, GILDERS R M, et al. Using a practical approach for determining the most effective stretching strategy in female college division I volleyball players[J]. Journal of Strength and Conditioning Research, 2013, 27(11): 3060-3067.

[35] KRUSE N T, SCHEUERMANN B W. Cardiovascular responses to skeletal muscle stretching: "Stretching" the truth or a new exercise paradigm for cardiovascular medicine?[J]. Sports Medicine, 2017, 47(12): 2507-2520.

[36] LITTLE T, WILLIAMS A G. Effects of differential stretching protocols during warm-ups on high speed motor capacities in professional soccer players[J]. Journal of Strength and Conditioning Research, 2006, 20(1): 203-207.

[37] MATSUO S, SUZUKI S, IWATA M, et al. Acute effects of different stretching durations on passive torque, mobility, and isometric muscle force[J]. Journal of Strength and Conditioning Research, 2013, 27(12): 3367-3376.

[38] MCMILLIAN D J, MOORE J H, HATLER B S, et al. Dynamic vs. static-stretching warm up: the effect on power and agility performance[J]. Journal of Strength and Conditioning Research, 2006, 20(3): 492-499.

[39] MIZUNO T, MATSUMOTO M, UMEMURA Y. Viscoelasticity of the muscle-tendon unit is returned more rapidly than range of motion after stretching[J]. Scandinavian Journal of Medicine & Science in Sports, 2013, 23(1): 23-30.

[40] MIZUNO T. Changes in joint range of motion and muscle-tendon unit stiffness after varying amounts of dynamic stretching[J]. Journal of Sports Sciences, 2017, 35(21): 2157-2163.

[41] MOORE S D, LAUDNER K G, MCLODA T A, et al. The immediate effects of muscle energy technique on posterior shoulder tightness: a randomized controlled trial[J]. Journal of Orthopaedic & Sports Physical Therapy, 2011, 41(6): 400-407.

[42] MORASKA A F, SCHMIEGE S J, MANN J D, et al. Responsiveness of myofascial trigger points to single and multiple trigger point release massages-a randomized, placebo controlled trial[J]. American Journal of Physical Medicine and Rehabilitation, 2017, 96(9): 639-645.

[43] OPPLERT J, BABAULT N. Acute effects of dynamic stretching on muscle flexibility and performance: an analysis of the current literature[J]. Sports Medicine, 2018, 48(2): 299-325.

[44] OPPLERT J, GENTY J B, BABAULT N. Do stretch durations affect muscle mechanical and neurophysiological properties?[J]. International Journal of Sports Medicine, 2016, 37(09): 673-679.

[45] PERRIER E T, PAVOL M J, HOFFMAN M A. The acute effects of a warm-up including static or dynamic stretching on countermovement jump height, reaction time, and flexibility[J]. Journal of Strength and Conditioning Research, 2011, 25(7): 1925-1931.

[46] POWER K, BEHM D, CAHILL F, et al. An acute bout of static stretching: effects on force and jumping performance[J]. Medicine and Science in Sports and Exercise, 2004, 36(8): 1389-1396.

[47] RYAN E D, BECK T W, HERDA T J, et al. The time course of musculotendinous stiffness responses following different

durations of passive stretching [J]. Journal of Orthopaedic & Sports Physical Therapy, 2008, 38 (10): 632-639.

[48] RYAN E D, EVERETT K L, SMITH D B, et al. Acute effects of different volumes of dynamic stretching on vertical jump performance, flexibility and muscular endurance [J]. Clinical Physiology and Functional Imaging, 2014, 34 (6): 485-492.

[49] RYAN E D, HERDA T J, COSTA P B, et al. Determining the minimum number of passive stretches necessary to alter musculotendinous stiffness [J]. Journal of Sports Sciences, 2009, 27 (9): 957-961.

[50] SÁ M A, NETO G R, COSTA P B, et al. Acute effects of different stretching techniques on the number of repetitions in a single lower body resistance training session [J]. Journal of Human Kinetics, 2015, 45: 177.

[51] SHADMEHR A, HADIAN M R, NAIEMI S S, et al. Hamstring flexibility in young women following passive stretch and muscle energy technique [J]. Journal of Back and Musculoskeletal Rehabilitation, 2009, 22 (3): 143-148.

[52] SINGLA D, VEQAR Z, HUSSAIN M E. Photogrammetric assessment of upper body posture using postural angles: a literature review [J]. Journal of Chiropractic Medicine, 2017, 16 (2): 131-138.

[53] SU H, CHANG N J, WU W L, et al. Acute effects of foam rolling, static stretching, and dynamic stretching during warm-ups on muscular flexibility and strength in young adults [J]. Journal of Sport Rehabilitation, 2017, 26 (6): 469-477.

[54] TAKAKUSAKI K, CHIBA R, NOZU T, et al. Brainstem control of locomotion and muscle tone with special reference to the role of the mesopontine tegmentum and medullary reticulospinal systems [J]. Journal of Neural Transmission (Vienna), 2016, 123 (7): 695-729.

[55] TRAJANO G S, NOSAKA K, BLAZEVICH A J. Neurophysiological mechanisms underpinning stretch-induced force loss [J]. Sports Medicine, 2017, 47 (8): 1531-1541.

[56] WALLMANN H W, CHRISTENSEN S D, PERRY C, et al. The acute effects of various types of stretching static, dynamic, ballistic, and no stretch of the iliopsoas on 40-yard sprint times in recreational runners [J]. International Journal of Sports Physical Therapy, 2012, 7 (5): 540-547.

[57] WERSTEIN K M, LUND R J. The effects of two stretching protocols on the reactive strength index in female soccer and rugby players [J]. Journal of Strength and Conditioning Research, 2012, 26 (6): 1564-1567.

[58] WIEMANN K, HAHN K. Influences of strength, stretching and circulatory exercises on flexibility parameters of the human hamstrings [J]. International Journal of Sports Medicine, 1997, 18 (5): 340-346.

[59] WINCHESTER J B, NELSON A G, KOKKONEN J. A single 30-s stretch is sufficient to inhibit maximal voluntary strength [J]. Research Quarterly for Exercise and Sport, 2009, 80 (2): 257-261.

[60] WITVROUW E, DANNEELS L, ASSELMAN P, et al. Muscle flexibility as a risk factor for developing muscle injuries in male professional soccer players: a prospective study [J]. American Journal of Sports Medicine, 2003, 31 (1): 41-46.

[61] RINALDO N, BACCHI E, CORATELLA G, et al. Effects of Combined Aerobic-Strength Training vs Fitness Education Program in COPD Patients [J]. International Journal of Sports Medicine, 2017, 38 (13): 1001-1008.

[62] YAMAGUCHI T, ISHII K. Effects of static stretching for 30 seconds and dynamic stretching on leg extension power [J]. Journal of Strength and Conditioning Research, 2005, 19 (3): 677-683.

[63] YOUNG W, ELLIOTT S. Acute effects of static stretching, proprioceptive neuromuscular facilitation stretching, and maximum voluntary contractions on explosive force production and jumping performance [J]. Research Quarterly for Exercise and Sport, 2001, 72 (3): 273-279.

第十章
居家运动训练

本章的学习目标：
- 居家运动训练的综合评估
- 居家运动处方的个体化制订
- 患者症状的管理
- 辅助运动措施
- 患者自我管理
- 居家运动疗效评估

第一节 概 述

虽然目前绝大多数患者都是在可提供监督指导的门诊或住院环境下开展运动训练，但越来越多证据表明，居家运动训练同样有效，应作为完整呼吸康复计划的重要组成部分，对于所有接受呼吸康复训练的患者，都应该根据其在门诊或住院期间的康复计划、居家环境评估及可利用的资源，制订序贯个体化居家运动计划。一项大样本研究比较了居家运动训练和监督指导下门诊运动训练的疗效，发现两组患者在运动耐力方面取得了类似的改善。其他多项研究也发现居家运动可以提高患者6分钟步行距离，改善焦虑和抑郁量表得分，改善圣·乔治呼吸问卷得分，疗效可以维持6~12个月，并且成本效益分析也发现居家运动具有很好的经济性。尽管居家运动训练在有效性、安全性、便携性、经济性和可行性方便具有优势，但也有研究发现居家运动训练并非对所有患者都有效，在实际开展过程中仍存在较多的潜在问题和局限性，包括监督职责、疗效评估、保险覆盖、缺乏指导和技术支持，缺少详尽指导居家运动训练的循证指南和证据基础等。居家运动训练除了关注如何提高患者运动功能，增加独立性、加强症状控制和提高生活质量外，更应关注如何提高运动安全性。

第二节 患者的综合评估

目前居家运动训练的开展仍处于起步阶段，如何进行患者评估主要参照在门诊或住院环境下开展运动训练时的评价标准，但仍需要进行进一步的评估、沟通和再评估，以确保评估标准适用于个体化居家环境，并且是安全有效的。

在开始居家运动训练之前，患者必须接受完整的病史采集、症状评估和体格检查，还应与主管医师沟通针对患者慢性呼吸疾病及合并症的最佳控制和管理策略。通常使用6分钟步行试验、往返步行试验（耐力或递增）或心肺运动试验来评估运动能力。对于那些无法独立或在日常所用助行器辅助下步行小于15m的患者，是不适合立即开展居家运动训练的，而应先接受物理治疗改善运动功能，或在可提供监督指导的门诊或住院环境下开展运动训练。患者在1年内应进行心电图检查，开始居家运动训练之前，应将有心电图异常、有心血管症状或心血管疾病控制不良的患者先转诊给心血管科医生进行进一步检查、治疗和排除禁忌证。存在严重心电图或超声心动图异常，或纽约心脏病学会心功能分级Ⅲ~Ⅳ级的患者不适合开展居家运动训练，因为这类患者需要密切的监护，而在居家环境中是无法实现的。

第三节　居家环境和设备

居家运动训练往往是患者在门诊或住院环境下开展运动训练的延续，居家运动处方应以美国胸科学会/欧洲呼吸学会、美国运动医学会或美国心肺康复协会制订的呼吸康复指南，以及中国慢性呼吸道疾病呼吸康复管理指南为基础，根据患者在院期间运动训练的内容和效果制订个体化的方案。居家运动处方的内容应包括耐力训练、抗阻训练和柔韧性训练等，具体推荐频率、强度，持续时间和训练类型见表4-10-3-1。

表 4-10-3-1　居家运动处方的基本框架

	频率	强度	时长	运动类型	运动量的增加
耐力训练	至少3~5d/周	Borg评分4~6分（满分10分）	5个周期的前两个应在Borg评分4~6分的等级下各持续10分钟。对于不能忍受连续运动的患者，每次运动周期应间隔30~60秒以便休息	步行（包括使用助行器辅助步行，推轮椅；水中运动（散步或踢腿）；游泳和/或有氧运动	最初4~6周在Borg评分4~6分的等级下，每周2次，每次增加运动时间2~3分钟，目标每次运动时间达到30~40分钟（除非临床医生批准更长的时间）。此后，逐渐增加频率或强度，同时保持Borg评分评分小于7分
抗阻训练	不连续的2~3次/周	初始：1~2组（每组8~10个重复动作）	通常15~20分钟	自重练习；弹力带（锻炼二头肌、三头肌或划船动作）；利用自身重量（爬楼梯，下蹲或俯卧撑）；强调功能运动（如爬楼梯）	增加重量；每组重复次数；每个周期运动组数；减少每组动作或每个周期间的休息时间
柔韧性训练耐力训练前后进行拉伸动作作为热身和运动后恢复	5~10min/次≥2d/周	拉伸至肌肉紧绷或轻微不适的程度，避免"肌肉颤动"	缓慢运动涉及每个主要肌肉群的持续拉伸	静态拉伸，在正常呼吸的同时保持拉伸30~60秒	—

另外，为患者制订可独立完成的居家运动处方应充分考虑到居家环境，以提高可行性和依从性。例如，如果患者没有负重训练器械，可建议进行一些简单易行的力量训练，如弹力带、轻型哑铃及沙袋等；徒手练习如原地蹲起、俯卧撑、仰卧起坐等；利用简单家具的练习，如手持板凳或重物的弯举、推举、提拉、蹲起等；双人互相帮助的抗阻力练习也可达到较好的效果。

第四节 呼吸控制和运动终止

呼吸困难和疲劳是与运动有关的常见症状,特别是在训练的最初几周。如果患者症状加重,Borg 评分超过 6 分(满分 10 分),建议减慢运动速度或休息直至恢复基线水平,然后再以较慢的速度恢复行走或活动。应对患者进行呼吸困难控制策略的培训,包括缩唇呼吸、三脚架姿势、间歇性休息、加强环境通风(如开窗或使用电风扇)等。如患者在购物中心或大型商场行走时应避开客流高峰期,借助购物车、助步车或轮式助行器来辅助行走。如果患者采取呼吸困难控制策略后呼吸困难仍未缓解甚至加重,应立即寻求帮助或急诊医疗。应培训患者做好异常症状的自我监测和异常情况的正确处理和报告机制。患者应有呼救预案,可以是通过在场的旁观者、使用移动电话或借助远程监护系统进行呼救。关于何时终止运动训练可参见表 4-10-4-1。

表 4-10-4-1 何时终止运动并寻求帮助

- 气短、疲劳或乏力超过正常程度并且不能通过休息或常规措施改善(例如氧疗,紧急吸入疗法或三角架姿势等)
- 胸痛或胸闷
- 心脏触诊发现心率过慢或过快
- 无法改善的肌肉疼痛
- 感觉头晕或眩晕
- 下肢疼痛、无力或痉挛
- 训练时出汗比平时增多

第五节 运动前准备措施

可用于辅助运动的器械包括可以改善患者平衡能力、增加运动距离、缓解呼吸困难和疲劳的轮式助步车、普通的助行器等。

在进行居家运动训练前,应评估患者的静息和运动时氧合,对于存在低氧血症患者应制订氧疗处方,并且对氧疗过程中注意事项特别是安全性进行培训。临床医护人员应通过监测患者正常运动量时脉搏血氧饱和度、心率和主观呼吸困难症状,滴定应给予患者的氧气流量,从而避免在居家运动训练时出现低氧血症和呼吸困难。患者应配备一台性能可靠的脉搏血氧饱和度仪,掌握其使用方法,接受如何实现目标氧疗的培训。对于氧气需求较大的患者则可以考虑使用储氧鼻导管、经气管导管和脉冲按需阀等节氧措施来减少氧气消耗。对于患有严重运动性低氧血症的患者,不适合立即进行居家运动训练,应在严密监测和监督指导下,先在门诊或住院环境下开展运动训练。家庭氧源设备的选择应考虑设备机动性、患者病情、经济因素和设备销售网络的普及性等,国外家庭氧疗设备以液氧系统和氧浓缩器应用为主,国内则以压缩氧气瓶和氧浓缩器应用最为广泛。

短效和长效支气管扩张剂在改善慢性气道疾病患者(如慢阻肺病或哮喘)的呼吸困难和过度通气起着关键作用。临床医生应确定患者在居家运动训练前是否需要使用支气管扩张剂(如沙丁胺醇和异丙托溴铵等)。应该对吸入装置的使用对患者进行培训,并通过定期的随访评估来确认保证患者能够正确熟练使用。

第六节　患者自我管理

自我管理是呼吸康复的关键要素之一,对于接受居家运动训练的患者更是尤为重要。自我管理的重点已经从正式和说教式的管理转变为注重协作式自我管理、行为改变和适应。自我管理包括目标设定、问题解决、决策制订和基于预定的行动计划来采取行动。目前居家自我管理培训的具体模式很少,并且其效果尚未得到很好的验证。表4-10-6-1中总结了呼吸康复部分自我管理培训的重点。其中应重视对病情急性加重的早期识别和治疗的培训,患者应对其完整治疗计划有所了解,包括抗生素和糖皮质激素的使用、支气管扩张剂治疗和氧疗的使用等,应建立紧急情况时与主管医护人员的快速沟通机制。影响自我管理效果的因素包括焦虑、疾病感知、体重指数、年龄、慢阻肺病的 GOLD 分级和合并症等。

表 4-10-6-1　自我管理培训重点

- 正常呼吸系统解剖和生理
- 慢性呼吸疾病病理生理
- 与医疗人员的沟通
- 医学检查的解释说明
- 呼吸控制策略
- 气道廓清技术
- 药物的药理作用和原理,包括氧疗
- 吸入装置的正确使用
- 运动和体力活动的益处
- 日常生活中体力的节省
- 健康食物的摄入
- 避免接触刺激物
- 急性加重的早期识别和治疗
- 休闲活动
- 慢性呼吸病的治疗策略

第七节　居家运动疗效评估

居家运动疗效的评估至少应包括对呼吸困难和运动能力的评估。借助脉搏血氧饱和度仪来监测患者静息和运动时的心率和脉搏血氧饱和度;计步器和运动追踪器已成为测量患者步数和步行距离的主要工具;对于行走缓慢的患者,可以记录步行时间或距离。疗效评估应比较居家运动训练前后运动能力的改变进行评估,例如6分钟步行试验或递增往返步行试验,以及与健康相关生活质量和心理状况评估(如焦虑或抑郁症状等)。病情加重次数和住院治疗次数减少也是疗效评估的重要指标。应指定一名专业人员负责患者随访和处理居家运动训练中的异常情况。

(代　冰)

参考文献

［1］GARVEY C, BAYLES M P, HAMM L F, et al. Pulmonary rehabilitation exercise prescription in chronic obstructive pulmonary disease：review of selected guidelines［J］. Journal of Cardiopulmonary Rehabilitation and Prevention，2016，36（2）：75-83.

［2］GARVEY C, SINGER J P, BRUUN A M, et al. Moving pulmonary rehabilitation into the home［J］. Journal of Cardiopulmonary Rehabilitation and Prevention，2018，38（1）：8-16.

［3］SPRUIT M A, SINGH S J, GARVEY C, et al. An official American Thoracic Society/European Respiratory Society statement：key concepts and advances in pulmonary rehabilitation［J］. American Journal of Respiratory and Critical Care Medicine，2013，188（8）：e13-e64.

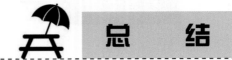

总　结

　　呼吸康复包括运动训练、促进健康行为和心理支持等。多种因素导致患者的运动受限,包括通气受限、气体交换异常、肺血管和心脏功能障碍、肢体肌肉功能障碍以及合并外周动脉疾病和关节炎症所致的损伤。目前尚未确定呼吸疾病患者的最佳训练类型,但大多数研究和项目采用的是耐力训练。通常间歇训练和抗阻训练,与耐力训练联合使用。锻炼改善运动耐力的机制目前尚不清楚,呼吸康复通常无法改善患者肺功能和静态呼吸肌力学,但是能使患者的骨骼肌和呼吸模式发生生物学和生理学改变。恒定运动做功试验期间较低的心率反应以及运动时的氧耗和二氧化碳产生的动力学证据证实其生理学疗效。严重呼吸困难或耐力训练过程中血氧饱和度下降患者可以选择间歇运动训练。下肢耐力训练有利于提高患者的运动耐力、改善患者的呼吸困难和生存质量,是呼吸康复项目中需包含的内容。呼吸再训练改善呼吸系统疾病患者的呼吸模式,有利于增加6分钟步行距离。需要进一步的研究来确定各种治疗方法的有效性和安全性。

(葛慧青)

第五篇

呼吸康复技术

第一章
戒　烟

本章的学习目标:
- 了解吸烟的危害
- 掌握烟草依赖的概念及评估
- 掌握戒烟的方法

第一节　概　述

一、吸烟的危害

吸烟是一种常见的不良社会行为,也是当今世界上最严重的公共卫生与医疗保健问题之一。虽然大多数人对于吸烟的危害有所知晓,但通常都认为吸烟是一种可自愿选择的不良行为,对吸烟的成瘾性、危害性认识不足。

烟草烟雾中含有多种有害物质,这些物质以原型及其代谢衍生物的形式对人体造成危害。1964 年美国卫生总监报告首次对吸烟危害健康进行了明确的阐述,2012 年我国卫生部发布的《中国吸烟危害健康报告》是我国第一部关于吸烟及二手烟暴露危害健康的国家报告。吸烟可导致多种肿瘤、慢性病及其他健康问题,特别是增加了呼吸系统疾病、心血管疾病和肺癌的死亡风险。吸烟是肺癌的重要致病因素之一,是慢性支气管炎、肺气肿和慢性阻塞性肺疾病的主要诱因之一。此外,吸烟可导致哮喘的控制恶化,并对结核病的预后产生负面影响。二手烟同样严重影响人类健康。

二、戒烟的好处

戒烟是减轻吸烟危害的唯一方法。戒烟对几乎所有吸烟者都有好处,无论戒烟的年龄或烟草接触的累积量如何。40 岁之前停止吸烟可以降低 90% 的因吸烟致死风险,其中,心血管疾病发生的风险可迅速地降低,癌症和慢性阻塞性肺疾病(COPD)发生的风险是逐渐降低的。即使在 60 岁之后戒烟,也能降低随后死亡的风险,因此,无论什么时候戒烟都不晚。但同时,吸烟者戒烟后,罹患肺癌的风险永远不会降至不吸烟的低风险；在慢阻肺病患者中，戒烟可降低 FEV₁ 下降的速度，但已经受损的肺功能不能恢复。这突出了戒烟越早越好的重要性。

第二节　烟　草　依　赖

吸烟可以成瘾，称为烟草依赖。烟草依赖是一种慢性、易复吸、危及生命的疾病，其国际疾病分类（international classification of disease，ICD）-10 编码为 F17.2。该病具有明确的神经病理学基础，需要长期的干预和管理，甚至需要终身治疗。门诊治疗是有效诊治烟草依赖的主要方式。

一、烟草依赖的机制

长期反复烟草暴露及尼古丁依赖，使中枢神经系统特别是中脑 - 边缘多巴胺系统发生细胞及分子水平上的改变，并最终导致机体的生理及心理产生一系列复杂行为（如依赖、耐受、渴求等成瘾状态）。

二、烟草依赖的表现

吸烟不是一种生活方式问题，也不是一种习惯，而是对烟草的依赖。烟草依赖表现为躯体依赖和心理依赖两方面。

1. 躯体依赖表现为吸烟者在停止吸烟或减少吸烟量后，出现吸烟渴求、焦虑、抑郁、不安、头痛、唾液腺分泌增加、注意力不集中、睡眠障碍等一系列难以忍受的戒断症状（表 5-1-2-1）。戒断症状可在停止吸烟后数小时开始出现，在戒烟最初 14 天内表现最强烈，之后逐渐减轻，直至消失。大多数戒断症状持续 1 个月左右，部分患者对吸烟的渴求长达 1 年以上。

2. 心理依赖表现为主观上强烈渴求吸烟。戒烟后 7 天复吸率 45%，14 天内上升至 55%~65%。

表 5-1-2-1　明尼苏达烟草戒断症状量表

项目	评分	项目	评分
吸烟的冲动		焦虑	
易激惹、受挫感或生气		坐立不安	
难以集中注意力		入睡困难	
食欲增加		睡眠易醒	
情绪低落			

以上各项为戒烟者在过去 1 天中的感觉。以 0~4 分计分。完全没有，0 分；轻微，1 分；中度，2 分；严重，3 分；非常严重，4 分。

三、烟草依赖的诊断标准

参照 ICD-10 中关于药物依赖的诊断条件，烟草依赖的临床诊断标准为：在过去 1 年内体验过或表现出下列 6 项中的至少 3 项，可以做出诊断。

1. 强烈渴求吸烟。

2. 难以控制吸烟行为。

3. 当停止吸烟或减少吸烟量后，出现戒断症状。

4. 出现烟草耐受表现，即需要增加吸烟量才能获得过去吸较少量烟即可获得的吸烟感受。

5. 为吸烟而放弃或减少其他活动及喜好。

6. 不顾吸烟的危害而坚持吸烟。

四、烟草依赖的评估

烟草依赖患者,可以通过法氏烟草依赖评估量表(Fagerström test for nicotine dependence,FTND)(表 5-1-2-2)和吸烟严重度指数(heaviness of smoking index,HSI)(表 5-1-2-3)来评估其严重程度。烟草依赖程度越严重,上述量表的累计分值越高。这样的吸烟者从强化戒烟干预及戒烟药物治疗中可能的获益越大。

表 5-1-2-2　法氏烟草依赖评估量表(FTND)

评估内容	0 分	1 分	2 分	3 分
您早晨醒来后多长时间吸第 1 支烟	>60 分钟	31~60 分钟	6~30 分钟	≤5 分钟
您是否在许多禁烟场所很难控制吸烟	否	是		
您认为哪一支烟最不愿意放弃	其他时间	晨起第 1 支		
您每天吸多少支卷烟	≤10 支	11~20 支	21~30 支	>30 支
您早晨醒来后第 1 个小时是否比其他时间吸烟多	否	是		
您患病在床时仍旧吸烟吗	否	是		

0~3 分,轻度烟草依赖;4~6 分,中度烟草依赖;≥7 分,重度烟草依赖。

表 5-1-2-3　吸烟严重度指数(HSI)

评估内容	0 分	1 分	2 分	3 分
您早晨醒来后多长时间吸第 1 支烟	>60 分钟	31~60 分钟	6~30 分钟	≤5 分钟
您每天吸多少支卷烟	≤10 支	11~20 支	21~30 支	>30 支

≥4 分为重度烟草依赖。

第三节　控　烟

控制吸烟,包括防止吸烟和促使吸烟者戒烟,是人群疾病预防和个体保健最重要、最可行的措施。大量研究证据表明,戒烟可降低或消除吸烟导致的健康危害。任何人在任何年龄戒烟均可获益,且戒烟越早、持续时间越长,健康获益就越大。应使包括吸烟者在内的广大公众深刻认识吸烟与二手烟暴露对健康的危害,促使人们努力创建家庭、单位和社会的无烟环境,并鼓励吸烟者积极尝试戒烟。戒烟分为强化戒烟干预和简短戒烟干预。

一、强化戒烟干预

强化戒烟干预包括联合使用多种干预方法、增加每次干预的时间、几位医生共同进行干预、进行多次随访等措施,适用于烟草依赖较为严重并愿意接受强化干预的吸烟者。强化戒烟干预应由经过培训的临床医生实施。医生应询问就医者的吸烟状况,评估吸烟者的戒烟意愿,根据吸烟者的具体情况提供恰当的治疗方法。通常包括"5R"和"5A"法。

(一)通过"5R"法增强戒烟动机

"5R"干预措施包括:

1. 相关（relevance）　使吸烟者认识到戒烟与其自身和家人的健康密切相关。

2. 危害（risk）　使吸烟者认识到吸烟对健康的严重危害。

3. 益处（rewards）　使吸烟者充分认识到戒烟对健康的益处。

4. 障碍（roadblocks）　使吸烟者知晓和预估戒烟过程中可能出现的问题和障碍。同时，让他们了解现有的戒烟干预方法可以帮助他们克服这些障碍。

5. 反复（repetition）　反复对吸烟者进行上述戒烟动机干预。

（二）通过"5A"戒烟干预方案帮助愿意戒烟的吸烟者戒烟

"5A"干预方案包括：

1. 询问（ask）　询问并记录所有就医者的吸烟情况。

2. 建议（advise）　建议所有吸烟者戒烟。向吸烟者提供强有力的、清晰的、个性化的建议，尽快戒烟，并使用一些有用的短语。

3. 评估（assess）　评估吸烟者戒烟的准备情况及吸烟者戒烟的意愿。

4. 协助（assist）　协助吸烟者戒烟。

（1）提供戒烟治疗方案，包括药物及行为支持。

（2）向吸烟者提供实用的戒烟咨询。

（3）向吸烟者提供戒烟资料，介绍戒烟热线（全国戒烟热线 400-888-5531、400-808-5531，卫生热线 12320）。

5. 随访（arrange）　吸烟者开始戒烟后，应安排至少 6 个月随访，6 个月内随访次数不宜少于 6 次。随访的形式可以为戒烟门诊复诊或通过电话了解其戒烟情况。由于吸烟者在戒烟后的最初几天和几周内复吸的风险最高，因此应在初次就诊后 2~4 周内进行密切随访，以监测患者的戒烟治疗。

（三）采取措施防止已戒烟者复吸

复吸多发生在戒烟后较短的时间内，但戒烟数月后甚至数年后仍可发生复吸，应积极采取措施防止戒烟者复吸。

1. 对于开始戒烟者，医生应给予肯定，强调戒烟对健康的益处，并帮助他们解决戒烟中遇到的问题。

2. 医生应持续关注戒烟者的戒烟进程，并告知戒烟者若出现复吸倾向应主动向医生寻求帮助，有复吸发生，应尽早报告医生以获得及时干预，不要"羞于"报告。

3. 对戒烟成功者，医生可与他们探讨戒烟的经验，进一步巩固戒烟状态，并告诫他们可能会遇到诱导其复吸的因素，使其有所戒备并加以抵制。

（四）治疗方案

戒烟包括药物治疗和非药物治疗。药物治疗主要缓解尼古丁戒断症状，而非药物治疗旨在提高吸烟者戒烟的动机和信心，并教授戒烟的实际应对技能。这些治疗方法中的每一种都是有效的，但行为支持和药物治疗的结合会达到增加成功的可能，因为这些治疗是互补的。

1. 药物治疗　药物治疗的根本目的是抑制尼古丁戒断症状，减少复吸发生。控制类药物使用一定时间（4~6 小时至 1 周）才能使大脑血药浓度达到峰值水平。

一线控制药物包括伐尼克兰、安非他酮缓释片、烟碱替代疗法类药物。伐尼克兰为 $\alpha_4\beta_2$ 尼古丁乙酰胆碱受体的部分激动剂，同时具有激动及拮抗的双重调节作用。安非他酮缓释片是一种抗抑郁药，可以缓解戒断症状，提高戒烟成功率。烟碱替代疗法（nicotine replacement therapy, NRT）类药物（如尼古丁贴片、尼古丁咀嚼胶）通过向人体释放尼古丁，代替或部分代替吸烟者通过吸烟获得的尼古丁，从而减轻或消除戒断症状。

二线控制药物包括可乐定、去甲替林。急救药物几秒到几分钟快速缓解尼古丁戒断症状。

尼古丁是一线急救药。

2. 非药物治疗　烟草依赖的非药物治疗包括行为支持疗法（也称为心理社会咨询）、动机访谈和激励措施。

（1）行为支持疗法：认知行为疗法（cognitive behavioral therapy, CBT）可以提高吸烟者戒烟的动机，增强他们成功的自信心。心理社会干预还包括教吸烟者识别和管理尼古丁戒断症状和高风险的情况。认知行为技能训练包括指导、建模、排练和反馈，教吸烟者如何改变吸烟行为，见表5-1-3-1。

（2）动机访谈：是一种以目标为导向、以客户为中心的咨询方式，帮助吸烟者探索和解决对行为改变的矛盾心理来激发行为改变。该方法依赖于顾问从客户那里获得他们自己的改变动机，而不是强加给吸烟者一个治疗计划。

（3）激励措施：通常提供现金或代金券，用来激励吸烟者尝试戒烟，并奖励他们改变他们的吸烟行为。

表 5-1-3-1　认知行为训练内容

①自我监控，找出吸烟的诱因。要求吸烟者实时记录吸烟的时间、地点和情况

②行为排练，如练习尝试戒烟和如何应对戒烟失败

③练习自我控制吸烟。避免诱发因素（例如收起烟灰缸、戒酒）、改变触发情况（例如在不能吸烟的地方休息）、用替代品代替吸烟（例如口香糖、糖果、压力球、锻炼），以及在产生渴望时重新调整思想（例如自决声明，如"我能做到这一点"；延迟声明，如"等1分钟或2分钟，冲动就会过去"）

④协助训练，帮助吸烟者更好地处理可能诱发吸烟的社交场合

⑤指导和训练（如深呼吸、瑜伽、正念训练），以处理与吸烟冲动有关的压力和负面情绪

⑥指导正确使用药物以提高药物依从性和戒断率

⑦生物反馈，测量呼出气体一氧化碳，以教育患者吸烟的直接健康危害，并增强戒烟的动机

⑧吸烟者的小组讨论，以分享有效的行为改变经验和挑战

二、简短戒烟干预

卫生健康人员是帮助吸烟者戒烟的最佳人选。卫生健康机构在提供医疗卫生服务过程中，应建立首诊询问吸烟史制度，明确建议吸烟者戒烟。对于有戒烟意愿的吸烟者，应提供进一步戒烟指导和帮助；对于尚无戒烟意愿的吸烟者，应激发其戒烟动机。

简短戒烟干预的具体方法包括：

1. 每位卫生计生人员在首诊时均应问询并记录其吸烟状况。包括是否吸烟及吸烟的程度（如每日吸多少支，吸多少年）。也可使用吸烟指数计算吸烟者的吸烟程度，吸烟指数（包年）＝每日吸烟量（包）×吸烟时间（年）。

2. 向吸烟者提供关于吸烟危害健康和吸烟与其自身疾病或健康的相关信息。建议所有吸烟者必须戒烟。向有戒烟意愿的吸烟者提供戒烟帮助。对于需要进一步戒烟干预的吸烟者，可推荐至戒烟门诊或建议拨打戒烟热线（全国戒烟热线 400-888-5531、400-808-5531，卫生热线 12320）。

小结

　　吸烟是慢阻肺病、心血管疾病和癌症等疾病发生的主要危险因素。戒烟可降低患这些疾病的风险，增加预期寿命。即使在心肺疾病发展后，戒烟也会减少症状，延长寿命。有明确的证据表明，药物治疗和心理支持有助于吸烟者戒烟。医生和医疗保健人员将戒烟治疗标准化，流程化的广泛开展，必将有助于降低人口吸烟率和烟草对健康造成的巨大损失。

（李　丹　王　爽）

参考文献

［1］RIGOTTI N A. Smoking cessation in patients with respiratory disease：existing treatments and future directions［J］. Lancet Respiratory Medicine，2013，1（3）：241-250.

［2］JHA P，RAMASUNDARAHETTIGE C，LANDSMAN V，et al. 21st-century hazards of smoking and benefits of cessation in the United States［J］. New England Journal of Medicine，2013，368（4）：341-350.

［3］TØNNESEN P，CARROZZI L，FAGERSTRÖM K O，et al. Smoking cessation in patients with respiratory diseases：a high priority，integral component of therapy［J］. European Respiratory Journal，2007，29（2）：390-417.

［4］中华人民共和国国家卫生健康委员会．中国临床戒烟指南（2015年版）［J］.临床指南汇编数据库，2019，1（1）：e52-e70.

［5］Clinical Practice Guideline Treating Tobacco Use And Dependence 2008 Update Panel，Liaisons，and Staff. A clinical practice guideline for treating tobacco use and dependence：2008 update. A U.S. Public Health Service report［J］. American Journal of Preventive Medicine，2008，35（2）：158-176.

［6］STEAD L F，LANCASTER T. Combined pharmacotherapy and behavioural interventions for smoking cessation［J］. Cochrane Database of Systematic Reviews，2012，10：CD008286.

［7］BARUA R S，RIGOTTI N A，BENOWITZ N L，et al. 2018 ACC expert consensus decision pathway on tobacco cessation treatment：A report of the American College of Cardiology task force on clinical expert consensus documents［J］. Journal of the American College of Cardiology，2018，72（25）：3332-3365.

［8］ABRAMS D B，MONTI P M. The tobacco dependence treatment handbook：a guide to best practices［M］. New York：Guilford Press，2003.

［9］STEAD L F，KOILPILLAI P，FANSHAWE T R，et al. Combined pharmacotherapy and behavioural interventions for smoking cessation［J］. Cochrane Database of Systematic Reviews，2016，3：CD008286.

［10］LINDSON-HAWLEY N，THOMPSON T P，BEGH R. Motivational interviewing for smoking cessation［J］. Cochrane Database of Systematic Reviews，2015（3）：CD006936.

［11］CAHILL K，HARTMANN-BOYCE J，PERERA R. Incentives for smoking cessation［J］. Cochrane Database of Systematic Reviews，2015（5）：CD004307.

［12］HALPERN S D，FRENCH B，SMALL D S，et al. Randomized trial of four financial-incentive programs for smoking cessation［J］. New England Journal of Medicine，2015，372（22）：2108-2117.

第二章
改善肺容量

本章的学习目标：
- 熟悉肺容量改变的原因及对机体的影响
- 掌握改善肺容量的策略

第一节　肺容量改变的原因及对机体的影响

一、肺容量减少

肺容量减少指肺组织扩张不能，包括 RV、VT、ERV、IRV 的降低。肺容量降低有两方面原因：一个是患者无法增加吸气量以扩张肺组织导致 TLC 和 VC 减少，另一个是由于患者无法维持肺泡充气而出现 FRC 减少。当 VC 或 FVC 下降，会直接导致肺泡通气下降，引起低氧和二氧化碳潴留。而 FRC 改变同样具有重要的病理生理意义，在正常 FRC 范围内，肺通气功能处于压力 - 容积曲线的陡升部分，较小吸气肌肌力即可引起肺容量增加。FRC 偏低时，肺顺应性下降，在相同扩张力下，潮气量增加较少。为了提供相同的潮气量，需要更大的吸气肌肌力，吸气肌做功增加。同时，FRC 在正常范围内，呼吸肌处于最佳长度，所产生的肌力最大。当 FRC 下降，膈肌初长度增加其肌力减弱。当 FRC 降低至接近闭合容量时，潮气呼吸时出现气道关闭，促进通气分布不均、通气血流比例失调和气体交换受损。临床上以下情况可以引起肺容量减少：

1. 肺炎、间质肺、肺水肿等，多引起 FRC 的下降。
2. 肺切除、肺不张、胸腔积液、气胸、脓胸、腹腔病变导致胸腔容积改变等，可引起 TLC、VC、FVC 和 FRC 均下降。
3. 手术创伤及手术前、中、后药物的使用，对肺组织顺应性及 FRC 均有消极影响。
4. 气道阻力增加　支气管炎、气道痉挛，多引起 FVC 的下降。
5. 胸壁顺应性下降　脊柱、胸廓形态改变、神经肌肉异常、疼痛，可引起 FVC、VT、FRC 的下降。
6. 呼吸驱动抑制　多引起 FVC、VT 的下降。
7. 吸气能力受损　吸气肌肌力下降，呼吸泵功能下降，多引起 FVC、VT 的下降。
8. 呼气能力下降　呼气肌肌力下降、气道阻力增加，多引起 FVC 的下降。

二、肺容量增加

肺容量（lung volume，LV）大于预测值的 120% 定义为肺过度充气。肺实质破坏和弹性回缩力减弱可以引起肺过度充气，包括静态及动态肺过度充气。常用功能残气量（FRC）、肺总量（TLC）来评价静态肺过度充气。用连续 IC 的变化、运动过程中的潮气 - 流速容量曲线、运动过程中的呼气末肺容量（EELV）来评价动态肺过度充气。肺静态过度充气时，压力 - 容积曲线在高肺容积下变平，这意味着需要更大的努力来产生给定的潮气量。内源性 PEEP 增高,需要吸气肌加强收缩。而由于过度充气使得膈肌肌纤维缩短,肌节丢失,呼吸肌血流减少导致呼吸肌肌力下降。机械负荷的增加与吸气肌功能下降,导致吸气肌疲劳,进而浅快呼吸,可出现高碳酸血症和呼吸性酸中毒。同时,肺过度充气可直接造成通气血流比例失调,导致低氧。另外,肺过度充气还可以因为呼吸时胸腔正负压波动增大,而损害心血管功能,使心肺交互作用受损,加重低氧。

动态肺过度充气是由于存在气流阻塞或气道陷闭,在动力作用下,使潮气呼气末肺容量超过了由肺和胸壁的弹性回缩力所决定的 FRC。当发生动态肺过度充气时,如果气流阻塞、气道陷闭的因素不能解除,将明显限制患者的活动能力。静息深吸气量(IC)可作为动态肺过度充气的标记,是目前最佳的临床预测指标。

临床上以下情况可以引起肺过度充气:①气道阻力增加,如支气管哮喘和慢阻肺病,呼气时间延长,肺气肿可出现肺弹性回缩下降,导致静态肺过度充气,残气增多。②慢阻肺病急性发作期,机械通气及运动时高通气,均可引起动态肺过度充气。

第二节　改善肺容量的策略

无论是肺容量的减少,还是过度充气均会引起呼吸力学改变,引起患者呼吸困难症状。临床工作中要系统评估患者肺容量改变的情况,鉴别引起肺容量改变的原因,采用积极的干预措施改善肺容量。

一、体位摆放

治疗性体位可以优化心肺及氧转运功能,优化功能残气量,改善通气血流比例,使膈肌处在最佳初长度。

基本体位包括:直立位、仰卧位、侧卧位、头低位、俯卧位。

直立位能够使肺容积和肺容量最大化,且直立位 FRC 较坐位增高,有利于防止气道闭合和气体交换受损。当气体交换减少或呼吸做功增加时,物理治疗管理主要集中在通过直立体位优化肺容积。

长期仰卧位会造成胸廓形态改变,膈肌上移,胸、腹腔压力改变,FRC 降低。同时肺血流量增加,肺顺应性下降,气道阻力增加。因此可鼓励患者进行高坐位、坐在床边和步行。

侧卧位优于弓背坐(slumped)和仰卧位,也可采取改良位,让患者倾斜向俯卧位以降低肺组织的压力。对腹部膨胀的患者特别适用。

俯卧位能增加动脉氧合、潮气量、动态肺顺应性,并减少肺功能障碍患者的呼吸做功。

体位摆放的处方应包括:体位、持续时间、体位变化顺序、体位变化周期及所有涉及的体位,体位摆放过程中需要监测相关生理指标的变化。

二、呼吸控制

呼吸控制定义:放松肩部和上胸部,用下胸部轻柔的呼吸,保持自然呼吸频率和正常的潮气量,不进行强迫性呼气。在进行呼吸控制时,患者应处于有很好支撑和舒适的体位,可以取坐位或者高侧卧位,鼓励患者用下胸部呼吸,放松上胸部、肩部及手臂。将患者或者物理治疗师的一只手或者两者各自一只手轻轻放在患者的上腹部,当患者在吸气时,手随之向上向外升起,而在患者呼气时,手向下向内沉。呼吸控制可以降低 Ti/Ttot(吸气时间/总呼吸时间),增加呼气时间,平衡内源性 PEEP,降低呼吸频率。可以改善患者呼吸困难的症状,增加通气有效性。呼吸控制策略包括缩唇呼吸、腹式呼吸、嗅气、侧肋式呼吸。

缩唇呼吸(PLB)是吸气时经鼻,呼气时经部分关闭的嘴唇且避免用力呼气。吸气时间与呼气时间比值为 1：2,慢慢达到 1：4。可以使气道内压增高,防止气道限闭。可以有效增加潮气量,改善肺通气,降低呼吸频率,减少肺动态充气。

腹式呼吸可在卧位、坐位、立位、步行、上下楼梯等日常生活中使用。通过纠正异常的呼吸模式缓解和控制呼吸困难,改善通气。

1. 仰卧位腹式呼吸　患者仰卧位,髋关节、膝关节屈曲,处于舒适体位,患者一手放于腹部,治疗师的手与患者手叠放,嘱患者进行缩唇呼吸,让患者在吸气、呼气时感受手的变化。吸气时,手轻轻上抬,呼气结束时,手对膈肌进行伸张以促进呼吸肌收缩,每次 5~10 分钟。

2. 坐位腹式呼吸　在仰卧位腹式呼吸基础上,患者坐于床或椅子上,足跟着地,脊柱伸展身体前倾。患者一手置于膝外侧支撑身体,一手放于腹部,治疗师的手与患者手叠放,嘱患者进行缩唇呼吸。随呼吸时手的操作同仰卧位。

3. 平地步行腹式呼吸　把呼吸的类型与行走的步数相协调。行走时吸气呼气的比例为 1：2,也就是 2 步吸气、4 步呼气。

4. 上下台阶的腹式呼吸　以步行为基础,呼气时迈步,吸气时停止迈步,吸气：呼气为 1：2,先从一级楼梯练起,逐渐增加。增大膈肌运动,减少胸锁乳突肌、斜角肌等辅助呼吸肌的活动,提高潮气量。

需要注意的是,如果训练不当,腹式呼吸也可能导致不协调运动和反式运动,增加呼吸做功,增加呼吸氧耗,减少有效做功,最终导致呼吸困难加重。

三、下胸部胸廓扩张运动

胸廓扩张运动是指深呼吸运动,可以改善潮气量。主动吸气并在吸气末屏气 3 秒,然后完成被动呼吸动作。有助于肺组织重新扩张。当患者或治疗师的手置于被鼓励进行胸部运动的那部分胸壁,可通过本体感觉刺激进一步促进胸部扩张运动,引起相应部位肺通气的增加及胸壁运动的增加。

四、控制下的适当运动

运动训练可以改善外周肌肉功能,提高运动耐量,减少通气需求,从而减少呼吸频率,增加潮气量,减少特定运动量的 EELV。

五、呼吸肌肌力训练

呼吸肌肌力训练对于呼吸肌下降的患者可改善肺容积。分为吸气肌训练、呼气肌训练。吸气肌训练又分为抗阻训练和耐力训练。抗阻训练每次持续 15 分钟,每天 2 次,每周 5~7 次,30%~50% MIP。

六、呼吸机辅助通气

对于因气道塌陷导致气流受限的患者,少量的外部 PEEP 或持续气道正压通气（continuous positive airway pressure, CPAP）是有益的。

已行机械通气的患者,需要时可行徒手过度通气技术机械过度通气。

七、肺减容术

肺减容术（lung volume reduction surgery, LVRS）是指消除肺气肿的肺过度膨胀部分,使剩余的肺实质和呼吸肌功能更有效。是一种外科手术方法,旨在缓解严重肺气肿患者的呼吸急促并提高运动耐量。

LVRS 患者的选择基于病史、临床研究、胸部 X 光检查、CT 扫描、肺灌注扫描、肺功能测试和血气分析。如果患者不耐受外科手术肺减容,目前经支气管单向活瓣置入、热蒸汽、弹簧圈置入等方式进行内科肺减容,也取得了积极的效果。

八、氦氧混合气

吸入氦氧混合气(氦气 / 氧气比 80 ∶ 20)可减少大气道和气管支气管树分支点的湍流,降低气道阻力,改善因气道阻力增高造成的肺过度膨胀。

九、气道廓清

适用于有气道分泌物的患者(详见后续章节)。

对于任何一种肺容量的改变,进行干预之前均需要评估患者的临床情况,评估患者存在何种肺容量改变,是弥漫性还是局限性的,是急性、慢性还是慢性急发,充分理解患者发生肺容量改变的机制,选择不同的干预策略。详见表 5-2-2-1。

表 5-2-2-1　肺容量改变及其干预策略

干预措施	肺容量下降			肺过度充气
	FRC	VT	局部静态肺容量下降	
体位摆放	√		√	
呼吸控制策略	√	√	√	√
控制下的适当运动	√	√	√	
呼吸肌肌力训练				√
徒手过度通气技术机械过度通气		√	√	
呼吸机辅助通气	√	√		√
肺减容术				√
氦氧混合气				√
气道廓清			√	
下胸部胸廓扩张运动	√			

(李　丹　王　爽)

参考文献

[1]郭琪,曹鹏宇,喻鹏铭 . 心血管系统与呼吸系统物理治疗证据到实践[M]. 北京:北京科技出版社,2017.

[2]中华医学会呼吸病学分会肺功能专业组 . 肺功能检查指南—肺容量检查[J]. 中华结核和呼吸杂志,2015,38(4):255-260.

[3]WOLF G K, ARNOLD J H. Noninvasive assessment of lung volume:respiratory inductance plethysmography and electrical impedance tomography[J]. Critical Care Medicine, 2005, 33(3 Suppl):S163-S169.

[4]刘伦旭,喻鹏铭 . 呼吸物理治疗值班医师手册[M]. 天津:天津出版传媒集团,2014.

[5]LEVY M, STANTON B, KOEPPEN B, et al. Berne & Levy 生理学原理[M]. 北京:高等教育出版社,2008.

［6］ LUMB A. Nunn's Applied Respiratory Physiology［M］. 8th Ed. Bonn：Butterworth Hein, 2017.

［7］ O'DONNELL D E, LAVENEZIANA P. Physiology and consequences of lung hyperinflation in COPD［J］. European Respiratory Society, 2006, 15：61-67.

［8］ LANGER D, CIAVAGLIA C E, NEDER J A, et al. Lung hyperinflation in chronic obstructive pulmonary disease：mechanisms, clinical implications and treatment［J］. Expert Review of Respiratory Medicine, 2014, 8（6）：1-19.

［9］ HENKE K G, SHARRATT M, PEGELOW D F, et al. Regulation of end-expiratory lung volume during exercise［J］. Journal of Applied Physiology, 1988, 64（1）：135-146.

［10］ O'DONNELL D E, GUENETTE J A, MALTAIS F, et al. Decline of Resting Inspiratory Capacity in COPD［J］. Chest, 2012, 141（3）：753-762.

［11］ ROSSI A, AISANOV Z, AVDEEV S, et al. Mechanisms, assessment and therapeutic implications of lung hyperinflation in COPD［J］. Respiratory Medicine, 2015, 109（7）：785-802.

［12］ WEST J B. Respiratory physiology：The essentials, Baltimore［M］. Philadelphia：Lippincott Williams & Wilkins USA, 2008.

［13］ 王辰. 呼吸康复基础教程［M］. 北京：人民卫生出版社. 2019.

［14］ TZELEPIS G, MCCOOL F D, LEITH D E, et al. Increased lung volume limits endurance of inspiratory muscles［J］. Journal of Applied Physiology, 1988, 64（5）：1796-1802.

［15］ SPRUIT M A, SINGH S J, GARVEY C, et al. An Official American Thoracic Society/European Respiratory Society Statement：Key Concepts and Advances in Pulmonary Rehabilitation［J］. American Journal of Respiratory and Critical Care Medicine, 2013, 188（8）：e13-e64.

第三章
气道廓清

本章的学习目标：

- 了解气道廓清的生理学基础
- 了解患者是否有过多的分泌物或痰滞留
- 帮助患者选择最适合他们需求的策略，并进行安全、有效的教育
- 了解水化、加湿、运动、呼吸技术、手法技术和机械辅助清除分泌物的效果、适应证和禁忌证
- 识别何时需要消除和/或抑制咳嗽，并实施适当的方法

第一节　气道廓清的生理学基础

气道廓清技术是指一类促进呼吸道和肺泡内分泌物松解、移动、聚集，最终排出体外的技术。这些技术若想有效，必须与肺生理和呼吸动力学相结合。清楚而深入地理解几个物理学概念和假设将有助于理解每种气道廓清技术是如何工作的。了解这些技术的基础原理不仅有助于理解它们为什么有效，还可以帮助决定对哪种疾病状态使用哪种技术。

一、等压点

等压点（equal pressure point，EPP）的概念对于理解气流限制是不可或缺的，气流限制在呼吸科学的许多方面都非常重要。气道腔内压力和腔外压力相等的点是 EPP（图 5-3-1-1）。这一点的头侧（即朝向口腔），气道周围的外部压力大于气道内部压力，气道受到压缩（箭头位置），这限制了空气流动。呼气期间，胸膜腔内压相对恒定，管腔内压逐渐降低。因此，随着呼气的进行和气道腔内压力下降，等压点移动到更深的气道中。在健康个体中，EPP 的位置由呼气力量和肺弹性势能的大小决定。呼气力越大，EPP 就会向周围移动（朝向肺泡）。同样，如果呼气前是在较低的肺容量下开始的，来自静态弹性的压力将会

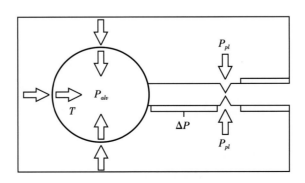

图 5-3-1-1　等压点示意图
P_{alv}：肺泡内压；T：肺泡表面张力；P_{pl}：胸膜腔内压

减少,腔内压力也会减少,由此产生的EPP将再次变得更加外周。若在肺容量正常或呼气压力从正常到高的情况下开始,据估计,EPP位于隆突或较大的支气管。此部位被软骨强化,从而可以抵抗塌陷。

二、咳嗽

咳嗽(图5-3-1-2)是人体呼吸道廓清的天然后备机制。通常咳嗽动作前需要做一个深呼吸(图5-3-1-2B);然后,声门需要关闭,同时用力增加胸膜腔内压和腹内压。声门后会形成高肺内压(图5-3-1-2C),当声门突然打开时,会产生近端气道(约6~7级支气管)以上的高速呼气气流(图5-3-1-2D),并振动声带产生咳嗽声音。从呼吸动力学上讲,在任何时刻流过狭窄点(声门)的气流量等于在较宽的区域(气道)流过的气流量。因此,咳嗽形成的呼气气流,在经过声门时将会线性增加,这会导致空气被高速强行排出,形成剪切力,有利于分泌物脱离气道壁,排出体外(图5-3-1-3)。

这种咳嗽呼气气流是可以测量的,称为咳嗽峰值流量(PCF)。吸气肌和/或呼气肌无力或受损,或声门闭合问题(球部麻痹、气管切开术)的人,都会影响PCF,从而影响分泌物的排出。

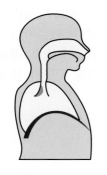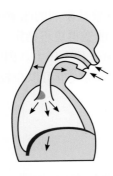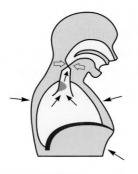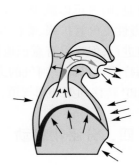

图5-3-1-2　咳嗽过程示意图

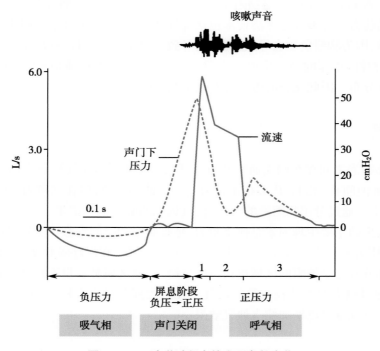

图5-3-1-3　咳嗽过程中的生理参数变化

在一些神经肌肉疾病（NMD）患者中咳嗽能力降低会导致分泌物滞留，易患进行性呼吸道疾病。肌萎缩侧索硬化（ALS）、脊髓性肌萎缩患者，以及其他较罕见的神经肌肉疾病，常因严重的延髓功能障碍导致声门功能不全，无法关闭声门会导致完全丧失咳嗽和吞咽能力。大量需吞咽的液体可能会在咽部聚集，特别是在会咽谷和梨状隐窝。分泌物潴留引起的肺泡通气改变、肺不张、黏液堵塞和反复呼吸道感染，以及严重的球功能障碍，是 NMD 患者并发症发病率和死亡率高的主要原因。反复的呼吸道感染会导致呼吸肌的进一步虚弱，从而导致呼吸系统疾病的恶性循环。

三、呵气

另一种产生较大气流和高线速度的方法是呵气（huff）。呵气是一种用力呼气动作，与咳嗽不同，呵气是在声门完全打开的情况下进行。尽管呵气不会产生与咳嗽一样的瞬间压力变化，形成湍流（剪切力）的能力不如咳嗽动作，但它却有以下几个优势：一是，呵气动作避免了咳嗽中由极高的气道内和气道外压力差的释放，减少了在 EPP 处出现实质性的气道塌陷的可能。虽然气道软骨可以支持从气管和较大的支气管，然而在较小的支气管内，这种刚性支持逐渐减少，在细支气管内最小，即使平滑肌可能有助于维持小气道的通畅，但咳嗽所需的气道内外压差可能会过度压缩这些气道，使其不能有效通畅。另一优势是，呵气可以减少过度咳嗽造成的进行性气道塌陷，频繁且剧烈的咳嗽可能会加速破坏气道内软骨（如慢性支气管扩张、囊性纤维化），即使是较大的气道也可能变得更不稳定。此外，虽然咳嗽也可以有意识地进行，但难以有意识地控制咳嗽起始时的肺容量和咳嗽过程中压力。因此，呵气有一个优点，即患者和治疗师可以调整呵气的力度，以平衡气道塌陷的可能性。呵气也可以在较低的肺容量下开始，从而允许 EPP 转移到更外周气道，并最大限度地增加那里的气流。

四、分泌物移动

依靠气流动力的分泌物移动，空气必须能够到达分泌物后方（更周围）。即使在正常肺中，也存在着同一时间，不同的肺区空气分布的不同，即不同步通气（即肺充盈的不同），这种通气的不均匀发生在区域和深度两个方面。疾病状态下的分泌物阻塞（部分或完全）会增加这种不均匀性，实质上削弱了空气通过分泌物阻塞处的能力。许多气道廓清技术包括屏气动作，就是为了补偿不同步通气。

吸气会扩张气道，因为胸膜负压会导致肺膨胀，导致气道阻力一过性下降，帮助把空气送到黏液后面的，由于周围间质的弹性，相邻的肺实质单元之间相互依存（也发生在肺和胸壁之间），两者的作用都有助于保持均匀的通气分布。因此充分的吸气更有利于黏液的廓清。

五、侧支通气

相邻小叶和相邻肺泡之间存在侧支通气通道，如图 5-3-1-4 所示支气管间管（Lambert 管）、支气管肺泡管（Martin 管）和肺泡间孔（Kohn 孔），在正常通气时可能不重要，但在气道阻塞时这样的结构变得尤为重要，它可以允许空气通过分泌物阻塞的气道，使其远端的肺泡得到扩张。

决定侧支通气效果的主要生理因素是侧支阻力、呼吸频率和时间常数。肺容量的增加会减少侧支阻力，这是由于头端的压力和梗阻区外相应节段容积增加的结果。在以呼吸频率增加引导的流量提高中，通畅区域的流量比部分或完全梗阻的区域更快，这会导致阻塞区域肺容量不足，但当呼吸频率下降，充气较低的通气单元将通过侧支通道从较充盈的通气单元接收部分吸入容积（这称为垂直流）。因此，较低的呼吸频率和较大的潮气量可以增加侧支通气效果。

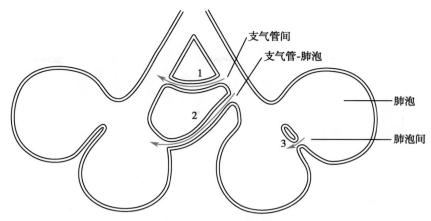

图 5-3-1-4 侧支通气通道

1. Martin 支气管间管; 2. Lambert 支气管肺泡管; 3. Kohn 肺泡间孔。

六、识别廓清困难

健康人气道中分泌物的排出大多不需要额外使用气道廓清技术,而是依靠正常的黏膜纤毛清除和咳嗽机制。但如果该系统出现问题,或者分泌物过多过黏,就会出现气道廓清障碍,这时才需要使用气道廓清技术。在正常情况下,支气管分泌物依靠呼气气流和黏液纤毛自动清除机制从下呼吸道转移到咽部,到达咽部后通常会被吞咽。如果分泌物较多则会选择咳出,称为痰。大量痰的产生并不一定意味着患者难以自行清除。只有在因脱水、分泌物浓稠,或因虚弱和抑制等因素影响了廓清环节。此时,可以看到或听到过量的分泌物阻碍呼吸,或者引起患者痛苦以及氧饱和度降低,气道廓清才会成为一个问题,需要清除技术的使用。分泌物潴留通常可以由患者主观感受或由客观观察(如嘴里、支气管镜下所见或肺部听诊)来识别。

黏液纤毛清除效率可能受到分泌物浓稠、缺氧、感染、受损气道、脱水、吸烟、卧床时间、镇静或空气污染的损害。咳嗽则可能由于虚弱或疼痛而受损。

第二节 气道廓清技术的选择

从呼吸系统疾病(如慢阻肺病、支气管扩张、囊性纤维化)到神经肌肉疾病(如肌萎缩侧索硬化),再到接受胸或腹部手术的患者,支气管分泌物的管理是各种医疗条件下遇到的主要问题之一。气道廓清技术(ACT)指的是用于清除过量分泌物的各种不同策略。目的是减少分泌物占据气道腔所造成的气道阻塞,防止呼吸道感染加重,扩大肺的塌陷区域,从而改善气体交换,减少炎症反应。

促进气道廓清的方法包括各种各样的治疗、技术和设备,以及用于管理支气管的物理治疗等,医生在临床实践中常常提出一个问题:"在我的患者身上,哪种治疗方法更好,才能获得更好的结果?"事实上,到目前为止,对于所有本章节介绍的所有方法,都没有充分的证据证明它们在不同的临床场景中的有效性,也没有充分的证据证明一种技术比另一种技术更有优越性。

从另一个角度看,很少有一种技术只适用于特定的病理情况。此外,对于许多患者来说,目标是在获得最佳气道廓清效果的同时,尽可能地降低副反应和不良事件(如潜在病理生理恶化)的发生。

此外,任何技术的总体效率都是与患者执行情况相关的,坚持治疗是根本,而这在很大程度上取决于患者的满意度、动力和感知的能力。因此,选择使用哪种技术不仅要考虑症状的缓解,还要考虑技术对患者生活方式的适应性。

在众多技术的背后,是一系列不同的生理机制。但总结起来大体可以分为增加呼气流速、振动气道、增加肺容量3大类。表 5-3-2-1 和图 5-3-2-1 中显示了不同的 ACT,可以更好地理解如何为患者选择 ACT。

表 5-3-2-1　常用气道廓清技术比较

技术名称	患者类型	需要患者配合程度	自主咳嗽	优势	不适用	时间频次	作用
体位引流	慢阻肺病，囊性纤维化（CF），术后（预防）	中-好	需要	成本低，研究广泛，可与其他技术合并使用	不适用于气流减少，认知障碍，极度虚弱，咳嗽反射减弱和胸部肿瘤的患者	10~30分钟，2~3次/d	调动周围的分泌物
手法技术	慢阻肺病，囊性纤维化	中-好	需要	成本低，从支气管壁分离分泌物，可与其他技术合并使用	不适用于气流减少，认知障碍，极度虚弱，咳嗽反射减弱的患者	20分钟，2~3次/d	调动周围的分泌物
主动呼吸循环技术（ACBT）	慢阻肺病（高分泌型），囊性纤维化，支气管扩张，围手术期	好	需要	无成本，同时具有肺复张和PEP的效果，自我管理	不适用于气流减少，认知障碍，躁动患者	20分钟，2~3次/d	调动周围的分泌物；有利于咳痰
自主引流（autogenic drainage, AD）	慢阻肺病（高分泌型），囊性纤维化，支气管扩张，围手术期	中-好	需要	无成本，同时具有肺复张和PEP的效果，自我管理	不适用于儿童，认知障碍，极度虚弱，咳嗽反射弱；技术复杂，难以掌握	20分钟，2~3次/d	调动周围的分泌物
正压呼气（PEP）	慢阻肺病（高分泌型），囊性纤维化，支气管扩张，围手术期	好	需要	低成本，使用方便，便于运输，非常适合慢性阻塞性肺疾病的早期治疗。自我管理	不适用：气流减少，认知障碍，极度虚弱，气胸，活动性咯血	10~15分钟，1~2次/d	调动周围的分泌物的脱落，增加肺容量（FRC和VT），减少过度充气
振荡呼气正压（OPEP）	慢阻肺病（高分泌型），囊性纤维化，支气管扩张，围手术期	中-好	需要	成本低，使用方便，便于运输，振动对较稠密的分泌物有更好的作用；非常适合于疾病的早期管理；自我管理	不适用：气流减少，认知障碍，极度虚弱，气胸，活动性咯血	10~15分钟，1~2次/d	调动周围的分泌物；有助于分泌物的脱落，增加肺容量（FRC和VT），减少过度充气
辅助咳嗽设备	神经肌肉疾病，昏迷，急性脑损伤（ABI）（注意声门功能）	好（与设备同步）-无	不需要	适用于以下情况：呼吸肌无力，咳嗽无力（空气堆积动作无效），咳嗽峰值流量（PCF）<270L/min。最大呼气压（MEP）<50cmH$_2$O，研究广泛，指南级推荐应用于NMD	不适用：声门完全瘫痪（有气道塌陷的风险）；近期气压伤，气流动力学不稳定，最近的胸部手术，大泡性肺气肿，纵隔气肿，最近的腹部手术，颌面部创伤，鼻出血；需要训练有素的工作人员，费用昂贵	10~30分钟，2~3次/d	模拟咳嗽的压力差，移动和清除咳嗽反射减弱患者的分泌物

续表

技术名称	患者类型	需要患者配合程度	自主咳嗽	优势	不适用	时间频次	作用
间歇正压通气（intermittent positive pressure ventilation, IPPV）	慢阻肺病（高碳酸血症）、支气管扩张、囊性纤维化	好 - 低	需要	机械通气的一种形式，同样有利于减轻高碳酸血症和改善氧合；对分泌物浓稠的患者有很有用	昂贵，使用不广泛的；不确定最佳方案。难以持久使用	30分钟	优化患者的通气；通过黏液的"破裂"促进分泌物的松动和上升
临时正压呼气（T-PEP）	慢阻肺病（高分泌型）、囊性纤维化、支气管扩张、围手术期	中 - 好	需要	患者使用时有良好的反馈。适用于哮喘合并慢阻肺病，自我管理	有认知障碍的患者，咳嗽次数减少，昂贵	15~20分钟，1~2次/d	保持长时间恒定低压阻力的呼气气流，促进黏液上升
振动背心	慢阻肺病、支气管扩张、囊性纤维化	好 - 无	需要	方便使用，舒适度好	对咳嗽功能不良的患者需要辅助咳嗽，昂贵	20分钟，1次/d，需要时可增加	通过胸壁振动移动分泌物
呼气流量加速装置	慢阻肺病、支气管扩张、术后、肺移植、囊性纤维化、NMD（健康肺脏）、ABI（与咳嗽辅助并用）	好 - 无	不必须	CF的自我管理，适用于各类手术围手术期（胸膜、心脏）、耳鼻喉，以及脑损伤或神经肌肉疾病[如ALS、多发性硬化（MS）等]，非常适合气管切开患者，危重患者也可以进行自我管理	对非常黏稠的分泌物无效（需要作用于黏液的流变学）；对呼吸急促的患者无效（患者必须在潮气量呼吸）	15~30分钟	促进分泌物上升到上呼吸道或声门（然后被吞咽）
无创通气（NIV）	CF，围手术期	中 - 好	需要	增加吸气气流，具有肺复张和PEP的效果	对咳嗽功能不良的患者需要辅助咳嗽，昂贵	20分钟	疏通有肺不张或支气管阻塞的区域

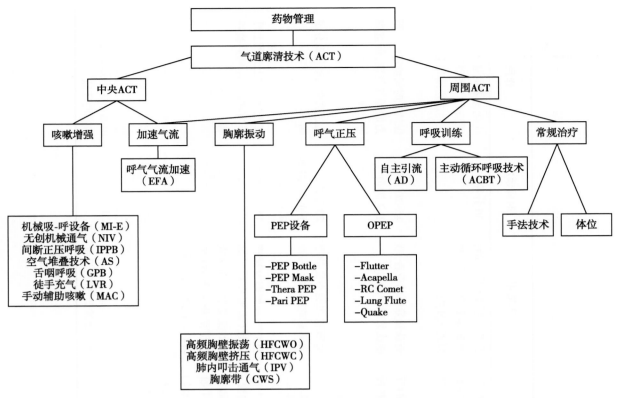

图 5-3-2-1 气道廓清技术选择流程

一、补水和湿化

现实中,大约每小时有 2 500 万个可吸入颗粒物被吸入气道,它们大多由人体自身黏液 - 纤毛清除系统排出呼吸道。该系统的作用依赖于黏液的最佳黏度和凝胶的最佳厚度,即纤毛尖端恰好能够到达黏液水平面(图 5-3-2-2),若因脱水或吸入气体过于干燥等原因,这样的平衡可能被打破。

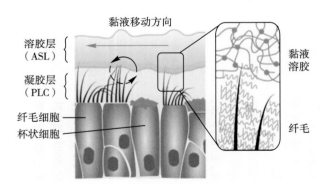

图 5-3-2-2 黏液纤毛清除系统

正常情况下,上呼吸道可以加温和湿润吸入的空气,并在隆突水平时使吸入空气达到人体平均核心温度 37℃ 和 100% 的相对湿度。这一“标准”在经口快速呼吸、使用干燥的医疗气体或人工气管导管直接进入气道时可能无法保障,使维持“黏液毯”的完整性和适应性变得更加困难。在全身性脱水加剧的情况下,这个问题尤为显著。

补水有助于系统地保持黏液的正确黏度,而湿化中的水汽能够直接被黏液层吸收,导致其膨胀并维持纤毛和黏液之间的连接。

（一）补水

水是身体的主要成分,全身的水饱和状态是控制黏液清除的主要变量之一。黏液同时具有液体(黏性)和固体(弹性)的双重特性,充分的补水可以优化这种平衡。

充足的每日水摄入量被认为约为2L,其中80%来自饮水,20%来自食物中的水。对于大多数成年人来说,口渴是一个合适的指示,但老年人和一些患者需要建议减少饮水量(1.5L/d)。

值得注意的是,液体摄入的增加可能并发酸碱或电解质紊乱、肾功能障碍、肺水肿和干扰利尿治疗,因此在有这些风险的患者人群中,饮水量应遵医嘱执行。但更容易被忽视的是,在没有这些风险的患者中,可能会因为担心压力性大小便失禁、频繁如厕或行动不便而限制他们的水摄入量。超过1/3的住院患者不能按照需要经常喝水,超过一半的患者即使感到口渴,也因不愿麻烦忙碌的工作人员,而无法拿到饮用水。

饮用水、牛奶、果汁甚至一些有利尿作用的咖啡和茶都可以纳入水的摄入量计算中,然而,酒精制品不能纳入水的摄入量。

（二）湿化

加温湿化器可以将水加热产生水蒸气,与吸入气体混合,达到湿化气道的作用。不同于常见的超声振动加湿器产生的水雾,这种湿化器可以持续加热,最大限度地减少细菌的侵袭。虽然对于上呼吸道完好的成年人来说,大部分热水蒸气会在鼻子和喉部凝结成水滴,这些水滴太大,无法通过呼吸道。但即使如此,对于那些患有慢性高分泌性肺部疾病的居家患者,每天2小时的热水蒸气湿化,仍可以缓解病情的恶化。此外,热水加湿器还可以改善使用正压设备患者的舒适性和依从性。

将接近沸腾的水中的蒸汽通过口罩或用毛巾盖在患者头上传递给患者。有些患者觉得很好,但缺点是水温不好控制,容器也很容易打翻,因此是儿童的禁忌。居家的患者可能更喜欢一杯热气腾腾的茶或热水澡。

二、运动

运动是一种愉快而有效的方式来加速黏液纤毛的清除。运动状态能增加细支气管的通气量,帮助调节黏液黏度,运动还能诱导儿茶酚胺释放,刺激纤毛运动。已经有确实证据支持运动能改善支气管扩张患者、慢性阻塞性肺疾病和囊性纤维化患者气道分泌物的廓清,运动不仅增加分泌物的廓清还可以提高外周动脉血氧饱和度和血氧分压。

三、体位引流

体位引流(PD)是最早的气道廓清技术之一,其设计初衷是利用重力来帮助黏液从外周滑向中央气道,然后借助咳嗽、用力呼气或支气管抽吸都可以将黏液清除。

就排出痰液量而言,PD似乎比振荡呼气正压(OPEP)或呼吸技巧(如主动呼吸循环技术)更有效。但用放射性气溶胶标记黏液并评估体位引流在帕金森病期间的廓清效果,没有一项研究支持仅靠重力就能促进黏液移位的假设。因此也有学者认为重力似乎不是黏液移动的生理机制,但体位变化对肺功能很重要,即它对通气、血流和淋巴排出有影响,体位引流的廓清效果可能源自肺功能的改善而非重力对黏液的作用。

临床上,应用PD时,感染面积最大的区域应首先被引流,以防止感染的分泌物溢出到健康的肺组织。对于需要清除单个肺叶的患者,每个体位可花费3~15分钟。如果疾病影响整个肺,则每个肺叶都需要引流,但每次最多进行3个位置使患者可以耐受。高风险的患者应警惕心律失常或氧饱和度降低,如果患者反馈头痛、身体不适、头晕、心悸、呼吸急促或呼吸困难,则停止PD。一些分泌物较多的患者往往可以从PD中获益,但通常与其他技术相结合,比如同时使用PEP,叩击或振动可以取得更大的效果。如果使用支气管扩张剂,最好提前 15 分钟使用。也有一些学者建议使用间歇正压通气(IPPV)或无创通气(NIV)克服 PD 过程中呼吸困难的感觉。

体位引流头低位引流的禁忌证:①脑水肿;②头部或颈部的创伤(包括烧伤)术后急性期;③全肺切除术或眼、脊柱、主动脉、食管或胃的贲门括约肌的术后急性期;④吸入的风险;⑤餐后;⑥有症状的裂孔疝出血或咯血高血压或主动脉瘤。

不宜或需要调整头的位置的头低位体位引流:①头痛;②未引流的气胸或皮下气肿;③癫痫发作病史;④妊娠或肥胖;⑤急性脊髓病变;⑥支气管胸膜瘘或脓胸;⑦呼吸困难;⑧肺水肿;⑨心律失常或循环不稳定。

四、手法技术

这类技术包括用手对患者的胸部施加一定的力。在最广为人知和使用最多的技术时叩击和振动。

1. 叩击　一系列有节奏的快速而轻柔的击打动作,患者潮气量呼吸,施术者用杯状的手拍打患者的胸壁。叩击强度应基于患者的反馈(不得造成不适)。叩击频率在 4.6~8.5Hz 之间。

2. 振动(或摇动)　在整个呼气阶段,使用振动,同时压缩胸壁。治疗师使用的力必须足以压缩肋骨,增加呼气,但同时不能给患者造成不适。

这些手法技术在清除分泌物方面具有生理作用。间歇性正压力施加在胸壁上;然后该压力被传递到气道,导致气流振荡和呼气流量增加。然而与其他廓清干预措施相比,没有强有力的证据支持或否定使用手法技术。一些研究表明,PD 和叩击或振动的组合对于其他廓清技术与策略同样有效,当与用力呼气技术(forced expiratory technique, FET)和 PD 一起使用时,可以改善痰的排出。有学者对经口振荡呼气正压(OPEP)装置和手法技术进行了比较,结果表明,虽然振动类呼气装置比手法叩击或振动产生更高的振荡频率,但手法振动产生的呼气流速速率更高。因此,只要没有更高质量的研究提供关于这些干预措施有效性的明确答案,技术的选择就有必要取决于患者的喜好和实际情况。手法技术对于喜欢这些技术的患者或在治疗中无法合作的患者(有神经肌肉无力、认知问题、昏迷、强烈镇静、年龄太小等)是有用的。

手法辅助的禁忌证:①严重骨质疏松性潜在的肋骨骨折;②手术、烧伤或失去皮肤完整性;③胸腔引流;④近期起搏器放置;⑤近期或过度咯血;⑥鲜血肺挫伤或脓肿;⑦不稳定型心绞痛或心律失常。

需要密观下使用手法辅助的情况:①局部疼痛;②出血倾向,如血小板计数 $<50 \times 10^9/L$;③未引流的气胸或皮下气肿;④活动性肺结核。

五、呼吸技术

(一)主动呼吸循环技术

1979 年,Pryor 等描述了一种廓清策略,其特点是不需要使用特殊的设备,只依靠患者自己反复进行特殊的呼吸方法,该策略被称为主动呼吸循环技术(ACBT),由 3 个不同的呼吸周期依次执行(图 5-3-2-3):呼吸控制(BC)、胸廓扩张运动(thoracic expansion exercise, TEE)和用力呼气技术(FET)。呼吸控制包括潮气量呼吸,以患者自己的频率和呼吸量,进行腹式呼吸。这可以让患者从疲劳、氧饱和度降低、支气管痉挛和呼吸困难中恢复过来。TEE 由 3~4 个呼吸动作组成,特征是通过鼻子进行缓慢的深吸气,在吸气结束时停顿约 3 秒,然后被动呼气。这种深吸气应该有利于侧支通气,阻塞支气管远端的支气管和肺泡可以通过 Lambert 支气管肺泡通道、Martin 支气管间通道和 Kohn 肺泡间孔导入空气。通过这种方式,应该能够将空气带到分泌物后面,然后扩张那些被阻塞的区域。最后,患者必须进行 FET,它由 1~3 次强制呼气和一次潮气量呼吸动作组成。作为 ACBT 中关键的一步,FET 的效果取决于呵气的长度以及呼吸肌收缩的力度,这两个因素协调产生的呼气流速最大化并防止气道在呵气过程中过早的塌陷,从而促进黏液的排出。因此,呵气应开始于较高的肺容量(应在 IRV 内),并再次进入 ERV(但每次呵气可以比上一次呵气量稍少)。然后,伴随着气流速度跳跃式增加,等压点 EPP 向周围(肺泡端)猛然移动,促进了分泌物向头侧运动。下一次呵气开始时肺活量仍较大,并再次推动分泌物向头移动。这种结合可以被视作一种对支气管的"挤奶"样动作,迫使黏液流向中央气道,在那里它更容易被排出(咳嗽或抽吸)。

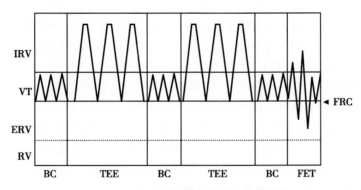

图 5-3-2-3　主动呼吸循环技术中的肺活量
IRV. 补吸气量;VT. 潮气量;ERV. 补呼气量;RV. 残气量;FRC. 功能残气量;BC. 呼吸控制;TEE. 胸廓扩张运动;FET. 用力呼气技术。

ACBT 相对简单,很容易适应不同疾病状态的患者。根据每个患者的情况调整周期。图 5-3-2-4 显示了 ACBT 的几种可能。最简单的是 BC-TEE-FET 的重复循环,适用于有黏液高分泌但没有太多气道高反应性、肺不张或气道堵塞的人。有支气管痉挛倾向的患者,应延长 BC 的时间或穿插更多的 BC 使用。对气道阻塞、肺不张的患者,使用额外的 BC 和 TEE 后再进行 FET 可能更有帮助。通常,ACBT 在坐位下使用,但实际上它可以与其他设备和 / 或在其他体位或与手法技术(叩击或振动)中结合使用。

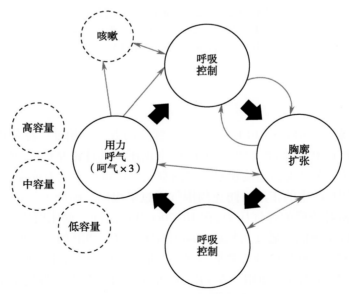

图 5-3-2-4　主动呼吸循环技术

(二)自主引流

另一种不需要特殊装置或设备的仅依靠呼吸技术的廓清方法是自主引流(autogenic drainage, AD)。AD 发展于 20 世纪 60 年代的比利时,其特点是有 3 个阶段:"解黏""聚集"和"移动"。每一阶段由一系列呼吸动作组成,在这些呼吸动作中只动员了特定的肺活量。其原理是通过不同肺容积下的呼气气流向产生不同气道阶段的剪切力,减少黏液粘连,将分泌物从支气管壁分离,并将它们从周围气道转移到近端气道。需要强调的是,在技术层面上,这一策略的实施非常复杂,因此对某些患者来说可能是非常困难的。就有主要结局指标(包括生活质量和肺功能)的临床研究结果而言,AD 与其他廓清方法(ACBT、PEP、Flutter 和 RC-Cornet)效果相当。

　　自主引流是通过鼻子缓慢吸气,然后屏气 2~3 秒开始的。通过鼻子缓慢呼吸可以湿化和加温吸入的空气,并最大限度地减少空气湍流,这有助于防止咳嗽。屏气和缓慢的吸气为阻塞的肺段提供了最佳的充盈,同时避免了过高的胸腔内压(这可能会压缩不稳定的气道)。第一阶段(外周黏液"解黏")是通过让患者呼气,同时打开声门,降低到补呼气量(ERV)范围内来完成的,但不要完全呼尽(不要达到残气量)。这类似于给镜子或眼镜呵蒸汽。然后患者吸气至潮气量后,屏气 2~3 秒,继续呼至 ERV。注意,此时的呼气流量峰值(PEF)应高于平静呼吸,但不能出现喘息、支气管痉挛或气道的压缩。在以这种方式重复呼吸几次之后,患者逐渐地从 ERV 调整至潮气量呼吸,即呼气到功能残气量(FRC),然后吸气到补吸气量(IRV)范围内。呼吸开始进入第二阶段(聚集):吸气至 IRV 范围内后屏气 2~3 秒,而且,在呼气过程中,要做到尽量用力呵气。但在这个阶段,强烈建议不要咳嗽或咳痰。第三阶段(移动):吸气到达更高的 IRV,吸气屏息后,做最小的用力呼气动作或轻轻清理喉咙。任何阶段都不希望出现用力呼气相关的无效咳嗽。图 5-3-2-5 显示了 AD 的各个阶段。

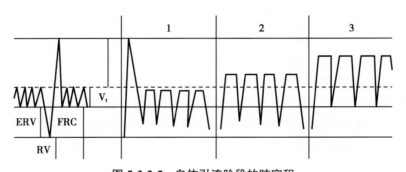

图 5-3-2-5　自体引流阶段的肺容积
第一阶段,解黏;第二阶段,聚集;第三阶段,移动。
ERV. 补呼气量;FRC. 功能残气量;RV. 残气量。

六、正压呼气

　　在 20 世纪 70 年代末,正压呼气(PEP)作为气道廓清的方法开始被广泛使用。PEP 疗法是要求患者在较深吸气后抗阻呼气,在整个呼气期,气道内产生正压。其理论基础是,吸气过程中,通过侧支通道促进气流越过阻塞部位,在分泌物远端积累更多的空气。这将产生压力梯度,有利于分泌物沿向心方向移动。而在呼气过程中,产生的正压可防止周围气道过早塌陷。临床上使用最多的是低压型 PEP 设备,包括在口腔中保持相对较低的呼气压力,在 10~20cmH$_2$O 之间。使用时吸气量略大于潮气量,并在吸气结束时稍作停顿(以实现侧支通气),然后主动的抗阻呼气。PEP 的一种变体是高压 PEP,压力范围40~120cmH$_2$O。在临床实践中使用的频率要低得多,特别适用于在用力呼气时气道不稳定的患者。因此可以在进行用力呼气技术(FET)中使用。在 FET 期间应用 PEP 是为了避免在操作过程中气道过早塌陷,从而允许患者呼出比通常的用力肺活量(FVC)更大的容量。市场上有许多不同的设备。有些人将高频振荡与正压呼气结合起来,这种情况下的治疗称为振荡呼气正压(OPEP)。所有 OPEP 设备的特征都是提供间歇性呼气阻力,以诱导频率可变的振荡(取决于设备组件),这些振荡在呼气周期中被传递到呼吸道。PEP 促进分泌物后面的空气流动,而振荡传导至支气管壁内将分泌物松动到管腔内,呼气气流的反复加速促进分泌物从外周气道向中央气道移动。针对这一策略的效果也存在争议,几项囊性纤维化患者的长期研究中,发现 PEP 对比单独使用体位引流、叩击和高频胸壁振荡中更为有效。然而,Cochrane

综述显示,在单次治疗或持续时间小于 3 个月的治疗中,PEP 与其他疗法之间 FEV_1 没有明显的不同。一项长期研究发现,ACBT、AD、PEP、OPEP 之间的预后无显著性差异。一项 2017 年 Cochrane 的 meta 分析共纳入 9 篇研究,213 例支气管扩张患者,结果显示 PEP 治疗与其他清除技术[ACBT、开放声门侧体位呼气(ELTGOL)、AD、PD]在健康相关生活质量、呼吸困难、排痰量、肺容积等方面无统计学差异。

正压呼气在以下情况下不适用:①未引流的气胸,这可能会导致空气破裂进入胸膜;②咯血,出血可能会因正压而加剧;③颅内压升高。

七、辅助咳嗽与咳嗽控制

1. 辅助咳嗽手法　在咳嗽前应首先采取一切措施将分泌物带到近端,这是咳嗽是否有效的关键,因为咳嗽动作主要排出中央气道内的黏液(6~7 级支气管以上)。然后,如果可能的话,让患者坐在床边或椅子上,这个体位有利于呼气肌的发力。之后,治疗师坐在患者旁边或跪在患者身后(避免直接对着患者口鼻),手动向内和向上按压腹部。对于可以配合的患者,物理治疗师可下达呼气口令,并给予上腹部推力(海姆利希手法)和身体前倾相协调。如果患者不能坐起来,可以仰卧位进行。对于功能较好的患者,应该教会他们自我辅助咳嗽:把枕头压在腹部,然后深呼吸,向前弯下腰,用力呼气或咳嗽。

有以下症状的患者应避免或调整腹部压力:①不稳定型心绞痛或心律失常;②肋骨或脊柱骨折;③气胸或高风险。

可以接受手法辅助,但需要调整位置或力度的患者:①高肌张力;②胃食管狭窄;③麻痹性肠梗阻;④恢复期的腹部损伤/外科手术后。

2. 辅助咳嗽设备　机械吸入-呼出设备(MI-E),以机械动力模拟咳嗽气流,对上呼吸道先施加正压后迅速改为负压,产生高呼气气流。使用此设备时,要事先告诉患者将会发生什么。最好从手动模式开始,从低吸气量、低压力差(10~20cmH$_2$O)开始,吸气时间、呼气时间和停顿时间各 1~2 秒。呼气压力可以逐渐增加到 40~45cmH$_2$O。通过观察呼吸模式,可以在患者吸气结束时开启“咳嗽”。3~4 个循环(大约 30 秒)后休息,咳嗽过程中可以给予腹部推力,在此期间询问患者的感受,对机器相应地进行调整,患者适应后可以使用自动模式。这类设备最有效的人群是能自发引起微弱咳嗽的患者,通常可以与无创通气和气管插管一起使用,但不适用于已经有结构性损害而松软塌陷的气道。终末期囊性纤维化和慢阻肺病,以及肺移植术后支气管瘘的患者就可能出现这样的情况。此外,饭后也应避免进行人工和机械辅助咳嗽。

发生以下情况的患者应避免使用 MI-E:①球功能不足,无法控制声门打开;②未引流的气胸或皮下气肿;③大疱性肺气肿;④无法交流;⑤原因不明的胸痛;⑥严重急性哮喘;⑦近期肺部手术;⑧颅内压升高;⑨血流动力学不稳定。

3. 咳嗽控制　咳嗽比其他呼吸系统反应(如打喷嚏)受到更多的自主控制,而且不必要的持续咳嗽会导致支气管痉挛、氧饱和度降低、胸痛、头晕等症状,还可能会扰乱睡眠、工作和社交生活,并导致肌肉骨骼疼痛、声音嘶哑、呕吐、昏厥和压力性大小便失禁。控制不必要的咳嗽可以提高生活质量。在很多的情况下,呼吸疾病的患者常常需要主动抑制咳嗽,比如在执行 ACBT 或 AD 期间,分泌物转移到中央气道前。此外还有眼部或颅骨手术后、有动脉瘤或动脉夹层或术后,抑或是因干燥刺激气道或来自肺实质的刺激引发的干咳等。

处理干咳、无效咳嗽的第一步是找出病因。比如,哮喘引起的咳嗽应该在药物控制后消失,但是若同时患有通气过度综合征(hyperventilation syndrome, HVS),则需要针对 HVS 的干预,引起的咳嗽和清喉才会消失。吸烟也是引发咳嗽的主要原因之一,在戒烟 3~4 周后咳嗽会逐渐消失。

过度咳嗽会使患者陷入恶性循环,微小刺激(如深呼吸)即可触发激烈的咳嗽。有意识地抑制咳嗽会抑制咳嗽感受器,从而使刺激的输入达不到敏感阈值。但值得注意的是,采用抑制咳嗽的策略前,要明确咳嗽性质,干咳需要抑制,而为了排出分泌物的咳嗽应该鼓励。

虽然大多没有可靠的证据支持,但我们仍可以建议患者采用下列策略控制咳嗽:①当患者感到要咳嗽的时候,让患者做吞咽动作,如 Valsalva 吞咽,做吞咽动作的同时低头,并收缩颈部肩部肌肉;②喝一小口水或冰镇果汁或喝汽水;③缓慢和 / 或浅吸一口气;④用鼻子吸气,并紧闭的嘴唇呼气;⑤放松咽喉;⑥反复而短暂的嗅气;⑦控制呼吸深度;⑧舔冰棒或冰块;⑨嚼口香糖;⑩吸入倒在姜上的热水中的蒸汽,然后喝温水（可加蜂蜜或柠檬）;⑪夜间咳嗽时,避免仰卧;⑫按压俞府穴（图 5-3-2-6,可用于芬太尼诱发的咳嗽）;⑬饮用蜂蜜水。

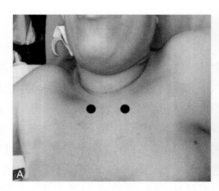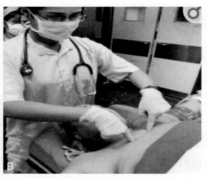

图 5-3-2-6　俞府穴
A. 俞府穴；B. 按压俞府穴。

（王思远　王家玺　赵红梅）

参考文献

［1］CHATWIN M, TOUSSAINT M, GONÇALVES M R, et al. Airway clearance techniques in neuromuscular disorders: A state of the art review［J］. Respiratory Medicine, 2018, 136: 98-110.

［2］SOLANKI S L, DOCTOR J R, KAPILA S J, et al. Acupressure versus dilution of fentanyl to reduce incidence of fentanyl-induced cough in female cancer patients: a prospective randomized controlled study［J］. Korean Journal of Anesthesiology, 2016, 69（3）: 234-238.

［3］MEAD J. Expiratory flow limitation: a physiologist's point of view［J］. Federation Proceedings, 1980, 39（10）: 2771-2775.

［4］ROSSMAN C M, WALDES R, SAMPSON D, et al. Effect of chest physiotherapy on the removal of mucus in patients with cystic fibrosis［J］. American Review of Respiratory Disease, 1982, 126（1）: 390-391.

［5］SACKNER M A, KIM C S. Phasic flow mechanisms of mucus clearance［J］. European journal of respiratory diseases Supplement, 1987, 153: 159-164.

［6］BENNETT W D, ZEMAN K L. Effect of enhanced supramaximal flows on cough clearance［J］. Journal of Applied Physiology, l994, 77（4）: 1577-1583.

［7］MURRAY J F. The normal lung［M］. Philadelphia: WB Saunders, 1986.

［8］APP E M, KIESELMANN R, REINHARDT D, et al. Sputum rheology changes in cystic fibrosis lung disease following two different types of physiotherapy: flutter vs autogenic drainage［J］. Chest, 1998, 114（1）: 171-177.

［9］SAVCI S, INCE D I, ARIKAN H. A comparison of autogenic drainage and the active cycle of breathing techniques in patients with chronic obstructive pulmonary diseases［J］. Journal of Cardiopulmonary Rehabilitation, 2000, 20（1）: 37-43.

［10］PARTRIDGE C, PRYOR J, WEBBER B. Characteristics of the forced expiration technique［J］. Physiotherapy, 1989, 75（3）: 193-194.

［11］REISMAN J J, RIVINGTON-LAW B, COREY M, et al. Role of conventional physiotherapy in cystic fibrosis［J］. Journal of Pediatrics, 1988, 113（4）: 632-636.

［12］MIDDLETON E, CLOUT C, OCCLESHAW C, et al. The effect of forced expiration on the uniformity of ^{99}Tcm-DTPA aerosol ventilation images in patients with excess sputum production[J]. Nuclear Medicine Communications, 1990, 11(8): 557-563.

[13] WEBBER B A, HOFMEYR J L, MORGAN M D, et al. Effects of postural drainage, incorporating the forced expiration technique, on pulmonary function in cystic fibrosis[J]. British Journal of Diseases of the Chest, 1986, 80(4): 353-359.

[14] VERBOON J M, BAKKER W, STERK P J. The value of the forced expiration technique with and without postural drainage in adults with cystic fibrosis[J]. European Respiratory Society, 1986, 69(3): 169-174.

[15] PRYOR J A, WEBBER B A, HODSON M E, et al. The Flutter VRP1 as an adjunct to chest physiotherapy in cystic fibrosis[J]. Respiratory Medicine, 1994, 88(9): 677-681.

[16] FAHY J V, DICKEY B F. Airway mucus function and dysfunction[J]. New England Journal of Medicine, 2010, 363(23): 2233-2247.

[17] RANDELL S H, BOUCHER R C. Effective mucus clearance is essential for respiratory health[J]. American Journal of Respiratory Cell and Molecular Biology, 2006, 35(1): 20-28.

[18] WANNER A, SALATHÉ M, O'RIORDAN T G. Mucociliary clearance in the airways[J]. American Journal of Respiratory and Critical Care Medicine, 1996, 154(6): 1868-1902.

[19] NICI L, DONNER C, WOUTERS E, et al. American thoracic society/European respiratory society statement on pulmonary rehabilitation[J]. American Journal of Respiratory and Critical Care Medicine, 2006, 173(12): 1390-1413.

[20] ELKINS M, JONES A, VAN DER SCHANS C P. Positive expiratory pressure physiotherapy for airway clearance in people with cystic fibrosis[J]. Cochrane Database of Systematic Reviews, 2006, 2: CD003147.

[21] MAIN E, PRASAD A, SCHANS C. Conventional chest physiotherapy compared to other airway clearance techniques for cystic fibrosis[J]. Cochrane Database of Systematic Reviews, 2005, 1: CD002011.

[22] MORRISON L, INNES S. Oscillating devices for airway clearance in people with cystic fibrosis[J]. Cochrane Database of Systematic Reviews, 2017, 5: CD006842.

[23] WARNOCK L, GATES A. Chest physiotherapy compared to no chest physiotherapy for cystic fibrosis[J]. Cochrane Database of Systematic Reviews, 2015, 12: CD001401.

[24] HESS D R. The evidence for secretion clearance techniques[J]. Respiratory Care, 2001, 46(11): 1276-1293.

[25] HILL K, PATMAN S, BROOKS D. Effect of airway clearance techniques in patients experiencing an acute exacerbation of chronic obstructive pulmonary disease: a systematic review[J]. Chronic Respiratory Disease, 2010, 7(1): 9-17.

[26] LAPIN C D. Airway physiology, autogenic drainage, and active cycle of breathing[J]. Respiratory Care, 2002, 47(7): 778-785.

[27] CECINS N M, JENKINS S C, PENGELLEY J, et al. The active cycle of breathing techniques—to tip or not to tip?[J]. Respiratory Medicine, 1999, 93(9): 660-665.

[28] EATON T, YOUNG P, ZENG I, et al. A randomized evaluation of the acute efficacy, acceptability and tolerability of Flutter and active cycle of breathing with and without postural drainage in non-cystic fibrosis bronchiectasis[J]. Chronic Respiratory Disease, 2007, 4(1): 23-30.

[29] CURRIE D C, MUNRO C, GASKELL D, et al. Practice, problems and compliance with postural drainage: a survey of chronic sputum producers[J]. British Journal of Diseases of the Chest, 1986, 80: 249-253.

[30] FINK J B. Positioning versus postural drainage[J]. Respiratory Care, 2002, 47(7): 769-777.

[31] MCCARREN B, ALISON J A, HERBERT R D. Vibration and its effect on the respiratory system[J]. Aust Journal of Physiotherapy, 2006, 52(1): 39-43.

[32] LEE A L, BURGE A T, HOLLAND A E. Airway clearance techniques for bronchiectasis[J]. Cochrane Database of Systematic Reviews, 2015, 11: CD008351.

[33] GALLON A. Evaluation of chest percussion in the treatment of patients with copious sputum production[J]. Respiratory Medicine, 1991, 85(1): 45-51.

[34] PRYOR J A, WEBBER B A, HODSON M E. Effect of chest physiotherapy on oxygen saturation in patients with cystic fibrosis[J]. Thorax, 1990, 45(1): 77.

[35] MCKOY N A, WILSON L M, SALDANHA I J, et al. Active cycle of breathing technique for cystic fibrosis[J]. Cochrane Database of Systematic Reviews, 2016, 7: CD007862.

[36] PRYOR J A, TANNENBAUM E, SCOTT S F, et al. Beyond postural drainage and percussion: Airway clearance in people with cystic fibrosis[J]. Journal of Cystic Fibrosis, 2010, 9(3): 187-192.

［37］FALK M, KELSTRUP M, ANDERSEN J B, et al. Improving the ketchup bottle method with positive expiratory pressure, PEP, in cystic fibrosis［J］. European journal of respiratory diseases, 1984, 65（6）: 423-432.

［38］VAN DER SCHANS C P, VAN DER MARK T W, DE VRIES G, et al. Effect of positive expiratory pressure breathing in patients with cystic fibrosis［J］. Thorax, 1991, 46（4）: 252-256.

［39］DARBEE J C, OHTAKE P J, GRANT B J, et al. Physiologic evidence for the efficacy of positive expiratory pressure as an airway clearance technique in patients with cystic fibrosis［J］. Physical Therapy, 2004, 84（6）: 524-537.

［40］OBERWALDNER B, EVANS J C, ZACH M S. Forced expirations against a variable resistance: a new chest physiotherapy method in cystic fibrosis［J］. Pediatric Pulmonology, 1986, 2（6）: 358-367.

［41］APP E M, KIESELMANN R, REINHARDT D, et al. Sputum rheology changes in cystic fibrosis lung disease following two different types of physiotherapy: flutter vs autogenic drainage［J］. Chest, 1998, 114（1）: 171-177.

［42］MCILWAINE P M, WONG L T, PEACOCK D, et al. Long-term comparative trial of conventional postural drainage and percussion versus positive expiratory pressure physiotherapy in the treatment of cystic fibrosis［J］. Journal of Pediatrics, 1997, 131（4）: 570-574.

［43］MCILWAINE P M, WONG L T, PEACOCK D, et al. Long-term comparative trial of positive expiratory pressure versus oscillating positive expiratory pressure（flutter）physiotherapy in the treatment of cystic fibrosis［J］. Journal of Pediatrics, 2001, 138（6）: 845-850.

［44］MCILWAINE M P, ALARIE N, DAVIDSON G F, et al. Long-term multicentre randomised controlled study of high frequency chest wall oscillation versus positive expiratory pressure mask in cystic fibrosis［J］. Thorax, 2013, 68（8）: 746-751.

［45］LEE A, BURGE A T, HOLLAND A E. Positive expiratory pressure therapy versus other airway clearance techniques for bronchiectasis［J］. Cochrane Database of Systematic Reviews, 2017, 9: CD011699.

［46］FAUROUX B, GUILLEMOT N, AUBERTIN G, et al. Physiologic benefits of mechanical insufflation-exsufflation in children with neuromuscular diseases［J］. Chest, 2008, 133（1）: 161-168.

［47］MORROW B, ZAMPOLI M, VAN ASWEGEN H, et al. Mechanical insufflation-exsufflation for people with neuromuscular disorders［J］. Cochrane Database of Systematic Reviews, 2013, 12: CD010044 .

［48］HOMNICK D N. Mechanical insufflation-exsufflation for airway mucus clearance［J］. Respiratory Care, 2007, 52（10）: 1296-1307.

［49］CESAREO A, LOMAURO A, SANTI M, et al. Acute effects of mechanical insufflation-exsufflation on the breathing pattern in stable subjects with Duchenne muscular dystrophy［J］. Respiratory Care, 2018, 63（8）: 955-965.

［50］BACH J R. Mechanical insufflation/exsufflation: has it come of age? A commentary［J］. European Respiratory Journal, 2003, 21（3）: 385-386.

［51］MUSTFA N, AIELLO M, LYALL R A, et al. Cough augmentation in amyotrophic lateral sclerosis［J］. Neurology, 2003, 61（9）: 1285-1287.

［52］SANCHO J, SERVERA E, DÍAZ J, et al. Efficacy of mechanical insufflation-exsufflation in medically stable patients with amyotrophic lateral sclerosis［J］. Chest, 2004, 125（4）: 1400-1405.

［53］VIANELLO A, CORRADO A, ARCARO G, et al. Mechanical insufflation-exsufflation improves outcomes for neuromuscular disease patients with respiratory tract infections［J］. American Journal of Physical Medicine and Rehabilitation, 2005, 84（2）: 83-88.

［54］CHATWIN M, SIMONDS A K. The addition of mechanical insufflation/exsufflation shortens airway-clearance sessions in neuromuscular patients with chest infection［J］. Respiratory Care, 2009, 54（11）: 1473-1479.

［55］CHATWIN M, TOUSSAINT M, GONÇALVES M R, et al. Airway clearance techniques in neuromuscular disorders: a state of the art review［J］. Respiratory Medicine, 2018, 136: 98-110.

［56］SIVASOTHY P, BROWN L, SMITH I E, et al. Effect of manually assisted cough and mechanical insufflation on cough flow of normal subjects, patients with chronic obstructive pulmonary disease（COPD）, and patients with respiratory muscle weakness［J］. Thorax, 2001, 56（6）: 438-444.

［57］FINK J B, MAHLMEISTER M J. High-frequency oscillation of the airway and chest wall［J］. Respiratory Care, 2002, 47（7）: 797-807.

［58］NAVA S, BARBARITO N, PIAGGI G, et al. Physiological response to intrapulmonary percussive ventilation in stable COPD patients［J］. Respiratory Medicine, 2006, 100（9）: 1526-1533.

［59］TOUSSAINT M, DE WIN H, STEENS M, et al. Effect of intrapulmonary percussive ventilation on mucus clearance in duchenne muscular dystrophy patients：a preliminary report［J］. Respiratory Care，2003，48（10）：940-947.

［60］CLINI E M，ANTONI F D，VITACCA M，et al. Intrapulmonary percussive ventilation in tracheostomized patients：a randomized controlled trial［J］. Intensive Care Medicine，2006，32（12）：1994-2001.

［61］NEWHOUSE P A，WHITE F，MARKS J H，et al. The intrapulmonary percussive ventilator and flutter device compared to standard chest physiotherapy in patients wit cystic fibrosis［J］. Clinical Pediatrics，1998，37（7）：427-432.

［62］PANERONI M，CLINI E，SIMONELLI C，et al. Safety and efficacy of short-term intrapulmonary percussive ventilation in patients with bronchiectasis［J］. Respiratory Care，2011，56（7）：984-988.

第四章
呼吸功

本章的学习目标:
- 了解呼吸功增加和呼吸困难的关系
- 协助患者减轻呼吸困难的感觉

第一节 概 述

通常呼吸动作是下意识产生的,但当意识到呼吸努力增强,出现上气不接下气的情况时,常常提示患者呼吸做功增加。呼吸功(WOB)增加可能客观上表现为呼吸模式的紊乱,主观上表现为呼吸困难,呼吸急促、呼吸困难以及气短可以互换使用。此外还有3个术语来描述 WOB 增加的3种不同情况:呼吸急促是各种原因引起的快速呼吸;呼吸亢进是由于新陈代谢增加而增加的通气;过度通气是超过代谢需要的过度换气。

呼吸需要呼吸肌肉收缩来扩张肺部以抵抗阻力,即呼吸做功。正常情况下,休息时呼吸做功占总能耗的 5% 左右,但运动时呼吸做功可占总能耗的 20% 左右。一些肺部疾病患者肺部扩张困难,或呼吸阻力增加,甚至休息时呼吸运动的做功也会使他们的呼吸肌疲劳并导致呼吸困难。减少呼吸做功,意在保证通气量的情况下,以最少的能量消耗满足静态或运动状态的呼吸需求,即提高呼吸效率,因此减少呼吸功应该包括优化支持和减少需求两个方面(表 5-4-1-1)。

表 5-4-1-1 减少呼吸功的策略

优化支持	减少需求
氧疗	减少紧张
营养	保证睡眠、休息和放松
体液与电解质平衡	姿势
优化心输出量	呼吸再训练
优化血管功能	节律呼吸
优化血液功能	吸气肌训练和休息

第二节 减少呼吸功的物理治疗

一、姿势调节

许多呼吸困难的人会自主摆出一个有利于放松呼吸的姿势,有些患者需要帮助才能找到最有利于吸气肌肉发力的姿势。膈肌较平(如过度充气)的患者可以采用前倾的体位,这种体位通过腹部内容产生压力,将肌肉推回到胸腔的正常位置,并对其肌肉纤维提供更优的初长度,使其呼吸做功更有效率。

二、胸廓松动

慢性呼吸疾病患者常常伴有肌肉紧张、胸前部肌和肩部肌肉缩短,导致呼吸力学异常和上胸廓姿势异常(头部前倾,肩胛骨前伸),会损害胸廓活动度并引起疼痛,因此对肩胛和胸廓进行松动治疗,可能改善呼吸困难,减少呼吸做功。具体方法可参见牵伸运动,但需要注意因骨质疏松症导致的潜在风险,并确保操作和体位不会加重呼吸困难。鼓励患者自己做伸展运动,包括侧屈、旋转和椅背上的伸展,以及手举过头的练习,但不在活动的终末端使用爆发力。

三、呼吸再训练

在临床实践中发现,对慢性呼吸疾病患者进行呼吸再训练是有助于缓解呼吸困难和过度通气。目的是让患者对自己控制呼吸困难的能力建立信心,减少呼吸做功。当干预一个人的呼吸模式时,建议采用非标准化,最低限度干预的策略,这意味着患者的个人代偿机制不应盲目的受到干扰。即使他们的呼吸看起来不自然,但这对他们来说可能是最适宜的。

例如:①如果患者依靠辅助肌肉呼吸,放松肩膀并不总是有帮助。②动态过度充气增加了呼吸急促,但也可能有助于气道保持开放,所以要求患者通过延长呼气来减少这种情况可能有帮助,也可能没有帮助。

但如果呼吸是不规则的、矛盾的或不必要的紧张,通过再训练来提高呼吸效率通常是有帮助的。没有明确的证据表明通过呼吸再训练可以将"正确的"呼吸模式变成自动的,但是反复的练习可以使呼吸技术在需要时更容易使用,如帮助患者迅速从呼吸困难中解脱出来。患者往往会发现,当他们在试图恢复呼吸节律时,下列技术往往是最有用的。

1. 腹式呼吸 在吸气时强调腹部的运动,可能会导致自然的更慢的深呼吸,更少的湍流,减少无效腔和肩胛带的放松。其要点在于:①使用膈肌呼吸,尽管它并不严格准确,因为在没有膈神经功能障碍的情况下,所有的呼吸模式都涉及膈肌参与。②呼吸控制:即使用膈肌进行潮气量的呼吸。

腹式呼吸的深度在呼吸再训练中并不十分重要(除非目的是增加肺容量),重点应该保持放松、形成节能的呼吸模式。通过强调有节奏的呼吸,或使用示范,通过镜子的视觉反馈和语言反馈避免患者出现矛盾呼吸。因此,呼吸再训练应该通过促进有节奏的呼吸,使呼吸稳定下来,密切观察呼吸模式,以确保呼吸泵肌群保持协调,可以采用以下指导步骤避免矛盾呼吸:①患者选择舒适对称的坐姿,如端坐坐姿或前倾坐姿。②充分地解释和演示呼吸动作,避免使用"推""拉""更用力"等词语。③患者将惯用手放在腹部;然后,保持肩膀放松,通过鼻子吸气,让手轻轻地上升,同时想象空气像气球一样充满他们的腹部。④指导患者轻轻叹气,然后提示他们的肩膀保持放松和下沉,除非这打乱了呼吸模式。⑤如果适应的话,可以继续应用在行走或其他姿势。

2. 注意力控制呼吸 患者可以把注意力集中在一个想象的正方形上,或者一个真实的正方形上,比如窗户、图片或(空白)屏幕。当他们把注意力集中在正方形的一角时,指导他们吸气(如果可能的话,用鼻子吸气);当他们沿着正方形的边缘移动时,他们呼气(如果需要,则抿起嘴唇)。平时几分钟的训练,可以让患者感觉更有控制能力,然后在需要的时候使用它。

3. 瑜伽呼吸 患者坐位,双脚平放在地板上,想象"通过头部吸气,通过双脚向地板呼气"。这不是准确的解剖,但通常有助于在呼气时放松。鼓励患者保持稳定的呼吸模式,呼气时"沉到椅子上"。

4. 延长呼气 吸气/呼气比率的降低可能有助于减少肺的过度充气。这可以通过数数来辅助,例如:"吸/一/二,呼/一/二/三",可以与步行结合在一起,只要不使步态僵硬即可。

5. 缩唇呼气 长时间的呼气与噘嘴呼气结合在一起,这包括通过噘嘴主动呼气,尽可能保持其他面部肌肉放松。口腔内正压可以减少由于肺水肿或气道结构受损导致的气流受限,避免呼气中气道过早塌陷。

（王思远　王家玺　赵红梅）

参考文献

［1］BAMBI S, PERIS A, ESQUINAS A M. Pressure ulcers caused by masks during noninvasive ventilation［J］. American Journal of Critical Care, 2016, 25（1）: 6.

［2］SCANO G, GIGLIOTTI F, STENDARDI L, et al. Dyspnea and emotional states in health and disease［J］. Respiratory Medicine, 2013, 107（5）: 649-655.

［3］CAROCI A S, LAREAU S C. Descriptors of dyspnea by patients with chronic obstructive pulmonary disease versus congestive heart failure［J］. Heart Lung, 2004, 33（2）: 102-110.

［4］DELZELL J E. Common lung conditions: chronic obstructive pulmonary disease［J］. FP essentials, 2013, 409（409）: 23-31.

［5］GAGLIARDI E, BRUNI G I, PRESI I, et al. Thoraco-abdominal motion/displacement does not affect dyspnea following exercise training in COPD patients［J］. Respiratory Physiology & Neurobiology, 2014, 190（1）: 124-130.

［6］GIMENEZ M, SAAVEDRA P, MARTIN N, et al. Bilevel exercise training and directed breathing relieves exertional dyspnea for male smokers［J］. American Journal of Physical Medicine and Rehabilitation, 2012, 91（10）: 836-845.

［7］KEENAN S P, SINUFF T, BURNS K E, et al. Clinical practice guidelines for the use of noninvasive positive-pressure ventilation and noninvasive continuous positive airway pressure in the acute care setting［J］. CMAJ, 2011, 183（3）: E195-E214.

［8］LUCKETT T, DISLER R, HOSIE A, et al. Content and quality of websites supporting self-management of chronic breathlessness in advanced illness: a systematic review［J］. npj Primary Care Respiratory Medicine, 2016, 26（1）: 16025.

［9］MERCADANTE S, FUSCO F, CARUSELLI A, et al. Background and episodic breathlessness in advanced cancer patients followed at home［J］. Current Medical Research and Opinion, 2017, 33（1）: 155-160.

［10］MULARSKI R A, REINKE L F, CARRIERI-KOHLMAN V, et al. An official American Thoracic Society workshop report: assessment and palliative management of dyspnea crisis［J］. American Journal of Respiratory and Critical Care Medicine, 2013, 10（5）: S98-S106.

［11］SIMON S T, KLOKE M, ALT-EPPING B, et al. EffenDys-Fentanyl buccal tablet for the relief of episodic breathlessness in patients with advanced cancer: a multicenter, open-label, randomized, Morphine-Controlled, crossover, phase Ⅱ trial［J］. Journal of Pain and Symptom Management, 2016, 52（5）: 617-625.

［12］SPAHIJA J, MARCHIE M, GHEZZO H, et al. Factors discriminating spontaneous pursed-lips breathing use in patients with COPD［J］. COPD, 2010, 7（4）: 254-261.

第五章
氧疗和无创通气

本章的学习目标：
- 氧疗的应用指征
- 常用的氧疗装置
- 氧疗的注意事项
- 无创通气的生理学效应
- 无创通气的适应证和禁忌证
- 无创通气的并发症及处理

第一节 概　述

氧参与人体新陈代谢，是维持正常生命活动所必需的物质。健康人体内可以储存的氧量仅为1 500ml，静息状态下机体分钟耗氧量约为250ml，当运动、发热、疾病消耗等情况存在时，机体耗氧明显增加，甚至可达10倍以上。氧气从空气输送到组织需要呼吸、循环和血液系统的协同作用。生理情况下，当机体耗氧量增加时，机体通过代偿可以保持氧合在合适的范围内。然而，如果氧气的供给不能满足机体外周组织的需求，或者氧气的利用不能满足其代谢需要时，机体将会进入缺氧状态。一旦处于缺氧状态，机体的营养代谢和生理功能就会发生问题，严重时会引起重要组织及器官的实质性损害，甚至坏死，危及生命。不同原因导致缺氧的机制不同，不同程度和持续时间的缺氧，所导致的症状也多种多样。如果机体代偿能力良好，轻、中度缺氧时各个系统的表现以兴奋为主，如呼吸加快、心动过速、轻度高血压、面色苍白、坐立不安、头痛、定向障碍等。但当患者机体代偿能力差，或严重缺氧时各个系统会出现抑制的表现，如呼吸困难、心动过缓、心律不齐、低血压、口唇发绀、嗜睡、昏迷、视物模糊、反应慢等。因此，对于合并缺氧的低氧血症，需要呼吸支持治疗。

研究证实，47%的呼吸康复患者在6分钟步行试验检查过程中会出现SpO_2下降，低SpO_2的患者由于氧供与氧耗的失衡，无法耐受高强度的运动训练，医务人员往往通过降低训练强度和/或强制休息来尽量避免低SpO_2现象，但低强度的运动训练会限制康复的效果。氧疗和无创通气在呼吸康复中主要用于在运动过程中延缓低氧与高乳酸血症的发生、降低过高的呼吸驱动、缓解患者呼吸肌疲劳提高运动耐力，使患者达到更高的运动强度。移动氧源的应用也为呼吸康复患者选择训练场所和方式提供了更多可能，增加了患者活动范围，提高了的社会参与度。运动训练时联合无创呼吸机辅助通气可以在患者呼吸时提供一定的压力支持，提高呼吸肌功能，延缓呼吸肌疲劳。与自主呼吸相比，无创呼吸机的应用并不增加不良后果，但可以改善呼吸康复患者的远期预后。另外，无创呼吸机的应用还有助于呼吸康复后呼吸肌疲劳的恢复，增强患者对治疗的信心。

第二节　氧　　疗

18 世纪 80 年代,法国医生 Caillens 首次将氧疗应用于一位肺结核患者,取得了较好的疗效,之后关于氧疗在人体作用的研究一直在间断地进行。直至 20 世纪早期,英国的 John Scott Haldane 发表了《有效的氧气疗法》才开始了真正意义上的理性氧疗。目前,氧疗已经成为各种原因所致低氧血症患者的常规治疗手段,已被广泛接受并使患者得到了极大的临床获益。

一、氧疗的适应证

不合理的氧疗在给患者带来治疗作用的同时,也会产生很多的毒副作用,因此需严格掌握氧疗适应证。

氧疗的具体适应证包括:①PaO_2<60mmHg 的急性低氧血症;②PaO_2<55mmHg 的慢性低氧血症;③PaO_2 在 55~60mmHg 之间伴有慢性肺动脉高压所致的右心衰竭或继发性红细胞增多症或活动后 PaO_2 明显下降;④睡眠呼吸暂停综合征或睡眠性低氧血症。

不同患者氧合目标不同,以改善低氧血症导致的代谢紊乱为主时,氧疗的目标建议为 PaO_2 ≥60mmHg 或动脉血氧饱和度(SaO_2)≥90%;如合并慢性高碳酸血症时,氧合目标可适度降低,氧疗后 PaO_2 ≥55mmHg 或 SaO_2 ≥85% 即可。

二、氧疗装置的选择

在临床上实施氧疗时有多种多样的供氧装置可以进行选择和应用,根据是否存在创伤,可分为有创氧疗装置和无创氧疗装置;根据设计可分为低流量氧疗装置、储存装置和高流量氧疗装置。理想的氧疗工具在提供稳定氧浓度的同时不会引起患者不适、方便患者日常活动如进食、咳痰、交谈,并且不存在或很少出现重复呼吸。各种氧疗装置适应证不同,并且各有其优势及不足。氧疗装置的选择应该基于患者的缺氧程度,导致缺氧的基本病因及患者目前的病理生理状态,包括患者的年龄分层(新生儿、儿童、成年人)、意识情况、是否为人工气道、自主呼吸情况及每分通气量。

(一)低流量氧疗装置

低流量装置能给呼吸道提供高(>60%)、中(35%~60%)或低(<35%)浓度的氧。但是需要注意的是,给氧流速与氧浓度是不同的概念,低流量氧疗装置提供的氧气流速低于自主吸气时的气体流速,典型的装置可提供≤8L/min 的氧气流量。正常成人吸气流量 >8L/min,因此使用低流量装置吸氧时,吸入的气体是氧气与空气的混合气体,其浓度是可变的。吸入气体中的氧浓度不仅与吸入氧气的流速相关,还取决于患者的潮气量和呼吸频率。

经典的低流量装置包括鼻导管、鼻套管、气管内导管。这些装置在应用过程中比较常见的问题是对局部皮肤黏膜的刺激,吸入氧浓度(FiO_2)不稳定,氧气管路漏气、阻塞,容易脱落等。

1. **鼻套管**　鼻套管为一条尖端有 1~2 个鼻叉件的一次性塑料氧气供应管,鼻套管需与流量计和气泡湿化瓶连接,使用时在调整适宜氧流量后将鼻叉件直接置入患者鼻前庭中即可。鼻套管应用方便,耐受性好,且成本低,因此在临床上应用广泛,适用于病情稳定需要低 FiO_2 的患者及需要长期家庭氧疗的患者。鼻套管也有很多不足,如 FiO_2 不稳定,容易脱落,张口呼吸时 FiO_2 低等。另外,鼻套管输送的氧气虽经气泡湿化瓶加湿,但当流量增加到 6~8L/min 时,就会引起鼻腔干燥、黏膜出血等不适感。

2. **鼻导管**　鼻导管为一条尖端有多个小孔的橡皮管或塑料管,使用时需从鼻前庭沿鼻通道插入,插入深度约为鼻尖到耳垂距离的2/3,到达腭垂后上方后可将其固定在鼻背上。鼻导管每8~12小时就需要更换,因此一般用于短时间氧疗,如行支气管镜过程中。另外,应用过程中有难以插入、高流量时产生反冲压、可引起患者误吸等风险。有出凝血异常、鼻腔炎症、鼻息肉、颅底骨折、颌面部外伤的患者不建议应用鼻导管进行氧疗。

3. 气管内导管　为一种有创氧疗装置,其具体操作为经手术在导丝引导下将一根小的四氟乙烯导管置入第二三气管环后用项链绕颈固定(图5-5-2-1)。气管内导管可不经湿化器直接连接到流量计和氧气上进行氧疗,适用于活动量较大或需要家庭氧疗但不接受鼻套管的患者。气管内导管外观美观,对鼻腔及外周皮肤不会产生刺激,更加舒适,还可让患者有更大的活动范围。其主要不足是有感染、出血风险,患者呼吸道分泌物多时,导管容易被黏液堵塞。

（二）储存装置

储存装置可以在患者呼吸时对输送的氧气进行储存和收集,通过较低的氧流量达到比典型的低流量氧疗装置更高的氧浓度,可减少氧气的用量。临床上常用的储存装置有储氧套管、简单面罩、部分重复呼吸面罩、非重复呼吸储氧面罩、非重复呼吸回路。常见问题有设备移位、装置漏气、阻塞、对皮肤、软组织造成不适等。

1. 储氧套管　储氧套管为一个可存储20ml氧气的空腔储氧器和鼻套管组合而成(图5-5-2-2)。患者呼气时,储氧器扩张,充满纯氧,吸气早期储氧器内的氧气被吸入,可明显增加每次呼吸的FiO_2。储氧套管经济效益高,应用时可明显减少用氧量,相对于普通鼻套管对鼻腔黏膜的刺激更小,因此舒适度更佳。其主要不足为患者的呼吸模式会对FiO_2产生明显的影响,另外设备明显、外观欠佳,吊坠储氧装置虽然解决了外观问题,但整个装置挂件的重量会明显增加面部及耳部的不适感。

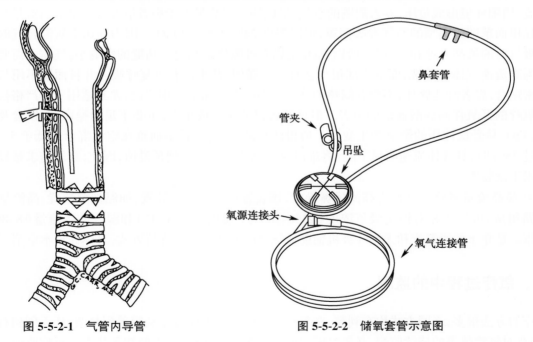

图5-5-2-1　气管内导管　　　　　图5-5-2-2　储氧套管示意图

2. 简单面罩　简单面罩由一种重量很轻的塑料制成,有氧气输入孔和出气口。应用时需紧贴患者的口、鼻周围,使用绷带固定位置,减少漏气的同时还需保持合适的松紧度。简单面罩可提高患者的FiO_2,适用于需要中等氧浓度吸入且无二氧化碳潴留的患者。简单面罩适用于成人、儿童、婴儿,有不同规格可供不同患者选择,应用方便,价格低廉,并可为吸入的氧气提供较好的湿化。其主要不足为影响患者咳痰、饮食。睡眠或意识不清患者变换体位时容易脱落移位,妨碍散热、舒适性差,还增加呕吐患者的误吸风险,不适用于幽闭恐怖症和烦躁的患者。

3. 部分重复呼吸面罩　部分重复呼吸面罩在氧气输入端有一个1L左右容量的柔软储氧气囊,吸气时氧气经面罩被患者吸入,呼气时氧气进入储氧气囊中。患者早期呼出的气体(约占呼出气的1/3)主要来自解剖无效腔,为大量氧气和少量的CO_2,这些气体会进入储氧气囊,此时储氧气囊内充满了氧气和无效腔气体,因此后期呼出的高CO_2含量的气体(最后2/3的气体)会经由呼气面罩的端口溢出。部分重复呼吸面罩适用于低流量氧疗治疗后仍无法维持目标饱和度且无CO_2潴留风险的患者。

4. 非重复呼吸储氧面罩　非重复呼吸储氧面罩与部分重复呼吸面罩类似,主要区别在于储氧气囊与面罩之间有吸气阀,面罩表面有呼气阀。吸气时呼气阀关闭,吸气阀打开,防止空气进入面罩,呼气时吸气阀关闭,呼气阀打开,将呼出气排入空气中。理论上该面罩可以提供100%的纯氧,但在实际应用过程中,由于存在面罩周围的漏气和为安全设计的呼气端口(无阀门的呼气端),患者FiO_2低于100%,其实际FiO_2与空气泄漏的量和患者的呼吸模式有关。非重复呼吸面罩适合于需要高浓度氧疗且无高碳酸血症的患者。

5. 非重复呼吸储存回路　非重复呼吸储存回路由一带有单向阀的封闭气道装置、气体混合装置和可对气体进行加温加湿的控制阀组成,与非重复呼吸储氧面罩原理一致,可为患者提供恒定、可设置的氧浓度。适用于插管和非插管的需要任何精确氧浓度的患者。其主要不足为存在潜在的窒息风险。

(三)高流量氧疗装置

高流量氧疗装置提供的气体流速高于自主吸气时的气体流速,一般需60L/min的气体流速,其主要通过空气卷吸技术或混合装置来对空气与氧气进行混合达到预设的氧浓度,大部分高流量装置可以提供固定的FiO_2,其可提供的FiO_2范围在21%~100%之间。临床上比较常用的装置包括空气卷吸面罩和经鼻高流量氧疗。

1. 空气卷吸面罩　该面罩的主要原理是空气卷吸技术,氧气经过空气进入口的小管和喷嘴后形成高速气流,周围环境形成负压,卷入周围的空气,形成输入气流量大于患者最大吸气量的高流量空氧混合气。文丘里面罩即为典型的空气卷吸面罩,可以提供24%~50%的FiO_2。因为输送空氧混合气的流速大于患者吸气时的最高流速和潮气量,所以FiO_2受患者呼吸模式和通气功能的影响小,气体不需要额外湿化。因为高流速气体的冲洗,面罩内部很少会有CO_2滞留,几乎没有重复呼吸。并且面罩不用与患者头面部紧密贴合,患者舒适感佳,不会有闷热的感觉。因此在临床上应用广泛,尤其适用于需严格控制氧浓度进行氧疗的低氧伴高碳酸血症的患者。但该装置仅适用于成年人,主要不足为噪声大、饮食及咳痰时需移除、FiO_2易受反冲压的影响产生变化。值得注意的是,当文丘里面罩在空氧混合比低于5:1,即氧浓度超过35%时,其气体流速明显下降,将难以保证氧浓度恒定达到预设值,因此,对氧需求量较高的患者不适用于该装置。

2. 经鼻高流量氧疗　又称为高流量鼻导管,该装置由空氧混合装置、加温加湿装置、高流量鼻塞及连接管路组成,可提供相对恒定吸氧浓度(21%~100%)、温度(31~37℃)和湿度的高流量(8~80L/min)吸入气体。是介于普通氧疗和无创呼吸机辅助通气之间的新型呼吸支持方式,具体详见本章第三节。

三、氧疗过程中的监测

氧疗的方法很多,不同方式均有利弊,在氧疗方式的选择上应遵循从简单到复杂,从无创到有创的原则,要注意对氧疗效果的持续监测,必要时随时调整方案,尽快改善患者的缺氧状态。氧疗监测主要包括以下几个指标。

1. FiO_2　FiO_2是决定氧疗效果的主要因素,对FiO_2进行实时监测十分必要。但目前只有部分呼吸机可以实现对FiO_2的监测,在非机械通气方式下进行氧疗时均无法获得准确的FiO_2,只能依靠估算。

2. 症状体征　患者的症状和体征也能反映氧疗的有效性。临床上我们可以根据患者呼吸困难的程度、血压、心率、呼吸频率、意识情况、皮肤黏膜颜色的变化来对氧疗的治疗效果进行监测。如氧疗后患者呼吸困难减轻、呼吸频率下降、心率变慢、低血压者血压上升且平稳、末梢循环改善、尿量增加、皮肤红润变暖、发绀减轻或消失等,均表明氧疗效果良好,反之提示病情恶化,氧疗未达到效果。

3. 经皮动脉血氧饱和度（SpO_2） 临床上可应用指脉氧仪对外周经皮血氧饱和度进行监测，是一种无创的监测方式，应用方便，结果直观，可重复持续监测，适用于严重缺氧患者氧疗的监测。但 SpO_2 易受许多因素的影响，导致结果不准确，如监测部位的血流灌注不足、甲床增厚、指尖皮肤色素沉着等均使 SpO_2 低于动脉血氧饱和度（SaO_2），血中碳氧血红蛋白、胆红素增加时也会影响测定结果。

4. 动脉血气分析 目前评价氧疗效果时，动脉血气分析是最为准确可靠的方法，其分析结果可提供 PaO_2、$PaCO_2$、HCO_3^-、pH、SaO_2 等多种氧合及代谢参数，PaO_2 升高是反映氧疗效果最直接指标。但这种监测方法需要反复抽血，也不能进行实时连续监测。

四、氧疗注意事项

1. 在患者达到氧疗目的后，继续增加 FiO_2 不仅不能增加治疗效果，反而会增加各种不良反应。氧疗常见的不良反应如下。

（1）肺损伤：氧气进入人体后绝大部分在线粒体内还原成 CO_2 和水，少部分在还原过程中形成氧自由基。氧自由基可以被组织抗氧化系统清除，但在氧浓度过高时氧自由基生成速度加快，该保护作用不能代偿氧疗带来的损伤，引起过度氧化反应损伤气道、肺泡甚至其他组织，导致呼吸道感染、急性呼吸窘迫综合征、肺纤维化等。有研究表明吸入 60% 的氧超过 24 小时即可出现肺损伤，而吸入纯氧仅 6 小时就可能出现肺损伤。

（2）呼吸抑制：对伴有 CO_2 潴留的患者进行氧疗时应谨慎，不恰当的氧疗可能抑制呼吸驱动，有加重呼吸性酸中毒的可能。一般情况下建议低流量氧疗。

（3）早产儿视网膜病变：是氧疗的主要不良反应之一，发生于接受氧疗的早产或低体重患儿，与吸入过高浓度的氧有关。在给新生儿进行氧疗时要避免过高的氧分压，保持 PaO_2 不高于 80mmHg。

2. 氧疗的供氧装置建议专人专用，对鼻导管、面罩、湿化器等用品进行定期消毒。

3. 为避免氧疗导致的气道干燥、分泌物黏稠、保护鼻和气道黏膜，让患者更舒适的呼吸，应对吸入的氧气进行湿化。

4. 氧疗时要保持呼吸道通畅，对鼻导管、鼻塞、输氧管道等应随时注意有无堵塞，气道分泌物过多时，要及时吸痰。

5. 氧气是助燃剂，严禁氧疗病区内有火源存在，氧疗患者附近不能打火和吸烟。氧气筒放置应妥当，避免倾倒，瓶体应有显著的标志，避免与其他气体混淆。氧气筒内为高压，运输使用时应防止高压气体伤人。

第三节 经鼻高流量氧疗

经鼻高流量氧疗（HFNC）是一种由空氧混合装置、加温加湿装置、高流量鼻塞及连接管路组成的氧疗装置，可提供相对恒定吸氧浓度（21%~100%）、温度（31~37℃）和湿度的高流量（8~80L/min）吸入气体。跟普通氧疗相比，兼具部分无创呼吸机辅助通气的功能，且操作简单，具有良好的舒适性，是近年来深受关注的氧疗方式。

一、高流量氧疗的生理学效应

HFNC 通过高流速气体的输送，除可以提供一定的呼气末正压维持肺泡开放外，还能冲刷上呼吸道内残留的无效腔气体，增加 CO_2 的清除。对于使用高流量氧疗的患者，当流速达到 60L/min 时，闭口的女性受试者咽腔 PEEP 可达到 8.7cmH_2O 左右，男性为 5.4cmH_2O，但对于存在张口呼吸的患者，由于存在大量漏气,会导致 PEEP 水平波动。另外,HFNC 在普通氧疗的基础上增加了恒温和恒湿装置,在提供满足患者吸气流速的气流的同时,也使患者吸入的气体温度和湿度恒定,与普通氧疗对比,可以更有效地维持黏液纤毛清除系统细胞的功能,避免气道干燥,减轻炎症反应,提高患者适应性,也减少了患者对吸入气体进行温化湿化所需的代谢消耗,降低上呼吸道阻力,减少呼吸做功。HFNC 给气道输送的气体流量高、温度湿度适宜,氧浓度准确可调,不受患者呼吸频率、吸气流速、呼吸形态等因素影响。

二、高流量氧疗的临床适应证及禁忌证

HFNC 可广泛应用于新生儿、儿童及成人各种类型呼吸衰竭的治疗,如 Ⅰ 型呼吸衰竭、Ⅱ 型呼吸衰竭、气管插管前和拔管后、急性心力衰竭、阻塞型睡眠呼吸暂停综合征等疾病。也有研究表明经鼻高流量氧疗可明显改善支气管镜检查过程中的低氧血症。HFNC 的适应证包括:①轻中度 Ⅰ 型呼吸衰竭[100mmHg ≤ 氧合指数(PaO_2/FiO_2)<300mmHg];②轻度呼吸窘迫(呼吸频率 >24 次 /min);③轻度通气功能障碍($pH \geqslant 7.3$),对传统氧疗或无创正压通气不耐受或有禁忌证。

绝对禁忌证包括:①心跳呼吸骤停,需紧急气管插管有创机械通气;②自主呼吸微弱、昏迷;③极重度 Ⅰ 型呼吸衰竭($PaO_2/FiO_2<60mmHg$);④通气功能障碍。相对禁忌证包括:①重度 Ⅰ 型呼吸衰竭($PaO_2/FiO_2<100mmHg$);②通气功能障碍($pH<7.3$);③矛盾呼吸;④气道保护能力差,有误吸高危风险;⑤血流动力学不稳定,需要应用血管活性药物;⑥面部或上呼吸道手术不能佩戴 HFNC 者;⑦鼻腔严重堵塞;⑧HFNC 不耐受。

三、高流量氧疗的使用注意事项

1. 建议半卧位或头高位(>20°),选取小于鼻孔直径 50% 的鼻塞。

2. 舌后坠者,可使用口咽通气道打开上气道,将 HFNC 鼻塞与口咽通气道开口处连通,如仍不能改善,可考虑无创通气其他呼吸支持方式。

3. 关注气道分泌物性状变化,避免湿化过度或湿化不足,按需吸痰,防止痰堵窒息等紧急事件的发生。

4. 一旦管路积水需及时处理,警惕积水误入气道引起呛咳和误吸,保持鼻塞位置高度高于机器和管路水平。

5. 如出现患者无法耐受的异常高温,应停机检测,避免灼伤气道。

6. 为克服呼吸管路阻力,建议气流流量设置最好不低于 15L/min。

7. 鼻塞固定带松紧适当,避免引起固定带接触部位皮肤损伤。

第四节　无　创　通　气

目前无创通气(non-invasive ventilation, NIV)主要是无创正压通气(non-invasive positive pressure ventilation, NPPV),无需建立有创的人工气道,直接通过面罩、鼻罩、头罩等无创的装置,连接呼吸机后辅助患者自主呼吸运动。在过去的 20 多年中,NPPV 已经成为治疗急慢性呼吸衰竭的重要方法之一。NPPV 吸气是由体外机械驱动压形成的气道口和肺泡的正压力差而产生,而呼气是在撤去体外机械驱动压后胸廓及肺弹性回缩产生的肺泡与气道口被动正压力差而形成,即在整个呼吸周期均存在“被动性正压力差”。目前多项研究已经证实,正确应用 NPPV 可减少呼吸衰竭患者的插管率、缩短有创通气时间,减少住院费用。

一、无创通气的生理学效应

无创通气可以改善肺通气和换气,缓解缺氧和CO_2潴留,在保障呼吸肌充分休息的基础上,可以防止呼吸肌失用性萎缩。然而除了对肺部的作用外,无创通气对循环系统和胸腔外器官也造成了一定的影响。无创通气时,吸气时肺泡内正压和明显增高的胸腔内压是对患者正常生理功能产生影响的根本原因。

(一)无创通气对呼吸功能的影响

无创通气对呼吸功能改善的主要临床表现为患者呼吸模式改变、气促减轻、辅助呼吸肌动用减少、反常呼吸消失、呼吸频率减慢、SaO_2增加。其对呼吸功能的影响主要包括以下 4 个方面。

1. 对呼吸力学的影响　正压通气可以使气道产生机械性扩张,降低肺黏滞阻力和弹性阻力,改善通气功能,减轻缺氧和CO_2潴留;同时肺泡内压增加,毛细血管渗漏减少,促进肺泡复张、减轻肺水肿、增加肺表面活性物质生成,改善肺顺应性。另外,无创通气可以部分代替呼吸肌做功,使呼吸肌得到休息,呼吸功及氧耗均减少。

2. 对肺泡通气量和气体分布的影响　影响肺泡通气量的因素主要为无效腔气量与潮气量比值(VD/VT)和呼吸频率。VD/VT 比值增加时,即使每分通气量不变,肺泡通气量也会相应减少。无创通气时呼气末持续正压通气可以降低阻力、改善肺顺应性,使功能残气量增加,肺内气体分布改善,肺内分流减少,生理无效腔减少,进而增加肺泡通气量。

3. 对肺容积的影响　正压通气通过给予气道正压扩张气道、增加气道内径、降低气道阻力,改善肺顺应性、促进肺泡复张,使肺容积增加,而呼气末正压的应用使呼气末肺容量增加尤为明显。肺容积的增加使肺泡不至于萎陷,有利于毛细血管两侧的气体交换。

4. 对弥散功能的影响　弥散功能与膜弥散能力、肺血管床容积和气体与血红蛋白的结合速率有关。正压通气可以抑制肺毛细血管渗出、减轻肺水肿、促进肺泡复张,使气体弥散距离缩短、弥散面积增加,肺泡内压的增加也使肺泡 - 毛细血管分压差增大,膜弥散能力增加;另外正压通气可以改善肺的血液循环,血流灌注增加,肺血管床面积增大,改善换气功能。

(二)无创通气对循环功能的影响

自主呼吸和无创通气的最大区别是吸气时胸腔负压的减少或消失,胸腔内的心脏位于胸腔内压所形成的压力腔内,因此胸腔内压的改变会影响右心静脉回流和左心输出量,这种影响的大小取决于气道压力的高低和基础循环情况。同样,肺容积变化也可导致相应的血流动力学变化。

1. 胸腔内压变化对循环功能的影响　正压通气使胸腔内压增加,对循环系统的影响与自主呼吸相反。自主吸气时,胸腔内压下降;机械通气吸气时,肺泡被动扩张,胸腔内压升高,将阻碍静脉血回流。心功能正常的患者,心输出量主要与前负荷有关,对后负荷的变化相对不敏感,机械通气引起的右心室舒张末期容积变化可降低心输出量。心功能不全的患者,心功能主要与左心后负荷有关,左心后负荷即左心室跨壁压,为左心室内压(反映外周动脉血压)与心室周围压(接近胸腔负压)之差,正压通气可以降低左心室跨壁压而改善心功能不全和肺水肿。机械通气除通过胸腔内压影响心功能外,也可通过完全或部分取代自主呼吸,降低呼吸肌做功和耗氧量,间接改善心功能。

2. 肺容积变化对循环功能的影响　正压通气时肺容积增加反射性地引起副交感神经性兴奋,引起心率和血压下降。肺容积变化亦影响肺血管阻力(PVR),肺血管包括肺泡周围血管及肺泡间质血管,肺容积对肺泡周围血管及肺泡间质血管阻力的影响不同。肺容积增加时,肺泡周围血管由于肺泡扩张的挤压导致直径逐渐减小,阻力逐渐增大;而肺泡间质血管由于肺泡的牵拉导致血管直径变大,阻力逐渐降低。肺血管阻力的变化取决于这两种血管阻力的综合变化,当肺容积为功能残气量时,PVR 最小,而肺的过度膨胀或塌陷均可导致肺血管阻力增加(图 5-5-4-1)。因此机械通气的理想设置是使塌陷的肺泡复张,而又要避免肺泡过度膨胀,从而起到降低 PVR 进而降低右心后负荷的作用。这种理想的设置正是难点之所在,也是无创通气容易失败的可能因素之一。

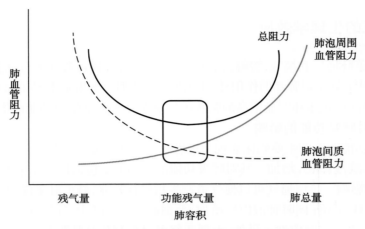

图 5-5-4-1　肺容积变化与肺血管阻力的关系

另外,肺容积增加也会对心脏产生较自主呼吸时相对持续和严重的挤压作用,这种作用类似于心脏压塞,可导致左右心室的前负荷和顺应性下降,心输出量减少,血压下降等。

3. 无创通气对胸腔外脏器功能的影响　脑血流量与 $PaCO_2$ 密切相关,$PaCO_2$ 上升,脑血流量增加,反之减少,无创通气使用不当时,$PaCO_2$ 降低过多、过快,可引起脑血流量显著减少,同时脑脊液产生量下降,颅内压降低。另外,无创通气时胸腔内压的升高也可导致颈内静脉回流障碍及颅内压升高。无创通气纠正严重低氧血症和呼吸性酸中毒可改善肝功能,改善肾血流量、肾小球滤过率及肾小管功能,改善水钠潴留。但无创通气导致胸腔内压升高,可导致肝静脉、门静脉、肾静脉回流障碍,发生肝肾淤血,心输出量的下降又可导致肝肾动脉缺血,加重肝肾功能障碍。胃肠道功能可随着无创通气后呼吸衰竭的改善而改善。但若通气压力较高,则可导致胃肠道淤血,甚至发生消化道出血、弥漫性胃肠胀气等。严重胀气的胃肠道可压迫膈肌和肺,影响通气效果,需立即行胃肠减压。

二、无创通气的适应证和禁忌证

无创通气的主要目的是给患者提供足够的通气和氧合、纠正呼吸衰竭。原则上无创通气可以应用于各种原因导致的呼吸衰竭,只要患者可以适应 NPPV 且无禁忌证就是 NPPV 的适应证。NPPV 目前已成为慢性阻塞性肺疾病急性加重期(AECOPD)、心源性肺水肿和有创机械通气辅助撤机的常规手段。对于支气管哮喘重度急性发作、重症肺炎、免疫受损合并呼吸衰竭的患者,也建议在密切监测的情况下早期应用 NPPV。

（一）急性呼吸衰竭患者 NPPV 的应用指征

1. 疾病的诊断和病情的可逆性评价适合使用 NPPV。

2. 有需要 NPPV 的指标　①中至重度的呼吸困难,表现为呼吸急促(慢阻肺病患者呼吸频率 >24 次/min,充血性心衰患者呼吸频率 >30 次/min);动用辅助呼吸肌肉或胸腹矛盾运动。②血气异常(pH<7.35,$PaCO_2$>45mmHg,或 PaO_2/FiO_2<200mmHg)。

（二）对于慢阻肺病、胸廓畸形或神经肌肉疾病的患者,NPPV 应用的参考指征

1. 有呼吸急促、呼吸困难、嗜睡、乏力、遗尿、夜梦、晨起头痛等症状。

2. 患者存在肺心病体征。

3. 白天 $PaCO_2$>45mmHg 或夜间 SaO_2<90%,并持续 5 分钟以上或 >10% 的总监测时间。

4. 稳定期慢阻肺病患者,$PaCO_2$≥55mmHg,或低流量给氧情况下 $PaCO_2$ 为 50~55mmHg 伴夜间 SaO_2<88% 的累计时间 >10% 总监测时间。

5. 急性呼吸衰竭恢复期但存在 CO_2 潴留。

6. 因急性呼吸衰竭反复住院。

7. 无应用 NPPV 的禁忌证。

（三）NPPV 的绝对禁忌证

心跳呼吸骤停；自主呼吸微弱，昏迷；严重呕吐及消化道大出血/胃穿孔患者；误吸及痰堵窒息风险高的患者；头面部、颈部外伤、畸形、烧伤的患者；上呼吸道梗阻的患者。

（四）NPPV 的相对禁忌证

生命体征不平稳，如存在休克、呼吸停顿或微弱、恶性心律失常等；未处理的气胸或纵隔气肿；患者极度紧张，不能配合，通气波动大或明显人机对抗；患者一般状态差，非单纯高碳酸血症导致的意识不清或精神状态明显不稳定；呕吐或有高危吸入倾向者；气道分泌物过多或大咯血；咳嗽反射较弱；严重感染；近期面部、颈部、口腔、咽喉、食管、胃部手术者；严重低氧血症（$PaO_2 < 45mmHg$）、严重酸中毒（$pH \leqslant 7.20$）；面罩与脸型不符合，或面罩对面部的压迫过强。

三、无创通气的模式和参数设置

无创通气模式的初始选择主要取决于操作者的经验、无创呼吸机的性能以及患者的病情，现代无创呼吸机开发出越来越多的通气模式，以下介绍 10 种，其中持续气道正压通气（CPAP）和双水平气道正压通气（bilevel positive airway pressure，BPAP）是最为常用的两种通气模式。

1. CPAP　CPAP 是无创正压通气最简单和典型的应用模式，为自主呼吸模式，呼吸机只给一个持续的正压，需患者自主完成呼吸过程。

2. BPAP　BPAP 作为一种时相切换通气模式，实现了压力控制通气和自主呼吸的结合，在整个呼吸周期中吸气相和呼气相交替切换两个压力水平。

3. 自主调节气道正压通气（auto-adjusting positive airway pressure，APAP）　该模式下压力支持水平根据呼吸机内部固化的特定算法进行自主调节，以使气道阻塞相关的呼吸暂停或低通气最小化。

4. 自主滴定双相气道正压通气（auto-titrating bilevel positive airway pressure）　根据特定的算法对呼气相和吸气相压力（inspiratory positive airway pressure，IPAP）进行调节，使发生气道阻塞事件的可能性达到最小化。

5. 适应性伺服通气（adaptive servo ventilation，ASV）　可根据患者肺部力学指标和呼吸做功连续自动调节吸气正压和呼吸频率，避免过度通气和通气不足的发生，最大程度减少容积伤、气压伤等并发症。

6. 容积支持通气（volume support ventilation，VSV）　是一种双重控制模式，患者每一次通气的压力支持水平根据目标潮气量和实际潮气量的差别进行调节，如当实际潮气量大于目标潮气量时，呼吸机会降低压力支持水平。

7. 成比例辅助通气（proportional assist ventilation，PAV）　在吸气时呼吸机按比例给予患者一定的吸气辅助压力，这种通气辅助产生的气道正压主要由呼吸肌收缩力决定，气道正压和呼吸肌收缩力呈正常的生理关系。PAV 模式通过测量患者的吸气流速和吸气容积来获得压力辅助，压力辅助在吸气过程中不断变化，人机同步性高，舒适度更好。

8. 神经调节辅助通气（neurally adjusted ventilatory assist，NAVA）　是一种以神经信号为控制信号的辅助通气模式，可实时监测膈肌肌电图（EMGdi），以 EMGdi 信号控制呼吸机的触发、吸气控制和切换。NAVA 适用于有自主通气但无或低气流的患者，可以改善人机同步性、避免肺通气过度和不足、减少呼吸功、提高患者舒适度。

9. 平均容量保证压力支持通气（average volume-assured pressure support，AVAPS）　AVAPS 将容量保障和压力支持通气联合在一起，自动调节压力支持水平，减少吸气相压力（IPAP）调整需要，以确保达到预设的潮气量。值得注意的是，AVAPS 的 IPAPmax 参数早期不宜设置过大，否则可能会失去低呼出潮气量报警的保护,一旦患者存在气道引流不畅情况时可能导致气压伤。

应用无创通气时应为患者设定个体化的治疗参数,在初始阶段,患者需适应从自主呼吸向正压通气的过渡,在起始通常给予比较低的压力,之后根据通气目标逐渐增加吸气的压力。设置 IPAP 通常从 $4\sim8cmH_2O$ 开始,呼气相压力(EPAP)从 $2\sim4cmH_2O$ 开始,待患者耐受后逐渐上调,不建议患者 IPAP/EPAP 低于 $8cmH_2O/4cmH_2O$,应确保潮气量达到 $5\sim7ml/kg$。呼吸参数应根据患者的症状、血气分析结果及患者的舒适度进行调节,IPAP 最大可至 $20\sim25cmH_2O$(对于肥胖患者 IPAP 还可酌情提高),EPAP 最大可至 $10\sim15cmH_2O$,备份呼吸频率为 $12\sim16$ 次/min。

四、无创通气的镇静

无创通气避免了有创通气的许多并发症,但经鼻(面)罩的压迫过紧可导致疼痛不适感或因幽闭恐惧而引起焦虑、躁动,甚至谵妄,这些原因使部分患者不能配合 NPPV 治疗,导致气管插管率增加。当使用非药物治疗不能改善患者不耐受情况时,则需要选择合适的镇静、镇痛药物减轻患者这一系列痛苦的感受,提高患者对 NPPV 的依从性和耐受性,保障治疗效果,提高 NPPV 治疗的成功率。目前临床上常用的可用于清醒患者的镇痛镇静药物包括 γ- 氨基丁酸激动剂(地西泮、咪达唑仑、丙泊酚等)、阿片类药物(瑞芬太尼或吗啡等)和右美托咪定。这类药物虽然作用良好,但长期使用易产生耐药性,并且 NPPV 过程中对患者进行镇静,也存在许多的问题,如呼吸、循环的抑制等。需要在应用过程中密切监测患者状态。也有研究发现,镇静过深可增加 NPPV 患者并发症的发生率,延长其机械通气的时间和 ICU 住院时间。右美托咪定作为一种比较新型的替代药物,常见的不良反应包括高血压、低血压、心动过缓及口干,无明显抑制呼吸的作用。主要副作用包括长期应用右美托咪定的患者停药 $24\sim48$ 小时内可出现恶心、呕吐、躁动等严重的戒断症状。

五、无创通气的并发症及处理

相对于有创机械通气,应用 NPPV 的患者自然气道的功能可以得到很好的保存,可有效保留患者的咳嗽、咳痰及吞咽功能。自然气道对吸入气体的加温加湿作用、屏障功能使 NPPV 在促进气管插管早期拔除、减少长时间气管插管相关并发症上优势明显。但无创通气在临床使用中,也有许多问题,如易导致口腔、鼻腔黏膜干燥、充血,胃肠道胀气、误吸,偶有痰栓形成等风险。

(一)口鼻黏膜干燥、痰液引流不畅

气道温化和湿化对于维持气道的正常功能、保障肺泡的有效通气和氧合功能至关重要。NPPV 虽然保留了自然气道的加温、加湿功能,但 $30\%\sim50\%$ 的患者仍会出现不同程度的与气道湿化不足有关的并发症,如口鼻腔黏膜充血、干燥,气道阻力增加,痰液黏稠和痰痂形成。急性和慢性呼吸衰竭患者需要从内在和外在途径两个方面维持自然气道的通畅,促进气道内分泌物的引流。内在途径是维持气道通畅的基础,包括以下措施:保持坐位或半卧位,鼓励和指导患者自主咳嗽,保护纤毛 - 黏液转运系统的功能,鼓励患者早期活动。外在途径的治疗措施包括:经口、鼻腔吸痰,床旁支气管镜检查,雾化吸入治疗,胸部物理治疗。另外还需加强气道的温化和湿化,注意解除或改善气道温化和湿化的影响因素。影响温湿化的因素包括漏气、每分通气量增加、张口呼吸、无创连接方式、NPPV 呼吸机类型、湿化器类型、室温、呼吸机回路材质等。

(二)胃肠胀气、误吸

$30\%\sim40\%$ NPPV 患者会出现不同程度的胃肠胀气。昏迷、高龄患者食管括约肌张力下降或气道压力过高时,应用 NPPV 过程中气体会直接进入胃肠导致胃肠胀气。胃肠胀气时患者膈肌上抬、肺泡通气量降低,导致肺不张和痰液引流障碍等并发症,还可能会引起吸入性肺炎、腹腔高压、食管破裂,甚至呼吸心搏骤停等严重并发症。因此对于无创通气的患者建议:保持坐位或半卧位,避免高枕卧位;闭口呼吸;

尽可能降低压力,避免 IPAP 高于 25cmH$_2$O;控制人机对抗,改善 NPPV 耐受性;餐后保持坐位 1~1.5 小时;对于已发生胃肠胀气的患者可以置入鼻胃管后行胃肠减压治疗,严重者可尝试辅以肛管排气或给予中药调理。

(三)漏气与面部压迫性损伤

无创通气时漏气程度与面罩固定方式、固定程度、气道峰压(peak airway pressure, Ppeak)等具有直接相关性。增加固定带的拉力是减少漏气比较常用的方法,但过度增加拉力会使鼻(面)罩对面部的压迫增加,而鼻梁部和齿龈部皮下组织少,长时间的压迫可引起局部皮肤损伤,甚至黏膜缺血性坏死。选择硅胶面膜型面罩、形状、大小与面部匹配的鼻(面)罩,气垫充气以充满且张力不高为原则,间断停用呼吸机,均有利于减轻压迫感,减少面部损伤的发生。

(四)刺激性结膜炎

刺激性结膜炎的出现多是与面罩漏气相关,主要的解决方法是在保证患者舒适度和避免产生压迫性损伤的基础上适当增加固定带的拉力,降低通气的压力。

(五)人机对抗、恐惧

人机对抗、恐惧会导致患者无法坚持治疗,采用同步触发性能较好的呼吸机及模式、合理使用 PEEP、设置恰当支持参数、合理的镇痛镇静治疗、充分的心理及社会支持等,均可以帮助患者达到人机同步、增强患者治疗信心,提高疗效。

（李　丹　唐　颖）

参考文献

[1] 王辰,陈荣昌. 呼吸支持技术[M]. 北京:人民卫生出版社,2018.

[2] O'DRISCOLL B R, HOWARD L S, DAVISON A G, et al. BTS guideline for emergency oxygen use in adult patients[J]. Thorax, 2008, 63(Suppl 6): vi1-68.

[3] RUDOLF M, BANKS R A, SEMPLE S J. Hypercapnia during oxygen therapy in acute exacerbations of chronic respiratory failure. Hypothesis revisited[J]. Lancet, 1977, 2(8036): 483-486.

[4] FRAT JP, THILLE A W, MERCAT A, et al. High-flow oxygen through nasal cannula in acute hypoxemic respiratory failure[J]. New England Journal of Medicine, 2015, 372(23): 2185-2196.

[5] 中华医学会呼吸病学分会呼吸危重症医学学组,中国医师协会呼吸医师分会危重症医学工作委员会. 成人经鼻高流量湿化氧疗临床规范应用专家共识[J]. 中华结核和呼吸杂志, 2019, 42(2): 83-91.

[6] 急诊氧气治疗专家共识组. 急诊氧气治疗专家共识[J]. 中华急诊医学杂志, 2018, 27(4): 355-360.

[7] RUDOLF M, BANKS R A, SEMPLE S J. Hypercapnia during oxygen therapy in acute exacerbations of chronic respiratory failure. Hypothesis revisited[J]. Lancet, 1977, 2(8036): 483-486.

[8] PLANT P K, OWEN J L, ELLIOTT M W. One year period prevalence study of respiratory acidosis in acute exacerbations of COPD: implications for the provision of non-invasive ventilation and oxygen administration[J]. Thorax, 2000, 55(7): 550-554.

[9] SCHMIDT G A. Cardiopulmonary interactions in acute lung injury[J]. Current Opinion in Critical Care, 2013, 19(1): 51-56.

[10] CHERPANATH T G, LAGRAND W K, SCHULTZ M J, et al. Cardiopulmonary interactions during mechanical ventilation in critically ill patients[J]. Netherlands Heart Journal, 2013, 21(4): 166-172.

[11] HUANG W C, WU P C, CHEN C J, et al. High-frequency chest wall oscillation in prolonged mechanical ventilation patients: a randomized controlled trial[J]. Clinical Respiratory Journal, 2016, 10(3): 272-281.

[12] MOROSIN M, VIGNATI C, NOVI A, et al. The alveolar to arterial oxygen partial pressure difference is associated with pulmonary diffusing capacity in heart failure patients[J]. Respiratory Physiology & Neurobiology, 2016, 233: 1-6.

[13] VIEILLARD-BARON A, REPESSÉ X, CHARRON C. Heart-Lung Interactions: Have a Look on the Superior Vena Cava and on the Changes in Right Ventricular Afterload[J]. Critical Care Medicine, 2015, 43(2): e52.

［14］中华医学会呼吸病学分会呼吸生理与重症监护学组，《中华结核和呼吸杂志》编辑委员会．无创正压通气临床应用专家共识［J］．中华结核和呼吸杂志，2009，32（2）：86-98.

［15］GARPESTAD E，BRENNAN J，HILL N S. Noninvasive Ventilation for Critical Care［J］. Chest，2007，132（2）：711-720.

［16］MEHTA S，HILL N S. Noninvasive ventilation. American Journal of Respiratory and Critical Care Medicine，2001，163（2）：540-577.

［17］MIYOSHI E，FUJINO Y，UCHIYAMA A，et al. Effects of gas leak on triggering function，humidification，and inspiratory oxygen fraction during noninvasive positive airway pressure ventilation［J］. Chest，2005，128（5）：3691-3698.

第六章
音乐治疗

本章的学习目标：
- 了解音乐治疗的一般概念
- 了解音乐治疗在呼吸康复中的主要应用技术
- 了解声乐呼吸训练包括的具体内容
- 了解针对呼吸训练的 3 类临床技术

第一节 概 述

一、概述

音乐治疗（music therapy，MT）这一专业从学科确立至今，在世界范围内经历了近 80 年的发展，如今，正在逐渐从高等院校中的学科教育体系，稳步迈向临床实践，为人类的健康带来实际的医学价值。现代音乐治疗是指建立在临床医学（clinical medicine）、神经科学（neurosciences）、音乐声学（music acoustic）和计算科学（computer science）的基础上，以循证医学（EBM）的研究方法、非侵入性（non-invasive）的治疗方式，系统的针对各类疾病功能障碍进行治疗的临床医学学科。康复医学中的音乐治疗，则利用了音乐的各种实现形式作为手段来增进患者的功能，使其功能恢复至伤病前水平，或使其得到尽可能合理的调整。一般概括地说，康复音乐治疗是康复医学的分支之一，在治疗过程中，音乐治疗师运用一切与音乐有关的活动形式，如聆听、歌唱或合唱、上肢器乐操作、下肢音乐运动等方式，为康复患者的功能障碍提供干预和治疗，促进身心疾病的康复。

二、音乐治疗在临床医学中的发展

在最近 20 年间，音乐治疗在临床医学领域的干预、设计及效果评价方面产生了巨大的变化，主要表现在：第一，更加科学专业化。重视并增强循证医学（EBM）的研究方法，而非仅是依照未被证实的理论假设，并加以直觉观察的方式。第二，由于注重临床实际的科研证据支持，音乐治疗专业人员更多地以疾病治疗为切入点，带入医学科研的视角，对患者进行同时伴有"治疗师"和"医学研究人员"双重身份的角色陪伴，较之以往"教练"式的指导有较大的改变。第三，音乐治疗学目前正按照临床医学科研的发展轨迹，发展为定量和定性研究证实的模式。在临床医学、神经科学、行为科学（behavioral science）并行发展的今天，已经涌现出一大批可以总结精炼的音乐治疗新型方法技术，这些方法技术均是遵照循证医学的固定方法模式设计并执行治疗的。这种音乐治疗研究的优势在于都是按照随机对照试验（RCT）、队列研究、交叉研究等科学方法设计，因此其治疗效果不但可以科学量化的评价，而且越来越多的在康复医学与康复治疗中得到证实。

三、音乐治疗在呼吸康复中的应用概况

康复医学领域的音乐治疗适用范围广泛，主要对机体的功能障碍、功能损伤症状进行干预，其治疗方式已突破既往音乐聆听的局限性，将音乐的 4 个基本要素（音高、音值、音强、音色）进行解构，对各类系统疾病进行针对性干预。对于呼吸系统疾病的音乐治疗研究越来越聚焦于呼吸功能性的提升和症状的改变，已成为临床呼吸科学家较为关注的新亮点。其中，针对呼吸功能康复的声乐呼吸训练（vocal respiratory training，VRT），以及其较为细化的音乐治疗技术口腔运动呼吸训练（oral motor respiratory exercise，OMREX）；提高发音器官功能和声音质量的声乐发声治疗（vocal intonation therapy，VIT），又称发声障碍训练；起到治疗性的歌唱活动训练，治疗性歌唱（therapeutic singing，TS），这些音乐治疗技术都对呼吸功能障碍提供了有效，且切实可行的音乐干预方法。

第二节 音乐治疗在呼吸康复中的机制

呼吸训练以及气息训练，是有效提高呼吸功能障碍的物理治疗方法，该技术主要侧重于对肌肉耐力与强度的训练，对于呼吸功能障碍患者呼吸肌锻炼和肺活量的提升有一定康复效果，是一种有效的训练方法，但目前所查阅的研究中，涉及歌唱呼吸训练的文献数量较少；而涉及呼吸功能障碍后声音质量训练的文献则更为匮乏。

声乐呼吸训练（VRT），作为音乐治疗（MT）中与声乐相关的治疗方法，对呼吸功能障碍患者的治疗是一种较新的、具备音乐性的治疗方法。综合检索以歌唱为基础的声乐呼吸训练在呼吸功能障碍患者中的临床治疗效果，为一种简捷有效、利于患者长期康复、提升呼吸功能的治疗方法寻找更加有力的证据。目前相关临床研究主要有如下几类：

1. 使用主观量表测量的歌唱类呼吸训练研究 对进行专门声乐呼吸训练和歌唱训练的呼吸功能障碍患者进行了比较研究，发现以歌唱为主的呼吸训练方法有利于呼吸功能障碍患者肺活量（VC）、最大呼气中期流量（MMEF）、用力肺活量（FVC）、第 1 秒用力呼气量（FEV_1）的提升；并且在腹直肌、腹横肌、菱形肌、胸锁乳突肌等与呼吸相关的肌电反应中呈增量表现。同样的声乐呼吸训练在哮喘类患者中也体现了相同的效果。系统性文献回顾指出随着呼吸功能障碍患者对歌唱兴趣的日益增长，参与歌唱的团体无论在功能上，还是在社交范围内都可以改善他们的身体状况。这项系统回顾中的定量数据表明，歌唱可以改善健康相关生活质量（HRQoL），特别是身体健康状况、焦虑水平，而不会引起显著的副作用。但现存的定量研究有显著的偏倚风险，总体受试者量少。由于设计条件中的差异性，同类研究之间很少可以进行类比。但有些定性研究表明，歌唱对于患者是一种愉快的体验，可以帮助他们更好地应对生活状况。但以上研究关注点仅在情绪功能，评价指标也仅限于主观量表评估数据，因此需要更客观的检测数据作为证据支持，详见表 5-6-2-1。

2. 着重于歌唱类体验的呼吸训练研究 对 24 名呼吸功能障碍患者进行随机对照试验，通过健康状态问卷，呼吸控制措施，运动能力、身体活动以及定性的干预进行评估。歌唱组平均 FEV_1 在基线测定时与对照组没有显著差异，但在健康调查量表 36（SF-36）的活动能力反应之间存在显著差异。相比较于做常规康复训练的对照组患者，歌唱活动在身体健康方面有积极的影响，个体一对一的唱歌活动更能够实现。在其随后为期 1 年的队列研究中，该研究者继续使用唱歌与呼吸物理治疗做了对比。结果发现唱歌组患者，其在 SF-36 问卷中的焦虑指数有明显下降，社会支持有积极提升。新西兰学者对 23 名不同种族、51 岁以上年龄段的患者进行团体歌唱训练后发现，参与社区歌唱活动有助于患者呼吸功能的恢复。随后，该学者在此研究的基础上对 140 名有呼吸功能障碍的患者进行了为期 1 年的队列研究后发现，在基线测量、4 个月和 1 年的呼吸功能测试随访中，长期参加歌唱活动的患者其情绪状态要明显优于未参

表 5-6-2-1 系统性文献综述列表

实验研究	受试者	干预组	对照组	干预组方法	对照组方法	评估与测量	结果结论
Gick, 2016	60(20)	20	20	团体唱歌(电子伴奏),30min/次,4次/周;膈肌呼吸训练	20人1组团体唱歌,30min/次,4次/周;20人1组团体膈肌呼吸训练	FEV_1,呼气流量峰值(PEFR),改良Borg评分,圣·乔治呼吸问卷,一般健康问卷,满意度调查问卷,负性情绪调查表	唱歌组对于唱歌有效性的信念增强,但需要更具体的呼吸系统指标测量
Lord et al., 2010	24	13	11	唱歌,1h/次,1次/周,6周	看电影,1h/次,1次/周,6周	SF-36;屏气测试	唱歌组在SF-36情绪指数,呼吸控制,运动能力等方面比电影有显著积极影响
Lord et al., 2012	36(8)	15	13	呼吸物理治疗30min/次,6周;唱歌2次/周,1h/次,6周	呼吸物理治疗30min/次,6周+标准护理	SF-36;汉密尔顿焦虑量表;汉密尔顿抑郁量表;圣·乔治呼吸问卷;屏气测试	唱歌组焦虑指数,SF-36社会支持有积极影响
McNaughton, 2016	23(2)	21	无	1音乐教师+1护士带组唱歌,1h/次,1次/周,4周	无	个人定性化问卷访谈	自我报告健康,幸福感增加,有利于自我成长
McNaughton, 2017	140(122)	18	无	社区唱歌活动1h/次,1次/周,1年	无	汉密尔顿焦虑量表;汉密尔顿抑郁量表;5项肺功能测试	长期参加社区唱歌活动的成员在呼吸功能和减少焦虑方面有明显提升
Canga, 2015	98	49	49	音乐治疗组:唱歌,吹奏管乐,唱歌练习形式,1次/周,6周	呼吸训练组1次/周,6周	贝克抑郁量表;慢性呼吸问卷自述(CRQ-SR);视觉模拟评分法	音乐治疗组呼吸困难指数,熟练程度和疲劳程度明显改善
Skingley, 2017	37	37	无	社区唱歌活动1h/次,1次/周,10个月	无	圣·乔治呼吸问卷;MRC呼吸困难量表;健康调查量表12(SF-12)	3项呼吸功能有提升,幸福感提升
Bonilha et al., 2009	30	15	15	音乐教师+呼吸物理治疗师,唱歌,1次/周,36周	作业治疗教练+呼吸物理治疗师,1次/周,24周	圣·乔治呼吸问卷;改良Borg评分	唱歌组可以提高患者的生活质量;Borg评分提升
Morrison et al., 2013	106(42)	64	无	音乐教师带团队唱歌,1次/周,36周	无	FEV_1,$FEV_1\%$(FEV_1占预计值百分比),FVC,FVC%(FVC占正常预计值百分比);圣·乔治呼吸问卷;生活质量量表;SF-12	全部患者的呼吸功能提升;问卷评分提升;生活质量表评分提升
Eley et al., 2015	65(27)	38	无	女性歌唱/讲述 游戏/绘画/团体,60~90min/周,17~26周	无	哮喘评估问卷;FEV_1,FVC	受试者参与性增强,提升了呼吸功能,增强了社交参与感

加歌唱活动的患者。这为呼吸康复需要时长的积累提供了显著的证据。美国学者在一项随机对照中把联合音乐治疗与单纯的呼吸物理治疗相比,发现与单纯进行呼吸训练相比,联合使用音乐治疗对患者呼吸功能的改善效果更加显著。

以上的研究还是比较注重初始形态的音乐治疗,即仅关注歌唱类活动对患者情绪状态方面的干预,方式方法仅是利用歌唱这一形式,而并未将歌唱与呼吸的技巧拆分开来,分步骤循序渐进地进行呼吸功能本身的恢复。

3. 其他音乐治疗类型的呼吸训练试验研究　使用歌曲演唱、聆听音乐模唱,以及治疗性管乐器演奏等包含各种音乐干预措施的治疗方法,对呼吸功能障碍的患者进行 6 周至 21 个月不同时间的治疗训练之后发现,患者在呼吸困难与呼吸功能控制,尤其是用力肺活量(FVC)以及肺活量(VC),有明显的改善。这是使用吹奏类乐器对呼吸功能障碍患者进行呼吸功能康复的治疗手段,取得了一定疗效。对于呼吸功能障碍患者出院后的研究表示,在家中每周进行音乐类放松活动的患者,较之单纯进行物理治疗的患者,其呼吸困难症状的主观舒适度有明显改善,并伴随由呼吸困难带来的症状减轻的趋势。一项为期10 个月的长期随访试验通过为 37 例患者提供非限定性、每周 1 次的社区歌唱活动,可以明显改善其积极情绪的感受,幸福感提升,而呼吸功能中也有 3 项指标有所改善。

对比歌唱加其他治疗对 43 名呼吸功能障碍患者的影响:在完成研究的 15 名受试者中,与对照组相比,短时间的唱歌之后,唱歌组在 Borg 评分和吸气能力上显示出暂时升高,并且补呼气量减少。在训练结束时,两组之间在最大呼气压力的变化上存在显著差异。虽然对照组显示最大呼气压力的降低,但歌唱组表现出显著的改善。两组在组内比较中显示生活质量评分的显著改善。因此在该项研究中,唱歌类活动对于受试者的耐力有良好的练习作用。64 例呼吸功能障碍的患者进行音乐教师带教唱歌,并同时进行呼吸物理治疗的团体练习形式。每周 1 次,为期 36 周。干预后患者的呼吸功能提升,生活质量评分提升明显。Eley 对 38 例有呼吸功能障碍的患者进行了歌唱、故事讲述、游戏、绘画等结合的团体治疗形式,每周 1 次,为期 17~26 周,自身对照干预结束后,患者的社交融入感提升,呼吸功能也有所提升。

第三节　音乐治疗在呼吸康复中的具体临床应用技术

为了提升呼吸系统功能障碍的康复效果,临床上常使用呼吸肌训练来提高患者的呼吸功能和呼吸耐力。参与呼吸训练可有效改善患者的呼吸功能。目前通常以物理治疗中的呼吸肌训练来帮助其锻炼呼吸肌、提高肺功能。主要侧重于对肌肉力量与耐力的训练,对于患者呼吸肌锻炼和肺活量的提升有一定康复效果。虽然训练是有效的,但患者普遍认为它乏味无趣,难以坚持,没有立即的奖励反馈,且对人力有较大依赖,当训练停止时,功能又下降。因此,临床医师和研究者一直在寻找能够改进的方法。

一、声乐呼吸训练

声乐呼吸训练(VRT),作为音乐治疗(MT)中与声乐相关的治疗方法,对患有呼吸功能障碍的患者来说,是一种与歌唱相关的、具备音乐性的、较新的治疗方法。声乐呼吸的基本原理,是使用呼吸过程中胸式呼吸和腹式呼吸的联合作用,利用胸腔、腹腔、膈肌共同作用的呼吸方法,增大气容量,加快气息的交换和流动,提升呼吸功能。在帮助患者调整为良好的呼吸习惯后,通过膈肌、胸腔、气管、咽腔等的共振或协振,发出自然音量的声音,并在良好呼吸的配合下,增加共鸣腔体的音色,避免过度呼吸代偿,从而提高声音质量的目的。可以说,是通过歌唱的实现形式,反作用于呼吸肌和呼吸功能的锻炼。无论是发声还是歌唱,都与呼吸息息相关。歌唱需要严密控制呼吸,因为它涉及深吸气时膈肌的强烈收缩,收缩后呼气时的声带闭合,来控制膈肌收缩和其他呼气肌。因此对于患者的呼吸功能、呼吸核心肌群的锻炼可以起到良好的恢复作用。声乐呼吸训练(VRT)借鉴了传统的声乐训练方法,其中,与音乐治疗相结合,专门针对呼吸训练的临床技术有3类:口腔运动呼吸训练(OMREX)、声乐发声治疗(VIT)和治疗性歌唱(TS)。

1. 口腔运动呼吸训练 口腔运动呼吸训练是一种通过增进呼吸强度和呼吸力量控制,来改善呼吸功能和发音器官功能的音乐治疗技术。该技术主要是通过练习歌唱发声前的呼吸,或通过管乐器吹奏,作为训练的音乐性媒介,来增进呼吸强度、调整呼吸控制和发音器官的功能。近年来,越来越多的研究探讨了歌唱前的呼吸训练在肺功能锻炼中的有效性,但常用于慢性阻塞性肺疾病(COPD)患者。在歌唱前使用呼吸训练,可以迅速升高呼吸系统的压力 - 容积曲线。呼气时腹部肌肉收缩时间越长,腹部压力就会越大,从而会更有力地排出空气,对调动肺部压力以促进呼吸的训练更为有效。为了可以延伸呼气的时长而发出单音,患者会在指导下有主动意识进行的吸气。这需要大量肌群参与控制并进行呼气肌锻炼。为了促进呼吸协调,健康人也经常进行呼吸训练和发声练习。呼吸功能障碍的患者在每天进行音乐治疗训练的过程中,提前进行一项15分钟左右的呼吸训练,即口腔运动呼吸训练(OMREX),既能训练呼吸功能,又能增强歌唱的专业性,对患者来说又实用,又不失乐趣(图5-6-3-1)。

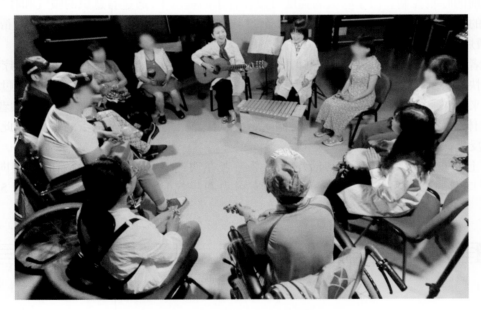

图 5-6-3-1 患者正在进行声乐呼吸训练

2. 声乐发声治疗 声乐发声治疗,临床上又称为发声障碍训练,是利用声乐训练的方法来练习由于发声相关器官结构性、神经性、生理性、心理性或功能性异常而导致的声音质量控制问题。这包括控制声音质量的各个方面,例如呼吸控制能力弱、功能障碍造成的音质异常、音色异常和强弱异常等。声乐发声治疗中使用的许多练习技巧与合唱团指挥用来做声音热身和训练声乐的练习技巧相类似;治疗过程中也可能会包括头部、颈部、上躯干以及腹式呼吸的放松运动,以及帮助患者进行声音质量的训练。

与单独唱歌相比,声乐发声治疗结合唱歌可以更系统地训练呼吸和发声。声乐发声治疗以旋律为起点,使用各种元音辅音发声的组合,为呼吸系统疾病后发声功能障碍的患者提供实用且有效的无创治疗方法。使用元音、辅音组合进行旋律音程的模唱,患者在治疗师的指导下于发声过程中逐步调整发声腔体,再进一步与完整的歌唱相结合,这样不仅有助于呼吸系统疾病患者逐渐练习呼吸功能,还有助于改善声音质量和嗓音质量。

3. 治疗性歌唱 治疗性歌唱可以概括为在治疗过程中所使用的歌唱活动。治疗性歌唱是一种适用范围较广的音乐治疗技术,可以在很多功能性疾病的康复中使用。该技术可以将呼吸控制和肺活量等作为训练目标,也可以同时结合语音输出为目标,成为一个共同作用、互相协调的治疗活动,从而作为其他训练的后备练习,比如口腔运动呼吸训练以及声乐发声治疗。在参与治疗性歌唱的过程中,治疗师可以在治疗开始时确定训练目标,并且根据症状特点进行调整,帮助患者完成功能性训练的任务。对于患有呼吸功能障碍的患者来说,治疗性歌唱可以同时促进呼吸和声音整体性的强化,并增强以声音为输出的呼吸耐力。在治疗性歌唱中,患者可以直接参与"音乐歌唱"类活动,所以该技术是一种以完成目标为引导的技巧,有效地为患者提供动力,参与治疗的同时增强其功能性。

二、声乐呼吸训练中具体方法的临床操教方案

无论使用声乐呼吸训练中哪一类技术帮助呼吸功能障碍的患者进行训练,对于临床医护人员来说都需要切实可行的操作方法和临床方案。因此,在治疗干预中,将呼吸训练的过程和步骤具体化,对于推广声乐呼吸训练技术将有较好的临床效应和应用价值。

1. 口腔运动呼吸训练的具体干预方法 使用口腔运动呼吸训练练习有效的吸气和呼气,其目的在于锻炼歌唱前的呼吸控制。由于呼吸的强度可以在音乐的提示下,通过有意识的吸气和呼气进行锻炼,因此本部分的练习是以音乐伴奏的形式进行。通过胸式呼吸和腹式呼吸的联合呼吸模式,帮助患者调整呼吸模式,锻炼呼吸功能。具体教学过程如下。

(1)患者坐位,放松双肩,音乐治疗师与其同水平坐位,手放至患者腰部侧方位。治疗师向患者示范口鼻同时快速吸气至膈肌位置,即使用腹式呼吸的方式,帮助患者调整呼吸模式。在此过程中需避免胸式呼吸带来的双肩耸起方式,有意识地使患者将呼吸模式调整为胸腹联合式呼吸。使患者以类似"吃惊"的方式,体会口鼻同时吸气的吸气运动,同时将气息快速聚集至膈肌及以下的腹部,以此练习腹式呼吸。此步骤反复练习 10 次。

(2)在上一步骤反复练习之后,治疗师指导患者在快速吸气之后以 c 的缩唇口型向外吐气,锻炼以闭口音口型的长时呼气运动,练习膈肌的支撑力和呼气时长。这一步骤反复练习 5 次(谱例见图 5-6-3-2)。

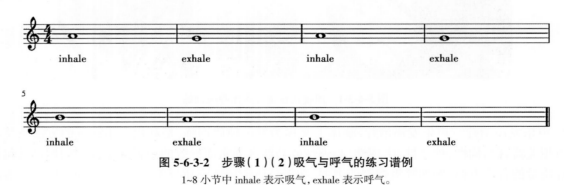

图 5-6-3-2　步骤(1)(2)吸气与呼气的练习谱例

1~8 小节中 inhale 表示吸气,exhale 表示呼气。

(3)在上一步骤反复练习之后,治疗师使用音乐伴奏的形式在和声类乐器(钢琴或吉他)上演奏单音及和声,指导患者在快速吸气的之后以闭口音"wu"和开口音"a"按照治疗师演奏提示,唱短旋律。在此过程中调整呼吸模式,练习膈肌支撑力、长时呼气能力及按节奏调整呼吸习惯的能力(谱例见图 5-6-3-3)。

(4)在上一步骤反复练习之后,治疗师使用音乐伴奏的形式在和声类乐器(钢琴或吉他)上演奏单音及和声,指导患者在快速吸气之后以闭口音"wu"和开口音"a"按照治疗师演奏提示,唱长旋律。练习在开口音模式下,节省吸气时的潮气量,练习开口呼气时膈肌的支撑力、节省气息的能力及按节奏调整呼吸习惯的能力(谱例见图 5-6-3-4)。

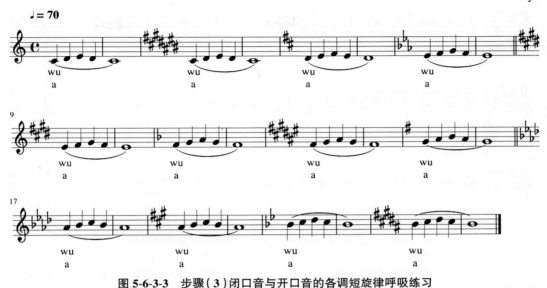

图 5-6-3-3　步骤（3）闭口音与开口音的各调短旋律呼吸练习

1~2 小节为 C 大调大三度级进短旋律；3~4 小节为 #C 大调大三度级进短旋律；5~6 小节为 D 大调大三度级进短旋律；7~8 小节为 ♭E 大调大三度级进短旋律；9~10 小节为 E 大调大三度级进短旋律；11~12 小节为 F 大调大三度级进短旋律；13~14 小节为 #F 大调大三度级进短旋律；15~16 小节为 G 大调大三度级进短旋律；17~18 小节为 ♭A 大调大三度级进短旋律；19~20 小节为 A 大调大三度级进短旋律；21~22 小节为 ♭B 大调大三度级进短旋律；23~24 小节为 B 大调大三度级进短旋律。

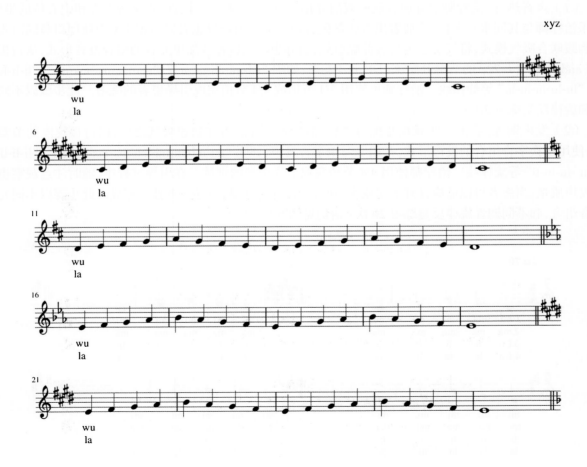

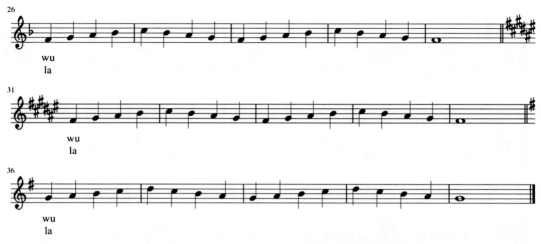

图 5-6-3-4 步骤（4）闭口音与开口音的各调长旋律呼吸练习

1~5 小节为 C 大调纯五度级进长旋律；6~10 小节为 #C 大调纯五度级进长旋律；11~15 小节为 D 大调纯五度级进长旋律；16~20 小节为 ♭E 大调纯五度级进长旋律；21~25 小节为 E 大调纯五度级进长旋律；26~30 小节为 F 大调纯五度级进长旋律；31~35 小节为 #F 大调纯五度级进长旋律；36~40 小节为 G 大调纯五度级进长旋律。

2. 声乐发声治疗的具体干预方案　声乐发声治疗（VIT）的首要步骤是要进行发声评估，由治疗师在上一节口腔运动呼吸训练（OMREX）的步骤中，根据患者的声音清晰度和自身临床诊疗经验判断出患者发声困难的位置。然后开始预备练习。其次，在上一节 OMREX 有效练习的基础上，通过调动胸腹联合呼吸的方式，活动颈部、肩膀和锁骨位置的辅助呼吸肌来放松肌肉，适当的调节呼吸节奏，为接下来的发声训练和歌唱做准备。预备练习的目的是使患者将训练的关注点呼吸练习转移到发声训练上来。具体教学过程为如下。

（1）声音热身：治疗师引导患者放松双肩并抬头，提示患者躯干挺直，并保持垂直和中心位的坐姿。音乐治疗师与其同水平坐位，手放置患者腰部侧方位。治疗师指导患者以 OMREX 中使用口鼻同时吸气的胸腹联合吸气模式，将气息吸至腰腹部膈肌处，引导患者先以辅音加单元音的组合发音形式，从行板速度（andante，约 ♩=72）的节奏开始练习单字音发声，如唱"mi-mi-mi-mi-mi""ma-ma-ma-ma-ma""li-li-li-li-li""lu-lu-lu-lu-lu"等旋律线。治疗师可使用 2/4 节拍或 4/4 节拍完成引导患者的练习。此步骤以不同字音和旋律反复练习 20 次。

（2）发声训练：在上一步骤反复练习之后，治疗师指导患者在快速吸气之后，以行板速度的节奏开始，使用切换字音组合的发声形式，开始练习单字音发声，如唱"mi-mi-mi-mi-ma-ma-ma-ma-mi""li-li-li-li-li-lu-lu -lu-lu-li"等旋律线。治疗师使用 4/4 节拍完成引导患者的训练。在引导过程中，随时注意观察患者的发声质量，当患者可以适应良好的完成发声时，治疗师可渐退，引导患者独立完成。此步骤以不同元音辅音组合，和不同调性旋律反复练习 20 次（谱例见图 5-6-3-5）。

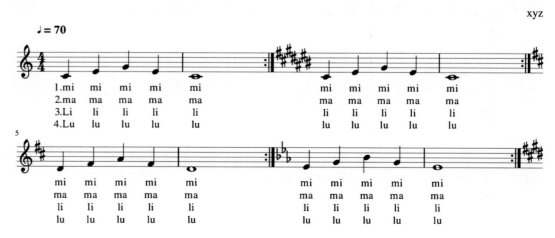

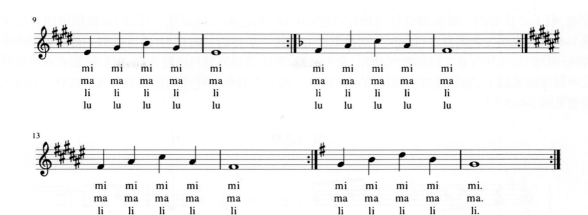

图 5-6-3-5　步骤（1）（2）辅音与单元音结合的发声训练条目举例

1~2 小节为 C 大调主三和弦分解级进发声练习；3~4 小节为 #C 大调主三和弦分解级进发声练习；5~6 小节为 D 大调主三和弦分解级进发声练习；7~8 小节为 bE 大调主三和弦分解级进发声练习；9~10 小节为 E 大调主三和弦分解级进发声练习；11~12 小节为 F 大调主三和弦分解级进发声练习；13~14 小节为 #F 大调主三和弦分解级进发声练习；15~16 小节为 G 大调主三和弦分解级进发声练习。

（3）节奏引导发声：在上一步骤反复练习之后，治疗师指导患者在快速吸气之后，从中板速度（moderate，约 ♩=96）的密集节奏开始，使用切换字音组合的发声形式，练习较快节奏的发声练习。如"mi-ma-mi-ma-mi-ma-mi-ma-mi""li-lu-li-lu-li-lu-li-lu-li"等旋律线。在较快节奏的练习中，使用强烈的节奏拍点练习是必要步骤，因为密集节奏为口语字音的输出提供了呼吸肌运动与声音输出的驱动力。此步骤以不同字音和旋律反复练习 20 次（谱例见图 5-6-3-6）。

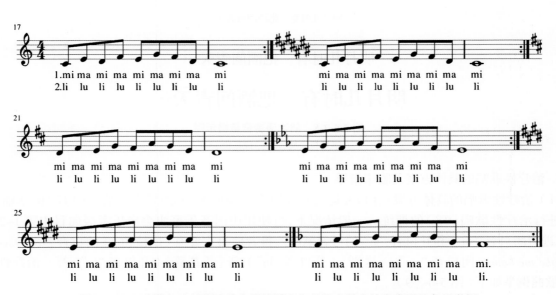

图 5-6-3-6　步骤（3）较紧凑节奏型的辅音与单元音结合的发声训练条目举例

1~2 小节为 C 大调三度音程上行与下行分解发声练习；3~4 小节为 #C 大调三度音程上行与下行分解发声练习；5~6 小节为 D 大调三度音程上行与下行分解发声练习；7~8 小节为 bE 大调三度音程上行与下行分解发声练习；9~10 小节为 E 大调三度音程上行与下行分解发声练习；11~12 小节为 F 大调三度音程上行与下行分解发声练习。

以上步骤（1）~（3）治疗师均使用音乐伴奏的形式在和声类乐器（钢琴或吉他）上演奏单音与和声伴奏，指导患者在以谱例所示进行发声练习。在此过程中，在呼吸模式调整的基础上，不断通过自身听觉反馈调整发声共鸣腔、发声习惯，协调胸腹联合呼吸运动及发声协调的能力。

（4）在完成上述发声练习之后，在治疗师的指导下，按照 OMREX 的呼吸运动模式，并按照 VIT 的发声方法,唱1~2首歌曲。歌曲的选择与治疗性歌唱(TS)所选曲目的原则一致,仍是按照中国音乐家协会第1~9级的声乐考级曲目进行选择。选择歌曲完成这一步骤的目的在于,通过歌唱一首完整的声乐曲目,将呼吸练习、乐句气息之间的换气动作、发声习惯、音乐活动的参与感整合在一起,使患者在声乐呼吸和发声训练的基础上,能将这两项训练技术熟练地运用到全身性的呼吸功能运动和发音腔体运动中(歌曲谱例见图5-6-3-7)。

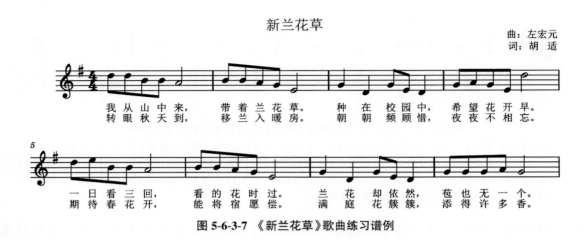

图 5-6-3-7　《新兰花草》歌曲练习谱例

(5)在完成上述发声练习和歌曲练习之后,患者在治疗师的指导下,结合OMREX、TS和VIT综合呼吸及发声训练的方法,以自然语音的音量进行歌词或短句朗读,使口语交流的声音质量正常化。治疗师可以下列方式提示患者在朗读的时候逐步放大音量(朗读图示见图5-6-3-8):

明月几时有,把酒问青天…

明月几时有,把酒问青天…

明月几时有,把酒问青天…

图 5-6-3-8　朗读语音音量提示图

字号与音量(dBA)成正比。

3. 治疗性歌唱的具体方案及临床指导

(1)治疗性歌唱的具体方案:在口腔运动呼吸训练(OMREX)和声乐发声治疗(VIT)的基础上,对患者进行治疗性歌唱(TS)的训练。一般情况下,可使用中国音乐家协会声乐考级曲目中第1~2级的曲目,进行闭口音"wu"和开口音"la"的母音歌唱。推荐曲目主要有《山楂树》(闭口音"wu")、*country road take me home*(闭口音"wu")《送别》(开口音"la")、新《兰花草》(开口音"la")等。治疗性歌唱(TS)歌曲例举如下(图5-6-3-9)。

对于非音乐治疗专业训练背景的医务人员来说,进行分步骤化的VIT训练可能会增加专业门槛性。因此对于临床医师、护士或治疗师来说,如何能够使用发声加歌唱训练的方法,指导患者进行声音质量的训练,在临床推广上更有实际的意义。因此,从发声过渡到歌唱,需要有熟悉的推荐歌曲作为声音训练的内容依托。《兰花草》《乡间小路》《山楂树》等歌曲因传唱熟悉程度、音域范围适中、乐句呼吸分布合理等原因,可作为推荐歌唱训练内容。除此之外,在未能有及时的歌曲推荐的情况下,医务人员进行歌曲的选择过程中,可以根据歌词内容考虑歌曲的选择。

(2)治疗性歌唱(TS)的临床指导建议:有负性情绪表达的歌词内容特征会同时增强患者负性的情绪。因此,治疗师应尽可能选择积极情绪导向内容的歌曲,以减少歌曲引发消极情绪的可能。在呼吸功

新兰花草

左宏元

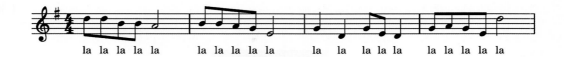

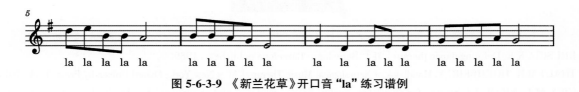

图 5-6-3-9　《新兰花草》开口音"la"练习谱例

能系统疾病的患者中,音乐治疗师者通常会选择一些大调、节奏舒缓或明快、歌词内容积极的歌曲来推荐患者练习。患者本人特别喜欢的歌曲也会作为歌唱内容帮助他们练习,特别是个人最喜欢的歌曲。患者唱最喜欢的歌时经常会引起强烈的情绪反应,音乐治疗师必须应对好这些情绪反应,合理承接,并且在患者情绪出现敏感时及时进行处理。但是,情感反应和所选歌曲个人意义的讨论并不是声音质量训练的重点,因此在治疗过程中,鼓励以良好声音质量的输出作为治疗目的是最终目的。尽管音乐治疗师会对音乐引起的情绪反应进行语言处理,但应尽量将患者的注意力从歌曲内容的情境转移到声音质量的训练上来。

临床医务人员可按照难度顺序(基于乐句的长度和音高范围)逐步引入歌曲。例如,一首较为简单的歌曲补充训练"呼唤 - 回应 - 轮唱"的歌唱形式可以让参加小组练习的患者一起学习和练习。在治疗过程的前几周,治疗师可以大量使用带有短乐句以及带有可以充足呼吸间隔的歌曲。实际的临床经验表明,许多呼吸功能障碍患者(或者有发声功能障碍的普通患者)起初会对自己的声音质量信息不足,因此在实际 TS 训练过程中,很少强调音质的优劣,或音高的准确性。在初期的 TS 训练中,训练方法主要是作为一种改善呼吸功能和声音呈现、带来愉快情绪体验的手段。患者可以在音乐治疗师现场使用乐器的音乐伴奏下进行歌唱,也可以在原声录制的背景音乐下以卡拉 OK 风格歌唱(推荐使用的是 Sennheiser、Winner 和 JBL 的音乐输出系统)。如果情况合适,患者也可以简短的尝试独唱,比如在小组合唱中每人一句,或者在有患者唱主歌,有患者唱副歌的模式中共同完成练习。通过聆听患者的独唱,音乐治疗师能够根据其表现和建议给出具体的反馈,以提高其声音技巧。根据临床声乐类活动训练的实际经验,主要推荐的歌曲有:

1)《送别》李叔同词,[美]约翰·庞德·奥德韦曲。

2)《兰花草》胡适词,左宏元曲。

3)《山楂树》[苏]姆·比里宾柯词,[苏]皮里别科曲,常世华译配。

4)《康定情歌》(《跑马溜溜的山上》)四川西康民歌,江定仙编配。

5)《乡间小路》叶佳修词曲。

6)Take Me Home, Country Roads,[美]约翰·丹佛词曲。

7)《友谊地久天长》苏格兰诗歌,[英]罗伯特·彭斯记录,佚名曲,邓映易译配。

8)《风吹麦浪》李健词曲。

9)《往日时光》克明词,乌兰托嘎曲。

10)《弯弯的月亮》李海鹰词曲。

以上歌曲音域范围适中,乐句分布合理,便于呼吸调整,同时乐句长度适中,有利于良好声音质量的输出。从歌曲内容上来看,歌词有的来自诗歌,有的来自民歌编配,所表述的含义或清新隽永,或意境平和,对患者有积极的情绪导向作用,因此推荐临床录用。此外,在临床治疗的过程中,应避免使用歌词或节奏模式复杂,音域范围广,旋律线复杂以及节奏速度快的歌曲。带有这些特征的歌曲是歌唱难度较高的,无论对于呼吸功能受损的人群,还是声音质量弱的患者,都会有较大的挑战性,而减少参与性。因此训练过程中在歌唱的同时,重点改善呼吸力量和增强声音呈现,最大程度的与治疗目标契合。

(张晓颖)

参考文献

[1] BRUSCIA K E. Defining music therapy[M]. Barcelona: Barcelona publishers, 1989.

[2] THAUT M H, HOEMBERG V. Handbook of Neurological Music Therapy[M]. New York: Oxford University Press, USA, 2014.

[3] GICK M L, NICOL J J. Singing for respiratory health: theory, evidence and challenges[J]. Health Promotion International, 2016, 31(3): 725-734.

[4] LEWIS A, CAVE P, STERN M, et al. Singing for Lung Health-a systematic review of the literature and consensus statement[J]. NPJ Prim Care Respiratory Medicine, 2016, 26: 16080.

[5] LORD V M, CAVE P, HUME V J, et al. Singing teaching as a therapy for chronic respiratory disease--a randomised controlled trial and qualitative evaluation[J]. BMC Pulmonary Medicine, 2010, 10: 41.

[6] LORD V M, HUME V J, KELLY J L, et al. Singing classes for chronic obstructive pulmonary disease: a randomized controlled trial[J]. BMC Pulmonary Medicine, 2012, 12(1): 69.

[7] MCNAUGHTON A, ALDINGTON S, WILLIAMS G, et al. Sing Your Lungs Out: a qualitative study of a community singing group for people with chronic obstructive pulmonary disease(COPD)[J]. BMJ Open, 2016, 6(9): e012521.

[8] MCNAUGHTON A, WEATHERALL M, WILLIAMS M, et al. Sing Your Lungs Out-a community singing group for chronic obstructive pulmonary disease: a 1-year pilot study[J]. BMJ Open, 2017, 7(1): e014151.

[9] CANGA B, AZOULAY R, RASKIN J, et al. AIR: Advances in Respiration-Music therapy in the treatment of chronic pulmonary disease[J]. Respiratory Medicine, 2015, 109(12): 1532-1539.

[10] PANIGRAHI A, SOHANI S, AMADI C, et al. Role of music in the management of chronic obstructive pulmonary disease(COPD): a literature review[J]. Technol Health Care, 2014. 22(1): 53-61.

[11] MCBRIDE S, GRAYDON J, SIDANI S, et al. The therapeutic use of music for dyspnea and anxiety in patients with COPD who live at home[J]. Journal of Holistic Nursing, 1999, 17(3): 229-250.

[12] SKINGLEY A, CLIFT S, HURLEY S, et al. Community singing groups for people with chronic obstructive pulmonary disease: participant perspectives[J]. Perspect Public Health, 2018, 138(1): 66-75.

[13] BONILHA A G, ONOFRE F, VIEIRA M L, et al. Effects of singing classes on pulmonary function and quality of life of patients[J]. International Journal of Chronic Obstructive Pulmonary Disease, 2009, 4: 1-8.

[14] MORRISON I, CLIFT S M, PAGE S. A UK feasibility study on the value of singing for people with Chronic Obstructive Pulmonary Disease(COPD)September 2011 to June 2012[J]. European Journal of Public Health, 2013, 23(suppl_1): 170.

[15] ELEY R, GORMAN D. Didgeridoo playing and singing to support asthma management in Aboriginal Australians[J]. Journal of Rural Health, 2010, 26(1): 100-104.

[16] WATSON P J, HIXON T J. Effects of abdominal trussing on breathing and speech in men with cervical spinal cord injury[J]. Journal of Speech, Language, and Hearing Research, 2001, 44(4): 751-762.

[17] CHIOU M, BACH J R, ALBERT O, et al. Complete Restoration of Respiratory Muscle Function in Three Subjects With Spinal Cord Injury?[J]. American Journal of Physical Medicine and Rehabilitation, 2019, 99(7): e90.

[18] THAUT M H, HOEMBERG V. Handbook of Neurological Music Therapy[M]. New York: Oxford University Press, USA, 2014.

[19] ZHANG X, SONG Y C, YANG D G, et al. The Effect of Vocal Intonation Therapy on Vocal Dysfunction in Patients With Cervical Spinal Cord Injury: A Randomized Control Trial[J]. Frontiers in Neuroscience, 2022, 16: 860127.

[20] LORD V M, HUME V J, KELLY J L, et al. Singing classes for chronic obstructive pulmonary disease: a randomized controlled trial[J]. BMC Pulmonary Medicine, 2012, 12(1): 69.

［21］LORD V M, HUME V J, KELLY J L, et al. Erratum to: Singing classes for chronic obstructive pulmonary disease: a randomized controlled trial［J］. BMC Pulmonary Medicine, 2014, 14（1）: 181.

［22］PACHECO C, COSTA A, AMADO J, et al. Singing in chronic obstructive pulmonary disease patients: a pilot study in Portugal［J］. Revista Portuguesa de Pneumologia, 2014, 20（4）: 225-228.

［23］SKINGLEY A, PAGE S, CLIFT S, et al. "Singing for Breathing": Participants' perceptions of a group singing programme for people with COPD［J］. Arts Health, 2014, 6（1）: 59-74.

［24］MCNAUGHTON A, ALDINGTON S, WILLIAMS G, et al. Sing your lungs out: a qualitative study of a community singing group for people with chronic obstructive pulmonary disease（COPD）［J］. BMJ open, 2016, 6（9）: e012521.

［25］LEWIS A, CAVE P, HOPKINSON N S. Singing for lung health: service evaluation of the British lung Foundation programme ［J］. Perspect Public Health, 2018, 138（4）: 215-222.

［26］ALAJAM R, ALQAHTANI A S, LIU W. Effect of body weight-supported treadmill training on cardiovascular and pulmonary function in people with spinal cord injury: A systematic review［J］. Topics in spinal cord injury rehabilitation, 2019, 25（4）: 355-369.

［27］HARDY T A, CHADWICK M R, DAVIES M J. Mechanisms of improved exercise capacity following respiratory muscle training in athletes with cervical spinal cord injury［J］. Journal of Physiology, 2019, 597（23）: 5531-5532.

［28］DESJARDINS M, HALSTEAD L, SIMPSON A, et al. Voice and Respiratory Characteristics of Men and Women Seeking Treatment for Presbyphonia［J］. Journal of Voice, 2022, 36（5）: 673-684.

［29］TAMPLIN J, BRAZZALE D J, PRETTO J J, et al. Assessment of breathing patterns and respiratory muscle recruitment during singing and speech in quadriplegia［J］. Archives of Physical Medicine and Rehabilitation, 2011, 92（2）: 250-256.

［30］SANTONI C, DE BOER G, THAUT M, et al. Influence of altered auditory feedback on oral-nasal balance in song［J］. Journal of Voice, 2020, 34（1）: 157.e9-157.

第七章
作业治疗

本章的学习目标：
- 掌握呼吸系统疾病的作业治疗目标和治疗方法
- 熟悉呼吸系统疾病的作业评定方法
- 了解针对呼吸系统疾病患者辅助器具的选择和环境改造

第一节 概 述

随着医学发展和经济水平的日益提高,呼吸系统疾病的康复已受到越来越多的关注,呼吸系统疾病临床表现主要包括虚弱、呼吸困难,运动后症状加重,导致患者家庭和社会角色不良。医护人员的职责不仅是为患者治疗疾病,更是为了帮助患者尽可能恢复身心健康,重建家庭和社会角色。

呼吸系统疾病的作业治疗含义是:采用多种技巧性活动、娱乐活动、日常活动、家庭活动、职业活动等作业,改善患者的呼吸功能,学会能量保存技术,提高患者的生活质量和日常活动能力,使患者具有最大程度的生活自理能力和工作能力。

作业治疗师应帮助呼吸系统疾病患者改善日常生活活动能力、减轻症状、预防并发症、降低疾病相关危险因子、恢复工作能力及自信,从而提高患者的生活质量和社会参与,促进患者重返社会、重返工作岗位。

作业疗法的目的:①教会患者各种作业活动技能,提高患者的日常生活活动能力。②对患者进行职业前的技能训练,使其更好地回归社会。③为患者设计及制作各种辅助用具、指导患者进行家庭环境改造,以更好的恢复家庭和社会角色。④强化患者的自信心,辅助心理治疗。

第二节 作 业 评 定

在给患者制订作业治疗方案前,首先要对患者进行评估,除呼吸功能评估外,还需注意综合功能评估,一般包括查询病历、面谈、作业技能评估和作业能力评估,作业技能评估包括运动能力评估、感觉能力评估、认知能力评估,这些是物理治疗也需要的,本章重点从信息收集和作业能力评估方面进行讲解。

一、信息收集

在给患者进行功能评估前,作业治疗师需先进行查询病历和问诊,收集患者基本信息,包括:

1. 诊断、病史、既往史等,了解患者目前的功能状态和有无影响作业治疗的其他疾病。

2. 患者的情感功能,包括患者的主观感受、对疾病病程心理上和行动上的反应,对疾病的认知和治疗态度,对康复的欲望。

3. 环境因素,包括家庭环境、社会环境、社会保障制度、患者的价值观、家庭的支持等。

二、日常生活活动能力评估

日常生活活动(ADL)分为基础性日常生活活动(BADL)和工具性日常生活活动(IADL)。BADL 常用的量表有改良巴塞尔指数(modified Barthel Index, MBI)、功能独立性评定量表(Functional Independence Measure, FIM)、Katz 指数(Katz Index)等;IADL 常用的量表有功能活动问卷(Functional Activities Questionnaire, FAQ)、Lawton 工具性日常生活活动量表(Lawton Instrumental Activities of Daily Living Scale, Lawton IADL)等。

三、生活质量评估

WHO 于 1997 年对生活质量(QoL)下的定义为:在不同的文化背景及价值体系中,生活的个体对他们的目标、期望、标准以及与自身相关的事物的生存状况的认识体验。QoL 评定可以全面反映疾病导致的躯体、心理和社会功能等方面在康复干预下产生的影响,更注重体现患者的主观感受。

常用的有健康调查量表 36(SF-36)、健康生存质量表(Quality of Well-Being Scale, QWB)、生活满意度量表(Satisfaction with Life Scale, SWLS)等。

四、社会功能评估

社会功能,通常是指个人能否在社会上发挥应有的功能及其在社会上发挥作用的大小。社会功能是生活质量评定的重要内容。

常用的有世界卫生组织残疾评定量表(World Health Organization Disability Assessment Schedule, WHO-DAS)、社会功能缺陷筛选量表(Social Disability Screening Schedule, SDSS)等。

五、心理行为评估

可采用汉密尔顿焦虑量表(Hamilton Anxiety Scale, HAMA)、汉密尔顿抑郁量表(Hamilton Depression Scale, HAMD)等进行评估。

六、职业能力评定

常用的有 GULHEMP 工作分析系统(the GULHEMP System)、美国职业名称词典(Dictionary of Occupational Titles, DOT)进行改造需求分析;功能性能力评定(Functional Capacity Evaluation, FCE)对工人的身体体能和功能进行系统的评定以确认其目前的体能状况和功能缺陷;巴尔的摩治疗设备工作模拟器(Baltimore therapeutic equipment work simulator, BTE)、Valpar 职业评估与训练系统(Valpar component work samples, VCWS)、模拟工作场所评定判断患者能否重返工作岗位。

七、作业表现评估

加拿大作业表现测量表(Canadian Occupational Performance Measure, COPM),是一个成人和儿童作业治疗结果测定的标准工具。患者使用从 1~10 的评分评估其能够执行每项活动和相应的满意度水平。可从这些活动中选出 5 个活动作为患者最重要的后续干预的目标。

第三节　作业治疗

一、治疗目标

呼吸系统疾病的作业治疗目标是减轻患者临床症状,改善机体运动能力,减轻心肺负担,提高呼吸功能,减轻精神压力,改善日常生活自理能力,恢复工作能力。通过呼吸技巧训练、提高运动能力的作业治疗、日常活动能力训练、适合患者能力的职业训练、有效的能量保存技术及适当的环境改造等来实现使患者减少住院天数,摆脱病痛的折磨,提高生活质量,早日重返家庭和社会。

二、治疗方法

要让患者自觉地在各种活动中自如地采用呼吸技术,这些活动包括患者在交谈、集中注意力和采取不同体位进行各种活动或工作时。作业治疗师应要求患者观察和感受自我呼吸的变化,然后进行控制训练。呼吸系统疾病患者的呼吸策略是缩唇呼吸和腹式呼吸,作业治疗师要教会患者如何将缩唇呼吸、腹式呼吸和活动结合起来,避免作业治疗中的呼吸困难。

1. 缩唇呼吸　用于活动期间减少呼吸困难。

（1）指导患者采取放松体位:坐位或仰卧位。

（2）闭上嘴巴,缓慢地、深深地通过鼻子吸气。

（3）缩唇将气体慢慢地呼出,像吹口哨一样。

（4）延长呼气相至吸气相的 2 倍。

（5）边活动边练习缩唇呼吸,对于很虚弱的患者,可在洗脸时进行。

（6）在进行劳务活动时采用缩唇呼吸,如举重物起或前屈身体时。

（7）在各种日常活动中训练,包括在焦虑紧张的时候,直到能控制自如。

2. 腹式呼吸　用于训练呼吸肌肉以提高呼吸效率、有利于对患者的压力管理。

（1）患者取坐位或仰卧位。

（2）把一只手放在肋骨下方的腹部,另一只手放在胸廓。

（3）让患者在呼气和吸气时感受腹壁的隆起和下降,并且让患者学习控制这一运动。

（4）让患者尝试在呼吸中有意识地放松腹壁扩张腹肌。

（5）仰卧位时（理想体位）,可以在上腹部置重物或加压来进行呼吸肌力量训练。

（6）作业治疗时的呼吸训练:身体前屈时呼气,伸展时吸气;上楼梯或爬坡时,先吸气再迈步,以"吸—呼—呼"对应"停—走—走";如果要将物品放在较高的地方,则先拿好物品时吸气,后边呼气边将物品放在所需位置。一些一次呼吸无法完成的活动,则可分多次进行,必须牢记吸气时肢体相对静止,边呼气边活动。

（7）腹式呼吸可以和缩唇呼吸结合进行。

3. 提高呼吸能效的作业治疗　练习吹气球、口琴、哨子、笛子等,让患者用直径、长度不同的吸管插入深度不同的水杯用力吹泡泡（图 5-7-3-1）,吹不同距离的乒乓球、点燃的蜡烛等既可以缩唇呼吸,又锻炼了呼吸肌。

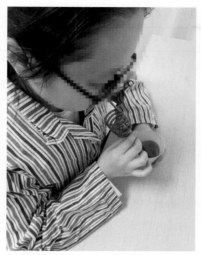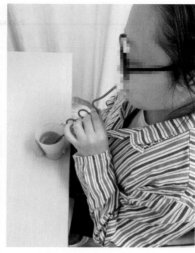

图 5-7-3-1 用长度不同吸管插入水杯吹泡泡

三、提高运动能力的作业治疗

有针对性地选择能提高全身耐力和上肢活动能力的作业活动,改善心肺功能,恢复活动能力。

(一)提高耐力的作业活动

提高耐力的作业活动可以促进呼吸系统疾病患者心功能的增强,增加活动能力,减轻呼吸困难症状,改善精神状态。常见的提高耐力的作业活动包括:一些中等强度的日常活动和娱乐活动,可参照各作业活动所需的代谢当量(MET),选择合适的活动进行训练,见表 5-7-3-1。

训练时,每项活动可先进行 5 分钟,休息适应后逐渐增加活动时间。当患者能耐受 20min/ 次的活动后,可以再增加运动强度。每次运动后心率至少增加 20%~30%,并在停止运动后 5~10 分钟恢复至安静值,或活动至出现轻微呼吸急促为止。每次训练前和训练后,将肢体的牵伸活动或柔韧体操作为准备和结束活动。对于严重的慢阻肺病患者(稍动即出现呼吸急促者),可以边吸氧边活动,以增强活动信心。可以进行每周 3~5 次,每次 1~1.5 小时(逐渐延长时间)快走、慢跑、下肢功率车、活动平板等训练,强度除采用心率(按年龄计亚极量,再取其 50%~70% 的心率)控制外,再加上有无出现轻度呼吸急促症状。这些训练可以先进行运动平板或功率车运动试验,得到实际最大心率及最大 MET 值,然后确定运动强度。

(二)提高上肢活动能力的作业活动

由于上肢肩背部很多肌群既是上肢活动肌群,又是辅助呼吸肌群,如胸大肌、胸小肌、背阔肌、前锯肌、斜方肌等均起自肩带,止于胸背部。当躯干固定时,可以辅助肩带和肩关节活动;而上肢固定时,这些肌群又可作为辅助呼吸肌群参与呼吸活动。呼吸系统疾病患者在上肢活动时,由于这些肌群会减少对胸廓的辅助活动,容易产生气短、气促,对上肢活动不能耐受。呼吸困难的患者由于上肢辅助呼吸肌参与了呼吸,又会影响上肢的活动。

日常生活中的很多活动如做饭、洗衣、清扫等都离不开上肢活动,为了加强患者上肢的活动能力,可以多设计一些上肢的作业活动,包括在无支持下做上肢高于肩水平的各种活动,如投球、高处取物。患者可手持重物(0.5~3kg)做高于肩部的活动,以后渐增重量至 2~3kg,每活动 1~2 分钟,休息 2~3 分钟,2 次 /d。还可以练习手摇车,以无阻力开始,5W 增量,运动时间为 20~30 分钟,速度为 50r/min,以运动时出现轻微气急、气促为宜。患者也可以根据自己的情况选择合适的活动,如排球、羽毛球、保龄球等以上肢抗阻为主的文体活动。活动量以出现轻微的呼吸急促及上臂疲劳为度。

表 5-7-3-1 作业活动所需的代谢当量

活动	MET	活动	MET
生活活动		击鼓	3.8
修饰	1.0	手风琴	2.3
自己进食	1.4	小提琴	2.6
床上用便盆	4.0	排球（非竞技性）	2.9
坐厕	3.6	羽毛球	5.5
穿衣	2.0	游泳（慢）	4.5
站立	1.0	游泳（快）	7.0
洗手	2.0	移动性活动	
淋浴	3.5	步行 1.6km/h	1.5~2.0
坐床边	2.0	步行 2.4km/h	2.0~2.5
坐位下自己吃饭	1.5	步行 4.0km/h	3.0
上下床	1.7	步行 5.0km/h	3.4
穿脱衣	2.5~3.5	步行 6.5km/h	5.6
站立热水淋浴	3.5	步行 8.0km/h	6.7
挂衣	2.4	下楼	5.2
娱乐活动		上楼	9.0
打牌	1.5~2.0	骑车（慢速）	3.5
交谊舞（慢）	2.9	骑车（中速）	5.7
交谊舞（快）	5.5	慢跑 1 英里 /10min	10.2
有氧舞蹈	6.0	家务活动	
网球	6.0	烹饪	3.0
乒乓球	4.5	铺床	3.9
桌球	2.3	擦地（跪姿）	5.3
跳绳	12.0	劈木	6.7
弹钢琴	2.5	拖地	7.7
长笛	2.0	擦窗	3.4

1 英里 =1 609.34m。

四、提高日常生活活动能力的练习

（一）学会日常生活中的自我放松

多数患者由于长期呼吸功能障碍和精神紧张导致全身肌肉紧张。放松训练有助于缓解精神和肌肉紧张导致的呼吸短促的恶性循环，减少机体能量的消耗，改善缺氧状态，提高呼吸效率。

教会患者自我放松的方法：松开衣领、袖口、裤带等束缚身体的东西，双眼微闭，思想集中在"静 - 松"上。可默念"头颈松 - 肩膀松 - 手臂松 - 胸腹松 - 背部松 - 大腿松 - 小腿松"七步放松，如果身体有不舒服的地方，可随默念顺序调整至舒适为止，如此反复，直至完全放松。

坐位或立位放松法：患者取舒适坐位，躯干和头前倾依靠在身体前桌上被子或枕头上，两手放在被子或枕头下,让肩背部肌肉充分放松;患者也应学会站位下的放松,即双脚离墙根或家具少许,腰背部依靠坚实的墙或家具,双手自然下垂,含胸塌背,使肩背部肌肉完全放松。

选择一些可以调节精神紧张、转移注意力,促进全身肌肉放松的治疗,如园艺治疗,在公园休闲漫步、养鱼、养鸟等活动以及音乐疗法都可以起到调整情绪、放松肌肉的作用。

学会在各种活动中的放松,教会患者在日常活动、家务劳动、职业劳动、社交活动中的放松方法,注意选择合适、舒适的体位,让患者头、颈、肩背部、肢体位置恰当、有依托,减少这些肌肉长时间的紧张。在日常活动中可以一边听音乐一边进行活动,活动安排有计划,保证充裕的时间。在完成某项作业活动时,要充分放松那些无用肌,以保存自己的体力和能力。

(二)学会日常生活中的节省体能技术

体能节省原则是提高效率,使患者能简化作业活动,并仍然能完成需要完成的活动。作业活动应遵循节能原则,便于学习和实施。作业治疗师要帮助患者解决实际问题,使患者掌握节能方法。

1. 节省体能的原则与策略

(1)活动调整:确定活动的优先级别、取消不必要的活动、合理安排活动。

(2)提前计划并按计划行事:留出充裕时间来完成活动、将休息时间纳入计划、在活动开始前做好准备工作,事先准备好日常家务杂事或活动所需的物品或资料,并放在一处。

(3)环境调整:将常用物品放在开始就要用的地方、按功能整理区域、消除杂物。

(4)使自己处于舒适和高效率的体位:尽可能采取坐位、使用舒适的体位、穿着舒适的服饰和鞋袜。

(5)时间控制:调整节奏,避免匆忙、避免集中活动,将活动分散在1天或1周并有计划的休息。

(6)借助工具:辅助器具的使用、使用微波炉和电子开瓶器等便利性日用品、保持刀具锋利。

(7)保持良好精神状态:利用活动分散注意力、保持充足的睡眠、每天找一些乐趣。

2. 相关 ADL 动作指导(代表性活动)

(1)修饰

1)刷牙:坐位刷牙;可将双肘支撑在洗漱台上;刷牙时鼻呼吸;不要一次刷完,可以中途停下调整呼吸。尽量使用电动牙刷(图 5-7-3-2)。

2)洗脸:避免憋气,边呼气边洗脸;单手擦脸,避免毛巾覆盖口鼻;使用鼻导管吸氧的擦脸时避免鼻导管脱落。

3)梳头:使用长柄梳子。如需长时间的梳妆,可将双肘支撑在梳妆台上。

(2)穿衣

调整舒适的室温;准备便于穿脱的服装(如宽松有弹力的衣袜,开襟式上衣,带松紧带的裤子,宽松的裙子,披肩等);在牢固的靠背椅子上或床边坐位穿衣。

1)上衣:边呼气,边穿脱上衣。将衣服放在床上或桌子上。穿套头衫时,先将所有上衣的两只袖子穿好,再将头通过领口;头通过领口时将领口撑开,边呼气边通过。

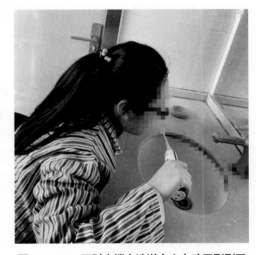

图 5-7-3-2　双肘支撑在洗漱台上电动牙刷刷牙

2)裤子:边呼气,边穿裤子;像盘腿一样,外展、外旋髋关节将一条腿置于另一腿膝盖上方穿裤子,脱裤子时使用同样的方法;将裤腰提到膝关节以上后,再一次性站起穿好(图 5-7-3-3)。

(3)进食:避免压迫腹部,应挺胸、边调整呼吸、边吃饭;吃饭时应中途休息;避免吃饭速度过快;少量多次进食;避免较硬或黏稠的食物;避免碳酸饮料等易产气的食物。

(4)上厕所:使用马桶坐位排便。如果做不到直接排出,可一边慢慢呼吸一边感觉便意比较好。排便时,可以在前方放个椅子,身体前倾,前臂支撑于椅子上,边呼气,边向腹部加压(图 5-7-3-4)。排便后不要马上移动,稍事休息一下再做下一个动作。

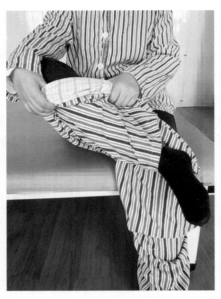

图 5-7-3-3　外展、外旋髋关节穿裤子

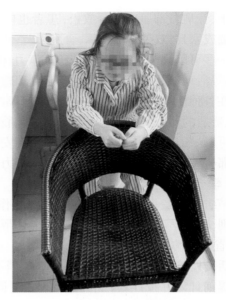

图 5-7-3-4　前倾支撑位排便

（5）洗澡：提前计划并在沐浴前备齐所需物品；选择在体能较好时淋浴；浴间要通风良好，能使用排风扇，尽量减少蒸汽；洗澡前，打开取暖设备，将房间提高到适宜温度。提前放置好一把椅子穿脱衣物。洗澡包含到浴室的移动、穿脱衣、洗头发、洗身体、出入浴池、擦身体等一系列动作，动作需缓慢并中间需停下休息。

1）洗发：避免洗发水进入鼻和口，使用洗发帽。洗发时，呼吸困难者，在其他人帮助下完成。

2）洗身体：选择适宜高度的洗澡椅坐位洗澡；水温要适中；边呼气，边擦洗身体。浴缸洗澡洗半身浴，避免水面到肩部压迫胸部，引起呼吸困难；用长柄刷擦拭身体。

五、心理治疗

成功的呼吸康复治疗，除处理好患者的躯体疾病外，也应重视患者的心理障碍问题。长期的慢性过程常使呼吸系统疾病患者的焦虑、沮丧、不能正确对待疾病，有可能进一步加重患者的患病程度。因此，心理及行为干预非常必要。指导患者学会放松肌肉、减压及控制惊慌，有助于减轻呼吸困难及焦虑。关心、同情、帮助患者，鼓励患者树立与疾病做斗争的勇气，增强其和疾病做斗争的信心，通过耐心细致的说服和解释工作，消除各种不必要的顾虑，支持其力所能及的各种社会活动和交往，并动员患者的家属、朋友一起做工作。

六、职业康复

康复治疗的最终目的，是让患者回归家庭、回归社会。职业康复就是患者重返工作岗位的前期准备。可以模拟患者从前的工作岗位和工作环境，在治疗师的指导下进行工作操作。如果患者已经不适合以前的职业，治疗师可以根据患者的兴趣，选择一些患者可以胜任的工作加以练习，并向有关部门提出建议。

（一）工作重整训练

工作重整训练是针对工作要求的身体功能而重建患者的神经、肌肉、骨骼功能（肌力、耐力、活动性、柔韧性、运动控制）和心血管耐力等功能的训练。

（二）工作强化训练

工作强化训练是通过一系列的仿真性或真实性的工作活动来加强患者的工作能力，从而协助他们重返工作岗位的训练技术。工作强化训练的目的是集中提升工作能力,以便患者能够安全重返工作岗位。

（三）工作行为训练

工作行为训练是指集中发展和培养患者在工作中应有的态度及行为所进行的训练,例如工作动力、个人仪表、遵守工作纪律、自信心、人际关系、处理压力或情绪控制能力等方面训练。训练中也会教患者一些良好的工作习惯,例如在工作中应用人体工效学原理,工作模式及程序的简化。

（四）职业技能培训

围绕患者所希望的职业目标,在技能、工作速度和效率、职业适应性等方面所进行的培训,以促进患者掌握必要的职业技能、建立自信、提高就业意愿、尽快融入社会。常用的培训技术有家电维修培训、文员培训、电脑培训(打字员、动漫制作、文书等)、手工艺制作培训、家政培训等。

（五）职业咨询

针对职业评定所获得的资料、患者的特殊情况和就业相关的问题进行综合考察,用于帮助患者解决就业中出现的问题所进行的服务。

（六）就业指导

根据病伤残者的职业技能和职业适应性,根据职业安置政策或市场需求情况,以帮助他们获得并保持适当的职业的过程。

七、辅助器具和环境改造

有些呼吸系统疾病患者因肺部疾病伴呼吸功能受限或心力衰竭等慢性疾病,自身的功能训练不能达到独立完成日常生活活动的能力,此时需要依靠辅助手段的帮助,使其实现独立生活和重返社会的目标。辅助手段包括辅助器具和环境改造,前者借助辅助装置去完成作业活动,后者改良环境去配合患者现有的能力。在配置辅助器具和进行环境改造前均需进行相应的评估。

（一）辅助器具

1. 日常生活活动辅助器具　对于一些日常生活难以自理的患者,可针对其难以完成的自我照顾项目配置相应的辅助器具,进食类的有万能袖套、粗柄长柄餐具、防洒碗、成角勺等;穿衣类的有穿衣钩、系扣钩、穿袜器、鞋拔等;洗浴类的有洗澡椅、防滑垫、长柄刷、洗澡巾等;个人修饰类的有长柄/成角梳、省力指甲钳等。

2. 助行器具　对于心肺耐力不佳者,外出或长时步行时可配置手杖类助行器,轻便小巧,同时可增加步行的安全性。使用手杖的患者,上肢包括腕部和手部需具备一定的支撑能力,如腕手部支撑力较差,可改用肘拐、腋拐或助行架。

3. 轮椅　步行功能减退或丧失,以及为了减少活动时能量消耗者,在日常移动时可用轮椅作为代步工具。此外,对于患有呼吸系统疾患的高龄老人群体,使用轮椅可以保持坐位,改善呼吸、循环系统的功能,避免因长期卧床导致的不良反应。轮椅按驱动方式分为手动轮椅和电动轮椅两种,治疗师可根据患者的年龄、疾病、移动能力等开具不同的轮椅处方。

（二）环境改造

无障碍环境的基本要求为:可获得性、安全舒适、符合使用者特征、能够提升使用者的能力。

1. 家居环境改良

（1）居室内的地面应防潮防滑,楼梯、过道、杂物间等狭窄幽暗的地方应安装亮度适宜的照明设备。

（2）空气质量对于肺病患者的健康状况关系密切,应定期保持室内通风,必要时可采用空气净化设备、抽湿或加湿设备。

（3）居室内的家具摆放不宜经常变动,家具的高度和位置需合理安排放置,常用物品可放在方便拿取的地方。

（4）移走可能影响活动或有摔倒风险的障碍物,除去不必要的门槛和台阶,在玻璃和台阶处贴警示线,收纳好电器电线设备。

（5）在卫生间内放置防滑地垫,备好防滑拖鞋,对于蹲下-起身困难或有心脏风险的患者,家里蹲厕可置备坐便椅,马桶、浴缸等易滑倒的地方可安装扶手。

2. 社区环境改良　社区环境改良需与社区相关组织沟通合作或提交无障碍计划,由专人专业进行相关改造。社区街道和居委会应对社区公共环境安全进行评估,及时监督物业管理部门进行修整,或向当地政府部门进行危险因素的相关报告。社区内的无障碍改造措施一般包括:在有台阶的地方安装扶手,设置无障碍通道和相关警示牌,加强社区和公共楼道的清洁卫生管理,保证路灯的正常照明,雨雪天气及时清理路面,保证道路平整,地面可尽量铺设防滑地砖等。

（韩莹莹　许魏娜）

参考文献

［1］陈小梅.临床作业疗法学［M］.2版.北京:华夏出版社,2013.

［2］恽晓平.康复评定学［M］.北京:华夏出版社,2004.

［3］窦祖林.作业治疗学［M］.3版.北京:华夏出版社,2018.

［4］BOLTON C E, BEVAN-SMITH E F, BLAKEY J D, et al. British Thoracic Society guideline on pulmonary rehabilitation in adults［J］. Thorax, 2013, 68（Suppl）: ii1-30.

［5］WASTERLAIN E, REYCHLER G, CATY G. Occupational therapy（OT）and pulmonary rehabilitation（PR）of COPD patients［J］. Annals of Physical and Rehabilitation Medicine, 2013, 56: 173-174.

［6］LORENZI C M, CILIONE C, RIZZARDI R, et al. Occupational Therapy and Pulmonary Rehabilitation of Disabled COPD Patients［J］. Respiration, 2004, 71（3）: 246-251.

［7］MAEKURA R, HIRAGA T, MIKI K, et al. Personalized pulmonary rehabilitation and occupational therapy based on cardiopulmonary exercise testing for patients with advanced chronic obstructive pulmonary disease［J］. International Journal of Chronic Obstructive Pulmonary Disease, 2015, 10: 1787-1800.

［8］UNNI M, HEGE B, MORAG K H, et al. The effect of occupational therapy in patients with chronic obstructive pulmonary disease: A randomized controlled trial［J］. Scandinavian Journal of Occupational Therapy, 2017, 24（2）: 89-97.

［9］SUSAN E, GEMMA B, LORNA P, et al. Occupational therapy-led pulmonary rehabilitatio-n: A practice analysis［J］. British Journal of Occupational Therapy, 2019, 82（12）: 770-774.

［10］KAPLAN R M, RIES A L. Quality of life as an outcome measure in pulmonary diseases［J］. Journal Of Cardiopulmonary Rehabilitation, 2005, 25（6）: 321-331.

［11］WALSH R L. Occupational Therapy as Part of a Pulmonary Rehabilitation Program［J］. Occupational Therapy In Health Care, 1986, 3（1）: 65-77.

［12］DAISUKE T, MASAMI N, EIJI K, et al. The effects of a defecation posture, supported by the upper limbs, on respiratory function［J］. Journal of Physical Therapy Science, 2020, 32（5）: 332-336.

［13］IRA R, NANCY W. Occupational therapy in pulmonary rehabilitation: energy conservation and work simplification techniques［J］. Physical Medicine and Rehabilitation Clinics of North America, 1996, 7: 325-340.

［14］NEISTADT M E, SEYMOUR S G. Treatment activity preferences of occupational therapists in adult physical dysfunction settings［J］. American Journal of Occupational Therapy, 1995, 49（5）: 437-443.

［15］EGAN M, DUBOULOZ C J, VON ZWECK C, et al. The client-centred evidence-based practice of occupational therapy［J］. Canadian Journal of Occupational Therapy, 1998, 65: 136-143.

［16］SANDLAND C J, SINGH S J, CURCIO A, et al. A profile of daily activity in chronic obstructive pulmonary disease［J］. Journal Of Cardiopulmonary Rehabilitation And Prevention, 2005, 25（3）: 181-183.

［17］CELLI B R. The clinical use of upper extremity exercise［J］. Clinics in Chest Medicine, 1994, 15（2）: 339-349.

第八章
吞咽障碍的识别和干预

本章的学习目标:
- 熟悉吞咽障碍的识别
- 掌握吞咽功能评估方法
- 掌握吞咽障碍患者进食方式和注意事项
- 了解吞咽障碍患者人工气道管理和误吸的预防

第一节　吞咽障碍的识别

一、概述

吞咽(swallowing)是人类最复杂的行为之一,是食物经咀嚼形成的食团由口腔经咽和食管入胃的过程。正常吞咽过程的口腔期、咽期和食管期的划分与食团在吞咽时所经过的解剖部位有关。

吞咽涉及包括口腔、咽、喉和食管等结构,与面部有关的多达26对肌肉兴奋和抑制的协调运动,以及至少需要6对脑神经的调控。同时吞咽由于语言和呼吸系统的参与而更加复杂化。与吞咽有关的解剖结构概括如下。

1. 器官　口腔、舌、咽、喉、食管。
2. 骨骼系统　上颌骨、下颌骨、舌骨、喉软骨。
3. 肌肉系统　咀嚼肌群、舌骨上肌群、舌骨下肌群、面部肌、舌肌、软腭肌。
4. 神经系统

（1）中枢:延髓、大脑。

（2）传入神经:第Ⅴ、Ⅸ对脑神经（软腭）、第Ⅸ对脑神经（咽后壁）、第Ⅹ对脑神经（会厌）、第Ⅹ对脑神经及其喉上支（食管）。

（3）传出神经:第Ⅴ、Ⅸ、Ⅺ、Ⅻ对脑神经（舌、喉、咽肌）、第Ⅹ对脑神经（食管）。

熟悉头颈部正常的解剖结构,在吞咽中的相互协调作用,对理解吞咽功能及评估与治疗吞咽障碍患者是非常必要的。

二、吞咽与呼吸关系

吞咽是一个复杂的活动,需要感觉和运动机制的互相作用才能完成。一个正常的吞咽过程包括气道保护（airway protection）和食团推进（bolus propulsion）两个独立的因素。

正常吞咽过程的气道保护由喉部括约肌3个层次的关闭执行,包括真声带和杓状软骨（例如声门）、假声带、杓状会厌襞、会厌（例如上声门）的关闭。喉部向前上的运动,由舌骨上肌肉的收缩完成,从而打开了后部的环状软骨腔和把喉部推向上,以便保护舌根下的空间。吞咽之后,重新恢复的呼吸过程由呼气开始。

当气道保护不完全或延迟,食物渗漏甚至误吸就有可能会发生。在大多数情况下,杓状软骨会厌关闭发生在食团到达上段食管括约肌前。但是,在一些病例中有可能发生在其后,通常延迟不会超过0.1秒。研究人员还发现正常老年患者上声门关闭没有延迟现象。目前已明确的是任何不能使声门及时和恰当关闭的情况,食物和液体都有可能进入气道。

三、吞咽障碍的筛查

根据患者的主诉,诊断吞咽障碍并不困难,但决定吞咽障碍的部位和性质则需要仔细的临床评估与仪器检查,由受过专门训练的专业人员再次加工或是给予确认的医疗信息,这些信息通过测量、功能性检查、实验室仪器检查及观察获得。

筛查(screening)可以间接了解到患者是否有吞咽障碍,以及障碍所导致的症状和体征,如咳嗽、肺炎病史、食物是否由气管套溢出等症状,筛查的主要目的是找出吞咽障碍的高危人群,是否需要作进一步诊断性的检查。

(一)问卷调查

1. 自我筛查量表　吞咽障碍的筛查不仅针对住院患者进行,也可在家中或社会生活中进行。通过量表筛查,患者及家属可以发现患者存在吞咽障碍的可能性,尽早进行相关的诊治,避免由于吞咽障碍发生的并发症(表5-8-1-1)。

表5-8-1-1　吞咽障碍患者的自我筛查

问题	有	没有	备注
1. 你有吞咽障碍吗? 何时有过? 日期:			
2. 你对什么性质的食物存在吞咽障碍:			
唾液?			
流质体?			
粥或类似的食物?			
固体食物?			
3. 你有鼻饲管吗?			
4. 过去的一年你有消瘦吗? 如果有,瘦了多少?			
5. 总体来说,你吃的或喝的有比以前减少吗?			
6. 你有得过肺炎吗? 多长时间一次和何时得的?			
7. 你有得过慢性呼吸道疾病吗?			
8. 你有过无明显原因的突发性高烧吗?			
9. 你有咳嗽变多吗?			
10. 你有经常清嗓子吗?			
11. 你有注意到在你嗓子里有很多痰吗?			
12. 你有不断增多的唾液吗?			
13. 你的嗓音有变化吗?			
14. 你感觉到你的喉咙有肿块或异物吗?			
15. 你害怕吞咽吗?			
16. 当你吞咽的时候觉得疼痛吗?			
17. 你吃饭或喝水的时间有变长吗?			

续表

问题	有	没有	备注
18. 当你吃饭和喝水时有改变头或身体的姿势吗？			
19. 你咀嚼时有困难吗？			
20. 你有经常觉得口干吗？			
21. 当你吃饭或喝水时有感觉的不一样的冷或者热吗？			
22. 你有嗅觉或味觉改变吗？			
23. 你把咀嚼后的食物送到喉咙的时候有感觉困难吗？			
24. 当你咀嚼或吞咽食物时,食物有从口腔溢出吗？			
25. 当你吞咽完毕时一些食物或液体遗留在你的口腔内吗？			
26. 当你吞咽时,一些食物或液体进入到你的鼻腔吗？			
27. 当吃固体食物时,有一些固体食物卡在嗓子里吗？			
28. 当你吃饭或喝水时有窒息感吗？			
29. 你需要为了让残留的食物或水吞咽而反复多次吞咽吗？			
30. 在吃或喝水时或者之后你有咳嗽吗？			
31. 你通过小口进食或鼻饲管补充食物？			
32. 当你吞咽之后有感觉嗓音听起来不一样吗？			
33. 你有感觉胸中部有压迫吗？			
34. 你有感觉在你的胸中部或喉部有灼热感吗？			
35. 你有食物反流吗？			

2. 临床筛查

（1）吞咽障碍筛查项目：吞咽障碍的识别首先是对患者进行筛查。在欧美等发达国家,患者入院后24小时内,由护士完成吞咽障碍的筛查工作,这是一种快速有效并安全的检查方法,能够识别出存在高度口咽吞咽障碍风险的患者,帮助临床医生分析吞咽过程中是否存在任何吞咽的风险,是否需要进一步评估。所有住院患者必须尽快完成此项筛查,针对每个项目勾选出合适的描述。如果没有经过筛查,则应尽量避免经口进食,直至完成临床或者仪器评估。

国内对临床筛查工作尚未给予足够重视,也没有明确的可操作规范。美国西北纪念医院（Northwestern Memorial Hospital）有一整套规范的筛查试验,并在临床实践中不断完善,值得借鉴。

（2）进食评估问卷调查工具-10：进食评估问卷调查工具-10（Eating Assessment Tool-10, EAT-10）是由 Belafsky 等于 2008 年编制的吞咽障碍筛查工具,目前国内已有中文版,并做过信度和效度检验。该量表有助于识别误吸的征兆和隐性误吸以及异常吞咽的体征,其与饮水试验合用,可提高筛查试验的敏感性和特异性。EAT-10 有 10 项吞咽障碍相关问题,每项评分分为 4 个等级,0 分无障碍,4 分严重障碍;如果每项评分超过 3 分,则可能在吞咽的效率和安全方面存在问题。

如果 EAT-10 的每项评分超过 3 分,患者可能在吞咽的效率和安全方面存在问题。建议带着 EAT-10 的评分结果就诊,作进一步的吞咽检查和 / 或治疗。

（3）吞咽功能性交流测试评分：吞咽功能性交流测试评分（functional communication measure, FCM）由美国言语语言听力协会（American Speech-Language-Hearing Association, ASHA）编制,目前已经得到国际认证并被广泛应用。FCM 能敏感的反映出经口进食和鼻饲管进食之间的变化,治疗师根据临床检查结果来确定吞咽功能是否受损。1~3 级是严重的吞咽功能障碍,必须插鼻饲管进食全部或部分流质食物;4~6 级为采用某个稠度的食物吞咽或采用代偿方法吞咽是安全的;7 级表明吞咽功能完全未受损,可正常进食。

（二）饮水试验

文献报道许多吞咽障碍的饮水试验具有相似的方法,所有筛查方法都是由一组临床特征构成的,这些临床特征都是吞咽功能异常的重要表现。

筛查的内容包括：①口腔卫生情况；②观察患者口腔唾液的控制情况；③如果允许,给予饮水试验测试。筛查测试后应该清楚地写明各种可能结果的执行措施,例如进一步需要哪些会诊、不能经口进食、经口进食的食物性状的选择等。

目前临床上使用的吞咽障碍的饮水筛查方法有许多种,除常用的洼田俊夫饮水试验外,护士在临床护理实践中,还可采用适合不同患者的其他改良饮水筛查方法。

1. 洼田饮水试验

（1）方法：先让患者单次喝下 2~3 茶匙水,如无问题,再让患者一次性喝下 30ml 水,然后观察和记录饮水时间、有无呛咳、饮水状况等。饮水状况的观察包括啜饮、含饮,水从嘴唇流出、边饮边呛、小心翼翼地喝、饮后声音变化、患者反应、听诊情况等。

（2）评价标准（分级）

1）Ⅰ级：可 1 次喝完,无呛咳。

2）Ⅱ级：分 2 次以上喝完,无呛咳。

3）Ⅲ级：能 1 次喝完,但有呛咳。

4）Ⅳ级：分 2 次以上喝完,且有呛咳。

5）Ⅴ级：常常呛住,难以全部喝完。

（3）诊断标准

1）正常：在 5 秒内喝完,分级在Ⅰ级；

2）可疑：饮水喝完时间超过 5 秒以上,分级在Ⅰ~Ⅱ级；

3）异常：分级在Ⅲ、Ⅳ、Ⅴ。用茶匙饮用,每次喝一茶匙,连续两次均呛住属异常。

2. 改良饮水试验

方法：以下介绍临床上选用的 7 种改良的饮水试验,供检查者针对不同情况选用。

1）筛查试验 1：如果患者意识状态好,自主咳嗽正常,确保患者处于坐位或由其他方法支持坐姿下,先给 5ml 水,嘱患者喝下。如果没有咳嗽,给予水杯让受试者正常饮一口水。如果患者呛咳,或显示任何误吸症状,则认为存在吞咽障碍的风险。如果上述筛查测试是满意的,无呛咳,可给予进一步测试。5ml 糊状食物,自由饮 50ml 水,然后给一小块饼干。如果均正常,则允许经口进食。

2）筛查试验 2：分 2 个阶段进行。第 1 阶段,每次给予患者 5ml 水,嘱患者喝下。吞咽 3 次共 15ml,如果 3 次中出现 2 次呛咳或吞咽后声音嘶哑可判断有吞咽障碍风险。如果没有达到上述指标就进入第 2 阶段。第 2 阶段,给予患者 60ml 水,限定于 2 分钟内饮完。如果出现了呛咳或吞咽后声音嘶哑也可判断存在吞咽障碍风险。

3）筛查试验 3：任意程度的意识水平下降；饮水之后声音变化；自主咳嗽减弱；饮一定量的水时发生呛咳；限时饮水试验有阳性表现。其中有一种异常即认为有吞咽障碍存在。

4）筛查试验 4：这一试验是给予患者 90ml 水,在没有干预的条件下要求患者从杯中饮用,如果吞咽过程中出现咳嗽,或吞咽完毕 1 分钟后咳嗽,或者吞咽之后出现声音嘶哑,判断为异常征象。患者必须足够清醒,能坐起,并能拿住杯子,自己饮水,以保证测试安全。

5）筛查试验 5：即冰水试验（标准的床旁吞咽评估）。首先检查患者的进食状态、进食姿势、呼吸、合作程度,然后检查口肌,口反射,咽吞咽,然后给予 5~10ml 水进行测试。患者坐直,首先给予 3ml 冰水含在口中,评估口的运动。然后嘱其吞咽,观察有无吞咽障碍的指征,如呛咳、吞咽延迟（大于 2 秒）或缺乏吞咽、喉提升差或缺乏、有痛苦表情,或呼吸困难、声音变化、口内残留冰水等。如果无上述表现,视为基本正常,然后要求吞咽两次 5ml 冰水。如果仍然正常,给予 50ml 冰水进行吞咽。患者对这些测试有任何一种吞咽障碍的表现,判定为存在吞咽障碍。

6）筛查试验 6：即 Burke 吞咽障碍筛查试验（Burke Dysphagia Screening Test, BDST）。①双侧脑卒中；②脑干卒中；③脑卒中急性期的肺炎病史；④进食引起的咳嗽或 90ml 饮水试验时咳嗽；⑤不能完成进餐的一半食物；⑥进餐时间延长；⑦准备实施非口进食计划。如果出现上述一项或多项阳性指标，就认为未通过该试验，有吞咽障碍。

7）筛查试验 7：先进行口腔湿润，然后空吞咽，观察在一定时间内空吞咽的次数，一般中老年 5 次（50 岁以上），高龄患者 3 次（80 岁以上）为正常，30 秒内少于 2~3 次为吞咽异常。

3. 注意事项　筛查试验判断患者可经口进食后，护士还需要观察患者一次或更多次经口进食过程。要了解患者的实际吞咽功能，需要观察一天中不同时段的进食过程，在患者运动或服用药物前后。任何由于疲劳、药物治疗或其他因素所导致的吞咽功能变化，都需要记录下来。与家属交流患者的情况，和与照顾者讨论，可以获得更多重要的信息。由此所获得的信息并不都是可靠的，要记住这些检查用于判断患者是否存在吞咽障碍有一定的局限性，还需与语言治疗师等吞咽障碍小组其他诊疗人员共同探讨进一步的评估及实验室检查的必要性，以明确患者的吞咽功能。在观察患者进食过程中，需要注意以下几点。

（1）在进食过程中，嗓音发生改变（声带上疑有食物残留）。

（2）在吞咽中或吞咽后咳嗽（可疑误吸）。

（3）在呼吸时，发出痰声和咕咕声（疑无能力清除咽喉中食物和液体，因而误吸入气道中）。

（4）吞咽和进食困难时明显的代偿方式。比如，多次吞咽，一口量和浓度的控制、避免或倾向于选择某种食物，或采用代偿姿势进食，如点头吞咽、转头吞咽。

（5）进食疲劳或进食时间延长。

（6）喉部听诊中可听见正常呼吸气流的改变。

（三）多伦多床旁吞咽筛查试验

多伦多床旁吞咽筛查试验（Toronto Bedside Swallowing Screening Test，TOR-BSST）是为护士制订的筛查工具，对于有鼻饲喂养、意识障碍和肺炎等并发症患者的评估准确度有限。要求在患者清醒、能在支撑下坐直，并能执行简单指令的情况下，进行舌的活动、咽部敏感度、发声困难（饮水试验之前、之后）等情况，再进行 50ml 吞水试验。

筛查前准备一杯水和一把茶勺，确保患者口腔清洁及患者能坐直至 90°。首先，让患者发"啊"音并维持 5 秒，观察声音中的呼吸声、咕噜声、嘶哑或是过清音，如发现任何一种，哪怕程度较轻，也记为异常。然后给患者 10 茶勺水，在每勺水咽下后发"啊"音，同时轻柔触诊喉部以检查最初几次吞咽时喉部的运动。如发现呛咳、流涎、湿性嗓音（类似于含少量水同时说话的嗓音）或嘶哑等改变，停止喂水；如正常，让患者使用杯子喝水。最后在水被咽下后等待 1 分钟，再次让患者发"啊"音。只要以上任何一项出现异常，均视为有吞咽功能障碍。

（四）染料试验

染料试验（dye test）对于吞咽障碍尤其是气管切开患者，可以利用果绿、亚甲蓝等测试，是筛检有无误吸的一种方法。给患者进食一定量的蓝色染料混合食物，吞咽后，观察或用吸痰器在气管套中抽吸，确认是否有蓝色染料食物。若有咳出蓝色染料食物或从气管套中吸出有蓝色染料食物，应安排做吞咽造影检查。如果稍后才从气管套中吸出蓝色分泌物，就不一定是误吸所致。因为正常的分泌物也会流经口腔和咽，蓝色染料混合分泌物流经上述器官并覆盖于气管壁，吸出蓝色分泌物并非异常，应视为假阳性结果。这一测试最好给患者尝试各种形状和质地的食物，筛选出有误吸危险的食物进行测试，以免假阳性结果。

四、吞咽障碍的识别

1. 临床观察　对于存在吞咽障碍风险的患者，临床观察时应注意有无下列提示情况发生：①在进食过程中，嗓音发生改变；②在吞咽中或吞咽后咳嗽；③在呼吸时，发出痰声和咕咕声；④胸部及颈部听诊可听见异常的呼吸音；⑤出现进食后突发呼吸困难、气喘，严重者可出现发绀，甚至呼吸停止的窒息表现。

此外,需注意误吸是发生在吞咽前、吞咽中还是吞咽后。吞咽前误吸指的是在口腔准备期或口腔期,尚在咀嚼的食物残渣或碎屑直接掉入咽腔或气道,在缺乏气道保护的情况下发生误吸;吞咽中误吸和吞咽后误吸如上所述。

2. 临床表现　患者出现下列临床表现,应高度考虑存在吞咽障碍引起的误吸:①突然发生的呼吸困难;②低热;③发绀;④肺部散在湿啰音;⑤严重的低氧血症;⑥胸部 X 线摄影显示病灶及其周围浸润影。

一旦发现上述临床特征,应及时仪器进行评估以明确诊断。

吞咽功能的仪器评估是利用特定的仪器设备对患者的吞咽功能进行评估,主要包括电视 X 线吞咽造影录像检查(video fluoroscopic swallowing study, VFSS)、吞咽纤维内镜检查(fiberoptic endoscopic evaluation of swallowing, FEES)、测压检查、表面肌电检测法、脉冲血氧定量法等检查方法。其中比较常用的是 VFSS 和 FEES。

VFSS 是目前公认最全面、可靠、有价值的吞咽功能检查方法,是吞咽障碍诊断的"金标准",常用于评估吞咽生理和患者在不同液体黏度下进食的安全性,判断重症患者是否可以拔除鼻饲管。

FEES 较 VFSS 能更好地反映咽喉部的解剖结构及分泌物的积聚情况,是检查吞咽时气道保护性吞咽反射和食团运输功能的一种重要方法,对吞咽障碍的诊断和治疗具有指导意义。但是 FEES 并不能直接观察食团运送的全过程,仅能通过食团吞咽后在咽部分布的间接信息来判断吞咽的效果,不能直接观察环咽肌开放的情况,对吞咽器官之间的协调性不能做出直观评价。此外,当吞咽的量达到最大或食物盖住喉镜镜头时,内镜将不能成像。

第二节　吞咽障碍的干预

一、进食的管理

(一)进食的方式

1. 管饲

(1)吞咽障碍患者一般多经管饲进食,鼻胃管、鼻肠管、胃造瘘等几种进食方式,以提供营养基质、药物以及水分,来维持患者的营养和治疗的需要。

(2)护理重点

1)固定:对于胃管注食患者,确保喂养管位置正确,避免因管道误入气管导致的误吸十分重要。固定方法有 Y 型和 L 型以及 I 型胶布裁剪方法,用胶布贴于鼻尖部及脸颊处,胶布应每天更换,汗湿、出油后随时更换。更要注意无张力的粘贴,以免引起鼻部的压力性损伤。注意认知障碍、躁动又有一定活动能力患者需要给予保护性约束或遵医嘱给予适当的镇静。

2)保持管道通畅:注意保持管道通畅,放置管道受压、扭曲、折叠;食物要制作精细,顺滑,不可有骨刺,口服药必须研碎后调水注食管道;鼻饲前后均应温开水冲洗管道,以免管道堵塞。如若是仪器泵入营养液,应每 4 小时回抽、冲洗管道,避免发生堵塞。

3)定期更换管道:根据管道的有效期定时更换,普通鼻饲管每月更换一次,硅胶鼻饲管每月更换一次,胃造瘘管通畅 6~12 个月更换。鼻饲管一般晚间拔除,次日清晨再置入。

4)密切观察胃液的颜色、性状、量,并做好记录。鼻饲前常规抽取胃液,以此判断是否在胃内和有无胃排空障碍的问题。

5)胃造瘘口周围皮肤的管理:术后早期伤口有少量渗血,每日进行换药 2~3 次,造瘘口形成后改为局部消毒 1 次 /d,注意根据伤口情况确定消毒顺序,如伤口未清洁,消毒顺序应由内向外;如伤口未感染,消毒顺序应由外向内。如若出现肉芽组织增生,及时用 10% 氯化钠局部湿敷 2 次 /d,使创面形成一个高渗状态,减轻创面水肿,抑制肉芽组织过度生长。

2. 经口摄食 当患者从管饲进入到治疗性经口进食阶段时,护士必须严格把控,谨慎地逐步调整治疗计划防止误吸和反流的发生尤其要注意进食环境,环境要安静、舒适、进餐时保持心情愉快,不要和患者说话,以免患者分心,影响进食的安全。同时要在进食姿势和体位、一口量、食物选择和调配喂食中误吸防护等方面进行把控。

(二)进食的种类

食物质地与性状的调配对于能经口进食的吞咽障碍患者而言是确保安全有效进食的先决条件之一。

1. 液体稠度的调整 根据吞咽造影检查结果针对单纯饮水呛咳的患者可以加凝固粉(目前市面此类产品基本上分为改良淀粉和黄原胶两类,但商品名称不一)将液体(果汁、牛奶、茶、汤等)增稠减少误吸和呛咳的机会。

2. 食物质地调整 根据评估来选择食物质地如软食、切碎的食物、爽滑的浓流质、稀流质,食物质地可参照国际吞咽障碍者膳食标准行动委员会建议的质构等级。依据质构特性可把食物分为 8 个等级。

3. 一口量的调整 调整每口进入口腔的食物旨在利于口腔期食团形成、食团向咽腔推送,以及顺利进入食管推荐的进食一口量 5~20ml 为宜,对于初次拔除鼻饲管经口进食患者,一般先以少量试之(2~4ml),根据患者情况逐渐增加,建议进行容积黏度吞咽测试(Volume-Viscosity Swallow Test,V-VST)或吞咽造影录像检查(VFSS)。尽量使用薄而小的长柄勺。

(三)进食的速度

进食速度不宜过快,缓慢进食,以防食物误入气道,但也不可过于缓慢,引起患者疲劳和食物的口感。一般以 30~40 分钟为宜,如果患者吞咽过程中发生呼吸急促、呛咳等立即停止进食。

(四)进食的体位

注食或进食时尽量选择坐位或半卧位抬高床头至少 30° 以上,病情允许时,在轮椅上为最佳,轮椅有靠背、桌子。患者脚着地,头前倾的位置,减少误吸的发生。

(五)餐具的选择

1. 碗 可选择广口平底碗,最好在碗底放置防滑垫或带有吸盘。

2. 杯子 可选用切口杯,患者喝水时不用过度后仰,减少误吸风险。

3. 勺具 选用柄粗、长,勺面小,边缘钝的勺羹,便于患者的握持。勺面容量一般选择 5~10ml,便于患者控制食物的量。

(六)口腔护理

吞咽障碍患者保持口腔舒适、清洁、湿润的状态是预防误吸和吸入性肺炎的一个有效措施。常用的口腔护理方法如下。

1. 含漱法 适应于洼田饮水试验 3 级以下的吞咽障碍患者,嘱患者选择适宜的漱口液进行漱口。

2. 传统棉球口腔擦洗 使用棉球蘸取漱口液或生理盐水对整个口腔黏膜、牙齿、舌、齿颊沟进行擦洗。

3. 负压冲洗式刷牙法 适用于昏迷、气管插管、气管切开或洼田饮水试验 2 级以上的吞咽障碍患者。由护士操作,用冲吸式口腔护理吸痰管的进水腔在冲洗口腔后及时通过吸水腔吸走,硅胶刷毛在口腔内不断刷洗。

(七)代偿性进食方法

1. 食物调整 食物的性状影响吞咽的过程通过调节食物的性状可以让部分吞咽患者安全有效地进食。

2. 进食工具的调整 根据评估结果儿童可选择母乳喂养、奶瓶喂养、茶匙、杯子、吸管或其他喂食工具,而成人则选择杯子、勺子、吸管、缺口杯或运动水杯等,提醒进食工具应充分考虑安全、方便适用。

3. 环境改造 环境的调节如减少干扰、降低噪声、增强照明、促进社交互动可以改善进食体验,医务人员应学会行为干预治疗辨别哪种行为策略能改良饮食过程,并告知小组其他人员。其中包括进食前、中、后的情境策略、言语提示、书面提示和标志、身体提示、视觉提示等。

（八）喂食者要求

对于照护人员,患者无法自己进食时,给予喂食时应注意:①与患者平时体位喂食,不可站立俯视患者喂食,以免患者过度抬头,气道开放而容易造成误吸;②缓慢喂食,少量多餐;③前一口食物吞完再喂下一口,不可急促;④进食过程注意观察患者有无咳嗽、呛咳、声音嘶哑或呼吸困难等表现,发现异常,及时停止,汇报医务人员。

二、人工气道的管理

由于气管切开后,气管套管的安装限制喉部上抬,影响声门压力,会导致咽部期吞咽障碍,气囊给喉部和食管带来的物理刺激还会引起分泌物增加等问题。因此对已施行气管切开的摄食、吞咽障碍患者来说,训练前应抽出限制喉部运动的气管套管气囊中的空气,充分进行口腔清洁、口唇及舌部运动、呼吸和排痰的训练。当病情有所改善,排痰量减少,能用力咳痰时,在充分评估后应尽早拔掉气管套管。

气囊的管理:对于绝大多数患者而言,建立人工气道的主要目的是进行机械通气,气囊最基本的作用是保持声门以下的气道封闭,从而保障正压通气的有效完成;当撤离有创机械通气时,不再需要气囊防止漏气的作用,此时是否需要气囊取决于患者的自主气道保护能力。患者只要存在防止漏气和/或误吸的需求,气囊就应完全充气。研究结果显示每次测量后气囊压力下降约 $2cmH_2O$,因此每次手动测压时充气压力宜高于理想值 $2cmH_2O$ 。当气囊测压管内有积水时,气囊内实际压力较监测压力小,因此应注意观察并及时清理测压管内的积水。

三、误吸的处理

（一）处理原则

一旦发现患者有误吸风险,根据病情尽量调整体位,头偏一侧,吸尽口腔和咽喉部残留的食物或液体。必要时,进行支气管镜灌洗。密切关注患者生命体征和肺部情况,遵医嘱使用抗生素预防感染。

（二）处理方法

根据误吸的物质性质不同采取不同的处理方法。

1. 液体误吸　临床常用吸痰管吸出异物,根据摄片检查结果判断进一步治疗方案,患者进食液体食物时应采用半卧位或坐位,头前倾体位。必要时使用增稠剂增加液体食物的稠度,减少误吸风险。

2. 固体误吸　呼吸道阻塞程度取决于误吸物的大小。如大块食物堵塞咽喉是建议采用海姆利希手法,快速挤压上腹部,迫使膈肌上抬排除误吸物。如误吸小颗粒异物,通常采用支气管镜灌洗来处理。配合体位引流加排痰、吸痰,促进误吸物排出。

四、健康教育

良好的居家照护需要知识的武装与技能支持,缺乏护理常识的照顾者可能适得其反。住院期间对照顾者做好防误吸知识及基本护理技能指导是必不可少的。应强调从入院起就为患者量身定做出院计划的重要性。出院计划包括护理教育和技能培训两大部分内容,如自我管理能力、家属的照顾能力培训。

（一）口腔卫生宣教

吞咽障碍患者进口进食后,口腔内往往有食物残渣不能清除干净;不能经口进食的患者,口腔自净能力下降。因此照护者掌握口腔护理方法十分重要。指导照护者在患者进食后检查口腔情况,进行口腔护理。

（二）食物的调配

对于吞咽障碍患者不同的吞咽障碍时期选择食物的不同,指导患者具体食物种类、稠度、形态的制作方法,出院前教会照护者。

（三）误吸的预防和急救

指导照护者知晓可能导致误吸的行为,包括进食者的进食量、食物质地、喂食速度、一口量和进食体位,饮水有无呛咳等。

1. 对于饮水呛咳患者,指导一口量不宜过大,使用汤勺一次 3~5ml,少量喂食,尽量坐位或半卧位饮水。

2. 对于咳嗽反射弱的患者,建议照护者自备指脉氧仪,在家中喂食过程中监测患者脉氧,观察喂食前后患者脉氧情况,若下降幅度大于 3%,需要警惕误吸风险,必要时及时就诊。

3. 一旦发生误吸,若食物卡在咽喉部,立即用手掏出或使用工具钳出;若异物进入气道,出现呼吸困难,可立即使用粗针头在环状软骨下 1~2cm 处刺入气管,争取抢救时间,紧急送医院处理。

4. 对于带管回家患者,照护者需要指导管道的固定、清洁,保持管道通畅,告知定期更换管道的途径和时间,告知联系方式。

（潘化平 丁婷婷）

参考文献

[1] MARTIN-HARRIS B. Temporal coordination of pharyngeal and laryngeal dynamics with breathing during swallowing: single liquid swallows [J]. Journal of Applied Physiology, 2003, 94（5）: 1735-1743.

[2] MARTIN-HARRIS B, MICHAL Y M, CASTELL D O. Physiologic model of oropharyngeal swallowing revisited [J]. Otolaryngology-Head and Neck Surgery, 2005, 133（2）: 234-240.

[3] ROSENBEK J C, JONES H. Dysphagia in Movement Disorders [M]. San Diego, CA: Plural Publishing, 2009.

[4] UEDA N, NOHARA K, KOTANI Y, et al. Effects of the bolus volume on hyoid movements in normal individuals [J]. Journal of Oral Rehabilitation, 2013, 40（7）: 491-499.

[5] NAGY A, MOLFENTER S M, PELADEAU-PIGEN M, et al. The effect of blums volume on hyoid kinematics in healthy swallowing [J]. BioMed Research International, 2014, 2014: 738971.

[6] LIN T, XU G, DOU Z, et al. Effect of bolus volume on pharyngeal swallowing assessed by high-resolution manometry [J]. Physiology and Behavior, 2014, 128: 46-51.

[7] HAMDY S, AZIZ Q, ROTHWELL J C, et al. The cortical topography of human swallowing musculature in health and disease [J]. Nature Medicine, 1996, 2（11）: 1217-1224.

[8] 周立富, 王淑娟, 元小冬, 等. 正常人吞咽活动激活脑皮质中枢的功能性磁共振定量分析 [J]. 中华物理医学与康复杂志, 2015, 37（4）: 262-265.

[9] WATANABE Y, ABE S, ISHIKAWA T, et al. Cortical regulation during the early stage of initiation of voluntary swallowing in humans [J]. Dysphagia, 2004, 19（2）: 100-108.

[10] MICHOU E, HAMDY S. Cortical input in control of swallowing [J]. Otolaryngology-Head And Neck Surgery, 2009, 17（3）: 166-171.

[11] MARTIN R E, KEMPPAINEN P, MASUDA Y. Features of cortically evoked swallowing in the awake primate [J]. Journal of Neurophysiology, 1999, 82（3）: 1529-1541.

[12] AKHTER F, HAQUE T, SATO F, et al. Projections from the dorsal peduncular cortex to the trigeminal subnucleus caudalis （ medullary dorsal horn ）and other lower brainstem areas in rats [J]. Neuroscience, 2014, 266: 23-37.

[13] HAMDY S, AZIZ Q, THOMPSON D G. Physiology and pathophysiology of the swallowing area of human motor cortex [J]. Neural Plasticity, 2001, 8（1/2）: 91-97.

[14] LANG I M. Brain stem control of the phases of swallowing [J]. Dysphagia, 2009, 24（3）: 333-348.

[15] MISTRY S, VERIN E, SINGH S, et al. Unilateral suppression of pharyngeal motor cortex to repetitive transcranial magnetic stimulation reveals functional asymmetry in the hemispheric projections to human swallowing [J]. Journal of Physiology,

2007, 585（Pt 2）: 525-538.

［16］GALLAS S, MOIROT P, DEBONO G, et al. Mylohyoid motor-evoked potentials relate to swallowing function after chronic stroke dysphagia［J］. Neurogastroenterology and Motility, 2007, 19（6）: 453-458.

［17］IANESSA A H. Tactile, gustatory, and visual biofeedback stimuli modulate neural substrates of deglutition［J］. Neuroimage, 2012, 59（2）: 1485-1490.

［18］PAYDARFAR D, GILBERT R J, POPPEL C S, et al. Respiratory phase resetting and airflow changes induced by swallowing in humans［J］. Journal of Physiology, 1995, 483（Pt 1）: 273-288.

［19］SHAKER R, DODS W J, DANTAS R O, et al. Coordination of deglutitive closure with ororpharyngeal swallowing［J］. Gastroenterology, 1990, 98（6）: 1478-1484.

［20］PERLMAN A L, ETTEMA S L, BARKMEIER J. Respiratory and acoustic signals associated with bolus passage during swallowing［J］. Dysphagia, 2000, 15（2）: 89-94.

［21］KELLY B N, HUCKABEE M L, COOKE N. The coordination of respiration and swallowing for volitional and reflexive swallows: a pilot study［J］. Journal of Medical Speech-language Pathology, 2006, 14（2）: 67-77.

［22］DANIELS S K, FOUNDAS A L. Swallowing physiology of sequential straw drinking［J］. Dysphagia, 2001, 16（3）: 176-182.

［23］JEAN A. Brain stem control of swallowing: Neuronal network and cellular mechanisms［J］. Physiological Reviews, 2001, 81（2）: 929-969.

［24］KENDALL K, LEONARD R J, MCKENZIE S W. Sequence variability during hypopharyngeal bolus transit［J］. Dysphagia, 2003, 18（2）: 85-91.

［25］KENDALL K, MCKENZIE S, LEONARD R, et al. Timing of events in normal swallowing: A videofluoroscopic study［J］. Dysphagia, 2000, 15（2）: 74-83.

［26］MCCONNEL F M. Analysis of pressure generation and bolus transit during pharyngeal swallowing［J］. Laryngoscope, 1988, 98（1）: 71-78.

［27］MOSIER K, BEREZNAYA I. Parallel cortical networks for volitional control of swallowing in humans［J］. Experimental Brain Research, 2001, 140（3）: 280-289.

［28］RODA F, GESTREAU C, BIACHI A L. Discharge patterns of hypoglossal motoneurons during fictive breathing, coughing and swallowing［J］. Journal of Neurophysiology, 2002, 87（4）: 1703-1711.

［29］HISS S G, HUCKABEE M L. Timing of pharyngeal and upper esophageal sphincter pressures as a function of normal and effortful swallowing in young healthy adults［J］. Dysphagia, 2005, 20（2）: 149-156.

［30］POWER M, FRASER C, HOBSON A, et al. Changes in pharyngeal corticobulbar excitability and swallowing behavior after oral stimulation［J］. American Journal of Physiology-Gastrointestinal and Liver Physiology, 2004, 286（1）: G45-G50.

［31］HAMDY S, MIKULIS D J, CRAWLEY A, et al. Cortical activation during human volitional swallowing: an event-related fMRI study［J］. American Journal of Physiology, 1999, 277（1）: G219-G225.

［32］MARTIN R E, GOODYEAR B G, GATI J S, et al. Cerebral cortical representation of automatic and volitional swallowing in human［J］. Journal of Neurophysiology, 2001, 85（2）: 938-950.

［33］MARTINO R, FOLEY N, BHOGAL S, et al. Dysphagia after stroke: incidence, diagnosis, and pulmonary complications［J］. Stroke, 2005, 36（12）: 2756-2763.

［34］PALMER J B, DRENNAN J C, BABA M. Evaluation and treatment of swallowing impairments［J］. American Family Physician, 2000, 61（8）: 2453-2462.

［35］AYDOGDU I, ERTEKIN C, TARLACI S, et al. Dysphagia in lateral medullary infarction（Wallenberg's syndrome）: an acute disconnection syndrome in premotor neurons related to swallowing activity［J］. Stroke, 2001, 32（9）: 2081-2087.

［36］O'NEILL P A. Swallowing and prevention of complications［J］. British Medical Bulletin, 2000, 56（2）: 457-465.

［37］HILA A, CASTELL J A, CASTELL D O. Pharyngeal and upper esophageal sphincter manometry in the evaluation of dysphagia［J］. Journal of Clinical Gastroenterology, 2001, 33（5）: 355-361.

［38］AVIV J E, PARIDES M, FELLOWES J, et al. Endoscopic evaluation of swallowing as an ahemative to 24-hour pH monitoring for diagnosis of extraesophageal reflux［J］. Annals of Otology, Rhinology and Laryngology, 2000, 184: 25-27.

［39］PLANT R L. Anatomy and physiology of swallowing in adults and geriatrics［J］. Otolaryngologic Clinics of North America, 1998, 31（3）: 477-488.

［40］PERIE S, COIFFIER L, LACCOURREYE L, et al. Swallowing disorders in paralysis of the lower cranial nerves: a functional an analysis［J］. Annals of Otology, Rhinology and Laryngology, 1999, 108（6）: 606-611.

［41］RUBESIN S E. Oral and pharyngeal dysphagia［J］. Gastroenterology Clinics of North America, 1995, 24（2）: 331-352.

［42］HAMDY S, ROTHWELL J C, AZIZ Q, et al. Organization and reorganization of human swallowing motor cortex: implications for recovery after stroke［J］. Clinical Science（Lond）, 2000, 99（2）: 151-157.

［43］HAMDY S, ROTHWELL J C, BROOKES D J, et al. Identification of the cerebral loci processing human swallowing with H215O PET activiation［J］. Neurology, 1999, 81（4）: 1917-1926.

［44］HAMDY S, AZIZ Q, ROTHWELL J C, et al. Explaining oropharyngeal dysphagia after unilateral hemispheric stroke［J］. Lancet, 1997, 350（9079）: 686-692.

［45］KWON M, LEE J H, KIM J S. Dysphagia in unilateral medullary infarction: Lateral vs medial lesions［J］. Neurology, 2005, 65（5）: 714-718.

［46］ERTEKIN C, AYDOGDU I. Neurophysiology of swallowing［J］. Clinical Neurophysiology, 2003, 114（12）: 2226-2244.

［47］MARTIN-HARRIS B, MICHEL Y, CASTELL D O. Physiologic model of oropharyngeal swallowing revisited［J］. Otolaryngology-Head and Neck Surgery, 2005, 133（2）: 234-240.

［48］中国吞咽障碍康复评估与治疗专家共识组. 中国吞咽障碍评估与治疗专家共识（2017年版）第一部分评估篇［J］. 中华物理医学与康复杂志, 2017, 39（12）: 881-892.

［49］安德连, 温红梅, 许自阳, 等. 高流量气道湿化结合进食训练对气管切开合并吞咽障碍患者误吸与残留的影响［J］. 中华物理医学与康复杂志, 2020, 42（10）: 882-885.

［50］中国吞咽障碍膳食营养管理专家共识组. 吞咽障碍膳食营养管理中国专家共识（2019版）［J］. 中华物理医学与康复杂志, 2019, 41（12）: 881-888.

［51］常红, 赵洁, 张诗涵, 等. 量化食物稠度对减少脑卒中吞咽障碍患者误吸的效果评价［J］. 中华护理杂志, 2018, 53（1）: 32-35.

［52］ANDRENELLI E, GALLI F L, GESUITA R, et al. Swallowing impairments in Amyotrophic Lateral Sclerosis and Myotonic Dystrophy type 1: Looking for the portrait of dysphagic patient in neuromuscular diseases［J］. Neurorehabilitation, 2018, 42（1）: 93-102.

［53］D'AMICO E, ZANGHÌ A, SERRA A, et al. Management of dysphagia in multiple sclerosis: current best practice［J］. Expert Review of Gastroenterology and Hepatology, 2019, 13（1）: 47-54.

第九章
心理和认知健康的筛查和干预

本章的学习目标：
- 了解心理和认知常用筛查方法
- 了解神经心理测验的临床应用
- 掌握心理和认知干预方法
- 掌握呼吸系统疾病导致的认知障碍治疗方法

第一节 心理和认知健康的筛查

近年来神经心理认知评估量表无论在临床，还是在科研评价中所起的作用越来越大，使用频率日益增加，有必要总结规范合理地应用。使用神经心理认知测评可以达到3个目的。第一，神经心理测评可以区分功能性障碍和器质性障碍，这样可以决定受试者的大脑有没有器质性的病变。第二，通过神经心理测评确定病变的部位，确定病变是在左脑还是右脑，其次知道病变具体位于哪个脑叶，还要了解病变是在皮质还是皮质下，确定病变是局限性的还是弥漫性的。第三，通过神经心理测评可以确定大脑病变导致的认知功能障碍的性质和程度，决定脑损伤造成的认知障碍是属于哪个认知功能领域的内容，确定认知功能障碍的严重程度。神经心理测评的意义主要体现在如下几个方面：首先，可以通过脑部疾病的诊断确定功能性/器质性病变的部位和性质，以及认知功能障碍。其次，利用神经心理测评的灵敏度，作为早期诊断的重要手段，在CT、MRI等设备还显示不出病变的阶段，发现大脑认知功能的异常；还可以制订大脑康复的策略以及系统的神经康复方案，评估患者的预后状况和趋势。最后，神经心理测评还可以提供关于大脑特定部位机能的具体信息，对脑研究的意义重大。

一、全面神经心理功能的临床测评

全面的神经心理功能评估量表是指成套、标准化、全面的神经心理功能量表。包括Halstead-Reitan神经心理成套测验（Halstead-Reitan Neuropsychological Test Battery，HRB）、Luria-Nebraska神经心理成套测验（Luria-Nebraska Neuropsychological Test Battery，LNNB）、剑桥神经心理自动化成套测试（Cambridge Neuropsychological Test Automated Battery，CANTAB）等成套的神经心理测验。

（一）Halstead-Reitan神经心理成套测验

HRB是世界上应用最为广泛的成套神经心理测验，此测验最初是研究"生物性智力"，以后逐渐发展为评定大脑功能的神经心理学量表。成人式包括10个分测验。

（1）范畴测验：用来评定人的概念形成能力。测验成绩用错误数的多少表示，正常人错误数不超过70个。该测试由208个视觉呈现的项目组成。6个项目集，每一组按照不同的原则组织，然后是第7组，其中大部分是以前展示过的项目。题目的任务是找出每个集合中给出的原理并给出答案。例如，第一个集合为Ⅰ~Ⅳ的罗马数字，其响应系统里面4个答案为1~4，记录匹配错误数。在第3组中，每个项目

4个图形中的1个与其他不同（例如3个正方形和1个圆形），必须通过它的位置来确定。第5组显示了由实线和虚线组成的几何图形,实线的比例是正确的答案（例如4/4、2/4等）。第7组测试受试者的回忆。测试成绩就是错误的数量。

（2）触摸操作测验:可评定人的触知觉、对于物体的形状和大小的记忆能力、运动觉,以及手的协调和灵活性。测验结果用完成任务的时间和回忆形板块数的多少表示,正常人的总时间为20分钟,回忆的形板块数在4个以上。

（3）节律测验:用来评定人的注意力、记忆力和对节律的辨别能力。测查结果用正确数表示,正常人一般正确数在15个以上。

（4）敲击测验:可评定人手指的精细动作能力。正常人在10秒的时限里平均可敲击40次左右,右手比左手快1.1倍左右。由1个敲击键和1个装置来记录敲击的数量。每只手做5个10秒的试验,在试验之间短暂休息。每只手的得分是每组5次试验的平均分数,尽管不同测试人员给出的试验次数不同（较少或更多）。该测验还被用于检测对神经心理评估的消极努力,因为那些有动机假装神经心理症状的患者,可能比可信的患者表现出更慢的敲击速度。

（5）失语甄别测验:主要为测查有无失语症。根据有无错误、错误多少和类型来判定有无失语症,正常人错误率一般在5%以下。失语甄别测验是所有失语症测试中使用最广泛的一种,被纳入许多正式组织的神经心理测试测验中。在最初的设计中,失语症筛查测试有51个项目,涵盖了所有的失语症因素及最常见的相关沟通问题。在HRB中,该测验的项目减少到32个。然而Wepman本人在他开发测验后的30年里拒绝了这项测试,因为他发现该测验对失语症患者的诊断和描述造成了更多的困惑。失语症筛查测试分数与教育或智力之间的紧密联系,可能会导致一些人被错误分类。

（6）言语知觉测验:检查受试者的言语知觉能力和注意功能。测验结果用正确选择数表示,正常人的正确选择数一般在20个以上。

（7）偏侧性测验:对惯用手和其他偏利情况的问卷式调查,分析脑的偏侧化情况。

（8）握力测验:左右手的力量差异是惯用手的重要指标,通过比较左右手的握力大小来检测左右半球的功能状况。由于大脑损伤可能会影响到对侧手的强度,因此可以检测手部力量的差异。但这种"侧向化"的应用程序很少有用,临床使用应考虑时间成本和所获信息的收益比例,特别是由于手间差异数据是大脑半球功能紊乱极不可靠的指标。标准的管理要求每只手进行2次试验,交替使用双手。分数是两项试验平均每只手的千克力（1kgf=9.8N）。

（9）连线测验:检查受试者的空间知觉、手眼协调能力,以及思维的灵活性。包括甲乙两式。测验结果以完成时间及连接错误次数表示。正常人完成甲式需耗时约1分钟,错误数不超过1个。完成乙式需耗时约3分钟,错误数2个以内。

（10）感知障碍测验:对视觉、听觉和躯体感觉的功能状况测定。正常情况下每项感知觉测查中的错误数应少于2个。标准化的操作方式为先在身体的某些部位（通常是脸或手）在每一侧都单独触摸,然后同时触摸两侧。存在左半球注意损伤的患者,在给予双侧刺激时只报告感知到右侧触摸,虽然在单侧触摸时他们会毫无困难地正确报告。

HRB的评定标准有2个指标:一个是划界分,另一个是损伤指数。划界分用来判定单项测验的结果是否正常。损伤指数是用来评定受试者大脑是否存在器质性病变的一个比值:损伤指数 = 划入异常的测验项目数 / 测验项目总数;损伤指数的诊断意义:0~0.14为正常;0.15~0.29为边缘状态;0.30~0.43为轻度脑损伤;0.44~0.57为中度脑损伤;0.58及以上为重度脑损伤。

（二）Luria-Nebraska 神经心理成套测验

Luria-Nebraska 神经心理成套测验（LNNB）成人版由11个分量表组成,共269个测验项目,是国际上使用的成套神经心理量表。分测验为:①运动量表,共51个项目;②节律量表,共11个项目,分为感知和表达两个部分;③触觉量表,共11个项目;④视觉量表,共14个项目,测查内容是视知觉和视 - 空间机能;⑤感受性言语量表,共32个项目,分为测定基本音素的辨别机能,对简单字词和口语指令的理解,以及对由各种语法结构组成的复杂句子的理解能力 3 个部分;⑥表达性言语量表,有 40 个项目;⑦书写量表,共 12 个项目;⑧阅读量表,共 12 个项目;⑨计算量表,共 22 个项目;⑩记忆量表;⑪智力量表,共 33 个项目,评定智力的多个方面。

除去以上分量表,LNNB 还从上述分量表中选择出某些项目构成了 2 个附加量表:①定性量表(又称疾病特有病征量表,Pathognomonic Scale)有 34 个项目,用于鉴别脑损害与情绪障碍;②定侧量表(又称右半球和左半球量表)各由反映运动和触觉的 21 个项目组成,为脑损害定侧之用。这些量表的项目均来自前述 11 个分测验。该量表采用三级计分法评定脑的功能和病变状态:0 分为正常,1 分为边缘状态,2 分为异常。各项目的计分标准根据项目进行的正确性、流畅性、反应时间、速度、质量等而定。将各量表项目得分累加即为该量表的分数。得分越高,提示病损的可能就越大。

(三)剑桥神经心理自动化成套测试

剑桥神经心理自动化成套测试(CANTAB)量表是剑桥大学于 1986 年由 Barbara Sahakian、Trevor Robbins 组织开发的一套神经心理成套测验,并作为认知评估工具在儿童注意力缺陷多动障碍、痴呆、精神分裂症、心境障碍及多个临床和研究领域使用。CANTAB 被认为是目前在国际上针对认知功能的测量工具中最有效也是最敏感的触屏测试。该测试包括记忆、注意力、执行能力、决策能力,以及社会认知能力 5 类测验,共 25 项分测验。CANTAB 作为综合神经心理测试,不仅涵盖不同的认知功能评估,同时作为基于计算机的测试一直致力于提升测试的精准性,也适用于测试年轻和老年受试者。并且通过大量非言语刺激的测试形式,力求将文化和语言的影响因素降至最低。

二、不同认知域的神经心理测验的临床使用

认知功能是指个体认识和获取知识的智能加工过程。目前多从注意、记忆、计算、推理、判断、常识等多个维度来评定认知功能。认知功能障碍是指与上述学习记忆以及思维判断有关的大脑高级智能加工过程出现异常,从而影响了个体认知和获取知识的能力,它包括了多个认知域的损害。若只有其中一项认知域障碍,则称为该认知域的障碍,如注意障碍、记忆障碍等。下面重点介绍针对具体不同认知域的评估量表,如智力、记忆、注意、痴呆、失语、失认、失用、失算、忽视症等。

(一)智力功能测评

韦氏成人智力量表第四版(Wechsler Adult Intelligence Scale-fourth edition,WAIS-Ⅳ):WAIS-Ⅳ中文版是由王健、邹义壮等最新修订的成人智力量表,包括词汇、类同、常识、积木、拼图、矩阵推理、算术、背数、译码和符号检索 10 项分测验。根据计算机操作系统计算各分测验的量表分以及言语理解、知觉推理、工作记忆和加工速度 4 个指数分和总智商。其中,言语理解量表包括类同、词汇和常识 3 个分测验。知觉推理量表包括积木、矩阵推理和拼图 3 个分测验。工作记忆量表包括背数和算术 2 个分测验。背数包括正背、倒背和数字序列 3 个部分。加工速度量表包括译码和符号检索 2 个分测验。在对轻、中、重度脑损伤患者 WAIS-Ⅳ的临床研究中,结果表明重度患者在所有指数分数及分测验中的表现均差于正常对照;轻、中度脑损伤患者在工作记忆指数、加工速度指数及全量表智商和 2 个加工速度分测验、2 个工作记忆分测验、1 个知觉推理分测验中的表现差于正常对照。并且重度脑损伤患者在 2 个加工速度分测验和新的视觉拼图分测验上的分数低于轻、中度患者。研究结果支持 WAIS-Ⅳ在不同程度的脑创伤患者中的临床应用价值。WAIS-Ⅳ仍然采用标准 20 分和离差智商的标准分表示方法,其中分测验结果用标准 20 分表示,总测验结果用离差智商表示,具体为:90~109 分属于中等智力;110~119 分属于中等偏上,120~129分属于超常智力;130 分及以上属于极超常智力;80~89 分属于中等偏下;70~79 分属于边缘智力;69 分及以下属于智力缺陷,其中 50~69 分属于轻度智力缺陷,35~49 分属于中度智力缺陷,20~34 分属于重度智力缺陷,19 分及以下属于极重度智力缺陷。

(二)记忆功能测评

韦氏记忆量表第四版(Wechsler Memory Scale-fourth edition,WMS-Ⅳ)中文版是一套评估各种记忆

功能和工作记忆的成套测验,可用于精神科和神经科对 16~69 岁的患者进行记忆功能的评估。WMS-Ⅳ 分测验包括简明认知、逻辑记忆、词语配对、视觉再现、图形重置、空间叠加。根据计算机操作系统计算各分测验的量表分,以及听觉记忆、视觉记忆、视觉工作记忆、瞬时记忆、延迟记忆 5 个指数分及总记忆商。WMS-Ⅳ仍然采用标准 20 分和离差智商的标准分表示方法:90~109 分属于中等记忆能力,110~119 分属于中等偏上,120~129 分属于超常记忆能力,130 分及以上属于极超常记忆能力,80~89 分属于中等偏下,70~79 分属于边缘智力,69 分及以下属于记忆缺陷。

（三）注意测验

1. 划消测验　1974 年 Diller 和 Ben-Yishay 等设计了一套划消测验,包括 9 种测试,共两种形式,每种包含 4 个刺激分类(数字、字母、3 个字母构成的简单词汇和几何图形),另外还有 1 个图片测试。前面两种形式的测试集中,第 1 种有 1 个目标,第 2 种有 2 个目标。基本测试格式由 6 行,每行 52 个字母组成的测试表组成,其中目标字符在每一行中随机插入大约 18 次。13 个对照受试者的字母和数字划消测验的遗漏中位数均为 1;平均时间字母测试为 100 秒,数字测试为 90 秒。在字母划消的任务测试中,正常值被定义为在规定的 120 秒内遗漏 0~2 个字母。

2. 连线测验　在检查空间知觉、手眼协调能力的同时,检查受试者的注意能力。测验分为甲、乙两套。甲套测验时,呈献给受试 1 张印有随机散在的 25 个阿拉伯数字,要求其按数字大小顺序将这些数字依次连接。乙套和甲套基本相同,不同的是除了数字以外还包含英文字母,测试要求是按数字大小和字母顺序依次将其连接起来,测试结果用完成时间和连接错误次数计算。正常人完成甲套需要约 1 分钟,错误数不超过 1 个,乙套的完成时间大概需要 3 分钟,错误数约在 2 个以内。

（四）痴呆的神经心理测查

1. 简易精神状态检查　简易精神状态检查(MMSE)量表由 Folstein 等于 1975 年设计并推出,是用于筛查老年期痴呆的量表。用 MMSE 量表检查出来的患者,症状也相当明显,MMSE 不是对痴呆患者进行早期诊断的敏感量表。MMSE 评估的具体项目共分为 11 项,包括时间定向、地点定向、即刻记忆、注意和计算、近记忆检查、物体命名、语言复述、语言理解、阅读理解、句子书写以及图形描画,这 11 项内容计分总和为 30 分。MMSE 能够区分不同类型的痴呆症。研究发现阿尔茨海默病(Alzheimer disease,AD)患者的定向、时间和地点得分显著降低,回忆分数与路易体痴呆患者、血管性痴呆和帕金森病痴呆相比也更低。然而,没有证据支持该测试作为一个独立的一次性测试,能够识别出易患 AD 的高风险人群。评定标准:根据患者的学习经历和年龄划分痴呆标准,即文盲评估总分≤17 分,小学评估总分≤20 分,中学评估总分≤22 分,大学评估总分≤23 分,达不到此分值者,均被认为有不同程度的认知损害或障碍。

2. 长谷川痴呆量表　长谷川痴呆量表(Hasegawa Dementia Scale,HDS)是 1974 年日本长谷川和夫制订的简易临床智力量表,主要用于痴呆的诊断。1994 年,该量表经过进一步修订被称作改良长谷川痴呆量表,简称 HDS-R。评分标准:HDS-R 共有 11 个测验项目,总分 32.5 分。≥30 分为智能正常;20~29.5 分为轻度智能低下;10~19.5 分为中度智能低下;<10 分为重度智能低下;<15 分者可诊断为痴呆。临床应用发现,用 HDS-R 测查出来的痴呆患者,症状大都已经比较明显,因而不能作为早期痴呆的敏感性诊断量表。

3. 蒙特利尔认知评估　蒙特利尔认知评估(MoCA)是 Nasreddine 等根据临床经验并参考 MMSE 的认知项目设置和评分标准而制订的对轻度认知功能异常进行快速筛查的评定工具。MoCA 量表由 12 道题组成,测试的认知领域包括注意与集中、执行功能、记忆、语言、视空间技能、抽象思维、计算和定向力。量表总分 30 分,英文原版的测试结果提示划界分为≥26 分。

4. 临床痴呆评估　临床痴呆评估(Clinical Dementia Rating,CDR)是经信度、效度检验、作为疾病严重性评定的广泛应用于亚洲人群中的全面测评工具。从诊断角度讲,CDR 与《精神疾病诊断与统计手册》(第四版)的痴呆诊断相一致。此量表具有良好的区别痴呆轻微程度的鉴别力。该量表从 6 个方面测量患者的认知功能和行为能力,包括记忆、定向力、判断力和问题解决能力、社交能力、爱好及个人护理情况。在 5 点量表（5 点量表为 0、0.5、1、2、3 分，即无损害到严重损害的 5 级评估）中，0 分为不是痴呆，1 分是轻度痴呆，以此类推。疑似痴呆（CDR 评分 0.5 分）被定义为轻微的持续健忘，2 个或 2 个以上认知区域的轻微问题。轻度痴呆（CDR 评分 1 分）可表现为因近期回忆达中度困难而干扰了日常活动或表现出轻度健忘，提示在 3 个或更多的其他认知领域轻度到中度的损害，这也可能包括，患有该程度认知损害的患者需要他人协助其个人卫生。中度痴呆（CDR 评分 2 分）是严重的记忆丧失或中度失忆，在 3 个或更多的其他认知区域严重受损，也可能包括需要他人协助个人卫生或穿着。严重的痴呆（CDR 评分 3 分）包括严重的记忆丧失，只有记忆碎片及对人的定位，不能做出判断或解决问题，不具备独自在家或独立外出的能力。

5. 画钟测验（clock drawing test） 受试者按照指令画 1 个时钟（通常是 11:10）。任务完成后，主试手画一个同样时间的时钟。患者被要求复制图像。按以下类别将错误归类：遗漏、执拗、旋转、错位、扭曲、替换和补充。在此活动中对记忆力、注意力、动力、精力、头脑清醒和优柔寡断等行为和性格表现评分。执行功能受损的患者通常在第 1 个任务中得分较低，但第 2 个任务完成较好。换句话说，他们将无法生成自己的例子，但在复制任务中完成较好。对儿童的研究表明，绘画能力在一个可预测的序列中发展——从简单的封闭几何图形，到开放（三维）形状，到分割的人类图形，最后是完整的人类图形。这个发展序列在评估患者的绘画能力时是很有用的，因为他们可以很好地画出简单的几何图形，却很难绘画更复杂的几何图形或普通物体。

（五）失语检查

1. 波士顿诊断性失语检查 波士顿诊断性失语检查（Boston Diagnostic Aphasia Examination, BDAE）是通过因子分析定义的 12 个区域对沟通和与沟通相关的功能进行系统评估，共计 34 个子测试。检查结果可用于判断失语症的类型及对应的脑损伤部位：布罗卡失语、韦尼克失语、经皮质运动性失语、经皮质感觉性失语，以及完全性失语等。虽然不能提供病因诊断或治疗手段，但该测验可以确定受损的严重程度。一个完整的 BDAE 考试需要 1~4 小时。因此，许多测试者会选择性地使用部分测试，通常与其他神经心理学功能的测试结合在一起。BDAE-3 有一个简短的表单，只需要 1 小时或更短的时间。此外，BDAE-3 还提供了一些"补充语言测试"，即 BDAE-3 的扩展版本，包含了检查可能伴随失语症的实践问题的说明。其对患者的评价基于 3 种观察。

（1）失语症严重程度评分量表的得分：1983 版 BDAE 为 6 级评分，BDAE-3 的评分为 5 级评分。评分准则基于施测者对患者在半结构访谈和自由交谈中的反应的评价。

（2）子测试的评分方法：将正确答案的分数转化成百分数，百分数的常模来自一项对失语症患者的标准化研究。这些分数是在子测试概要文件表上标注的，施测者可以一眼看到患者的缺陷模式。

（3）此外，该测试还提供了定性语言特征的"级量表"，测试者可能指出"不能令人满意地以客观的分数来衡量"，但可以在 7 个 7 分的量表上进行评判，每个量表都参照了语音生成的一个特定特征。

2. 西方失语症成套测验 西方失语症成套测验（Western Aphasia Battery, WAB）包括 4 种口头测试：即兴演讲、听觉理解、重复和命名。使用评分量表（流利程度和说话的内容）得到 5 个分数或对正确得分之和转换成 10 分——组成失语商数。因此，每 1 分都可以在 10 分的范围内绘制；综合来看，这 5 个分数按比例计算时，可给出一个表现概要。一个失语商数可以通过将 5 个比例的分数分别乘以 2 再求和得到。正常（比如：完美）的表现设置为 100。通过 WAB 测验可以得到失语指数、操作指数和大脑皮质指数。失语指数反映失语的严重程度，同时可以作为失语康复的疗效评定指标。操作指数反映大脑的非口语性功能状态，即书面语的感知和表达、运用、计算以及推理活动。最后大脑皮质指数反映的则是综合性的关于被测人认知机能的总体印象。根据对 8 种失语症患者的模式描述，对患者的表现和失语商数分析可以用在一起来确定患者的诊断性子类型。失语症的类型分为完全性、布罗卡、隔离、超皮质运动、韦尼克、超皮质感觉、传导性和命名性失语，但这并不能描述许多症状为"混合"性质的患者。

3. 汉语失语成套测验　汉语失语成套测验（Aphasia Battery in Chinese, ABC）由北京大学第一医院高素荣参照 WAB 测验编制而成，包括口语表达、听理解、阅读、书写、其他神经心理学检查和利手测验 6 方面内容。有研究证实，对脑血管病语言正常者，ABC 也可查出某些语言功能的轻度缺陷，通过 ABC 不同亚项测试可做出失语症分类诊断。

4. 汉语失语症检查法　1988 年由中华医学会神经病学分会神经心理学组的王新德等专家共同制订。包括口语表达、听语理解、阅读和书写 4 方面内容。检查成绩可以定量地显示出失语症的类型、自然恢复情况及言语康复的动态性观察，并可用于言语康复治疗的疗效评定。

5. Token 测验　Token 测验（色块测验）由 DeRenzi 和 Viglono 于 1962 年编制，适用于检查患者的言语理解能力。测验内容包括大量难度不等的语言性指令。要求受试者分别使用两种形状（圆形和方形）、两种尺寸（大和小）、5 种颜色（红、蓝、黄、白、黑或绿）共 20 个硬质、厚片状的标记物。Token 测验非常简单易行。一般来说，非失语症患者都能够正确无误地完成 1~4 部分（DeRenzi & Vignolo 原始版）或 A~E 项（Spreen & Benton 简版，1969）。同时它又能敏感地反映出语言功能的损害（即使患者尚无交往缺陷的表现，例如隐性失语症）。

（六）忽视检查

偏侧忽视是指患者表现为大脑半球损伤对侧视野空间的外显加工受到损伤（如左侧忽视的患者将不能给左边身体穿衣、吃盘子左边的食物、注意左边的物体、阅读书页左边的单词甚至是 1 个单词的左半边），但对忽视视野的视觉信息的内隐加工却保持完好的现象。

常用以下测验：①Albert 试验（Albert's test），在纸上散布一些无规律的短线条，让患者用笔与线条正交地删去；②Schenkenberg 等分线段测验（Schenkenberg line bisection test），在纸上有长短不一、位置偏左、偏右或居中的水平线若干，让患者用笔在每根线上的中点上作等分记号；③字母删除测验，有研究表明，使用较长的线段进行评估，比用较短的线段更加容易检测到空间的偏移现象。

（七）失用检查

1. 结构性失用

（1）本顿视觉保持测验（Benton Visual Retention Test, BVRT）：让患者按模型模仿堆砌积木。评分标准：正常 20~23 分；异常≤19 分，虽能完成图形但时间超出 380 秒扣 2 分。

（2）画空心十字试验：患者照着一个"十"字画一个空心十字的图形。不成空心、边缘歪扭、形状畸异均为阳性。

2. 运动失用　常用 Goodglass 失用试验评定，分测验主要检查颊面、上肢、下肢和全身 4 方面的动作。评定标注：正常，即使不用实物也能按命令完成；阳性，只有在给予实物的情况下才能完成大多数动作；严重损伤，即使给予实物也不能按命令完成指定的动作。

3. 穿衣失用　评定时让患者给玩具娃娃穿衣服，如不能则为阳性。

4. 观念性失用　可以给患者茶叶、茶壶、暖水瓶和茶杯，让患者泡茶，如果患者活动的逻辑顺序混乱，则为阳性。

5. 观念运动性失用　常用的包括模仿运动和按口头命令动作。

（八）失认检查

失认症（agnosia）有各种不同的表现形式，但尚没有一种公认的分类标准。在神经科临床上，从应用方便的角度出发，对于失认症的诊断和处理往往按感觉通路进行，分视觉、听觉、触觉失认证，以及体象病觉缺失症。

通常检查物体失认，物体失认需要和命名性失语相鉴别，检查者可以通过一个简单的测定分辨两者。当患者叫不出物体的名称时，令其说出该物体的用途。如果能说出用途，就是命名性失语，若不能则为失认症。

三、临床工作中认知量表的选择

在临床及科研实际应用上述各类认知神经心理测验时,医务人员常面临量表选择困难。我们按不同的认知域、不同的疾病及不同的脑叶将各类神经心理量表综合选择方案列表显示,临床工作者和科研人员可根据病症或所需检查的认知域,选择合适的量表。

第二节　心理和认知健康的干预

一、基本概念

1. 心理与心理障碍　精神心理活动包括感觉、知觉、记忆、思维、情绪、注意、意志、智能、人格、意识等,其中任何一方面的变化均可表现为精神心理活动障碍。

心理障碍是指一个人由于生理、心理或社会原因而导致的各种异常心理过程、异常人格特征的异常行为方式,表现为没有能力按照社会认可的适宜方式行动,以致其行为的后果对本人和社会都是不适应的。最常见的精神心理活动障碍为焦虑、恐怖、幻觉、妄想、兴奋、抑郁、智力低下、品行障碍,以及不能适应社会环境等。

2. 认知与认知功能障碍　认知是人类心理活动的一种,是指个体认识和理解事物的心理过程。包括从简单的对自己与环境的确定、感知、注意、学习和记忆、思维和语言等。

认知功能障碍泛指各种原因导致的各种程度的认知损害,从轻度认知损害到痴呆。认知功能障碍又称为认知功能衰退、认知功能缺损或认知残疾。

二、干预措施

(一)心理健康的干预

慢性呼吸疾病患者由于长期饱受病痛的折磨,常常表现为焦虑、抑郁等不良情绪。有研究发现,慢性呼吸疾病患者焦虑、抑郁的发生率分别为 36%、40%,急性加重期为 53%、43%,焦虑、抑郁降低患者治疗依从性,增加患者负性生活体验,影响呼吸康复的疗效。

关于呼吸系统疾病引起的心理健康问题,可采取的治疗措施如下。

1. 药物治疗　包括选择性 5- 羟色胺重摄取抑制剂、三环类药物。

2. 非药物治疗

(1)支持性心理治疗:与患者主动交流,交流时耐心倾听患者主诉,并为其详细介绍疾病发生原因。了解患者家庭情况及成员之间关系,掌握患者心理状态变化情况,从患者的病情和心理状态出发,用理解、同情、共情等方法,与患者及其家属形成同盟,针对患者的心理和情绪问题寻找解决方法,指导患者采用正确的方法去识别不良情绪,对患者的进步给予鼓励与肯定,提高患者自尊和自信减轻焦虑改善症状。

(2)生物反馈放松训练:生物反馈是运用仪器(通常用电子仪器)通过视觉或听觉信号,揭示人体内部正常或异常活动的方法。其目的在于通过操纵那些在其他情况下意识不到或感觉不到的生理活动,以达到控制机体内部活动的目的。针对呼吸系统疾病引起的负性情绪,可以使用生物反馈治疗仪,帮助患者有意识地控制全身不同部位的肌肉由紧张到松弛的过程,强化放松训练,阻断负反馈机制,改善患者不良情绪。

（3）认知行为疗法（cognitive-behavioral therapy，CBT）：是由 Aaron T. Beck 博士创立的一大类包括了认知治疗和行为治疗的心理治疗方法，是通过改变个人非适应性的思维和行为模式来减少情绪和行为失调，改善心理问题的一系列心理治疗方法的总和。针对呼吸系统疾患导致的心理问题，CBT 对改善焦虑、抑郁情绪有显著效果。治疗时由心理治疗师帮助患者认识产生痛苦的原因（认知评估），有针对性的改变错误认知（认知重组），打破思维恶性循环，按照医生的指导配合治疗，由治疗师采用强化疗法或系统脱敏疗法帮助患者矫正异常行为，建立新的反射模式（行为激活和防止复发）。

（4）音乐疗法：音乐激活了多巴胺能中脑边缘系统，该系统调节记忆力、注意力、执行功能、情绪和动机。该奖励系统的关键部分是伏隔核，它调节情绪和愉悦感。针对重症呼吸疾病患者，通过音乐媒介给予运动音乐呼吸训练、音乐引导想象等，达到改善情绪、增强肺和免疫功能、调节自主神经、缓解疼痛。康复常用音乐治疗方法：①乐器法，是通过在以乐器作为主导的活动进行过程中，达到驱动各项能力的目的；②歌曲法，歌曲聆听，歌曲讨论，歌曲矫正；③音乐聆听想象法，分为自发性想象与引导性联想；④音乐运动法，利用乐器可以进行手功能训练，利用音乐的时空特性训练患者定向力。

其中，认知行为疗法被推荐应用于慢性阻塞性肺疾病患者治疗（高级证据，强推荐），对改善慢性呼吸疾病患者的焦虑和抑郁效果不佳，长期一对一访谈的作用更明显（中级证据，较推荐）。支持性心理治疗应贯穿于呼吸康复的整个环节，涉及各项实施技术，干预措施根据患者年龄性别、文化程度、理解程度、生活方式、习惯及其病情等制订。心理治疗的同时还需配合健康教育，内容可涵盖：与疾病有关的基础知识、日常活动的宣教、疾病急性加重就诊指征识别、积极的戒烟、有效的自我管理、正确的康复训练、呼吸道痰液的排出、放松技巧和营养指导。

（二）认知健康的干预

呼吸系统疾病，尤其是呼吸重症疾病均存在不同程度的认知功能障碍，认知功能损伤严重影响患者的心理社会功能，患者生存质量下降，给家人和社会造成巨大负担。

阻塞性睡眠呼吸暂停（OSA）是以睡眠期间上气道反复出现部分阻塞或完全阻塞为特征的疾病。研究发现，慢性间歇性缺氧和睡眠中断会干扰神经认知功能，认知功能下降会导致 OSA 患者注意力难以集中、健忘和决策困难，严重时可增加患老年痴呆的风险，影响了患者的生活质量，加重了家庭和社会负担；但也有研究指出，OSA 的认知功能更多以轻度损害为主。研究表明，OSA 并发认知障碍可能的机制包括睡眠片段化和结构紊乱，间歇性低氧血症、高碳酸血症、低灌注、微血管损伤以及下丘脑 - 垂体 - 肾上腺轴（hypothalamic-pituitary-adrenal axis，HPA）紊乱等。此外，OSA 所致脑血管病出现血管性认知障碍也是临床常见认知障碍的发病机制。

慢性阻塞性肺疾病（COPD）存在长期进行性气流受限、缺氧、CO_2 潴留，可能出现低氧血症，损伤中枢神经系统，导致认知功能受损。认知障碍是慢阻肺病严重并发症之一，病情进展可发展为痴呆，造成较大的社会负担。

针对呼吸系统疾病导致的认知障碍，可采取的治疗措施如下。

1. 治疗原发疾病　针对 OSA 导致的认知障碍，持续气道正压通气（CPAP）是主要治疗方法，对认知功能有一定的改善作用。手术治疗可长期改善 OSA 所带来的负面影响，通过扩张气道，改善患者缺氧状态对认知所造成的损害。电刺激作为一种新的疗法，通过兴奋上气道的肌肉，让不能耐受其他治疗方法的部分患者得到了有效的治疗。

2. 药物治疗　包括胆碱酯酶抑制药，如多奈哌齐、卡巴拉汀、加兰他敏；兴奋性氨基酸受体拮抗剂，如美金刚；钙通道阻滞剂，如尼莫地平等。

3. 非药物治疗

（1）虚拟现实（VR）技术：是 20 世纪末逐渐兴起的一门综合性人工智能技术，采用以计算机技术为核心的现代科技手段和特殊输入/输出设备创造出一个三维的虚拟世界。虚拟现实系统允许用户和虚拟现实世界进行自然交互,通过视觉、听觉、触觉、嗅觉等多种感觉通道的反馈令用户产生身临其境的感受。将记忆、注意力、视觉空间能力和执行功能任务融合到日常生活中,显著提升了患者的日常生活质量。

（2）基于正念生物干预措施:使用世俗形式的冥想训练,强调对当前时刻体验的专注,非判断性的意识。康复训练前期加强注意力和身体意识,后期强调实践能力训练,以冥想训练为基础,以建立更有效的方式应对情绪困难和压力源,尤其是与认知功能和健康有关的压力源。该计划特别强调培养对自己和他人的健康态度。

（3）触摸屏平板电脑:这是一种利用触摸屏平板电脑进行自我训练的新型认知干预方法。首先由经验丰富的作业治疗师授课,这些课程的重点是学习平板电脑的操作,探索和练习新的应用程序,获取上周的反馈以及重新学习以前的应用程序以提高自我操作的能力。教导学员并要求他们使用每日日志页面监控其培训课程。要求患者每周至少进行 3~5 次自我训练,每次训练 30~60 分钟,总共进行 15~25 次训练。

（4）健康饮食模式:包括食用超过 400g/d 的水果和蔬菜;全麦谷物产品代替精制谷物产品;牛奶和肉制品中的低脂肪选择;蔗糖摄入量低于 50g/d;人造黄油和菜籽油代替黄油或黄油混合物。考虑到BMI、健康状况、年龄和患者的饮食,还需考虑营养支持或减肥需求。

（5）运动训练和体育锻炼:对于病情危重需要卧床的患者,建议进行上肢运动:包括肩部、肘部、腕部和手指主动和被动运动训练;下肢运动:包括髋关节及膝关节训练,同时指导患者进行双足踝背伸、跖屈训练。对于具有步行能力的患者,中等到高强度体育活动(moderate-to-vigorous physical activity,MVPA)被研究证实可防止认知能力弱化。以 >3.2km/h 或 >100 步 /min 的速度行走符合 MVPA 的标准,这是老年人的 3 个代谢当量。因此,快走是老年人增强 MVPA 的一种可行的体育锻炼方式。其中,有氧运动推荐应用于病情较轻的慢性呼吸疾病患者。有氧训练能调节中枢神经系统,改善受损大脑读取信息能力,利于大脑组织、构建信息,促进认知功能恢复,且能增强心肺功能及运动功能,提高患者日常生活能力。坐位无阻力脚踏车、徒步行走、游泳和功率脚踏车是常见的有氧运动训练方法。

（刘加美　付娟娟）

参考文献

[1] CRAWFORD J R, PARKER D M, MCKINLAY W W. A handbook of neuropsychological assessment[M]. Hillsdale US:Lawrence Erlbaum Associates Inc, 1992.

[2] GREGORY R J. Psychological testing: history, principles, and applications[M]. 7th ed. London: Pearson Education, 2014.

[3] GOLDSTEIN G, INCAGNOLI T M. Contemporary approaches to neuropsychological assessment[M]. New York: Springer, 1997.

[4] MITRUSHINA M, BOONE K B, RAZANI J, et al. Handbook of normative data for neuropsychological assessment[M]. 2nd ed. London: Oxford University Press, 2005.

[5] ARNOLD G, BOONE K B, LU P, et al. Sensitivity and specificity of finger tapping test scores for the detection of suspect effort[J]. Clinical Neuropsychology, 2005, 19(1): 105-120.

[6] HALSTEAD W C, WEPMAN J M. The Halstead-Wepman aphasia screening test[J]. Journal of Speech Disorders, 1949, 14(1): 9-15.

[7] SALTER K, JUTAI J, FOLEY N, et al. Identification of aphasia poststroke: a review of screening assessment tools[J]. Brain Injury, 2006, 20(6): 559-568.

[8] LEZAK M D, HOWIESON D B, LORING D W, et al. Neuropsychological assessment[M]. New York: Oxford University

Press, USA, 2004.

［9］REITAN R M, WOLFSON D. The Halstead-Reitan Neuropsychological Test Battery：Theory and clinical applications［M］. 2nd ed. Tucson：Neuropsychology Press, 1993.

［10］PURISCH A D. Misconceptions about the Luria-Nebraska Neuropsychological Battery［J］. NeuroRehabilitation, 2001, 16（4）：275-280.

［11］任盈盈, 王兴鲁, 闫中瑞. 阻塞性睡眠呼吸暂停与认知障碍的相关研究进展［J］. 神经疾病与精神卫生, 2020, 20（5）：369-373.

［12］GOLDEN C J, ARIEL R N, WILKENING G N, et al. Analytic techniques in the interpretation of the Luria-Nebraska Neuropsychological Battery［J］. Journal of Consulting and Clinical Psychology, 1982, 50（1）：40-48.

［13］HODGES J R. Cognitive assessment for clinicians［M］. 2nd ed. Wuhan：Huazhong University of Science and Technology Press, 2012.

［14］SAHAKIAN B J, OWEN A M. Computerized assessment in neuropsychiatry using CANTAB：discussion paper［J］. Journal of the Royal Society of Medicine, 1992, 85（7）：399-402.

［15］SAHAKIAN B J, MORRIS R G, EVENDEN J L, et al. A comparative study of visuospatial memory and learning in Alzheimer-type dementia and Parkinson's disease［J］. Brain, 1988, 111（3）：695-718.

［16］TREVOR W. Robbins：award for distinguished scientific contributions［J］. American Psychologist, 2011, 66（8）：665-668.

［17］KIM H S, AN Y M, KWON J S, et al. A preliminary validity study of the cambridge neuropsychological test automated battery for the assessment of executive function in schizophrenia and bipolar disorder［J］. Psychiatry Investigation, 2014, 11（4）：394-401.

［18］NGANDU T, LEHTISALO J, SOLOMON A, et al. A 2 year multidomain intervention of diet, exercise, cognitive training, and vascular risk monitoring versus control to prevent cognitive decline in at-risk elderly people（FINGER）：a randomised controlled trial［J］. Lancet, 2015, 385（9984）：2255-2263.

［19］LEHTISALO J, LEVÄLAHTI E, LINDSTRÖM J, et al. Dietary changes and cognition over 2 years within a multidomain intervention trial—The Finnish Geriatric Intervention Study to Prevent Cognitive Impairment and Disability（FINGER）［J］. Alzheimer's and Dementia, 2019, 15（3）：410-417.

［20］BUNTROCK C, EBERT D, LEHR D, et al. Effectiveness of a web-based cognitive behavioural intervention for subthreshold depression：pragmatic randomised controlled trial［J］. Psychotherapy and Psychosomatics, 2015, 84（6）：348-358.

［21］ROIG-COLL F, CASTELLS-SÁNCHEZ A, LAMONJA-VICENTE N, et al. Effects of aerobic exercise, cognitive and combined training on cognition in physically inactive healthy late-middle-aged adults：the projecte moviment randomized controlled trial［J］. Frontiers in Aging Neuroscience, 2020, 12：590168.

［22］KWAN R Y, LEE D, LEE P H, et al. Effects of an mHealth Brisk Walking Intervention on Increasing Physical Activity in Older People With Cognitive Frailty：Pilot Randomized Controlled Trial［J］. JMIR mHealth and uHealth, 2020, 8（7）：e16596.

［23］HEFFERNAN M, ANDREWS G, FIATARONE SINGH M A, et al. Maintain your brain：protocol of a 3-year randomized controlled trial of a personalized multi-modal digital health intervention to prevent cognitive decline among community dwelling 55 to 77 year olds［J］. Journal of Alzheimer's Disease, 2019, 70（s1）：S221-S237.

［24］SIHVONEN A J, SÄRKÄMÖ T, LEO V, et al. Music-based interventions in neurological rehabilitation［J］. Lancet Neurology, 2017, 16（8）：648-660.

［25］BRASURE M, DESAI P, DAVILA H, et al. Physical activity interventions in preventing cognitive decline and Alzheimer-type dementia：a systematic review［J］. Annals of Internal Medicine, 2018, 168（1）：30-38.

［26］GIVON SCHAHAM N, VITEK H, DONDA N, et al. The Development and Feasibility of TECH：Tablet Enhancement of Cognition and Health, a Novel Cognitive Intervention for People with Mild Cognitive Impairment［J］. Games for Health Journal, 2020, 9（5）：346-352.

［27］MARCHANT N L, BARNHOFER T, KLIMECKI O M, et al. The SCD-Well randomized controlled trial：Effects of a mindfulness-based intervention versus health education on mental health in patients with subjective cognitive decline（SCD）［J］. Alzheimer's and Dementia, 2018, 4：737-745.

［28］武亮, 郭琪, 胡菱, 等. 中国呼吸重症康复治疗技术专家共识［J］. 中国老年保健医学, 2018, 16（5）：3-11.

［29］中国防治认知功能障碍专家共识专家组.中国防治认知功能障碍专家共识［J］.中华内科杂志,2006,45（2）:171-173.

［30］王艳军,孟广平,曲丹华,等.慢性阻塞性肺疾病患者肺康复诊治进展［J］.中国老年学杂志,2021,41（2）:415-420.

［31］黄慧,贾艳滨,沈拾亦.虚拟现实技术在认知康复中的研究进展［J］.中国康复医学杂志,2020,35（2）:244-247.

［32］刘涛.支持性心理联合康复训练对慢性精神分裂症患者的影响［J］.国际护理学杂志,2020,39（19）:3530-3532.

［33］陈胡丹,王娟,王新森.阻塞性睡眠呼吸暂停患者认知功能损害与睡眠相关呼吸指标的关系［J］.中华医学杂志,2020,100（37）:2929-2933.

第十章
营养健康的筛查和干预

本章的学习目标：
- 了解营养不良的定义与分型
- 掌握营养状况筛查与营养评估方法
- 掌握营养评价工具、营养干预方案的制订原则
- 熟悉营养健康的干预方法

第一节　营养健康的筛查

一、营养不良的定义

营养不良是指能量、蛋白质和其他营养物质缺乏、过量或不平衡，对组织／身体形态（体型、大小和成分）、功能或临床结果造成可测量的不良影响的状态。包括全面的营养不足、微量营养素异常、肥胖、恶病质、肌少症和虚弱。狭义的营养不良，即营养不足，可能是由于营养摄入或吸收不足引起的，但人们越来越认识到，营养不良也可能是由疾病相关的炎症或其他机制引起的。急、慢性炎症可导致厌食，减少食物摄入，同时静息时的能量消耗增加，肌肉分解代谢增加，最终导致身体成分的改变，表现为肌肉质量指标（去脂体重、肌肉质量指数或身体细胞质量）的下降。因此，营养不良与不良临床结果相关。

国际共识指南委员会对成年饥饿患者和疾病相关营养不良的病因学诊断达成了一致。当患者存在慢性饥饿但是没有炎症反应时（如神经性厌食症）会出现"饥饿相关营养不良"，"慢性疾病相关营养不良"时有慢性的轻度到中度炎症反应（如器官衰竭、癌症、风湿性关节炎或者肌少症性肥胖），"急性疾病或损伤相关营养不良"时炎症为急性重症程度（如大范围感染、烧伤、创伤，或闭锁性头部外伤）。

此外，营养不良的定义可以用来描述营养过剩和营养不足。在这种情况下，上述营养不良的定义要做如下修改：营养不良是亚急性或慢性营养失调，在这种情况下不同程度的营养过剩或营养不足伴随炎症反应会导致机体成分的改变和功能的减退。

二、诊断标准

全球营养领导层倡议营养不良诊断标准共识（Global Leadership Initiative on Malnutrition diagnosis criteria consensus, GLIM）建议至少需要一种表型标准和一种病原学标准的结合的阈值为共识诊断标准，常用表型包括：体重减轻、体重指数下降、肌肉质量下降等指标。病原学标准主要指减少食物摄入／同化和疾病负担／炎症。

2017年，欧洲肠外和肠内营养学会（European society for parenteral and enteral nutrition, ESPEN）提出了一种营养不良的诊断标准（表5-10-1-1），营养不良也可以通过意外减重和降低去脂体重指数（fat free mass index, FFMI）来诊断。FFMI的测量需要特定的设备和额外的费用。此外，Trummer等发现低BMI

与低 FFMI 密切相关。在这项研究中,男性 FFMI 低于 17kg/m² 和女性 FFMI 低于 15kg/m²,在确定去脂体重(fat free mass, FFM)水平后,大致相当于 BMI 低于 18.5kg/m²。

表 5-10-1-1 营养不良的诊断标准(ESPEN, 2017 年)

临床标准			病原学标准	
体重减轻	低体重指数	肌量下降	食物摄入或吸收减少	炎症
6 个月内 >5% 或 6 个月以上 >10%	70 岁以内 <20kg/m² 或 70 岁以上 <22kg/m² 亚洲人群:70 岁以内 <18.5kg/m² 或 70 岁以上 <20kg/m²	有效的身体成分测量技术评估下降	能量需求 ≤50% 大于 1 周,或任何程度下降小于 2 周,或任何对食物吸收和吸收有不利影响的慢性胃肠道疾病	急性疾病、损伤或慢性疾病相关

三、营养风险筛查

营养筛查在医院使用得越来越多,但是仍有大量营养不良的病例被漏诊,并且没有接受干预和治疗。这和医疗人员缺乏营养知识的训练和意识,以及缺乏有效的营养筛查、评价和干预的方案有关。

营养不良风险的早期识别有助于及时的营养干预,潜在地限制营养不良相关的并发症。营养风险评价不仅要包括一些静态的测量,如 BMI 或者体格检查,还需要包括疾病严重程度的检测和简单的床旁功能检测,如精神状态、手握力测定、呼气流量峰值。

尽管 ESPEN 指南提倡营养风险筛查 2002(nutritional Risk Screening 2002, NRS 2002)作为筛查住院患者的工具。NRS 2002,营养不良通用筛查工具(Malnutrition Universal Screening Tool, MUST)和微型营养评定简表(Mini-Nutritional Assessment Short-Form, MNA-SF)的比较结果显示:3 种筛选工具的效率不同,可能源自原始设计的不同。NRS 2002 是为了确定哪些人需要营养支持而制订的,可能会确定越来越多的患者处于营养不良的高风险之中。根据 NRS 2002 的诊断标准,年龄 ≥70 岁的患者加 1 分,这可能有助于评估有营养风险患者的患病率。MUST 是一种筛查工具,用于识别有营养不良风险的成年人。MNA-SF 是一种快速简便的营养筛查工具,在进一步评估前用于初步筛查。NRS 2002,微型营养评定(Mini-Nutritional Assessment, MNA),营养评价问卷简表(Short Nutritional Assessment Questionnaire, SNAQ)和营养不良筛查工具(Malnutrition Screening Tool, MST)是一些有效的营养筛查工具,最常用于住院患者。然而,这些工具在不同的人群可能在信度和效度方面有所不同。NRS 2002 和 MUST 可用于对成年和老年住院患者的营养进行一般筛查,但是它们对肾脏和肝脏疾病患者的风险营养筛查不够敏感,一些客观数据,如体重减轻数量或百分比和 BMI 是评估最终风险的必要因素,但经常会由于医疗记录或依赖于患者的记录无法或很难获得资料。

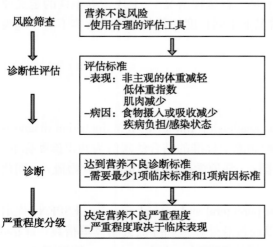

图 5-10-1-1 GLIM 营养不良诊断流程

急诊营养风险 2017(Nutritional Risk In Emergency-2017, NRE-2017)是一个新的、易于应用的营养筛查工具,使用 6 个特征来检测营养不良的风险(年老、疾病的代谢应激、食欲下降、食物一致性的改变、意外的体重损失和肌肉质量损失)在急诊室得到验证。与其他方法相比,NRE-2017 在评估住院时间和死亡率的关系可靠性和可接受性更高,该方法具有较好的效度。

评估营养状况的关键第一步是营养不良风险筛查,通过使用任何经过验证的筛查工具来确定处于风险状态。接下来第二步是诊断和严重程度分级评估,包括非自愿体重下降、低体重指数(BMI)、肌肉减少(GLIM 共识建议在肌肉质量难以评估的情况下,肌肉力量,例如握力,是合适的支持指标),见图 5-10-1-1。

四、营养状况筛查

营养状况筛查应该简单快速,在过去的几十年间,已经发展了各种不同的营养筛查工具。通常包括对实际体重、近期非自主性体重丢失和食物摄入情况简单问卷。另外还会测量身高、体重,计算 BMI。快速简便的营养筛查工具如营养不良筛查工具(MST)和营养评价问卷简表(SNAQ)。有些营养不良筛查工具还包括临床判断、体格检查、疾病严重程度的评估,以及营养计算,但是严格说来这些内容并不应该真正划分为营养筛查工具,而应该属于营养评价,如主观全面评定(Subjective Global Assessment, SGA)已经使用了 20 多年,经常被作为开发新的评价工具的依据。

营养风险筛查 2002(NRS 2002)是欧洲肠外和肠内营养学会(ESPEN)认可的评价方法,营养不良通用筛查工具(MUST)是英国肠外和肠内营养学会(British Association for Parenteral and Enteral Nutrition, BAPEN)制订的,这两个方法都是在欧洲广泛使用的筛查工具。SGA, NRS 2002 和 MUST 对使用者需要进行简单的培训,有些筛查工具特别适用于不同类型的患者。对于成年住院患者,ESPEN 推荐使用的 NRS 2002(附表 9),以及 MUST, SNAQ,或者 MST 都比较适合。在社区医疗机构 MUST 比较适用。

五、营养评价

营养评价是一个非常具体且很耗时的过程,是由具有临床营养经验的医务人员如营养师、营养护士,或者专科医生对那些营养筛查有风险的患者进行评价。根据评价结果将进一步提出更具体的建议,包括持续监测和合适的干预。营养评价包括下列原则。

(一)营养素平衡

要找出各种可能导致营养不良的因素,并评估患者的预后。体重丢失、食欲减退、食物摄入、液体平衡、胃肠道症状、发热、排泄导致的营养素丢失、医疗和药物史都需要评价。

准确和详细的食物摄入信息在营养状态评价中具有关键作用。膳食史应该包括食物摄入的质和量,以估算能量、蛋白质和微量营养素摄入,并通过与估计的营养需要量比较以预测患者的营养状况会发生改善还是恶化。高质量的营养评价是非常耗时的,并需要具有专业技能的专业人士来完成。一个简单的 24 小时膳食摄入分析(24 小时膳食回顾)反映目前的膳食摄入,然而膳食史反映较长时间的膳食摄入。食物日记对了解个体摄入情况很有用,通过专业人员的进一步询问还可以获取更可靠的结果。食物频率问卷(Food Frequency Questionnaire, FFQ)通常用于研究膳食和健康,但是只能用于问卷设计所针对的人群。

体液平衡是营养评价的重要部分。检查机体是否有脱水或水肿的情况,监测每日体重变化可以了解体液平衡状况。临床上要求记录出入液平衡表,以及测量血肌酐、尿素、电解质水平。

患者的能量摄入最好采用间接测热法确定,但是该方法并没有在临床上广泛使用。许多估算能量需要量的计算式可以使用,但是它们大多数与采用间接测热法所得的实际需要量存在很大偏差。

单独的营养素缺乏还应该采用实验室方法测定,如矿物质钾(K)、钙(Ca)、镁(Mg)、磷(P)、锌(Zn)以及维生素和微量元素的水平。

(二)身体成分

体重、身高和 BMI 是最基本的检查。其他体格检查尽管容易获取,但不是特别常用。在一些研究中还是用其他测量身体成分(去脂体重、脂体重、皮褶厚度和上臂肌围)的体格检查技术,这些监测对股骨骨折不容易称量体重的老年患者很有用。

(三)疾病状态和炎症反应

患者的疾病状态不能够仅仅根据病史、临床检查,以及床旁测量温度、脉搏、血压等,还需要包括实验室检查,包括血红蛋白、全血计数、血浆白蛋白和 C 反应蛋白等,这些指标能够反映疾病的炎症反应程度。

（四）功能评价

与营养不良相关的机体功能障碍可以通过床旁检查以明确，可以采用方便确定患者开始状态和进行持续监测的方法。测量骨骼肌功能很有意义，因为骨骼肌功能对肌肉组织体积和营养素摄入的变化非常敏感。在开始营养支持的 2~3 天内肌肉力量就能够得到改善，早于肌肉组织开始增加的时间。相反，在饥饿开始的几日内肌肉力量就开始变差。肌肉功能的改变可以根据患者病史，以及日常生活活动、功能和手握力（hand grip strength，HGS）的降低来评价。最简单的定量方法是手握力测力法，该指标与外科患者的临床结局密切相关。

肌少症不能肉眼发现，甚至可将患者误归为营养正常。现有的 HGS 和生物电阻抗法（bioelectrical impedance analysis，BIA）等工具对鉴别肌少症效果一般。生物电阻抗矢量法和相位角评估、CT 扫描腰大肌区、瘦肉组织成像技术都在进行持续的尝试。而呼吸肌力、认知功能、免疫功能及炎症水平的应用范围和辨识度仍有待提高。

六、营养评价技术

（一）体格测量

体格测量即测量与营养状况变化有关的机体结构改变。

1. 体重　体重是临床上最常用的体格检查指标，但现在还没有做到记录每个住院患者和门诊患者的体重。医院每个科室都应该备有体重秤，而且要定期检查体重秤刻度，测量条件也要标准化。短期体重变化反映了体液变化，长期体重变化可能是机体组织增长所造成的。3~6 个月内非自愿的体重减轻是评价机体营养状况的有用指标，体重减轻 <5% 为轻度，体重减轻 >10% 为重度。

即使患者存在 1 年以上的体重减轻，但如果最近有体重增加，这也不能反映营养不良。如果患者体重持续减轻，临床医师应该对此警惕并找出原因。体重测量还可以根据标准方程计算代谢速率，估计其他营养需要，以及计算药物使用量。尽管采用代谢方程得到的个体预测误差可能达到间接测热结果的28%，但是对于体重超重或者肥胖的个体，最好采用理想体重作为计算能量需要的参考。体重除以理想体重得到的是理想体重百分比。

2. 体重指数　体重指数（BMI）可以对不同性别年龄人群进行比较。计算公式如下：$BMI（kg/m^2）=$ 体重 / 身高 ^{2}。$BMI>30kg/m^2$ 为肥胖，$25~30kg/m^2$ 为超重，$20~24.9kg/m^2$ 为正常，$18.5~19.9kg/m^2$ 为潜在的营养不良，$<18.5kg/m^2$ 为营养不良。

女性 $BMI<10kg/m^2$ 或者男性 $BMI<12kg/m^2$ 是非常少见的，$BMI<20kg/m^2$ 与疾病死亡率和临床结局相关。老年人由于骨质疏松体重丢失，这个范围将提高到 $22kg/m^2$，即 $BMI<22kg/m^2$ 与临床结果有关。即使 BMI 在正常或者肥胖范围，但是如果患者最近有非自主性体重丢失，仍然可能存在营养不良。

如果无法测量身高，比如患者生病、老年人或者比较虚弱的患者，或者发生脊柱侧凸、驼背时，可以根据年龄、膝高以及性别计算身高。

可利用身高与臂长、身高与股骨长的相关性大概计算身高，臂长为双手自然下垂时肩峰至桡骨小头间长度；股骨长为直立时股骨大转子上缘至髂骨上缘间长度。

3. 上臂中围和三头肌皮褶厚度　上臂中围（mid-arm circumference，MAC）和三头肌皮褶厚度（triceps skinfold thickness，TSF）。上臂中围是用卷尺测量肩峰和尺骨鹰嘴中点的手臂围，这个指标易测量且误差也较小。在无法测量体重时它是很好的替代指标。上臂中围与某些疾病的死亡率、发病率等指标有很好的相关性，对于老年患者，MAC 与 BMI 相比，能更好地预测死亡。主要是测量总的成分，包括肌肉、骨骼、体液及脂肪组织等，上臂中围如果和三头肌皮褶厚度结合可分析出机体肌肉和脂肪的比例，然而用卡尺测量三头肌皮褶厚度需要相当的技巧，测量方法不正确可能会造成高达 20% 的误差。TSF 和 MAC 都会受到体液平衡的影响，上臂肌区（arm muscle area，AMA）和去骨肌肉区（upper arm bone-free

muscle area, ABMA）可以通过以下 Heymsfild 改良公式进行计算：

$$AMA=(MAC-\pi TSF)2/4\pi$$

男性：$ABMA=AMA-10cm^2$

女性：$ABMA=AMA-6.5cm^2$

MAC 和 TSF 都与年龄别和性别正常百分位数相关：第 5~15 百分位数，中度营养不良；< 第 5 百分位数，重度营养不良。

（二）功能测试

1. 直接肌肉刺激　对拇收肌进行电刺激后直接测量肌肉收缩、舒张和力量，可以追踪力频率曲线。在饥饿和再喂养早期就可以检测出改变。这种方法可作为测定一些不受神经系统控制的非自主性肌肉力量的实用床旁工具。

2. 呼吸功能　和测量气道阻力一样，FEV_1 能够反映呼吸肌力量。最大呼气量的峰流量会随着营养状况改变而变化，代表了呼吸肌的力量，其他指标还有最大吸气压（MIP）和最大呼气压（MEP）。呼气和吸气功能也可以在有阻力的情况下测定。呼吸功能与机体蛋白质营养状况密切相关，如果机体蛋白质减少 20%，呼吸能力会急剧下降。

3. 免疫功能　严重的蛋白质能量营养不良与细胞调节免疫功能、巨噬细胞功能、补体系统功能显著受损，分泌性免疫球蛋白 A、抗体浓度和细胞因此产生也显著减少。缺乏某些单一营养素（如锌、硒、铁和维生素 A、维生素 C、维生素 E 以及维生素 B_3）也会导致免疫功能改变。如果淋巴细胞数目在 $(0.9\sim1.5)\times10^9/L$（即 900~1 500/mm³）提示机体轻度营养不良，淋巴细胞数目 $<0.9\times10^9/L$（900/mm³）提示机体严重营养不良。T 淋巴细胞在外周血中的数目和比例在营养不良时也会下降，营养状况好转时数目会逐渐回升。机体营养不良时，白细胞、抗体的产生、补体的水平等免疫指标都受到影响。

（三）实验室检查

1. 血清白蛋白　可以反映外科风险及疾病的严重程度，但和通常的认识相反，它不能反映机体营养不良状况。急性疾病患者康复期血清白蛋白恢复到正常值需要一定时间，这与患者的能量和蛋白质摄入有关。血清白蛋白在体内的浓度主要受分布和稀释的影响。例如，在受伤时释放出的细胞因子会引起白蛋白从血液中流失速度加快，以及摄入液体时血清白蛋白浓度会降低。白蛋白的代谢半衰期大约是 18 天，所以其代谢变化对浓度的影响需要过一段时间后才能显现出来。白蛋白从血液中正常流失的速度及从淋巴系统中返回的速度是其合成速度的 10 倍。

2. 代谢半衰期更短的蛋白质　甲状腺素转运蛋白（半衰期 2 天）和运铁蛋白（半衰期 7 天）与白蛋白相似，在体内的浓度主要受分布和稀释的影响。甲状腺素转运蛋白能比较敏感地反映近期食物摄入，但是不能很好地反映营养状况。但前白蛋白可能是反映近期膳食摄入状况更加灵敏的指标。因此这些指标很少在全面营养评价中使用。

3. 其他检测　肝脏酶的活性、肌酐、尿素以及电解质水平（钙、磷、镁离子浓度）都应常规检测。锌、硒和铁的检测对于胃肠道患者尤其有用，C 反应蛋白可以用来评价机体急性炎症状况，但对慢性炎症反应或从急性炎症期的恢复不是非常可靠。尿中排出的肌酐反映了机体肌肉组织的状况。例如，肌肉发达的举重运动员排出的肌酐高，而虚弱的患者则很低。机体 24 小时内排出的肌酐可以用来计算肌酐身高指数（creatinine-height index, CHI）。通过 CHI 可以评价机体肌肉组织的状况，如果减少 5%~15% 属于轻微虚弱，>15%~30% 属于中度虚弱，30% 以上为重度虚弱。

$$CHI=24 \text{小时肌酐排泄量}/24 \text{小时同性别及身高的标准肌酐值}\times100\%$$

4. 氮平衡　这是一个主要的研究手段，在临床病例中氮摄入量经常被估计过高，而排出量经常被估计过低。凯氏定氮法测定总氮的含量比根据尿中尿素氮排泄量外推法要准确一些，因为在正常情况下尿素含氮量为尿氮的 4/5，但在营养不良和疾病状态下这个比例会改变。虽然尿素氮排泄变化很大，但它仍然是重症患者机体蛋白质分解代谢的一个有意义的指标，而且测定方法简单。饥饿状态下蛋白质代谢率降低表现为血清尿素氮含量变低。

（四）生物电阻抗法

生物电阻抗法（BIA）是建立在身体各个组织导电率不同的基础上。该方法对研究正常个体的身体成分是一个很有价值的工具，但在临床上它的价值有限，因为患者体液平衡和身体成分容易发生较大波动。

记录包括患者刚入院以及随后监测过程中所得到的数据，都应该以电子数据或者表格的方式连续记录下来。这样便于及时发现变化并采用合适的处理措施。各种数据也可能相互关联，连续动态数据记录便于全面掌握患者的临床特征。

第二节　营养健康的干预

营养支持治疗的基本目标是"四达标"：满足 90% 液体目标需求、≥70%（70%~90%）能量目标需求、100% 蛋白质目标需求及 100% 微量营养素目标需求。高级目标是调节异常代谢、改善免疫功能、控制疾病、提高生活质量、延长生存时间。针对营养支持处方的制订应当根据评估结果采取个体化原则。

一、营养支持途径

对营养不良的患者，根据营养不良严重程度和类型，针对性采取营养五阶梯序贯营养支持，坚持饮食优先、口服优先、肠内优先原则。参照 ESPEN 指南建议，当下一阶梯不能满足 60% 目标能量需求 3~5 天时，应该选择上一阶梯。

随着对危重患者肠黏膜屏障功能的研究逐渐深入，关于肠内营养（enteral nutrition，EN）作用的研究也越来越多。与肠外营养（parenteral nutrition，PN）相比，早期肠内营养在降低危重患者病死率、感染发生率、缩短入住 ICU 时间和总住院时间上更具优势，因此是危重患者的首选营养方式。

在危重患者的创伤应激早期，血流动力学不稳定、内环境紊乱，且胃肠道功能严重受损。指南建议，对于高营养风险患者（NRS 2002>5 分，NUTRIC 评分≥5 分）或严重营养不良患者在进入 ICU 后，若肠内营养不可用，应在 24~48 小时内启动肠外营养，肠外营养可以提供机体所需的营养物质，促进患者康复，改善预后。肠外营养应注意脂溶性维生素、水溶性维生素、微量元素、电解质的补充。并且建议在第 1 周内使用容许性低能量肠外营养和充足的蛋白质补充［≥1.2g/（kg·d）］。

二、营养制剂选择

（一）评估患者胃肠功能

1. 胃肠功能良好的患者，根据患者耐受情况可选用肺部疾病适用型全营养配方、肿瘤适用型全营养配方、高蛋白型全营养配方。

2. 胃肠功能受损或年龄≥70 岁的患者，推荐选用短肽型全营养配方。

（二）评估合并症

对于呼吸危重症患者而言，首选标准整蛋白配方 EN。存在胃肠不耐受患者，在排除其他 EN 不耐受原因后，可考虑使用短肽配方。需要限制容量的呼吸危重症患者，建议采用高密度营养配方制剂。存在应激性高血糖的患者，建议采用糖尿病特异性配方。

三、注意事项

（一）肠内营养的并发症

主要包括机械、误吸、胃肠道、代谢及造口并发症。

机械并发症主要是指喂养管堵塞或者移位。一般堵管用清水即可疏通,对于比较顽固的堵塞,有部分专家推荐可采用可乐等碳酸饮料或者胰酶通管。

误吸可导致肺炎、呼吸衰竭等严重后果,减少误吸的方法包括抬高床头、调整体位、调整食物性状、幽门后喂养及胃肠动力药物应用等。

胃肠道并发症包括便秘、腹泻、呕吐等。建议每日观察患者腹部张力、肠鸣音、排便排气,以及有无呕吐、误吸等情况,必要时行腹部平片等检查,用于评估呼吸危重症患者的不耐受情况。出现明显腹胀时建议监测腹内压。胃残余量(gastric residual volume,GRV)可不常规监测,出现不耐受表现时建议监测GRV。推荐采用急性胃肠功能损伤标准对患者进行胃肠功能进行动态评估,若 AGI Ⅰ~Ⅲ级,仍应继续肠内营养,积极处理胃肠道并发症,若 AGI Ⅳ级应暂停肠内营养,采取全肠外营养。详见表5-10-2-1。

代谢并发症包括高血糖、电解质紊乱、微量元素缺乏及再喂养综合征等。因为患者在首次建立肠内营养通道前,常伴随长时间的进食量不足、低体重指数(BMI)、营养不良、电解质紊乱等,故对于刚刚开始肠内营养的患者,应严密监测血糖、电解质,尝试低能量喂养等方式预防代谢并发症的发生。

表 5-10-2-1　重症患者急性胃肠损伤分级

AGI 分级	定义及附例
Ⅰ级(存在胃肠道功能障碍或衰竭风险)	胃肠功能部分受损,表现为病因明确的、暂时的胃肠道症状 例如:腹部术后恶心呕吐及肠鸣音消失,休克早期肠动力减弱
Ⅱ级(胃肠功能不全)	胃肠道的消化吸收功能不能满足机体对营养物质和水的需求,但未影响到患者的全身情况 例如:胃轻瘫伴有大量胃潴留/反流、下消化道麻痹、腹泻、腹腔内高压Ⅰ级(IAP 12~15mmHg)、胃内容物或粪便中可见出血、食物不耐受[EN 72 小时内未达到 20kcal/(kg·d)目标]
Ⅲ级(胃肠功能衰竭)	胃肠功能丧失,尽管采取治疗干预,胃肠功能仍不能恢复而且全身情况没有改善 例如:持续食物不耐受导致大量胃潴留、持续胃肠道麻痹、肠管扩张、腹腔内高压进展(IAP 15~20mmHg)、腹腔灌注压下降(<60mmHg)
Ⅳ级(胃肠功能衰竭并严重影响其他脏器的功能)	AGI 发展成为直接危及生命的因素,并伴有多脏器功能不全和休克 例如:肠缺血坏死、导致失血性休克的胃肠道出血、假性结肠梗阻(又称 Ogilvie 综合征)、需要积极减压的腹腔间室综合征

AGI. acute gastrointestinal injury,急性胃肠损伤;IAP. intra-abdominal pressure,腹腔内压;EN. 肠内营养。

(二)肠外营养相关并发症

肠外营养相关性并发症有导管相关性并发症、代谢性并发症及胃肠道并发症 3 类。由于肠外营养是一种强制性营养支持方式,机体没有饱胀感及饥饿感对其能量摄入量进行调节,所以对其代谢性并发症的监测就显得特别重要。营养不良条件下肠外营养支持时,有 2 个特殊并发症——再喂养综合征及脂肪超载综合征,需要特别重视,定期(每周 1~2 次)观察血液生物化学指标及矿物质水平可以早期发现,能量供给从低水平[15~20kcal/(kg·d)]开始、逐渐增加是预防这类并发症的关键原则。

> **小结**
>
> 营养不良不仅引起体重减轻和身体成分改变,而且会损害机体生理功能,导致并发症的危险性增加,预后变差。疾病导致营养不良不仅是与疾病对食物摄入的影响有关,而且在创伤和炎症性疾病时,代谢速率和蛋白质分解代谢增加。所有患者应在入院前做营养状况筛查,此后住院期间最好每隔 1 周应用快速筛查工具进行 1 次营养筛查,对于筛查中发现的有营养不良风险的患者要制订营养改善计划,并动态监测与管理,评估胃肠道耐受性及营养达标情况。

(冯　慧　张小娇)

参考文献

[1] CEDERHOLM T, JENSEN G L, CORREIA M I T D, et al. GLIM criteria for the diagnosis of malnutrition-A consensus report from the global clinical nutrition community [J]. Clinical Nutrition, 2019, 38 (1): 1-9.

[2] CEDERHOLM T, BARAZZONI R, AUSTIN P, et al. ESPEN guidelines on definitions and terminology of clinical nutrition [J]. Clinical Nutrition, 2017, 36 (1): 49-64.

[3] ITOH M, TSUJI T, NEMOTO K, et al. Undernutrition in Patients with COPD and Its Treatment [J]. Nutrients, 2013, 5 (4): 1316-1335.

[4] METE B, PEHLIVAN E, GÜLBAŞ G, et al. Prevalence of malnutrition in COPD and its relationship with the parameters related to disease severity [J]. International Journal of Chronic Obstructive Pulmonary Disease, 2018, 11 (13): 3307-3312.

[5] 黄晓. 呼吸功能训练及营养支持治疗对老老年稳定期慢性阻塞性肺病患者生活质量的影响 [J]. 中国老年学, 2012, 32 (13): 2839-2840.

[6] CHAPMAN S, ROBINSON G, STRADLING J, et al. Oxford Handbook of Respiratory Medicine [M]. New York: Oxford University Press, USA, 2014.

[7] HOLST M, BECK A M, RASMUSSEN H H, et al. Insufficient intake of energy and protein is related to physical functional capacity among COPD patients referred to municipality based pulmonary rehabilitation [J]. Clinical Nutrition ESPEN, 2019, 30: 35-41.

[8] KATSURA H, YAMADA K, KIDA K. Both generic and disease specific health-related quality of life are deteriorated in patients with underweight COPD [J]. Respiratory Medicine, 2005, 99 (5): 624-630.

[9] LUO Y, ZHOU L, LI Y, et al. Fat-Free Mass Index for Evaluating the Nutritional Status and Disease Severity in COPD [J]. Respiratory Care, 2016, 61 (5): 680-688.

[10] GRÖNBERG A M, SLINDE F, ENGSTRÖM C P, et al. Dietary problems in patients with severe chronic obstructive pulmonary disease [J]. Journal of Human Nutrition and Dietetics, 2005, 18 (6): 445-452.

[11] WILSON D, DONAHOE M, ROGERS R, et al. Metabolic rate and weight loss in chronic obstructive lung disease [J]. Journal of Parenteral and Enteral Nutrition, 1990, 14 (1): 7-11.

[12] GAN W Q, MAN S F, SENTHILSELVAN A, et al. Association between chronic obstructive pulmonary disease and systemic inflammation: a systematic review and a meta-analysis [J]. Thorax, 2004, 59 (7): 574-580.

[13] BREYER M K, RUTTEN E P, VERNOOY J H, et al. Gender differences in the adipose secretome system in chronic obstructive pulmonary disease (COPD): A pivotal role of leptin [J]. Respiratory Medicine, 2011, 105 (7): 1046-1053.

[14] BREYER M K, RUTTEN E P, LOCANTORE N W, et al. Dysregulated adipokine metabolism in chronic obstructive pulmonary disease [J]. European Journal of Clinical Investigation, 2012, 42 (9): 983-991.

[15] KARAKAS S, KARADAG F, KARUL A B, et al. Circulating leptin and body composition in chronic obstructive pulmonary disease [J]. International Journal of Clinical Practice, 2005, 59 (10): 1167-1170.

[16] KYTHREOTIS P, KOKKINI A, AVGEROPOULOU S, et al. Plasma leptin and insulin-like growth factor I levels during acute exacerbations of chronic obstructive pulmonary disease [J]. BMC Pulmonary Medicine, 2009, 9 (1): 1-10.

[17] TAKABATAKE N, NAKAMURA H, ABE S, et al. Circulating leptin in patients with chronic obstructive pulmonary disease [J]. American Journal of Respiratory and Critical Care Medicine, 1999, 159 (4 Pt 1): 1215-1219.

[18] DIEZ J, IGLESIAS P. The role of the novel adipocyte-derived hormone adiponectin in human disease [J]. European Journal of Endocrinology, 2003, 148 (3): 293-300.

[19] KIRDAR S, SERTER M, CEYLAN E, et al. Adiponectin as a biomarker of systemic inflammatory response in smoker patients with stable and exacerbation phases of chronic obstructive pulmonary disease [J]. Scandinavian Journal of Clinical and Laboratory Investigation, 2009, 69 (2): 219-224.

[20] VAN DEN BORST B, GOSKER H R, KOSTER A, et al. The influence of abdominal visceral fat on inflammatory pathways and mortality risk in obstructive lung disease [J]. American Journal of Clinical Nutrition, 2012, 96 (3): 516-526.

[21] RYO M, NAKAMURA T, KIHARA S, et al. Adiponectin as a biomarker of the metabolic syndrome [J]. Circulation Journal,

2004, 68（11）：975-981.

［22］KONDRUP J, RASMUSSEN H H, HAMBERG O L E, et al. Nutritional risk screening（NRS 2002）：a new method based on an analysis of controlled clinical trials［J］. Clinical Nutrition, 2003, 22（3）：321-336.

［23］GUIGOZ Y. The mini nutritional assessment（MNA）review of the literature-what does it tell us?［J］. Journal of Nutrition Health and Aging, 2006, 10（6）：466-485.

［24］STRATTON R J, HACKSTON A, LONGMORE D, et al. Malnutrition in hospital outpatients and inpatients：prevalence, concurrent validity and ease of use of the 'malnutrition universal screening tool'（'MUST'）for adults［J］. British Journal of Nutrition, 2004, 92（5）：799-808.

［25］RASLAN M, GONZALEZ M C, DIAS M C G, et al. Comparison of nutritional risk screening tools for predicting clinical outcomes in hospitalized patients［J］. Nutrition, 2010, 26（7/8）：721-726.

［26］MARCADENTI A, MENDES L L, RABITO E I, et al. Nutritional risk in emergency-2017：a new simplified proposal for a nutrition screening tool［J］. Journal of Parenteral and Enteral Nutrition, 2018, 42（7）：1168-1176.

［27］BRENNAN L, MCNULTY B. New technology in nutrition research and practice［J］. Proceedings of the Nutrition Society, 2017, 3（76）：173-174.

［28］ARAI H. Sarcopenia diagnostic criteria update by EWGSOP：what has been changed?［J］. European Geriatric Medicine, 2018, 9（6）：733-734.

［29］陆瑞芳,庄小陶,吴岷.老年前期及老年人身高测量方法的研究［J］.中华老年医学杂志,1994,13（1）：21.

［30］SOBOTKA L.临床营养基础［M］.蔡威,译.4版.上海：上海交通大学出版社,2013.

［31］DOIG G S, HEIGHES P T, SIMPSON F, et al. Early enteral nutrition reduces mortality in trauma patients requiring intensive care：a meta-analysis of randomised controlled trials［J］. Injury, 2011, 42（1）：50-56.

［32］REINTAM BLASER A, MALBRAIN M L, STARKOPF J, et al. Gastrointestinal function in intensive care patients：terminology, definitions and management. Recommendations of the ESICM Working Group on Abdominal Problems［J］. Intensive Care Medicine, 2012, 38（3）：384-394.

［33］NICOLO M, HEYLAND D K, CHITTAMS J, et al. Clinical Outcomes Related to Protein Delivery in a Critically Ill Population：A Multicenter, Multinational Observation Study［J］. Journal of Parenteral and Enteral Nutrition, 2016, 40（1）：45-51.

［34］王传湄,王木清,徐丽丹,等.高脂肪低糖肠内营养对呼吸科危重症病人营养状况和呼吸功能的影响［J］.肠外与肠内营养,2015,22（3）：161-163.

［35］FRIEDLI N, STANGA Z, SOBOTKA L, et al. Revisiting the refeeding syndrome：results of a systematic review［J］. Nutrition, 2017, 35：151-160.

［36］石汉平,许红霞,李苏宜,等.营养不良的五阶梯治疗［J］.肿瘤代谢与营养电子杂志,2015,2（1）：29-33.

［37］詹庆元,解立新.中国呼吸危重症患者营养支持治疗专家共识［J］.中华医学杂志,2020,100（8）：573-585.

［38］SINGER P, BLASER A R, BERGER M M, et al. ESPEN guideline on clinical nutrition in the intensive care unit［J］. Clinical Nutrition, 2019, 38（1）：48-79.

［39］DOIG G S, HEIGHES P T, SIMPSON F, et al. Early enteral nutrition, provided within 24h of injury or intensive care unit admission, significantly reduces mortality in critically ill patients：a meta-analysis of randomised controlled trials［J］. Intensive Care Medicine, 2009, 35（12）：2018-2027.

［40］王新颖.2016年成人危重症病人营养支持治疗实施与评价指南解读［J］.肠外与肠内营养,2016,23（5）：263-269.

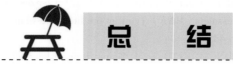

总　结

　　呼吸康复对象包括常见的呼吸系统疾病患者，如慢阻肺病、间质性肺疾病、支气管扩张、囊性纤维化、支气管哮喘、肺动脉高压、肺癌；同时已应用到肺减容术、肺移植等围手术期以及危重症及机械通气患者。这些疾病在靶器官病理生理改变的情况下，往往会导致患者日常生活活动能力低下，采取以呼吸康复技术为核心的多学科综合干预，可以减轻疾病症状、改善呼吸功能、提高日常生活活动能力。

　　呼吸康复治疗应贯穿于疾病的整个病程，可在疾病的任何阶段启动：稳定期、加重期或之后。临床治疗主要关注药物及手术治疗，然而长期的康复治疗与预防控制、营养支持都不应该忽视。近10年来，在药物疗效进展甚微的情况下，临床实践的发展不断证明了呼吸康复对于呼吸系统疾病治疗的有效性、提高存活率、改善生活质量方面都尤为重要。

　　急性期的呼吸康复主要是针对肺炎的康复，其中误吸性肺炎占很大的比例。此期呼吸康复的主要工作是在ICU等重症或集中监护病房中的早期介入。通常在48小时内对急症、术后和慢性病急性发作的患者开始被动性运动、辅助呼吸、咳痰，以及对摄食吞咽、消化吸收、排泄、睡眠、免疫、精神和认知等各种功能的维持，并在之后的2~3周逐步加强对患者身体运动能力的干预。

　　吞咽功能筛查评估与误吸/隐性误吸的识别和风险管控，越来越受到重视，特别是对于高龄、认知障碍、咳嗽能力不足的呼吸系统疾病患者。对于那些需要人工呼吸支持、气管切开的患者来说，进食管理不仅仅会减少肺部感染和急性呼吸衰竭的发生率，也会大大改善患者的营养状态和临床不良结局。

　　慢性期呼吸系统疾病的共性在于呼吸衰竭导致患者身体活动能力下降和骨骼肌废用，从而加重呼吸困难的恶性循环。所以慢性期呼吸康复主要是采取的多学科综合干预措施，包括可调整的运动训练、作业治疗、营养建议和心理支持等，旨在改善呼吸功能，减轻疾病症状，提高日常活动耐力和促进疾病趋于稳定，提高长期健康行为的依从性。

　　呼吸康复应个体化，不同患者的个体需求迥异，要基于治疗前和治疗中的评估，包括疾病严重程度、复杂性和合并症。根据患者病情特点，针对患者及家属，采取个性化、长期性、互动性教育，宣传呼吸系统疾病相关知识，不良行为习惯对疾病的影响。针对患者的不良习惯，制订合理的饮食，注意保暖，加强锻炼、增强体质、防止过劳、鼓励戒烟并避免被动吸烟。根据康复评定结果制订的运动训练方案，包括呼吸训练、排痰训练、全身耐力及呼吸肌肌力训练。

　　体重减轻与慢性呼吸疾病之间的关系早就被认识，低体重、肌肉萎缩与不良预后独立相关。营养支持治疗应该作为呼吸整体治疗的一部分进行管理已经成为共识。营养状况筛查和评估是一个精确、动态的过程，营养支持实践和营养支持方式差异较大，与患者所在国家/地区经济、风俗和人工营养的应用习惯、频率相关。初始营养治疗包括调整饮食习惯和食物类型，营养支持治疗时必须每日进行高能量补充物的精细调配，同时鼓励患者进行运动处方下的活动。

　　科技的进步让我们对呼吸康复在呼吸系统疾病治疗过程中产生的全身效应和局部疗效有着深刻的理解，同时，大量研究也提示呼吸康复应该个体化治疗和全病程整体管理。

（潘化平）

第六篇

呼吸系统疾病的康复管理

第一章
慢阻肺病急性加重期和稳定期

本章的学习目标：
- 慢阻肺病康复概述
- 慢阻肺病康复的作用机制
- 慢阻肺病急性加重期呼吸康复管理
- 慢阻肺病稳定期呼吸康复管理
- 慢阻肺病康复干预框架
- 慢阻肺病合并症的康复治疗

第一节　慢阻肺病康复概述

慢性阻塞性肺疾病（COPD），简称慢阻肺病，是一种异质性肺部状况，以慢性呼吸道症状（呼吸困难、咳嗽、咳痰）为特征，是由于气道（支气管炎、细支气管炎）和／或肺泡（肺气肿）的异常所导致的持续性（常为进展性）气流阻塞。

慢阻肺病是全球发病率和死亡率最高的疾病之一，给患者、家庭和社会带来沉重的经济负担。据统计，目前慢阻肺病占全球死亡原因第 3 位，预计未来 40 年慢阻肺病的患病率仍将不断增加，到 2060 年每年可能逾 540 万人死于慢阻肺病及其相关疾病。国内有一项关于呼吸系统的横断面权威调查显示，全国慢阻肺病患者已超过 9 900 万。

慢阻肺病的综合治疗包括药物治疗和非药物治疗。虽然控制慢性炎症和对症治疗是慢阻肺病主要的治疗措施，却不能有效逆转其疾病进展。慢阻肺病分为急性加重期和稳定期。稳定期表现为症状稳定及轻微，主要采取抗炎、抗氧化、抗气道重塑以及呼吸康复等综合治疗措施。大量的循证医学证据证实，以运动疗法为中心的综合呼吸康复，乃是独立于规范化药物治疗和单独患者教育以外的治疗措施，并成为慢阻肺病疾病管理的核心。作为一种有效的治疗选择，呼吸康复不仅提高患者运动耐力，至少部分减少系统性氧化应激水平，还可缓解劳力性呼吸困难。

呼吸康复是稳定期慢阻肺病患者的重要治疗手段之一。虽然这种干预措施在运动能力和生活质量方面有较好的临床获益，但迄今呼吸康复对体力活动的影响作用仍存在争议。与年龄相仿的健康对照组相比,慢阻肺病患者的体力活动较低,并且与重要的健康结局相关,比如死亡和住院的风险增加。康复计划的重要目标在于,逐步提高体力活动到更佳的水平,以"坚持健康增强行为"为慢阻肺病康复的理想目标。

慢阻肺病康复治疗的目的是通过综合康复措施改善患者呼吸困难,使其活动耐力增强,生活质量、心理状态得到改善,患者社会适应能力提高。总的说来,慢阻肺病康复治疗措施主要包括运动训练、机体营养支持、呼吸康复健康教育、患者心理和行为干预以及呼吸康复治疗效果评估。

2013 年美国胸科学会(ATS)/欧洲呼吸学会(ERS)对呼吸康复的概念更加完善,强调在患者整体评估和个体化治疗的基础上,将运动训练、健康教育、自我控制性干预等综合措施纳入多学科团队量身定制的全方位干预策略。尤其,通过改变慢阻肺病患者行为模式、改善身体和精神状况,使其形成坚持锻炼的习惯。全面的呼吸康复计划包括运动训练、营养支持、健康教育、心理和行为干预及疗效评估,其中运动训练是呼吸康复治疗的核心内容。同时还需要增强呼吸康复方案的可及、可接受和可完成特性。

第二节　慢阻肺病康复的作用机制

目前,关于慢阻肺病康复潜在的作用机制关注较少。可能的机制是通过精准制订的运动训练计划可激起慢阻肺病患者的生理适应,譬如峰值摄氧量(VO_2peak)增高。峰值摄氧量是反映心肺健康的"金标准"。诸多研究表明,通过呼吸康复,慢阻肺病患者峰值摄氧量的确有所改善。现认为骨骼肌效率的提高是促进这种变化的主要机制。其他有助于提高表现的机制,可能包括对呼吸困难脱敏、减少与运动表现相关的焦虑,以及呼吸力学的潜在改进等。

呼吸康复的临床获益不仅仅提高患者运动能力。最近一项 Cochrane 综述总结,与慢阻肺病患者健康相关生活质量得到改善,心理健康(焦虑和抑郁)和自我效能也显著提高。社区康复一直致力于探索身体活动水平所带来的益处。呼吸康复计划指出,运动训练是一种有组织、有目的之活动,旨在改善心肺健康(中度到剧烈的体力活动)。广义上,体力活动或可是随机、无组织的,目的各异。如今,已有一些研究探讨了改善慢阻肺病患者体力活动的干预措施。值得一提的是,这些研究涉足可能增加体力活动的康复策略。但是,至于如何最好地记录慢阻肺病患者的活动档案,尚未达成一致共识。

慢性阻塞性肺疾病全球创议(GOLD)是指导规范化诊断、治疗和预防慢阻肺病的国际策略性文件。GOLD 历次更新均强调了呼吸康复在慢阻肺病治疗中的重要地位。呼吸康复可减少慢阻肺病患者呼吸困难,增加运动能力,并提高生活质量。以下将分别述及稳定期和急性加重期慢阻肺病患者的康复管理。

第三节　慢阻肺病急性加重期呼吸康复管理

在重度慢阻肺病中,慢阻肺病急性加重期(AECOPD)很常见。慢阻肺病急性加重是最常见的住院原因之一,常导致患者肺功能下降,同时反复加重与更高的再入院率和死亡率增加相关。通常,慢阻肺病患者可发生急性加重,尤其出现气流受限加重时,急性加重则更加频繁。重度急性加重后,住院治疗对患者影响很大,会导致患者的疾病进展、健康相关生活质量(HRQoL)下降及死亡率增高。此外,重度慢阻肺病急性加重与患者症状恶化和身心健康受损相关。在慢阻肺病急性加重后,虽然症状通常持续7~10 天,但约 20% 的患者在 8 周后仍未完全康复。

多项研究表明,在慢阻肺病急性加重之后早期进行呼吸康复,预计较慢阻肺病稳定之后开始呼吸康复获益更大,并且是安全可行的。在住院期间或出院后 1 个月内开始早期呼吸康复,可以减少患者病情恶化、改善健康相关生活质量和活动能力。尽管报道不太一致,但慢阻肺病急性加重后早期呼吸康复似乎有助于降低患者复发住院的风险和病死率。有研究表明,呼吸康复对病死率的影响并无显著性统计学差异,但对健康相关生活质量和运动能力的改善至少可维持 12 个月。然而,另有大样本研究表明,早期呼吸康复可增加慢阻肺病患者病死率,不推荐在疾病未控制的情况下进行早期呼吸康复,但该结论受到了越来越多的质疑。

2016 年,Puhan 等对慢阻肺病急性加重后早期康复与未行康复的效果进行了系统评价。该系统评价共纳入 17 项随机对照试验(RCT),主要评价指标为活动能力、健康相关生活质量、再住院率、病死率和不良事件等。在 17 项研究中,有 5 项研究的呼吸康复治疗开始于患者出院两周之内,而在住院期间就开展呼吸康复治疗的临床试验则被排除。对这 5 项研究进行 meta 分析之后,发现患者活动能力显著增高,6 分钟步行距离(6MWD)提高 56m(95% CI 27~85m,n=116)。健康相关生活质量也明显提高,圣·乔治呼吸问卷(SGRQ)总分平均差 –10.64 单位(95% CI –15.51~–5.77 单位,n=248)。开始于出院 2 周之内的呼吸康复治疗可减少患者再住院的次数(OR 0.3,95% CI 0.07~1.29,n=187),但对病死率没有影响(OR 0.34,95% CI 0.05~2.34,n=101)。而且,这些研究均没有发生严重不良事件。研究结果表明,呼吸康复是一种有效的干预措施,即使在运动能力和健康相关生活质量恶化后,也可减少患者的病死率和再住院次数。不过,研究结果之间存在异质性,这或许可诠释康复计划的广泛程度和研究方法学质量的差异。

另有一项 meta 分析发现,慢阻肺病急性加重患者出院 2 周内开展康复治疗,接受呼吸康复之后的再住院率呈下降趋势(OR 0.3,95% CI 0.07~1.29)。4 项研究评估了呼吸康复对慢阻肺病急性加重住院时间的影响,其中 2 项研究发现患者接受呼吸康复的平均住院日显著下降(9.4 天 ±10.2 天 vs. 18.1 天 ±19.3 天,P=0.021;5.9 天 ±0.33 天 vs. 9.3 天 ±4.11 天,P=0.035),其余 2 项研究未发现呼吸康复对住院时间产生影响。这些研究结果揭示,在呼吸康复后,患者因慢阻肺病急性加重住院的住院次数均有所减少。其中一项研究的样本量较大(n=267),报道呼吸康复后 1 年与呼吸康复前 1 年相比较,患者住院次数显著下降,该研究中的呼吸康复包括了单独进行康复训练,或者康复训练结合结构性疾病的健康教育项目。

显然,高质量的随机对照试验和 meta 分析证据表明,呼吸康复对慢阻肺病急性加重患者的健康相关生活质量和运动能力具有中重度的影响。最近研究表明,与 Cochrane 综述的近期更新相比,呼吸康复对再入院和病死率无显著获益,进而引入了异质性分析。这种对医院再入院和病死率影响存在异质性,在某种程度上,可归咎于康复方案的广泛程度和纳入研究的方法学质量。今后,研究人员必须调查呼吸康复项目在运动阶段、自我管理教育和其他环节的实施程度及如何影响结果,并且在特定的医疗保健系统中,此类项目的组织如何确定其在慢阻肺病急性加重后对医院再入院和病死率的影响。然而,另有一项较新的研究表明,与稳定期慢阻肺病后期开始的呼吸康复相比,慢阻肺病急性加重患者早期呼吸康复能够更快地改善活动能力及健康相关生活质量,但并没有改善生存率或延长再入院时间。

根据 2016 年更新的 Cochrane 综述、美国胸科学会 / 欧洲呼吸学会关于慢阻肺病急性加重的管理指南等系统综述,得出结论:出院后 2~3 周内实施早期呼吸康复,可减少慢阻肺病患者再住院次数。短期呼吸康复治疗对改善患者的活动能力和健康相关生活质量疗效显著,并能减少再住院的发生,具有重要的临床价值。

第四节　慢阻肺病稳定期呼吸康复管理

慢阻肺病稳定期管理的目的是减轻症状、提高运动耐力、改善健康状况,最重要的是减少恶化风险、预防急性加重、防止疾病进展并减少死亡,这需要定期进行病情评估和调整治疗方案。目前,慢阻肺病稳定期规范化治疗主要包括:戒烟、规范化药物治疗、氧疗、疫苗接种及呼吸康复等。GOLD 指南已推荐呼吸康复作为慢阻肺病标准治疗方案之一。呼吸康复可降低慢阻肺病患者的呼吸困难评分,提高运动耐力、生活质量及患者社会适应能力。

Cochrane 关于慢阻肺病稳定期呼吸康复的系统研究,共纳入了 65 项稳定期慢阻肺病患者行呼吸康复的随机对照试验。研究结果主要聚焦运动能力和健康相关生活质量两个方面。其中,运动能力主要通过 6 分钟步行距离进行评估,结果显示,呼吸康复与常规治疗相比,6 分钟步行距离(38 项研究,$n=$ 1 879)平均提高了 44m(95% CI 33~55m)。对偏倚风险较低的研究进行灵敏度分析后发现,与常规治疗相比,接受呼吸康复治疗组的 6 分钟步行距离增加程度有所缩小[平均差(mean difference, MD):26m, 95% CI 21~32m,$n=$1 188]。

至于健康相关生活质量,在慢性呼吸疾病问卷(CRQ)所有 4 项(气促、乏力、心理功能、呼吸掌握),SGRQ 评分及症状、活动能力、疾病对日常生活的影响等 3 方面 SGRQ 总分改善值(MD-6.89 分, 95% CI -9.26~-4.52,$n=$1 146),呼吸康复疗效均超过了 MCID(minimal clinically important difference,最小临床重要差异为 -4 分)。对偏倚风险较低的研究进行灵敏度分析后发现,SGRQ 总分改善值的平均差略微下降,但仍大于 MCID(MD-5.15 单位,95% CI -7.95~-2.36,$n=$572)。国内亦有研究表明,对于慢阻肺病稳定期患者,经过为期 6 个月的综合呼吸康复治疗后,患者的运动能力、气促程度、肺功能和动脉血氧分压皆得到一定程度的改善,还可减轻其焦虑和抑郁症状。

在因慢阻肺病住院的患者中,出院后 3 个月内开始呼吸康复与 1 年病死率风险的降低显著相关。这些研究结果支持了目前关于慢阻肺病患者住院后呼吸康复的指导建议,尽管尚需进一步的循证医学证据。在一个为期 2 年的临床研究中,短期的呼吸康复项目(8 周)可持续改善患者的焦虑和生活质量。当研究进行至第 8 周时,患者呼吸困难、抑郁和应激症状均有所改善,但上述疗效维持不到 2 年。就患者稳定期治疗成本而言,呼吸康复优于单药维持吸入。而且呼吸康复较使用多种吸入药物或联合吸入治疗更具成本效益。虽然呼吸康复不能直接改善慢阻肺病患者的肺功能,但确可通过识别、处理和治疗与肺部疾病相关的系统性和社会心理状况,如肥胖、退化、焦虑、抑郁、外周肌肉乏力、自我管理技能较差、久坐不动的生活方式和亚健康素养等多个方面进行有益干预。

对于稳定期慢阻肺病患者,推荐进行中等强度耐力训练,如地面行走锻炼,以改善患者的肺功能、呼吸困难和运动能力。可行功率自行车训练,提高患者的运动能力。推荐抗阻训练,每周 2~3 次,可改善患者呼吸困难、骨骼肌力量和肺功能;推荐联合耐力训练,可更好地改善慢阻肺病患者的骨骼肌力量和生活质量。

第五节　慢阻肺病康复干预框架

呼吸康复是基于慢阻肺病患者全面评估后量身定制的综合干预措施,包括但不限于运动训练、健康教育、营养支持和行为改变,旨在提高呼吸系统慢性疾病患者的生理心理状况,促进患者长期维持健康,并且强调对患者进行个性化呼吸康复治疗。呼吸康复的范畴包括运动训练、呼吸肌训练、健康教育、长程氧疗、营养治疗、胸部物理治疗、放松疗法、心理和行为干预及其疗效评价等。其中,运动训练是慢阻肺病康复方案的基石,下肢运动训练则是呼吸康复的核心内容。

一、运动和呼吸肌训练

与健康个体或罹患其他慢性疾病的患者相比,慢阻肺病患者缺乏运动尤为常见。运动能力不足是慢阻肺病患者的独立危险因素之一。而且,慢阻肺病患者长期存在全身性炎症反应,甚至部分患者由于营养不良和机体耗能过多而引起呼吸肌功能障碍。呼吸肌训练通过提升吸气肌肌力和耐力改善困扰患者的呼吸困难症状并提高生活质量。

在目前慢阻肺病所有治疗中,呼吸康复或是对患者运动能力产生最积极影响的措施。呼吸康复可通过改善骨骼肌的氧化能力和效率,减少通气需求和动态肺过度通气,进而减轻劳力性呼吸困难。众多临床实践和科学分析表明,呼吸肌训练不仅增强呼吸肌力量,而且提升呼吸肌耐力,最终弱化患者呼吸困难的表象,进一步提升患者的生活质量和运动能力。运动训练在其他方面也有积极的影响,包括增加运动的动力,减少情绪障碍,减轻症状负担,改善心血管功能等。

体力活动对所有慢阻肺病患者都极为重要。运动训练和体力活动干预既是呼吸康复完整方案的有益补充,又是慢阻肺病患者管理的重要组成部分。两者都有明确的目标,如运动训练旨在增强体质,体力活动计划旨在使行为向更积极的生活方式转变。在呼吸康复计划的第一阶段需要运动训练,以增加患者运动耐力和一般的身体健康。限于干预的类型,当单独提供一个运动训练项目时,身体活动不会有太大的变化。当功能储备足够大时,可适当引入行为干预,将生理收益转化为日常生活活动。其实,可将两种干预措施有机结合,从而实现患者长期健康,增强行为的最佳时间、持续时间、强度、患者偏好及患者选择。

慢阻肺病患者应接受个体化的运动计划,包括高强度和低强度有氧训练,上肢和下肢力量训练,身体平衡、柔韧性和适当的力学训练,还有呼吸肌力量训练等。步行训练在改善慢阻肺病患者运动能力和生活质量方面卓有成效。而且,与功率自行车训练比较,步行训练更加显著改善患者的运动能力。多种方式可用于调节肌肉和改善心肺健康。最常用的是恒定负荷耐力训练。然而,对于一些慢阻肺病患者,通过低强度或间歇训练提高耐受性更为合适。抗阻训练包括上肢训练可用来提高日常生活和家务活动能力。在运动训练前,采用吸入支气管扩张剂、长期家庭氧疗和治疗并发症来优化药物治疗,可最大限度地提高患者运动训练干预的有效性。在开始运动训练计划之前,需要进行运动评估,制订个性化运动处方,洞悉潜在的补充氧气需求,帮助排除一些心血管共患病,并确保干预的安全性。

此外,呼吸康复也强调通过协作自我管理(collaborative self-management, CSM)来改变患者行为,可能有助于将增加的运动能力转化为参与更多地涉及体力活动的生活和社会活动。为了慢阻肺病患者实现显著和持久的体力活动增量,必然要注重提高运动能力和适应性行为改变。诚然,改变慢阻肺病患者的身体活动行为需要跨学科的方法,即将呼吸医学、康复科学、社会科学和行为科学等紧密结合起来。

二、营养支持

慢阻肺病患者病程相对较长,反复出现急性加重,即使在静息状态下,机体也处于高代谢状态。而且,患者因病长期处于营养成分严重摄入缺乏,导致多数慢阻肺病患者存在不同程度营养不良,其中以重度为主,严重者可加速病情发展并影响预后。长期营养不良会逐渐引起慢阻肺病患者呼吸肌群功能下降,营养不良的慢阻肺病患者吸气肌肌力显著下降,同时各种致病菌感染的机会也相应增加。因此,给予慢阻肺病患者合理的营养支持,是非常重要的举措。慢阻肺病营养支持涉及诸多病理生理,例如患者营养摄入不良、恶病质、肥胖、饮酒、高血压、高胆固醇、电解质和液体管理,以及任何与食品安全相关的问题。

身体质量降低是慢阻肺病预后较差的指标之一。体重减轻和体重过轻状态(如恶病质)与慢阻肺病患者病死率增高相关。相反,体重过轻的患者若能增加体重,病死率风险则会降低。通过生物电阻抗法,可评估游离脂肪质量的损失,同时伴有肌肉乏力和生活质量下降。有针对性地补充高热量食物,可增加无脂肪体质量,特别适合营养不良的患者,还可进一步提高体能、生活质量,甚至对肺功能也产生积极影响。对于因严重呼吸困难所致进食减少者,建议少食多餐。如果患者饮食较为平衡,则无需添加维生素或矿物质。个体化营养疗法是治疗慢阻肺病的一种有效且常被低估的干预措施,特别是营养不良的慢阻肺病患者。尤其与体育锻炼相结合时,有针对性的高热量食物补充不仅是对肺部的潜在获益,而且在代谢和心血管风险方面均大有裨益,并可进一步改善患者的身体功能、提高生活质量甚至肺功能。

三、健康教育

在呼吸康复过程中,提高自我效能是对慢阻肺病患者进行指导和教育的首要目标。患者的培训课程已从一种单纯的教学工具,发展到目前适应性、终身的行为改变、态度和意识改变,包括患者自身能力。对慢阻肺病患者进行积极的健康教育和完善的自我管理是综合性呼吸康复治疗的基础。这适用于大多数慢阻肺病患者,且呼吸康复应始终贯穿整个治疗过程乃至终身。健康教育和自我管理主要包含提高药物治疗依从性、坚持锻炼和饮食调节、增加体力活动、戒烟,以及在日常生活中使用节能策略等。健康教育将对患者 5 个可能的领域产生影响,譬如知识、利益感知、健康信念、健康行为和健康结局。

详细了解慢阻肺病患者需要哪些知识和技能才能进行自我管理行为改变,以及医疗从业者如何更好地支持患者学习,对于患者获得自我管理策略是不可或缺的。这种关于个人健康状况知识的学习形式可谓多种多样,可以通过正规教育项目如结构化健康教育项目(如呼吸康复教育),也可以采取非正规形式如与家人朋友对话、在线自主学习,或与医疗从业者相互讨论病情等。

患者与医疗从业者互动加强与成功的治疗和管理有关。医疗从业者充分理解教育设计和学习过程,乃是慢阻肺病患者学习的一个主要的组成部分,特别是在正规的呼吸康复教育中,医疗从业者应参与设计和实施教育活动。在呼吸康复中,学习和教育一直是干预的核心。呼吸康复从起始就包含了患者教育。鉴于对学习者和学习过程了解的增加,改善教育成分和结局评估极为重要。妥善解决慢阻肺病患者如何接受教育的问题。一方面,要更好地了解正在完成呼吸康复的患者,如心理和认知因素筛查。另一方面,要根据学习需求和健康素养,进行个性化传播和定制内容。教育仍应是呼吸康复的一个关键所在。然而,为了提高呼吸康复的依从性和增加临床获益,通过加强对慢阻肺病患者病情评估,量身定制教育活动,随访教育对学习、自我管理、行为改变和临床结局的影响,从而促进未来呼吸康复事业发展。

四、心理和行为干预

焦虑、抑郁是慢阻肺病患者常见的心理合并症。慢阻肺病患者长期饱受病痛折磨,加之反复急性加重,患者呼吸道和躯体不适症状多且重。同时,患者伴发的心理健康问题也不容忽视,常常表现为抑郁、焦虑或烦躁。在呼吸康复治疗中,自我情绪调节极其重要,借以改善患者自身的抑郁和焦虑状态。在慢阻肺病诊疗过程中,医生应常规评估患者是否存在心理障碍。对轻度心理障碍者,应用沟通、鼓励等措施予以干预。对严重心理障碍者,应由专业的心理医生进行心理疏导。对慢阻肺病患者开展群体式康复运动,有利于克服心理障碍,并起到一定的正向治疗作用。

近期有一个纳入 11 项随机对照试验的系统综述,评估了基于认知行为疗法(CBT)的干预对慢阻肺病抑郁症治疗的有效性,并与没有干预、教育,与呼吸康复计划联合以及单独呼吸康复进行比较。结果显示,足够的证据表明,与所有 3 种类型的对照组相比,基于认知行为疗法的慢阻肺病和抑郁症患者治疗可有效减轻抑郁症状。尽管事后分析结果彰显潜在的有效性,但研究之间确实存在相当大的临床异质性。干预实施方法和形式的差异、高偏倚风险以及缺乏重要的次要结局(如呼吸困难、医院使用和成本效益)数据,故很难鉴定确切效果。

准确判断每个慢阻肺病患者对呼吸康复的疗效,已成为一个越来越重要的目标。既往针对焦虑和抑郁症状的复杂治疗(如认知行为治疗、运动训练、自我管理教育)的反应程度,在以患者是否存在基线社会心理合并症为特征的研究中颇为相似。焦虑和 / 或抑郁的基线症状升高的患者,所需康复治疗项目则有所增加。与没有社会心理合并症患者相比,运动能力改善反倒较少。由此可见,慢阻肺病患者的焦虑和 / 或抑郁症状在呼吸康复中的临床获益不尽相同。因此,在呼吸康复治疗前,应做全面的筛查,缘于评估患者焦虑和抑郁状态甚为重要。

自我管理干预涵盖慢阻肺病急性加重的行动计划,通过 SGRQ 与健康相关生活质量,改善并降低呼吸相关住院的可能性。未来应使用符合最新慢阻肺病自我管理干预所要求的行动计划和自我管理。为了增加透明度,应提供更多有关干预措施的详细信息。这将有助于为深入分组分析提供信息,并就有效的自我管理干预(包括慢阻肺病急性加重的行动计划)提出更有力的建议。出于安全因素,慢阻肺病自我管理行动计划在慢阻肺病伴合并症患者人群中使用时,应考虑到合并症的问题,这将进一步提高自我管理干预的安全性。同时还应接受临床试验数据监察委员会监督。

慢阻肺病病情恶化是患者健康状况下降的主要驱动因素之一,给医疗保健系统带来了沉重的负担。行动计划提供了一种自我管理方式,可于门诊就诊过程中提供,有助于早期发现、早期诊断、早期治疗慢阻肺病。在没有综合自我管理方案的情况下,应用带有单一短期教育内容的慢阻肺病急性加重行动计划,以及针对该行动计划的持续支持,将减少住院医疗保健使用率,并增加使用糖皮质激素和抗生素治疗慢阻肺病急性加重。在这种情况下,使用慢阻肺病急性加重行动计划,对患者病死率几乎无影响。针对行动计划的定期持续支助,是否会带来其他临床获益,尚待深入探索。

第六节　慢阻肺病合并症的康复治疗

慢阻肺病患者发生合并症的风险较高,且诸多合并症与缺乏活动有关。比如,慢阻肺病患者常见骨质疏松、2 型糖尿病、高血压、心血管疾病、胸痛和抑郁症。慢阻肺病患者经常出现需要呼吸康复治疗的合并症。除了与慢阻肺病直接相关的症状外,合并症可在某些关键方面影响患者的整个健康状况。心血管疾病是慢阻肺病最常见的合并症,几乎一半的患者患有动脉高血压,其次是冠状动脉疾病,约占 20%。慢阻肺病患者心血管合并症的高患病率与慢阻肺病患者心血管死亡风险增加相一致。

抑郁、焦虑和恐慌等心理合并症可促进慢阻肺病恶化。在呼吸康复治疗前评估发现,焦虑和抑郁的患病率分别为 32% 和 27%。而且,在慢阻肺疾病晚期或长期氧疗的患者中,焦虑和抑郁的患病率甚至更高(47%~66%)。仅仅通过呼吸康复治疗,并且不涉及特殊的心理治疗干预,就可减少 14% 的焦虑症状和 41% 的抑郁症状。恐惧和抑郁对慢阻肺病的呼吸模式具有不利影响,常导致病情加重。因此,专业的呼吸训练和合适的应对策略,是呼吸康复的重要组成部分。

无论阻塞性气流受限存在与否,体力活动(PA)不足是早期慢阻肺病合并症发生发展的一个重要预测因素。慢阻肺病患者很常见体力活动不足,频繁住院、较低的体力活动水平预示患者的全因病死率升高。而体力活动不足或合并 2 种以上合并症均为独立的危险因素。约 80% 的慢阻肺病患者至少有 1 种合并症。无论合并症的类型和气流受限的程度如何,体力活动水平似乎都因存在合并症而显著降低。因此,针对慢阻肺病合并症的呼吸康复治疗显得极为重要。

小结

慢阻肺病患者表现为反复咳嗽、咳痰、呼吸困难,以活动喘息为标志性症状,常伴活动能力、健康相关生活质量和心理健康水平下降。GOLD 推荐将康复与运动训练相结合,可改善慢阻肺病患者呼吸困难程度,提高活动能力、健康相关生活质量及心理健康状态。总的来说,呼吸康复治疗开始于慢阻肺病稳定期。不过,越来越多的证据表明,慢阻肺病急性加重期进行呼吸康复,也能起到很重要的治疗作用。而且,呼吸康复具有良好的成本效益。如果呼吸康复计划和执行得当,可让慢阻肺病患者持久获益,并减少医疗保健相关费用。

现有的循证医学证据和指南均强调,呼吸康复是呼吸系统大多数慢性疾病管理的关键环节。但是,慢阻肺病患者参与呼吸康复的比例很低,估计在中度至重度慢阻肺病患者中不超过 5%~10%。目前,参加基于医院的呼吸康复项目,最大的障碍是前往医院非常困难。然而,基于家庭或者社区的呼吸康复项目,则可以克服这些障碍。为慢阻肺病患者提供以家庭或社区公共服务为基础的呼吸康复治疗,其频率和强度与医院项目相同,有望作为常规护理的替代。迄今,我国的呼吸康复治疗尚处于起步后快速发展阶段,很多临床医务人员对呼吸康复的重要性缺乏认识。而且,慢阻肺病康复研究的文献掌握不足,相关研究较少,多停留于对国外报道的呼吸康复有效性的验证,缺乏行之有效的慢阻肺病康复技术研究。因此,慢阻肺病管理与康复仍任重道远。

（周林福　李　涛　胡　蓉）

参考文献

［1］Global Initiative for Chronic Obstructive Lung Disease（GOLD）. 2023 Global Strategy for the Diagnosis, Management and Prevention of COPD［EB/OL］.（2022-11-15）［2022-11-16］. https://goldcopd.org/2023-gold-report-2/.

［2］ÇOLAK Y, AFZAL S, NORDESTGAARD B G, et al. Prevalence, characteristics, and prognosis of early chronic obstructive pulmonary disease. The Copenhagen general population study［J］. American Journal of Respiratory and Critical Care Medicine, 2020, 201（6）: 671-680.

［3］GBD Chronic Respiratory Disease Collaborators. Prevalence and attributable health burden of chronic respiratory diseases, 1990-2017: A systematic analysis for the Global Burden of Disease Study 2017［J］. Lancet Respiratory Medicine, 2020, 8（6）: 585-596.

［4］WANG C, XU J, YANG L, et al. Prevalence and risk factors of chronic obstructive pulmonary disease in China（the China Pulmonary Health［CPH］study）: a national cross-sectional study［J］. Lancet, 2018, 391（10131）: 1706-1717.

［5］MCCARTHY B, CASEY D, DEVANE D, et al. Pulmonary rehabilitation for chronic obstructive pulmonary disease［J］. Cochrane Database of Systematic Reviews, 2015,（2）: CD003793.

［6］BOUTOU A K, PANAGIOTIDOU E, ZACHARIAS A, et al. Early pulmonary rehabilitation after pulmonary endarterectomy: Both safe and effective［J］. Respiration, 2021, 100（2）: 182-183.

［7］SPRUIT M A, SINGH S J, GARVEY C, et al. An official American Thoracic Society/European Respiratory Society statement: Key concepts and advances in pulmonary rehabilitation［J］. American Journal of Respiratory and Critical Care Medicine, 2013, 188（8）: e13-e64.

［8］BORGHI-SILVA A, MENDES R G, TRIMER R, et al. Potential effect of 6 versus 12-weeks of physical training on cardiac autonomic function and exercise capacity in chronic obstructive pulmonary disease［J］. European Journal of Physical and Rehabilitation Medicine, 2015, 51（2）: 211-221.

［9］OSADNIK C R, LOECKX M, LOUVARIS Z, et al. The likelihood of improving physical activity after pulmonary rehabilitation is increased in patients with COPD who have better exercise tolerance［J］. International Journal of Chronic Obstructive Pulmonary Disease, 2018, 13: 3515-3527.

［10］BURGE A T, COX N S, ABRAMSON M J, et al. Interventions for promoting physical activity in people with chronic obstructive pulmonary disease（COPD）［J］. Cochrane Database of Systematic Reviews, 2020, 4: CD012626.

［11］HALPIN D, CRINER G J, PAPI A, et al. Global initiative for the diagnosis, management, and prevention of chronic obstructive lung disease. The 2020 GOLD science committee report on COVID-19 and chronic obstructive pulmonary disease［J］. American Journal of Respiratory and Critical Care Medicine, 2021, 203（1）: 24-36.

［12］KUNISAKI K M, DRANSFIELD M T, ANDERSON J A, et al. Exacerbations of chronic obstructive pulmonary disease and cardiac events. A post hoc cohort analysis from the SUMMIT randomized clinical trial［J］. American Journal of Respiratory and Critical Care Medicine, 2018, 198（1）: 51-57.

［13］MATHIOUDAKIS A G, JANSSENS W, SIVAPALAN P, et al. Acute exacerbations of chronic obstructive pulmonary disease: in search of diagnostic biomarkers and treatable traits［J］. Thorax, 2020, 75（6）: 520-527.

［14］HE M, YU S, WANG L, et al. Efficiency and safety of pulmonary rehabilitation in acute exacerbation of chronic obstructive pulmonary disease［J］. Medical Science Monitor, 2015, 21: 806-812.

［15］ LIAO L Y, CHEN K M, CHUNG W S, et al. Efficacy of a respiratory rehabilitation exercise training package in hospitalized elderly patients with acute exacerbation of COPD: a randomized control trial［J］. International Journal of Chronic Obstructive Pulmonary Disease, 2015, 10: 1703-1709.

［16］ LINDENAUER P K, STEFAN M S, PEKOW P S, et al. Association between initiation of pulmonary rehabilitation after hospitalization for COPD and 1-year survival among medicare beneficiaries［J］. JAMA, 2020, 323（18）: 1813-1823.

［17］ RYRSØ C K, GODTFREDSEN N S, KOFOD L M, et al. Lower mortality after early supervised pulmonary rehabilitation following COPD-exacerbations: A systematic review and meta-analysis［J］. BMC Pulmonary Medicine, 2018, 18（1）: 154.

［18］ KNAUT C, BONFANTI MESQUITA C, DOURADO V Z, et al. Evaluation of inflammatory markers in patients undergoing a short-term aerobic exercise program while hospitalized due to acute exacerbation of COPD［J］. International Journal of Inflammation, 2020, 2020: 6492720.

［19］ GREENING N J, WILLIAMS J E, HUSSAIN S F, et al. An early rehabilitation intervention to enhance recovery during hospital admission for an exacerbation of chronic respiratory disease: randomised controlled trial［J］. BMJ, 2014, 349: g4315.

［20］ PUHAN M A, GIMENO-SANTOS E, CATES C J, et al. Pulmonary rehabilitation following exacerbations of chronic obstructive pulmonary disease［J］. Cochrane Database of Systematic Reviews, 2016, 12: CD005305.

［21］ ALISON J A, MCKEOUGH Z J, JOHNSTON K, et al. Australian and New Zealand pulmonary rehabilitation guidelines［J］. Respirology, 2017, 22（4）: 800-819.

［22］ BLACKSTOCK F C, WEBSTER K E, MCDONALD C F, et al. Comparable improvements achieved in chronic obstructive pulmonary disease through pulmonary rehabilitation with and without a structured educational intervention: a randomized controlled trial［J］. Respirology, 2014, 19（2）: 193-202.

［23］ KJæRGAARD J L, JUHL C B, LANGE P, et al. Early pulmonary rehabilitation after acute exacerbation of COPD: A randomised controlled trial［J］. ERJ Open Research, 2020, 6（1）: 00173-2019.

［24］ LABAKI W W, ROSENBERG S R. Chronic obstructive pulmonary disease［J］. Annals of Internal Medicine, 2020, 173（3）: ITC17-ITC32.

［25］ HOLLAND A E, SPRUIT M A, TROOSTERS T, et al. An official European Respiratory Society/American Thoracic Society technical standard: field walking tests in chronic respiratory disease［J］. European Respiratory Journal, 2014, 44（6）: 1428-1446.

［26］ 伏冉, 王贻, 陶佳丽, 等. 综合性肺康复在中、重度 COPD 患者中的临床应用［J］. 中华物理医学与康复杂志, 2018, 40（5）: 368-372.

［27］ YOHANNES A M, DRYDEN S, CASABURI R, et al. Long-term benefits of pulmonary rehabilitation in patients with COPD: A 2-year follow-up study［J］. Chest, 2021, 159（3）: 967-974.

［28］ WOUTERS E, WOUTERS B, AUGUSTIN I, et al. Personalised pulmonary rehabilitation in COPD［J］. European Respiratory Society, 2018, 27（147）: 170125.

［29］ BLONDEEL A, DEMEYER H, JANSSENS W, et al. The role of physical activity in the context of pulmonary rehabilitation［J］. COPD, 2018, 15（6）: 632-639.

［30］ CRINER G J, DREHER M, D'AMBROSIO C M, et al. COPD advanced patient management［J］. Chest, 2018, 153（6）: 1497-1498.

［31］ WATZ H, PITTA F, ROCHESTER C L, et al. An official European Respiratory Society statement on physical activity in COPD［J］. European Respiratory Journal, 2014, 44（6）: 1521-1537.

［32］ MCKEOUGH Z J, VELLOSO M, LIMA V P, et al. Upper limb exercise training for COPD［J］. Cochrane Database of Systematic Reviews, 2016, 11: CD011434.

［33］ NOLAN C M, ROCHESTER C L. Exercise Training modalities for people with chronic obstructive pulmonary disease［J］. COPD, 2019, 16（5/6）: 378-389.

［34］ FERREIRA I M, BROOKS D, WHITE J, et al. Nutritional supplementation for stable chronic obstructive pulmonary disease［J］. Cochrane Database of Systematic Reviews, 2012, 12: CD000998.

［35］ LUO Y, ZHOU L, LI Y, et al. Fat-free mass index for evaluating the nutritional status and disease severity in COPD［J］. Respiratory Care, 2016, 61（5）: 680-688.

［36］ GLOECKL R, SCHNEEBERGER T, JAROSCH I, et al. Pulmonary rehabilitation and exercise training in chronic obstructive pulmonary disease［J］. Deutsches Ärzteblatt, 2018, 115（8）: 117-123.

［37］BLACKSTOCK F C, LAREAU S C, NICI L, et al. Chronic obstructive pulmonary disease education in pulmonary rehabilitation. An official American Thoracic Society/Thoracic Society of Australia and New Zealand/Canadian Thoracic Society/British Thoracic Society workshop report［J］. Annals of the American Thoracic Society, 2018, 15（7）: 769-784.

［38］UCHMANOWICZ I, JANKOWSKA-POLANSKA B, MOTOWIDLO U, et al. Assessment of illness acceptance by patients with COPD and the prevalence of depression and anxiety in COPD［J］. International Journal of Chronic Obstructive Pulmonary Disease, 2016, 11: 963-970.

［39］POLLOK J, VAN AGTEREN J E, ESTERMAN A J, et al. Psychological therapies for the treatment of depression in chronic obstructive pulmonary disease［J］. Cochrane Database of Systematic Reviews, 2019, 3: CD012347.

［40］GORDON C S, WALLER J W, COOK R M, et al. Effect of pulmonary rehabilitation on symptoms of anxiety and depression in COPD: A systematic review and meta-analysis［J］. Chest, 2019, 156（1）: 80-91.

［41］LENFERINK A, BRUSSE-KEIZER M, VAN DER VALK P D, et al. Self-management interventions including action plans for exacerbations versus usual care in patients with chronic obstructive pulmonary disease［J］. Cochrane Database of Systematic Reviews, 2017, 8: CD011682.

［42］HOWCROFT M, WALTERS E H, WOOD-BAKER R, et al. Action plans with brief patient education for exacerbations in chronic obstructive pulmonary disease［J］. Cochrane Database of Systematic Reviews, 2016, 12: CD005074.

［43］MANTOANI L C, DELL'ERA S, MACNEE W, et al. Physical activity in patients with COPD: The impact of comorbidities［J］. Expert Review of Respiratory Medicine, 2017, 11（9）: 685-698.

［44］CHEN W, THOMAS J, SADATSAFAVI M, et al. Risk of cardiovascular comorbidity in patients with chronic obstructive pulmonary disease: A systematic review and meta-analysis［J］. Lancet Respiratory Medicine, 2015, 3（8）: 631-639.

［45］JANSSEN D J, SPRUIT M A, LEUE C, et al. Symptoms of anxiety and depression in COPD patients entering pulmonary rehabilitation［J］. Chronic Respiratory Disease, 2010, 7（3）: 147-157.

［46］TSELEBIS A, BRATIS D, PACHI A, et al. A pulmonary rehabilitation program reduces levels of anxiety and depression in COPD patients［J］. Multidiscip Respiratory Medicine, 2013, 8（1）: 41.

［47］VAES A W, GARCIA-AYMERICH J, MAROTT J L, et al. Changes in physical activity and all-cause mortality in COPD［J］. European Respiratory Journal, 2014, 44（5）: 1199-209.

［48］VAN REMOORTEL H, HORNIKX M, LANGER D, et al. Risk factors and comorbidities in the preclinical stages of chronic obstructive pulmonary disease［J］. American Journal of Respiratory and Critical Care Medicine, 2014, 189（1）: 30-38.

第二章
间质性肺疾病

本章的学习目标:
- 间质性肺疾病康复概述
- 间质性肺疾病患者运动能力下降的机制
- 间质性肺疾病患者呼吸康复的评估内容
- 间质性肺疾病患者的呼吸康复干预框架
- 间质性肺疾病合并症的康复治疗

第一节　间质性肺疾病康复概述

间质性肺疾病(ILD)是一组高度致残的异质性疾病,包括特发性肺纤维化、过敏性肺炎、结缔组织病相关间质性肺疾病和结节病等。ILD患者经常出现劳力性呼吸困难,限制了他们进行日常活动的能力。患者常报告身体机能和活动水平较低,呼吸困难和疲劳程度较高。运动受限越大的患者往往生活质量也越差。ILD患者目前可用的治疗药物有限,且对生活质量改善及生存率改善不显著。

ILD运动能力下降的机制是多因素的。由于肺毛细血管床的破坏,气体交换受损,导致通气血流比例失调和氧气弥散受限。由于肺毛细血管床破坏和肺血管收缩,在一些患者中会导致肺动脉高压和心功能不全。外周肌肉功能障碍可能在限制运动能力中起重要作用,日常活动即导致呼吸困难和疲劳的患者通常会减少活动,导致运动能力恶化和症状加重的恶性循环。此外,ILD的治疗中使用到的如糖皮质激素和免疫抑制剂,也可能导致药物诱导的疾病和功能障碍。ILD的急性加重、合并感染和心功能不全往往成为不良预后的重要因素。

虽然目前主要国际指南对ILD患者呼吸康复的推荐方面尚不明确,特别是各类ILD患者选择、方案构成和康复获益的长期维持等方面。2011年、2015年及2022年三版美国胸科学会(ATS)、欧洲呼吸学会(ERS)、日本呼吸学会(Japanese Respiratory Society, JRS)及拉丁美洲胸科协会(Latin American Thoracic Association, ALAT)共同发表的特发性肺纤维化(IPF)诊治指南,2017年澳大利亚和新西兰肺康复指南,以及2019年《特发性肺纤维化急性加重诊断和治疗中国专家共识》,均确认应对大多数IPF患者实施呼吸康复,呼吸康复训练对ILD患者是有益的。呼吸康复可改善患者的运动耐力、减轻患者的呼吸困难并提高患者的生活质量;且基线功能越差,依从性越好,呼吸康复维持时间越长,获益可能越多越明显。近年来很多学者对ILD患者,尤其IPF患者进行呼吸康复也取得积极的效果,但ILD患者的差异化呼吸康复方案,以及长期获益效果仍不明确,有待更高级别的循证医学证据。

第二节　间质性肺疾病呼吸康复评估

呼吸康复前需要进行临床综合评估和康复风险评估,开始康复治疗及康复治疗中要注意持续监测并准备应急预案和必要的抢救措施。

一、临床评估

包括记录基本情况：姓名、性别、年龄、职业、婚姻、是否独居、主诉、现病史等。症状突出表现为渐进性加重的呼吸困难和夜间顽固性咳嗽。体格检查可查见双下肺 Velcro 啰音，部分患者还可能出现口唇、指端发绀，以及杵状指/趾。还需记录其他情况：包括食欲、体重、睡眠、大小便，以及患者目前功能水平（生活是否自理），是否需要辅助工具（轮椅、手杖），是否需要氧疗（制氧机、无创呼吸机）等。

高分辨率 CT 是评价间质性肺疾病最重要的临床手段，可以早期发现疾病，细分疾病类型，同时明确病变范围及程度。静态肺功能检查能够发现以限制性通气功能障碍为主的表现，常用的指标是用力肺活量（FVC）和一氧化碳弥散量（DLCO）。心肺运动试验可以进一步评价患者的心肺功能，了解呼吸困难的原因，为制订呼吸康复方案提供准确依据。同时动脉血气分析可以了解其缺氧程度，初期可表现为通气过度所致呼吸性碱中毒及单纯的Ⅰ型呼吸衰竭，后期亦可出现Ⅱ型呼吸衰竭。心脏超声可以准确评价其肺动脉高压和右心脏功能不全。

二、康复前运动风险评估

1. 评估肺内因素　呼吸科专科医师判断目前病情是否稳定，是否已经规范药物治疗。如合并肺部感染、急性呼吸衰竭、未治疗的肺栓塞等，需先行处理这些疾病。

2. 评估肺外因素　如合并心脑血管疾病和代谢性疾病，如果处于失代偿或者急性期，建议邀请专科医生评估，给予相应治疗的同时，再进行呼吸康复。

三、运动能力评估

运动能力降低与 ILD 患者，尤其是 IPF 患者的病死率增加存在着密切的关系，因此运动能力评估能够更可靠地预测 ILD 患者预后。6 分钟步行试验（6MWT）和递增往返步行试验（ISWT）是最常用的评估方法。6MWT 比静态肺功能可以更精确地评价患者的运动耐力。心肺运动试验尽管可以给出更准确的评估，但在国内的开展尚不充分。

四、其他呼吸康复评估

ILD 患者日常生活活动能力评估、生活质量评估、呼吸困难程度评估和焦虑抑郁状态评估，与慢阻肺病等其他呼吸系统慢性疾病相似，可参见对应章节。

第三节　间质性肺疾病的呼吸康复干预框架

一、教育与自我管理策略

疾病教育可帮助 ILD 患者了解病情，积极参与自我管理；了解常见症状及原因，了解药物治疗原理，剂量，疗程，主要副作用，了解非药物治疗如戒烟，氧疗，呼吸锻炼（缩唇呼吸，腹式呼吸）等。呼吸康复期间 ILD 的个体化教育应包括氧疗、检查评估、症状控制、情绪调整、药物、肺移植和临终关怀等。

二、运动训练

包括热身,主体训练和放松阶段。主体训练包括有氧训练、抗阻训练、柔韧性训练等。表 6-2-3-1 是针对特发性肺纤维化患者推荐的单次运动训练内容。表 6-2-3-2 是针对特发性肺纤维化患者推荐的运动训练计划。

表 6-2-3-1 针对特发性肺纤维化患者推荐的单次运动训练内容

运动组成	类型	时长	强度
热身	健美操 呼吸练习 平衡运动	8~10 分钟	低到适中
有氧训练	步行	步行 5~10 分钟,休息 1 分钟,重复 3 次,共 18~33 分钟	6 分钟步行试验时 80%~90% 的平均步行速度,60%~80% 的最大心率储备
	骑行	骑行 3~5 分钟,休息 1 分钟,重复 3 次,共 12~18 分钟	
抗阻训练	扶墙俯卧撑 蹲坐 哑铃按肩 哑铃支撑单手划船 持哑铃肱二头肌弯举 持哑铃手臂伸展 单腿支撑抬高 仰卧起坐	每个练习 1~3 组,重复 10~15 次,休息 30~60 秒	Borg 评分 4~6 分
柔韧性训练	单腿坐姿伸展 站姿股四头肌伸展 胸部拉伸 头顶上方拉伸 猫式伸展	每个练习重复 1~2 次,每次伸展 15~30 秒	肌肉不适,无剧烈疼痛

表 6-2-3-2 针对特发性肺纤维化患者的运动训练计划

阶段	频率	类型	时长	强度	注意事项
初始期 0~6 周	一周 2~3 次	有氧训练	20~40 分钟	最大心率储备的 50%~60% 6 分钟步行试验平均步行速度的 70%~80% Borg 评分 3~5 分	调整工作量以使患者能够承受 低血氧饱和度患者需要供氧（SpO_2 85%~88%） 使用间歇训练模式,强调每一次训练之间的休息时间,允许再饱和 6 周后考虑重新评估患者
		抗阻训练	10~20 分钟		
		柔韧性训练	10~15 分钟		
		呼吸训练	5 分钟		
提高期 6 周~6 个月	一周 2~4 次	有氧训练	20~50 分钟	最大心率储备的 60%~85% 6 分钟步行试验平均步行速度的 80%~100% Borg 评分 4~7 分	逐渐增加患者可耐受的训练时间和强度 低血氧饱和度患者需要供氧（SpO_2 85%~88%） 使用间歇训练模式,强调每一次训练之间的休息时间 6 个月重新评估
		抗阻训练	20~30 分钟		
		柔韧性训练	10~15 分钟		
		呼吸训练	5 分钟		

阶段	频率	类型	时长	强度	注意事项
维持期 6 个月以上	一周 3~4 次	有氧训练	20~50 分钟	最大心率储备的 70%~85% 6 分钟步行试验平均步行速度的 85%~100% Borg 评分 5~7 分	尽可能维持运动强度 低血氧饱和度患者需要供氧（SpO_2 85%~88%） 使用间歇训练模式,强调每一次训练之间的休息时间 12 个月和每 6 个月重新评估
		抗阻训练	20~30 分钟		
		柔韧性训练	10~15 分钟		
		呼吸训练	5 分钟		

三、呼吸训练

间质性肺疾病,尤其是合并肺气肿的患者,常用的呼吸训练方法有放松训练、腹式呼吸、缩唇呼吸、呼吸肌训练、局部呼吸训练、呼吸操及胸廓扩张运动等。慢性黏液高分泌、牵拉性支气管扩张明显及反复肺部感染的 ILD 患者同样需要气道廓清技术,如体位引流、手法辅助排痰、主动呼吸循环技术（ACBT）、振荡呼气正压（OPEP）、体外振动排痰、高频胸壁振荡（HFCWO）技术等。而呼吸训练通常是 ILD 患者综合呼吸康复方案的重要组成部分。

四、心理干预与支持

如果 ILD 患者应用焦虑抑郁自评及他评量表,发现超过界限值,建议请临床心理科或精神科会诊,以明确精神障碍诊断,并进行相关干预。间质性肺疾病由于目前还没有特别有效的治疗药物,长期的患病过程导致患者的心理问题也比较突出,尤其焦虑、抑郁、疲劳和情绪障碍是间质性肺炎患者常见的并发症。在 ILD 的一项研究中（$n=124$）,焦虑和抑郁的患病率分别为 31% 和 23%。严重的呼吸困难是焦虑的独立预测因子,严重的呼吸困难和共病是抑郁的独立预测因子。Ryerson 等报道在 52% 的参与呼吸康复的间质性肺疾病患者中,6~9 周的康复改善了抑郁,并在随后 6 个月的随访中保持了这一效果。康复锻炼对部分 ILD 患者心理健康的改善程度甚至要高于身体健康者。康复改善情绪的机制尚不清楚,推测可能与改善症状有关。

五、营养干预

ILD 的治疗中与营养相关的建议很少。研究显示较高的体重指数（BMI）与特发性纤维化较好的生存率相关,较低的基线 BMI 与不良预后相关。对 122 例慢性呼吸衰竭患者（包括 11 例限制性疾病患者）实施的多模式营养康复计划,包括教育、口服营养补充剂、运动和口服睾酮,发现所有参与者的运动耐受性和女性的健康相关生活质量都得到了改善。而营养支持的主要方式是经口进食。

六、呼吸康复效果评估

通过对 5 个设计良好的随机对照试验的数据分析,呼吸康复组与不运动的对照组相比,患者运动耐量明显改善,表现为 6 分钟步行距离平均增加 44m。Meta 分析还显示,与对照组相比,呼吸康复参与者在症状缓解、生活质量改善（圣·乔治呼吸问卷评分）均有显著改善。在康复过程中未报告严重不良事件。

七、间质性肺疾病合并症的康复治疗

冠状动脉粥样硬化性心脏病和肺动脉高压在特发性肺纤维化患者中并不少见,研究表明参与康复锻炼可以显著改善患者的心血管功能,有助于减少特发性肺纤维化患者心血管事件的病死率。此外,合并肺动脉高压的间质性肺炎患者也能从康复治疗中获益,即使是晚期肺动脉高压患者也可以通过专业的康复治疗来改善病情。

小结

呼吸康复是 ILD 患者综合管理的重要组成部分,在改善运动能力、症状控制和提高生活质量方面具有重要的临床意义。呼吸康复对预后影响的研究较少。运动训练是 ILD 患者呼吸康复的重要组成部分,应包括耐力训练和抗阻训练。非运动部分包括教育、呼吸训练、心理支持、症状管理和营养支持等。鉴于呼吸康复对以患者为中心的积极影响,应大力提倡并努力确保呼吸康复在 ILD 患者中广泛有序应用。

（卜小宁 黄 勇）

参考文献

［1］AGUSTÍ A G, ROCA J, GEA J, et al. Mechanisms of gas-exchange impairment in idiopathic pulmonary fibrosis［J］. American Review of Respiratory Disease, 1991, 143（2）: 219-225.

［2］ARIZONO S, TANIGUCHI H, SAKAMOTO K, et al. Endurance time is the most responsive exercise measurement in idiopathic pulmonary fibrosis［J］. Respiratory Care, 2014, 59（7）: 1108-1115.

［3］DOWMAN L, HILL CJ, MAY A, et al. Pulmonary rehabilitation for interstitial lung disease［J］. Cochrane Database of Systematic Reviews, 2021, 2（2）: CD006322.

［4］DU BOIS R M, ALBERA C, BRADFORD W Z, et al. 6-Minute walk distance is an independent predictor of mortality in patients with idiopathic pulmonary fibrosis［J］. European Respiratory Journal, 2014, 43（5）: 1421-1429.

［5］HUPPMANN P, SCZEPANSKI B, BOENSCH M, et al. Effects of inpatient pulmonary rehabilitation in patients with interstitial lung disease［J］. European Respiratory Journal, 2013, 42（2）: 444-453.

［6］JACKSON R M, GOMEZ-MARIN O W, RAMOS C F, et al. Exercise limitation in IPF patients: a randomized trial of pulmonary rehabilitation［J］. Lung, 2014, 192（3）: 367-376.

［7］MENDES P, WICKERSON L, HELM D, et al. Skeletal muscle atrophy in advanced interstitial lung disease［J］. Respirology, 2015, 20（6）: 953-959.

［8］MENDOZA L, GOGALI A, SHRIKRISHNA D, et al. Quadriceps strength and endurance in fibrotic idiopathic interstitial pneumonia［J］. Respirology, 2014, 19（1）: 138-143.

［9］MORISSET J, DUBÉ B P, GARVEY C, et al. The unmet educational needs of patients with interstitial lung disease. Setting the stage for tailored pulmonary rehabilitation［J］. Annals of the American Thoracic Society, 2016, 13（7）: 1026-1033.

［10］SPIELMANNS M, GLOECKL R, SCHMOOR C, et al. Effects on pulmonary rehabilitation in patients with COPD or ILD: a retrospective analysis of clinical and functional predictors with particular emphasis on gender［J］. Respiratory Medicine, 2016, 113: 8-14.

［11］RAGHU G, REMY-JARDIN M, RICHELDI L, et al. Idiopathic Pulmonary Fibrosis（an Update）and Progressive Pulmonary

Fibrosis in Adults: An Official ATS/ERS/JRS/ALAT Clinical Practice Guideline[J]. American Journal of Respiratory and Critical Care Medicine, 2022, 205(9): e18-e47.

[12] 中华医学会呼吸病学分会间质性肺病学组, 中国医师协会呼吸医师分会间质性肺疾病工作委员会. 特发性肺纤维化急性加重诊断和治疗中国专家共识[J]. 中华医学杂志, 2019, 99(26): 2014-2023.

[13] 中华预防医学会劳动卫生与职业病分会职业性肺病学组, 中华预防医学会煤炭系统分会职业病学组. 尘肺病肺康复中国专家共识(2022年版)[J]. 环境与职业医学, 2022, 39(5): 574-588.

第三章
肺　炎

本章的学习目标：
- 新型冠状病毒感染及 PACS
- 新型冠状病毒感染呼吸康复治疗原则
- 吸入性肺炎的定义
- 吸入性肺炎的危险因素
- 吸入性肺炎的评估
- 吸入性肺炎的呼吸康复方案

第一节　新型冠状病毒感染

一、概述

2019 年末出现了一种高致病性新型冠状病毒，即 SARS-CoV-2，继而引发了全球大流行。冠状病毒是一种含包膜的 RNA 病毒，可引起动物和人类的呼吸系统及其他多个系统的疾病。SARS-CoV-2 属于 β 属冠状病毒，主要通过呼吸道飞沫和密切的个人接触传播，该类病毒在此前 20 年中发生了两次全球流行，2003 年由 SARS-CoV-1 引起的严重急性呼吸综合征（severe acute respiratory syndrome，SARS）和 2012 年由中东呼吸综合征冠状病毒（Middle East respiratory syndrome coronavirus，MERS-CoV）引起的中东呼吸综合征（Middle East respiratory syndrome，MERS）。SARS-CoV-2 与 SARS-CoV-1 一样，通过相同的受体血管紧张素转换酶 2（angiotensin-converting enzyme 2，ACE2）进入人体细胞，SARS-CoV-2 可引起 COVID-19，出现严重的肺炎，甚至导致部分患者死亡。并发症包括急性呼吸窘迫综合征（ARDS）、贫血，心脏、肝脏及肾脏损伤和继发感染。主要相关病理改变包括早期和轻症病变区的肺泡内浆液性液体、纤维蛋白渗出物和透明膜形成。病变进展和加重后易见肺血管炎、血栓形成。管腔内可见渗出物和黏液，尤其是小支气管和细支气管易见黏液栓。部分肺泡过度充气、肺泡隔断裂或囊腔形成。部分较长的病例可见肺泡腔渗出物肉质变和肺间质纤维化。

虽然 COVID-19 是新发传染病，但以前曾有过 SARS 暴发。SARS 出院后 6~8 周的肺功能测试显示，6%~20% 的患者表现出轻度或中度肌无力。一项 94 名 SARS 患者的前瞻性队列研究报告，持续性肺功能损害约占 1/3。与健康人群相比，这些 SARS 患者随访 1 年后的健康状况也明显恶化。对 97 名 SARS 患者的前瞻性队列研究显示，27.8% 的患者在 12 个月时胸部 X 线摄影仍表现异常，运动能力持续下降。除了呼吸功能外，对 171 名 SARS 患者进行的前瞻性队列研究显示，心肺运动能力和肌肉骨骼功能，以及生活质量均明显下降。

新型冠状病毒感染 4 周以上仍出现持续症状和 / 或延迟或长期并发症为特征，无法用其他诊断解释的综合征被称为急性 COVID-19 后综合征（PACS），应属于一种特殊的"ICU 经历综合征"，是新冠感染后复杂的多系统继发性疾病的总称。感染后 4~12 周出现的症状和异常又被细分为亚急性 PACS；而发病后症状和异常持续 12 周或以上则为慢性 PACS。

PACS 同样可累及多个器官,影响多系统,包括但不限于呼吸系统、心血管系统、神经系统、胃肠道和肌肉骨骼系统。症状包括疲劳、呼吸困难、心脏异常、认知障碍、睡眠障碍、创伤后应激障碍(post-traumatic stress disorder, PTSD)、肌肉疼痛、注意力不集中和头痛等,以疲劳 / 乏力和呼吸困难最为常见,发生率可接近甚至超过 50%。

二、新型冠状病毒感染康复治疗原则

1. 临床医生应遵循预防措施,根据当地政策穿戴适当的个人防护设备,并应采取措施避免或减少康复活动期间产生气溶胶的风险。

2. 应根据患者的需要制订个性化的康复治疗计划。满足条件的轻中型 COVID-19 患者推荐进行呼吸康复干预,重型和危重型 COVID-19 患者达到病情稳定状态后,推荐进行早期康复干预,康复介入时机与暂停标准同其他呼吸危重症患者。

3. 对于 COVID-19 患者,康复的目的是改善呼吸困难症状,缓解焦虑和抑郁,减少并发症,预防和改善功能障碍,减少残疾,最大限度地改善保护功能,提高生活质量。

4. 康复治疗过程要注意对患者进行监测,必要时进行氧疗,保证患者安全。

5. 呼吸康复可以在医院、门诊、家庭甚至远程监督下实施,康复计划的持续时间为 6~9 周,在初期康复之后建议提供持续的维持方案。

三、新型冠状病毒感染呼吸康复干预框架

(一)体位管理

俯卧位通气在 COVID-19 患者的救治中得到了充分的应用。具有重症高风险因素、病情进展较快的中型、重型和危重型病例,应当给予规范的俯卧位治疗,建议每天不少于 12 小时。重型和危重型患者可采用头高 15°~30° 位为静息体位,而抗重力体位则作为基础治疗。轻型和中型患者应避免非夜间睡眠的长时间卧床,可采用前倾坐位作为基础治疗。

(二)早期活动与运动

1. 轻型和普通型 COVID-19 患者　推荐轻度到中等强度的有氧运动,每日 1 次,饭后 1 小时左右开始;根据患者体能状况确定活动时间和训练方式,当出现疲劳、呼吸困难或虚弱的迹象时,可以考虑间歇运动训练方式,训练强度应该逐渐增加,必要时患者可以在助行器或拐杖支持下活动。抗阻训练推荐强度为每周 1~2 次,共 6~8 次;每次 1~4 组,间隔 45 秒,每组重复 8~15 次,运动强度为主观用力程度分级(RPE):12~14/20。呼吸肌抗阻训练强度为每周 5 次,每次重复 100 次。若患者存在上呼吸道症状,抗阻训练推荐强度为每周训练 1 次,共 4~6 次,每次 1~2 组,间隔 60 秒,每组重复 6~10 次,RPE:10/20;呼吸肌抗阻训练强度为每周训练 5 次,每次重复 75 次。

2. 重症 COVID-19 患者　针对重症 COVID-19 成人患者进行等长肌力训练,以及呼吸肌抗阻训练。呼吸肌抗阻训练推荐强度为每周训练 5 次,每次重复 50 次。

(三)胸部物理治疗

因气道痰液潴留引起明显症状的患者,可根据评估的结果选择下列胸部物理治疗手段:咳嗽训练,体位引流,振动叩拍,徒手过度通气技术等手法技术,高频振荡,呼气正压治疗,呼吸训练,各种机械 / 人工辅助排痰技术等。

(四)心理干预

在急性期,疾病教育、有效的沟通、社会接触(尽管是远程接触)会对患者有所帮助。在恢复阶段应注意筛查,进而确定那些可能因其 COVID-19 经历而产生不良心理后果的人。医护人员应被视为

COVID-19 高危人群。应该密切关注患者情绪,有中度至重度急性应激障碍症状的患者,建议转诊到专业心理机构。

(五)针对其他系统的康复

新冠病毒可引起多系统受累,包括骨骼肌肉、神经系统、胃肠道、肝肾功能、皮肤、风湿免疫系统、血液系统、内分泌系统等,应充分评估各个系统的功能,并针对性地开展个体化的康复计划。形式包括肌力及肌耐力训练、柔韧性训练、平衡功能和协调性训练、日常生活能力训练等,以及营养支持等。

(六)出院后康复

针对 COVID-19 患者,尤其是重症患者,在出院后可能遗留的不同程度功能障碍,如疲劳/乏力、呼吸困难等,可进行居家康复治疗以促进功能障碍恢复及改善患者生活质量。形式包括有氧运动、力量训练、平衡训练、呼吸训练、气道廓清、能量保存技术及日常生活能力训练等。应每 2~4 周进行 1 次门诊随访或远程随访,并根据随访结果调整居家康复训练方案。一项老年患者的随机对照试验显示,6 周的呼吸康复训练可以显著改善患者的呼吸功能、生活质量及焦虑情况。远程康复计划是居家康复训练的重要辅助手段,可提高患者的依从性,保障康复训练的质量。

> **小结**
>
> 传染性和致病性强的新型冠状病毒(SARS-CoV-2)已成为全球流行的病毒。尽管 COVID-19 主要影响呼吸系统,但却是一种多系统疾病,可导致死亡。COVID-19 的持续表现和长期并发症尚不清楚,但有证据表明存在肺功能和身体功能受损,生活质量降低,情绪困扰等。许多需要重症监护的 COVID-19 幸存者可能还会出现心理、生理和认知障碍。对适合的 COVID-19 患者进行康复指导是十分必要的。

(卜小宁 黄 勇)

第二节 吸入性肺炎

一、误吸与吸入性肺炎

误吸(aspiration)是指口咽或胃内容物吸入喉部和下呼吸道。许多健康成人亦可能会发生少量误吸,研究显示近一半的健康人在睡眠期间会发生口咽部分泌物误吸。吸入性肺炎是指可能含细菌和/或pH 较低的胃液或口咽液体或外源性物质(如摄入的食物颗粒或液体、矿物油、盐或淡水)进入下呼吸道造成的肺部不良后果。根据吸入物质的量和性质、吸入频率以及宿主对吸入物质的反应,吸入性肺炎可分为气道疾病(包括声带功能障碍、异物导致的大气道阻塞、支气管扩张、支气管痉挛和弥漫性吸入性细支气管炎)或实质性疾病(包括吸入性化学性肺炎、吸入性肺炎和外源性类脂性肺炎)。在特发性肺纤维化中,误吸与疾病进展和急性加重有关;误吸可能增加肺移植患者发生闭塞性细支气管炎综合征的风险。

二、吸入性肺炎的流行病学

误吸通常是吞咽障碍的结果,10% 急诊入院的老年人有吞咽障碍,超过 90% 的运动神经元病(motor neuron disease, MND)患者、高达 41% 的帕金森病患者和 33% 的多发性硬化患者存在吞咽障碍,27%的慢性阻塞性肺疾病患者伴有吞咽障碍。社区获得性肺炎(community acquired pneumonia, CAP)中有5%~15% 为吸入性肺炎,CAP 住院患者中 60% 为吸入性肺炎,因肺炎住院的老年人(>70 岁)80% 为吸入性肺炎。ICU 拔管后吞咽困难(post-extubation dysphagia, PED)发生率为 3%~62%,80% 患者在离开

ICU 时仍然存在 PED,超过 40% 的 ICU 患者在拔除气管插管后因吞咽障碍导致吸入性肺炎。吸入性肺炎患者的病死率显著高于 CAP 的其他类型,存在 PED 患者 90 天内的全因病死率为 9.2%。

三、吸入性肺炎危险因素

吸入性肺炎的危险因素见于:

1. 意识障碍　滥用药物或酒精、全身麻醉、癫痫发作、镇静、急性卒中、中枢神经系统病变、头部损伤。

2. 患者特殊状态　活动能力差、不经口进食、年龄增加、慢性阻塞性肺疾病(COPD)、男性和使用药物数量增加。

3. 吞咽障碍　食管狭窄、吞咽困难、卒中、延髓麻痹、咽部疾病(如恶性肿瘤)、神经肌肉疾病(如多发性硬化)。

4. 其他　气管食管瘘、呼吸机相关性肺炎(VAP)、牙周病、胃食管反流、胃切除术后、气管切开;心搏骤停;使用抑酸药物可能增加 CAP、医院获得性肺炎(hospital-acquired pneumonia,HAP)、VAP 及吸入性肺炎的风险。

四、吸入性肺炎呼吸康复

(一)评估

1. 临床评估　详细评估患者的病史,尤其是容易被忽略的高风险人群,如慢性呼吸道疾病患者、头颈部肿瘤手术及放疗后的患者,拔牙、吸烟饮酒者等;体格检查时关注吞咽时是否有呛咳,呼吸时是否有痰鸣音和哮鸣音,说话时是否有声嘶,构音障碍;是否有鼻饲管,气管插管,是否长期卧床,口腔卫生情况;营养状态评估。

2. 问卷评估　包括进食评估问卷调查工具 -10(EAT-10),吞咽功能性交流测试评分(FCM),曼恩吞咽能力评估量表(Mann Assessment of Swallowing Ability,MASA)以及适合护士使用的多伦多床旁吞咽筛查试验(TOR-BSST)等问卷。

3. 检查评估　包括血常规、降钙素原、C 反应蛋白等化验检查、病原学检查、超声、胸部 CT 等评估吸入性肺炎;洼田饮水试验,染料试验,摄食评估,吞咽造影,吞咽纤维内镜检查(FEES),超声,CT,磁共振成像等评估吞咽功能。

(二)吸入性肺炎的呼吸康复干预

1. 预防误吸　应避免使用已知会促进误吸和干扰吞咽的药物,包括镇静剂、抗精神病药,对于一些有风险的患者,还应避免使用抗组胺药;对于接受肠内营养的患者,应采用半卧位,以最大限度降低误吸的风险;加强口腔护理,做好口腔、牙 / 义齿清洁;气管插管患者应抬高床头 30°~45°,条件许可的患者可给予抗重力体位,避免仰卧位。

2. 进食策略　患者恢复经口进食受肺炎严重程度、ADL、体重和共病的影响。应努力促进经口喂养,而不是肠内管饲;对于有误吸风险的患者,可尝试改变食物性状,尽量食用质软食物和黏稠液体,而非食物匀浆和稀薄液体;少食多餐,避免一次进食过多导致胃潴留或呕吐。

3. 吞咽训练　口腔感觉训练,冷刺激、热刺激、嗅觉刺激、味觉刺激等;口腔运动训练,口颜面训练、舌压抗阻训练、Masako 训练、Shaker 训练等;气道保护手法、门德尔松手法、声门上吞咽法、用力吞咽法等;呼吸训练,口鼻呼吸分离训练、腹式呼吸等;气管切开患者可使用说话瓣膜,为拔除气管套管做准备。日本所采用的吞咽困难康复实践多学科诊疗(MDT)模式一般包括行为调整、直接吞咽练习(例如有意吞咽、声门上吞咽技术)和间接吞咽练习(例如抬头练习和颈部活动范围练习)。吞咽康复增加了老年患者出院时能够恢复到总口服摄入量的比例。

4. 气道廓清　加强痰液引流,保持气道通畅是预防和治疗吸入性肺炎的重要措施。可根据患者具体情况选用主动呼吸循环技术(ACBT),自主引流,体位引流,呼气正压(PEP)/振荡呼气正压(OPEP),以及高频胸壁振荡(HFCWO)治疗等技术,对于咳痰能力差或有气管插管的患者可给予吸痰或经气管镜吸痰。

5. 运动训练　研究显示吸入性肺炎可引起呼吸、骨骼和吞咽系统的肌肉萎缩,膈肌萎缩导致咳嗽功能减弱,骨骼肌萎缩引起继发性肌少症,舌咽肌萎缩则直接导致吞咽障碍。一项针对呼吸科和老年科的老年住院患者的对照研究,对照组为常规治疗组,实验组采用常规治疗联合集束化方案,包括提高步行辅助工具的可用性,提供作业治疗设备以最大限度地提高患者独立性,制订活动图表,在每个患者的床上方提供个人指导和信息,并告知和鼓励所有工作人员支持患者适当运动,例如,鼓励患者从床上起来,自行到餐车取餐。结果显示实验组两组患者 HAP、跌倒、压疮的发生率显著降低,住院时间缩短和活动能力明显提高。因此早期活动/运动或许会成为吸入性肺炎治疗的新靶点。

6. 营养　吞咽障碍患者往往经口摄入不足,膳食单一,反复误吸,呕吐,导致营养不良。几乎所有老年吸入性肺炎患者都有吞咽困难和营养不良。接受康复治疗的营养不良的老年人很可能因中度营养不良、身体功能低下和与健康相关生活质量差而不能出院。营养状况与住院相关残疾的老年患者的康复结果相关。从发病到开始康复的无活动天数和营养状况也与老年患者的残疾预后相关。因此,吞咽困难康复结合营养治疗可改善预后。

小结

吸入性肺炎发病率高,多由误吸导致,但症状隐匿,诊断容易被忽略,且误诊、漏诊率高。应对误吸高风险人群进行吞咽功能评估,并给予针对性的综合呼吸康复管理。

（赵红梅）

参考文献

[1] 赵红梅,王辰.危重症新型冠状病毒肺炎患者后 ICU 综合征呼吸康复推荐意见[J].中华结核和呼吸杂志,2020,43(9):737-743.

[2] 中华医学会呼吸病学分会,中国医师协会呼吸医师分会.中国成人 2019 冠状病毒病的诊治与防控指南[J].中华医学杂志,2021,101(18):1293-1356.

[3] 国家卫生健康委办公厅,国家中医药局综合司.新型冠状病毒感染诊疗方案(试行第十版)[EB/OL].(2023-01-05)[2023-9-20].http://www.nhc.gov.cn/ylyjs/pqt/202301/32de5b2ff9bf4eaa88e75bdf7223a65a/files/02ec13aadff048ffae227593a6363ee8.pdf.

[4] WU Y C, CHEN C S, CHAN Y J. The outbreak of COVID-19: An overview[J]. Journal of the Chinese Medical Association, 2020, 83(3): 217-220.

[5] LI Y C, BAI W Z, HASHIKAWA T. The neuroinvasive potential of SARS-CoV2 may play a role in the respiratory failure of COVID-19 patients[J]. Journal of Medical Virology, 2020, 92(6): 552-555.

[6] HUANG C, WANG Y, LI X, et al. Clinical features of patients infected with 2019 novel coronavirus in Wuhan, China[J]. Lancet, 2020, 395(10223): 497-506.

[7] LEE N, HUI D, WU A, et al. A major outbreak of severe acute respiratory syndrome in Hong Kong[J]. New England Journal of Medicine, 2003, 348(20): 1986-1994.

[8] ONG K C, NG A W, LEE L S, et al. 1-year pulmonary function and health status in survivors of severe acute respiratory

syndrome［J］. Chest, 2005, 128（3）: 1393-1400.

［9］ HUI D S, WONG K T, KO F W, et al. The 1-year impact of severe acute respiratory syndrome on pulmonary function, exercise capacity, and quality of life in a cohort of survivors［J］. Chest, 2005, 128（4）: 2247-2261.

［10］ MARIK P E. Aspiration pneumonitis and aspiration pneumonia［J］. New England Journal of Medicine, 2001, 344（9）: 665-671.

［11］ GLEESON K, EGGLI D F, MAXWELL S L. Quantitative aspiration during sleep in normal subjects［J］. Chest, 1997, 111（5）: 1266-1272.

［12］ HUXLEY E J, VIROSLAV J, GRAY W R, et al. Pharyngeal aspiration in normal adults and patients with depressed consciousness［J］. American Journal of Medicine, 1978, 64（4）: 564-568.

［13］ WATERS A M, PATTERSON J, BHAT P, et al. Investigating dysphagia in adults: symptoms and tests［J］. BMJ, 2022, 379: e067347.

［14］ KOMATSU R, OKAZAKI T, EBIHARA S, et al. Aspiration pneumonia induces muscle atrophy in the respiratory, skeletal, and swallowing systems［J］. Journal of Cachexia, Sarcopenia and Muscle, 2018, 9（4）: 643-653.

［15］ STOLBRINK M, MCGOWAN L, SAMAN H, et al. The Early Mobility Bundle: a simple enhancement of therapy which may reduce incidence of hospital-acquired pneumonia and length of hospital stay［J］. Journal of Hospital Infection, 2014, 88（1）: 34-39.

第四章
支气管扩张

本章的学习目标：
- 支气管扩张呼吸康复概述
- 支气管扩张呼吸康复干预框架
- 支气管扩张合并症的康复治疗

第一节　支气管扩张呼吸康复概述

支气管扩张是由各种病因引起的反复发生的化脓性感染，导致中小支气管反复损伤和/或阻塞，致使支气管壁结构破坏，引起支气管异常和持久性扩张，临床表现为慢性咳嗽、大量咳痰和/或间断咯血、伴或不伴气促和呼吸衰竭等轻重不等的症状。因其是一种慢性消耗性结构性肺疾病，病程长，病变不可逆转，反复急性加重且合并感染，带来了明显的身心问题，严重影响患者的生活质量，同时加重家庭和社会经济负担。近年来呼吸康复的效果在支气管扩张的管理中逐步得到验证，但在临床上的应用仍有待推广。

在我国，支气管扩张仍缺乏大规模流行病学资料，一项对 7 省市城区 ≥40 岁人群的调查显示 1.2% 的居民曾诊断为支气管扩张。我国部分三甲医院呼吸与危重症医学科住院患者疾病构成调查显示近年来支气管扩张位列第 3~4 位，在每年住院患者疾病构成中占 5.2%~13.8%，且呈逐年上升趋势。支气管扩张患者的抑郁和焦虑亦为普遍，与生活质量下降和依从性差有关，18%~55% 患者存在不同程度的焦虑，12.7%~34% 存在不同程度的抑郁。同时支气管扩张患者也常合并营养不良，但关于其发生率研究尚有限，两项多中心研究发现支气管扩张中营养不良分别占 14% 和 28.6%。

英国胸科协会（British Thoracic Society，BTS）最新发布的支气管扩张指南总结了康复的临床证据，确认呼吸康复可提高支气管扩张患者的运动能力，改善生活质量，减少 1 年内急性加重频率，并可延长至首次急性加重时间；并推荐在呼吸困难导致功能受限（mMRC≥1 分）的患者中进行呼吸康复。Patel 等比较了实行康复的支气管扩张患者与慢阻肺病患者的倾向性，匹配年龄、性别、FEV_1 占预计值百分比、BMI、mMRC 和基线运动能力（递增往返步行试验）后运动能力和生活质量的改变，以及依从性和完成率，结果发现两组完成率一致，康复后的步行运动能力均有相似的提高，并且两组康复后 CRQ- 呼吸困难、情绪、自我控制和 CRQ 总分提高程度相似。土耳其的一项关于呼吸康复对包括慢阻肺病和支气管扩张等慢性呼吸疾病患者影响的研究显示，呼吸康复可改善运动能力、呼吸困难，提高生活质量，降低急诊入院率和住院率，改善焦虑和抑郁。

第二节　支气管扩张的呼吸康复干预框架

一、支气管扩张严重程度评价

支气管扩张严重程度指数（Bronchiectasis Severity Index，BSI）或改良后支气管扩张症严重程度分级评分（E-FACED）评分用于支气管扩张严重程度评价。BSI 评分主要用于预测支气管扩张患者未来病情恶化、住院、健康状况和死亡情况。总得分 0~4 分为轻度，5~8 分为中度，≥9 分为重度，详见表 6-4-2-1。E-FACED 评分主要用于预测支气管扩张患者未来急性加重次数和住院风险，相较于 BSI 强调了既往急性加重情况（E）、FEV_1 占预计值百分比（F）、年龄（A）、铜绿假单胞菌定植（C）、影像学严重程度（E）及 mMRC 评分（D）等 5 个指标。总得分 0~3 分为轻度，4~6 分为中度，7~9 分为重度。

表 6-4-2-1　支气管扩张严重程度指数（BSI）评分标准

指标	变量	分值
年龄 / 岁	<50	0
	50~69	2
	70~79	4
	≥80	6
BMI/（$kg \cdot m^{-2}$）	<18.5	2
	18.5~25	0
	26~29	0
	≥30	0
FEV_1 占预计值百分比	>80	0
	50~80	1
	30~49	2
	<30	3
既往因加重住过院	无	0
	有	5
既往 1 年内急性加重次数	0	0
	1~2	0
	≥3	2
mMRC 评分	0~2	0
	3	2
	4	3
铜绿假单胞菌定植	无	0
	有	3
其他微生物定植	无	0
	有	1
影像累及 3 叶及以上或囊状支气管扩张	无	0
	有	1

二、呼吸康复时间

以慢阻肺病患者为主要研究对象的 BTS 呼吸康复指南推荐每周至少有 2 次受监督的康复治疗,一般认为持续 6 周以上才可获益,建议进行为期 6~12 周受监督的康复计划。目前对支气管扩张患者康复的研究中受监督的康复持续时间多为 8~12 周不等,仅有一项对住院支气管扩张患者进行为期 3 周的康复研究,且证明患者运动能力和生活质量均有所改善。

三、呼吸康复内容

1. 健康宣教　应对所有支气管扩张患者进行呼吸康复训练的健康宣教,目的是促进生活方式和行为的改变,协助患者进行自我管理并促进决策和自我效能。内容应基本囊括该计划的总体安排,是康复得以顺利进行的重要环节,主要包括:支气管扩张的病理生理特征,生活方式的改进(戒烟、给予营养咨询、建立正确的运动和健康行为观念、避免不良刺激等),自我管理和症状控制(日常活动中节省体能、进行呼吸训练、气道廓清技术、急性加重的早期识别和管理等),药物治疗的作用、目的和方法(包括正确使用吸入药物、抗生素、祛痰药物及氧疗设备等),心理健康指导(控制焦虑、休闲和放松、加强社会支持等)以及医学检验的解释,康复的目标,医疗保障政策等。这些策略可增加患者的知识并激励患者与专业医务人员共同参与控制疾病,从而促进患者健康管理的自我效能。具体还应根据患者的需求、教育背景和身体状况(如视力或听力受损、认知障碍)进行个体化的调整。建议口头宣教的同时向患者提供书面材料作为补充和参考。

2. 运动训练　在康复计划中应结合有氧运动和抗阻训练以确保患者的运动耐力和力量同时获益。6 分钟步行试验(6MWT)和递增往返步行试验(ISWT)是支气管扩张患者呼吸康复前后运动能力评估的可靠指标。

康复的运动训练原则因人而异,方式通常为下肢耐力训练,最常见的是在功率自行车和 / 或固定式跑步机上步行,也可以通过爬楼梯、自由行走、越野健走和 / 或游泳等方式进行。运动强度应至少达到运动试验时最大心率的 60%,每次训练时间应累计 30~60 分钟,部分患者无法连续坚持 30 分钟,可间歇完成。

抗阻训练与有氧运动相比,产生的心肺反应和呼吸困难更少,这对于严重的 CRD 患者是十分必要的。包括针对特定肌肉群的集中训练,以及针对重负荷的重复操作。抗阻训练包括主要的肌肉群,特别是股四头肌,应完成 2~4 组,每组 10~15 次重复。

3. 气道廓清技术　反复咳嗽、咳黏液(脓)性痰是支气管扩张最典型的症状,除了记录患者每日痰量及其性状以外,这 2 个症状给患者日常生活带来的影响也可以通过症状评分和 / 或生活质量评分来进行评估。

尽管目前缺乏关于气道廓清技术方面高质量的 RCT 研究证据,BTS 支气管扩张诊治指南(2018 年)还将之列为支气管扩张的一线治疗。所有支气管扩张患者都应由呼吸康复师教会至少一种气道廓清技术,目前认为主动呼吸循环技术(ACBT)和体位引流是最有效的方法,Acapella、Flutter 及其他 OPEP 和振动排痰背心等设备可以易化该技术的实施。具体实施方案应由呼吸康复师依据不同患者的症状、疾病严重程度和技术上的可行性等方面进行个体化的考量,并根据病情恶化(急性加重频率增加或症状加重)情况及时调整。首次评估可能需 1 小时左右,包括宣教和指导患者如何进行气道廓清技术。一般建议每次持续 10~30 分钟以上,甚至于出现气道"通畅感"。目的是在不引起患者疲劳的前提下最大限度地廓清气道。目前尚缺乏足够证据支持特定的实施频率,通常每天 1~2 次。首次评估后的 3 个月内应再次评估患者实施气道廓清技术的有效性。

咯血也是支气管扩张的常见症状,一般不推荐在咯血量较大时进行呼吸康复。可根据患者病情的需要,制订窒息应对预案,包括体位管理和日常行为调整。

4. 其他呼吸康复措施　支气管扩张患者呼吸康复的其他措施同样需要在全面的整体评估后开展,具体评估内容与其他慢性呼吸疾病相似。结合使用吸气肌训练(IMT)有助于维持训练效果,提升气道廓清效果。神经肌肉电刺激疗法(NMES)不作为支气管扩张呼吸康复的常规推荐,仅适合于部分重症患者。训练期间补充性氧疗增加患者的安全性,提高康复方案的完成度。无创通气(NIV)有助于缓解康复过程中的呼吸困难,增加肺扩张的程度。针对支气管扩张的慢性消耗性特点,恰当且充分的营养补充可改善患者的整体健康状况、增强康复效果。

5. 患者自我管理　支气管扩张患者的自我管理可提高自我效能,增加治疗的依从性,规避不良刺激,有望改善肺功能,减少急性事件的发生,减少焦虑和抑郁的发生。自我管理至少包括以下2个要素:疾病知识、气道廓清技术、坚持用药、运动(包括肺功能康复)和行动计划,但目前尚无高质量的证据说明支气管扩张患者能否从自我管理中获益。未来的研究应旨在明确定义和证明自我管理的具体内容和临床评价指标。

第三节　支气管扩张合并症的呼吸康复治疗

基于支气管扩张的病理生理特点,易出现慢性细菌定植,且患者常不规范使用抗菌药物,在急性发作的基础尚可反复感染,甚至是耐药菌感染。除了及时有效的抗菌治疗以外,雾化吸入治疗可以增强效果,包括支气管扩张剂,部分抗菌药物,如妥布霉素、多黏菌素等。雾化过程中同样主要关注加温加湿加氧,并要求患者主动咳嗽,避免不良事件发生。充分的体位引流和自主引流,综合使用各种气道廓清技术,均有利于感染的控制。

支气管扩张长期控制不良,常合并慢性呼吸衰竭。针对慢性呼吸衰竭,除上述的积极的康复锻炼外,研究证明无创通气和长期家庭氧疗可改善患者的肺功能和生活质量,间歇性应用无创通气可降低气管插管率,缩短住院时间;而长期家庭氧疗对支气管扩张患者预后的影响尚不明确。部分支气管扩张患者可合并肺动脉高压,一旦出现肺动脉高压则意味预后不良。长期氧疗适用于合并低氧血症的患者。目前没有太多的证据推荐现有的靶向药物对此类肺动脉高压有确切疗效。

小结

呼吸康复在慢阻肺病患者中应用的获益已经得到了充分的验证和较广泛的应用,近年来康复在支气管扩张中受益相关的RCT研究也逐渐增多,2018年BTS发布的支气管扩张指南对有呼吸困难(mMRC≥1分)的支气管扩张患者进行康复的推荐级别为强推荐,可见其作为一种非药物治疗手段在支气管扩张管理中的地位越来越重要,应当进行规范化推广。

（卜小宁　黄　勇）

参考文献

[1] HILL A T,SULLIVAN A L,CHALMERS JD,et al. BTS Guideline for bronchiectasis in adults[J]. Thorax,2019,74(Suppl 1): 1-69.

[2] SPRUIT M A,SINGH S J,GARVEY C,et al. An official American Thoracic Society/European Respiratory Society statement: key concepts and advances in pulmonary rehabilitation[J]. American Journal of Respiratory and Critical Care Medicine,

2013, 188（8）: e1-e64.

［3］周玉民, 王辰, 姚婉贞, 等 . 我国 7 省市城区 40 岁及以上居民支气管扩张症的患病情况及危险因素调查［J］. 中华内科杂志, 2013, 52（5）: 379-382.

［4］BOUSSOFFARA L, BOUDAWARA N, GHARSALLAOUI Z, et al. Anxiety-depressive disorders and bronchiectasis［J］. Revue des Maladies Respiratoires, 2014, 31（3）: 230-236.

［5］GEA J, SANCHO-MUÑOZ A, CHALELA R. Nutritional status and muscle dysfunction in chronic respiratory diseases: stable phase versus acute exacerbations［J］. Journal of Thoracic Disease, 2018, 10（Suppl 12）: S1332-S1354.

［6］LEE A L, HILL C J, CECINS N, et al. The short and long term effects of exercise training in non-cystic fbrosis bronchiectasis— a randomised controlled trial［J］. Respiratory Research, 2014, 15（1）: 44.

［7］NEWALL C, STOCKLEY R A, HILL S L. Exercise training and inspiratory muscle training in patients with bronchiectasis［J］. Thorax, 2005, 60（11）: 943-948.

［8］VAN ZELLER M, MOTA P C, AMORIM A, et al. Pulmonary rehabilitation in patients with bronchiectasis: pulmonary function, arterial blood gases, and the 6-minute walk test［J］. Journal of Cardiopulmonary Rehabilitation and Prevention, 2012, 32（5）: 278-283.

［9］ZANINI A, AIELLO M, ADAMO D, et al. Effects of Pulmonary Rehabilitation in Patients with Non-Cystic Fibrosis Bronchiectasis: A Retrospective Analysis of Clinical and Functional Predictors of Effcacy［J］. Respiration, 2015, 89（6）: 525-533.

［10］PATEL S, COLE A D, NOLAN C M, et al. Pulmonary rehabilitation in bronchiectasis: a propensity-matched study［J］. European Respiratory Journal, 2019, 53（1）: 1801264.

［11］JOSE A, RAMOS T M, DE CASTRO R A S, et al. Reduced Physical Activity With Bronchiectasis［J］. Respiratory Care, 2018, 63（12）: 1498-1505.

［12］KELLY C, GRUNDY S, LYNES D, et al. Self-management for bronchiectasis［J］. Cochrane Database of Systematic Reviews, 2018, 2（Suppl 3）: CD012528.

［13］支气管扩张症专家共识撰写协作组, 中华医学会呼吸病学分会感染学组 . 中国成人支气管扩张症诊断与治疗专家共识［J］. 中华结核和呼吸杂志, 2021, 44（4）: 311-321.

［14］CHALMERS J D, GOEMINNE P, ALIBERTI S, et al. The bronchiectasis severity index. An international derivation and validation study［J］. American Journal of Respiratory and Critical Care Medicine, 2014, 189（5）: 576-585.

第五章
肺动脉高压

本章的学习目标：
- 肺动脉高压康复概述
- 肺动脉高压的康复评估
- 肺动脉高压的呼吸康复技术

第一节 概 述

正常成年人静息状态下肺动脉平均压为（14.0±3.3）mmHg，其上限不超过20mmHg。肺动脉高压（PH）指肺动脉压力升高超过一定界值的一种血流动力学和病理生理状态，其血流动力学诊断标准为：海平面静息状态下，右心导管检测肺动脉平均压≥25mmHg。PH的临床表现主要与进行性心肺功能减弱相关。因此随着疾病进展，PH患者运动能力和生活质量会逐步降低。在大多数情况下，PH药物治疗不能完全阻止或逆转右室功能障碍，也不能使肺血管阻力恢复正常。

运动训练是PH治疗最重要、最安全和最具性价比的治疗选择之一。早在2006年，Mereles等设计了一种针对重症PH患者的低强度的运动训练方法，证明了低强度运动训练和吸气肌训练（包括缩唇呼吸、呼吸肌训练等）对重度慢性肺动脉高压合并右心衰竭患者的运动能力、生活质量有积极影响；在2015年欧洲心脏病学会（European Society of Cardiology，ESC）和欧洲呼吸学会（ERS）肺动脉高压指南中，建议稳定的PH患者在专科医院进行有监督和密切监测的运动和呼吸训练计划，作为药物治疗的补充（Ⅱa级证据，B类推荐）。2017年日本循环学会（Japanese Circulation Society，JCS）和日本肺循环和肺动脉高压学会（Japanese Pulmonary Circulation and Pulmonary Hypertension Society，JPCPHS）肺动脉高压指南、2018年美国胸科医师学会发布的CHEST指南和专家小组报告更新关于成人肺动脉高压的治疗、2018年中国台湾心脏病学会（Taiwan Society of Cardiology，TSOC）肺动脉高压的诊断和治疗指南及2018西班牙肺科和胸外科学会（Spanish Society of Pneumology and Thoracic Surgery，SEPAR）关于肺动脉高压的诊断和治疗指南等，建议PH患者参加有监督的运动活动，作为疾病综合护理的一部分。由于证据所限，各指南均未能给出明确的呼吸康复方案的推荐。

因此，结合目前国内外的研究以及指南，本章总结了一系列PH相关的呼吸康复训练方法，作为PH非药物治疗的重要手段。

第二节 肺动脉高压的康复评估

一、临床评估

PH的临床症状是临床评估中重要的一部分，可以提示疾病的严重性、改善程度、稳定性。

PH 的临床症状并无特异性,胸闷、呼吸困难、疲劳、咯血,甚至晕厥均可出现。症状评估包括呼吸困难程度,如采用 mMRC 评分、呼吸困难指数等方法进行量化评估。PH 患者的呼吸困难常表现为运动耐力下降和疲劳,可采用 Borg 评分进行评估。

右心功能不全是 PH 患者病情严重程度判断的重要部分。若出现右心功能不全的表现,则说明患者已经到了 PH 的晚期阶段,临床预后较差。常采用 WHO 功能分级(表 6-5-2-1)、6MWT、心肺运动试验、超声心动图、心脏磁共振(cardiac magnetic resonance, CMR)、血流动力学以及血清生物学标志物等多项检查指标,对患者的病情及预后进行综合评价。临床严重性评估有助于指导治疗,评估疗效。其中 WHO 功能分级是 PH 患者重要的生存期预测指标。

表 6-5-2-1 WHO 功能分级

分级	分级标准
I 级	患者体力活动不受限,日常体力活动不会导致呼吸困难、乏力、胸痛或接近昏厥
II 级	患者体力活动轻度受限,休息时无不适,但日常活动会出现呼吸困难、乏力、胸痛或接近昏厥
III 级	患者体力活动明显受限,休息时无不适,但低于日常活动会出现呼吸困难、乏力、胸痛或接近昏厥
IV 级	患者不能进行任何体力活动,存在右心衰竭征象,休息时可出现呼吸困难和 / 或乏力,任何体力活动均可加重症状

二、影像学及血流动力学评价

PH 和动脉型肺动脉高压(pulmonary arterial hypertention, PAH)的评价方法几乎是通用的。超声心动图常用于评估 PH 所引起的右心功能减退。超声心动图对于心脏功能评价具有较好的价值,如可根据三尖瓣环收缩期位移(tricuspid annular plane systolic excursion, TAPSE)、右室做功指数、左心室偏心指数、右心房面积等评估患者的右心功能,并可预测预后。研究表明,平均右室游离壁收缩期应变 <-12.5% 的患者病情严重,右室收缩功能障碍更严重,并且在 6 个月内疾病进展程度更高。在调整了年龄、性别、PH病因和 WHO 功能分级后,患者在 1 年内右室游离壁应变每下降 5%,病死率就增加 2.9 倍。超声心动图评估右心功能的准确性不够,动态观察相关指标的变化临床意义更大。

心脏磁共振(CMR)成像评价 PH 严重程度及预后的指标包括:右室射血分数(right ventricle ejection fraction, RVEF)、右室搏出量、右室舒张末期容积、左室舒张末期容积、心室质量指数、主肺动脉面积变化、室间隔偏移程度、平均肺动脉血流速度及延迟强化等。CMR 评价 PH 的系统性综述和 meta 分析显示 CMR 测定的 RVEF 是预测 PH 全因死亡和复合终点的最强预测因子。Baggen 等研究显示 PH 患者病死率的最大预测因子是 RVEF,其每降低 5%,死亡风险增加 1.23 倍。Ghio 等研究证明舒张末期右心室直径 >36.5mm 与病死率增加相关,同时也发现适应性肥厚不会显著增加病死率。另一项研究表明右心室质量与容积之比,也是 PH 患者右心衰竭的预测因子。右心室游离壁与室间隔移行带的延迟强化(right ventricular insertion point late gadolinium enhancement, RVIP-LGE)是指左心室前壁、下后壁与右心室结合部上、下部心肌内的异常强化灶。有研究通过对 PH 患者进行平均 10 个月的随访,显示 RVIP-LGE 患者达到右心衰竭的可能性是无 RVIP-LGE 患者的 10 倍。

右心导管检查是诊断 PH 的"金标准"。右心房压力、心排血指数(cardiac index, CI)和混合静脉血氧饱和度(oxygen saturation in mixed venous blood, SvO$_2$)是反映右心功能和预后的重要指标,建议 PH 患者在治疗前行右心导管检查以评价疾病的严重程度。右心导管检查测得右心房压 >14mmHg、心排血指数 <2.0L/(min·m^2)、混合静脉血氧饱和度 <60% 提示患者预后不佳;而肺动脉平均压与预后相关性不佳。

三、生活质量、运动耐力的评价

可采用量表形式，如健康调查量表 36（SF-36）、世界卫生组织生活质量评估简表（WHO QoL-BREF）、日常生活活动（ADL）等，对患者的生活质量进行量化评估。

6 分钟步行试验（6MWT）和心肺运动试验（CPET）均可评估 PH 患者的运动耐力，是决定预后的重要因素。最新指南指出 6MWD≥440m 提示预后较好，6MWD<165m 预示死亡风险提高。在 CPET 测定的众多变量中，最大摄氧量（VO_2max）及二氧化碳通气当量（VE/VCO_2）斜率与患者预后密切相关，当 VO_2max<11ml/（kg·min）（35%~65% 预计值）、VE/VCO_2 斜率≥45 时，提示患者预后较差。心肺运动试验提供的诊断、预后信息是对 6MWT 的一种补充。

四、生物标志物评价

血浆脑钠肽、N 端脑钠肽前体（N-terminal pro-brain natriuretic peptide，NT-proBNP）水平升高提示心功能不全，是 PH 的重要预后标志物。但它们不是肺血管疾病特异性的标志物，只能提供间接的预后信息。

综合临床情况、WHO 功能分级及生物标志物等检查，可以对肺动脉高压进行危险分层。这种评估方法主要适用于 PAH 的患者（表 6-5-2-2）。对病情稳定的患者建议每 3~6 个月进行随访评估一次。

表 6-5-2-2　动脉型肺动脉高压（PAH）危险分层

预后因素	低危	中危	高危
A：WHO 功能分级	Ⅰ、Ⅱ级	Ⅲ级	Ⅳ级
B：6MWD	>440m	165~440m	<165m
C：血浆 BNP/ NT-proBNP 水平 或 RAP	BNP<50ng/L NT-proBNP<300ng/L 或 RAP<8mmHg	BNP 50~300ng/L NT-proBNP 300~1 400ng/L 或 RAP 8~14 mmHg	BNP>300ng/L NT-proBNP>1 400ng/L 或 RAP>14mmHg
D：CI 或 SvO_2	CI>2.4L/（min·m²）或 SvO_2>65%	CI 2.0~2.4L/（min·m²）或 SvO_2 60%~65%	CI<2.0L/（min·m²）或 SvO_2<60%

BNP：脑钠肽；NT-proBNP：N 端脑钠肽前体；CI：心排血指数；RAP：right atrial pressure，右心房压力；6MWD：6 分钟步行距离；SvO_2：混合静脉血氧饱和度。

评判标准：ABCD 四个标准综合分析。低危，至少符合 3 项低危标准且不具有高危标准；高危，符合两项高危标准，其中包括心排血指数或混合静脉血氧饱和度；中危，不属于低危和高危者均属于中危。

五、营养与精神心理评价

通常可以采用 NRS 2002（见附表 9）进行营养风险的筛查，存在营养风险者，可以采用主观全面评定（SGA，见附表 10）进行营养的综合评定。

对精神心理状态，可以分别采用广泛性焦虑症量表（Generalized Anxiety Disorder Scale-7，GAD-7，见附表 13）、PHQ-9 抑郁症筛查量表（Patient Health Questionnaire-9，PHQ-9，见附表 11）、躯体症状患者 PHQ-15 健康问卷（Patient Health Questionnaire-15，PHQ-15，见附表 12）进行筛查和评估。

第三节　肺动脉高压的呼吸康复技术

尽管各国关于肺动脉高压的指南中都没有推荐的统一的康复计划,但近年来已有越来越多的研究证实,在专业医生、康复师指导下,以运动训练为基础的呼吸康复计划,在改善 PH 患者呼吸困难症状、运动耐力和疲劳、提高生活质量、改善峰值摄氧等方面,均优于未进行呼吸康复者;多数研究显示了呼吸康复良好的安全性,少数患者运动中可能出现短暂头晕、心跳加快、氧合降低等不良反应。由于目前临床研究主要针对 PAH 和慢性血栓栓塞性肺动脉高压(pulmonary hypertension due to chronic thrombotic and/or embolic disease, CTEPH)两大类,因此,对于这两大类稳定期、慢性 PH 患者,在进行康复前,对 PH 的全面评估,及制订针对性的康复计划,在康复中有效的指导和监测,康复后的跟踪和评估,是呼吸康复施行有效性和安全性的保障。

对 PH 患者的呼吸康复主要强调个体化原则,依据患者基础评估的情况,制订在专业医生指导下,药物治疗基础上的个体化康复计划。康复计划可以包括运动训练、呼吸训练、长期氧疗、健康教育、精神心理的改善、营养支持等。

一、运动训练

（一）运动形式

运动的形式包括有氧训练（又称耐力训练）和抗阻训练。

常见的有氧训练包括（跑步机）步行、自行车、慢跑等。有氧运动需持续较长时间,多数研究方案推荐步行锻炼时间为 30~60 分钟,自行车（阻力）10~25 分钟。两者的组合有助于运动耐力的提高。

抗阻训练包括下肢和上肢的抗阻训练。抗阻训练可有效增强肌肉的力量,改善患者骨骼肌功能和运动的稳定性,提高运动耐力。下肢抗阻训练可采用阻力自行车、登阶、坐 - 立训练等;上肢抗阻训练可采用低重量的哑铃（500~1 000g）、弹力带或其他抗阻训练器械;建议抗阻训练时采用分组的方法,每组同一动作重复 8~12 次,间隔 30~60 秒,每次训练时间 20~30 分钟。

此外还可以采用瑜伽、太极拳、拉伸训练进行组合练习。

（二）运动强度

PH 患者心肺储备能力明显减退,大多数研究推荐了低强度的有氧运动方式,可以间歇采用短暂高强度运动,运动强度以心率不超过峰值心率的 60%~80% 为宜;初始呼吸康复运动训练,建议在呼吸和康复专业人员的监督下进行;运动训练的过程中,对患者主观症状、血氧饱和度、心率、血压等进行监测,一般来说,运动强度较低,以患者未出现明显不适症状,达到并维持峰值心率的 60%~80%,心率 <120 次 /min,血氧饱和度不低于 85% 为宜。运动训练过程中,可依据患者的耐受情况,逐步增加运动的强度。

（三）运动周期

2020 年 ERS 发表了关于重度慢性肺动脉高压患者运动训练和康复的声明,总结了当前关于肺动脉高压患者运动训练康复的研究。其中大多数研究对象都参加了“海德堡”训练计划,运动治疗分为 1~3 周的院内治疗和 3 周以后的院外治疗。具体训练计划可依据患者情况,有氧运动建议每周 5~7 次,抗阻训练每周 3~4 次。

与每天常规的医疗治疗类似,只有当患者每天至少持续 15 分钟,每周 5 天,运动训练才会起作用。运动治疗的时间也应该依据患者的情况个体化选择。初始的运动计划需在专业的康复机构进行,同时须有呼吸、心血管专家和康复专家进行充分的评估和计划制订,在专业康复师的全程指导下完成,每次训练的时间建议 20~60 分钟,随康复治疗的进程和耐受情况逐步增加。

对 PH 患者,可依据患者心功能分级、基础心肺功能储备以及运动过程中的耐受情况,将有氧训练、抗阻训练的不同方式进行组合。如低负荷自行车训练 30 分钟,单肌群哑铃训练 30 分钟,呼吸肌及运动训练 30 分钟。一般建议前 1~3 周在专业机构进行康复训练,之后可以进行社区或居家康复,康复治疗应至少持续 8 周,效果评估多建议超过 12 周。

PH 患者的运动康复,需要在症状允许的范围内进行,过度的运动可能诱发右心功能不全、造成患者疲劳、呼吸困难的加重,增加猝死等恶性结局的风险。

(四)运动康复后评估

用于评估运动训练对 PH 疗效的结果指标大致可分为 6 类:临床症状、生活质量(健康调查量表 36)、肺动脉血流动力学、运动能力、外周肌力和生物标志物(脑钠肽水平)。

评估运动能力的方法有很多种。最常用的测试是 6 分钟步行试验(6MWT)和递增往返步行试验(ISWT)。然而,最全面的测试是心肺运动试验(CPET)。欧洲心脏病学会 / 欧洲呼吸学会(ESC/ERS)指南建议对 PH 患者进行 CPET,不仅是为了做出有关治疗的决策,而且因为它在 PH 患者中表现出典型的模式,因此可以用于早期诊断和鉴别诊断。

由呼吸 - 心血管 - 康复专家团队定期对运动康复效果进行评估,进而根据患者情况调整个体化的康复方案。

(五)呼吸训练

呼吸训练是 PH 患者呼吸康复重要的环节之一。由于低氧、右心功能不全等,常常导致呼吸困难、呼吸肌疲劳和呼吸模式改变。呼吸训练有助于缓解呼吸困难症状、增加呼吸储备能力。

呼吸训练包括吸气肌、呼气肌训练,常采用抗阻训练的方法。可通过缩唇呼吸、吸气肌、呼气肌训练器、沙袋等进行辅助训练。有研究采用抗阻呼吸器(具有不同直径的内管来调节阻力),开始时练习 3~5 分钟,每天 3~5 次,以后增加至 20~30 分钟。腹式呼吸抗阻训练可腹部放置沙袋作挺腹练习,开始时 1.5~2.5kg,以后可逐步增至 5~10kg,每次练习 5 分钟;也可仰卧位反复进行双下肢向胸部的屈髋屈膝动作,以增强腹肌力量。

二、氧疗

大多数 PH 患者,除了有冠心病和肺 - 体分流的患者,在静息状态下都有轻微的动脉低氧血症。《中国肺动脉高血压诊断和治疗指南(2021 版)》提出:当外周血氧饱和度 <91% 或动脉血氧分压 <60mmHg 时建议吸氧,使血氧饱和度 ≥91%。在部分临床研究中,患者可以在吸氧状态下进行有氧训练和抗阻训练,有助于缓解运动带来的低氧血症和呼吸困难症状。

三、健康教育

患者的动力直接影响患者的依从性。有效的健康教育可以帮助患者增强呼吸康复的动力。根据 ATS/ERS 关于呼吸康复的声明,通过设定目标和激励可以获得成就感,进一步增强患者的自我管理。

患者教育的内容非常广泛,包括帮助患者了解 PH 的疾病状况,注意事项,吸烟的危害与戒烟的方法,PH 的治疗药物及使用方法,氧疗及其使用方法与注意事项,患者的睡眠状况及睡眠障碍的应对,感染的预防,气道廓清技术,肺功能检查结果的解读,呼吸康复的作用,节能与放松的技巧,呼吸训练和呼吸控制的方法,营养,运动训练的益处及注意事项等。

四、精神心理

PH 是一种对患者及其家人的心理、社会(包括经济)、情感和精神功能有重大影响的疾病。肺动脉高压患者发病年龄较早(年龄中位数为 40 岁),因体力活动受限、呼吸困难及脱离社会,常导致焦虑、抑郁的发生。在 PAH 和 CTEPH 患者中,严重抑郁症的患病率从 7.7%~45% 不等。管理 PH 患者的团队应具备评估和管理所有这些领域问题的技能和专业知识,并与相关学科的同事(如精神病学、临床心理学、福利和社会工作等)保持密切联系。终末期 PH 患者需要多学科团队,充分评估患者需求,对部分严重抑郁或焦虑患者需要在专业的精神心理医生指导下进行药物干预。

五、营养支持

缺铁在 PAH 患者中较为普遍,其可使 PAH 患者运动耐量下降,病死率增加,并且这种铁缺乏与贫血无关。铁缺乏患者可考虑铁替代治疗,推荐静脉注射铁剂。

由于肺动脉高压患者通常病程漫长,加之某些治疗药物,如前列腺素、波生坦、西地那非等副作用,常常导致患者胃肠功能紊乱,造成患者食欲减退、进食少;久而久之引发患者营养不良、低蛋白血症等症状。因此,肺动脉高压患者需注意调整饮食结构、合理膳食。在营养风险综合评定基础上,评估存在的主要问题,原则上以少食多餐、富含纤维、高蛋白质食物为主。在康复运动期间,患者的营养需求有所增加,尤其是蛋白质供给应适当增加。

小结

PH 患者主要表现为进行性心肺功能下降,随着疾病进展,PH 患者的运动能力和生活质量会逐步降低。在大多数情况下,PH 药物治疗不能完全阻止或逆转右心室功能障碍,也不能使肺血管阻力恢复正常。近年来,越来越多的研究证实,在专业医生、康复师指导下,以运动训练为基础的呼吸康复计划在改善 PH 患者呼吸困难症状、运动耐力和疲劳、提高生活质量、改善峰值摄氧等方面具有重要的临床意义。对 PH 患者进行基础评估,制订个体化康复治疗方案是十分必要的。

(石志红 程 雪)

参考文献

[1] GALIÈ N, HUMBERT M, VACHIERY J L, et al. 2015 ESC/ERS Guidelines for the diagnosis and treatment of pulmonary hypertension:The Joint Task Force for the Diagnosis and Treatment of Pulmonary Hypertension of the European Society of Cardiology(ESC)and the European Respiratory Society(ERS):Endorsed by:Association for European Paediatric and Congenital Cardiology(AEPC),International Society for Heart and Lung Transplantation(ISHLT)[J]. European Respiratory Journal, 2016, 37(1):67-119.

[2] HOEPER M M, HUSCHER D, GHOFRANI H A, et al. Elderly patients diagnosed with idiopathic pulmonary arterial hypertension:results from the COMPERA registry[J]. Journal of the American College of Cardiology, 2013, 168(2):871-880.

[3] MERELES D, EHLKEN N, KREUSCHER S, et al. Exercise and respiratory training improve exercise capacity and quality of life in patients with severe chronic pulmonary hypertension[J]. Circulation, 2006, 114(14):1482-1489.

[4] FUKUDA K, DATE H, DOI S, et al. Guidelines for the treatment of pulmonary hypertension(JCS 2017/JPCPHS 2017)[J]. Circulation Journal, 2019, 83(4):842-945.

[5] KLINGER J R, ELLIOTT C G, LEVINE D J, et al. Therapy for Pulmonary Arterial Hypertension in Adults:Update of the CHEST Guideline and Expert Panel Report[J]. Chest, 2019, 155(3):565-586.

[6] HUANG W C, HSU C H, SUNG S H, et al. 2018 TSOC guideline focused update on diagnosis and treatment of pulmonary

arterial hypertension［J］. Journal of the Formosan Medical Association, 2019, 118（12）: 1584-1609.

［7］ BARBERÀ J A, ROMÁN A, GÓMEZ-SÁNCHEZ M Á, et al. Guidelines on the Diagnosis and Treatment of Pulmonary Hypertension: Summary of Recommendations［J］. Archivos de Bronconeumología, 2018, 54（4）: 205-215.

［8］ GRÜNIG E, EICHSTAEDT C, BARBERÀ J A, et al. ERS statement on exercise training and rehabilitation in patients with severe chronic pulmonary hypertension［J］. European Respiratory Journal, 2019, 53（2）: 1800332.

［9］ HIRANI N, BRUNNER N W, KAPASI A, et al. Canadian Cardiovascular Society/Canadian Thoracic Society Position Statement on Pulmonary Hypertension［J］. Canadian Journal of Cardiology, 2020, 36: 977-992.

［10］ 中华医学会呼吸病学分会肺栓塞与肺血管病学组, 中国医师协会呼吸医师分会肺栓塞与肺血管病工作委员会, 全国肺栓塞与肺血管病防治协作组, 等. 中国肺动脉高压诊断与治疗指南（2021 版）［J］. 中华医学杂志, 2021, 101（1）: 11-51.

［11］ GARBER C E, BLISSMER B, DESCHENES M R, et al. American College of Sports M. American College of Sports Medicine position stand. Quantity and quality of exercise for developing and maintaining cardiorespiratory, musculoskeletal, and neuromotor fitness in apparently healthy adults: guidance for prescribing exercise［J］. Medicine and Science in Sports and Exercise, 2011, 43（7）: 1334-1359.

［12］ MARRA A M, EGENLAUF B, BOSSONE E, et al. Principles of rehabilitation and reactivation: pulmonary hypertension［J］. Respiration, 2015, 89（4）: 265-273.

［13］ GALIÈ N, MANES A, PALAZZINI M. Exercise training in pulmonary hypertension: improving performance but waiting for outcome［J］. European Heart Journal, 2016, 37（1）: 45-48.

［14］ GAINE S, SIMONNEAU G. The need to move from 6-minute walk distance to outcome trials in pulmonary arterial hypertension［J］. European Respiratory Society, 2013, 22（130）: 487-494.

［15］ MORRIS N R, KERMEEN F D, HOLLAND A E. Exercise-based rehabilitation programmes for pulmonary hypertension［J］. Cochrane Database of Systematic Reviews, 2017, 1: CD011285.

［16］ OZEMEK C, BERRY M J, ARENA R. A Review of Exercise Interventions in Pulmonary Arterial Hypertension and Recommendations for Rehabilitation Programing［J］. Journal of Cardiopulmonary Rehabilitation and Prevention, 2019, 39（3）: 138-145.

［17］ KEEN C, HARROP D, HASHMI-GREENWOOD M N, et al. Outcome Measures Used in Studies of Rehabilitation in Pulmonary Hypertension［J］. Annals of the American Thoracic Society, 2021, 18（2）: 321-335.

［18］ LUNARDI M, WU S, SERRUYS P W, et al. Acute and chronic exercise training in patients with Class Ⅱ pulmonary hypertension: effects on haemodynamics and symptoms［J］. ESC Heart Failure, 2022, 9（2）: 791-799.

第六章
肺　癌

本章的学习目标：
- 肺癌康复概述
- 肺癌的康复评估
- 肺癌康复的呼吸运动康复技术

第一节　概　　述

在我国及世界范围内，肺癌都是发病率和病死率较高的恶性肿瘤之一，是全球癌症相关死亡的主要原因。近年来肺癌的发病率和病死率呈明显上升趋势，据我国国家癌症中心统计，2016 年我国肺癌发病率和病死率均居恶性肿瘤首位，其中新发病例约 82.8 万，死亡病例约 65.7 万；男性高于女性，城市高于农村。非小细胞肺癌（non-small cell lung carcinoma, NSCLC）是肺癌最常见的组织学类型，占到肺癌病例的 80%~90%。近 90% 的肺癌患者在诊断时出现症状，通常有两种或三种症状。最常见的症状包括咳嗽、呼吸困难、胸痛和咯血，有些患者还出现了体重减轻、厌食和虚弱等全身症状。这些症状对患者的健康相关生活质量（HRQoL）和日常体力活动造成不良影响，并导致体力活动、运动能力和身体机能下降。

肺癌患者的治疗选择因肺癌类型、疾病阶段和患者的功能状态而异。治疗可以包括手术切除、化学疗法、放射疗法、靶向疗法和免疫疗法。大约 40% 的 NSCLC 病例在诊断时已经发生了转移，失去手术机会。对于被诊断为 I 期和 II 期的患者，以及部分 IIIA 期的患者，可以进行手术治疗。肺癌的治疗本身可以带来多种不良反应，并且可能与肿瘤进展导致的症状相重叠，导致患者症状负担加重，相关结果恶化、运动能力和身体机能下降，造成躯体、心理、营养等众多问题。

2013 年 CHEST 肺癌补充疗法指南，就基于前期大量的随机对照试验、meta 分析等，针对肺癌患者众多的问题，例如焦虑症状、情绪障碍、疼痛、生活质量和治疗相关的副作用等，给出了多个方面的推荐，建议基于前期的研究，将补充疗法与标准癌症疗法（如手术、放射、化学疗法和最佳支持性护理）相结合，用于肺癌患者的照护。如推荐对于肺功能受损的围手术期肺癌患者、晚期非手术肺癌患者，均进行监督下基于运动训练的呼吸康复治疗，以改善心肺功能。

而近些年来，国内外已有较多研究证实了运动康复训练的必要性，研究重点关注早期肺癌和进展期肺癌两大群体，给予的干预多采用运动为基础的综合康复措施，包括运动训练、呼吸训练、营养支持、心理康复等。

但目前国内外对于肺癌患者的运动训练领域依然处于初级阶段，还没有对最佳运动方式、频率、时间的统一意见。本章结合目前国内外的研究以及指南总结了一系列的肺癌相关的运动呼吸康复训练方法，作为肺癌患者提升心肺功能和生活质量的一种手段。

第二节 肺癌的康复评估

一、临床评估

临床评估是了解患者的疾病进展及严重程度,包括现病史、既往史、合并症及不良的生活习惯,重点关注肺癌患者的分期,肿瘤侵犯部位等,为临床后续治疗做铺垫。

康复评估区分早期肺癌和晚期肺癌。针对早期肺癌,围绕围手术期进行功能评估,了解术前、术中及术后可能出现的主要问题,以及手术带来的疼痛、功能损失和功能障碍。如术前症状、吸烟状况、体力状况、器官功能状态;采取的麻醉和手术方式、手术部位;术后疼痛、功能损失、活动受限等情况。晚期肺癌在治疗开始前,除针对主要的临床症状进行评估外,需针对肿瘤侵犯带来的主要问题进行评估,如骨转移、颅内转移、胸腔积液、声音嘶哑等,进一步评估不同治疗方式导致的治疗相关不良反应,如消化道反应、营养流失、骨骼肌功能障碍、焦虑等,以便于基于评估发现的问题进行康复处方的制订。

呼吸系统症状评估,包括咳嗽、咳痰、咯血、呼吸困难、胸痛等主要症状的特点、程度等,可以采用量化表格方式进行评估。常用评估呼吸困难的量表为改良英国医学研究委员会呼吸困难量表(mMRC)(见附表4)。此外需要评估患者氧合状况,可使用血氧饱和度进行评估;是否需要氧疗。如在氧疗中,还需确认氧疗的种类和流量。其次,正常呼吸时胸廓和腹部的运动相协调,因此可以通过胸腹部的异常活动,辅助呼吸肌的过度紧张,以及呼吸频率的异常等来评估。呼吸音的听诊分为安静时和活动时,在听到异常呼吸音时最好和动作关联起来去评估。此外,如在大气道中有痰液潴留,还需评估患者的咳嗽、排痰能力,以及是否需要吸痰操作。

二、心肺功能评估

心肺运动试验是评估心肺功能的"金标准"。心肺运动试验包括运动、肺功能、心功能、代谢等多种指标。通过心肺运动试验,可以准确地评估患者的心肺耐力,从而可以精准地为患者制订个体化的运动康复处方。一般需要在患者开始运动处方前、运动处方实施过程中的不同时间节点重复评估,以达到更加精准地制订运动处方的效果。由于受心肺运动试验仪器、专业人员及患者耐受度的限制,临床上常用6分钟步行试验(6MWT)来评估患者的心肺负荷。6分钟步行试验作为临床最常用的步行测试之一,考察患者6分钟在30m长的路线间的移动距离,通常适用于病情比较稳定的患者。虽然6MWT并不能判断运动受限的原因和及最高氧摄取量水平,但已有研究显示,它可能与生活质量(QoL)和病死率相关。一项纳入253例肺癌患者(平均年龄63岁)的队列研究显示,在肺叶切除术前6MWD<500m的老年患者术后并发症的风险增加,住院时间延长;术前6MWD<500m的患者比6MWD≥500m的患者出现术后并发症的风险高(60.6% vs. 36.9%,OR=2.631)、住院时间长(7天 vs. 6天)、心房颤动发生率高(21.2% vs. 11.7%,OR=2.019)且输血要求高(18.1% vs. 9.0%,OR=2.222)。

三、肌力评估

肌力评估分为四肢肌力评估和呼吸肌肌力评估。

四肢肌力评估在临床多用无需特殊器械的徒手肌力评定(MMT)。此外,有研究提示简单可行的握力测试与运动耐力相关,也是反映全身肌力的指标之一。MMT肌力分级标准见第四篇第二章第二节。

呼吸肌肌力可以通过使用呼吸肌功能测定/训练仪完成,测定最大吸气压和最大呼气压,评估有无呼吸肌受累或呼吸肌疲劳,便于制订个体化呼吸肌训练处方。

四、焦虑与抑郁评估

患者被告知患有肺癌后,通常会有不同程度的抑郁或焦虑,导致治疗的信心降低,可采用医院焦虑抑郁量表(Hospital Anxiety and Depression Scale, HADS,见附表14)、焦虑自评量表(Self-Rating Anxiety Scale, SAS,见附表15)和抑郁自评量表(Self-Rating Depression Scale, SDS,见附表16)等来评估患者的心理状态。

五、营养状态评估

晚期肺癌患者多伴有营养不良,营养状态评估可为患者后续治疗提供基础,制订个体化的干预措施。评估肺癌患者营养状况的指标很多,包括体重、皮褶厚度、骨骼肌质量等,生化指标有血浆总蛋白、白蛋白和前白蛋白等,也可采用NRS 2002(见附表9)进行营养风险的筛查,存在营养风险者,使用主观全面评定(见附表10)进行营养的综合评定。在临床上常联合应用上述指标根据实际情况来判定肺癌患者的营养状况。

六、体力活动评估

评价肺癌患者康复过程中体力活动状态,通常以主观的或非完全主观的病情参数借助分级法或记分法来加以评定。目前国际上较多采用卡氏功能状态量表(Karnofsky Performance Scale, KPS)来评定患者体力活动状态,治疗前后的变化可作疗效评定的一部分。现将KPS载录如下。

(1)100分:正常:无症状,无病变表现。

(2)90分:能进行正常活动,病变的症状或体征甚轻微。

(3)80分:正常活动稍感吃力,仍有一些肿瘤症状和体征。

(4)70分:生活可以自理,但不能进行正常活动或从事活跃性的工作。

(5)60分:偶尔需别人帮助,但生活大部能自理。

(6)50分:需要别人较多的帮助,并经常需要医药护理。

(7)40分:致残,需要特殊照顾和帮助。

(8)30分:严重致残,应住院,但尚无死亡危险。

(9)20分:病重,需住院并进行积极的支持治疗。

(10)10分:临危状态。

此外,还可以采用多种量化方法,评估患者的疼痛、体力状态和生活质量。

第三节　肺癌的呼吸康复技术

截至目前,对肺癌患者的呼吸康复技术尚无明确的指南推荐,肺癌患者的运动计划在临床实践也并不常见,尽管肺癌患者的运动训练领域仍处于起步阶段,但以运动训练为基础的呼吸康复,已经在改善早期(可手术)肺癌、晚期(不可切)肺癌患者的生活质量、运动能力方面显示出较多有力的证据。

肺癌的呼吸康复技术多结合患者教育,以运动训练和呼吸训练为基础,在准确评估的基础上,制订包括咳嗽与排痰训练、症状控制(如癌痛治疗)、精神心理、营养支持的综合康复方案。

一、运动训练

（一）早期肺癌的运动训练

研究显示，对于可以手术的早期肺癌，在围手术期多个不同时间点，运动训练作为疾病管理的一部分是有益的，包括手术前、手术后的短期内（即住院期间）和手术后的长期的运动训练。围手术期不同时间点运动的目标、推荐的运动训练类型、运动的预期结果及可能的困难略有不同。

围手术期呼吸康复治疗通常包括运动、营养和心理支持在内。术前运动训练旨在最大限度地提高患者的运动能力，进而最大限度地减少患者及医疗系统的术后负担，对预防术后肺部并发症（postoperative pulmonary complication，PPC）尤为重要，进而降低重症监护入住率、缩短住院时间和再入院率，有助于降低早期和晚期病死率。

1. **运动形式**　运动形式包括有氧训练（又称耐力训练）、抗阻训练。

有氧耐力训练主要包括：步行、游泳、跑步机、平板运动、爬山、跳绳、爬楼梯等，是呼吸康复治疗的关键性核心内容，能增强患者心肺运动功能和运动能力。本文主要介绍3种有氧耐力训练——四肢联动训练、爬楼梯训练、6分钟步行试验。①四肢联动训练：按照患者肌力调控阻力，由患者自行调控速度，在能够耐受范围内加快运动速度。若患者在运动过程中出现血氧饱和度下降<88%、下肢疲倦及明显气促等症状引起身体不适，嘱患者休息，恢复后再继续锻炼，每日1次，每次15~30分钟。②爬楼梯训练：该训练在专业治疗师陪同下进行，患者在运动过程中调整呼吸节奏，并采用缩唇呼吸，注意用力时呼气，稍感气短时可坚持进行；若患者出现明显呼吸困难，可短暂休息后尽快继续运动，每日1次，每次15分钟。③6分钟步行试验：指导患者在病区走廊的地面上以标识胶带贴一条长30m跑道，开始端和结束端贴醒目的标识，每隔3m作一标志，嘱患者以自己能耐受的最快速度在跑道往返步行6分钟，患者训练中佩戴手腕式简易血氧饱和度检测仪，同时于训练前测量患者生命体征和血氧饱和度，每日训练2次。

抗阻训练包括下肢和上肢的抗阻训练。抗阻训练可有效增强肌肉的力量，改善患者骨骼肌功能和运动的稳定性，提高运动耐力。下肢抗阻训练可采用阻力自行车、登阶、坐-立训练等；上肢抗阻训练可采用低重量的哑铃（500~1 000g）、弹力带或其他阻抗训练器械。建议抗阻训练时采用分组的方法，每组同一动作重复8~12次，间隔30~60秒，每次训练时间20~30分钟。

2. **运动强度和频率**　有氧运动强度多采用心肺运动试验（CPET）评定，达到最大摄氧量（VO$_2$max）20%~40%的运动量为低强度，40%~60%为中强度，60%~80%的运动量为高强度。抗阻训练强度通常使用最大肌力（1RM）的百分比表示，60%~70%的1RM为低强度，70%~80%的1RM为中强度，80%~100%的1RM为高强度。目前有研究推荐肺癌患者术前运动处方从1~4周不等，每周从每天2次到每天1次，可以从中低强度的运动训练开始，逐步达到每周3~5天、每天30分钟、中高强度的运动训练。

3. **运动周期**　对于大部分身体适合手术的患者，不建议为完成术前康复运动而采取延期手术的办法。在不推迟手术的情况下，利用术前检查和术前准备的时间，进行短期呼吸康复治疗，一般为2~4周。而对于术前肺功能差的患者，立即手术的风险更大，更有时间和必要进行呼吸康复治疗。美国M.D.Anderson癌症中心对于边缘肺功能或身体状况差的肺癌手术患者的处理方案是：基线评估结果异常的患者均接受综合的呼吸康复治疗，方案根据基线评估结果（包括肺功能、肺通气血流灌注扫描、6MWD和CPET）制订。呼吸康复治疗方案一般包括每周3次高强度（60%~80%的VO$_2$peak）的运动训练，共3~6周，治疗结束后重新评估肺功能（CPET和6MWT）有明显提高的患者再考虑手术。运动训练没有严格的目标，但一般VO$_2$peak达到60%以上、6MWD>400m方可考虑手术，最后由外科医师决定是否手术。同时，呼吸康复治疗在术后继续进行6~12周。

已经有研究显示对于可手术的肺癌患者，术前运动训练可提高运动能力，并降低术后肺部并发症的风险、住院时间和使用肋间导管的天数；术后运动训练可提高运动能力、HRQoL、股四头肌力量和呼吸困难症状。

（二）晚期肺癌的运动训练

晚期肺癌患者（包括认为"不适合"手术的早期疾病患者），进行运动训练的主要目的是改善症状，防止运动能力和生活质量的恶化，减轻药物治疗的副作用。运动计划通常包括中等强度的有氧和抗阻训练，对晚期肺癌患者的运动训练研究报告了很少有轻微的肌肉骨骼事件，如肌肉疼痛，但没有严重的运动相关不良事件。

研究显示对于这部分患者，监督下的运动训练较居家运动训练有更好的改善症状，提高生活质量和运动能力的作用，也更为安全、可行。提倡训练 6~8 周为 1 个周期，训练可以从开始治疗前持续到治疗的整个过程。

由于潜在的骨折或骨痛加剧的风险存在，过去对癌症患者进行的运动训练的研究已将骨转移患者排除在外。然而，对前列腺癌的 RCT 研究结果显示，运动训练是安全的、耐受性良好的。因而建议对于肺癌患者，骨转移不应被视为运动训练的禁忌证，而应将患者转诊至专门的康复治疗团队，在充分评估和个体化设计的基础上，仔细制订训练计划，以尽可能满足患者的需求，降低并发症发生的风险。

非手术晚期肺癌患者建议在常规抗肿瘤治疗基础上辅以系统运动训练，一般推荐训练 8 周为 1 个周期，共训练 3 个周期。

（三）运动训练的疗效指标

运动耐量是评价运动训练疗效最常用的观察结果，多通过以下几种指标来体现：①6 分钟步行距离（6MWD），以患者在 6 分钟内步行的最大距离作为评价指标；②峰值摄氧量（VO_2peak），通过运动平板或自行车试验检测，能直接评价心肺功能，是反映运动耐量的客观指标。

肺功能是运动干预疗效的观察指标之一，通过测量第 1 秒用力呼气量（FEV_1）、用力肺活量（FVC）、第 1 秒用力呼气量/用力肺活量（FEV_1/FVC）、肺活量（VC）、一氧化碳弥散量（DLCO）评价。

生活质量也是运动训练疗效评价常用的指标，常用肺癌治疗功能评价量表（Functional Assessment of Cancer Therapy-Lung, FACT-L, 见附表 17）、健康调查量表 36（见附表 3）、圣·乔治呼吸问卷（见附表 1）、欧洲癌症研究和治疗组织的生活质量核心量表（European Organisation for Research and Treatment of Cancer Core Quality of Life Questionnaire, EORTC QLQ-C30, 见附表 18）等。

其他疗效评价指标如下。①肌肉力量：测试股四头肌和腿部肌肉群的峰值扭矩和负荷，双下肢的最大重复次数等来评价。②肿瘤相关症状：呼吸困难、疼痛、癌因性疲乏等，通过量化评分表评价，得分越高说明程度越重。③焦虑和抑郁：通过焦虑、抑郁相关的自评量表，包括医院焦虑抑郁量表（见附表 14）、焦虑自评量表（见附表 15）和抑郁自评量表（见附表 16）等量表的得分变化来评估疗效。④免疫功能：通过检查 T、B 淋巴细胞、自然杀伤细胞计数等进行评价。

二、呼吸训练

呼吸训练常用于肺癌围手术期患者，尤其是术前将呼吸训练与运动训练相结合，有助于提高呼吸功能、缩短术后住院时间。系统呼吸训练是呼吸康复核心环节之一，通过呼吸运动训练有助于建立正确呼吸模式，增加膈肌活动度，提高肺泡换气量，减少能量消耗，增强呼吸运动功能。呼吸训练方式多种多样，本文介绍几种主要的呼吸训练方式。

（一）吸气肌训练

可指导患者同样进行腹式呼吸结合三球呼吸训练器进行呼吸训练。三球训练器采用气流驱动浮标的原理，当患者深吸气时，气体进入吸入通道产生气流，气流的流速达到一定范围，小球被吹起，训练过程中小球位置的变化，可使患者在视觉上看到他们肺功能的变化，有助于增加对抗疾病的信心。

（二）腹式呼吸与缩唇呼吸

腹式呼吸时患者保持自然姿态，全身肌肉放松，经鼻腔缓慢深吸气至最大肺容量后屏气 2~5 秒（训练后期屏气时间逐渐延长至 8~10 秒），于深吸气末、腹部隆起后缓慢经口呼气，腹部主动内收。如此反复训练，每次训练持续 15~20 分钟，每天训练数次。

缩唇呼吸时患者全身肌肉放松，经鼻腔尽力吸气，经口缓慢呼气，呼气时口唇撅起似吹口哨状，同时主动收缩腹部，深吸缓呼，吸气／呼气时间比为 1/2 或 1/3，每分钟呼吸 7~8 次，如此反复训练，每次训练持续 15~20 分钟，每天训练数次。患者在进行腹式呼吸和缩唇呼吸训练时尽可能保持胸廓和肩部最小活动幅度，必要时于呼气末将双手置于腹部上方给予适当压力以协助排空残余气量。

（三）呼吸操

指导患者在腹式和缩唇呼吸基础上进行肢体训练。当因某些原因限制活动时，患者可取坐位或卧位训练下肢屈伸、抬腿动作，每个动作训练 10 次为 1 组，每天训练 3 组。上肢训练动作包括吸气时上举、前伸、双臂外展扩胸、呼气时双臂自然下垂等，每次训练 10~15 分钟，每天训练 3 次。在上述呼吸体操训练同时，可安排适当的室内、廊内步行训练、独自用餐和如厕训练等，上述训练强度及训练时间循序渐进、量力而行。

三、咳嗽与排痰训练

指导患者调整呼吸，在进行腹式呼吸（深呼吸）同时双手交叉抱于胸前，连续大口呼气，待痰液逐渐积聚于咽喉部时用力咳出。必要时治疗师可五指并拢，掌心成杯状，运用腕部力量叩击患者背部助其排痰。痰液黏稠咳出困难者，可以辅以振动排痰和雾化吸入治疗。

主动呼吸循环技术（ACBT）是一种有效的气道廓清技术，包括呼吸控制、胸廓扩张、用力呼气 3 个部分，各部分可采取较灵活的组合方式，亦可使用辅助设备执行各部分。每个部分的次数可稍微变动以适应每个患者的不同情况，可以采用三球仪辅助和徒手相结合的方法（详见第五篇第二章第三节）。每次 ACBT 训练持续 10 分钟，每天 3~4 次。

四、健康教育

健康教育的内容包括帮助患者了解肺癌的疾病状况，戒烟的重要性及方式，肺癌治疗过程中有可能出现的副作用及应对方法，有效的咳嗽与排痰方式，呼吸康复的作用，腹式呼吸、缩唇呼吸、主动呼吸循环技术等呼吸训练方式，运动训练的形式、频率、强度及注意事项等。健康教育的目的是使患者主动地参与到呼吸康复治疗的过程中，增加患者治疗疾病的信心，达到治疗效益的最大化。

五、精神心理

恶性肿瘤患者生理和心理上均会遭受痛苦，角色的变化也会导致心理落差，影响了患者生理和心理健康，生存质量急剧下降。要及时对患者病情进行评估，包括情绪波动、术后疼痛状况，了解患者目前状况，注重对心理上的康复，采取强化健康教育、转移注意力法、认知方法等对患者进行心理疏导，加强和患者沟通，通过训练指导让患者能够正常的外界接触，鼓励患者积极参与社会活动，调整患者情绪，提升患者治疗依从性。

六、营养支持

营养失衡是肺癌患者的常见问题。尤其是晚期肺癌患者常因肿瘤进展、肿瘤导致食欲减退及治疗（如化疗、放疗、靶向治疗、免疫治疗等）所致的消化系统不良反应，导致患者在热量和营养素摄入不足，尤其是氮的摄入严重缺乏；同时患者在荷瘤状态下产生的炎症因子以及肿瘤细胞本身的副产物都可能导致机体耗能增加、脂肪和骨骼肌的蛋白质分解亢进,尤以骨骼肌消耗明显。故肺癌患者通常需要进行能量补充,尤其是在接受治疗前、后。欧洲临床营养和代谢学会(ESPEN)营养治疗实践指南、中国临床肿瘤学会(Chinese society of clinical oncology,CSCO)恶性肿瘤患者营养治疗指南(2021)、中国抗癌协会(China Anti-Cancer Association,CACA)肿瘤免疫营养治疗指南(2020)均建议,肿瘤患者的能量目标需要量推荐按照间接测热法实际测量机体静息能量消耗值提供,无条件测定时可按照25~30kcal/(kg·d)提供;肿瘤患者的蛋白质目标需要量至少1.0g/(kg·d),如有可能,可高达1.5g/(kg·d);推荐行肿瘤大手术的营养不良患者在围手术期或至少在术后使用富含精氨酸、ω-3脂肪酸、核糖核苷酸的特殊营养制剂。因此在临床工作中,常根据肺癌患者的实际情况给予肠内或肠外营养支持。

小结

根据2023年国家癌症中心发布的2016年中国恶性肿瘤流行数据,肺癌发病率和病死率均居恶性肿瘤首位。肺癌的治疗本身可以带来多种不良反应,并且可能与肿瘤进展引起的症状相重叠,导致患者症状负担加重,相关结果恶化、运动能力和身体机能下降,造成躯体、心理、营养等众多问题。CHEST 2013肺癌补充疗法指南中建议对于肺功能受损的围手术期肺癌患者、晚期非手术肺癌患者,均进行监督下基于运动训练的肺康复治疗,以改善心肺功能。以运动干预为核心的呼吸康复训练在提高肺癌患者的运动耐力、改善生活质量、减轻心理压力、增强肌肉力量、缩短住院时间等方面显示出了一定的效果,具有广阔的应用前景。

(石志红 程 雪)

参考文献

[1] JEMAL A, BRAY F, CENTER M M, et al. Global cancer statistics[J]. CA: A Cancer Journal for Clinicians, 2011, 61(2): 69-90.

[2] LOGANATHAN R S, STOVER D E, SHI W, et al. Prevalence of COPD in women compared to men around the time of diagnosis of primary lung cancer[J]. Chest, 2006, 129(5): 1305-1312.

[3] STAMATELOPOULOS A, KADJIANIS F, ZOGANAS L. Non-small cell lung cancer: pulmonary parenchyma resection in lung-compromised patients[J]. J BUON, 2009, 14(2): 183-188.

[4] BENZO R, KELLEY G A, RECCHI L, et al. Complications of lung resection and exercise capacity: a meta-analysis[J]. Respiratory Medicine, 2007, 101(8): 1790-1797.

[5] DENG G E, RAUSCH S M, JONES L W, et al. Complementary therapies and integrative medicine in lung cancer: Diagnosis and management of lung cancer, 3rd ed: American College of Chest Physicians evidence-based clinical practice guidelines[J]. Chest, 2013, 143(5 Suppl): e420S-e436S.

[6] LICKER M, KARENOVICS W, DIAPER J, et al. Short-Term Preoperative High-Intensity Interval Training in Patients Awaiting Lung Cancer Surgery: A Randomized Controlled Trial[J]. Journal of Thoracic Oncology, 2017, 12(2): 323-333.

[7] ARBANE G, TROPMAN D, JACKSON D, et al. Evaluation of an early exercise intervention after thoracotomy for non-small cell lung cancer(NSCLC), effects on quality of life, muscle strength and exercise tolerance: and omized controlled trial[J]. Lung Cancer, 2011, 71(2): 229-234.

[8] QUIST M, ADAMSEN L, RORTH M, et al. The Impact of a Multidimen-sional Exercise Intervention on Physical and Functional Capacity, Anxiety, and Depression in Patients With Advanced-Stage Lung Cancer Undergoing Chemotherapy[J]. Integrative Cancer Therapies, 2015, 14(4): 341-349.

［9］HENKE C C, CABRI J, FRICKE L, et al. Strength and endurance training in the treatment of lung cancer patients in stages ⅢA/ⅢB/Ⅳ［J］. Support Care Cancer, 2014, 22（1）: 95-101.

［10］JASTRZĘBSKI D, MAKSYMIAK M, KOSTORZ S, et al. Pulmonary Rehabilitation in Advanced Lung Cancer Patients During Chemotherapy［J］. Advances in Experimental Medicine and Biology, 2015, 861: 57-64.

［11］TEMEL J S, GREER J A, GOLDBERG S, et al. A structured exercise program for patients with advanced non-small cell lung cancer［J］. Journal of Thoracic Oncology, 2009, 4（5）: 595-601.

［12］DE OLIVEIRA VACCHI C, MARTHA B A, MACAGNAN F E. Effect of inspiratory muscle training associated or not to physical rehabilitation in preoperative anatomic pulmonary resection: a systematic review and meta-analysis［J］. Support Care Cancer, 2022, 30（2）: 1079-1092.

［13］KUEHR L, WISKEMANN J, ABEL U, et al. Exercise in patients with non-small cell lung cancer［J］. Medicine and Science in Sports and Exercise, 2014, 46（4）: 656-663.

［14］CAVALHERI V, GRANGER C L. Exercise training as part of lung cancer therapy［J］. Respirology, 2020, 25: 80-87.

［15］支修益, 石远凯, 于金明. 中国原发性肺癌诊疗规范（2015年版）［J］. 中华肿瘤杂志, 2015, 37（1）: 67-78.

［16］JONES L W. Physical activity and lung cancer survivorship［J］. Recent Results in Cancer Research, 2011, 186: 255-274.

［17］SHANNON V R. Role of pulmonary rehabilitation in the management of patients with lung cancer［J］. Current Opinion in Pulmonary Medicine, 2010, 16（4）: 334-339.

第七章
睡眠呼吸暂停

本章的学习目标：
- 睡眠呼吸暂停康复概述
- 睡眠呼吸暂停的康复评估
- 睡眠呼吸暂停的呼吸康复技术

第一节　概　　述

阻塞性睡眠呼吸暂停（OSA），又称为阻塞性睡眠呼吸暂停低通气综合征（obstructive sleep apnea hyponea syndrome，OSAHS）是一种以睡眠打鼾伴呼吸暂停和日间思睡为主要临床表现的睡眠呼吸疾病，患病率为 2%~4%。该病可引起间歇性低氧，高碳酸血症及睡眠结构紊乱，并可导致高血压、冠心病、心律失常、脑血管病、认知功能障碍，2 型糖尿病等多器官多系统损害。研究表明，未经治疗的重度 OSA 患者病死率比普通人群高 3.8 倍。国内 20 家医院的数据证实，我国 OSA 患者高血压患病率为 49.3%，而顽固性高血压患者中，OSA 患者占 83%，治疗 OSA 对这部分患者血压的下降效果肯定。OSA 对身体多个系统都会造成损害，是一种名副其实的全身性疾病。

目前国内外公认的 OSA 治疗方法除了持续气道正压通气（CPAP）治疗，其他方面的 OSA 相关康复策略也一直在被研究。Chirinos 等发现有效减肥可以有效改善睡眠呼吸暂停低通气指数，即使体重再次恢复至之前水平，这一效应也同样可以维持 4 年之久。2018 年，美国胸科学会建议临床医生定期评估 OSA 患者体重，并且将个性化体重管理策略纳入到超重或肥胖 OSA 成年患者的常规治疗中。Kline 等学者发现运动训练可使睡眠呼吸暂停低通气指数（apnea hypopnea index，AHI）明显改善。Camacho 等学者发现口面部肌肉训练可以将成人 OSA 患者的 AHI 降低 50%，儿童 OSA 患者的 AHI 降低 62%。2020 年，Gottlieb 等发表在 *JAMA* 杂志上的一篇关于 OSA 诊断和管理的系统综述肯定了其他辅助治疗措施的疗效，包括戒酒、避免仰卧睡姿、有氧运动、减重等。本文主要介绍 OSA 患者相关的呼吸康复策略。

第二节　睡眠呼吸暂停的康复评估

一、临床评估

临床评估主要目的是了解患者病情和疾病严重程度，为下一步功能评估做铺垫。主要包括现病史、既往史、合并症或并发症、日常不良生活习惯如饮酒史、药物应用史、活动习惯、饮食习惯、睡眠情况。常规体格检查包括：身高、体重并计算体重指数（BMI）、血压、心率；其他还需检查颌面形态、鼻腔、口腔、咽喉部及心肺检查等。从鼻腔到下咽任何部位的相对狭窄都可能导致 OSA 的发生，需要对颌面、鼻腔、咽腔阻塞与狭窄程度进行评价。另外，对肥胖（BMI>25kg/m²）患者除颈围外，建议补充测量胸围、腹围、臀围、肘围。相关辅助检查如血液相关检查、肺功能、动脉血气分析或经皮二氧化碳分压监测/呼气末二氧化碳分压监测、胸部影像学、睡眠呼吸监测等，推荐采用艾普沃斯嗜睡量表（Epworth Sleepiness Scale, ESS）辅助评估日间思睡程度。病因及并发症的评估应包括：①是否存在相关疾病，如甲状腺功能减退、肢端肥大症、耳鼻喉科和口腔科疾病等；②有无并发症和合并症，如代谢综合征、糖尿病、高血压、肺动脉高压、肺心病、心律失常、脑血管意外（cerebrovascular accident, CVA）、红细胞增多症等；③有无合并其他睡眠疾病。

二、心肺功能评估

临床上常用的心肺功能评估包括心肺运动试验、6分钟步行试验等，可以准确评估患者的心肺耐力，从而精准地为患者制订个体化的运动康复处方。

三、四肢肌肉力量评估

四肢肌肉功能的评估包括支配四肢肌肉的神经功能、肌电图（electromyogram, EMG）、肌力、耐力和张力。对于 OSA 患者的运动处方评定来说，主要评估患者的肌力、耐力和张力。

四、呼吸肌力量评估

目前来说，对于 OSA 患者呼吸肌力量的评估，主要是呼吸肌最大收缩能力及呼吸肌耐力的测定。

五、焦虑和抑郁评估

OSA 患者常合并焦虑或抑郁等心理障碍。对于焦虑或抑郁的评估，常用的评估量表如：PHQ-9 抑郁筛查量表（见附表 11）、躯体症状患者 PHQ-15 健康问卷（见附表 12）、广泛性焦虑症量表（见附表 13）、医院焦虑抑郁量表（见附表 14）、焦虑自评量表（见附表 15）和抑郁自评量表（见附表 16）等。

第三节　睡眠呼吸暂停的呼吸康复技术

OSA 患者的呼吸康复策略包括：呼吸功能训练、运动训练、无创正压通气与氧疗、体重管理、体位康复、口腔矫治器、面部及口咽部锻炼等。

一、呼吸功能训练

呼吸训练需要在安静的、空气质量良好、无特殊呼吸性过敏原的场地进行，防止患者发生呼吸道疾病干扰治疗。由治疗师指导患者面向镜子、观察理解自身的呼吸辅助肌的活动。身体最大限度前倾并保持平衡。训练前，治疗师负责向患者及其家属讲解呼吸训练的目的及作用，促进患者积极配合练习，达到更好的训练效果。每天 1 次，每周 5 天，共训练 8 周，具体方法如下。

（一）缩唇呼吸法

患者根据病情选择坐位或站位，放松身体，两手放在腹部。训练中始终保持嘴部紧闭，用鼻子进行呼气和吸气。呼气时保持平稳而缓慢，吸气与呼气时间比例为 1:2，逐渐减慢呼吸频率达 1:4，8~10 次/min，每次锻炼 15~20 分钟，每天 1 次。

（二）腹式呼吸法

患者取仰卧位，使其膝、髋关节处于轻微屈曲的舒适位置进行锻炼，患者利手置于腹部，另一只手置于上胸部。治疗师把握患者呼吸节律，根据斜角肌的收缩把握患者呼吸类型，开始时不要深呼吸。吸气时治疗师发出指令，患者将置于腹部的手上抬，而在呼气结束时则由治疗师迅速对患者的膈肌进行振动及伸张以促进呼吸肌收缩，每次 5~10 分钟，每天 1 次。

（三）辅助呼吸法

患者仰卧，治疗师双手置于上胸廓的锁骨稍下或下胸廓的肋弓上。在开始的 2~3 次呼吸，把握患者的呼吸节奏，在患者轻呼气时开始给予压迫，沿呼气运动方向进行，逐渐增加压迫强度。询问患者有无不适感，吸气时让胸廓有弹性地、自然地去除压迫。利用神经生理学的易化手段，在膈肌胸廓处吸气时瞬间施加压力，以提高肋间肌、颈部肌群的稳定节律。每次 5~10 分钟，每天 1 次。

（四）胸廓放松法

主要包括肋间肌松动和胸廓松动术。肋间肌松动时一手沿肋骨向下走行放置，另一手放在相邻肋骨处固定，像拧毛巾一样，在呼气时捻揉，吸气时去除压迫。从下部肋骨到上部肋骨逐一肋间进行伸张，左右两胸廓分别进行。胸廓松动时，一手置于患者肩下，固定肩关节，另一手置于骨盆处，做胸廓捻揉。每次 5~10 分钟，每天 1 次。

（五）呼吸训练器训练

采用三球呼吸训练器，训练时患者取端坐位，于平静呼气后含住训练器吸嘴，用力吸气并尽量长时间维持三球悬浮于训练器上端，吸气结束移开吸嘴后进行缩唇呼气，重复练习，吸气及呼气持续时间无特殊要求，练习 15~20 次为 1 组，每天练习 5 组。

二、运动训练

（一）运动方式

1. 有氧运动　参考美国心脏病学会提出的《三阶段康复运动方案》进行运动康复训练，训练共分为热身期、锻炼期及恢复期。①热身期：肌肉、关节、心血管系统的运动前准备，以低热量热身运动为主，持续 10~15 分钟。②锻炼期：包括快走、功率自行车、太极拳等，最初强度控制在 60% 的最大摄氧量（VO_2max），每次持续 5 分钟，之后每 2 周调整 1 次，逐渐提高运动量，直至 VO_2max 达 80% 并维持，每次持续 20~30 分钟。③恢复期：放松运动 5~10 分钟，每周训练 5 次，训练期间采用运动平板仪监测患者运动过程中的心电图情况，一旦出现心绞痛、室性心律失常、ST 段下斜型或水平型下移超过 0.1mV，且持续时间超过 2 分钟则立即终止运动。运动康复训练应至少持续 8 周。

2. 抗阻训练　抗阻训练形式多样，包括肩部推举、高轮滑下拉、下肢伸展/弯曲、胸部推举、提举、腿部推举、二头肌弯曲/三头肌扩展、仰卧起坐等。一般推荐每周 2 次，每次 1 小时，根据患者心肺运动试验结果调整运动强度，建议持续训练 8 周以上。

（1）肩部推举：端坐于肩部推举训练器械上，双手握紧器械把手，保持上体直立，背靠在器械上。两手竖直向上推举，保持三角肌处于收紧状态，在推至最高点时，停顿 2~3 秒。参与主要肌群是三角肌。

（2）背部肌肉训练：即通常所说的高位轮滑下拉训练，首先根据个体体能差异调整好配重，臀部坐上座位，身体尽量向前靠，身体坐直与拉杆保持垂直的状态，然后用海绵轴将腿部固定住，之后双手反手握住拉杆比肩略宽左右；将拉杆拉至胸部以上，挤压背阔肌；然后将拉杆放松至原始位置。参与肌群主要有背阔肌，次要肌群有斜方肌、菱形肌、三角肌、肱二头肌等。

（二）疗效评估

1. 静态肺功能指标　采用肺功能检测仪常规监测患者静态肺功能指标，包括第 1 秒用力呼气量（FEV_1）、FEV_1/FVC、深吸气量、残气量、肺总量、残总百分比等。

2. 动态心肺功能　静态心肺功能监测后，休息 20 分钟，应用运动负荷递增的方案进行 CPET 检测。

由零负荷运动开始 3 分钟后行负荷逐步递增运动,负荷方案以 10~25W/min 递增,踏车转速为 60r/min,踏车时间控制在 8~12 分钟内,运动至患者出现显著的乏力、气促、腿部疲劳不适或不能维持稳定转速,或显著心电图改变,停止功率负荷放松 5 分钟(即恢复期),结束运动试验。同时记录各项参数:最大摄氧量占预计值百分比、最大摄氧量峰值占预计值百分比、氧脉搏占预计值百分比、摄氧量功率比值、无氧阈值、二氧化碳通气当量、呼吸储备等。

3. 多导睡眠监测(polysomnography,PSG)　采用 PSG 仪对患者进行夜间睡眠监测,监测时点为 22:00—7:00,监测内容主要包括睡眠呼吸暂停低通气指数、夜间最低动脉血氧饱和度和夜间血氧饱和度 <90% 时间占总睡眠时间比值。

4. 生活质量(QoL)评定　采用明尼苏达心力衰竭生活质量问卷(Minnesota Living with Heart Failure Questionnaire,MLHFQ)对患者进行 QoL 评定,量表共包括 21 个类目,每个问题按照自身感受给予评分(0~5 分,共 6 个等级),总分为 105 分,分值越高代表 QoL 越差。

三、无创正压通气与氧疗

无创正压通气(non-invasive positive pressure ventilation,NPPV)作为一线治疗手段,有助于消除睡眠期低氧,纠正睡眠结构紊乱,提高睡眠质量和生活质量,降低相关并发症发生率和病死率。建议在专业医务人员的指导下实施,依照患者具体情况选择适合的 NPPV 工作模式:①持续气道正压通气(CPAP)为一线治疗手段,包括合并心功能不全者;②自动持续气道正压通气(auto continuous positive airway pressure,APAP)适用于 CPAP 不耐受者、饮酒后 OSA、体位及睡眠时相关 OSA、体重增减显著的患者等;③双水平气道正压通气(BPAP)适用于 CPAP 治疗压力超过 15cmH₂O、不能耐受 CPAP 者,以及合并中枢性呼吸暂停或肺泡低通气疾病,如慢阻肺病、神经肌肉疾病及肥胖低通气综合征。

建议首次佩戴前进行压力滴定,确定能够消除所有睡眠时相及不同体位发生的呼吸事件、鼾声以及恢复正常睡眠等的最低治疗压力。压力滴定完成后,根据医师处方配置无创呼吸机。处方内容应包括:呼吸机种类、NPPV 压力水平、是否需要备用频率,备用频率具体数值及适合的连接面罩建议等,是否需要氧疗及流量等。做好治疗后随访管理及提高依从性等工作。

无创正压通气的适应证:①中重度 OSA(AHI≥15 次/h);②轻度 OSA(5 次/h≤AHI<15 次/h)但症状明显(如日间思睡、认知障碍及抑郁等),合并或并发心脑血管疾病、糖尿病等;③OSA 患者围手术期治疗;④经过手术或其他治疗后仍存在的 OSA;⑤OSA 与慢阻肺病重叠综合征。

大多数 OSA 患者在接受 CPAP 治疗时无需辅助氧疗。当 CPAP 治疗消除所有呼吸事件后,若动脉血氧饱和度(SaO₂)仍有较大波动,尤其是在快速眼动睡眠(rapid eye movement sleep,REM sleep)SaO₂≤88%,可辅以氧疗。对于合并慢阻肺病、心力衰竭或神经肌肉疾患的 OSA 患者,首先需给予有效的治疗模式如 BPAP,解除患者上气道塌陷,消除阻塞性与中枢性呼吸事件及肺泡低通气,可在此基础上适当辅以氧疗。并且,OSA 患者夜间氧疗需在 NPPV 支持下进行,氧疗期间需警惕肺泡低通气的发生。

四、体重管理

在临床工作中,发现许多患者是先出现体重增加、体态肥胖,之后在这样长期的生理状态下逐渐出现 OSA,因此,减轻体重是治疗 OSA 的根本问题。目前认为,OSA 患者有效的减肥康复策略包括:健康教育、改变饮食习惯、适量运动、减重手术等。运动康复策略在后续章节详细介绍,本章节主要介绍健康教育、饮食控制与减重手术策略。

(一)健康教育

健康管理学研究的重要内容之一就是健康理念的传播,教育是基本环节。患者对于 OSA、肥胖等相关知识的深入了解,可以提高其对自身体重状况和健康疾病关系的全面认识。从而坚定患者体重管理的信心及恒心。学习了解体重管理的知识,懂得如何把治疗融入日常生活中,怎样观察体重、控制饮食,何时应寻求医生帮助等,充分的教育可以促进体重的良好控制。应该从小注意对肥胖的认识,提高公众对健康生活行为的认识,自觉养成良好的饮食习惯和睡眠习惯,及时发现并对OSA患者进行必要的健康教育。其健康教育内容包括:肥胖是什么,肥胖与饮食、疾病的关系,肥胖与OSA预后的影响,减肥对OSA预后作用,良好的生活行为对OSA的治疗的益处等。

（二）饮食控制

饮食控制是OSA肥胖患者的治疗的重要手段。其总体原则:减少食品和饮料中能量的摄入;减少总摄食量;避免餐间零食;避免睡前进餐;避免暴饮暴食;能量限制应该考虑到个体化原则,兼顾营养需求、体力活动强度、伴发疾病,以及原有饮食习惯。

控制饮食的核心是负平衡,即摄入的热量低于消耗的热量或消耗的热量多于摄入的热量。计算理想体重和每日总热量,使总热量略低于消耗量以使体重逐步下降,每周下降0.5~1.0kg。对于大部分患者,饮食控制减轻体重应保证男性不低于1 200~1 600kcal/d,女性不低于1 000~1 200kcal/d。低热量饮食强调特殊的碳水化合物、蛋白质和脂肪组合,以低热量、高蛋白、低脂肪的饮食谱应用最广泛。目前采用的高碳水化合物占比、少量优质蛋白质（约35g/d）、低脂肪（能量的20%~30%）的饮食谱对体重减轻也有显著疗效。极低热量饮食通常为400~800kcal/d,可在短期内减轻体重,只能用于极度肥胖或需要快速减肥的患者。低热量饮食与极低热量饮食会导致某些必要的营养要素和维生素的缺乏,必须注意补充适量的鱼、肉、牛奶、谷类及蔬菜水果等,以利于营养的平衡。在平衡膳食中,蛋白质、碳水化合物和脂肪提供的能量比,应分别占总能量的15%~20%、60%~65%和20%~25%。

对于OSA合并轻度肥胖患者,可按每月逐步减重0.5~1.0kg,即每日负能125~250kcal的标准来确定一日三餐的供应量。而对成年中度以上肥胖患者来说,当以每周减重0.5~1.0kg,每日负能500~1 000kcal比较合适,但尽量不要使每日能量供应低于1 000kcal,因为这是可能较长时间内保持最低的安全水平。

（三）减重手术

对于肥胖合并OSAHS的患者,目前报道采用的减重手术可分为限制摄入型手术:如腹腔镜胃袖状切除术、腹腔镜可调节胃束带术。减少吸收型手术:如腹腔镜胆胰旷置和十二指肠转位术。兼具前两者的混合型手术:如腹腔镜胃旁路术。而目前最为常用术式是腹腔镜胃袖状切除术和腹腔镜可调节胃束带术。

五、体位康复

根据欧洲呼吸学会对OSA患者的管理中指出,OSA易发生在夜间仰卧位睡眠时,轻度OSA患者应避免仰卧位姿势,可以选择侧卧位,但对于长期习惯仰卧的患者,突然的侧卧位会引起患者的不适,影响睡眠。传统的体位疗法包括网球疗法,即在OSA患者入睡前将网球或者其他材质的东西绑在患者背部以防止患者发生仰卧位睡眠。虽然网球疗法既便宜又简单,但是舒适性差,患者的依从性较低。近年来,出现了一代又一代的体位矫正设备,其原理是OSA患者入睡前将该设备在颈部或胸部等位置固定,然后通过精细的振动刺激阻止患者采用仰卧位睡眠。主要包括体位监测及仰卧位报警仪、睡眠体位训练仪、颈戴式体位治疗仪、颈戴式体位训练仪等。既往研究发现是这些装置可以有效降低AHI,且有很高的依从性。

六、口腔矫治器

口腔矫治器（oral appliance,OA）对上气道的扩张不只局限于某一区段,而是对阻塞好发处从腭咽到舌咽都有明显扩张,特别是下颌前移类型的矫治器适宜多位点阻塞的OSA患者。可单独使用亦可配合其他多种治疗手段使用,具有疗效稳定、可逆舒适、携带方便等优点。OA包括下颌前导矫治器和舌保持器,若适应证选择合适,OA 可取得良好效果。下颌前导矫治器使下颌骨及相关软组织保持前伸,以增加口咽部上气道大小,大量证据均支持下颌前导治疗 OSA 有效。下颌前导矫治器可用于治疗轻中度 OSA,以及不愿意或不能耐受气道正压通气(positive airway pressure, PAP)治疗的重度 OSA。对于倾向于选择 OA 治疗或对气道正压通气治疗无效的患者,OA 是一线治疗方法,其对 36%~70% 的 OSA 患者有效。

下颌前导矫治器治疗 OSA 期间应要求患者定期复诊以进行必要的监控。一般建议佩戴的第 1 年至少每 6 个月复诊 1 次,之后每年复诊 1 次。若患者自觉 OSA 症状加重或影响全身健康状况,则应及时复诊。每次复诊时应询问患者主观症状改善情况、戴用时间、舒适性以及不良反应。目前关于下颌前导矫治器治疗效果的评价主要依赖患者主观感受,也有学者尝试使用热传感器对下颌前导矫治器的依从性进行客观评价。下颌前导矫治器的治疗应达到的目标是减轻或消除打鼾、解决 OSA 症状、使 AHI 及血氧饱和度恢复正常。

七、面部及口咽部锻炼

口面部肌功能治疗(orofacial myofunctional therapy, OMT)主要包括口腔部(唇、舌)和口咽部(软腭、侧咽壁)结构的等张收缩与等长收缩运动,通过特定的运动可以锻炼相应的颌面部肌肉与上气道扩张肌(如颏舌肌),改善其呼吸、语言、咀嚼等相关功能及形态。OMT 的干预形式多种多样,如进行特定的口面部锻炼、唱歌、管弦乐器的吹奏等。巴西学者 Guimaraes 等经过 8 年研制出的锻炼方法得到了普遍认可,以下介绍该锻炼方法的简化版,每组锻炼约 8 分钟,每天进行 3 组,持续 3~6 个月。具体操作步骤如下:①将舌尖抵在硬腭上使舌向后滑动(20 次);②尽力将舌头压在腭部,使舌面向上吮吸对抗腭部(20 次);③使舌尖接触下切牙,强迫舌背侧对抗口腔的底部(20 次);④通过间断的发元音 "A" 抬高软腭和悬雍垂(20 次);⑤使颊肌收缩对抗手指向外推颊肌的力量(每侧颊肌进行 10 次);⑥进食时,将舌尖置于上颚,无口周的收缩,交替进行双侧咀嚼和吞咽。

小结

呼吸康复是 OSA 患者综合管理最重要的组成部分,在改善运动能力、控制症状和提高生活质量方面具有重要的临床意义。OSA 患者的呼吸康复策略包括呼吸功能训练、运动训练、无创正压通气与氧疗、体重管理、体位康复、口腔矫治器、面部及口咽部锻炼等。目前,康复治疗的措施及应用范围仍在探索中,应用规范及依从性等问题仍有待进一步研究。

(石志红 程 雪)

参考文献

[1]中国医师协会睡眠医学专业委员会.成人阻塞性睡眠呼吸暂停多学科诊疗指南[J].中华医学杂志,2018,98(24):1902-1914.

[2]YOUNG T, FINN L, PEPPARD P E, et al. Sleep disordered breathing and mortality: eighteen-year follow-up of the Wisconsin sleep cohort[J]. Sleep, 2008, 31(8): 1071-1078.

[3]SULLIVAN C E, BERTHON-JONES M, ISSA F G, et al. Reversal of obstructive sleep apnoea by continuous positive airway pressure applied through the nares[J]. Lancet, 1981, 317(8225): 862-865.

[4]D'AMBROSIO C, BOWMAN T, MOHSENIN V. Quality of life in patients with obstructive sleep apnea: effect of nasal continuous positive airway pressure—a prospective study[J]. Chest, 1999, 115(1): 123-129.

[5]GILES T L, LASSERSON T J, SMITH B J, et al. Continuous positive airways pressure for obstructive sleep apnoea in adults[J].

Cochrane Database of Systematic Reviews, 2006, 3: CD001106.

［6］SOVOVA E, HOBZOVA M, STEJSKAL D, et al. Treatment of obstructive sleep apnea with continuous positive airway pressure decreases adipocyte fatty acid-binding protein levels［J］. Biomedical papers of the Medical Faculty of the University Palacky, Olomouc, Czechoslovakia Published, 2012, 156（1）: 58-62.

［7］CALIK M W. Treatments for obstructive sleep apnea［J］. Journal of Clinical Outcomes Management, 2016, 23（4）: 181-192.

［8］HOBZOVA M, HUBACKOVA L, VANEK J, et al. Cognitive function and depresivity before and after CPAP treatment in obstructive sleep apnea patients［J］. Neuro Enocrinology Letters, 2017, 38（3）: 145-153.

［9］DAVIES C R, HARRINGTON J J. Impact of obstructive sleep apnea on neurocognitive function and impact of continuous positive air pressure［J］. Sleep Medicine Clinics, 2016, 11（3）: 287-298.

［10］WEAVER T E, GRUNSTEIN R R. Adherence to continuous positive airway pressure therapy: the challenge to effective treatment［J］. Proceedings of the American Thoracic Society, 2008, 5（2）: 173-178.

［11］CHIRINOS J A, GURUBHAGAVATULA I, TEFF K, et al. CPAP, weight loss, or both for obstructive sleep apnea［J］. New England Journal of Medicine, 2014, 370（24）: 2265-2275.

［12］KUNA S T, REBOUSSIN D M, BORRADAILE K E, et al. Long-term effect of weight loss on obstructive sleep apnea severity in obese patients with type 2 diabetes［J］Sleep, 2013, 36（5）: 641-649.

［13］HUDGEL DW, PATEL SR, AHASIC AM, et al. The role of weight management in the treatment of adult obstructive sleep apnea. An Official American Thoracic Society Clinical Practice Guideline［J］. American Journal of Respiratory and Critical Care Medicine, 2018, 198（6）: e70-e87.

［14］KLINE C E, EWING G B, BURCH J B, et al. Exercise training improves selected aspects of daytime functioning in adults with obstructive sleep apnea［J］. Journal of Clinical Sleep Medicine, 2012, 8（4）: 357-365.

［15］CAMACHO M, CERTAL V, ABDULLATIF J, et al. Myofunctional therapy to treat obstructive sleep apnea: a systematic review and meta-analysis［J］. Sleep, 2015, 38（5）: 666-675.

［16］NEUMANNOVA K, HOBZOVA M, SOVA M, et al. Pulmonary rehabilitation and oropharyngeal exercises as an adjunct therapy in obstructive sleep apnea: a randomized controlled trial［J］. Sleep Medicine, 2018, 52: 92-97.

［17］GOTTLIEB D J, PUNJABI N M. Diagnosis and Management of Obstructive Sleep Apnea: A Review［J］. JAMA, 2020, 323（14）: 1389-1400.

［18］ANANDANI A, A KINUSI M, KUFEL T, et al. Effect of dietary weight loss on obstructive sleep apnea: a meta-analysis［J］. Sleep Breath, 2013, 17（1）: 227-234.

［19］TUOMILEHTO H, SEPPÄ J, UUSITUPA M. Obesity and obstructive sleep apnea-clinical significance of weight loss［J］. Sleep Medicine Reviews, 2013, 17（5）: 321-329.

［20］PARATI G, LOMBARDI C, HEDNER J, et al. Recommendations for the management of patients with obstructive sleep apnoea and hypertension［J］. European Respiratory Journal, 2013, 41（3）: 523-538.

［21］ACKEL-D'ELIA C, DA SILVA A C, SILVA R S, et al. Effects of exercise training associated with continuous positive airway pressure treatment in patients with obstructive sleep apnea syndrome［J］. Sleep Breath, 2012, 16（3）: 723-735.

［22］ROGERS A P. Exercises for the development of muscles of face with view to increasing their functional activity［J］. Dental Cosmos LX, 1918, 59: 857-876.

［23］GUIMARAES K C. Soft tissue changes of the oropharynx in patients with obstructive sleep apnea［J］. Jornal da Sociedade Brasileira de Fonoaudiologia, 1999, 1（1）: 69-75.

［24］GUIMARAES K C, DRAGER L F, GENTA P R, et al. Effects of oropharyngeal exercises on patients with moderate obstructive sleep apnea syndrome［J］. American Journal of Respiratory and Critical Care Medicine, 2009, 179（10）: 962-966.

［25］IETO V, KAYAMORI F, MONTES M I, et al. Effects of oropharyngeal exercises on snoring: A randomized trial［J］. Chest, 2015, 148（3）: 683-691.

第七篇

继发性呼吸功能障碍的管理

第一章
神经系统疾病

本章的学习目标：
- 了解神经系统疾病的定义和分类
- 了解神经系统疾病对呼吸功能的影响
- 掌握神经系统疾病继发呼吸功能障碍的评估与康复策略

在中国，随着人口老龄化和社会城镇化步伐的加快，心血管疾病的发病率和患病率持续上升。据推算，我国心血管病患者约为 2.9 亿人，其中脑卒中患者 1 300 万，根据世界银行的预估，2030 年，脑卒中患者人数将增加至 3 177 万。

一、脑卒中的定义与分类

脑卒中是一种临床常见的神经内科疾病，脑卒中是由于脑部血管堵塞导致大脑缺血或血管破裂引起的脑组织损伤。一般根据类型分为缺血性脑卒中和出血性脑卒中。脑卒中主要临床表现为意识障碍、单侧感觉障碍、单侧肢体运动功能障碍、认知功能障碍等。

二、病理生理机制

神经系统根据构造，分为中枢神经系统（脑、脊髓）和周围神经系统（脑神经、脊神经）两部分，其中脑桥充当传递信息的中继站，如与自主运动协调有关的信号，在大脑和小脑之间。

神经系统的结构和功能与机体各器官关系十分密切。神经系统病变可导致相应支配部位的功能障碍和病变；而其他系统的疾患也可影响神经系统的功能。

呼吸中枢是指在中枢神经系统内产生呼吸节律和调节呼吸运动的神经元细胞群。呼吸中枢广泛分布于中枢神经系统各级水平，包括脊髓、延髓、脑桥、大脑皮层等。它们在呼吸节律的产生和呼吸运动调节中所起的作用则有所不同，但通过各级中枢之间的相互协调和相互制约，共同完成机体的正常呼吸运动。本章节主要介绍的是脑卒中导致的呼吸功能障碍，如出血性脑卒中，脑出血使患者颅内压过高可直接或间接抑制呼吸中枢，呼吸节律就会出现变化，影响呼吸功能；部分脑损伤则可抑制各级运动神经的支配；若脑损伤影响到延髓则可能波及中枢化学感受器，导致机体对 CO_2 的通气反应迟钝，进而对高碳酸血症或是缺氧的反应降低;或由于脑卒中患者因营养不良、继发性疼痛、偏瘫侧活动减少、肌张力异常甚至长期制动等原因,常存在呼吸模式紊乱、双侧呼吸肌功能表现失衡、胸廓活动异常等继发性功能障碍,单侧肢体运动功能障碍累及到呼吸肌以及呼吸辅助肌,造成呼吸肌无力、麻痹、疲劳造成呼吸动力不足,引起肺通气不足所造成继发性呼吸功能障碍。

三、呼吸功能障碍的临床表现

呼吸功能障碍在脑卒中患者中较为普遍,其呼吸肌肌力不足健康成年人的一半,其中 89% 出现吸气肌受损,82.6% 出现呼气肌受损,机械通气和长期卧床的脑卒中患者更容易发生呼吸肌失用性萎缩。呼吸肌肌力下降会导致脑卒中患者的通气和换气功能障碍、气道廓清能力减弱、增加肺部感染概率,从而影响患者预后。

(一)肺不张

在神经疾病患者中,呼吸功能障碍并发症不是由肺部引起的,而是由呼吸困难和呼吸肌无力引起的通气问题。在这些患者中伴随着包括潮气量在内的肺容积下降的各种肺部疾病,都可能起源于呼吸肌群虚弱。因为这些患者出现浅快呼吸,而不能完成常规的深呼吸,为了提供身体氧耗,增加每分通气量,只能通过增加呼吸频率来实现。当肺不能人为地复张时将出现肺不张,当患者不能进行深呼吸时,即使是1 小时,也将出现微小肺不张。也就是说,在一段较长的时间内不能进行深呼吸或合并持续的慢性通气不足的情况下,将导致呼吸时虚弱的呼吸肌负荷增加。由于呼吸肌疲劳可降低血 pH,甚至是引起死亡,应积极避免呼吸肌疲劳。因此,必须纠正大脑的通气管理机制,令其容许浅快呼吸。通过进行浅快呼吸,呼吸肌负荷将下降,可能出现高钙血症和血压降低的状况。

(二)气道廓清障碍

当由于普通感冒或其他疾病出现气道分泌物增多时,普通人可通过咳嗽排出痰液预防肺炎等并发症。但神经系统疾病患者合并呼吸肌虚弱,因此其咳嗽能力下降,使其因不能有效清理呼吸道分泌物而出现肺炎,导致肺不张加重。另外,呼吸系统顺应性下降,使肺和胸廓挛缩,影响了咳嗽的吸气阶段,也使辅助咳嗽受到影响。因此在患者进行辅助咳嗽前必须诱导充分的空气吸入。然而,如果肺挛缩导致肺扩张困难,将出现辅助咳嗽受限,使气道分泌物排出更加困难。在这些神经疾病患者中,如果在精确理解呼吸生理学和合适的患者教育的基础上能进行有效的辅助通气,将有效地促进分泌物排出,并减少并发症,减少相关病死率。

四、呼吸功能监测与评估

神经系统疾病患者除了基本的生命体征监测外,呼吸功能的监测也至关重要,呼吸泵衰竭(respiratory pump failure)是一种急性疾病,会导致严重神经系统疾病患者不良反应,甚至死亡。中枢神经系统受损或周围神经系统受损,呼吸泵都可能会发生衰竭甚至停止呼吸。及时治疗呼吸泵故障可以有效降低患者的病死率,为神经系统功能的恢复提供再生机会。

呼吸泵衰竭分为代偿期与失代偿期。代偿期:表现为呼吸频率增加。血气分析显示呼吸性碱中毒伴或不伴动脉血氧分压(PaO_2)轻度降低;此外,由于肺泡低通气减少,呼吸频率增加,但动脉血二氧化碳分压($PaCO_2$)正常;最终表现为高碳酸血症、低氧血症和呼吸性酸中毒。失代偿期:以呼吸困难、端坐呼吸、出汗、咳嗽无力、咳痰困难和言语不连贯为特征。体格检查显示呼吸频率增加,心率增加,辅助呼吸肌激活,胸腹部运动异常(吸入时腹部内陷,呼气时腹部鼓胀,与正常情况相反)。当调节延髓自主呼吸中心的大脑结构受损时,可能会因不同的损伤部位而出现特定的呼吸频率和节律紊乱。例如,潮气呼吸可能发生在大脑半球或间脑损伤,中枢神经源性过度呼吸可能发生在中脑、中脑下部或脑桥上部被盖性病变,长吸气呼吸,脑桥下部病变可出现丛集呼吸,延髓病变可出现共济失调呼吸。当此类患者发生呼吸泵衰竭时,不仅可显示呼吸频率的变化,而且可显示呼吸节律的改变。呼吸泵衰竭监测包括呼吸肌力评价、脉搏血氧饱和度(pulse oximetry)测试、持续呼气末二氧化碳分压($PetCO_2$)和持续经皮二氧化碳分压监测、血气分析(pH、PaO_2、$PaCO_2$、碳酸氢根、碱剩余等)、胸部 X 线摄影、胸部 CT 等。呼吸肌力评估包括临床观察(呼吸节律、呼吸频率、呼吸动度)和肺功能仪测定呼吸量(潮气量、最大吸气压、最大呼气压、咳嗽峰值流速等)。

(一)呼吸功评估

主要评估患者是否有呼吸困难的症状,需观察患者的面部表情变化。如鼻翼扩张,脸色苍白且多汗,瞳孔扩大,呼吸辅助肌明显活动,呼吸形态改变等,都称为呼吸窘迫的状况。

(二)皮肤颜色的评估

观察嘴唇、指甲、耳垂、脸颊和其他部位的颜色,评定患者是否缺氧。

(三)呼吸形态的评估

呼吸形态的评估包括:①呼吸的速率;②吸气和呼气时胸廓移动的顺序、舒适度;③呼吸副肌的使用及对称性;④是否有呼吸肌疲劳;⑤比较清醒和睡眠时的呼吸形态,或者是比较活动中和休息时的呼吸形态。

五、呼吸康复治疗措施

(一)气道湿化

湿化是人工气道管理中的一个极其重要的环节。如何根据患者选择合适的湿化装置以及温湿度,如何评估湿化效果,这些都是气道湿化中应解决的问题。

1. 呼吸道正常的生理功能　正常情况下,呼吸道通常是分泌黏液的,确保气道的扩散及防御功能。呼吸道需保持一定的温度和湿度,来维持纤毛的正常运动。当不能维持纤毛的正常运动时,呼吸道分泌的黏液会出现无法正常排出的现象。人体的呼吸道会将吸入的气体加温、过滤和湿化,绝大部分是在上呼吸道完成的。

2. 建立人工气道及吸入干燥气体对人体的影响　研究表明人工气道的建立损坏了呼吸道对吸入气体的过滤功能。长期吸入干燥气体会导致水分大量流失,导致气道黏滞分泌物能力下降。在相对湿度下,吸入低于 30mg/L 的气体会对纤毛的运动造成障碍,导致分泌物排出减慢,分泌物潴留会导致细菌滋生,进而分泌产生大量的黏液蛋白及多糖,提升黏液黏度,加剧黏液清楚的障碍,形成恶性循环。另外,大量分泌物的积聚还会造成通气血流比例失调,堵塞气道造成肺不张,引起缺氧。因此,建立人工气道的患者须充分温湿化,确保气道黏液纤毛系统的正常生理功能与防御功能。

3. 最适的温度与湿度　除上述干燥气体的吸入会对机体造成严重危害外,若吸入气体未达到合适的温度和湿度,长时间吸入也同样会造成不良影响。然而,在吸入气体的最适温度和湿度方面却存在较大的争议。美国某研究所规定对于气管插入管及气管切开患者,湿化器的输出的标准至少达到 30mg/L 湿度。手术麻醉将超过 3 小时的患者作为观察对象,将吸入不同温度及湿度的气体后气管内注入生理盐水并回收,在显微镜下观察回收液中上皮细胞的结构,结果显示只有在吸入 37℃,相对湿度为 100% 气体组无任何异常,而另两组(干冷气体组;吸入气体温度为 22~26℃、相对湿度为 60% 组)患者均存在不同程度的上皮细胞结构受损。该作者后续的观察研究亦发现,全麻手术中干冷气体吸入仅 4 小时,即会造成术后肺部并发症发生率升高,并且随着吸入气体温湿度升高,肺部并发症减少。Hurni 等研究发现,吸入 32℃饱和气体在有创通气 5 天后仍会造成一定程度的气道损伤。由此可见,吸入气体温度 32~34℃并非最佳选择。

实验室研究及 Lawrence 等多位学者数年实践发现,接近人体温度的饱和气体,保证正常的呼吸道分泌物的产生,维持最佳黏液纤毛清除功能,减少黏稠痰液的形成,防止人工气道完全和部分堵塞导致的呼吸道阻力增加,因此主张吸入气保持在机体核心温度及饱和湿度。推荐吸入 37℃,相对湿度为 100% 的气体,是最佳理想效果,但是临床中,环境温度影响等诸多因素导致难以控制最佳理想效果,只能尽量接近理想效果。

4. 湿化效果的评价　湿化效果程度可以通过患者的痰液判断,根据气道内分泌物的特征,痰液黏度分为三度,1度多是清稀如水状;2度是可自行咳出;3度是无法自行咳出,黏稠如胶冻状。另外,Ricard等通过 Y 形接头和气管插管间连接软管内的积水与客观监测指标(绝对湿度、相对湿度、温度)之间的关系,发现在软管间的可见积水与湿度有明显的关联性。软管内湿度的判断方法如下:1= 干燥;2= 只看到水分;3= 能看到水分和水滴;4= 水分和更多的水滴;5= 水分和丰富的水滴;6= 积水(形成水流)。

(二)黏液清除技术

新近的黏液清除技术基于对呼吸系统的生理学和病理生理学的观察并使用物理学原理,旨在改变黏液的流变学特性,撑开(或重新打开)气道以增加容量,改变气流调整肺部压力、肺容量和压缩力。事实上,有节律的纤毛协调摆动使黏液向头侧缓慢移动,其在周围气道中的作用更大,而呼气气流在气流和黏液层之间的气 - 液界面上施加剪切力(双相气 - 液传输),正是由于上述因素的结合,促进了中心气道分泌物更好地移动。一般而言,每次帮助气道廓清的干预措施的目的都是松动黏液并使其向头侧集中,再通过咳嗽、用力呼气(哈气)或吸引来将其清除。根据研究或回顾的目的,按照作用原理(正压、叩击、振动)或使用 / 不使用设备对黏液清除技术进行分类。然而,通过"作用水平"进行功能性分类可能更有助于指导临床实践中黏液清除技术的选择:促进肺容量补充的、支持黏液从外周到上呼吸道移动的,以及通过咳痰或吞咽促进黏液从上呼吸道清除的。在神经肌肉疾病中,如果呼吸肌虚弱导致疾病进展加重,咳嗽能力同样出现下降。在某些患者当中,如有其他分泌物增加,必须使用辅助咳嗽技术或咳嗽诱导装置来清除痰液。而且,在患者急性期,则需要人工气道插管的方式来清除这些分泌物。合并经系统疾病的患者由于呼吸肌虚弱导致正常咳嗽机制收缩,因此,必须使用咳嗽辅助确保气道分泌物被有效清除。

1. 体位引流　这是一种最基础的方法,其假设在特定的体位下可通过重力作用,使局部肺组织内滞留的分泌物沿垂直方向移动至中心气道,并通过咳嗽或抽吸等方式从气道内清除。在体位引流前或期间进行气道湿化或全身湿化有助于更有效地清除分泌物。为防止气道误吸或胃食管反流,最理想的方式是在进食前进行操作。

神经系统疾病导致呼吸肌以及呼吸辅助肌病变产生呼吸功能障碍的情况,往往体位引流无绝对禁忌证;而神经系统疾病导致呼吸中枢病变产生呼吸功能障碍的情况,往往因为神经系统原发病的原因,需要根据不同的原发病做出判断,是否可以体位引流。如脑出血或颅内压增高患者,在急性期或血流动力学不稳定期,不宜采取体位引流,脊髓损伤休克期患者,也不宜在急性期进行体位引流。

2. 振动与叩拍　对于体位引流,简单地假设体位使分泌物移动需要较长的时间,因此,联合使用叩拍和振动技术将获得更好的效果。使用单个手掌或相应器械对滞留大量痰液的肺部区域进行叩拍或振动可轻易地松解积聚在气道和支气管内的痰液,分散的痰液容易移动到中央气道当中。叩拍是采用人手或橡胶杯在痰液积聚的区域做圆形叩击 3~5 分钟,但需避开疼痛、损伤、骨突出部位或外科手术侧。振动是使用双手或振动器在相应区域,且在呼气相时进行快速振动。

不宜采用体位引流的神经系统疾病导致呼吸功能障碍的患者,在振动排痰的选择上,则无过多禁忌,暂无研究表明,振动与叩拍会增加患者脑出血或颅内压增高的风险。

3. 呼气正压呼吸　这是一种借助呼吸孔在患者呼气时产生 10~20cmH$_2$O 气流阻力,从而制造呼气性正压,维持气道持续开放的技术。通过使用这种装置,通气不良的肺组织将通过维持呼气相气道开放,增加其通气量,促使呼吸道分泌物逐步移动至大气道内清除。

4. 高频振荡 / 振动技术　该技术提供快速移动的少量空气作为一种"物理性黏液溶解剂",辅助气道分泌物移动。这种技术可分为两种类型:体外技术:高频胸壁振动背心;体内技术:振动活瓣、Acapella、肺内叩击通气。

(1)高频胸壁振动背心:高频胸壁振动背心包括供患者穿戴的不可伸缩背心,其内冲入空气,以及空气脉冲制造装置。空气脉冲制造装置以每秒 25 次的频率泵入或吸出背心内的气体,对胸壁产生"振动"效应,通过松解气道壁上的分泌物清除痰液。一般连续使用 30 分钟。由于这种技术仅需要穿戴背心,而无需患者体位、呼吸技巧或操作技术配合,其使用价值高。

（2）振动活瓣（flutter）：这种装置通过气道内振动效应清除气道内分泌物,借助于增加气道内压,开放气道,产生正压呼气的治疗效果。其结构与烟斗相似,其弯曲部位放置一个一定重量的金属球,当呼气时,金属球上下移动,对气流通道造成间断堵塞,产生 $10\sim200cmH_2O$ 正压,使气道内产生振动。

（3）Acapella：当气体呼出时,装置内的圆锥体旋转,引起气流通道定期开放、关闭,从而产生振动。由于振动活瓣处在于呼气时,气道压力与气流维持在固定的水平,且无需对其倾斜程度进行特殊调整。该装置还设有阻力调节刻度,通过调节吸铁石与金属条的距离来改变出气孔的大小,令呼气阻力增加,从而使肺内产生介于 $10\sim20cmH_2O$ 的压力,建议患者将呼吸比调整为 1∶3 或 1∶4。

（4）肺内叩击通气：这是一种以每分钟 100~220 次频率持续喷射压缩空气进入肺泡传递振动的装置。粉碎支气管内的痰,打开闭塞气道,促进痰的排出。同时改善氧气的供给以及二氧化碳的排出。同时雾化功能,可提供加湿作用,还可用于气道内给药。

（5）咳嗽与咳嗽相关的痰液清除技术：大部分气道分泌物管理技术均涉及在中央气道收集内气道分泌物。最终,分泌物通过咳嗽或抽吸清除。当咳嗽能力下降,气道内产生的痰液将不能有效地清除,即可能导致肺炎等并发症。因此,如果咳嗽能力受到抑制,必须使用合适的辅助技术,恢复其有效咳嗽。

指导患者进行咳嗽被认为是最有效的气道廓清手段,同时,咳嗽是体位引流、叩击、振动等传统气道廓清技术的重要环节。咳嗽能力受损会导致分泌物潴留和支气管阻塞,这可能导致诸如肺不完全扩张或肺炎等问题。

在气管插管和机械通气患者中,积极的呼气末压力通气、体位引流、胸壁振荡和气道抽吸在手动式高度充气扩肺术（manual hyperinflation technique, MHI）或机械式高度充气扩肺术中可以帮助清除分泌物。MHI 的目的是防止肺不张、重新扩张塌陷的肺泡、改善氧合、改善顺应性,促进分泌物向中央气道移动。

MHI 涉及通过人工呼吸袋的缓慢深吸气,一次吸气屏气 2~3 秒,随后快速释放呼吸袋内气体来增强呼气流速并模仿用力呼气。然而,MHI 可能也有严重的副作用。首先,MHI 可明显促进与心排出量下降相关的血流动力学,这是由于胸腔内压力的大幅波动引起的。其次,MHI 还会增加颅内压,这可能对脑损伤患者有一定的影响。然而,这种增加通常是有限的,因此脑灌注压通常可保持稳定,$40cmH_2O$ 的压力被建议作为上限。

两项关于机械通气患者的研究报告显示支气管镜检查在急性肺叶不张的管理中未能显示比物理治疗（体位引流、叩诊、MHI 和吸痰）更多的益处。气道抽吸可能有副作用（支气管病变、低氧血症）,但患者的安抚、镇静和预充氧可能会将这些后果降至最低。气道内痰液抽吸可以通过密闭式吸痰系统或开放式系统进行。压力支持通气时,封闭式吸痰系统的效率不如开放式吸痰系统。气道内吸痰时按常规灌注生理盐水对氧饱和度和心血管稳定性有潜在的不良影响,且在增加吸痰量方面效果也存在不确定性。在未经选择的机械通气患者中,气管插管前胸壁振荡并不能改善气道分泌物、氧合和气管插管后的通气。

（三）胸廓放松训练

患有慢性呼吸疾病及重症病房患者,常常采用浅而快的上部胸式呼吸,这种呼吸方式主要使用胸锁乳突肌、肋间肌等呼吸辅助肌。呼吸效率弱,容易导致呼吸肌疲劳。通过患者徒手肌肉牵伸（肋间肌肉放松、胸部放松）、胸部辅助、胸部放松和呼吸体操,可以有效地保持和改善胸部肌肉活动,增加吸入深度和调整呼气速率,达到改善呼吸困难的作用。

（四）呼吸肌训练

呼吸肌是呼吸训练的重要组成部分,不同的肺源性与非肺源性呼吸功能障碍都可能引起呼吸肌功能

的绝对和 / 或相对下调,导致呼吸困难运动耐受性下降及生存质量降低。当呼吸功能障碍引起患者呼吸困难的情况,呼吸肌的训练能减轻患者的症状。呼吸肌的功能训练集中在力量和耐力两个方面。

六、康复治疗措施

脑卒中的特点是高发病率、高致残率和高病死率。全世界每 6 秒就会有 1 人死于脑卒中,每年有 1 500 万新发病例,中国每年新发脑卒中患者约 200 万人,其中约 40% 的脑卒中患者会出现功能障碍,15%~30% 的脑卒中患者会出现严重的运动、认知或语言障碍等,特别是约 85% 的脑卒中患者会因偏瘫而不能独立生活。脑卒中康复是经循证医学证实的对降低致残率最有效的方法,是脑卒中组织化管理中不可或缺的关键环节。现代康复理论和实践证明,脑卒中后进行有效的康复能够加速康复的进程,减轻功能残疾,节约社会资源。脑卒中早期康复的根本目的是预防并发症,最大限度地减轻障碍和改善功能,提高日常生活能力,其最终目的是使患者回归家庭,回归社会。规范的康复流程和康复治疗方案对降低急性脑血管病的致残率,提高患者的生存质量具有十分重要的意义。

1. 早期康复介入 早期活动指的不是将呼吸器撤去后,而是在生理机能稳定后,符合以下情况即可考虑行康复治疗:①对刺激保持反应;具有一定的认知能力;听懂一定指令,如能睁眼闭眼、看人、张嘴伸舌、点头、皱眉等;②吸氧浓度(FiO$_2$)≤60%,呼气末正压(PEEP)≤10cmH$_2$O 和 / 或准备撤退机;③无直立性低血压或无需泵血管活性药。在进行康复治疗之前,应检查患者是否形成了深静脉血栓。

活动停止的指征为患者出现以下任一症状:心率 >130 次 /min 或较活动前心率增加率≥20% 以上;出现新的心律;呼吸 >35 次 /min 或较活动前呼吸频率增加≥20%;SpO$_2$<88% 且时间 >1 分钟;收缩压 <90mmHg 或 >180mmHg;情绪激动,出汗,病情恶化。

2. 神经肌肉电刺激疗法(NMES) 神经肌肉电刺激能改善危险患者的肌肉力量,低电流能刺激神经纤维活化运动神经,增加肌肉的血流量与收缩力,提高 MRC 评分,减少获得性衰弱(acquired weakness,AW)的发生。对于机械通气昏迷或不能自主活动的患者,需要进行肢体和关节被动运动。同时进行神经肌肉刺激治疗,较只接受被动训练的患者能够获得更强的肌力和更低的呼吸频率。此外,在神经系统疾病患者中应用功能性电刺激脚踏车训练系统并联合基础康复治疗肌无力的患者,恢复效果更好。

3. 良肢位摆放 患有脑卒中患者典型的痉挛姿势表现为:上肢为肩下沉后缩、肘关节屈曲、前臂旋前、腕关节掌屈、手指屈曲;下肢为外旋,髋膝关节伸直、足下垂内翻。

良肢位摆放分为:仰卧位、患侧卧位和健侧卧位 3 种模式。除此之外,还有床上长坐位和轮椅坐位、普通椅子坐位等。

(1)仰卧位

1)头正中位或面向患侧;枕头高低适中,勿使患者采取半卧位,以免诱发异常肌张力。

2)患侧上臂应放于体旁的枕头上,肩胛骨尽量前伸,肩外展外旋45°,肘伸展、前臂旋后、腕背伸、手指伸展及拇指外展。

3)患侧臀部和大腿下放置软枕支撑,使骨盆前伸、髋关节稍内旋,防止患腿外旋,膝下放置一小枕头使膝关节保持微屈曲,踝关节保持中立位,患足平放于床上,足底勿放置任何物品。

(2)患侧卧位

1)头部置于高度适中的枕头上,上颈段稍微前屈,躯干稍向后旋;后背用枕头保持稳定。

2)患肩前伸,上肢前伸与躯干的角度不小于90°,肘关节伸直,前臂旋后,掌心向上,腕背伸,手指伸展散开。

3)患侧下肢髋关节伸展,膝关节微屈,踝背伸,足面与小腿尽量保持垂直。

4)健侧上肢自然放于身上,健侧下肢屈髋、屈膝呈迈步状,置于体前支撑良好的枕垫上,以避免压迫患侧。

5）患侧卧位可以增加对患侧的感觉输入刺激,并使患侧被动拉长,有助于抑制痉挛,健侧手可以自由活动。

（3）健侧卧位

1）枕头高低适中,躯干与床面保持直角,不能呈半俯卧位。

2）患肩前伸,向头顶方向向上举 100°,肘、腕、指各关节均保持伸展放置于胸前的枕垫上,使肩及上肢保持外展位。

3）患侧下肢完全由枕头垫起,髋、膝自然屈曲,踝略背伸,足不能内翻。

4）健侧肢体在床上取舒适自然位放置。

5）健侧卧位是患者感觉比较舒适的体位,有利于患侧的血液循环,可减轻患侧肢体的痉挛和水肿,便于偏瘫侧的治疗性操作。

4. 体位转移训练　最佳生理功能依赖于直立的体位,因此卧床和限制活动导致了严重的身体功能失调以及呼吸等系统的异常。这些影响会被炎症反应以及药物作用放大,比如糖皮质激素、神经肌肉阻滞剂和抗生素。院内骨骼肌无力发病率可达 50%,患者在住院的头 2~3 周中骨骼肌流失最大。Winstein 等撰写的成人卒中指南也推荐在发病早期使用辅助技术,尽早开始逐渐恢复患者的直立体位。电动起立床就是一个很好的选择,可以帮助患者尽早恢复直立体位,结合患者自身情况,制订个体化方案调整直立的不同高度,以便患者循序渐进,适应直立体位。

5. 肢体活动训练　详见第九篇。

七、小结

在我国,脑卒中发病率高,而呼吸功能障碍在脑卒中患者中较为普遍,呼吸功能障碍会导致脑卒中患者的生活质量大大下降,死亡率增加、住院时长增加、再住院率升高,预后差,所以在患者发病早期我们应该积极干预,为患者制订个体化诊疗方案,改善患者预后。

（解立新　陈　闯）

参考文献

［1］王增武.基层心血管疾病综合管理实践指南 2020［J］.中国医学前沿杂志（电子版）,2020,12（8）:1-73.

［2］中华医学会呼吸病学分会哮喘学组.咳嗽的诊断与治疗指南（2021）［J］.中华结核和呼吸杂志,2022,45（1）:13-46.

［3］VAKIL N, VAN ZANTEN S V, KAHRILAS P, et al. The Montreal definition and classification of gastroesophageal reflux disease：a global evidence-based consensus［J］. American Journal of Gastroenterology, 2006, 101（8）: 1900-1920.

［4］MESSAGGI-SARTOR M, GUILLEN-SOLÀ A, DEPOLO M, et al. Inspiratory and Expiratory Muscle Training in Subacute Stroke: A Randomized Clinical Trial［J］. Neurology, 2015, 85（7）: 564-572.

［5］IRWIN R S. Chronic cough due to gastroesophageal reflux disease：ACCP evidence-based clinical practice guidelines［J］. Chest, 2006, 129（1 Suppl）: 80s-94s.

［6］LAI K, CHEN R, LIN J, et al. A prospective, multicenter survey on causes of chronic cough in China［J］. Chest, 2013, 143（3）: 613-620.

［7］余莉,魏为利,吕寒静,等.慢性咳嗽病因变迁的回顾性分析［J］.中华结核和呼吸杂志,2009,32（6）:414-417.

［8］OKADA Y, KUWANA S, OKU Y. Localization and function of the brainstem neuronal mechanism for respiratory control［J］. Nihon Shinkei Seishin Yakurigaku Zasshi, 2007, 27（5/6）: 207-214.

［9］GAWRON A J, KAHRILAS P J, PANDOLFINO J E. Chronic cough：a gastroenterology perspective［J］. Current Opinion in Otolaryngology & Head and Neck Surgery, 2013, 21（6）: 523-529.

第二章
神经肌肉疾病

本章的学习目标：
- 了解神经肌肉疾病的定义和分类
- 了解神经肌肉疾病对呼吸功能的影响
- 掌握神经肌肉疾病继发呼吸功能障碍的评估与康复策略

一、神经肌肉疾病的定义与分类

神经肌肉疾病是以神经肌肉功能受损、肌力减退、运动耐力下降为主要表现的一大类疾病，主要累及下运动神经元，如脑干运动神经元、脊髓前角、神经根、神经肌肉接头、周围神经等。可累及呼吸调控的不同环节，在疾病早期即可累及呼吸系统。可见有睡眠呼吸障碍，运动神经元病，吉兰-巴雷综合征等。

渐冻症是肌萎缩侧索硬化（ALS）的俗称，是最常见的一种运动神经元病（MND）。支配肌肉运动的神经元慢慢变性、死亡，肌肉随之一点点萎缩，患者逐渐出现并加重肌无力、肌萎缩、吞咽困难、喝水呛咳，以及说话不清等症状，逐渐失去运动能力和生活自理能力，直至死亡。患者常常只能生存几年。ALS 是一种少见病，发病率与患病率因年龄、性别、种族和地域而不同。目前国内尚无准确的发病率报道。在美国及欧洲相关国家的 ALS 每年新发病率为 1/10 万 ~2/10 万，患病率为 3/10 万 ~5/10 万。Marin 等所做的一项有关世界范围内 ALS 流行病学调查的 meta 分析显示，ALS 每年新发病率为 1.75/10 万（1.55/10 万 ~1.96/10 万），男性发病率比女性稍高，为 2.03/10 万（1.79/10 万 ~2.37/10 万），女性为 1.45/10 万（1.25/10 万 ~1.64/10 万）。Logroscino 等报道本病起病年龄为 46.2~66 岁，散发性 ALS（sporadic ALS，SALS）发病高峰年龄为 58~63 岁，家族性 ALS（familial ALS，FALS）发病高发年龄为 47~52 岁。国内 Liu 等对中国 10 个 ALS 中心 455 个散发性 ALS 的研究结果显示，中国 ALS 发病年龄早于发达国家，中位发病年龄为 52 岁，散发性 ALS 男性高发年龄为 55~59 岁，女性为 45~49 岁，男性发病比女性多，大约为 1.6：1。

吉兰-巴雷综合征即急性炎性脱髓鞘性多发性神经根神经病，是一种急性，确切地说是亚急性的瘫痪型疾病。本病最早由 Landry 在 1859 年报道。1916 年，Guillain、Barre 和 Strohl 描述了该组疾病的临床特点，即瘫痪、反射消失、感觉异常伴轻度感觉缺失、脑脊液蛋白细胞分离，故又称吉兰-巴雷综合征。西方国家报道的每年新发病率为 0.89/10 万 ~1.89/10 万，且随年龄增加而升高（儿童每年新发病率 0.6/10 万，成人每年新发病率 2.7/10 万）。首发症状是肢体麻木无力、感觉异常、疼痛或其他症状。典型临床特点是进行性双侧或相对对称性肢体无力，多为远端起病，逐渐累及近段，但也有近段起病者，需要与脊髓病相鉴别。部分患者存在脑神经受累，表现为双侧周围性面瘫。

几乎 2/3 的患者有前驱感染史。多为呼吸道感染、胃肠道感染或免疫接种史，往往发生于神经系统症状出现的 1~4 周前，病原微生物难以确定。患者还可以有感觉、共济失调、自主神经受累的症状或体征，如心律失常、多汗、血压波动或是肠梗阻。典型体征为腱反射普遍降低或消失，但也有 10% 患者正常或反射活跃，因此腱反射正常或活跃也不能排除该病的可能。

二、病理生理机制

骨骼肌是由数以千计的纵向排列的肌纤维聚集而成,肌纤维(肌细胞)为多核细胞,外被浆膜(肌膜,即肌细胞膜),其外层为基膜。细胞核位于肌膜下沿纵向排列,其数目可多达数千个。肌纤维的长度为数毫米至数厘米,直径在 $10~100\mu m$。肌纤维内含有肌浆,肌浆内有肌原纤维和纵向排列的纵管,以及线粒体、核糖体、溶酶体等细胞器。肌纤维在解剖和生理上表现为独立单位,但疾病可能仅侵犯其中一部分,根据病程的特点和严重性,剩余部分也可能发生功能障碍或萎缩、变性或再生。尽管结构相同,并非所有的肌肉对疾病有同样的易感性,事实上,某一疾病不可能侵犯机体的所有肌肉。一些肌肉的实质性病变如各种肌营养不良和肌炎可直接损害肌原纤维;由于终板电位下降而引起的去极化阻断可见于周期性瘫痪。各种原因导致的肌病均可表现肌无力。骨骼肌肉系统疾病病变的主要病理生理学改变包括呼吸肌肌力及耐力下降,肺容量减少,肺泡通气减少,气道阻力增加,通气血流比例失调,黏膜纤毛运动受损,咳嗽和呕吐反射减少,声门关闭受损等,在这些因素先后及共同作用下,导致呼吸功能不全甚至衰竭。

三、神经肌肉疾病对呼吸功能障碍的临床表现及影响

神经肌肉系统疾病的表现一般为肌疲劳,肌痛及触痛,肌肉萎缩,肌无力等。呼吸肌疲劳往往表现为呼吸困难。呼吸肌无力的临床症状包括快速浅呼吸、使用辅助呼吸肌、胸部扩张减弱、呼吸音减弱、腹部矛盾呼吸、咳嗽能力减弱、吸鼻无力。肋间肌无力和膈肌功能保留的征象(如脊肌萎缩)包括胸廓钟形畸形和矛盾呼吸。呼吸衰竭的症状包括发绀、粗震颤、静脉扩张、脉搏洪大、视盘水肿、意识模糊和昏睡等。

呼吸衰竭的临床表现取决于呼吸衰竭的进展速度。当呼吸肌无力呈急性或亚急性进展时,主要表现为呼吸困难、端坐呼吸甚至呼吸停止,通常伴有延髓性麻痹表现。当呼吸肌无力进展缓慢时,则表现比较隐匿,最早为易疲劳、嗜睡、注意力分散和晨起头痛等症状。劳力性呼吸困难在神经肌肉疾病患者中比较少见,可能与此类患者活动减少有关。若出现单纯膈肌麻痹,可表现为卧位时明显的呼吸困难和吸气时腹壁反常性向内运动。

四、呼吸功能监测与评估

除了各项基本生命体征的监测外,为了更加准确地了解呼吸功能障碍患者的呼吸状态,需对呼吸功能进行具体详细的评估。

(一)呼吸肌肌力评估

通过测定呼吸系统的压力变化来反映呼吸肌的力量。

1. 自主努力产生的压力 常用最大吸气压、最大呼气压和口腔闭合压(mouth occlusion pressure,MOP)。

(1)最大吸气压(MIP):在残气量或功能残气量位置,当气道阻断的时候,用最大力量、最快速度吸气所产生的口腔闭合压,可以反映吸气肌的综合收缩。

(2)最大呼气压(MEP):在肺总量位置,阻断气道时,用最大力量、最快速度呼气所能产生的口腔闭合压,反映呼吸肌和胸肺弹性的综合作用。

(3)口腔闭合压(MOP):在受检者预先不知道的情况下突然阻断后吸气,在第2次吸气开始后100ms气道压力下降的绝对值。

MIP、MEP尤其适合用于机械通气及床旁检测,MOP是评估呼吸中枢驱动最常用的指标,阻断气道所测定的口腔内压可用于指导机械通气患者的撤机。

2. 由外部刺激引起的压力　对于无法自主呼吸或难以控制呼吸的患者,通过电刺激或磁刺激以刺激颈神经,进而诱发膈肌收缩。

（二）呼吸肌耐力评估

呼吸肌耐力评估的常用指标是膈肌张力时间指数(diaphragmatic tension-time index,TTdi),口腔张力时间指数和膈肌耐受时间(diaphragmatic muscle endurance time,Tlim)。

（三）其他评估方法

包括膈肌肌电图(EMGdi),辅助呼吸肌表面肌电图(surface electromyography,sEMG),通过超声检查膈肌的形态、厚度、运动幅度等。

（四）呼吸肌疲劳程度评估

1. 膈肌疲劳时跨膈压(Pdi)和最大跨膈压(Pdimax)均明显下降。

2. 肌电图的频谱变化变小。

3. 呼吸肌最大松弛速率(maximum relaxation rate,MRR)下降或松弛时间常数增大。

（五）心功能评估

1. 有创血流动力学监测　肺动脉导管(pulmonary artery catheter,PAC)热稀释法和脉搏指数连续心输出量监测(pulse index continuous cardiac output monitoring method,PICCO),通过测定心输出量等多项指标,准确地评估危重患者的血流动力学指标变化。

2. 无创血流动力学监测　超声波及阻抗心动描记术(impedance cardiography,ICG)等无创血流动力学功能监测技术的应用不同程度上弥补了有创血流动力学监测的不足。

（六）肺容积检查

通常通过测定和计算肺总量(TLC)、功能残气量(FRC)、残气量(RV)、肺活量(VC)和残气量/肺总量比值(RV/TLC)进行评估。气体稀释法和体积描记法是目前用于测量肺容积的主要方法,后者更为准确可靠,特别对于严重气道阻塞和肺内气体分布严重不均的患者,气体稀释法所测得的 RV 会低于体积描记法,从而低估实际肺容量,不能更准确地反映肺内残留气体程度,可能影响康复干预方案的制订和对预后的评估,因此更建议使用体积描记法。对于暂无条件开展体积描记法的情况,评估医生应注意 FRC 低估可能的存在,结合其他临床资料进行整体评估。

骨骼肌肉疾病患者因为呼吸肌肌力、肌耐力低于正常水平,所以才会引起呼吸功能障碍,所以在评估过程中,其评估结果往往多项均低于平均水平,需要动态评估、实时监测,在患者有进步时给予鼓励,给予积极的心理暗示。

五、呼吸康复干预措施

近几年来,以呼吸肌功能运动为主的呼吸康复治疗在获得性肌无力患者中取得了一定的效果,增强呼吸肌运动,提高呼吸效率,促进排痰。呼吸康复主要涉及有效咳嗽、缩唇呼吸、腹式呼吸、主动呼吸循环技术,这些技术使机械通气患者能够尽早撤离呼吸机,甚至脱离体外膜氧合的治疗。

呼吸控制和呼吸肌训练是呼吸康复计划中主要的手段之一。

1. 呼吸控制　应用早期活动方案,一旦患者的血流动力学稳定且有适当的呼吸机参数设置(如 $FiO_2 \leqslant 0.6$,呼气末正压 $\leqslant 10cmH_2O$),即应鼓励患者活动。

2. 呼吸肌训练　从呼吸衰竭开始即进行呼吸肌的训练,可以明显改善出院时患者的自理能力,减少机械通气的天数,改善谵妄的程度,使最大步行距离更远。

六、急性期康复干预措施

早期康复尤其重要,可以减少认知和生理功能障碍的发生,包括降低呼吸衰竭的发生率。早期康复干预也能减少住院时间,降低谵妄的发生率。

根据患者的肌肉力量和合作水平调整早期物理治疗时间,这是病房中安全可行并且可以改善结果的另一种策略。与接受标准物理治疗的患者相比,使用床边活动器械进行被动或主动运动训练,可以更好地改善患者的股四头肌力量,从而提升生活质量。

四级早期活动与康复锻炼疗法包括初期对患者能否进行主动运动和被动运动的评估,进行不同层级的功能锻炼,能有效延缓患者的肌肉萎缩,提高肌力,较好地预防获得性衰弱发生。

第一级为患者无意识,治疗师将患者四肢关节进行被动活动,每日 2 次,每个关节的主要方向重复 10 次。主要为上肢、手指的屈曲和伸展手腕的屈曲,肘屈曲伸展、外展、内收,肩屈、外展、内旋,每 2 小时翻身 1 次。

第二级为患者意识恢复期,治疗师指导患者进行被动关节活动康复治疗,每个关节的主要方向重复 5 次左右,鼓励患者进行抗重力及抗阻运动,目标是向各方向运动至少重复 5 次,并协助患者过渡为端坐位,努力坚持至少 20 分钟。

第三级为患者意识清晰,可以抗重力举起手臂,则从第二级进入第三级,在二级活动的基础上,帮助患者坐在床沿。

第四级为患者意识很清晰,可以抗重力抬腿,则从第三级进入第四级,在第三级活动的基础上,协助患者逐步练习:离床坐到床边的椅子上 - 离床站立 - 行走。相比之下,四级早期活动与康复锻炼疗法对预防获得性衰弱较好,锻炼过程分级逐步加强、逐级递增。

七、稳定期康复治疗措施

当患者生命体征趋于平稳后,应该根据患者的情况制订个体化康复治疗方案,争取使患者早日回归家庭、回归社会。鉴于神经肌肉疾病患者主要是神经肌肉功能受损、肌力减退、运动耐力下降导致的躯体功能障碍,因此肢体功能的锻炼显得尤为重要。

1. 肌力及关节活动度(ROM)训练　肌力和关节活动度训练可以改善肢体循环。部分肌力恢复时应鼓励患者主动活动,主动训练能增强肌力。肌力训练时要选择抗阻原则和超负荷原则。关节活动度训练还可以有效防止由肌肉萎缩带来的关节挛缩。

2. 肢体功能的训练　根据患者的情况可选择床旁坐位训练、立位训练、身体转移训练、行走训练和爬楼梯锻炼。对于清醒的患者,采用床边坐立→坐床边的椅子→床边站立的方式进行康复训练。当患者下肢肌力恢复到可以站立时,可使用"站立床"帮助患者站立。当肌力≥4 级时,患者使用助行器或推着轮椅在室内步行来锻炼下肢的功能。

3. 四肢瘫　可以做一些站立训练,通过电动起立床、辅助器具或者治疗师帮助患者完成体位的变换或者移动;日常生活活动能力的训练,如洗漱、进食;脊椎的训练,就要考虑用颈围避免颈部过度活动;膀胱训练可以做清洁导尿,定时定量饮水和定时排尿;反射性膀胱训练。

4. 截瘫　在四肢瘫训练项目基础上增加辅助站立和残存肌力训练,日常生活活动训练。对于脊柱稳定性良好,或可增加坚强的外固定,并在严密监护的情况下,可以由有经验的治疗师指导患者开始借助重心移动式步行矫形器、膝踝足矫形器或踝足矫形器等进行步行训练。

5. 除了加强步行能力和日常生活活动能力的训练外,更应该加强心理康复,以及以回归家庭、回归社会为目的的各种教育、培训。另外,康复实施形式是在康复医师的策划、组织、总体评估下,由物理治疗师、作业治疗师、心理康复师、假肢与矫形器师等协调完成;并定期召开工作组会诊,评估疗效,调整康复内容。没有专业人员条件时可转到具备条件的医疗机构或暂时由医务人员经专业人员指导后进行。慢性期的各种训练应以巩固疗效为目的,强度、内容因人而异。

八、小结

　　神经肌肉疾病患者在疾病早期即可累及呼吸系统,导致患者出现呼吸衰竭,危害生命。神经肌肉疾病是神经肌肉功能受损导致的躯体功能障碍,影响患者生活质量,因此无论是急性期还是稳定期,呼吸康复与肢体功能的锻炼都显得尤为重要。

　　在中国,现在重症医学的进展使患者的生存率明显提高,但是许多幸存者在之后持续数年仍然存在功能障碍和生活质量的下降,目前早期活动的方法已被广泛认同和接受,随机对照研究、系统综述和专家共识都支持在患者稳定期,甚至是急性期内制订个体化康复方案,以改善患者的预后。

（解立新　陈闯）

参考文献

[1] SARITAS YUKSEL E, VAEZI M F. Extraesophageal manifestations of gastroesophageal reflux disease: cough, asthma, laryngitis, chest pain[J]. Swiss Medical Weekly, 2012, 142: w13544.

[2] CONVERTINO V A. Value of orthostatic stress in maintaining functional status soon after myocardial infarction or cardiac artery bypass grafting[J]. Journal of Cardiovascular Nursing, 2003, 18(2): 124-130.

[3] DITTMER D K, TEASELL R. Complications of immobilization and bed rest. Part 1: Musculoskeletal and cardiovascular complications[J]. Canadian Family Physician, 1993, 39: 1428-1432.

[4] TEASELL R, DITTMER D K. Complications of immobilization and bed rest. Part 2: Other complications[J]. Canadian Family Physician, 1993, 39: 1440-1442.

[5] PARRY S M, PUTHUCHEARY Z A. The impact of extended bed rest on the musculoskeletal system in the critical care environment[J]. Extreme Physiology and Medicine, 2015, 4: 16.

[6] GRUTHER W, BENESCH T, ZORN C, et al. Muscle wasting in intensive care patients: ultrasound observation of the M. quadriceps femoris muscle layer[J]. Journal of Rehabilitation Medicine, 2008, 40(3): 185-189.

[7] PUTHUCHEARY Z A, RAWAL J, MCPHAIL M, et al. Acute skeletal muscle wasting in critical illness[J]. JAMA, 2013, 310(15): 1591-1600.

[8] WINSTEIN C J, STEIN J, ARENA R, et al. Guidelines for adult stroke rehabilitation and recovery: A guideline for healthcare professionals from the American Heart Association/American Stroke Association[J]. Stroke, 2016, 47(6): e98-e169.

第八篇

围手术期管理

第一章
肺减容术

> **本章的学习目标：**
> - 肺减容术的适应证
> - 了解肺减容术的康复流程和框架

第一节 概 述

肺减容术（LVRS）是指通过手术切除部分气肿的肺组织来治疗慢阻肺病的手段。LVRS 手术的适应证包括：年龄 <75 岁，戒烟超过 6 个月，经过最佳的内科药物治疗和康复治疗后仍有严重的呼吸困难，肺功能检查提示有明显的阻塞性通气功能障碍（FEV_1 占预计值 <45%），肺弥散功能 DLCO>20%，肺容量检查有气体潴留的证据（包括 RV 占预计值百分比 >150%，TLC 占预计值 >120%，RV/TLC>60%），胸部 CT 提示存在过度通气的区域和相对正常的肺组织，经过康复锻炼后 6 分钟步行距离 >140m。除了外科手术切除方式以外，还有数种内科肺减容方法，比如支气管单向活瓣置入、弹簧圈置入、热蒸汽等，其呼吸康复原则和方法大致相似，只是患者一般情况更差。

第二节 肺减容术的康复流程和框架

呼吸康复在 LVRS 康复中起重要作用，改善生活质量和慢阻肺病患者的身体状况。针对 LVRS 的健康教育内容见表 8-1-2-1。LVRS 的呼吸康复分 4 个阶段：术前、围手术期、术后和长期维持阶段。

表 8-1-2-1 针对 LVRS 的健康教育内容

戒烟
术前和术后康复的重要性和获益
药物治疗：了解药物作用机制、副作用、正确使用吸入装置
能量保存策略

营养策略咨询

焦虑和 / 或抑郁管理

熟悉 LVRS 手术流程

术前阶段的准备：控制咳嗽，激励式肺量计应用，疼痛管理

伤口护理，胸引管，引流和活瓣的注意事项

氧疗：吸氧装置的介绍和安全应用；活动时的氧滴定；保证经皮血氧饱和度 85% 或动脉血氧分压 60mmHg 以上

分泌物管理策略：包括胸部物理治疗的各个方面：叩击排痰、体位引流、吸痰、正确的吸气 / 呼气、呼吸肌肌力、耐力训练

出院后注意事项

一、术前康复阶段

术前呼吸康复的主要目标是增加功能，改善生活质量和降低呼吸困难程度。康复可以使患者做好迎接 LVRS 的挑战和困难的身体和心理准备。术前康复有 3 个主要内容：①患者筛选；②活动测试；③术前个体化康复处方。

术前康复处方包括 4 部分：①慢阻肺病的诊断、LVRS 计划和其他相关合并症诊断。②针对每个患者的个体化处方包括患者教育、心理、营养计划。训练计划必须包括呼吸康复（术前指导患者进行缩唇腹式呼吸训练和使用呼吸容量训练器的吸气训练）、上下肢的力量训练、氧需求、锻炼强度、持续时间和目标。③频率和持续时间，每周 3 次，持续 6~8 周，总计划 24 个训练次数。④监测血压、心率、最高需氧量等安全指标。整个治疗康复过程中能不断正向引导和调整患者心理状态，积极配合治疗。术前呼吸道的准备吸烟者要戒烟 1 个月以上；合理用氧，原则上给予持续低流量吸氧；有呼吸道感染的患者要选用有效的抗生素控制感染：痰液黏稠者给予雾化吸入。

二、围手术期康复

从手术室到病房的 24 小时，对术后患者进行细致而全面的监测，早期给予持续的心肺功能的监测，对机械通气的患者注意双侧呼吸运动及听诊呼吸音是否对称。拔除气管插管以后给予低流量持续吸氧，维持血氧饱和度在 95% 以上。控制输液量和输液速度，防止肺水肿发生。并准确记录 24 小时出入量，保持水电解质的平衡，维持水电解质的平衡对老年人非常重要。患者全麻清醒后，鼓励患者多变动体位，有利痰液和体内残气的排出。要密切观察胸腔引流是否通畅，必要时给予负压吸引，加速排气，促使肺复张。同时要密切注意患者有无气促、胸闷、呼吸困难、皮下气肿等残面漏气的临床症状。指导患者有效地咳嗽排痰是保持患者呼吸道通畅和促使肺复张的重要措施，也是康复的重要内容。患者清醒后给予半坐卧位，每隔 1~2 小时鼓励患者做有效的深呼吸和咳痰，促进肺复张。术后早期患者呼吸道分泌物增多，如不及时清除，则明显影响呼吸道通畅，以至引起呼吸衰竭的严重后果。应鼓励患者积极咳嗽排痰，咳嗽时使用腹式呼吸可减轻疼痛。同时要保持胸腔引流通畅，尽快引出胸腔内的残气和积血。当患者生命体征平稳后，围手术期的康复重点主要是快速离床和尽早活动。康复目标是术后第 1 天由床上转移到床边椅子上，尽早进行步行训练，出院时进行室内活动训练，独立的日常生活活动能力训练。围手术期的康复计划为 7d/ 周，2 次 /d。康复过程中严密监测经皮血氧饱和度。

三、术后康复

LVRS 常见的并发症是术后肺残面漏气。为了预防肺部感染，要加强呼吸道的管理，各项康复操作要规范，要注意无菌。老年患者由于有呼吸道的慢性炎症和吸烟史，呼吸道分泌物增多且呼吸道功能差，

痰液不易排出,术后协助排痰很有必要,LVRS 虽然从理论到实践是一新思维、新方法,但毕竟属姑息性疗法,并不能阻止余肺病变的发展而导致肺功能再次减低,远期疗效并不理想。要想最大限度巩固疗效,持之以恒的预防措施和康复训练至关重要。术后康复是患者在出院后尽快恢复术前的功能水平的康复计划,每周 1~2 次。需要有经验的康复治疗师指导患者进行呼吸康复训练和并发症预防措施。其间可能经历居家康复的短暂过渡,具体的术后康复内容如下。

1. 运动训练　有氧运动和力量训练均是术后患者运动训练的重要组成部分。下肢的练习是训练的基础,选择患者感兴趣的训练能增强患者的长期参与的意愿。对那些在日常生活行为如洗头或刮胡子时出现症状的患者,同时进行上肢的运动训练更有好处。

2. 吸气肌训练　通常是术后康复的一个组成部分。进行吸气肌训练时,患者用呼吸训练和相应设备来增强呼吸肌。吸气肌训练通常与传统的有氧运动一同进行,有助于减少呼吸短促并增加患者的运动能力。

3. 营养评估与咨询　肺部疾病患者通常需要营养评估和咨询。术后患者的体重通常都会下降。肺的功能恢复项目可帮助患者避免体重下降和保持肌力。必须教导术后患者以这样一种方式进食,既要保持足够的热量摄入,又要避免吃得太饱,否则会影响呼吸功能。

4. 康复教育　教育内容包括肺疾病的性质和治疗的作用,如预期的益处、潜在的不良作用以及正确康复的方法等。这些项目应密切监测患者对指示的依从性并教导患者及其家属了解康复的重要性。患者还应被教导戒烟的必要性、呼吸策略(例如抿嘴呼吸,其中呼气是从闭合嘴唇开始以减少呼吸速率和呼吸短促)以及保存身体能量的原则。

四、长期维持康复

来自家庭、主管医师和其他团队成员的支持有利于创造增加患者依从性的环境。可以选择康复中心来增加康复依从性。使患者明白吸烟对肺功能恢复的严重影响,动员患者彻底戒烟。尽量改善居住环境,保持空气新鲜。要坚持进行呼吸功能锻炼。经常受凉感冒引起呼吸道反复感染会加重肺功能的损害,对 LVRS 后的老年患者做好预防感冒的工作尤其重要,注意季节气候的变化,防止着凉。饮食上要加强营养,提高身体的抵抗力。

（陈文慧　高蓓瑶）

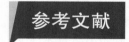

参考文献

[1] CRINER G J, CORDOVA F C, FURUKAWA S, et al. Prospective randomized trial comparing bilateral lung volume reduction surgery to pulmonary rehabilitation in severe chronic obstructive pulmonary disease[J]. American Journal of Respiratory and Critical Care Medicine, 1999, 160(6): 2018-2027.

[2] KÖSEK V, THIEL B, NIKOLOVA K, et al. Lung volume reduction surgery: from National Emphysema Treatment Trial to non-intubated awake video-assisted thoracoscopic surgery[J]. Annals of Translational Medicine, 2020, 8(21): 1468.

[3] FISHMAN A, MARTINEZ F, NAUNHEIM K, et al. A randomized trial comparing lung-volume-reduction surgery with medical therapy for severe emphysema[J]. New England Journal of Medicine, 2003, 348(21): 2059-2073.

[4] MCKENNA RJ J R, BRENNER M, FISCHEL R J, et al. Patient selection criteria for lung volume reduction surgery[J]. Journal of Thoracic and Cardiovascular Surgery, 1997, 114(6): 957-967.

[5] ROCHESTER C L. Pulmonary rehabilitation for patients who undergo lung-volume-reduction surgery or lung transplantation[J]. Respiratory Care, 2008, 53(9): 1196-1202.

[6] BARTELS M N, KIM H, WHITESON J H, et al. Pulmonary rehabilitation in patients undergoing lung-volume reduction surgery[J]. Archives of Physical Medicine and Rehabilitation, 2006, 87(3 Suppl 1): S84-S90.

第二章
肺移植康复

本章的学习目标：
- 了解肺移植康复四个阶段
- 肺移植术前康复的康复目标
- 肺移植的呼吸训练技术
- 肺移植术后康复不同阶段的康复目标
- 肺移植术前与术后康复的特殊问题

第一节　概　　述

肺移植是挽救慢性呼吸疾病终末期患者生命的唯一有效治疗手段，其目的是改善患者的生存和生活质量。慢性呼吸疾病终末期患者通常有严重的通/换气功能受限与生活自理能力下降，伴随呼吸困难和疲劳症状，其活动耐力显著降低，合并各种并发症的风险也更高，如心血管疾病、骨质疏松、焦虑抑郁、肌肉与营养状态不良等，都可能影响肺移植手术的预后。

无论慢性呼吸疾病终末期患者是否需要肺移植，呼吸康复都是必要的临床治疗组成部分。肺移植的全面呼吸康复包括教育、训练、行为或生活方式的改变等。呼吸康复的目的是增加生理和功能状态，使患者从肺移植手术中获益。肺移植患者的呼吸康复可分为4个阶段：移植术前阶段；围手术期及术后早期监护室阶段；术后普通病房阶段；社区-家庭康复阶段。虽然肺移植康复的最终目标是改善身体机能，提高生活质量，但上述每个阶段的呼吸康复都有其重要意义。

第二节　肺移植术前呼吸康复

术前阶段进行呼吸康复的主要目的是预防身体机能减退，即保持关节活动度和软组织伸展性，增强肌肉力量、改善肌肉功能、提高肌肉耐力，尽可能使患者以最佳的身体及心理状态迎接手术。有关呼吸康复的诸多研究数据得出结论，康复能有效改善肺移植候选者的生活质量和运动耐力，移植前的身体活动能力越好，移植术后的机械通气时间和住院时间就越短，手术及康复效果就越好。

随着待肺时间的延长，肺移植候选者可能出现肺部疾病进展、呼吸衰竭加重、合并感染等医疗不稳定状态，此时锻炼强度和持续时间并不能随之加强，而维持机体功能状态和延缓功能恶化就成为最主要的康复目的。当肺移植候选者出现病情恶化，需要入院或入住ICU时，康复方案也应随之改变。鼓励患者根据病情耐受情况进行走廊内行走和床旁踏车，同时进行耐力训练。

移植前的待肺阶段是进行患者教育的理想时间，建议的宣教内容如表8-2-2-1所示。以下重点介绍肺移植术前的呼吸训练、气道廓清技术和肢体康复，另外就术前康复的几个特殊问题进行探讨。

表 8-2-2-1　肺移植术前康复的患者宣教内容推荐

了解肺移植手术流程	了解肺移植手术流程
做好围手术期准备	疾病特异性的宣教内容
气道分泌物的管理	临床症状的解剖学与生理学基础
可控性咳嗽技术	氧疗的重要性与正确应用
诱发性肺活量训练	日常活动的管理：行走、体力保存方法、何时停止运动
胸腔引流管的管理	
伤口与疼痛的管理	
认识早期活动的重要性	

一、呼吸训练

呼吸肌无力/疲劳可在多种疾病中发生，并与临床中一些重要症状，如呼吸困难、咳嗽障碍、运动损伤、呼吸功能不全、运动耐力下降、脱机失败等具有相关性。呼吸肌训练是呼吸肌无力的一种有效治疗方法。很多慢性呼吸疾病终末期患者都存在不同程度的呼吸肌无力，故肺移植术前阶段的呼吸训练，除了示范并指导患者如何正确腹式呼吸，更需要进行个体化的呼吸肌力量测试与呼吸肌力训练。相比于外周骨骼肌的肌力训练，呼吸肌训练的目的旨在提高吸气肌和呼气肌的收缩力、耐力与速度。然而，针对肺移植候选者的呼吸肌训练的适应证、禁忌证以及确定肌力测试和训练类型的具体标准、训练强度和潜在的副作用等均值得进一步研究。

二、气道廓清技术

气道廓清的适应证主要包括囊性纤维化、支气管扩张、肺不张、呼吸肌无力、机械通气等，同样适用于待肺阶段的肺移植候选者。气道分泌物清除困难与呼吸上皮纤毛运动受损、肺膨胀不全、肺弹性回缩力减弱、胸廓活动度下降及呼吸肌无力或疲劳等多因素有关。需要注意的是，气道廓清技术对不伴有大量气道分泌物的肺移植候选者获益不明显。气道廓清技术对设备的需求、对操作者的技能要求和对不同临床问题的用途等均有所不同，故应基于个体化需求选用适宜的气道廓清方法，以提高治疗效果、减少并发症。气道廓清技术的最终目标为减少气道阻塞、改善通气并优化气体交换。

气道廓清治疗应在鼻饲或饭后至少 0.5~1 小时后方可执行。治疗前与后都应对患者的呼吸功能加以评估以对比治疗效果。支气管扩张药物的雾化吸入应在气道廓清治疗之前进行，可以更好地扩张气道、促进分泌物排出。而抗生素的雾化吸入建议在气道廓清治疗之后，以达到最佳的药物沉积效果。

三、肢体功能康复

肺移植候选者多伴有不同程度的肢体肌肉萎缩、肌无力，尤其是下肢肌力可降至预计值的 49%~86%。移植术后免疫抑制剂（通常为包含糖皮质激素、钙调磷酸酶抑制剂和吗替麦考酚酯类药物在内的三联抗排异方案）的长期应用会对肌力造成较严重的影响，故抗阻训练对肺移植候选者的作用比其他康复项目更重大。术前待肺阶段的肺移植候选者肺部原发疾病不同，病情轻重程度也不同，故肢体康复方案的制订需要根据不同患者的病情选择合适的参数，即不同的训练频率、强度与时间等，以尽可能改善肢体功能和运动能力，同时避免并发症。据文献报道，肺移植候选者可选的肢体康复方法包括高强度间歇训练法和北欧式徒步法。但目前尚缺乏针对肺移植候选者术前肢体康复策略的充足循证医学证据，可遵循慢性呼吸疾病患者在门诊进行肢体康复的一般性建议。肺移植术前肢体康复的提纲示例，详见表 8-2-2-2。

表 8-2-2-2 肺移植术前肢体康复计划

训练项目	时间	具体活动	训练目标区域与运动强度
热身运动	10 分钟	主动性关节活动度运动	上肢 下肢 躯干
个体化耐力运动	10~30 分钟 （间歇性运动）	下肢耐力训练 上肢耐力训练	25~30J/s 0~25J/s（递增或递减顺序）
个体化力量训练	15~20 分钟	1 组重复 8~12 个 上肢运动 下肢运动	滑车关节 韧带 背阔肌收缩与伸展 斜方肌 肩部伸 / 旋转 肩部屈曲 胸肌 肱三头肌 股四头肌 髋伸肌 髋外展肌
整理活动	10 分钟	伸展运动（全身） 整理呼吸 放松	—

值得注意的是，对年龄偏大，尤其是存在多种合并症或严重呼吸衰竭需要移植前桥接治疗，如有创机械通气和 / 或体外膜氧合（ECMO）的肺移植候选者，随着疾病进展或病情恶化，需不间断重新评估患者的身体机能状态，并动态调整呼吸康复策略。但无论何种康复策略，保证患者安全始终是第一位的。

四、肺移植术前康复的几个特殊问题

1. 氧滴定 肺移植候选者在静息或运动时通常需要吸氧以维持氧合，因此氧滴定是运动康复的重要组成部分之一，但目前并无针对肺移植人群运动康复的氧疗相关指南。加拿大多伦多综合医院的肺移植团队基于大量临床实践，建议肺移植候选者在运动康复过程中应由临床医师实施氧滴定，维持脉搏氧饱和度不低于 88%，但也应根据患者的原发病诊断、合并症情况、动脉血气、功能状态和临床症状等因素进行个体化调整。

2. 肺动脉高压患者的运动康复 肺动脉高压是肺移植的适应证之一，这类患者曾是呼吸康复的禁忌，但近年来研究发现，对处于临床稳定状态的肺动脉高压患者进行移植术前呼吸康复是安全且有效的。肺动脉高压的移植候选者应避免高强度的有氧训练和耐力训练，避免出现劳力性低氧血症，避免 Valsalva 动作，运动康复不应引起胸痛、头晕、恶心、视力改变、晕厥前症状，以 Borg 评分达 2~3 分为宜。呼吸康复全程应与临床医师保持密切沟通，注意监测体重、腹围、下肢水肿等右心衰竭症状与体征，尤其是不可突然中断持续应用的降低肺动脉高压药物（如前列环素类）。

3. 感染防控 对肺移植候选者合并的某些特殊感染，如耐甲氧西林金黄色葡萄球菌感染、分枝杆菌感染、洋葱伯克霍尔德菌或囊性纤维化相关感染等，术前康复时应格外注意防控以避免感染扩散。不同的肺移植中心在康复设备消毒、手卫生、隔离衣和口罩应用、隔离制度等方面可能略有差异。加拿大多伦多综合医院的肺移植中心将感染洋葱伯克霍尔德菌的患者置于每天的最后时段进行单独康复；进行小组康复时,囊性纤维化/支气管扩张患者应与其他人保持至少 3m 的距离。

4. 呼吸康复的团队协作　肺移植候选者在等待肺源期间往往存在焦虑、抑郁、期待、担忧等多种心理负担,故精神及心理支持在术前康复中同样重要。过高或过低的体重指数对肺移植手术的预后都是不利的,故术前阶段的营养状态调整也很重要,需要营养师参与其中并提出个体化的营养指导与建议。

5. 危重待肺患者的术前康复　目前尚无入住病房或 ICU 的危重肺移植候选者术前呼吸康复方案的指南或共识推荐,但基于全球各移植中心的临床实践,鼓励患者根据个体耐受情况进行走廊内行走和床旁踏车,同时适当进行耐力训练。神经肌肉电刺激疗法对严重慢阻肺病、重度呼吸困难、无法耐受常规门诊康复的重症患者而言,不失为一种可选之策。

在肺移植候选者术前等待阶段,一旦病情恶化需要有创机械通气或 ECMO 辅助。由于卧床、镇静、危重症相关肌病或多发性神经病等多因素影响,患者的机体功能将严重恶化。研究发现,对经过严格筛选的肺移植术前桥接清醒静脉-静脉体外膜氧合(VV-ECMO)辅助的极危重患者,早期活动和离床行走是相对安全的,但需要经过专业培训的物理治疗师以确保 ECMO 管路安全,还需要有经验的早期活动团队和医疗团队的协作与支持。

第三节　肺移植术后呼吸康复

肺移植术后患者虽然肺功能明显改善,但运动能力却由于神经肌肉的结构与功能异常、免疫抑制剂的应用、肌肉失用性萎缩等各种原因,未获得与肺功能改善相应比例的提高,甚至仍在继续下降,这将带来住院时间延长、术后恢复缓慢、治疗花费增加等一系列问题。因此,以运动训练为主的呼吸康复正在得到越来越多临床医师的重视。研究发现,呼吸康复能显著提高慢阻肺病终末期患者肺移植术后的运动能力、降低移植相关并发症(如骨质疏松发生率)、改善患者生活质量。肺移植术后呼吸康复主要分为 3 个阶段:术后 ICU 和早期病房阶段;稳定期普通病房阶段;社区-家庭阶段。

一、术后 ICU 和早期病房阶段

这个阶段呼吸康复的主要目的是增加一般活动度、功能活动能力、肌力和耐力。躯体康复应在术后尽早开始,优先选择直立姿势(如坐位)和活动(如离床)。与重症疾病相关的肌肉废用发生时间早且影响重大,因此早期有效干预可以减少肌肉的萎缩和无力、缩短 ICU 停留时间、增加出院时股四头肌的力量。研究表明,物理治疗和行为疗法可以改善患者的肌力、机体功能和生活质量。

早期肌肉锻炼和心肺训练应尽早开始,例如在床上翻身、坐到床边、坐到椅子上、站立和行走。另外,鼓励患者尽早生活自理。选择低水平的训练(如弹力带、无负重踏车),并逐渐增加持续时间和负荷。根据患者情况调整需氧量,使指尖血氧饱和度维持在 88% 以上。

神经肌肉电刺激疗法安全且价格低廉,可以被动练习肌肉力量,增加肌肉重量,肌肉横截面积,髓鞘再生纤维数量以及恢复一定水平的肌肉功能,可以作为一种有效的辅助康复措施。在中日友好医院肺移植中心,神经肌肉电刺激疗法尝试应用于肺移植术后早期患者,取得良好的辅助康复效果(表 8-2-3-1)。

二、稳定期普通病房阶段康复计划

由于肺移植患者住院时间长、护理的复杂性和术后并发症的严密监测,术后早期住院期间是理想的呼吸康复时期,可以帮助其改善耐力,在出院前最大限度恢复独立能力。稳定期普通病房阶段的康复目标是脱离助行器、脱氧、恢复到术前的肌力、6 分钟步行距离达到预计值的 65%~85%。

表 8-2-3-1 移植术后 ICU 和早期病房阶段康复计划

移植术后 ICU 和早期病房阶段康复方案	
肢体方面	正确摆放肢体防止挛缩 被动关节活动,维持正常关节活动度,每关节 10 个,每天 1~2 次 摇起保持被动坐位,维持血压,改善肺功能。5~10 分钟逐渐适应,角度由 30° 逐渐增加至 60° 体位及转移训练(靠坐→床边坐→从坐到站 / 从站到坐→辅助站立→床椅转移→床旁坐位→ICU 室内短距离行走) 四肢主动力量训练,包括双上肢近端肌群及握力、双下肢屈髋、伸膝及踝背伸等,10~15 次 / 组 ×3 组,组间充分休息 有氧活动训练,卧位踏车,辅助 / 被动模式(无阻力,根据患者情况决定模式)踏车训练,根据患者情况 5~15 分钟,Borg 评分控制在 5~6 分(满分 10 分) 腹式呼吸指导、手法引导胸廓扩张训练 学会伤口保护下咳嗽
	注意事项: ①训练中保持脉搏氧饱和度 >88%;血压 >180/100mmHg 或收缩压降低 >10mmHg,心率 >120 次 /min 暂停训练;出现胸痛、持续加重的气短、呼吸频率 >40 次 /min、头晕、视物不清等症状时暂停训练 ②3 个月内避免使用上肢握力器,防止伤口裂开 ③3 个月内避免腹部肌肉锻炼
吞咽方面	吞咽结构的训练 口腔内冰刺激 吞咽肌群电刺激 食物性状及摄食方式指导

　　需专门为肺移植术后患者制订全面的、多模式、多学科的呼吸康复计划(平均持续 6 周)。该计划每周实施 5~6 天,均需在物理治疗师的监督下完成,患者要接受达到峰值功率 60% 的踏车耐力训练,还要接受 4~6 项单独定制主要针对下肢的力量训练,在最大耐受负荷下每次 3 组,每组 10~15 次。根据患者力量情况调整负荷大小,负荷可以为自身重力、沙袋、弹力带或专业力量训练设备。在呼吸困难和下肢疲劳评分未达到 5~6 分时,运动强度和持续时间可以酌情增加。此外,患者还需要在有经验的物理治疗师的监督下进行个体化的呼吸训练(如缩唇呼吸、腹式呼吸)和日常生活活动能力锻炼(如爬楼梯)。在制订训练计划时需要考虑药物副作用,包括液体潴留、贫血、恶心、震颤、视力减退、高血糖、高血压等,以选择合理用药。单肺移植和双肺移植术后患者在呼吸康复中运动能力、生活质量改善和不良反应发生率方面均无明显差异。

　　肺移植术后最佳的呼吸康复持续时间尚不清楚。针对慢阻肺病患者的呼吸康复的临床指南建议最低需要 20 个周期,但这些标准似乎并不适用于因严重肺部疾病而导致多年身体衰弱,同时又经历大手术、应用细胞毒性药物的肺移植患者。肺移植术后的呼吸康复方案应当考虑到患者移植前功能状态、心肺功能、肌力、关节活动度、平衡、认知功能、疼痛控制和医疗状态的稳定性等因素(表 8-2-3-2)。

三、社区 - 家庭阶段康复计划

　　6 分钟步行试验是肺移植术后规律监测的项目,用于评估功能状态且提示有关血氧饱和度下降的信息。大部分运动训练多在移植术后 3~4 个月进行,长期的运动训练使运动能力更为受益,并有利于高血压、高脂血症和糖尿病等肺移植术后长期并发症的管理。

　　一项随机临床试验发现肺移植术后 3 个月内进行呼吸康复的患者,比不进行呼吸康复的患者表现出更高的体力活动水平、更好的健康状态和更低的 24 小时血压水平。肺移植受者长期(>6 个月)运动训

表 8-2-3-2　稳定期普通病房阶段康复计划

	稳定期普通病房康复方案
肢体方面	卧位或坐位踏车，抗阻模式训练，30 秒踏车，30 秒休息，训练时间 12~36 分钟，活动强度控制在心率较基础心率增加 10~15 次 /min，Borg 评分为 5~6 分 步行训练（根据情况可借助助行器、步行架或拐杖），根据具体表现逐渐提高速度，可适当增加平板坡度 转移训练、坐位训练 继续力量训练，四肢及躯干关键肌肉（肩周肌群、肱二头肌、肱三头肌、股四头肌、背阔肌、腘绳肌、踝背伸肌群），10~15 次 / 组，3~5 组 /d 气道分泌物廓清训练，可采取体位引流、主动呼吸循环技术等方法 针对某项功能的专项训练，如躯干核心肌群训练、平衡训练、膈肌功能训练，利用沙袋或弹力带抗阻，或利用吸气肌训练仪
	注意事项： 同移植术后 ICU 和早期病房阶段康复方案
吞咽方面	逐渐增加自主摄食量，食物性状增加半流食及固体食物，由少到多，循序渐进

练有益于肌力和耐力改善，而参加他们喜爱的运动有助于坚持长期运动训练。对于长期存活的肺移植受者，不管是否存在闭塞性细支气管炎综合征，结构化、监督下的运动训练都会改变患者的功能状态，但院内康复与院外康复并无显著性差异。

　　一些计步器、运动手表、健身监测器、手机应用程序等可用于每天监测步行距离和活动水平，并设定目标来增加体力状态水平。鼓励他们参加一些社交运动，如瑜伽、太极、舞蹈、季节性运动如游泳、划船、户外踏车、远足等。避免参加伤害性比较大的活动，如身体接触项目、跳伞、蹦极、潜水等（表 8-2-3-3）。

表 8-2-3-3　社区 - 家庭阶段康复计划

	社区 - 家庭阶段康复方案
肢体方面	继续力量训练，包括躯干肌（腹肌、背阔肌）、髋周肌群、股四头肌、踝背伸肌群等 牵伸训练（上肢、下肢、躯干） 有氧训练（步行、功率自行车） 逐步增加日常活动项目（超市购物、日常家务）及范围（活动距离） 参与自己喜欢的运动项目（避免伤害性强的接触项目）
吞咽方面	保持口腔清洁 注意呛咳情况

四、肺移植术后的心理问题

　　终末期肺疾病患者的认知功能障碍和精神心理问题在肺移植术前很常见，发生率高达 12%~88%，而且移植术后可能还会进一步加重。围手术期各种镇静药、肌松药、抗排异药物、抗生素的应用，也可能导致并加重患者的精神症状。认知功能障碍和精神心理问题会干扰患者的记忆力与注意力，延长住院时间，限制日常活动，影响患者术后自我管理，甚至肺移植术后持续的抑郁状态与神经认知功能障碍与生存率下降也密切相关。因此肺移植围手术期患者认知功能障碍和精神心理问题需要及时得到关注，进行心理疏导，并请精神心理科介入干预。

五、肺移植术后呼吸康复的特殊问题

1. 肺移植术后患者病情复杂,各种并发症常见。术后早期常见的并发症包括出血、多重耐药菌感染或定植、急性排斥反应、机械通气时间延长、术后 ECMO 辅助、膈肌麻痹、严重焦虑抑郁、谵妄、急性神经系统事件、血流动力学不稳定、重症相关肌病、原发性移植物失功、需要透析的急性肾功能衰竭、胸腔置管处和胸壁切口的术后疼痛、心律失常、静脉血栓栓塞事件、直立性低血压、皮肤破溃和伤口愈合不良等。这些术后并发症的出现会显著延长患者的住院时间、影响康复效果。因此,康复期间应密切观察患者的病情变化,尤其是患者主诉和新发症状,这些反馈可能意味着并发症的出现,需要进一步检查。

2. 术后恢复异常困难的受者需要多学科共同制订康复计划,以恢复其基本的生活能力。出院前给患者制订个体化的居家呼吸康复计划,改善其耐力和肌力。术后恢复异常困难的患者活动时通常需要助行器(拐杖或滚轮式助行器),其 6 分钟步行距离远低于预计值,一般需要 12~18 个月逐渐改善。对于平衡和协调能力受损的患者需要制订特殊的居家康复计划。一些术后病情危重的患者会有持续的肌病和神经病变,其肌肉功能和康复潜能恢复差异会比较大。

总之,呼吸康复应贯穿于肺移植始终,在整体的肺移植管理策略中具有非常重要的地位。由于肺移植术前患者的危重、衰弱,肺移植术后患者的并发症和各种抗排异与抗感染药物的应用,使肺移植术后呼吸康复的过程比较复杂,需要细心规划和逐步推进。

(陈文慧 高蓓瑶 赵 丽 段亚景)

参考文献

[1] 车国卫,李为民,刘伦旭. 快速肺康复需要围手术期流程优化[J]. 中国胸心血管外科临床杂志,2016,23(03):216-220.

[2] LAI Y, SU J, QIU P, et al. Systematic short-term pulmonary rehabilitation before lung cancer lobectomy: a randomized trial[J]. Interdisciplinary CardioVascular and Thoracic Surgery, 2017, 25(3): 476-483.

[3] HODARI A, TSIOURIS A, EICHENHORN M, et al. Exploring National Surgical Quality Improvement Program respiratory comorbidities: developing a predictive understanding of postoperative respiratory occurrences, Clavien 4 complications, and death[J]. Journal of Surgical Research, 2013, 183(2): 663-667.

[4] 杜娜,郭成林,杨梅,等. 加速康复外科在中国大陆胸外科临床现状——基于胸外科医生及护士调查分析[J]. 中国肺癌杂志,2017,20(3):157-162.

[5] 车国卫,刘伦旭,周清华. 加速康复外科从理论到实践——我们还需要做什么?[J]. 中国肺癌杂志,2017(4):219-225.

[6] DE GROOT J J, VAN ES L E, MAESSEN J M, et al. Diffusion of Enhanced Recovery principles in gynecologic oncology surgery: is active implementation still necessary?[J]. Gynecologic Oncology, 2014, 134(3): 570-575.

[7] PĘDZIWIATR M, KISIALEUSKI M, WIERDAK M, et al. Early implementation of Enhanced Recovery After Surgery(ERAS®) protocol-Compliance improves outcomes: A prospective cohort study[J]. International Journal of Surgery, 2015, 21: 75-81.

[8] PARRY S, DENEHY L, BERNEY S, et al. Clinical application of the Melbourne risk prediction tool in a high-risk upper abdominal surgical population: an observational cohort study[J]. Physiotherapy, 2014, 100(1): 47-53.

[9] JIN Y, XIE G, WANG H, et al. Incidence and risk factors of postoperative pulmonary complications in noncardiac Chinese patients: a multicenter observational study in university hospitals[J]. BioMed Research International, 2015, 2015: 265165.

[10] JONES E L, WAINWRIGHT T W, FOSTER J D, et al. A systematic review of patient reported outcomes and patient experience in enhanced recovery after orthopaedic surgery[J]. Annals of The Royal College of Surgeons of England, 2014, 96(2): 89-94.

[11] HÜBNER M, ADDOR V, SLIEKER J, et al. The impact of an enhanced recovery pathway on nursing workload: A

retrospective cohort study [J]. International Journal of Surgery, 2015, 24 (Pt A): 45-50.

[12] JOLIAT G R, LABGAA I, PETERMANN D, et al. Cost-benefit analysis of an enhanced recovery protocol for pancreaticoduodenectomy [J]. British Journal of Surgery, 2015, 102 (13): 1676-1683.

[13] NELSON G, KALOGERA E, DOWDY S C. Enhanced recovery pathways in gynecologic oncology [J]. Gynecologic Oncology, 2014, 135 (3): 586-594.

[14] SEGELMAN J, NYGREN J. Evidence or eminence in abdominal surgery: recent improvements in perioperative care [J]. World Journal of Gastroenterology, 2014, 20 (44): 16615-16619.

[15] DEVIN C J, MCGIRT M J. Best evidence in multimodal pain management in spine surgery and means of assessing postoperative pain and functional outcomes [J]. Journal of Clinical Neuroscience, 2015, 22 (6): 930-938.

[16] VETTER T R, GOEDDEL L A, BOUDREAUX A M, et al. The Perioperative Surgical Home: how can it make the case so everyone wins ? [J]. BMC Anesthesiology, 2013, 13: 6.

[17] AAHLIN E K, VON MEYENFELDT M, DEJONG C H, et al. Functional recovery is considered the most important target: a survey of dedicated professionals [J]. Perioperative Medicine (Lond), 2014, 3: 5.

[18] GILLISSEN F, AMENT S M, MAESSEN J M, et al. Sustainability of an enhanced recovery after surgery program (ERAS) in colonic surgery [J]. World Journal of Surgery, 2015, 39 (2): 526-533.

[19] AMENT S M, GILLISSEN F, MOSER A, et al. Identification of promising strategies to sustain improvements in hospital practice: a qualitative case study [J]. BMC Health Services Research, 2014, 14: 641.

[20] MCLEOD R S, AARTS M A, CHUNG F, et al. Development of an enhanced recovery after surgery guideline and implementation strategy based on the knowledge-to-action cycle [J]. Annals of Surgery, 2015, 262 (6): 1016-1025.

[21] LYON A, SOLOMON M J, HARRISON J D. A qualitative study assessing the barriers to implementation of enhanced recovery after surgery [J]. World Journal of Surgery, 2014, 38 (6): 1374-1380.

[22] PEARSALL E A, MEGHJI Z, PITZUL K B, et al. A qualitative study to understand the barriers and enablers in implementing an enhanced recovery after surgery program [J]. Annals of Surgery, 2015, 261 (1): 92-96.

[23] RENZ B W, KASPAREK M S, SEELIGER H, et al. The CR-POSSUM Risk Calculator Predicts Failure of Enhanced Recovery after Colorectal Surgery [J]. Acta Chirurgica Belgica, 2015, 115 (1): 20-26.

[24] CHAUDHARY A, BARRETO S G, TALOLE S D, et al. Early discharge after pancreatoduodenectomy: what helps and what prevents ? [J]. Pancreas, 2015, 44 (2): 273-278.

[25] CARLI F, SCHEEDE-BERGDAHL C. Prehabilitation to enhance perioperative care [J]. Anesthesiology Clinics, 2015, 33 (1): 17-33.

[26] 王一帆, 高科, 沈晨, 等. 术前肺康复运动训练在肺癌患者中的应用现状 [J]. 中国胸心血管外科临床杂志, 2016, 23 (1): 6.

[27] GUSTAFSSON U O, SCOTT M J, SCHWENK W, et al. Guidelines for perioperative care in elective colonic surgery: Enhanced Recovery After Surgery (ERAS®) Society recommendations [J]. Clinical Nutrition, 2012, 31 (6): 783-800.

[28] HOLBEK B L, PETERSEN R H, KEHLET H, et al. Fast-track video-assisted thoracoscopic surgery: future challenges [J]. Scandinavian Cardiovascular Journal, 2016, 50 (2): 78-82.

[29] GAO K, YU P M, SU J H, et al. Cardiopulmonary exercise testing screening and pre-operative pulmonary rehabilitation reduce postoperative complications and improve fast-track recovery after lung cancer surgery: A study for 342 cases [J]. Thoracic Cancer, 2015, 6 (4): 443-449.

[30] MEI J, LIU L, TANG M, et al. Airway bacterial colonization in patients with non-small cell lung cancer and the alterations during the perioperative period [J]. Journal of Thoracic Disease, 2014, 6 (9): 1200-1208.

[31] KIM E S, KIM Y T, KANG C H, et al. Prevalence of and risk factors for postoperative pulmonary complications after lung cancer surgery in patients with early-stage COPD [J]. International Journal of Chronic Obstructive Pulmonary Disease, 2016, 11: 1317-1326.

[32] GUPTA H, RAMANAN B, GUPTA P K, et al. Impact of COPD on postoperative outcomes: results from a national database [J]. Chest, 2013, 143 (6): 1599-1606.

[33] CHESTERFIELD-THOMAS G. Goldsmith I. Impact of preoperative pulmonary rehabilitation on the thoracoscore of patients undergoing lung resection [J]. Interactive CardioVascular and Thoracic Surgery, 2016, 23 (5): 729-732.

[34] SEBIO GARCIA R, YÁÑEZ BRAGE M I, GIMÉNEZ MOOLHUYZEN E, et al. Functional and postoperative outcomes after preoperative exercise training in patients with lung cancer: a systematic review and meta-analysis [J]. Interactive

CardioVascular and Thoracic Surgery, 2016, 23（3）: 486-497.

［35］LAI Y, HUANG J, YANG M, et al. Seven-day intensive preoperative rehabilitation for elderly patients with lung cancer: a randomized controlled trial［J］. Journal of Surgical Research, 2017, 209: 30-36.

［36］LICKER M, KARENOVICS W, DIAPER J, et al. Short-Term Preoperative High-Intensity Interval Training in Patients Awaiting Lung Cancer Surgery: A Randomized Controlled Trial［J］. Journal of Thoracic Oncology, 2017, 12（2）: 323-333.

［37］HASHMI A, BACIEWICZ FA J R, SOUBANI A O, et al. Preoperative pulmonary rehabilitation for marginal-function lung cancer patients［J］. Asian Cardiovascular and Thoracic Annals, 2017, 25（1）: 47-51.

［38］赖玉田, 苏建华, 杨梅, 等. 术前短期综合肺康复训练对肺癌合并轻中度慢性阻塞性肺病患者的影响: 一项前瞻性随机对照试验［J］. 中国肺癌杂志, 2016, 19（11）: 746-753.

［39］车国卫. 加速康复外科之围手术期肺康复的临床价值［J］. 华西医学, 2018, 33（1）: 104-107.

［40］车国卫, 吴齐飞, 刘伦旭. 多学科围手术期气道管理中国专家共识（2018 版）［J］. 中国胸心血管外科临床杂志, 2018, 25（7）: 545-549.

［41］高珂, 赖玉田, 黄健, 等. 肺癌肺叶切除患者术前存在气道定植菌与术后肺炎的发生有相关性吗?［J］. 中国肺癌杂志, 2017, 20（4）: 239-247.

［42］SPRUIT M A, SINGH S J, GARVEY C, et al. An official American Thoracic Society/European Respiratory Society statement: key concepts and advances in pulmonary rehabilitation［J］. American Journal of Respiratory and Critical Care Medicine, 2013, 188（8）: e13-e64.

［43］PICARD C, BOISSEAU M, DE MIRANDA S, et al. The management of lung transplantation candidates. A case series［J］. Revue des Maladies Respiratoires, 2015, 32（1）: 1-7.

［44］HOFFMAN M, CHAVES G, RIBEIRO-SAMORA G A, et al. Effects of pulmonary rehabilitation in lung transplant candidates: a systematic review［J］. BMJ Open, 2017, 7（2）: e013445.

［45］CROUCH R, KULKARNI H S. Pulmonary Exercise Training before and after Lung Transplantation［J］. American Journal of Respiratory and Critical Care Medicine, 2016, 194（5）: P9-P10.

［46］ROCHESTER C L, FAIRBURN C, CROUCH R H. Pulmonary rehabilitation for respiratory disorders other than chronic obstructive pulmonary disease［J］. Clinics in Chest Medicine, 2014, 35（2）: 369-389.

［47］ROZENBERG D, WICKERSON L, SINGER L G, et al. Sarcopenia in lung transplantation: a systematic review［J］. Journal of Heart and Lung Transplantation, 2014, 33（12）: 1203-1212.

［48］GLOECKL R, HALLE M, KENN K. Interval versus continuous training in lung transplant candidates: a randomized trial［J］. Journal of Heart and Lung Transplantation, 2012, 31（9）: 934-941.

［49］JASTRZEBSKI D, OCHMAN M, ZIORA D, et al. Pulmonary rehabilitation in patients referred for lung transplantation［J］. Advances in Experimental Medicine and Biology, 2013, 755: 19-25.

［50］LANGER D. Rehabilitation in Patients before and after Lung Transplantation［J］. Respiration. 2015, 89（5）: 353-362.

［51］WICKERSON L, ROZENBERG D, JANAUDIS-FERREIRA T, et al. Physical rehabilitation for lung transplant candidates and recipients: An evidence-informed clinical approach［J］. World Journal of Transplantation, 2016, 6（3）: 517-531.

［52］PANDEY A, GARG S, KHUNGER M, et al. Efficacy and safety of exercise training in chronic pulmonary hypertension: Systematic review and meta-analysis［J］. Circulation: Heart Failure, 2015, 8（6）: 1032-1043.

［53］COLMAN R, SINGER L G, BARUA R, et al. Outcomes of lung transplant candidates referred for co-management by palliative care: A retrospective case series［J］. Palliative Medicine, 2015, 29（5）: 429-435.

［54］POLASTRI M, LOFORTE A, DELL'AMORE A, et al. Physiotherapy for patients on awake extracorporeal membrane oxygenation: A systematic review［J］. Physiotherapy Research International, 2016, 21（4）: 203-209.

［55］HODGSON C L, STILLER K, NEEDHAM D M, et al. Expert consensus and recommendations on safety criteria for active mobilization of mechanically ventilated critically ill adults［J］. Critical Care, 2014, 18（6）: 658.

［56］DIERICH M, TECKLENBURG A, FUEHNER T, et al. The influence of clinical course after lung transplantation on rehabilitation success［J］. Transplant International, 2013, 26（3）: 322-330.

［57］KRESS J P, HALL J B. ICU-Acquired Weakness and Recovery from CriticalIllness［J］. New England Journal of Medicine, 2014, 371（3）: 287-288.

［58］KAYAMBU G, BOOTS R, PARATZ J. Physical therapy for the critically ill in the ICU: a systematic review and meta-analysis［J］. Critical Care Medicine, 2013, 41（6）: 1543-1554.

［59］HOFFMAN B M, BLUMENTHAL J A, CARNEY R C, et al. Changes in neurocognitive functioning following lung transplantation［J］. American Journal of Transplantation，2012，12（9）：2519-2525.

［60］WAGECK B，NUNES G S，SILVA F L，et al. Application and effects of neuromuscular electrical stimulation in critically ill patients：systematic review［J］. Medicina Intensiva，2014，38（7）：444-454.

［61］HATT K，KINBACK N C，SHAH A，et al. A Review of lung transplantation and its implications for the acute inpatient rehabilitation team［J］. PM & R，2017，9（3）：294-305.

［62］SCHNEEBERGER T，GLOECKL R，WELTE T，et al. Pulmonary rehabilitation outcomesafter single or double lung transplantation in patients with chronic obstructive pulmonary disease or interstitial lung disease［J］. Respiration，2017，94（2）：178-185.

［63］IHLE F，NEUROHR C，HUPPMANN P，et al. Effect of inpatient rehabilitation on quality of life and exercise capacity in long-term lung transplant survivors：a prospective，randomized study［J］. Journal of Heart and Lung Transplantation，2011，30（8）：912-919.

［64］CLEUTJENS F A，JANSSEN D J，PONDS R W，et al.Cognitive-pulmonary disease［J］. BioMed Research International，2014，2014：697825.

第三章
心脏移植

本章的学习目标：

- 了解常见心脏移植手术的方法
- 心脏移植对生理的影响
- 心脏移植围手术期康复流程
- 心脏移植围手术期康复评估内容
- 术后康复干预框架
- 心脏移植常见并发症与康复

第一节 概 述

心脏移植是终末期心力衰竭最有效的治疗手段。全球心力衰竭患者超过 8 000 万例，2003 年的流行病学调查显示，我国 35~74 岁成人心衰患病率为 0.9%，随着人口老龄化加剧，冠心病、高血压、糖尿病、肥胖等慢性病的发病呈上升趋势，医疗水平的提高使心脏疾病患者生存期延长，导致我国心衰患病率呈持续升高趋势。保守估计我国目前心力衰竭患者超过 1 600 万，其中 10% 为终末期心衰患者。欧美国家每年完成心脏移植约 4 000 例，中国内地近年来每年完成心脏移植 300~400 例，中国内地最大的心脏移植中心是中国医学科学院阜外医院，2004 年至今完成心脏移植超过 1 000 例。

国际心肺移植协会统计数据显示，2002 年以来，国际范围内心脏移植术后 1 年生存率为 83.4%，3 年生存率为 77.3%，5 年生存率为 71.9%，7 年生存率为 66.3%，10 年生存率为 56.4%。中国医学科学院阜外医院自 2004 年开展心脏移植以来，已完成了 1 000 余例心脏移植手术，术后生存率显著高于国际平均水平，1 年生存率为 93.8%，3 年生存率为 90.3%，5 年生存率为 85.2%，7 年生存率为 78.6%，10 年生存率为 72.7%。

心脏移植围手术期并发症主要有术后出血、低心排血量综合征、急性右心衰竭、急性肾功能衰竭和术后感染。中长期的并发症包括：移植物冠状动脉病、高血压、糖尿病、血脂代谢紊乱等。心脏移植术后，患者身体机能均有显著改善，但运动能力的恢复往往需要在心脏移植术后 1~2 年。影响心脏移植术后运动能力恢复的原因是多方面的，包括：移植心脏左心室舒张末期容积的减少和顺应性的下降、移植心脏去神经化、终末期心衰患者通常合并肺灌注损伤、外周血管床长期处于高阻力状态以及骨骼肌含量和氧气利用能力的异常。心脏移植术后康复治疗有助于改善患者运动能力，改善生活质量，减少心脏移植术后并发症并改善预后。

第二节 心脏移植围手术期并发症

心脏移植围手术期术后并发症主要有低心排血量综合征、急性右心衰竭、急性肾功能衰竭、术后感染和术后出血。

一、低心排血量综合征和右心衰竭

低心排血量综合征是心脏移植术后常见并发症之一,多与供心心肌保护欠佳或边缘供心有关。注意保护供心及尽量减少心肌缺血时间非常重要,心肌保护和转运时间一般不宜超过 4~6 小时。若供心心肌缺血时间过长,术中开放循环后适当延长体外循环辅助时间,必要时使用心室辅助装置。

急性右心衰竭是心脏移植术后早期并发症之一,主要与受者术前长期肺动脉高压有关,也与右心对心肌缺血时间及再灌注损伤的耐受性较低有关,还可能因术中右冠状动脉进入气栓所致。术前认真评估肺动脉压和肺血管阻力很重要,肺血管阻力 >5~6wood 单位一般为心脏移植手术禁忌证。如在手术室发生右心衰竭,应首先检查肺动脉吻合情况,确认有无转位、扭曲或冠状动脉气栓,及时处理;纠正缺氧、酸中毒,防止肺血管收缩,测定受者肺动脉阻力,如果肺动脉阻力 >2.5wood 单位,则给予药物治疗;静脉给予多巴胺、多巴酚丁胺、前列腺素 E 和硝酸甘油等药物,以增强心肌收缩力、减少前负荷及降低肺动脉压;加强利尿,严格控制输液量。

前列腺素类药物能够通过松弛血管平滑肌达到扩血管的目的。这类药物半衰期短,可用于扩张肺动脉。常用的前列腺素药物包括前列腺素 E_1(prostaglandin E_1,PGE_1)和前列环素(PGI_2)。持续静脉输注 PGE_1 能够改善肺动脉高压相关右心功能不全。PGE_1 半衰期短,能够在通过肺动脉时基本代谢完全,减少了体循环血压降低的风险。PGI_2 是治疗动脉型肺动脉高压(WHO 肺动脉高压分类中的 I 类)的常用药物。Pascual 等报道了心脏移植术后早期正性肌力药物及血管扩张剂无效的 9 例右心功能异常患者,静脉输注前列环素[起始 0.5mg/(kg·min),逐渐加量至 5mg/(kg·min)]在降低右房压和肺动脉平均压的前提下,增加了心排血指数。与硝普钠和硝酸甘油相比,PGI_2 对肺动脉的扩张作用更强。西地那非是一种 5 型磷酸二酯酶抑制剂,对于改善心脏移植术后因肺动脉高压导致的右心衰竭有一定作用。有研究表明,西地那非(起始 3mg/kg,最大 250mg/d)联用多巴胺、异丙肾上腺素、PGE_1 和一氧化氮(NO)联用能够迅速改善血流动力学。

机械循环辅助是治疗心脏移植术后低心排血量综合征和右心衰竭的重要手段。机械辅助主要包括主动脉内球囊反搏(intra-aortic balloon pump,IABP)和体外膜氧合(ECMO)。如果术中体外循环装置停止后出现移植心脏衰竭或者有其他心脏衰竭的证据,例如需要多种大剂量正性肌力药物联合应用才能撤离体外循环装置的情况,应该尽早使用机械辅助装置。

运动性肺动脉高压(exercise-induced pulmonary hypertension,EIPH)在心力衰竭患者中较为常见。有研究显示,即使低强度运动(10W 踏车运动),心力衰竭患者运动过程中肺动脉收缩压(PASP)也均有显著升高,低强度运动下射血分数正常的心力衰竭(HFpEF)和射血分数下降的心力衰竭(heart failure with reduced ejection fraction,HFrEF)患者 EIPH(PASP≥50mmHg)发生率分别为 50% 和 19%。引起 HFrEF 患者 EIPH 的危险因素包括:运动中左心室收缩末期容积下降和左心房面积增大、静息状态下双心室收缩不同步和三尖瓣环收缩期位移(TAPSE)减小。因此,对于终末期心力衰竭患者,心脏移植术前应以静养为主,尽量减少运动量,避免 EIPH 出现,进而减少围手术期肺动脉高压和右心衰竭并发症的发生。

二、心脏移植围手术期其他并发症

心脏移植受者由于术前长期心力衰竭、低血压及肾灌注不良,加上长期服用利尿剂,肾储备功能差,术中体外循环、术后低心输出量以及免疫抑制剂对肾脏的损伤都是心脏移植术后肾功能衰竭的原因。出现严重急性肾功能衰竭首先停用环孢素或他克莫司,由于 IL-2 受体拮抗剂的应用,可以适当延缓免疫抑制剂应用时间,等待肾功能恢复,或加用雷帕霉素靶蛋白抑制剂,如西罗莫司等。应用血管扩张剂、强心利尿、应用前列腺素 E 等降低肺动脉压和肺循环阻力的药物,减轻右心负荷、降低中心静脉压并增加心输出量。必要时行血液透析或肾移植。其他治疗包括严格限制液体入量、纠正酸中毒和高血钾以及控制感染。

感染是心脏移植术后死亡和发生并发症的重要原因,重在预防。术前合并感染应积极有效抗感染治疗。术中、术后严格无菌操作,术后尽早拔除气管插管及各种介入性插管,及早恢复饮食,建立正常的胃肠道菌群。常见的感染有细菌、病毒、真菌、原虫和其他感染。

术后出血是心脏移植术后早期常见并发症之一,可引起术后早期死亡的多与外科操作有关。术中注意检查各吻合口是预防术后出血的有效措施,术后应监测凝血功能,及时补充鱼精蛋白,必要时给予新鲜血浆。

第三节　心脏移植术后病理生理变化

心脏移植术后,患者身体机能均有显著改善,但运动能力的恢复往往需要在心脏移植术后 1~2 年,即使这样,心脏移植患者的早期运动能力也远远不如同龄的健康个体。运动能力评定的金标准测量是心肺运动试验峰值摄氧量(VO_2peak),而无论心脏移植术后时间如何,成人受者 VO_2peak 很难超过 $20ml/(kg \cdot min)$ 。心脏移植后的 VO_2peak 受损是影响预后的重要因素,因此运动能力与生存率之间存在一定的相关性。 VO_2peak 水平与机体心血管系统的输送氧气能力和外周骨骼肌利用氧气能力相关,因此,当前主流观点是心脏移植患者的运动能力受损受"中心(心脏和肺)"和"外周(外周循环)"双重因素影响。

移植心脏由于左心室舒张末期容积的减少和顺应性的下降,通常静息状态下心脏输出量会略有减少,但这部分减少会由较高的静息心率进行代偿。然而,运动状态下移植心脏输出量可比健康个体低30%~40%,这主要与移植心脏去神经化有关。Bengel 等对心脏移植患者通过麻黄碱等药物进行移植心脏交感神经再支配研究,发现心脏收缩、心率调节能力和运动中心输出量均有所提高,证实了交感神经调节在心脏移植受者运动能力的重要意义。移植术后运动的能力损伤的另一个主要因素是移植心脏舒张期功能障碍,这可能与左心室的顺应性改变、交感神经支配的缺失以及免疫抑制治疗引起的左心室肥大有关。其他影响因素可能包括供体的心脏大小和受体的体型不匹配,脑死亡相关的肾上腺素风暴,受者高血压、内皮功能损伤以及心脏缺血时间延长。此外,终末期心衰患者通常合并肺灌注损伤,该损伤持续至心脏移植术后同样影响患者运动能力。

除了心脏和肺因素之外,外周循环系统功能对运动能力也有重要影响。终末期心衰通常表现出较高的全身血管阻力,外周血管床长期处于高阻力状态,而 VO_2peak 与运动中乙酰胆碱依赖性血管舒张反应相关。心脏移植术后患者静息或运动中交感神经张力较高,这会进一步升高周围血管阻力,从而限制了对骨骼肌的氧气输送,并导致 VO_2peak 减少。同时,长期的免疫抑制治疗可以诱导或加重血管内皮和血管功能障碍。

此外,骨骼肌含量和氧气利用能力的异常是心脏移植后运动能力受损的其他重要因素。慢性心衰会导致肌肉萎缩、线粒体密度降低、氧化能力降低,这些变化只能在心脏移植后部分逆转。与同龄的不经常运动的健康个体相比,心脏移植受者的骨骼肌强度显著降低,这与 VO_2peak 降低相关。心脏移植后,还会出现骨骼肌毛细血管网减少、外周血管舒张功能受损,加之长期的糖皮质激素和环孢素免疫抑制剂的使用会导致肌肉萎缩、线粒体呼吸能力下降。上述这些机制共同导致了骨骼肌的解剖和生理损伤,这也是心脏移植术后运动能力损伤的重要原因。

第四节　心脏移植围手术期康复

在过去的几十年里,由于担心心脏移植术后患者静息心率较高和移植心脏的神经调节能力缺失,对心脏移植术后的运动康复治疗通常较为保守,运动训练没有广泛开展。然而,随着心脏移植术后康复运动的研究逐渐增多,心脏移植术后康复训练得到了越来越多的重视。心脏移植术后康复的主要目标是改善患者的运动能力、改善预后,减少心脏移植术后并发症的出现。

与健康年龄和性别匹配的普通人群相比,心脏移植受者早期的运动能力降低了 50%~60%,心脏移植随机对照试验表明,耐力运动康复训练与无运动对照相比,大大提高了 VO_2peak 水平。研究主要关注中等强度的运动方案。Kobashigawa 进行了第一个证明心脏移植术后早期开始康复训练可以改善受者运动能力的随机试验。在此之后,其他研究也表明,运动训练可以提高肌肉力量、生活质量和运动能力。事实上,运动训练也能调节血管系统功能,从而改善外周动脉血管扩张状态,同时有利于血压控制。Haykowsky 等在证明有氧耐力运动训练提高了 VO_2peak 的同时,增加了机体总的肌肉含量以及腿部、胸部的肌肉强度,但是左心室收缩功能没有发生变化。表明运动训练不能改善左心室收缩功能和运动状态下心输出量,但对骨骼肌产生有利影响,如增加线粒体密度,提高氧化能力。因此,心脏移植术后运动能力的提高主要原因是外周骨骼肌功能的改善。此外,Bernardi 等证明中等强度运动训练(30 分钟自行车运动,VO_2peak 60%~70%,5d/ 周,持续 6 个月)能够改善机体自主神经系统和移植心脏神经调节功能。此外,运动训练与住院率降低、提高总体生存率,以及心脏移植后发生重大心血管不良事件的风险降低相关。

康复运动能减少心脏移植后糖皮质激素及免疫抑制剂治疗相关并发症及引起的心血管风险。如前文所述,肥胖、高血压、血脂代谢紊乱及糖尿病不仅是心血管疾病危险因素,还是心脏移植术后常见并发症。根据具体合并症情况,制订相应的康复运动方案,对上述合并症会有不同程度的改善作用。

一、心脏移植患者康复前评估

对于心脏移植术后患者,在心脏康复治疗前进行身体健康状况全面评估非常重要,而且这一评估应该贯穿心脏康复的全过程,是心脏康复的重要的内容。心脏康复评估包括病史、生活习惯、危险因素、心血管功能和运动风险、精神、心理状态、营养状态,生活质量以及全身状态和疾病认知。通过评估,了解患者的整体状态、危险分层以及影响其治疗效果和预后的各种因素,从而为患者制订最优化治疗策略,实现全面、全程的医学管理(图 8-3-4-1)。

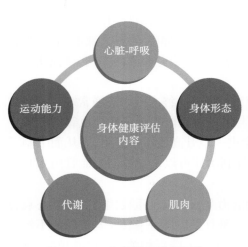

图 8-3-4-1　身体健康状况评估

运动相关的心血管不良事件(MACE)包括心源性猝死(sudden cardiac death, SCD)、急性冠脉综合征(心肌缺血事件或心肌梗死)、短暂性脑缺血发作(transient ischemic attack, TIA)、脑血管意外(CVA)和室上性心动过速。通过对患者进行危险分层,评估运动中发生心血管不良事件的风险,把患者分为低危、中危和高危 3 个不同层级(表 8-3-4-1)。强调低危患者在社区和家庭康复运动也可以取得安全有效的治疗,中危和高危患者需要由心脏康复中心行心电监护下完成一定次数的运动治疗后转至社区或家庭继续心脏康复治疗,最大程度保证患者运动的安全性和有效性。

表 8-3-4-1　运动过程中发生心血管不良事件的危险分层

项目	危险分层		
	低危	中危	高危
运动试验指标			
心绞痛无症状	无	可有	
无症状,但有心肌缺血心电图改变	无	可有,但心电图 ST 段下移 <2mm	有,心电图 ST 段下移≥2mm

续表

项目	危险分层		
	低危	中危	高危
其他明显不适症状,如气促、头晕等	无	可有	有
复杂室性心律失常	无	无	有
血流动力学反应(心率增快,收缩压升高)	正常	正常	异常,包括随着运动负荷量的增加心率变时不良或收缩压下降
功能储备	>7MET	5.0~7.0MET	<5MET
非运动试验指标			
左室射血分数	>50%	40%~50%	<40%
猝死史或猝死	无	无	有
静息时复杂室性心律失常	无	无	有
心肌梗死或再血管化并发症	无	无	有
心肌梗死或再血管化后心肌缺血	无	无	有
充血性心力衰竭	无	无	有
临床抑郁	无	无	有

每一项都满足才是低危,只要任意一项满足即为高危。

高龄通常指年龄超过 65 岁。老年患者康复运动存在一些潜在风险,包括:①心律失常、心肌缺血、血压波动;②肌肉、骨骼损伤;③肌肉疼痛、关节肿胀;④跌倒风险。运动康复有助于降低老年患者心脏移植术后新发心血管疾病及多种慢性代谢性疾病风险,保持正常认知功能。更重要的是,运动康复有助于保持神经肌肉的能力,从而保持平衡和协调,进而降低跌倒的风险。虚弱或久坐的老年人在运动中跌倒的风险可能略有增加,但是没有证据表明严重的不良后果、伤害或心血管事件与老年患者康复运动相关。老年人的阻力运动很少与不良事件有关。进行低、中强度有氧运动的老年人没有任何重大风险的报告。高强度运动的心血管不良事件发生率约为 1%。老年患者在康复运动的最初几周内,心血管不良事件风险最高,因此,锻炼强度和持续时间都应缓慢增加(例如每 4 周增加 1 次)。在已经习惯了高强度运动的老年人中,参加竞技性运动并不会比年轻人有更高的风险。

康复运动治疗前,应对患者日常生活能力和运动能力进行全面评估。日常生活能力评估包括:①不良生活习惯,包括吸烟、酗酒情况;②心理评估,包括压力状态、既往心理/精神疾病治疗史、不良的情绪体验(生气、抑郁、敌意、孤独等);③既往是否有运动习惯,包括运动是否规律、运动时间、运动频率等。体适能评估指对患者运动能力的评估,包括:①心肺适能评估,包括心肺运动试验、6 分钟步行试验;②肌肉适能评估,包括上下肢力量评估(握力计、10 秒内抬高单侧下肢的次数);③柔韧性适能评估,包括坐椅前伸试验、抓背试验、改良转体试验;④平衡适能评估,包括功能性前伸试验、单腿站立试验、4m 步行试验。根据患者不同的体适能状况制订相应的康复治疗方案。

二、康复运动强度评估

康复运动处方的制订基于体育运动的 5 大特点:频率(frequency)、强度(intensity)、训练量(volume)、种类(type)、模式(mode)。运动频率通常表示为个体每周进行锻炼的次数,训练量指运动训练的能量消耗。运动种类可分为技巧性运动、力量运动、混合运动和耐力运动。运动模式分为有氧运动和阻力运动。运动强度与运动的种类、模式有密切的关系。根据运动种类，可将运动强度分为低（low）、中（medium）及高强度（high）3 个级别（图 8-3-4-2）。

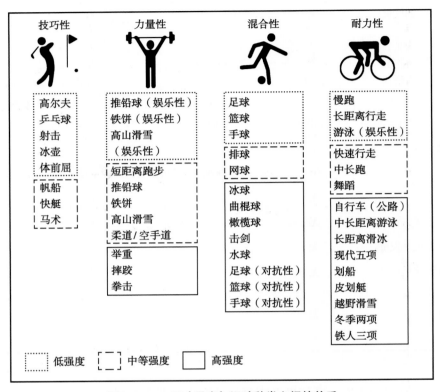

图 8-3-4-2　运动强度与运动种类之间的关系

康复运动处方的制订，还需要了解患者个体的最大运动能力，使康复专业人员能够确定一个安全且有效的针对个人的锻炼计划。为了充分评估个体耐力或混合运动的最大能力，个体应进行 12 导联心电图心肺运动试验（CPET）进行最大运动能力测试。评估运动能力公认的参数包括：最大摄氧量（VO_2max）、最大心率（HRmax）、心率储备（HRR）、无氧阈（AT）、主观用力程度分级（RPE）等。根据个体最大运动能力，将运动强度分为 4 个级别，见表 8-3-4-2。

表 8-3-4-2　根据最大运动能力测试的运动强度分级

强度	最大摄氧量（VO_2max）	最大心率（HRmax）	心率储备（HRR）	主观用力程度分级（RPE）	运动范围
低强度	<40%	<55%	<40%	10~11 级	有氧
中等强度	40%~69%	55%~74%	40%~69%	12~13 级	有氧
高强度	70%~85%	75%~90%	70%~85%	14~16 级	有氧 + 乳酸
极高强度	>85%	>90%	>85%	17~19 级	有氧 + 乳酸 + 无氧

最大重复（1RM）是评估阻力运动强度的安全方法，并且使用该方法制订的运动方案没有报告严重的心血管不良事件。小于 20% 1RM 的抗阻训练通常被认为是有氧耐力训练。随着强度的增大，超过 20% 1RM，肌肉毛细血管在肌肉收缩过程中被压缩，肌肉出现缺氧刺激。重复的次数应与训练强度成反比。中等训练强度为 30%~50% 1RM 和 15~30 次重复。高强度训练强度为 50%~70% 1RM 和 8~15 次重复。

三、心脏移植术后康复方案

心脏移植术后康复运动训练可以在有医护人员监督的条件下尽早开始。耐力和阻力运动的结合被认为是心脏移植术后首选的康复运动方法。耐力运动强度应从中等强度开始（60%的VO_2peak），之后可逐渐到VO_2peak的80%，这适合于大多数心脏移植患者。既往的心脏移植康复研究中，运动方案多为每周2~5次30~90分钟的耐力或阻力运动，因此建议心脏移植后每周进行5次30分钟的锻炼，同时可增加每周2~3次的阻力运动。阻力运动应该着重针对大型肌肉群，可以使用自己的体重锻炼或在相应设备上进行锻炼。上半身阻力运动应在手术后至少3个月开始，强度应逐渐从低过渡到中度，如患者状态较好，也可较快速增加至高强度运动。由于移植心脏的去神经化，移植心脏对运动的反应可能与常人不同，需警惕高强度运动训练之中的缺血事件，制订运动方案应该个体化，保证康复锻炼的安全性。

心脏移植术后康复锻炼应分为3个阶段，分别对应接受移植手术后"急性期""恢复期""维持期"的心脏康复锻炼。

1. 术后急性期　由于术后3个月是术后感染的高发阶段，因此该阶段下预防感染是重中之重。术后至术后3周左右的康复训练应在无尘室或者是移植病患专用住院楼内进行。为防止长期卧床引起并发症并减轻患者精神负担，应该在术后早期开始尝试下床或在病房内步行等康复锻炼。运动强度应该根据患者身体状态以及肌肉等运动能力进行适当调整。术后没有移植排斥反应或感染等并发症，且泼尼松服用量在15mg/d以下可步行500m，可以探讨在心脏康复训练室内基于监测状态下进行运动疗法的可能性（表8-3-4-3）。

表 8-3-4-3　心脏移植术后急性期的康复训练计划

	实施时期	实施环境	实施运动	术后时间
第1阶段	体内循环系统稳定时	床上（无尘室内）	可由患者自行更换体位，或在他人帮助下坐立90°；由患者自行运动（如果肌肉力量有明显下降，可在他人帮助下进行伸展运动）	术后1周内
第2阶段	端坐位及站立试验后	床上（无尘室内）	端坐位跺腿练习　每日3组×5分钟	术后1周内
第3阶段	室内步行试验（2分钟）后	病房内（无尘室）	病房内步行练习　每日3组×10分钟	术后1周内
第4阶段	100m步行试验后（泼尼松龙服用量30mg/d）	病房内（无尘室）或净室内的大厅	100m步行练习，每日3次	大约术后1周
第5阶段	200m步行试验后（泼尼松龙服用量20mg/d）	住院楼内	200m步行练习，每日3次	大约术后3周
第6阶段	500m步行试验后（泼尼松龙服用量15mg/d）	住院楼内	500m步行练习，每日3次	大约术后5周
第7阶段	心脏康复训练（出院前至恢复期心脏康复训练之间）	外来（运动应在检测环境下于心脏康复训练室内进行）	可根据RPE（13分）以及最大氧摄取量的40%~60%设定运动强度。运动频次为每周3~5次，运动时间为每次20~60分钟	

2. 术后恢复期　由于移植心脏属于去神经心脏,因此很难通过心率来设定运动强度,可根据主观用力程度分级(RPE)13 分以及摄氧量(VO$_2$)来设定运动强度,可以将运动强度设定为最大氧摄取量的40%~60%。出院后应当尽可能指导患者来医院接受心脏康复训练。

3. 术后维持期　该阶段下应当以在回归社会后也能维持通过恢复期的努力所获得的良好身心机能,过上舒适且高质量生活为目的(表 8-3-4-4)。术后冠状动脉疾病是患者死亡的重要原因。但移植心脏由于受到去神经化的影响无法感受到胸痛而很难在疾病初期察觉到异样,在这种状态下如果继续运动很可能引发致死性心律不齐,因此在运动疗法中观测心电图非常重要。特别是女性患者中发生概率较高的抗体介导性排斥反应(antibody-mediated rejection, AMR)与术后冠状动脉疾病有很大关系,因此如有AMR 既往史的患者必须注意要通过心电图对其进行监测。

表 8-3-4-4　心脏移植术后康复治疗推荐

推荐	推荐级别	证据级别
建议移植术后规律进行心脏康复运动,采用中等强度有氧和阻力运动结合的方式,以使患者尽快恢复到心脏移植前的病生理状态,减少移植后相关药物应用所增加的心血管风险,改善临床预后	I	B
对于经过优化后治疗后稳定、无症状的患者,鼓励参加低强度娱乐性体育运动	IIa	C
对于稳定、无症状的患者,可以考虑参加低强度至中等强度的竞技运动	IIb	C

运动强度大体上应该根据维持期状态来设定。可根据 RPE(13 分)以及氧摄取量来设定运动强度,可以将运动强度设定为最大氧摄取量的 40%~60%。运动频次为每周 3~5 次,运动时间为每次 20~60 分钟。

4. 暂停标准　运动疗法中如出现以下情况应当暂停:①患者感到呼吸困难以及极度疲劳;②出现严重心律不齐;③收缩压上升或下降 20mmHg 以上;④心率小于 60 次 /min 或大于 120 次 /min。

在进行监测状态下的运动疗法时应该对患者生命体征以及心电图进行监测,并观察患者呼吸状态以及患者的自觉症状。此外,目前并没有证据水平足以支撑讨论出现移植排斥反应且需要接受较强免疫疗法时可否接受运动疗法。

肥胖患者每周至少进行 150 分钟的中等强度耐力运动,同时结合每周 3 次阻力运动。根据一系列大型随机对照试验,每周需至少运动 225 分钟,可使肥胖个体的脂肪质量减少达到最大效果。需要注意的是,非负重运动,例如骑车和游泳,有助于保护肥胖者患者免受肌肉骨骼损伤。运动可以调节血脂代谢,对于血脂代谢的患者,每周中等强度的运动时间应适当增加至 3.5~7 小时,也就是每天 30~60 分钟。高血压患者每周应参加 5~7 次至少 30 分钟的中强度有氧运动(散步、慢跑、骑自行车或游泳)。这种康复运动能够平均降低收缩压 7mmHg,舒张压 5mmHg。额外的抗阻训练有利于进一步降低血压,建议进行每周 2~3 天的抗阻训练。举重运动因为包含了大量的等距(静态)肌肉收缩,可能产生明显的压力效应,应该避免,肌肉高强度收缩期间的屏气现象可大幅度升高收缩压和舒张压。低重复高强度抗阻训练(80% 1RM,重复 <10 次)和低强度高重复抗阻训练(<50% 1RM、重复 >20 次)不会引起明显的血压升高,是适合高血压患者的阻力运动。能够使糖尿病患者获益最大的运动方式为:每天至少中等强度的运动,最好是快走至少 30 分钟,同时每天进行 30 分钟轻度运动(站立、步行),再结合每天 15 分钟的抗阻训练。对于因糖尿病引起微血管并发症的老年患者,还可以增加灵活性和平衡性运动(表 8-3-4-5)。

高龄的康复运动方法应根据其年龄、运动经验、身体机能、合并症、生活方式以及既往的运动经验进行设计。老年人的康复运动应该选择耐力和阻力运动,有针对性地提高灵活性和平衡性。耐力运动对心肺功能有益,阻力运动可以防止肌肉质量减少和肌肉萎缩。实现每周 >150 分钟的中等强度有氧运动(例如步行),老年患者的心血管不良事件发病率、病死率、残疾和痴呆的风险至少降低 30%。主要肌群的抗阻训练应每周进行至少两次(表 8-3-4-6)。

表 8-3-4-5 对于合并肥胖、高脂血症、高血压及糖尿病的心脏移植患者康复治疗推荐

推荐	推荐级别	证据级别
对于肥胖患者,除进行至少中等强度的有氧运动(每周至少 30 分钟,每周 5~7 天)之外,每周还应进行不少于 3 次的抗阻训练,以降低心血管事件风险	I	A
对于血压控制较好的高血压患者,建议除进行至少中等强度有氧运动(每天至少 30 分钟,每周 5~7 天)外,每周还应进行不少于 3 次的抗阻训练,以进一步降低血压和心血管事件风险	I	A
对于糖尿病患者,建议除进行至少中等强度有氧运动(每天至少 30 分钟,每周 5~7 天)外,每周还应进行不少于 3 次的抗阻训练,以提高胰岛素敏感性,降低心血管不良事件风险	I	A
对于高血压控制良好,但合并心血管事件高风险和 / 或高血压靶器官损伤的成年人中,不建议进行高强度阻力运动	III	C
对于未控制的高血压(收缩压 >160mmHg)患者,在控制血压之前不应进行高强度运动	III	C

表 8-3-4-6 对于高龄心脏移植患者康复治疗推荐

推荐	推荐级别	证据级别
对与年龄 65 岁或以上的健康且不存在限制运动情况的老年患者,建议每周进行中等强度的有氧运动至少 150 分钟	I	A
对于有跌倒风险的老年人,建议每周至少进行两次抗阻训练以改善机体平衡性和协调性	I	B
对于希望参加高强度运动的 65 岁或以上的久坐不动的老年人,应进行考虑包括最大限度运动测试在内的全面的临床评估	IIa	C

(黄 洁 陈志高)

参考文献

[1] 王华,梁延春. 中国心力衰竭诊断和治疗指南 2018 [J]. 中华心血管病杂志, 2018, 46(10): 760-789.

[2] KHUSH K K, CHERIKH W S, CHAMBERS D C, et al. The International Thoracic Organ Transplant Registry of the International Society for Heart and Lung Transplantation: Thirty-sixth adult heart transplantation report-2019; focus theme: Donor and recipient size match [J]. Journal of Heart and Lung Transplantation, 2019, 38(10): 1056-1066.

[3] COSTANZO M R, DIPCHAND A, STARLING R, et al. The International Society of Heart and Lung Transplantation Guidelines for the care of heart transplant recipients [J]. Journal of Heart and Lung Transplantation, 2010, 29(8): 914-956.

[4] MEHRA M R, CANTER C E, HANNAN M M, et al. The 2016 International Society for Heart Lung Transplantation listing criteria for heart transplantation: A 10-year update [J]. Journal of Heart and Lung Transplantation, 2016, 35(1): 1-23.

[5] 黄洁,李飞. 中国心脏移植受者术前评估与准备技术规范(2019 版)[J]. 中华移植杂志(电子版), 2019, 13(1): 1-7.

[6] 李林林. 中国心脏移植术操作规范(2019 版)[J]. 中华移植杂志(电子版), 2019, 13(1): 11-14.

[7] 陈梅芳. 中国心脏移植术后并发症诊疗规范(2019 版)[J]. 中华移植杂志(电子版), 2019, 13(01): 21-23.

[8] OBOKATA M, NAGATA Y, KADO Y, et al. Ventricular-arterial coupling and exercise-induced pulmonary hypertension during low-level exercise in heart failure with preserved or reduced ejection fraction [J]. Journal of Cardiac Failure, 2017, 23(3): 216-220.

［9］MARÉCHAUX S, PINÇON C, LE TOURNEAU T, et al. Cardiac correlates of exercise induced pulmonary hypertension in patients with chronic heart failure due to left ventricular systolic dysfunction［J］. Echocardiography, 2008, 25（4）: 386-393.

［10］中国康复医学会心血管病专业委员会. 中国心脏康复与二级预防指南 2018 精要［J］. 中华内科杂志, 2018, 57（11）: 802-810.

［11］PELLICCIA A, SHARMA S, GATI S, et al. 2020 ESC Guidelines on sports cardiology and exercise in patients with cardiovascular disease［J］. European Heart Journal, 2021, 42（1）: 17-96.

［12］MASARONE D, MELILLO E, PETRAIO A, et al. Exercise-based rehabilitation strategies in heart transplant recipients: Focus on high-intensity interval training［J］. Clinical Transplantation, 2021, 35（2）: e14143.

［13］YARDLEY M, GULLESTAD L, NYTRØEN K. Importance of physical capacity and the effects of exercise in heart transplant recipients［J］. World Journal of Transplantation, 2018, 8（1）: 1-12.

［14］PIÑA I L, APSTEIN C S, BALADY G J, et al. Exercise and heart failure: A statement from the American Heart Association Committee on exercise, rehabilitation, and prevention［J］. Circulation, 2003, 107（8）: 1210-1225.

［15］THOMSON D, MADDISON A, SHARP J. A Cross-Sectional Study of Return to Work Rate Following Heart Transplantation and the Contributing Role of Illness Perceptions［J］. Journal of Cardiopulmonary Rehabilitation and Prevention, 2019, 39（4）: 253-258.

［16］LUND L H, EDWARDS L B, KUCHERYAVAYA A Y, et al. The registry of the International Society for Heart and Lung Transplantation: thirty-first official adult heart transplant report—2014; focus theme: retransplantation［J］. Journal of Heart and Lung Transplantation, 2014, 33（10）: 996-1008.

第四章
心胸外科手术

本章的学习目标：
- 心胸外科手术对生理的影响
- 心胸外科手术围手术期的康复评估
- 心胸外科手术围手术期的康复管理
- 心胸外科手术围手术期的康复流程

第一节 概 述

肺部疾病、心脏疾病是全世界高发病率和高病死率的疾病，目前手术治疗是重要治疗方式。胸部手术不仅对胸廓运动造成直接损害，同时也严重抑制膈肌活动。患者由于手术方式不同、切口疼痛、胸部包扎过紧、胸腔闭式引流、活动受限、麻醉等因素影响，肺功能在早期明显受损，功能残气量下降，肺泡塌陷增加，易导致肺不张等术后早期并发症，围手术期的呼吸康复显得尤为重要。呼吸康复是对患者全面评估后量身定做的一个综合干预治疗方案，包括运动训练、教育、呼吸治疗和胸部物理治疗，行为改变方面，其目标是长期坚持改善呼吸病患者的身心健康。围手术期呼吸康复管理的目的是维护肺功能，防止肺部并发症，包含术前管理、术中管理以及术后管理，呼吸康复的管理贯穿整个围手术期。

第二节 心胸外科手术围手术期的康复评估

一、术前评估

术前呼吸康复评估主要是手术风险因素的评估，包括病史评估和心肺功能评估。

（一）病史评估

病史评估主要包括临床病史、年龄、职业（尤其是有石棉、粉尘接触史）、体重、吸烟史。

1. 临床病史 患者既往病史合并有肺部、心血管类疾病、代谢性疾病等都将影响患者心肺功能，增加手术危险性。这一类人群是初步判断为重点行术前呼吸康复的患者。

2. 年龄 年龄越高，手术风险性越大，80岁以上患者围手术期的病死率在0~9%之间。患者年龄大于60岁都可以视为手术风险因素之一，但高龄并不是手术的禁忌证。

3. 职业 某些特殊职业的患者，比如矿工、煤炭工人以及需长期接触放射性元素的患者，都可能存在不同程度的肺损伤，因此也是手术风险因素之一。

4. 体重 体重能够在一定程度上反映患者的营养状况。无论是营养不良还是肥胖都是手术的危险因素之一。

5. 吸烟史 吸烟时间越长对肺功能影响越大，戒烟时间的长短与术后并发症发生率相关。

（二）术前心肺功能评估

肺功能检查是最早用于术前肺功能评估的方法之一。开胸患者以及年龄 >60 岁并伴有肺部疾病和吸烟史的非开胸患者,需例行肺功能检查。

1. FEV_1 是预测肺切除手术风险的独立危险因素。肺功能检查结果异常,尤其是 FEV_1 较低患者,其术后肺部并发症发生风险较高。

2. 肺功能评价手术风险有困难时,建议行心肺运动试验（CPET）。心肺运动试验是运动负荷测试,能够反映患者氧转运能力,提供患者更准确的心肺有氧代谢能力的信息。峰值摄氧量（VO_2peak）是可直接获得且最重要的可反映运动能力的参数。$VO_2peak>20ml/（min \cdot m^2）$ 或高于 75% 预计值,肺切除术后并发症风险低;而 $VO_2peak<10ml/（min \cdot m^2）$ 或低于 35% 预计值,则为手术禁忌。

3. 肺功能评价手术风险有困难时,若不能行心肺运动试验,可行爬楼试验或 6 分钟步行试验。术前 1 周内的爬楼试验可以较好地反映术后并发症的风险以及患者的预后。

4. 呼气流量峰值（PEF）是用于肺功能评价的简易通气指标,又称最大呼气流量,是指呼气流量最快时的瞬间流速。若 PEF<320L/min,术后易致咳痰无力,而导致肺部感染。

5. 术前患者 DLCO<60%,则术后肺部并发症发生率约为 40%,且病死率高达 20%,DLCO 可作为术前评估肺切除手术风险的重要指标。

二、术后评估

1. 临床评估　生命体征,必要时行血气检查、心电图、胸部 CT 检查,以及病史、手术方式、手术时间、手术切口。

2. 疼痛评估　NRS 或视觉模拟评分法（VAS）疼痛评估方法。

3. 肺功能评估　肺通气功能、呼吸肌功能。

4. 运动能力评估　6 分钟步行试验或心肺运动试验（CPET）。

5. 呼吸困难评估　Borg 评分或改良英国医学研究委员会呼吸困难量表（mMRC）,见附表 4。

6. 咳嗽评估:中文版莱斯特咳嗽量表（Mandarin Chinese Version of The Leicester Cough Questionnaire, LCQ-MC）。

7. 生活质量评估评分　SF-36 或欧洲生存质量调查问卷。

第三节　心胸外科手术围手术期的康复管理

一、术前管理

（一）术前宣教

医师与患者及家属及时沟通,全面术前宣教,能减轻患者心理压力,取得患者配合,降低应激反应,有助于患者术后康复。通过有效的宣教使患者了解治疗过程和注意事项,如戒烟、肺功能锻炼、术后疼痛管理办法、早期下床活动必要性等,缓解和解除患者对手术所产生的焦虑与恐惧,从而提高患者的依从性。据统计,有 60%~80% 的患者在手术前产生焦虑。如果有明显焦虑或抑郁,可请心理医师协助诊疗。

（二）戒烟

吸烟是术后肺部并发症增加的危险因素。吸烟者患术后肺部并发症的相对风险是不吸烟者的 1.4~4.3 倍。患者在手术前戒烟超过 4 周,术后肺部并发症可以减少。吸烟指数≥40 的患者,即使在手术前 2 周戒烟也不会降低患术后肺部并发症的风险。与不吸烟的人相比,吸烟者在肺部手术后住院的时间明显更长,病死率也明显更高。所以,戒烟是预防术后肺部并发症的最有效方法之一。虽然术前戒烟已是心胸外科术前准备的常规措施,但是戒烟时间的长短仍有争议。目前指南推荐,术前至少戒烟4周。戒烟不超过2个月行冠状动脉搭桥术的患者肺部并发症发生率是戒烟2个月以上患者并发症的4倍。

(三)胸部物理治疗

传统胸部物理治疗通过训练患者呼吸运动、提高患者咳嗽效率、体位引流或其他方式促进痰液排出,减少肺内分泌物淤积,能在术前改善肺内分泌物较多的患者的肺部状态。除了单一体位引流,吸气肌训练(IMT)也是胸部物理治疗的重要内容。该训练主要包括腹式呼吸训练、缩唇呼吸训练、深慢呼吸训练、呼吸训练器训练、吹气球训练等,其目的在于增加肋间肌和膈肌的收缩能力,以增强患者术后呼吸运动能力,提高胸廓活动度和通气量。接受呼吸肌耐力训练的患者能够减少术后肺部并发症的发生率。

心脏手术术前吸气肌训练可以增加吸气肌肌力、肌耐力,改善肺功能,减少术后机械通气时间,从而减少呼吸机相关性肺炎的发生与死亡的风险。同时有研究证明术后进行呼吸肌训练能有效改善心脏手术患者最大吸气压、潮气量及呼吸峰流量,提高咳嗽力度,促进气道分泌物排出,降低术后并发症的发生率。术前吸气肌训练在冠状动脉搭桥手术围手术期可明显减少患者住院时间和术后肺部并发症的发生。

总之,传统胸部物理治疗确实能在术前改善患者的肺功能和排痰情况,但是对减少患者术后并发症和缩短住院时间的效果仍有待更多研究验证。

(四)术前运动训练

1. 术前运动训练的评估　　运动训练本身具有一定的危险性,因此所有患者在接受术前运动训练之前必须完成常规检查,患有严重心肺功能不全而不能耐受运动(如心功能Ⅲ~Ⅳ级、近期心肌梗死等)属于禁忌证。应该有专门的康复治疗师对患者进行运动能力的评估,并有专门的心胸外科医师对肺部情况进行评估,实施术前呼吸康复的过程中需要有专门的护理人员监护患者的一般情况、生命体征和对治疗的耐受性,如有不适需及时终止。

2. 术前运动训练的内容

(1)术前运动训练的时间:进行术前运动训练的时间一般为2~4周,亦有短至1周的试验。过短的训练时间可能达不到预期效果,而过长的治疗时间又可能会延误胸部疾病的治疗,因此在设计术前呼吸康复的具体方案时要充分衡量患者对治疗的反应程度和胸部疾病的分期。

(2)术前运动训练的方式:术前运动训练的方式包括有氧训练、力量训练以及复合训练。

术前合适的有氧运动能改善患者的心肺功能,提高运动能力和对手术的耐受,这也是术前呼吸康复的根本目的。基于此,有氧训练是所有术前运动处方的基本内容。尽管如此,仅包含有氧训练的术前呼吸康复计划较少,有氧训练更多地被用于术前呼吸康复复合训练的基本组分。单纯有氧训练可能并不能改善肺癌患者术后肺功能。

力量训练主要通过对机体大肌群(主要是上下肢肌群)的训练来提高患者的整体运动能力,通常需要患者配合基本的有氧训练来完成。力量训练配合有氧训练或能提高患者的通气效率,而单独力量训练的效果尚无资料佐证。

有氧训练和力量训练的单一效果并不显著,因此目前较多的方案是将多种运动方式进行合理的调整,综合各自的优势,通过复合训练来达到理想的效果。在呼吸肌训练的基础上加上有氧训练是最常见的模式,两者通过提高呼吸运动强度和整体心肺功能增强患者的运动耐力和对手术的耐受。在有氧训练和呼吸肌训练的基础上再增加力量训练或能进一步强化患者的综合运动能力。术前进行综合呼吸康复训练患者的运动能力更强,认为此类训练对患者有远期效益。运动方式的增加虽然可能带来更多的效益,但也增加了患者的身体负荷,因此,制订复合训练计划时更应充分考虑患者对方案的耐受,在最大程度保证患者安全的前提下提高患者的心肺功能和运动能力。

术前运动训练在多数医院并不属于常规治疗,但研究领域却发展迅速,术前运动训练可以用于计划手术的患者,帮助其术前达到最佳的体能状态,也能用于无法耐受手术(主要为心肺功能不全)的患者,使其体能状态改善,直至有机会接受手术。

（五）营养支持

营养不良是术后并发症的独立预后因素。一项随机对照临床试验的结果显示,对严重营养不良患者（营养不良风险调查评分≥5分）进行术前营养支持治疗,可将术后并发症发生率降低50%。推荐手术前对营养状况进行营养风险筛查和营养评估,对存在营养风险和/或营养不良的患者,术前应积极进行适当营养支持。根据NRS 2002营养风险筛查结果为高风险（或单一指标血清白蛋白水平低于35g/L）的心脏手术患者,术前可补充7~10天的强化营养治疗。

（六）药物治疗

1. 清洁呼吸道　心胸外科手术术前,应保持患者呼吸道的通畅,及时清除呼吸道内的分泌物,增强纤毛摆动,适当增加肺泡表面活性物质的分泌,可有利于预防术后肺不张、感染、急性肺损伤、低氧血症的发生概率。气道分泌物较多者围手术期推荐使用黏液溶解剂。

2. 解除气道痉挛　支气管痉挛是心胸外科围手术麻醉期最常见的并发症之一,严重时甚至危及生命。术前应用支气管扩张剂,可显著降低肺阻力,改善肺顺应性,预防支气管痉挛发生,可显著改善慢阻肺病、哮喘等气流受限者的相关肺功能。术前合并哮喘、气道高反应性、慢阻肺病的患者,围手术期推荐使用吸入性糖皮质激素和支气管扩张剂。

3. 抗感染　择期手术应推迟至急性上呼吸道感染治愈之后。痰液量大者应在经治疗痰液减少2周后再行手术。术前合并致病性定植菌的患者,应合理使用抗生素。

二、术中管理

（一）麻醉管理

1. 麻醉方法　胸外科手术较多采用全身麻醉并使用双腔气管插管。研究表明全身麻醉复合胸段硬膜外阻滞可有效减低患者围手术期应激水平,并减少麻醉药使用剂量,从而减轻药物引起的相关并发症。为避免因全身麻醉气管插管单肺通气产生的非通气侧肺损伤,有学者提出以胸段硬膜外麻醉+静脉镇痛镇静+迷走神经阻滞的麻醉方式代替传统全身麻醉应用于非气管插管电视胸腔镜外科手术（VATS）手术中,可避免气管插管带来的并发症,减轻患者术中免疫功能的损伤及应激反应。有学者通过对非气管插管肺段切除术的患者进行回顾性研究,结果提示手术均顺利完成,术中无输血、无中转开胸,无围手术期死亡病例。但非气管插管VATS的实用性、安全性仍缺乏前瞻性多中心大样本临床研究,限制了该技术在胸外科手术中的应用。

心外科需要精确麻醉管理:采用多模式麻醉深度监测（意识深度监测系统、脑及闭环肌松监测仪）,个体化用药,精确控制麻醉深度,尽早拔除气管。尽早拔除气管插管可减少肺部感染,减少切口感染,促进患者自主咳嗽咳痰。

2. 麻醉药物　加速康复外科（enhanced recovery after surgery, ERAS）要求术中麻醉效果稳定,术后应激反应轻,麻醉后恢复快,全身麻醉时强调使用起效快、半衰期短的药物,如丙泊酚、七氟醚、地氟烷、芬太尼、瑞芬太尼等短效麻醉药,能使患者术后快速苏醒,减轻麻醉不良反应,实现早期下床活动。

3. 规范术中输液　术中应限制补液总量并控制输液速度,以目标导向为基础的个性化容量管理是减少术后急性肺损伤的最佳方法。心脏外科手术术中注意保暖,复温应平缓,停止体外循环前后可行超滤或平衡超滤调整体容量。

4. 保证气道通畅　术中避免$PaCO_2$长时间小于35mmHg,否则可能引起脑血管痉挛和供血不足。术中应用支气管扩张剂可减少支气管痉挛。

5. 机械通气时积极采用保护性肺通气策略　胸外科手术中为了避免单肺通气诱发的低氧血症和急性肺损伤,在机械通气中需采用保护性肺通气策略。目前,主要通过3种通气方式来实施肺保护性通气策略:低潮气量（4~6ml/kg）、通气侧使用呼气末正压通气和肺复张策略,其中低潮气量是最重要的手段。在确保满意的血氧饱和度条件下,应使用低-中度吸入氧浓度（FiO_2 30%~50%）。

（二）手术管理

肺部手术微创化包括手术应尽可能避免过度牵拉、挤压和捻搓肺组织,术中应严密止血;肺癌手术时,必须遵守最大限度地切除肿瘤和最大限度地保留肺组织两大原则;确保胸廓完整性,尤其在处理重症胸外伤和胸部和胸壁组织大块切除时;保护喉返神经和声门完整性,尤其避免损伤双侧喉返神经;防止损伤膈神经和发生膈疝;控制并缩短手术时间,减少气道炎症;应尽量避免出血,减少应激程度。

三、术后管理

（一）氧疗

手术后氧疗十分必要,氧疗可以提高肺泡氧分压、动脉血氧分压,纠正低氧血症;可以减少呼吸肌做功,减轻呼吸肌疲劳;可以增加组织的氧气供应,缓解缺氧造成的血管痉挛、红细胞增多,组织水肿;可以减少心肌做功改善低氧血症,改善心、脑、肾、肺等重要器官的功能。目前的给氧方式包括:鼻导管给氧、面罩给氧、经鼻高流量氧疗(HFNC)、持续气道正压通气(CPAP)。胸部手术后快速康复理念于2012年提出,其推荐肺切除术后使用鼻导管或面罩低流量给氧。有研究表明术后HFNC可以缩短肺切除术后患者住院时间、增加患者手术满意度,从而促进快速康复。也有研究表明CPAP通过增加肺间压预防和治疗肺部并发症,其可以增加动脉血氧饱和度、减少呼吸做功、促进不张的肺复张,并且不增加持续漏气的风险。但CPAP时紧密的面罩会引起言语交流、吃饭、饮水及活动困难,从而会导致患者的依从性差。

（二）保持呼吸道通畅

胸部手术后进行有效咳嗽,可以帮助患者排除残留在肺内的血液和组织细胞,防止感染的发生,可以尽早恢复肺部的功能,所以患者进行有效的咳嗽是十分必要的。很多手术后的患者会由于伤口的疼痛,拒绝咳嗽,家属可协助患者将双手或枕头按于切口两侧,做深呼吸,有助于减轻疼痛,然后让患者用腹式呼吸的方式进行有效咳嗽。如痰液过于黏稠,可配合雾化吸入,利于咳出。尽早鼓励并协助患者进行有效咳嗽,合理使用黏液溶解剂促使痰液充分排出。

术前合并哮喘、气道高反应性、慢阻肺病的患者,围手术期使用吸入性糖皮质激素和支气管扩张剂。对于部分年老体弱或婴幼儿、吸气流速极低的患者,或者术后初期因疼痛、无力、气道水肿等原因无法用力吸气的患者,推荐使用雾化吸入治疗。必要时采用支气管镜辅助吸痰。

（三）合理镇痛

术后切口剧烈疼痛直接限制患者呼吸及咳嗽、咳痰功能,在充分镇痛的基础上能够保证患者呼吸的稳定,鼓励患者咳嗽咳痰和早期下床活动,可促进患者余肺复张,减少术后肺部并发症的发生。疼痛管理是保证术后镇痛效果的重要环节,在实施时应强调个体化治疗,提倡预防性镇痛和多模式镇痛联合应用。以选择性环氧化酶-2抑制剂、非选择性非甾体抗炎药(nonsteroidal anti-inflammatory drug, NSAID)或对乙酰氨基酚作为多模式镇痛基础方案,减少阿片类药物的应用,可以联合采用患者自控镇痛(patient controlled analgesia, PCA)泵、伤口局部浸润、肋间神经阻滞和椎旁阻滞。

（四）早期下床活动

术后早期下床活动强度应逐步增加,充分镇痛是术后早期下床活动的前提。术后早期活动可以预防肺部并发症和静脉血栓形成,促进肠功能恢复等,从而提高围手术期安全。术后早期恢复性运动锻炼是防止术后肺部并发症的重要手段,应增加患者的姿势调整,尽早下床活动,也可增加肩部运动;研究显示,在术后第2天或患者术后可以独坐时增加踏步机锻炼可以显著降低术后呼吸道感染和呼吸困难的发生率,并能显著缩短住院时间。

（五）合理的术后补液

目标导向的液体治疗使用监测技术来指导临床医生给予液体、血管活性药物,以避免低血压和低心输出量。以目标为导向的液体治疗为所有患者使用了一种标准化的算法来改善结果。量化目标包括血压、心排血指数、氧饱和度、尿量、中心静脉压和乳酸水平等。目标导向的液体治疗试验一致证明，总体上，心胸外科手术并发症发生率和手术时间都有所降低。目前研究较倾向于限制性或目标导向性补液方案。过多的液体加重心脏负担，使肺水增加甚至导致肺水肿，造成弥散障碍。鼓励患者术后早期恢复饮食，减少静脉液体入量。术后补液应尽可能采用口服或肠内的方式。

（六）静脉血栓及肺栓塞预防

术前应该对患者进行静脉血栓栓塞（VTE）风险评估，根据评估结果尤其高危患者，术后给予预防措施，如嘱患者早期活动、应用抗凝药物、气压物理预防等。目前使用的 Caprini 量表及风险分层适合胸外科术后患者，据此指导的药物性抗凝能够有效预防肺栓塞发生，且不增加术后出血风险。

一项 meta 分析表明，药物性抗凝可以减少心脏手术血管血栓事件的风险而不增加出血或心脏压塞。根据这一证据，一旦止血效果满意（最常见的是术后止血），应立即进行药物预防。

（七）术后呼吸康复训练

胸部手术后需进行胸部物理治疗和运动训练。在训练前需详细评估手术内容、手术结果，观察患者呼吸状况、生命体征、痰量、痰液性质、有无呼吸困难、引流管的排液量与颜色性质，以及实验室检查、疼痛及睡眠状况等，便于制订训练计划。训练前检查患者姿势体位，纠正异常的体位姿势。配合治疗进行咳嗽训练，明确排痰部位，叩背排痰。条件许可时，可予以近似引流的体位，但需注意引流管的固定，并且固定胸部，以便减轻疼痛。保持呼吸道通畅后进行呼吸训练。训练依据不同的手术各有侧重。

心胸外科手术后气短（气喘、活动后呼吸困难）是影响日常生活的主要原因。有效和精准治疗方案需建立在客观评价的基础之上，如术后气短主观评分：评价患者对气短的主观感受。术后步行距离：评价患者运动后气短耐受程度。术后肺功能：评价患者通气功能，确定患者气短严重程度。根据不同病因，一方面调整围手术期采取预防及治疗措施；另一方面术后应用不同的呼吸康复方案进行有效治疗。

咳嗽也是胸外科术后常见的症状，不同程度的影响患者术后的生活质量。目前缺乏术后咳嗽的客观评价标准和治疗策略，LCQ-MC 可以用作术后咳嗽程度的评估，尤其是符合中国文化背景及肺癌术后发生咳嗽的原因和特点修订的人肺癌术后 LCQ-MC 咳嗽生命质量问卷（简化版），更加符合临床应用和评价。根据 LCQ-MC 咳嗽生命质量问卷（简化版）对肺术后患者咳嗽的客观评价，发现其影响因素和围手术期及术后干预措施，是咳嗽精准评价和治疗的前提。主要体现在以下两方面：其一，LCQ-MC 咳嗽生命质量问卷（简化版）临床应用中，使量表不断优化且操作性更强。其二，针对肺癌术后咳嗽患者的影响因素，应用不同的围手术期预防措施。如肺叶切除术后咳嗽的主要影响因素有麻醉时间和术前存在咳嗽症状，术前有咳嗽患者需要进行干预（呼吸康复训练）；手术时间长的患者，一方面术中尽量缩短麻醉及手术时间，另一方面术后积极采取预防咳嗽的治疗方案（如雾化吸入或口服相关药物等）。根据术后患者咳嗽的特点，发现有效的控制与治疗的药物，针对外科病因进行有效的治疗。

（八）术后引流管的管理

大部分胸部手术可以采用单根胸腔引流管，对于手术创伤小、肺组织无明显漏气和出血风险低的患者，可以不留置胸腔闭式引流管或留置较细的引流管，对于胸腔广泛粘连患者术后推荐留置两根闭式引流管；术后不推荐常规进行负压吸引；术后在无肺部漏气情况下，应尽早拔除胸腔引流管，建议胸腔积液引流量 24 小时小于 300ml 即可拔管（需排除乳糜液及出血）；数字化引流系统对于动态监测胸腔引流情况及早期拔管具有优势。

虽然对于心脏手术后纵隔引流拔除的时机没有标准，但有证据表明，当纵隔引流液性状变为血清时，纵隔引流管可以安全拔除。

第四节　心胸外科手术的围手术期呼吸康复流程

心胸外科手术的围手术期呼吸康复流程如图 8-4-4-1。

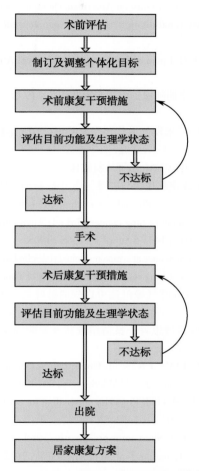

图 8-4-4-1　心胸外科手术的围手术期呼吸康复流程

　　心胸外科手术术前康复计划有两个目的：一个是最大限度提高患者的运动耐力；另一个是改善患者肺部健康状况，尤其是那些痰量较多的患者。根据术前的详细评估结果，制订详尽的康复方案。主要术前康复干预措施包括：术前宣教、戒烟、胸部物理治疗、术前运动训练、营养支持、药物治疗。术中尽可能减少麻醉应激反应、采用保护性肺通气策略，手术过程中尽最大可能保留肺功能、缩短手术时间、减少术中出血等。术后康复治疗的主要目的包括：促进气道排痰、肺扩张和胸廓运动，帮助患者尽早脱离辅助吸氧，改善骨骼肌的肌力和灵活性，恢复运动耐力。术后康复干预措施包括：氧疗、胸部物理治疗、早期活动、术后呼吸康复、镇痛、早期拔管等。动态评估患者功能及生理学状态，评估应贯穿于呼吸康复治疗的始终，时刻警惕相关并发症。出院时对于适合居家呼吸康复的患者，给予制订详细的居家康复方案。

（苏昆松　强光亮　梁朝阳）

参考文献

［1］SPRUIT M A, SINGH S J, GARVEY C, et al. An official American Thoracic Society/European Respiratory Society statement: key concepts and advances in pulmonary rehabilitation［J］. American Journal of Respiratory and Critical Care Medicine, 2013, 188（8）: e13-e64.

［2］LJUNGQVIST O, SCOTT M, FEARON K C. Enhanced recovery after surgery: A review［J］. JAMA Surgery, 2017, 152（3）: 292-298.

［3］王天佑, 李单青, 崔永, 等. 胸外科围手术期肺保护中国专家共识（2019 版）［J］. 中国胸心血管外科临床杂志, 2019, 26（9）: 835-842.

［4］支修益, 何建行, 刘伦旭, 等. 多学科围手术期气道管理专家共识（2016 年版）［J］. 中华胸部外科电子杂志, 2016, 3（03）: 129-133.

［5］孟迪, 胡坚. 术后肺部并发症现状［J］. 中国胸心血管外科临床杂志, 2015, 22（12）: 1085-1086.

［6］苏建华, 车国卫. 肺癌患者术前肺功能评定的现状与进展［J］. 中国肿瘤临床, 2017, 44（7）: 301-305.

［7］BRUNELLI A, KIM A W, BERGER K I, et al. Physiologic evaluation of the patient with lung cancer being considered for resectional surgery: Diagnosis and management of lung cancer, 3rd ed: American College of Chest Physicians evidence-based clinical practice guidelines［J］. Chest, 2013, 143（5 Suppl）: e166S-e190S.

［8］BRUNELLI A, REFAI M, XIUMÉ F, et al. Performance at symptom-limited stair-climbing test is associated with increased cardiopulmonary complications, mortality, and costs after major lung resection［J］. Annals of Thoracic Surgery, 2008, 86（1）: 240-248.

［9］周坤, 吴砚铭, 苏建华, 等. 肺癌患者术前呼气峰流速可以预测肺叶切除术后肺部并发症吗?［J］. 中国肺癌杂志, 2017, 20（09）: 603-609.

［10］唐煜东, 梅小丽, 郑娥, 等. 胸部肿瘤术后患者不良情绪现状及影响因素分析［J］. 中国胸心血管外科临床杂志, 2018, 25（01）: 67-70.

［11］ENGELMAN D T, BEN ALI W, WILLIAMS J B, et al. Guidelines for perioperative care in cardiac surgery: Enhanced recovery after surgery society recommendations［J］. JAMA Surgery, 2019, 154（8）: 755-766.

［12］LEVETT D Z, EDWARDS M, GROCOTT M, et al. Preparing the patient for surgery to improve outcomes［J］. Best Practice & Research Clinical Anaesthesiology, 2016, 30（2）: 145-157.

［13］WONG J, LAM D P, ABRISHAMI A, et al. Short-term preoperative smoking cessation and postoperative complications: a systematic review and meta-analysis［J］. Canadian Journal of Anesthesia, 2012, 59（3）: 268-279.

［14］MYERS K, HAJEK P, HINDS C, et al. Stopping smoking shortly before surgery and postoperative complications: a systematic review and meta-analysis［J］. Archives of Internal Medicine, 2011, 171（11）: 983-989.

［15］WARNER M A, OFFORD K P, WARNER M E, et al. Role of preoperative cessation of smoking and other factors in postoperative pulmonary complications: a blinded prospective study of coronary artery bypass patients［J］. Mayo Clinic Proceedings, 1989, 64（6）: 609-616.

［16］KARENOVICS W, LICKER M, ELLENBERGER C, et al. Short-term preoperative exercise therapy does not improve long-term outcome after lung cancer surgery: a randomized controlled study［J］. European Journal of Cardio-Thoracic Surgery, 2017, 52（1）: 47-54.

［17］HUANG J, LAI Y, GAO K, et al. Surfactant Protein-D: A sensitive predictor for efficiency of preoperative pulmonary rehabilitation［J］. International Journal of Surgery, 2017, 41: 136-142.

［18］BOBBIO A, CHETTA A, AMPOLLINI L, et al. Preoperative pulmonary rehabilitation in patients undergoing lung resection for non-small cell lung cancer［J］. European Journal of Cardio-Thoracic Surgery, 2008, 33（1）: 95-98.

［19］JONES L W, PEDDLE C J, EVES N D, et al. Effects of presurgical exercise training on cardiorespiratory fitness among patients undergoing thoracic surgery for malignant lung lesions［J］. Cancer, 2007, 110（3）: 590-598.

［20］SEKINE Y, CHIYO M, IWATA T, et al. Perioperative rehabilitation and physiotherapy for lung cancer patients with chronic obstructive pulmonary disease［J］. Japanese Journal of Thoracic and Cardiovascular Surgery, 2005, 53（5）: 237-243.

［21］BLUMAN L G, MOSCA L, NEWMAN N, et al. Preoperative smoking habits and postoperative pulmonary complications［J］.

Chest, 1998, 113（4）: 883-889.

［22］张楚，王海勇，崔健. 肺癌合并 COPD 的患者围手术期联合应用盐酸氨溴索和异丙托溴铵的效果［J］. 中华胸心血管外科杂志, 2014, 30（05）: 319-320.

［23］VALKENET K, VAN DE PORT I G, DRONKERS J J, et al. The effects of preoperative exercise therapy on postoperative outcome: a systematic review［J］. Clinical Rehabilitation, 2011, 25（2）: 99-111.

［24］POUWELS S, FIDDELAERS J, TEIJINK J A, et al. Preoperative exercise therapy in lung surgery patients: A systematic review［J］. Respiratory Medicine, 2015, 109（12）: 1495-1504.

［25］KARAS P L, GOH S L, DHITAL K. Is low serum albumin associated with postoperative complications in patients undergoing cardiac surgery?［J］. Interactive CardioVascular and Thoracic Surgery, 2015, 21（6）: 777-786.

［26］YU P J, CASSIERE H A, DELLIS S L, et al. Impact of Preoperative Prealbumin on Outcomes After Cardiac Surgery［J］. Journal of Parenteral and Enteral Nutrition, 2015, 39（7）: 870-874.

［27］CAMP S L, STAMOU S C, STIEGEL R M, et al. Quality improvement program increases early tracheal extubation rate and decreases pulmonary complications and resource utilization after cardiac surgery［J］. Journal of Cardiac Surgery, 2009, 24（4）: 414-423.

［28］FLYNN B C, HE J, RICHEY M, et al. Early extubation without increased adverse events in high-risk cardiac surgical patients［J］. Annals of Thoracic Surgery, 2019, 107（2）: 453-459.

［29］LOHSER J, SLINGER P. Lung injury after one-lung ventilation: A review of the pathophysiologic mechanisms affecting the ventilated and the collapsed lung［J］. Anesthesia and Analgesia, 2015, 121（2）: 302-318.

［30］GÜLDNER A, KISS T, SERPA NETO A, et al. Intraoperative protective mechanical ventilation for prevention of postoperative pulmonary complications: a comprehensive review of the role of tidal volume, positive end-expiratory pressure, and lung recruitment maneuvers［J］. Anesthesiology, 2015, 123（3）: 692-713.

［31］ANSARI B M, HOGAN M P, COLLIER T J, et al. A randomized controlled trial of high-flow nasal oxygen（Optiflow）as part of an enhanced recovery program after lung resection surgery［J］. Annals of Thoracic Surgery, 2016, 101（2）: 459-464.

［32］PASQUINA P, MERLANI P, GRANIER J M, et al. Continuous positive airway pressure versus noninvasive pressure support ventilation to treat atelectasis after cardiac surgery［J］. Anesthesia and Analgesia, 2004, 99（4）: 1001-1008.

［33］AGUILÓ R, TOGORES B, PONS S, et al. Noninvasive ventilatory support after lung resectional surgery［J］. Chest, 1997, 112（1）: 117-121.

［34］WHITE P F, KEHLET H, NEAL J M, et al. The role of the anesthesiologist in fast-track surgery: from multimodal analgesia to perioperative medical care［J］. Anesthesia and Analgesia, 2007, 104（6）: 1380-1396.

［35］WICK E C, GRANT M C, WU C L. Postoperative Multimodal Analgesia Pain Management With Nonopioid Analgesics and Techniques: A Review［J］. JAMA Surgery. 2017, 152（7）: 691-697.

［36］CHAU E H, SLINGER P. Perioperative fluid management for pulmonary resection surgery and esophagectomy［J］. Seminars in Cardiothoracic and Vascular Anesthesia, 2014, 18（1）: 36-44.

［37］王会东，冀晋杰，徐学敏，等. 麻醉期间目标导向液体治疗对肺叶切除术后急性肺损伤的影响［J］. 解放军医学院学报, 2015, 36（11）: 1109-1112.

［38］OSAWA E A, RHODES A, LANDONI G, et al. Effect of perioperative goal-directed hemodynamic resuscitation therapy on outcomes following cardiac surgery: A randomized clinical trial and systematic review［J］. Critical Care Medicine, 2016, 44（4）: 724-733.

［39］HO K M, BHAM E, PAVEY W. Incidence of venous thromboembolism and benefits and risks of thromboprophylaxis after cardiac surgery: A systematic review and meta-analysis［J］. Journal of the American Heart Association, 2015, 4（10）: e002652.

［40］KAKKOS S K, CAPRINI J A, GEROULAKOS G, et al. Combined intermittent pneumatic leg compression and pharmacological prophylaxis for prevention of venous thromboembolism［J］. Cochrane Database of Systematic Reviews, 2016, 9（9）: Cd005258.

［41］SHALLI S, SAEED D, FUKAMACHI K, et al. Chest tube selection in cardiac and thoracic surgery: a survey of chest tube-related complications and their management［J］. Journal of Cardiac Surgery, 2009, 24（5）: 503-509.

［42］GERCEKOGLU H, AYDIN N B, DAGDEVIREN B, et al. Effect of timing of chest tube removal on development of pericardial effusion following cardiac surgery［J］. Journal of Cardiac Surgery, 2003, 18（3）: 217-224.

［43］徐志华，林嵘嘉，车国卫，等. 肺术后咳嗽评估——中文版莱斯特咳嗽量表的应用价值［J］. 中国肺癌杂志, 2017, 20（6）: 389-394.

第五章
上腹部手术围手术期康复

本章的学习目标:
- 了解常见的上腹部手术类型及切口
- 上腹部手术对生理的影响
- 上腹部手术围手术期康复评估的内容
- 上腹部手术围手术期康复流程
- 上腹部手术围手术期康复的内容

第一节　概　　述

1. 腹腔解剖　腹腔是位于膈肌和骨盆入口处的空腔。解剖上看,腹腔内容纳了大部分人体的消化器官,如胃、十二指肠、肝脏和胰腺等结构。它是由腹膜、肌肉及皮肤共同组成的腔隙。腹部的脏器可以是腹膜内位的,由肠系膜提供营养,也可以是腹膜外或是腹膜间的。腹腔与胸腔毗邻,在呼吸的过程中,腹部同样受到来自胸腔的压力,而胸腔则需要克服腹腔内容物的阻力进行扩张。

2. 上腹部手术常见术式　上腹部手术(upper abdominal surgery, UAS)是最常见的外科手术类型,是指切口位于脐以上的腹部手术。

在腹部手术中,开放手术和微创手术是最常见的两种外科操作方式。

微创手术可以是通过脏器的开口进入,如胃镜和肠镜,由光源和相应的工作设备组成的光纤内镜,既可以进行诊断也可以进行治疗。另一种是通过腹腔镜的方式来完成,腹腔镜手术需要在腹腔内注入二氧化碳(产生气腹),然后通过脐下 0.5~1cm 的切口放入摄像头,辅助两个切口放入器械进行外科操作。腹腔镜此类的微创手术,大大降低了术后肺部并发症的发病率。

在肿瘤外科治疗领域,2004 年的一项随机对照试验发现,腹腔镜手术同开腹手术相比,在肿瘤复发率方面没有差异,但在围手术期病死率、术后疼痛、肺功能的早期恢复、肠道功能的早期恢复、平均住院日的缩短方面,均较开腹手术有一定的优势。最早的腹腔镜手术主要是完成胆囊的切除,但是现在随着技术的进步,阑尾及疝修补术等都可以在腹腔镜下完成。

另一项普通外科的发展是快速康复外科的发展,快速康复外科聚焦与患者的快速恢复,主要增加术前患者教育,早期恢复经口进食,早期活动动员和优化镇痛,尽量减少手术对于患者稳态的影响。一项对 6 项随机试验的 meta 分析报告发现,坚持术后快速康复策略,术后并发症发病率降低 52%,术后住院时间减少 2.5 天。

开腹手术主要针对那些不具备微创手术条件的患者。腹正中切口是最常用的切口类型,肝胆和结直肠手术,因为其切口位于脐上,被认为是上腹部手术,因为靠近胸部,上腹部切口发生术后肺部并发症(PPC)的风险远高于下腹部切口。

第二节　上腹部手术围手术期常见并发症

术后肺部并发症（PPC）是上腹部最常见的手术后并发症之一，国外流行病学显示其患病率在10%~50%之间。

PPC是术后发病率和死亡率的重要原因，导致住院时间延长、资源使用和医院总成本的显著增加。PPC与术前危险因素的存在有关，如高龄、吸烟、营养不良、肥胖、肺部疾病和临床疾病。手术和麻醉因素，如手术时间，手术类型，以及麻醉药物对呼吸系统的影响，也有助于PPC的发生。手术后呼吸力学的特征异常是由于肺活量（VC）和功能残气量（FRC）的变化，表现为限制性通气缺陷。Craig等人研究发现，上腹部术后患者肺活量通常可以降低到术前值的40%~50%，至少延续1周的时间。而在术后24小时内，功能残气量可能会逐渐降低到术前值的70%。以上变化可能会在手术后持续5~10天。FRC减少最多的时间点，虽然各项研究之间的结果略有不同，一般出现在术后的第1天或第2天。Daniela等研究发现，术后患者的咳嗽峰流速降低至术前的54%，随后至第5天有所恢复但仍低于术前水平（图8-5-2-1）。上腹部手术对于膈肌的影响可能是这些变化的主要原因，由于全身麻醉引起的肺容积减小、膈肌功能障碍和腹胀被认为是导致这种限制性模式的原因。

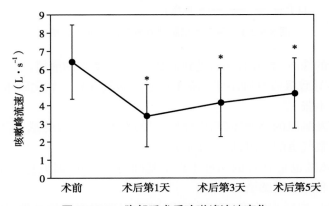

图8-5-2-1　腹部手术后咳嗽峰流速变化

术后疼痛往往会导致患者活动量减少，因为许多活动需要腹肌的参与，在这种情况下活动会增加疼痛的强度，患者会因此减少活动，而产生活动能力下降的后果。所以对患者而言，术后减少疼痛的措施是非常必要的。

术后的腹胀也是对肺部扩张限制的主要原因，肠道蠕动往往因为活动减少和服用阿片类止痛药物而减少，进一步对呼吸活动产生限制，最好的办法就是早期活动以及控制阿片类药物的使用时间及用量。

营养不良也是腹部术后常见的问题，与患者围手术期禁食水的时间、术前胃肠道病损情况、外科手术的消耗、不喜欢医院食物等因素有关。

肺不张、急性呼吸衰竭、气管支气管炎、喘息和机械通气延长是最常见的PPC临床类型。开放上腹部手术的患者中，肺容积减小和容量的减少、异常的呼吸模式、异常的气体交换和肺防御体系变化从麻醉诱导开始，并在术后持续存在。靠近膈肌的操作（如肝脏手术）造成的创伤引起的刺激和炎症、传入腹部受体的反射抑制，以及术后疼痛多种因素可能参与膈肌功能障碍，膈肌障碍导致肺的扩张受限，也导致PPC的加重。

第三节　上腹部手术后的病理生理变化

肺部手术并发症的病理生理机制是由肺容积减小、呼吸肌功能障碍、黏液纤毛清除和呼吸肌疼痛抑制引起的。术后导致肺部并发症的机制如图 8-5-3-1。

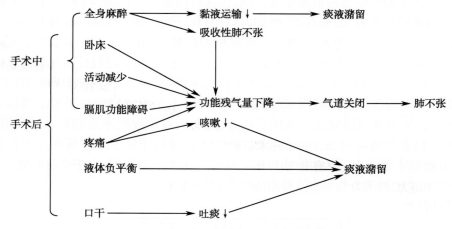

图 8-5-3-1　围手术期肺部并发症的病理生理机制

在手术中,因为麻醉的缘故,黏液的转运受到抑制,导致了痰液的潴留。痰液的潴留可能在气道内现痰栓等情况,从而进一步导致吸收性肺不张(留在肺泡内的氧气和二氧化碳重新被吸收入肺循环,而导致肺泡体积变小,形成肺不张)。

术后的卧床、制动以及膈肌的功能障碍、疼痛均会导致功能残气量的减少,功能残气量的减少不能有效地维持肺容积,从而导致气道的关闭,形成肺不张。

患者术后不能有效咳嗽也是 PPC 的病理生理学基础的一部分,因为它可能导致肺分泌物的过度积累,并增加阻塞性肺不张和呼吸道感染的风险。

术后的液体管理不足,如脱水以及口腔的干燥,都可以造成痰液的黏稠,使痰液不容易排除而形成潴留。

第四节　上腹部手术围手术期康复评估

上腹部手术的疾病种类很多,根据疾病的轻重缓急,分为需要进行急诊干预的如急腹症、胆囊炎、阑尾炎、肠梗阻;和择期入院的手术,如胃部、结肠癌、肝癌等疾病。患者的疾病种类不同、疾病的长短不同,状态也存在较大的差别。

对于上腹部手术患者进行围手术期评估包含术前评估与术后评估两个部分,评估的目的是发现患者的康复问题所在并进行纠正。

一、上腹部手术的术前康复评估

1. 术前评估　术前进行评估的目的是筛选出合适进行预康复的患者,进行术前的干预。同时,一部分患者存在相应的合并症,如卧床引起的肺部感染、下肢深静脉血栓、凝血功能障碍、肌肉萎缩,术前进行力所能及的康复干预,也能在一定程度上减少术后并发症的发生。

康复评估的内容包含基本信息、问题清单（包括主观及客观两个方面），其中主观评估内容包括：患者的主诉、现病史、既往史、个人史及社会史情况。

术前的评估可以通过一系列的问题来了解患者目前的状态，帮其分析术后可能出现的相关康复问题，并且在评估的过程中可以进行相关的宣教，这个过程是物理治疗师与患者进行沟通的好机会。新近证据表明，预康复可能影响 PPC 的发生率、住院时间和功能恢复情况。此外，虽然围手术期治疗的重点一直是预防呼吸道并发症，但目前针对术后疼痛、运动能力和功能恢复的干预措施的疗效方面证据也在增加。

术前的评估需要基于主观评估和客观评估两个内容来进行。

主观评估上应充分了解患者的基本资料。其中基本资料应包括患者的个人资料、现病史的情况、既往史及药物使用情况以及必要的个人社会史信息（职业、照料者情况）。主观资料的收集应集中在患者的心肺系统及骨骼肌肉系统相关的内容，若其在此次术前本身存在呼吸或骨关节相关问题，那么在手术后的康复过程中这些问题造成的障碍有可能进一步加重，而出现相应的并发症。评估应包括常见的呼吸系统症状的了解，如呼吸急促、咳嗽、咳痰、喘息、胸痛等症状。

此外，对于术前功能活动的了解有助于在术后确定有针对性的康复目标，如患者是一名老师，有可能涉及职业恢复的需求，除了日常的家庭和工作单位之间的通勤活动外，是否能胜任课程的准备、长时间说话的能力、具备一定耐力，这些功能活动要求都会在术后的康复方案中体现。

生活质量的评估对于了解患者对治疗反应的意义越来越受到重视。生活质量的评估用于评价患者对于主观疾病的感知和对治疗的反应。生活质量的评估可以通过 SF-36 或疾病特异的量表（如圣·乔治呼吸问卷）来完成。

客观评估的主要内容包括临床的查体以及实验室、辅助检查的结果。着重了解患者在术前是否存在贫血、电解质紊乱、凝血功能障碍、心肺功能障碍等情况。

针对有活动能力的患者，在术前进行 6 分钟步行试验以及心肺运动试验，能更清楚地获得患者实际活动能力的数据，为运动处方的制订提供参考信息。针对存在心肺功能障碍的患者，心脏超声以及肺功能的检查能了解患者存在心脏结构及功能问题，射血分数情况。呼吸功能的测定有助于筛查术前是否存在限制性或者阻塞性通气功能障碍，以及呼吸中的关键参数。

骨骼肌肉功能评估包括上下肢和躯干肌肉力量测试，而活动度的评估主要关注肩关节、颈椎、下肢后侧肌群如腘绳肌的情况。针对存在胸廓及脊柱畸形的患者，术前也应进行相应的物理检查及影像学评估，以预计麻醉及术后可能出现的体位及呼吸功能问题。

除此之外，物理治疗师需要了解患者手术相关的内容，并评估可能存在影响手术后进行物理治疗的情况，并在术前进行一定的预先教育与干预，见表 8-5-4-1。

表 8-5-4-1　术前与物理治疗相关内容的评估

术前与物理治疗相关内容的评估	术前与物理治疗相关内容的评估
• 患者认知状态及学习能力 • 物理治疗师介入的时机及任务 • 切口的位置及长度，对肢体活动及呼吸的影响	• 是否会安装引流设备（腹腔引流管、胸部引流管） • 麻醉的方式 • 是否会转入重症监护病房观察

2. 肺部并发症危险因素评估　一部分患者出现肺部并发症的风险较高。Fisher 等的一项系统综述发现，有 40 个变量被报告为非胸外科患者的可能危险因素。他们还进一步开发危险因素预测模型，以便能够预测特定患者群体的并发症。本节描述了最常见的患者、手术和术后因素，这些因素被认为增加了发展 PPC 的风险。Scholes 等在术后物理治疗的研究中，建立了一个加权模型来预测上腹部手术患者的 PPC 风险。这项研究根据 268 例患者的分析确定了主要的危险因素（均出现在同一患者身上），其中 82% 的上腹部术后发生 PPC 得到了预测，那些被预测为高风险的患者发生 PPC 的可能性是那些被预测

为低风险的患者的 8 倍（高危因素见表 8-5-4-2）。在围手术期了解这些高危因素,有助于了解患者术后出现 PPC 的风险,最好在术前就进行预防肺部并发症的术前康复。

表 8-5-4-2　PPC 的风险评估

PPC 的风险评估
● 麻醉时间大于 180 分钟
● 外科手术类型（上腹部）
● 术前是否会存在呼吸系统问题。例如,慢性阻塞性肺疾病
● 吸烟（在过去 8 周内）
● 术前活动水平降低（使用问卷测量）
● 高龄
● 美国麻醉医师协会（American Society of Anesthesiologists,ASA）分级 3~5 级
● 是否具备自理能力
● 是否具备呼吸系统和心脏疾患
● 血清白蛋白 <35g/L
● 睡眠呼吸暂停

二、术后评估

患者手术结束后处于麻醉恢复和疼痛增加的阶段,在这个时期患者的活动能力是受到限制的,不仅体现在肢体上,呼吸系统由于上腹部受伤的影响同样会导致一系列的生理变化,这个阶段的术后评估主要目的在于评定术后功能水平及预防术后并发症(肺部并发症、血栓、褥疮等情况)

1. 术后肺部并发症评估　墨尔本组比例量表（Melbourne Group Scale,MGS）用于评估是否已经存在术后肺部并发症（表 8-5-4-3）,该量表最初在胸外科人群中得到验证,已被证明具有较高的组间和组内的可靠性。

表 8-5-4-3　墨尔本组比例量表

术后肺部并发症诊断工具:墨尔本组比例量表
当术后 1 天内后发生以下 4 种或以上的情况时可以诊断为 PPC:
● 肺部 X 线诊断为肺不张或者肺实变
● 术后连续 2 天口腔温度 >38℃,无肺外病灶
● 发现无法解释的 WBC>1.2×10⁹/L 或术后使用呼吸道相关抗生素（术后常规给药者）
● 在房间内无吸氧时指氧低于 90%
● 产生脓痰（黄色或绿色）,与术前不同
● 痰微生物学结果提示存在感染
● 主诊医师诊断肺炎 / 胸部感染
● 转到 ICU/HDU,有呼吸系统原因或长期在 ICU/HDU 停留 36 小时以上出现的呼吸道问题（胸科手术）/ 听诊时的呼吸声音异常,与手术前听诊的不同（上腹部手术）

PPC:术后肺部并发症;ICU:重症监护病房;HDU:high dependent unit,高度依赖病房。

2. 疼痛的评估　患者术后出现的疼痛通常是急性,手术创伤相关性的疼痛,随着时间的推移疼痛会逐渐缓解直至消失。但是对疼痛的强度评估有利于对手术和药物效果进行判断以及对术后康复进行干预的参照。疼痛很难准确的评估,因为其存在个体性,但是如果按照标准方法进行,同样可以获得敏感和一致的结果。

疼痛的评估工具可以通过数字分级评分法（NRS）、口述描绘评分法、视觉模拟评分法（VAS）

或者疼痛问卷来完成。疼痛问卷是多维的疼痛评估工具，常用的如麦吉尔疼痛问卷（McGill Pain Questionnaire），通过不同维度的疼痛描述，如感觉、严重程度、情感等维度对疼痛进行询问，让患者选择更靠近他实际状态的词语来描述他现在的疼痛感觉。而 VAS、NRS 等疼痛评估方法属于单维评估法。

3. 肌力的评估　术后的肌力评估常用徒手肌力评定的方法进行。早期的患者通常处于卧床的状态，需要考虑体位和疼痛对下肢肌力评估的影响，肌力评估建议在患者的疼痛得到控制的情况下进行。特别在进行一些有可能增加腹压的动作时（如屈髋），需要与手术医生进行沟通，执行这些动作的安全性。

4. 日常活动能力的评估　日常活动能力包括进食、洗澡、修饰、二便控制等问题，可以通过评估患者的巴塞尔指数来了解患者的自理能力。具体的评估方法参考相关章节。

第五节　上腹部手术围手术期康复管理流程

一、康复管理团队成员及角色

上腹部围手术期康复管理需要多种专业人员的参与，包括外科医生、ICU 医生、麻醉医生、呼吸科医生、康复科医生、物理治疗师、呼吸治疗师、护士以及护工或患者的照料者。其中，每个团队成员在患者的康复中扮演着不同的角色。

外科医生负责为患者选择治疗疾病最适合的手术方式，不仅需要考虑到病灶的切除及修复等问题，也需要考虑患者的年龄以及基础健康状态等因素。

麻醉医生在围手术期的生命体征管理以及麻醉苏醒、围手术期镇痛方面发挥了重要的作用，可控的疼痛也为患者早期呼吸训练、离床活动、日常生活管理等内容提供基础。

目前，国内多数医院的康复工作由院内康复医学科承担，需要康复介入的患者由主管科室提请会诊，康复医生会进一步床旁会诊了解患者的临床情况及康复需求，协调康复团队（物理治疗师、语言治疗师、作业治疗师）开展围手术期康复治疗。

护士在患者的教育、情绪管理方面起着至关重要的作用，有研究报告，在接受重大心脏手术的患者中，接受护士引导的术前焦虑教育的患者的术后肺并发症（1% vs. 10%）和压力显著降低。护士对患者日常的健康宣教也起到了一定的管理的作用，在督促患者参与康复、减少不利于康复的行为中，起到了重要的作用。

患者的照顾人员往往承担着患者的饮食起居，在腹部手术后是否能执行医务人员的要求，是否能观察到患者的问题，与患者的康复也存在紧密的联系。

最后，患者自身对于疾病的认识，术后康复的积极性成为康复中的关键，患者没有主动性，再好的康复环境与处方也起不到作用。

二、上腹部围术期康复流程及内容

1. 术前评估及宣教　一项基于上腹部及胸部围手术期康复影响因素的 meta 分析指出，有 15 项研究报道了术前预康复对大型腹部手术中肺部并发症的影响。术前康复与术后肺并发症发生率显著降低相关。其中，8 项研究报道了上腹部手术中的术前康复对肺炎的影响。康复与术后肺炎发生率明显降低相关。在 4 项研究中报道了术前康复对上腹部手术心脏并发症的影响。术前康复与术后心脏并发症发生率显著降低有关。而与病死率、伤口感染等事件无关。在接受手术的患者中，不少是虚弱或存在肌少症的，在目前日益老龄化的人口中，虚弱和骨骼肌减少症都被认为与较高的术后发病率和病死率以及较差的长期生存率相关，特别是在癌症患者中。需要承认的是，由于年龄相关的共病增加和生理储备的降低,构成了老年人手术中的重大挑战。因此,在术前评估和优化这些共病对于降低这些风险很重要。

呼吸康复的原则在内外科患者中差异不大,但外科患者为了应对手术的挑战,在术前进行康复需要将目标更贴近手术本身。在上腹部手术患者中进行康复的目标主要包括:①躯体功能最大化;②减轻骨骼肌、关节及其功能损伤的程度,提高力量、灵活度及改良姿势;③提高呼吸和咳嗽技巧;④提高活动耐力;⑤教育,帮助患者理解手术,并告知手术可能带来的生活方式改变;⑥提供心理支持,降低焦虑。

针对以上目标,在择期手术中,术前的干预包括健康教育,健康教育内包含对手术的描述、麻醉和手术对心肺功能的影响,活动受限和卧床对身体的影响。还应该教会患者如何控制呼吸、有效地咳嗽、胸壁的活动、四肢的运动、床上翻身、坐起和体位转移的技巧、如何舒适的摆放体位。

2. 术后评估及管理　术后患者需要全面的评估,根据所存在的问题制订康复清单及康复方案。

(1)疼痛管理:上腹部手术疼痛是造成吸气无力、咳嗽无力的主要原因。疼痛会导致原有生理作用的减弱。处理不当会造成患者术后康复效果欠佳,活动和睡眠障碍,以及住院时间的延长。术后的疼痛往往包含自主神经的紊乱,包括高血压、心动过速、大汗淋漓及消化功能障碍。

术后的镇痛药物是镇痛的关键,其中阿片类及其衍生物是术后常用的镇痛药物,非甾体抗炎药作为阿片类药物的补充应用于术后镇痛。多种药物联合在术后镇痛的应用越来越常见,阿片类药物只是能针对 C 类神经纤维传导进来的疼痛,而 A 类神经纤维传入的疼痛仍然存在。此外,阿片类药物存在呼吸抑制的作用。适当的镇痛药物的使用可以让患者早期活动和进食。

患者自控镇痛(PCA)是通过静脉或者经硬膜外持续给予阿片类和局麻药混合物的方法。近期的研究发现,通过硬膜外给药的镇痛药物效果要好于静脉给药。

非药物治疗方法,如术前教育,降低患者的紧张感和消极情绪。指导患者进行伤口保护下的咳嗽及吸气,活动时引流装置的良好固定,正确的转移方法都能有效地缓解疼痛带来的影响。

(2)呼吸训练:深呼吸提高肺活量,因为上腹部手术接近胸腔,术后因为疼痛及腹带包扎等因素,呼吸变浅,术后的呼吸训练变成常规的康复内容之一,深呼吸的目的在于让肺内压力持续增加,扩张肺和已经塌陷的肺泡,增加肺活量。因为体位对肺活量的影响,早期建议呼吸训练在坐位及半卧位的状态下进行,但是需要注意体位变化对血压的影响,建议在训练前后进行评测。有研究认为,连续 5 次深呼吸对肺泡有效膨胀是非常有益的,通过深吸气可以让气体重新分配到肺部顺应性最差的区域,通过旁路效应使肺部膨胀。因为肺泡被空气不间断的填充需要时间,一般建议在深吸气末保持 3 秒。物理治疗师在低位肋骨前端使用触觉刺激,增加抵抗力并快速拉伸认为可以获得最大的吸气量,超声检查也证实通过触觉刺激可以增加膈肌的活动幅度。

除了徒手呼吸训练外,激励式肺量计是患者自行深吸气训练的一种工具,但是目前循证医学研究发现并没有减少胸部及上腹部术后 PPC 发生率的证据。

吸气肌训练(IMT)也能通过改善吸气肌力量来达到减少术后肺部并发症的效果,一项 meta 分析显示,IMT 显著降低了 PPC 和住院时间延长的风险,特别是在老年和高危患者以及接受肺手术的患者中。当 IMT 与运动相结合时,效果和维持的时间更长。

(3)咳嗽训练:患者术后出现咳嗽峰流速减弱在之前的研究中得到证实,需要考虑这种情况的复杂性,可能与以下几个因素有关:①术后疼痛,限制了肺的膨胀,从而减少了肺活量;②腹胀,限制了膈肌的下降;③全身力量减弱,咳嗽无力。对于术后患者有针对性的咳嗽训练可能是解决这个问题的方法,通常建议患者在保护切口的状态下,在最大吸气后咳嗽。

(4)体位训练:卧床及制动会造成心输出量、最大摄氧量、肺容量的降低。患者需要进行体位变换的训练,但是早期因为麻醉及切口疼痛等因素,患者往往需要借助站立架和助行器才能完成从坐到站。

坐位对于患者来说能提供更多的气体交换,而在不同的卧位中,有研究发现,交替侧卧位比平卧位更为有利于预防肺不张的发生。但是侧卧位需要注意伤口的位置避免牵拉,或者使用枕头来顶住伤口防止被牵拉。

对于患者的首次站立训练,有必要对患者进行生命体征的监护,特别是血压水平,直立性低血压在腹部术后患者中并不少见。除此之外,针对血氧、主观用力程度评分、呼吸频率、心率等生理指标也需要进行监测。

(5)早期离床活动:术后患者在血流动力学稳定、引流量逐渐减少、术后症状稳定的情况下可以开始早期的离床运动治疗。需要引起注意的是,因为受伤口疼痛的影响,患者的体位转移、活动动作、呼吸模式都会受到相应的改变。所以,最初的活动建议先从床上开始,可以采取卧位的方法进行,并密切观察患者的血压、心率、血氧以及疼痛、伤口引流量的变化。若患者对运动的耐受良好,可以考虑在助行器的辅助下开始离床活动,可以从室内短距离开始逐渐增加行走距离。需要注意的是,患者术后通常会留置引流管以及静脉输液管道,活动中应予以一定的固定防止脱落及拉扯。

至今为止术后活动的频次、强度并没有统一的标准,根据康复的一般原则,需要在第一次康复后,评估患者的耐受度。在生理指标保持稳定状态下逐渐增加活动的强度和频次,所有的训练内容最好跟外科团队进行相应的沟通以保证安全。

(段亚景 赵红梅)

参考文献

[1] HOUGH A. Hough's cardiorespiratory care: an evidence-based, problem-solving approach [M]. 5th ed. Amsterdam: Elsevier Health Sciences, 2017.

[2] MAIN E, DENEHY L. Cardiorespiratory physiotherapy: adults and paediatrics: formerly Physiotherapy for Respiratory and Cardiac problems [M]. Amsterdam: Elsevier Health Sciences, 2016.

[3] DUREUIL B, CANTINEAU J P, DESMONTS J M. Effects of upper or lower abdominal surgery on diaphragmatic function [J]. British Journal of Anaesthesia, 1987, 59(10): 1230-1235.

[4] DIMICK J B, CHEN S L, TAHERI P A, et al. Hospital costs associated with surgical complications: a report from the private-sector National Surgical Quality Improvement Program [J]. Journal of the American College of Surgeons, 2004, 199(4): 531-537.

[5] COLUCCI D B, FIORE JF J R, PAISANI D M, et al. Cough impairment and risk of postoperative pulmonary complications after open upper abdominal surgery [J]. Respiratory Care, 2015, 60(5): 673-678.

[6] FERRIS BG J R., Pollard DS. Effect of deep and quiet breathing on pulmonary compliance in man [J]. Journal of Clinical Investigation, 1960, 39(1): 143-149.

[7] AARC Clinical Practice Guideline. Directed cough. American Association for Respiratory Care [J]. Respiratory Care, 1993, 38(5): 495-499.

[8] VARADHAN K K, LOBO D N, LJUNGQVIST O. Enhanced recovery after surgery: the future of improving surgical care [J]. Critical Care Clinics, 2010, 26(3): 527-547.

[9] FAGEVIK OLSÉN M, HAHN I, NORDGREN S, et al. Randomized controlled trial of prophylactic chest physiotherapy in major abdominal surgery [J]. British Journal of Surgery, 1997, 84(11): 1535-1538.

[10] ADAMINA M, KEHLET H, TOMLINSON G A, et al. Enhanced recovery pathways optimize health outcomes and resource utilization: a meta-analysis of randomized controlled trials in colorectal surgery [J]. Surgery, 2011, 149(6): 830-840.

第六章
肝移植

本章的学习目标：
- 了解肝移植围手术期呼吸康复管理
- 肝移植围手术期营养评估和治疗
- 肝移植术中液体管理
- 肝移植术后康复管理优化

第一节　概　　述

目前加速康复外科（enhanced recovery after surgery，ERAS）已广泛应用于骨科、胃肠外科等多个领域的外科手术，并获得较好临床效果。肝移植受者病情较重，手术复杂，为了进一步优化受者术后的管理，促进受者康复，近年来 ERAS 也应用于优化肝移植围手术期的管理。

肝移植手术操作复杂，手术时间长，创伤大，移植术中、术后均使用免疫抑制剂。围手术期管理和康复较普通外科复杂，对移植外科医师、移植监护室医师以及麻醉科医师来说，都是巨大的挑战。肝移植术后早期腹腔出血、血管和胆管并发症、急性排斥反应、原发性移植肝无功能等致命性的并发症在围手术期的发生率均较远期高。因此，优化围手术期管理策略，促进患者快速且安全的康复，对于提高肝移植术后患者生存率意义重大。

第二节　肝移植围手术期呼吸康复管理

一、肝移植术前呼吸康复管理

术前肺功能评估可预测手术效果及术后并发症，评估方法包括患者的呼吸困难程度、气道炎症、吸烟指数、肺功能检查等。确定肝移植指征时应在指导下戒烟，制订呼吸锻炼计划。指导患者进行有效咳嗽、体位引流、胸背部叩击等方法，保持呼吸道通畅，及时清除气道分泌物。

二、肝移植术中呼吸康复管理

肝移植术中呼吸管理主要以维持有效通气量和氧合、减少术后肺部并发症为目标，实现早期拔除气管插管。肝移植术中呼吸机管理主要以维持有效通气量与氧合、术中进行肺保护通气、减少术后肺部并发症为目标。由于肝病患者水钠潴留，建议采用一定水平的 PEEP（5~8cmH₂O）。为防止术后肺不张，术中吸氧浓度宜在 40%~60%。每间隔 1 小时予非纯氧鼓肺一次，压力 30cmH₂O，维持时间 30 秒。机械通气可导致呼吸机相关性肺损伤和呼吸机相关性肺炎的发生，实现早期拔管，能减少镇静剂的使用、降低呼吸机相关性肺炎的风险,明显缩短监护室住院时间,降低住院费用。

肝移植术中呼吸管理推荐采用肺保护性机械通气策略。控制吸氧浓度,保证动脉血氧分压与氧饱和度正常即可,尽可能避免长时间高浓度氧(FiO$_2$>80%)吸入;采用肺保护性机械通气策略;对于术前痰多或合并肺炎的患者,建议术前或术中即开始给予大剂量的氨溴索治疗。重型肝炎患者部分术前已合并肺部感染甚至肝肺综合征导致肺通气效率低下,围手术期应在保证有效循环灌注下避免容量过多,维持较低中心静脉压,术前及术中可使用氨溴索等保护性药物治疗,合并有肺动脉高压患者及新肝早期发生肺动脉压中度以上增高患者可使用前列地尔等治疗,呼吸管理使用保护性肺通气策略,围手术期避免过多红细胞输注导致或加重急性肺损伤的发生。

三、肝移植术后呼吸康复管理

(一)呼吸道管理

1. 气管导管套囊的管理,套囊内气量一般注入5ml左右,以辅助或控制呼吸时不漏气,气囊内压力一般为2.7~4.0kPa。

2. 呼吸机管道的管理,呼吸机管道内的冷凝水应及时清除,在离断管道、变换体位及处理冷凝水原液之前应戴手套,之后更换手套并消毒手,湿化罐、雾化器内装液体应每24小时全部倾倒更换灭菌用水,用后终末消毒。

3. 机械通气患者的细菌监控,对患者的痰液进行细菌培养。

4. 按需吸痰,建议采用声门下吸痰管进行持续声门下吸引并尽可能使用封闭式吸痰管。

5. 呼吸道湿化,加强呼吸道湿化是保证呼吸道通畅、促进排痰、预防呼吸道感染的重要措施。

6. 预防呼吸机相关性肺炎(VAP)的发生,将床头抬高30°~40°,可有效减少或避免反流与误吸。

7. 口腔护理,口腔护理能减少细菌数,防止其向下移行而发生VAP,对存在高危因素的患者建议使用氯己定2~6小时冲洗1次。

8. 每日评估是否具备撤离机械通气的条件,以及留置气管插管的必要性,如有可能应尽早拔除气管导管,尽量缩短通气时间,减少细菌在生物膜内定植,降低VAP的发生率。

9. 预防消化性溃疡,预防深静脉血栓,从而减少VAP的发生。为了预防VAP的发生应尽早拔除气管导管。

(二)抗感染措施

对于有感染迹象的病例可以在实验室检查结果回报前经验性选用抗生素及抗真菌药物预防及治疗,选用的抗生素应主要针对革兰氏阴性杆菌,兼顾革兰氏阳性球菌。不应一味地依赖胸部X线摄影、CT扫描和病原体的检查,以免丧失早期治疗的良好时机。尽早留取标本,进行病原检查,重视早期反复、多次、多部位的致病微生物的检测,尽快明确病原菌,尽早针对性用药。一旦感染得到控制及时停用抗生素,避免二重感染。肝移植术后患者应经验性选用抗生素及抗真菌药物预防及治疗,尽早留取标本,进行病原检查,尽早针对性用药。

(三)肺功能保护措施

肝移植术中创伤较大,术中可能出现液体入量过多,术后出现肺水肿或急性肺损伤,肺部弥散功能障碍,术后补液需实行目标导向性治疗,尽量达到负平衡,对于发生急性呼吸窘迫综合征(ARDS)的患者更应执行限制补液,小潮气量通气等保护肺功能措施。机械通气期间贯彻VAP预防策略,降低VAP发生率。推荐目标导向性补液治疗和小潮气量通气保护肺功能。

第三节　肝移植围手术期营养评估和治疗

一、术前营养评估和治疗

肝移植受者通常为慢性重型肝炎或肝硬化失代偿期患者,均伴有不同程度的营养不良。消化道出血患者长时间禁食导致摄入不足,为防止肝性脑病发生,患者需采用低蛋白饮食;门静脉高压性胃病会导致维生素缺乏,肠黏膜萎缩和条件致病菌感染以及高代谢状态等,均会导致肝移植受者术前营养不良。肝移植术前营养状态和移植术后并发症的发生密切相关。同时,由于肝功能衰竭导致代谢异常使营养评估困难,目前,尚无统一的肝移植术前营养评估金标准。较为认可的是欧洲临床营养和代谢协会推荐的主观评估标准和/或人体测量参数。前者通过完整采集病史和仔细查体,将营养状态分为营养良好、中度营养不良、重度营养不良。术前营养支持建议提前2周或提前数月经口或鼻饲肠内营养,不耐受者联合肠外营养。营养成分建议富含支链氨基酸的营养混合物、富含谷氨酰胺(glutamine, Gln)的膳食纤维、寡糖和合生元。

二、术后营养支持和管理

肝移植受者长期处于肝脏代谢功能障碍,术前常伴有不同程度的低蛋白血症、腹腔积液、营养不良。术后早期给予肠内营养支持有利于纠正营养缺乏、促进肠道功能恢复、预防肠道细菌移位,进而有利于移植肝及其他器官的恢复。肝移植受者的营养支持措施主要包括:①营养风险筛查,使用NRS 2002营养风险筛查表对肝移植术后受者进行营养风险筛查,评分结果≥3分即存在营养风险,应积极给予营养支持,肠内营养优于肠外营养;②尽早实施肠内营养,术后24~48小时给予肠内营养支持,肠内营养支持量从500ml/d逐渐增加至1 500~2 000ml/d,注入速度从20ml/h逐渐增加至50ml/h,不能进行肠内营养者可从肠外营养补给;③密切观察受者胃肠道的耐受性和肠内营养液的吸收情况,喂养时应抬高床头30°~45°,每4小时评估受者胃残留量,胃残留量大于前次的110%~120%则停止注入。密切观察有否腹胀、腹泻的发生并及时给予处理,防控误吸的发生。

第四节　肝移植术中液体管理和输血

肝移植受者多为肝硬化或重型肝炎肝衰竭患者,水钠潴留明显。肝移植术中总体原则是维持有效组织灌注的前提下,控制输液量和输血量,维持血流动力学、内环境和电解质平衡,维持低水平的中心静脉压,保证灌注压或者氧供氧耗平衡。有研究表明,肝移植术中术后少输血可改善预后,减少感染,缩短住院时间,并减少肝移植术后并发症发生。由于肝移植手术过程中各个阶段病理生理特点不同,因此液体管理和输血的要点有所差异。在病肝切除阶段,由于外科解剖操作分离,部分移植受者既往有手术史,粘连严重,分离时较易出血,常伴有凝血功能障碍。这个阶段可采取目标导向补液原则,补液特点是维持有效的组织灌注,以输注胶体为主,保证中心静脉压维持在5cmH$_2$O左右,必要时输注红细胞悬液和补充凝血因子;在无肝期,腔静脉的阻断人为造成脏器处于热缺血状态,在这个阶段,建议少输或者不输液体或红细胞等血制品,必要时联合血管活性药,维持血压在正常范围;在开放后再灌注阶段,严重的凝血异常是常见的,由于"肝素样效应",血小板包埋在供肝的窦间隙,凝血因子减少。此阶段需适当补充凝血因子,并避免因中心静脉压过高导致的肝脏淤血和再灌注不良。

第五节　肝移植术后康复管理优化

一、镇静、镇痛与睡眠管理

因免疫抑制剂和激素的使用、外界环境的影响,肝移植受者术后易出现失眠,重者可出现谵妄等精神症状。文献报道显示肝移植受者失眠发生率达 35.6%,可疑失眠率达 30.0%。对肝移植受者疼痛、谵妄及睡眠的管理措施包括:①每日对受者进行疼痛评估,由于激素的使用,受者不需要常规镇痛,若受者疼痛症状明显,可给予药物镇痛。②术后早期对受者进行谵妄筛查和评估,通过谵妄筛查量表,寻找引起谵妄的可能因素,如药物、睡眠障碍、疼痛、焦虑等。对受者以保守治疗为主,以人文关怀为辅,必要时可适当使用小剂量的镇静剂、抗焦虑药物,保证充分休息,同时需对受者进行镇静评估,避免镇静过深或镇静无效,每日实施唤醒计划。③减少环境因素的干扰,尽量营造规律作息时间,午休及夜间集中操作,把灯光调暗,避免大声喧哗。

二、早期分级活动

肝移植受者术后早期病情重,需入住 ICU 进行监护治疗,有研究者对 100 例重症受者的身体功能和活动能力进行调查分析,结果显示受者身体功能评分为 3~9 分,活动能力评分为 3~15 分,提示 ICU 受者身体功能及活动能力总体水平较低。受者术后通过早期活动可促进胃肠道功能及膀胱功能的恢复,从而缩短胃管和尿管留置时间,通过尽早下床活动和肺功能锻炼,可有效预防坠积性肺炎发生,有利于促进受者康复。术后早期分级活动的措施包括:①受者活动评估,每日对受者的病情、意识状态、肢体肌力、配合能力进行评估,对血流动力学稳定、没有持续出血、没有早期移植功能障碍的受者,可尽早实施康复计划。②制订个性化的分级活动计划,根据受者的意识状态、肌力等级、配合能力制订个性化的分级活动计划及每日活动目标,按受者能力和耐受力实施分级活动。对于第 1 级心肺循环功能障碍和 / 或神志障碍和徒手肌力评定(MMT)≤2 级的受者,应以被动运动为主,预防深静脉血栓、肌肉萎缩、关节功能退变、肺部感染,给予气压治疗、大关节被动训练、肢体被动按摩、足泵运动、振动或手动排痰等锻炼;对于第 2 级神志清醒和 MMT≤2 级的受者,应以被动运动为主,适量增加主动运动,如上肢握力训练、深呼吸和有效咳嗽肺功能锻炼;对于第 3 级神志清醒和上肢 MMT≥3 级的受者,应在第 2 级运动措施基础上增加肢体运动时间和强度,如扶床栏床上坐起、踩踏车;对于第 4 级神志清醒和下肢 MMT≥4 级的受者,可逐步尝试床边站立平衡训练、6 分钟步行试验。③关注安全风险发生,受者术后留置各种管道,身体功能及活动能力总体水平较低,实施早期活动难度大,并存在非计划性拔管、跌倒等安全风险。在开展早期活动过程需做好受者安全风险评估,建立应急预案,增加人力配备是保证质量和安全的重要条件。④每日评估各导管留置的必要性,以降低感染发生的风险,尽早对受者进行有效的康复锻炼。

三、术后血糖及给药管理

由于肝移植受者术后糖皮质激素及免疫抑制剂的使用,其术后常伴有高血糖,而高血糖是肝移植术后感染的高危因素。《中国肝移植围手术期加速康复管理专家共识(2018 版)》推荐意见中,建议肝移植受者术后血糖水平控制在 6.1~8.3mmol/L。受者肝移植术后早期血糖监测每 2 小时 1 次,有条件者可行持续动态血糖监测,遵医嘱予胰岛素治疗,并避免低血糖发生。肝移植术后患者需要长期服用免疫抑制剂,因此必须在医生指导下用药,切不可自行减量或停药。术后需要监测钙调神经抑制剂的浓度,使其维持在安全的治疗范围,并根据浓度调整药物剂量。同时,也要保证服药时间和方法的准确,服用环孢素或他克莫司时,在服药前 2 小时至服药后 1 小时均不宜服用其他食物或药品。若患者出现呕吐或腹泻,也会影响药物的吸收和浓度,需要调整药物剂量。

四、心理康复和神经认知功能管理

加强对患者及家属的心理护理,要有足够的耐心和爱心,给予陪伴、鼓励、安慰和支持,帮助树立治疗信心,必要时给予心理干预。对患者及家属要加强宣教和指导,让其了解肝移植术后的影响及病程,让家属认识到正确护理、早期康复以及家庭配合的重要意义,配合医护人员落实康复计划,达到最佳的康复效果。

儿童肝移植术后学龄儿童的管理还应包括学习能力的评估,也应注意创伤后心理疾病和其他精神健康问题,当出现明显症状时应进行心理精神评估。术前伴有神经系统损害的患儿,早期可以通过肝移植治疗而逆转。5 岁以上患儿在肝移植术前需要进行神经认知评估,以判断是否需要接受特殊教育。存在运动发育延迟的婴儿在移植后应立即给予康复治疗,存在语言发育迟滞的较大的儿童在术后应给予语言训练方面的治疗。

总之,实施肝移植 ERAS 涉及诊疗活动各个环节,提倡建立由外科医师、麻醉医师、移植内科医师、护理团队、康复师、营养师甚至心理专家共同参与的规范化管理团队,制订明确、标准化的目标和流程。在遵循循证医学和医疗原则前提下,尊重结合患者的客观实际,个体化,最优化处理每一个围手术期环节,使肝移植受者从中获益。

(孙丽莹 刘 颖)

参考文献

[1] SCHUMANN R, MANDELL M S, MERCALDO N, et al. Anesthesia for liver transplantation in United States academic centers: intraoperative practice [J]. Journal of Clinical Anesthesia, 2013, 25 (7): 542-550.

[2] KERWIN A J, NUSSBAUM M S. Adjuvant nutrition management of patients with liver failure, including transplant [J]. Surgical Clinics of North America, 2011, 91 (3): 565-578.

[3] HAMMAD A, KAIDO T, UEMOTO S. Perioperative nutritional therapy in liver transplantation [J]. Surgery Today, 2015, 45 (3): 271-283.

[4] KAIDO T, OGAWA K, FUJIMOTO Y, et al. Impact of sarcopenia on survival in patients undergoing living donor liver transplantation [J]. American Journal of Transplantation, 2013, 13 (6): 1549-1556.

[5] HAMMAD A, KAIDO T, ALIYEV V, et al. Nutritional therapy in liver transplantation [J]. Nutrients, 2017, 9 (10): 1126.

[6] 国家卫生计生委医管中心加速康复外科专家委员会. 中国肝移植围手术期加速康复管理专家共识(2018 版)[J]. 中华普通外科杂志, 2018, 33 (3): 268-272.

[7] 中国医师协会器官移植分会移植免疫学组,中华医学会外科学分会手术学组,广东省医师协会器官移植医师分会. 加速康复外科优化重型肝炎肝移植围手术期管理临床实践的专家共识 [J]. 器官移植, 2017, 8 (4): 251-259.

[8] LEISE M D, YUN B C, LARSON J J, et al. Effect of the pretransplant serum sodium concentration on outcomes following liver transplantation [J]. Liver Transplantation, 2014, 20 (6): 687-697.

[9] LAISH I, BRAUN M, MOR E, et al. Metabolic syndrome in liver transplant recipients: prevalence, risk factors, and association with cardiovascular events [J]. Liver Transplantation, 2011, 17 (1): 15-22.

[10] PEDERSEN M, SEETHARAM A. Infections after orthotopic liver transplantation [J]. Journal of Clinical and Experimental Hepatology, 2014, 4 (4): 347-360.

第九篇

危重症患者管理

第一章
危重症管理、支持和监测

本章的学习目标：
- 了解危重症患者特点
- 熟悉危重症患者救治面临的问题及康复评估和治疗

第一节　概　　述

随着医疗水平的提高，危重症患者生存率明显提升，危重症患者因疾病、长时间接受机械通气、体外膜氧合（extracorporeal membrane oxygenation，ECMO）等生命支持，以及激素、镇静镇痛及抗生素等药物应用，易出现谵妄、神经肌肉功能下降、活动能力下降等问题，被称为 ICU 经历综合征（post-ICU syndrome，PICS）。这些问题在患者出 ICU 后仍长期存在，显著降低患者生存质量，极大增加了国家医保及个人支出。

已有大量循证医学证据表明，早期危重症康复有助于改善患者心理和生理功能障碍，预防和减少上述相关并发症，缩短 ICU 停留时间，降低医疗成本，改善长期预后，使患者不仅能够从生理上恢复到较高的水平，也能尽量减少对心理的影响，降低 ICU 经历综合征的发病率。

呼吸重症康复是通过建立多学科与个体化相结合的综合干预模式，早期介入危重症患者的治疗与恢复过程中，在对意识状态、血流动力学、镇静镇痛、呼吸功能、神经肌肉功能、心理状态、营养、吞咽及发音等方面系统全面评估的基础上，制订个体化康复方案，对患者实施全面的、个体化的、全程的康复措施，建立从 ICU →高度依赖病房（high dependency unit，HDU）→普通病房→居家康复完整重症康复体系，实现患者从生理到心理的全方位康复。

第二节　危重症救治进展

不断增长的危重症患者促进了重症救治技术的发展，这些患者在危重症的初始阶段得以存活，但却离不开重症监护的治疗。而重症救治技术日新月异，本节主要总结国内外呼吸危重症领域对临床工作具有重要意义及明确结论的临床研究及结果。

一、临床表现

（一）发病前体质虚弱

ICU 危重症患者进入 ICU 前,体质虚弱情况直接影响患者的预后。一项新西兰的研究发现合并有虚弱情况的 ICU 患者［临床虚弱量表（Clinical Frailty Scale, CFS）评分≥5 分］与没有虚弱的 ICU 患者比较（CFS<4 分）,更容易发展成持续危重状态（persistent critical illness, PerCI）,研究发现合并虚弱组患者病死率为 30.5%,没有合并虚弱组病死率为 18%。因此,入 ICU 前患者是否有体质虚弱情况是死亡的重要预警和危险因素。另外一篇韩国的研究同样发现虚弱组患者（CFS 5~9 分）与非虚弱组比较（CFS 1~4 分）,住院病死率明显增高,死亡风险明显增加,即使能够出院,与非虚弱组比较,虚弱组患者出院后能够顺利返回正常家庭生活,的比例也明显降低。因此,发病前体质虚弱不仅是危重症患者死亡的独立危险因素,也会对患者出院后康复带来非常不利的影响。

（二）呼吸困难

呼吸困难是危重症患者的主要临床表现,法国的一项调查 ICU 有创机械通气患者呼吸困难相关指标对疾病预后影响的临床研究发现,气管插管 24 小时以上的机械通气患者中,34% 患者有明显的呼吸困难主诉,与没有明显呼吸困难主诉的 ICU 患者比较,在 ICU 期间有呼吸困难主诉的患者继发创伤后应激障碍（post-traumatic stress disorder, PTSD）比例明显增高,而且 ICU 有创机械通气期间呼吸困难发生频数是继发 PTSD 的独立危险因素。

二、疾病诊断

（一）冷冻肺活检

中日友好医院詹庆元教授团队对肺部病变诊断不明的 ICU 患者应用经支气管冷冻肺活检（transbronchial cryobiopsy, TBCB）与传统经支气管肺活检（transbronchial lung biopsy, TBLB）比较,研究发现 TBCB 标本取得更多,病理诊断阳性率更高,纠正临床治疗方案比例更高,研究结果表明及时纠正诊断可有助于改善危重症患者预后。相关临床研究证明对 ICU 重症肺部感染患者,进行早期快速精准诊断,以指导个体化抗感染治疗,是提高危重症患者救治成功率的关键。

（二）ICU 床旁微生物形态学快速诊断技术

中国人民解放军总医院解立新团队将细胞和病原体形态学快速甄别技术进行整合,优化创建的 ICU 床旁微生物形态学快速诊断技术（microbiological rapid on-site evaluation, M-ROSE）,首次在 ICU 床旁解决了判定下呼吸道标本是否合格、感染 / 非感染等临床难题,并能够快速诊断细菌、真菌感染到属级,应用于临床结果发现,细菌、真菌病原学诊断时间明显缩短,与病原宏基因组测序比较缩短,与传统经验性抗感染对照组比较,M-ROSE 组有创机械通气患者病死率降低 11%;与非有创机械通气的轻中度患者比较,M-ROSE 组患者 IL-6、C 反应蛋白、降钙素原等炎症指标下降时间明显缩短。

三、疾病动态评估与预警

（一）电阻抗断层成像技术

近些年来,ICU 危重症患者新的呼吸系统动态评估技术发展迅速,Cardinale 等应用电阻抗断层成像（electrical impedance tomography, EIT）技术评价 COVID-19 继发急性呼吸窘迫综合征（acute respiratory distress syndrome, ARDS）患者肺重力依赖区肺萎陷程度来预测俯卧位通气对改善氧合（PaO_2/FiO_2 增加 >20%）的获益能力,结果发现仰卧位肺重力依赖区萎陷程度与俯卧位氧合改善可能性明显相关,可精准预测俯卧位通气的治疗效果,重力依赖区肺萎陷比例 >13.5% 预测俯卧位通气氧合改善灵敏度为 92%,

特异度为91%，诊断准确率高达91%。

（二）跨肺压

Chen等通过监测ARDS有创机械通气患者跨肺压等相关指标对患者60天死亡预后的影响，结果发现气道驱动压（airway driving pressure，Dpaw）≥15cmH$_2$O，跨肺驱动压（transpulmonary driving pressure，DP$_L$）≥12cmH$_2$O，吸气末跨肺压（end-inspiratory transpulmonary pressure，P$_{Li}$）≥24cmH$_2$O和氧合牵张指数［PaO$_2$/（FiO$_2$×DPaw）］<10会降低60天生存概率，而呼气末跨肺压（end-expiratory transpulmonary pressure，P$_{Le}$）≥0cmH$_2$O会提高肥胖ARDS患者（BMI≥30kg/m^2）生存概率。

（三）无效腔分数和肺部超声评分

郭闯等探讨ARDS患者无效腔分数与肺部超声评分（lung ultrasound score，LUS）的相关性以及二者对ARDS患者预后的评估价值，结果发现无效腔分数和LUS评分均为影响ARDS患者预后的独立危险因素。

（四）困难撤机患者拔管失败预警

呼吸困难表现与重症超声评估膈肌功能预警ICU困难撤机患者拔管失败风险，与拔管成功患者比较，拔管失败患者呼吸困难视觉模拟评分法和ICU呼吸窘迫观察评分（Intensive Care Respiratory Distress Observational Scale，IC-RDOS）均明显增高，超声测量的胸骨旁肋间肌厚度与膈肌厚度比值增加，评价肢体肌力的英国医学研究委员会（MRC）评分明显降低，该研究发现拔管后2小时呼吸困难评分和胸骨旁肋间肌厚度与膈肌厚度比值具有预测拔管失败的价值。

四、干预和治疗

（一）药物治疗

早期给予肠内营养支持治疗是ICU领域的共识，但是应用时机需要关注。一项国际多中心队列真实世界研究评价ICU需要应用血管活性药物的循环不稳定患者早期肠内营养支持治疗（入ICU<48h）和延迟肠内营养支持治疗（入ICU>48h）对临床预后的影响，发现早期肠内营养支持治疗患者无呼吸机支持时间更长，不应用血管活性药物生存时间更长，生存患者应用机械通气时间更短，但是对60天病死率没有明显影响。

针对有创机械通气或体外膜氧合治疗的重症COVID-19患者随机对照试验发现，在常规治疗的基础上实验组应用巴瑞替尼（4mg/d，14天）与安慰剂组比较，明显降低28天病死率和60天病死率。

一项整群大样本随机对照试验观察脓毒症患者应用首剂抗生素治疗时间对28天病死率的影响，结果发现每延迟1小时病死率增加0.42%，尤其是严重脓毒症和脓毒症休克患者更为明显，研究结果表明脓毒症休克患者抗生素延迟使用和感染源外科及时处置与否与死亡明显相关。

（二）呼吸支持

有创机械通气序贯撤机应用无创正压通气还是经鼻高流量氧疗（high-flow nasal canula，HFNC）是临床热点话题，Thille等对拔除气管插管失败高危风险的患者进行分析，发现肥胖（BMI≥30kg/m^2）或超重（25kg/m^2<BMI<30kg/m^2）患者应用无创通气组与单纯HFNC组比较，7天再插管比例明显降低，ICU病死率明显低于单纯HFNC组。

Sarge等对ARDS有创机械通气患者经食管压滴定呼气末正压（positive end-expiratory pressure，PEEP）临床研究数据进一步分析，结果发现，与ARDSnet（ARDS协作网）传统FiO$_2$-PEEP滴定患者比较，低APACHE-Ⅱ组PEEP水平高于FiO$_2$-PEEP滴定患者，28天和60天病死率均低于FiO$_2$-PEEP滴定组；但高APACHE-Ⅱ组PEEP水平低于FiO$_2$-PEEP滴定患者，28天和60天病死率却高于FiO$_2$-PEEP滴定组，研究结果表明应针对ARDS疾病的异质性选择个体化PEEP滴定方式。

（三）体外膜氧合

出血高危风险包括急性肾损伤和ECMO治疗前应用血管活性药物，血栓高危风险包括超重、多部位体内置管、ECMO 治疗前猝死和 ECMO 治疗起始合并高 $PaCO_2$，ECMO 治疗时间、年轻患者、高 pH 和早些年应用 ECMO 与出血和血栓形成密切相关。虽然近些年来 VV-ECMO 治疗患者出血和血栓比例有所下降，但依然与住院死亡风险密切相关。此外，ECMO 联合俯卧位通气改善重症 ARDS 患者气血再分布和通气血流比例失调具有积极的作用。

（四）心理干预

Merliot-Gailhoustet 等的研究发现，与看电视、听收音机、音乐疗法等比较，患者应用虚拟现实（VR）设备缓解不适、紧张的效果最佳，有助于降低 PICS 的发生率。

五、并发症及预后

Angriman 等对生存的成人脓毒症患者数据进行分析发现，与非脓毒症生存者比较，住院期间脓毒症患者合并心血管事件风险增加，高危人群是年龄 ≤40 岁的年轻脓毒症患者和年龄 >80 岁的老年脓毒症患者，脓毒症患者合并深静脉血栓风险和全因死亡风险也明显增高。

Van Aerde 等对 EPaNIC 队列研究进行二次数据分析发现，ICU 患者出院后 5 年检查仅有 37.7% 能够完成心肺运动试验（CPET），有氧运动能力（VO_2peak 占预计值百分比）明显低于健康对照组；60.2% 患者骨骼肌功能有明显下降，其中 ICU 期间 SOFA 最高评分（SOFAmax）是随访期间 VO_2peak 独立相关危险因素。

第三节　ICU 获得性衰弱

1892 年，William Osler 在脓毒症患者中发现了神经肌肉功能障碍，这是危重症患者的神经肌肉功能障碍首次被报道。ICU 获得性衰弱/ICU 获得性肌无力（intensive care unit acquired weakness，ICU-AW）是 ICU 患者常见的急性神经肌肉并发症，其发病机制目前不能完全明确。国外研究发现，合并 ICU-AW 的重症患者，出院后较长时间内生活质量明显下降。因此，ICU 的医护不仅要重视重症患者的呼吸、循环等基本生命体征及各脏器的功能情况，还要重视 ICU-AW 的防治。

一、定义

在 ICU 住院期间，除急性疾病，无其他因素引起的肢体及呼吸肌的无力。目前 ICU-AW 无统一的诊断标准，最简单的诊断方法为 MRC 评分，金标准为肌电图检查。ICU-AW 为一类异质性临床综合征，包括危重症多发性神经病（critical illness polyneuropathy，CIP）、危重症肌病（critical illness myopathies，CIM）及危重症多发性神经肌病（critical illness poly-neuromyopathy，CIPNM）。

二、发病率和危险因素

（一）发病率

ICU 获得性衰弱（ICU-AW）在重症监护病房（ICU）患者中十分常见，平均患病率为 57%。机械通气患者 ICU-AW 的发生率为 25%~100%，合并脓毒症及多器官功能障碍综合征的患者可达 46%，而卧床制动和高龄等因素又会使 ICU-AW 的发生率成倍增加。

（二）危险因素

ICU-AW 的危险因素有很多，目前已被确定且临床研究发现最多的危险因素是高血糖和脓毒症。在 CIP 第一次被报道时，脓毒症、全身炎症反应、多器官系统衰竭就被认为是重要危险因素，所以此后的许多研究重点关注了脓毒症患者的神经肌肉并发症。炎症导致微循环障碍使周围神经和器官灌注受损为其机制。高血糖是 ICU-AW 的独立危险因素,研究表明,高血糖可增加肌肉的异常自发活动,进而促进 ICU-AW 发生的可能性。另一方面,长时间和大剂量使用神经肌肉阻滞剂及糖皮质激素也有可能导致 ICU-AW。大剂量的糖皮质激素缺乏持续的抗炎作用,而炎症反应的发生则会导致 ICU-AW。然而低或中等剂量糖皮质激素在治疗发生严重脓毒症和 ARDS 的患者时,ICU-AW 的发生风险并不会增加,因为低至中等剂量的糖皮质激素会减轻患者的炎症反应。进行机械通气的重症患者,由于各种原因可能出现人机不同步现象,神经肌肉阻滞剂的使用可以改善人机不同步的现象,降低气道内压力,促进气体交换,改善胸壁顺应性,降低气压伤风险。在早期 ARDS,神经肌肉阻滞剂可以改善氧合。而使用神经肌肉阻滞剂的副作用之一是 ICU-AW,其发生概率与使用时间及剂量有关,使用时间越长,剂量越大,发生 ICU-AW 的风险越高。此外,长时间制动亦与危重症患者的肌萎缩相关,据研究报道,肌肉失用与肌肉直径、长度和收缩力的变化有较强相关性,患者的制动时间越长,肌肉萎缩现象就越明显。其他危险因素还包括镇静镇痛、高渗透压、高/低钙血症、低蛋白血症、低血压、女性、老年人、中枢神经系统衰竭如脓毒性脑病、肾衰竭及肾脏替代治疗、血管升压药的使用等。

三、病理生理学机制

ICU-AW 的病理生理机制复杂,包括神经和肌肉的结构及功能的改变。同时也众说纷纭,最受大家接受的理论分别是轴突变性学说和肌肉萎缩学说。

CIP 的主要病理表现是轴突变性,但是目前轴突变性的具体机制还不完全清楚。有研究表明,脓毒症所引起的神经内膜微血管变化使血管通透性增加,导致神经内膜水肿,有毒物质渗透到神经末端,引起部分轴突死亡,影响轴突的能量传递。另外一种说法是促炎因子可以激活表达于内皮细胞的黏附分子,促进细胞因子聚集,引起组织损伤,而组织损伤又可以促进更多细胞因子的产生与释放,最终引起恶性循环。在这一循环中,某些细胞因子的特性类似于组胺,可以增加血管通透性,使神经毒性物质更容易通过细胞膜;加重内皮细胞水肿,最终逐渐引起患者的低氧血症并增加能量消耗,导致原发性的轴突变性。CIM 的机制是某些因素影响了肌肉结构和功能。肌蛋白的分解增加和合成减少导致肌肉萎缩。危重症的几个过程包括炎症反应、应激反应、急剧的营养下降等均可能会促进肌肉蛋白的消耗,这其中主要是有许多促炎因子参与其中。此外,在 CIM 早期发现钠通道功能障碍,这种障碍会引起肌膜的改变,且不可逆,这种不可逆性的改变也解释了 CIM 的发生。一些研究认为,ICU-AW 本质上是危重症患者另一种形式器官衰竭的体现,微循环障碍使周围神经和器官灌注受损,这在全身炎症反应和脓毒症的患者中得到了很好的验证。

四、临床表现

对称性肢体无力是 ICU-AW 最常见的临床表现,然而 ICU-AW 的临床表现多种多样,患者同样可能出现肌肉萎缩及通气功能障碍、肌肉深反射减弱或消失、远端感觉缺失等。但是不同类型的 ICU-AW 的临床表现不完全一致,需要根据不同类型的异同点进行具体细化和鉴别。比如 CIP 患者的肌肉深反射减弱或消失,并可能出现远端感觉的缺失,远端肌无力表现也更为严重,而 CIM 的肌肉深反射和远端感觉可能并不会受到影响,近端肌无力表现会更加严重;ICU-AW 会累及呼吸肌,导致脱机困难,但一般不会累及脑神经和面部肌肉。但呼吸肌无力与 ICU-AW 的关系尚有待进一步研究,因为有研究表明在患有 ICU-AW 的患者中周围肌肉无力与呼吸机诱发的膈肌功能障碍并非相同。

五、诊断与评估

ICU-AW 的早期诊断可改善患者的短期及长期预后。但迄今尚未形成统一的诊断标准,以下几方面对于其诊断有一定的意义。

（一）肌力的临床评估

目前评估肢体肌力常用的是英国医学研究委员会总和评分法（Medical Research Council Sum Score, MRC-SS）。MRC-SS 评分指定了 12 个肌群，每个肌群肌力 0~5 分，总分为 0~60 分，总分 <48 分即可诊断 ICU-AW，参见表 9-1-3-1。虽然肌力的检查比较简单，但这种方法需要患者保持清醒并且能够配合。但是许多危重症患者由于深度镇静、昏迷或者谵妄等情况无法配合。同时，危重症患者各种留置的管路也会影响最后评估的准确性。

表 9-1-3-1 MRC-SS 评分

	外展	屈肘	伸腕	屈髋	伸膝	踝背屈
左侧						
右侧						
总分						

0 分，无可见收缩感；1 分，感觉到或可见收缩，无肢体活动；2 分，在非重力情况下可以移动；3 分，可对抗重力；4 分，可对抗中等阻力；5 分，正常。

（二）电生理检查

由于 MRC 评分的局限性，电生理检查是 ICU-AW 另一个重要的诊断手段。肌电图检查也被认为是 ICU-AW 诊断的"金标准"，包括神经传导（nerve conduction study, NCS）和针极肌电图（EMG）。

CIP 的神经传导检查表现为复合肌肉动作电位和感觉神经动作电位波幅减低，神经传导速率相对正常，直接肌肉电刺激反应正常。CIM 的复合肌肉动作电位时程延长，直接肌肉电刺激反应减弱或消失。

针极肌电图检查是一种有创操作，共有 3 步：首先，监测肌肉静息电活动，在针极插入时，正常的肌肉将会出现短暂的活动，但没有明显的自发活动。当出现纤颤电位或正相尖波时，提示失神经支配或肌坏死；然后，评估运动单位电位，测量其持续时间、振幅和频率，特点为振幅低，持续时间短；最后，评估对肌肉收缩的反应，增加肌肉收缩的力量通常会使运动单位电位增加。CIP 的针极肌电图检查表现为运动单位电位降低，持续时间短，CIP 和 CIM 都可以出现非特异性异常自发电活动。但是，电生理检查的烦琐及复杂性也导致其很难在危重症患者中普及。

（三）神经肌肉活检

由于 CIP 和 CIM 经常共存，临床表现、电生理检查也很难区分，神经肌肉活检是明确 ICU-AW 类型的唯一手段。CIP 患者神经活检的病理表现为感觉和运动神经纤维原发性轴索变性，远端一般较近端重。CIM 患者肌活检的组织病理学表现为肌纤维萎缩，肌纤维坏死和再生，以及选择性粗肌丝（肌球蛋白）的丢失。但由于神经肌肉活检的有创性及专业性等因素，并不将其列为常规检查手段。

（四）肌肉超声

由于 MRC 评分需要患者的配合，肌电图、神经肌肉活检对于 ICU 患者有诸多限制，超声检查因其方便且易于操作的特性，逐渐成为 ICU-AW 的早期诊断工具之一。肌肉超声可通过多个参数反映早期肌肉病变，主要参数有：①横截面积（图 9-1-3-1），可以反映肌肉的容积，从而体现肌力的大小；②肌层厚度（图 9-1-3-2），一些研究直接用肌层厚度代表横截面积；③回声强度，定量分析肌肉的组成，回声增强代表肌肉受损，并且可定量分析肌肉的受损程度；④羽状角，纤维肌肉与腱膜所成角度。羽状角大小代表肌力，角度越大，肌肉容积越大，肌肉收缩力越强。研究表明，对于持续机械通气 48 小时以上的患者，通过肌肉超声评估患者的股直肌和股中间肌的厚度、横截面积、肌肉回声，最终对患者的肌力评价，与 MRC 评分具有一致性，足见肌肉超声对肌力评价的可靠性。而在另一项研究中，通过超声测量发现危重症患者在发生呼吸衰竭的第 1 周，其股直肌的横截面积平均会减少 10%。但是需要注意的是，超声检查具有一定局限性，其结果可能受操作者影响，无法保证各个研究者间的一致性；而当危重症患者合并水肿、感染等情况时,将会影响超声评估结果。综上,超声检查在早期识别 ICU-AW 高危人群,及早干预,以及发现肌肉萎缩的时间节点方面具有一定意义。

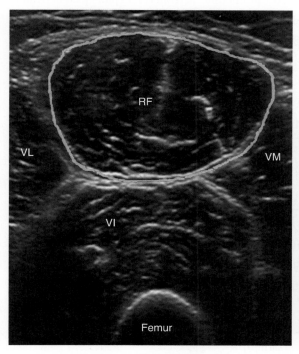

图 9-1-3-1　股直肌横截面积
RF:股直肌;VL:股外侧肌;VM:股内侧肌;VI:股中间肌;
Femur:股骨

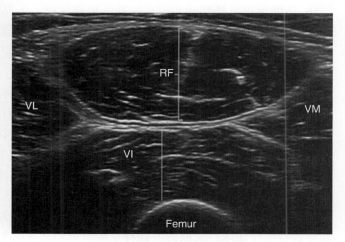

图 9-1-3-2　股四头肌横截面积
RF:股直肌;VL:股外侧肌;VM:股内侧肌;VI:股中间肌;Femur:股骨

(五) CT 检查

CT 检查可以通过使用骨骼肌指数(Skeletal Muscle Index,SMI)测量肌肉的横截面积评估其质量变化。SMI 的计算方法是将 CT 上第三腰椎(L_3)水平的骨骼肌横截面积(cm^2)除以患者身高的平方(m^2)× 100%。研究表明 SMI≤44.1% 的脓毒症患者更容易发生 ICU-AW,因此 CT 检查可能成为 ICU-AW 的又一检查手段。

六、康复治疗

(一) 运动疗法

运动疗法一直是临床预防和治疗体力下降或肌萎缩的重要方法。许多临床和基础实验已证明,运动能有效防止肌肉萎缩和肌力下降,并促进萎缩肌肉的功能恢复。目前普遍认为规律的恰当运动不仅增强肌肉的抗氧化应激能力,抑制肌纤维细胞凋亡及蛋白分解,而且显著增加骨骼肌的体积,稳定肌纤维类型,增加骨骼肌的血液供应。当前较常用的方法有抗阻训练、耐力训练等。

1. 抗阻运动　抗阻运动是一种有效刺激肌肉蛋白合成的方法,对于肌无力或废用性肌萎缩的防治,需重点考虑抗阻运动的强度、持续时间与运动量的关系。研究显示运动量和强度与肌肉蛋白质合成率之间存在相关性,大运动量的抗阻运动对肌肉蛋白的合成有更持久的影响。如单组运动 5 小时后,虽可引起肌肉蛋白合成增加,但与多组运动相比,其增加程度较小,且 24 小时后肌肉蛋白质的合成恢复到基础水平。另有研究结果表明低强度的大运动量抗阻运动比高强度小运动量募集更多的运动单位,且仅在低强度大运动量的抗阻运动组 24 小时出现肌原纤维蛋白合成的增加。

2. 耐力训练　耐力训练可以增加肌肉线粒体氧化酶活性及毛细血管数量,从而增强肌纤维的氧化能力。而不同强度的耐力训练对萎缩骨骼肌的恢复会产生不同的疗效。最新研究表明,耐力训练有抑制氧化应激反应,增加抗氧化系统缓冲活性氧类能力,保护线粒体以免出现功能障碍,维持肌肉蛋白质的合成,增加过氧化物酶体增殖活化受体 γ 辅助活化因子 -1α（proliferator-activated receptor-γ co-activator-1α，PGC1α）和热休克蛋白 70（heat shock protein 70，HSP70）表达,有助于受损蛋白修复,防止蛋白降解途径活化等多种作用。因此,合理的耐力训练有助于促进萎缩肌肉形态和功能恢复,是治疗骨骼肌萎缩的一种有效方法。

3. 被动运动训练

（1）体位改变和良肢位摆放:这是 ICU 最简单的被动运动方式。左右翻身不但能避免皮肤压力性损伤,还能促进胃肠蠕动和改善肺通气血流比例。头高位不仅能预防反流及吸入性肺炎,还能减少长时间平卧引起的直立性低血压。使用倾斜床和辅助仪器,可以帮助 ICU 患者处于被动坐立或站立姿势。良肢位即肢体功能位摆放,有利于预防 ICU 患者关节脱位、足内翻、足下垂、肌痉挛及关节活动受限等并发症。

（2）肢体被动运动:肢体被动运动可促进关节本体感觉重建,从而维持关节的稳定性和身体平衡能力,为患者早期床边活动创造良好的基础。被动运动有人工和机械化两种方式,各有优劣势。人工手动运动耗时费力,但能对损伤或痉挛的肢体提供较好的个体化康复;机械化运动装置如机器人康复仪、脚踏车、振动等,在患者肌力 0 级的情况下也能根据预设的频率、幅度和时间要求完成目标运动量,达到肌肉能量消耗的目的,避免或延缓了肌肉萎缩、关节僵硬、骨质疏松的发生,同时节约了医务人员的工作量。

4. 辅助运动

（1）支点辅助型:卧位时难以形成运动支点,通过人为设立的支点有助于患者完成相应的体位移动。如患者自己拉住床栏完成侧卧翻身是最简单和常见的支点辅助方式。

（2）力量辅助型:在重症患者肢体力量不足以完成某项动作时,给予其一定的力量协助其完成。如使用床旁或床下功率车对肌力较低的 ICU 患者进行辅助自主踏车运动,使患者在床上不但能完成下肢运动,还能在运动中达到最大做功。

（3）冲动刺激型:研究显示重症患者使用电刺激疗法后实验侧肢体肌肉的肌力、肌肉活检厚度均明显优于无电刺激侧肢体。

（二）物理因子疗法

1. 神经肌肉电刺激疗法　应用低频电流（调制型或非调制型）刺激运动神经或肌肉收缩,以提高肌肉功能,或治疗神经肌肉疾患的一种治疗方法,称之为神经肌肉电刺激疗法（neuromuscular electrical stimulation，NMES）。电刺激可以促使萎缩肌肉发生等长收缩,改善血液循环,有助于维持肌肉正常的张力和肌紧张,通常的电刺激多为低中频电刺激。这些电流脉冲所引起的非随意肌肉收缩,与低强度运动中的随意、重复肌肉收缩特点相似。NMES 是一种替代的运动形式,可以与其他康复工具相结合应用于危重症早期运动治疗。NMES 对危重症急性期患者尤为有意义,因为在这段时间有相当多的危重症患者由于镇静或认知障碍而无法接受物理康复。NMES 不依赖于患者的主动配合,甚至可以在镇静的患者中实施。因此,在 ICU 病房中,可以作为早期运动疗法的替代疗法,用于防治患者体力下降。

2. 中频电治疗仪　中频电治疗仪的应用较为广泛,可以制成低频的多种波形电信号,是对特定的部位进行康复治疗的一种刺激疗法。这种理疗方法主要是利用中频或者低频脉冲进行电疗,在缓解肌力下降、软化瘢痕、提高平滑肌张力等病症的同时,还存在低频电疗作用,如促进周围血液循环、兴奋神经肌肉组织、镇痛、提高组织血液供应、消散非特异性炎症。研究表明电脑中频对改善及营养、恢复肌力,恢复功能疗效显著,比传统的针灸疗法更优越。中频电刺激强化肌肉,电极在患侧上肢伸肌以及下肢屈肌并置,1~2 次 /d，20~30min/ 次,持续 15 天左右。经局部刺激,确保肌肉以及关节周围软组织收缩、放松,改善张力,提高局部肌肉的血液循环,避免关节肿胀,提高肌肉力量,促进功能恢复。

3. 其他疗法

（1）温热疗法:通过提高机体的温度或者局部骨骼肌的温度诱导热休克蛋白的表达,提高骨骼肌质量和蛋白含量。

（2）针灸拔罐疗法：中国传统医学的重要组成部分，在对肌无力和废用性肌萎缩的治疗方面有独到的特色和优势。

但需要明确的是，早期活动和运动，不仅仅局限于肢体活动，呼吸训练对患者也尤为重要，进行气道管理（如气道湿化、气道廓清技术等）、体位管理、呼吸训练（如呼吸模式重建、抗阻呼吸、腹式呼吸、激励式呼吸训练等）等能明显改善患者的呼吸肌力，提高撤机成功率。外周肌力与呼吸肌相互关联，二者共同提高才能更快地改善患者的功能障碍，使患者更快地回归家庭和社会。

七、小结

ICU-AW 在 ICU 的重症患者中十分常见，目前其发病机制尚未完全明确，但国内外文献已经报道过一些可能危险因素，具体仍需进一步探索。对于既往无基础神经肌肉疾病、无肌力异常的重症患者，ICU/呼吸重症监护病房（respiratory intensive care unit，RICU）医师可首选简单易行的 MRC 评分进行肌力评估，明确 ICU-AW 的诊断；对于既往有基础神经肌肉疾病或肌力异常的患者，如临床怀疑 ICU-AW，或仍需借助肌电图检查明确 ICU-AW 的诊断。

第四节　机械通气相关性膈肌功能障碍

一、定义

机械通气引起的膈肌功能障碍，导致膈肌肌力的降低、膈肌萎缩、膈肌损伤，统称为机械通气相关性膈肌功能障碍（ventilator-induced diaphragm dysfunction，VIDD）。

二、发病率和危险因素

（一）发病率

研究表明，膈肌功能障碍的患病率是 ICU-AW 患病率的 2 倍，对于进入脱机训练过程的 ICU-AW 患者，膈肌功能障碍的患病率高达 80%。VIDD 不仅会增加患者的脱机时间，同时与脱机预后、ICU 住院死亡率以及长期临床预后密切相关。

（二）危险因素

1. 膈肌自身特性　引发 VIDD 的重要因素包括失用性肌萎缩。因骨骼肌长时间制动，导致肌纤维横截面积减小、收缩力降低。相较于其他骨骼肌，膈肌更易出现失用性萎缩。据报道，膈肌失用性萎缩速度是其他骨骼肌的 8 倍。

2. 机械通气时间与模式　早期机械通气可导致患者膈肌功能障碍，对时间具有一定依赖性。膈肌纤维基因水平下降主要由机械通气引起，其中肌球蛋白重链亚型不同，分为快、慢收缩肌纤维，快收缩肌纤维又分为Ⅱa、Ⅱx、Ⅱb，随时间的延长患者病情加重。大多数 VIDD 动物研究是在应用 CMV 后获得的，长时间的 CMV 支持通气，动物可出现膈肌肌力下降；呼吸频率和潮气量等参数也会因为膈肌缩短的速度和程度而出现不同程度的变化；另一方面，PEEP 会导致膈肌在功能残气量位时处于缩短的基线，引起肌小节顺序排列的丧失。

3. 肺容积　颤搐性跨膈压是评估膈肌收缩力的重要指标，若肺容积增加，可缩短膈肌初长度，颤搐性跨膈压、膈肌收缩力从而下降，将引发 VIDD。

4. 感染　动物研究实验表明感染是膈肌功能障碍的原因之一。一项关于机械通气 ICU 患者膈肌收缩力的研究表明,感染和呼吸机共同影响的膈肌无力可能导致明显的膈肌异常,进而延长脱机时间,增加死亡率。而膈肌肌原纤维内氧化应激升高和线粒体失调(线粒体生物合成抑制和线粒体通透性增加),则表明脓毒症可能是 VIDD 的辅助因素。

5. 营养　营养不良可能会改变膈肌的功能与结构,影响其收缩舒张功能,导致膈肌疲劳或衰竭。黄克武等研究结果显示,与对照组比较,营养不良组大鼠出现机体蛋白质分解,膈肌萎缩,具体表现为膈肌质量下降,膈肌收缩耐力下降,Ⅰ型与Ⅱ型肌纤维横截面积均降低。

6. 其他因素　患有严重并发症时,膈肌功能受到影响更大。多数 ICU 患者均存在血流动力学或电解质紊乱,以及低氧血症、营养不良等,均对营养的供给、膈肌血液循环造成影响,进而导致 VIDD 的形成。

三、病理生理学机制

VIDD 的病理生理学与呼吸机相关性肺损伤相似,其特征是弥漫性炎症和氧化应激增加,最终导致气体交换受损。然而,VIDD 潜在的机制涉及多步骤过程,包括氧化应激、肌无力(由胱天蛋白酶 3、钙蛋白酶、泛素 - 蛋白酶体系统激活和自噬溶酶体途径引起)、结构损伤和肌纤维的重塑。

(一)膈肌萎缩

正压通气过程中,膈肌易出现失用性萎缩,慢收缩肌纤维和快收缩肌纤维直径明显减少,并且膈肌萎缩远比周围骨骼肌发生的要早。在完全控制通气下,使用 PEEP 会增加膈肌萎缩发生的速度。而蛋白合成的减少和 / 或蛋白分解的增加也可导致膈肌萎缩。骨骼肌中的主要蛋白酶包括溶酶体酶,钙蛋白酶和去泛素化酶。溶酶体途径对细胞溶质蛋白和细胞器(包括线粒体和过氧化物酶体)的降解具有特异性,而钙蛋白酶与去泛素酶则负责肌丝蛋白的降解,其介导的膈肌肌球蛋白丢失是导致膈肌萎缩无力的关键步骤,而且是机械通气失用性肌萎缩中最主要的蛋白降解途径。

(二)氧化应激

机械通气诱导的膈肌氧化应激可能损害膈肌的收缩性。在急性肺损伤期间,活性氧是膈肌的主要氧化剂,在机械通气后 6 小时内出现在线粒体、肌膜、肌质网、横管和胞质中。氧化负荷通过不同氧化剂产生途径的相互作用使骨骼肌失活:①线粒体产生超氧自由基;②由于细胞活性铁水平升高而产生羟自由基;③一氧化氮合酶产生一氧化氮;④黄嘌呤氧化酶产生活性氧。活性氧通过激活钙激活的蛋白酶(如胱天蛋白酶 3 和钙蛋白酶)从肌肉纤维中分解蛋白质,并通过去泛素化酶降解肌肉蛋白质。研究显示,膈肌收缩蛋白是氧化应激损伤的主要靶点,另一方面氧化应激促进自噬增加,通过消除过氧化物酶体和线粒体导致内源性过氧化氢酶的选择性降解,从而进一步增加活性氧产生和自噬。

(三)膈肌结构的损伤

控制性机械通气后膈肌纤维可出现不同亚细胞成分的结构异常。电镜下可见超微结构的异常有:肌原纤维的断裂,肌浆内脂质空泡数量增加,线粒体异常缩小并含有局灶性的膜破裂。肌原纤维的结构异常对膈肌肌力的产生有不利影响,导致呼吸功能下降,引起 VIDD。

(四)肌纤维重塑

在分子水平,肌球蛋白分子的重链成分构成了肌纤维传统分类的主要基础,即把肌纤维分为慢收缩肌纤维(Ⅰ型)和快收缩肌纤维(Ⅱ型),一旦肌球蛋白重链亚型改变,肌纤维将随之发生重塑,表现为控制通气后Ⅰ型、Ⅱ型肌纤维的横截面均缩小,Ⅱ型肌纤维的缩小幅度更大,并出现Ⅱ型肌纤维向Ⅰ型肌纤维的转变,由于Ⅰ型肌纤维产生的肌力比Ⅱ型肌纤维小,故这种转变使膈肌最大收缩肌力降低。

(五)药物

对于重症患者,适当应用麻醉药或肌肉松弛药可以避免出现严重的人机对抗,但也降低了膈肌肌力。然而神经肌肉阻滞剂并不能解释膈肌收缩力的下降。研究表明,即使没有应用这些药物,膈肌收缩力也会出现下降。因此从研究中得到的结论是:收缩力的降低继发于机械通气本身,而不是麻醉药的作用。

四、临床表现

机械通气相关性膈肌功能障碍（VIDD）主要由机械通气后导致膈肌张力下降、肌肉萎缩、结构损伤、神经刺激减少、肌纤维重塑等多种因素引发膈肌收缩功能下降，主要表现为脱机困难、通气模式需以指令通气为主、潮气量下降等。

五、诊断与评估

至今没有 VIDD 的临床诊断标准和规范的检查方法。危重症患者在控制通气一段时间后，即使导致呼吸衰竭的病因已经去除，仍存在撤机困难或撤机失败，即应考虑 VIDD 的可能。如果患者在较长的控制通气后，改用辅助或支持通气模式时很少出现自主呼吸触发或人机对抗，吸痰时表现出咳嗽反射无力，脱离呼吸机后出现呼吸浅快，胸腹矛盾运动等均提示 VIDD。其他可作为 VIDD 诊断依据的辅助检查包括：①膈肌超声，厚度、移动度以及厚度增厚率；②超强磁刺激诱导下的 Pdi 均值较正常人降低 50%；③膈肌肌电图（EMGdi），膈肌疲劳时 EMG 频谱分析显示低频成分（low frequency, L）增加，高频成分（high frequency, H）降低，H/L 比基础值下降 20%。

（一）膈肌超声

超声检查越来越多地用于 ICU 的诊断。床边膈肌超声检查已被证明其安全性、可靠性和方便性，并且允许形态学评估（如检测萎缩）和肌肉功能评估，不同测量者之间也具有良好的一致性。具体使用的参数有：①膈肌移动度（图 9-1-4-1），采用 3~5MHz 的探头，在 B 或 M 模式下测量。健康受试者在平静呼吸下膈肌移动为（1.34±0.18）cm，心脏手术患者的膈肌移动 >2.5cm 可用来排除严重膈肌功能障碍。②膈肌增厚率，用 ≥10MHz 的探头在 B 或 M 模式下测量膈肌的增厚率。增厚率定义为（吸气末厚度 – 呼气末厚度）/ 呼气末厚度（图 9-1-4-2）。健康受试者平静呼吸下膈肌为（1.7±0.2）mm，在肺总量时，厚度可增加到（4.5±0.9）mm。膈肌厚度可被视为直接评价膈肌收缩力的指标，可检测是否存在膈肌萎缩，但是需要注意的是，膈肌厚度会受到患者肺容量的影响。

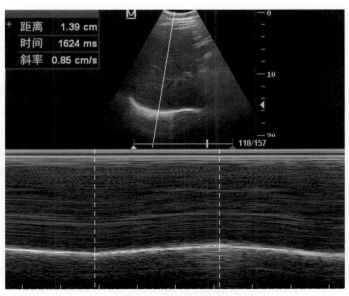

图 9-1-4-1　膈肌移动度

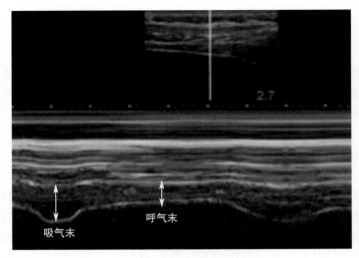

图 9-1-4-2　膈肌厚度

（二）膈肌肌电图

膈肌肌电图（EMGdi）是经电极感知膈肌电活动，放大、滤过及数字化处理后得到不同频波，根据其分布规律来发现膈肌异常。电极按部位可分为：体表、经皮穿刺置入肌肉内及食管电极。EMGdi 检测常结合电刺激或磁波刺激。刺激膈神经诱发复合肌肉动作电位（CMAP）是评价膈肌功能障碍的客观指标。可分析 CMAP 的潜伏期、幅值、峰值等，并可计算膈神经传导时间（phrenic nerve conduction time，PNCT）。

（三）跨膈压

跨膈压（Pdi）是腹内压（Pab）与胸膜腔内压（Ppl）的差值。临床上用胃 - 食管导管监测胃内压（gastric pressure，Pga）来代表 Pab，监测食管压（esophageal pressure，Peso）来代表 Ppl，因此 Pdi=Pga–Peso。Pdi 是直接反映膈肌力量可靠的指标。

六、康复治疗

临床研究表明，如果患者在机械通气过程中具有持续的自主呼吸，能减轻呼吸机引起的膈肌功能障碍；即使在压力控制通气或间歇自主呼吸时，也会引起膈肌氧化应激增加。此外，机械通气对膈肌功能的影响会因治疗过程中激素和神经肌肉阻滞剂等药物的使用而加重。以此，对于呼吸机引起的膈肌功能障碍，有必要采取替代治疗策略，其中包括抗氧化剂和肌力药物（如茶碱）或膈神经刺激。

（一）调整通气策略

为避免 VIDD，在机械通气时应尽可能保持患者自主呼吸。即使在需要应用控制通气的机械通气初始阶段，仍需要注意控制通气的时间不能过久，尤其是老年患者。年老动物在接受控制机械通气后，膈肌的等长收缩张力与年轻的对照组比较，降低更明显；对于某些经历撤机失败的患者，往往认为呼吸肌疲劳是撤机失败的原因，现在更多的做法是用无创正压通气来替代；对一些不得不应用控制机械通气的患者，应定时给予膈肌刺激保持膈肌活动。

（二）药物治疗

除了减少氧化应激，抗氧化剂还可能调节蛋白水解相关基因表达。研究表明，服用高剂量维生素 E 可减少动物如胱天蛋白酶 3 和钙蛋白酶等几种蛋白酶的表达。越来越多的临床研究表明，使用如 N- 乙酰半胱氨酸和水溶性维生素 E 这类的抗氧化剂，可减轻控制通气模式下对呼吸肌功能的不利影响。另一方面，茶碱被广泛用作哮喘或慢性阻塞性肺疾病控制不佳患者的补充治疗，不仅具有支气管扩张和抗炎作用，还可以刺激呼吸神经网络，增加肋间肌和腹横肌以及膈肌活性。

（三）被动膈肌刺激

2011 年，首个通过对平静呼吸的健康受试者进行重复性脑电磁刺激膈神经的研究发现，65% 最大磁耐受强度与 15Hz 刺激频率相结合是可刺激到膈肌和患者耐受性之间的最佳组合；近些年来，膈神经电刺激的方法也广泛应用膈肌功能障碍的患者中，每天累计 30 分钟的电刺激可引起膈肌肌纤维募集增加、功能增强及构成优化，还可增加膈肌的血供与抗疲劳能力。

（四）主动呼吸肌训练

对于神志清醒的患者，积极的呼吸肌锻炼，增加呼吸肌强度和耐力是防治 VIDD 的最有效方法。临床上常用的呼吸锻炼和康复措施，如缩唇呼吸、腹式呼吸训练以及抗阻呼吸训练，均可根据患者的情况选择应用，锻炼应因人而异，循序渐进，应避免过度锻炼引起的呼吸肌疲劳。

七、小结

呼吸机引起的膈肌功能障碍会显著影响机械通气的时长、脱机失败和病死率，被认为是导致 ICU 患者脱机困难的主要原因之一。超声检查的日益普及为膈肌功能的评估提供了一种简单有效的方法，有助于及时设计合适的干预方案。越来越多的证据表明，茶碱能增强膈肌疲劳和肺过度膨胀患者的膈肌力量，血流动力学稳定后的早期膈肌刺激也能减少 VIDD 的发生。开展对 VIDD 相关问题的研究，可为 VIDD 相关的脱机困难患者选择合适的治疗方案提供更有力的支持。

第五节　谵　妄

一、定义

美国精神病学会的《精神疾病诊断和统计手册》第五版将谵妄定义为由于医疗环境或物质中毒、药物戒断或接触毒素而导致的注意力、意识和认知方面，发生急性改变或波动的综合征。重要的是，谵妄的症状不应归因于先前存在的或进展中的神经认知障碍，也不应在昏迷的情况下诊断。

二、发病率和危险因素

（一）发病率

谵妄在 ICU 中尤其常见。在 ICU 中，危重疾病及其治疗使患者暴露于大量的谵妄危险因素中。一项大型 meta 分析发现，大约 1/3 的危重患者会出现谵妄。在那些需要机械通气的患者中，谵妄的患病率甚至更高，大约 50%~80% 的机械通气患者会发生谵妄。尽管谵妄很普遍，但在 ICU 中经常被忽视。对 ICU 中谵妄患病率的研究依赖于经过验证的谵妄评估工具，但其他研究表明，如果没有使用经过验证的工具，谵妄被严重低估。然而，当检测到谵妄时，临床医生和患者家属都会寻求治疗，他们认识到在谵妄期间经历的令人痛苦的症状，以及与谵妄相关的疾病恢复面临的挑战。根据患者的意识水平，ICU 谵妄可分为缄默型谵妄、兴奋型谵妄以及混合型谵妄 3 种类型，缄默型因在临床工作中不容易被识别往往预后更差。谵妄是 ICU 患者预后不佳的危险因素，有着危害极大的近期和远期影响。近期影响主要包括机械通气时间和 ICU 住院时间的延长、医疗费用的增加以及 ICU 患者病死率增加；远期影响主要包括认知功能和生活质量下降。据文献报道，ICU 谵妄发生率达 31.8%~81.7%，老人和机械通气患者谵妄发生率高达 80%。

（二）危险因素

目前，引起谵妄的具体机制仍尚未完全清楚，临床上促发或影响谵妄的因素多种多样，对谵妄的影响程度也各不相同。睡眠障碍与ICU谵妄密切相关,可能是其危险因素。尽管单独一个因素可导致谵妄,但谵妄的发生发展常是多因素共同作用导致的。而且在不同患者人群不同科室之间,其危险因素随之不同。对于老年患者,其危险因素主要在于年龄增长、脑功能退化、共病以及多重用药等方面,而在成人患者中,通常只有暴露在一系列有害因素中才会出现谵妄,如全麻、大手术、精神兴奋药物、住ICU或睡眠剥夺等。研究显示,平均每个内科ICU患者存在≥11个谵妄危险因素。目前将谵妄的危险因素分为易感因素和诱发因素。易感因素一般在入院或入ICU时即存在,如年龄、吸烟饮酒史、痴呆、疾病严重程度、急性器官衰竭、脓毒症、大手术等,这些因素更难纠正,并与患者的健康状态紧密联系,因此又称为不可调节因素。而诱发因素是在入院时未存在且可纠正可调整,也称为可调节因素,目前,对ICU谵妄和亚谵妄综合征的预防和管理主要集中于对可调节危险因素的调整和控制。而研究又将谵妄的可调节因素分为患者自身因素、疾病诱发因素和医院相关因素3大方面。

1. 患者自身原因　患者自身因素主要为感觉剥夺,如视觉/听觉受损。

2. 疾病诱发因素　疾病诱发导致的危险因素,如贫血、酸中毒、代谢紊乱、发热、感染等,已被证实与谵妄的发生有关。这些因素导致谵妄的机制可能是,感染释放大量炎症因子和/或毒素增加血脑屏障的通透性、酸中毒、代谢紊乱等引发大脑代谢改变而引起精神症状,而感染伴发热可增加脑耗氧量,贫血导致脑供氧不足,均可发生脑功能障碍。

3. 医院相关因素　医院相关的危险因素主要包括镇静、镇痛药物、约束、制动、环境噪声、睡眠觉醒节律紊乱、睡眠剥夺等。有研究者认为,患者最易纠正的危险因素为药物的使用,包括苯二氮䓬类和阿片类药物。苯二氮䓬类药物已被证实是谵妄的独立危险因素。对于阿片类药物是否为ICU谵妄的危险因素尚未清楚,也有研究者将其列为诱发因素之一。然而,目前镇静药物诱发谵妄的机制仍不清楚,考虑为药物增强并延长了中枢神经的抑制效应,扰乱神经递质系统。睡眠觉醒节律紊乱、睡眠剥夺两者诱发谵妄的机制可能是褪黑素分泌失调,而导致睡眠紊乱的原因主要为噪声、疼痛、约束、护理干预,以及焦虑/担忧/恐惧情绪等。

然而有研究指出,在以上谵妄可调节危险因素中,镇静、制动和睡眠剥夺等3个危险因素尤为重要。

三、病理生理学机制

谵妄发生发展的病理生理学机制尚未明确,相关研究仍处于初步阶段,因此具体发病机制及病理生理改变尚未明确。目前认为神经递质失衡可能是谵妄发生发展的主要原因,尤其是脑内乙酰胆碱的减少和多巴胺的增加,其他机制和假说包括炎症反应、神经内分泌因素、氧化代谢障碍、生物节律等。

(一)易伤性

即使是在以前健康的人身上,足够的致幻性刺激也会引发谵妄,但谵妄在虚弱和老年患者中更常见。临床上,在先前存在的认知功能障碍的背景下,谵妄的风险显著增加,这种关系也在脓毒症和进行性神经变性的小鼠脂多糖模型中得到证实。这种谵妄的易感性可能是多因素的;神经变性不仅扰乱功能连接,还可能加剧神经炎性反应,损害星形胶质细胞代谢,改变包括血脑屏障(blood brain barrier, BBB)在内的血管系统,从而促进多种机制改变,导致谵妄。

(二)缺氧

缺氧是最早被研究的谵妄的原因之一。实验性缺氧导致脑电减慢,随后导致注意力、意识和认知障碍(即谵妄的特征)。即使在没有全身性低氧血症的情况下,中枢神经系统缺氧的特殊危害也会导致认知障碍风险增加,如即神志不清患者的脑脊液乳酸水平高于非神志不清患者。此外,根据近红外光谱的评估,区域性脑缺氧与谵妄有关。

(三)葡萄糖/能量

组织缺氧在谵妄中的作用通常被认为是通过大脑能量代谢的变化来调节的。这主要是通过检查中枢神经系统碳水化合物的可用性和利用率来研究的。低血糖可导致脑电减慢和临床相关的谵妄。即使在血糖浓度足够高的情况下,危重疾病也会导致胰岛素不敏感,在小鼠和人类研究中,这与谵妄有关。这种关系在全身性炎症的背景下可能特别突出。

(四)炎症

炎症引发谵妄的机制一直难以阐明。某些细胞因子,特别是 IL-1,被认为是一个可能的因素。研究报告了认知功能障碍的脓毒症小鼠血浆 IL-1 的升高,以及谵妄的髋部骨折患者脑脊液 IL-1β 的升高。动物和人类研究都表明了小胶质细胞异常激活的作用,可能与包括 IL-1 在内的细胞因子的影响有关。这些细胞因子也被证明可增加血脑屏障的通透性,进而可能促进中枢神经系统炎症和谵妄。

(五)神经递质

长期以来,多个神经递质系统内稳态的变化一直被认为是谵妄的基础。普遍的理论是,控制觉醒和注意力的中枢神经系统过程受到神经递质变化的失调调节。至少从 1966 年开始,人们就知道抗胆碱能药物可以改变脑电模式并导致谵妄症状。在动物模型中,过量的多巴胺被证明会导致神志不清的烦躁状态,而抗多巴胺能药物长期以来一直被用来治疗神志不清。选择 H_1 和 H_2 受体的抗组胺药可能会在一些患者中引发谵妄。清醒需要适当的去甲肾上腺素,但去甲肾上腺素能过度活动会导致注意力缺陷,在术后谵妄的患者中发现去甲肾上腺素水平升高。最后,通过 γ- 氨基丁酸(GABA)途径作用的药物,特别是苯二氮䓬类药物,已被广泛地与谵妄联系在一起。过量的 GABA 能抑制张力驱动功能连通性的改变是谵妄发病机制假说的基础。

(六)功能连接

更广泛地说,丧失正常的功能连接被认为是一种谵妄的常见途径。影像研究已经将谵妄与许多大脑区域的异常联系在一起,包括小脑、海马体、丘脑、基底前脑和胼胝体。此外,功能磁共振成像研究显示,谵妄患者的网络连通性丧失;这种丧失的程度与谵妄的持续时间有关。

四、临床表现

谵妄的基本特征是急性或亚急性注意力和意识状态的障碍,可以表现为与基础水平明显不同的意识内容损害(注意力下降、定向力差)和意识水平损害(觉醒程度损害),也可有语言障碍、感知及行为障碍,多呈现波动性病程,一般持续数小时至数天。谵妄主要有以下核心表现。

1. 注意力障碍　表现为定向、聚焦、持续和变更注意力的能力下降,患者的注意力分散,容易被无关刺激干扰,不能根据询问内容恰当回答或转换话题。

2. 意识内容障碍　表现为对环境的定向力减弱,有时对自身状态(如姓名、年龄、职业等)的定向力减弱,同时伴有觉醒程度下降、淡漠、嗜睡等意识活动降低的表现,或警醒、易激惹、烦躁、有攻击性和拒绝配合诊疗活动等意识状态过度增强的表现。此障碍在很短的时间内发展,通常为数小时至数天,倾向于在 1 天内波动,在傍晚和夜晚时加重。

3. 认知功能障碍　主要包括感知觉障碍(如错觉或幻觉)、记忆和学习障碍、抽象思维及理解能力障碍、执行功能障碍(即确定目标、制订和修正计划、实施计划、进行有目的的活动的能力、语言障碍)。

4. 生物节律、情绪调节障碍　其特征是睡眠觉醒周期紊乱、睡眠倒错、恐惧、易怒、易激惹、焦虑不安。

五、诊断与评估

诊断过程涉及两个基本步骤。首先,对患者进行床边临床评估,以确定患者的注意力和唤醒程度,以及是否存在其他认知缺陷、精神病特征或其他精神状态异常。其次,从了解患者的护理人员或工作人员、医疗记录或临床医生自己对患者的了解中寻找急性变化的证据,从基线关注和意识可能波动的存在和严重程度。临床医生还可以推断,在某些情况下会有剧烈的变化,例如,如果一个正常功能独立的患者出现了严重的急性嗜睡。诊断后,进一步评估患者以获得更多有关谵妄的个人特征的细节,包括妄想、幻觉或情绪变化,这是至关重要的,因为这些信息影响特定的治疗计划。

在临床实践和一些研究中,诊断和评估过程基于《精神障碍诊断与统计手册》第 5 版(DSM-5),不使用额外的工具,尽管这些工具通常用于正规化评估和帮助标准化评估。目前为止已经开发了 50 多种谵妄评估工具,其目的不同,包括在首次出现时或在其他怀疑谵妄时间歇性使用,定期监测住院患者中新发的谵妄,通常每天或更频繁地进行,进行“超简短”筛查,进行详细的现象学和 / 或神经心理评估,并测量谵妄的严重程度。已报告了大多数工具与参考标准评估相比的诊断性能,但由于所使用的参考标准有很大的差异,而且在一些研究中排除了不能口头交流的患者,这意味着样本不能代表整个谵妄的谱系,因此这些结果还有待解释。

1. 对非重症监护病房环境中的发作性谵妄的评估

(1)意识模糊评估法(Confusion Assessment Method, CAM):基于 1987 年《精神疾病诊断与统计手册 -Ⅲ- 修订标准(DSM-Ⅲ-R)》的 4 个特征:急性发作和波动过程(标准 A)、注意力不集中(标准 B)、无组织思维(标准 C)和意识水平(标准 D)。训练有素的评分员进行认知测试,然后进行面试,对每个特征进行评分,确定是否存在,整个过程需要 5~10 分钟。阳性的 CAM 评分需要存在标准 A 和 B 以及标准 C 和 D 中的 1 个或 2 个。CAM 是研究中最常用的工具,也是临床实践中常用的工具,尽管在这种情况下,其敏感性通常较低,特别是在没有推荐的算法前认知测试和访谈的情况下使用时。

(2)简短意识模糊评估法(Brief CAM, BCAM):是一种 2 分钟、4 项的 CAM 变体,专为急诊科使用而设计和验证。3D-CAM 是 CAM 的另一个变种,是一个 2~5 分钟(中位数为 3 分钟)、20 个项目的工具,包括认知测试、面试和观察问题。BCAM 和 3D-CAM 总体上都有良好的心理测量性能。

(3)4A 测试(4 "A" s Test, 4AT):是一个 2 分钟、4 个项目的工具,设计用于临床实践,不需要特殊培训来管理。这 4 个项目是警觉性、认知力(对定向的简短测试)、注意力(按倒序背诵月份)以及是否存在急剧变化或波动的过程。对 17 项诊断试验准确性研究($n=3\ 701$ 项观察)进行的 meta 分析报告的综合灵敏度和特异度为 88%。在随机对照试验中,与 CAM 相比,4AT 具有更高的灵敏度和相似的特异度。

(4)斯坦福谵妄代理测试(Stanford Proxy Test for Delirium, S-PTD):是一种筛查工具,旨在由非 ICU 人群中的护士进行。护士评估患者在过去 8 小时内是否有谵妄,有 3 项或 3 项以上有谵妄可诊断为阳性。经精神病学家的神经精神病学评估,S-PTD 的灵敏度为 0.8,特异度为 0.9。

2. 住院患者新发谵妄的监测　监测住院患者新发谵妄的工具是定期和频繁的,每天 1 次或多次,持续进行。评估觉醒程度的工具包括 Richmond 躁动镇静评分(Richmond Agitation Sedation Scale, RASS)和改良 RAS。一些工具记录觉醒和急性认知变化的水平,例如,英国国家卫生服务使用的国家早期预警评分 2(The National Early Warning Score 2, NEWS2)。英国皇家医师学会建议在谵妄中回答单一问题(一个变体是“这个人是不是比平时更困惑或更昏昏欲睡?”),用于提示完成 NEWS2 图表。将急性妄想症识别为常规(雷达)工具的一部分,提示护士在病房服药时监测认知功能和觉醒水平的任何变化。还有几个较长的监测工具,旨在由护士在每个轮班结束时完成,包括谵妄观察筛查量表(DOS)和护理谵妄筛查量表(Nu-DESC)。对于大多数监测工具,无论是灵敏度还是特异度都是有限的,因此建议对这些工具中的任何一个的阳性分数进行跟踪,并使用更明确的间歇性工具或诊断评估。

3. ICU 中的谵妄评估　在一项包括 36 项对 ICU 患者的研究和 5 种不同的谵妄评估工具的系统综述中,ICU 意识模糊评估法(Confusion Assessment Method for ICU, CAM-ICU)、重症监护谵妄筛查检查表(Intensive Care Delirium Screening Checklist, ICDSC)被证明是评估危重成人妄想的最有效和可靠的工具。

(1)CAM-ICU:是专门设计用于危重患者的,包括机械通气患者,当怀疑有神志不清时即可使用;然而,工具开发者建议每天进行 1 次或多次评估。CAM-ICU 包括 4 个 CAM 项目和 1 个评分算法,不同之处在于注意力和无组织思维是通过嵌入式短认知测试和是 / 否面试问题来评估的。在包括 969 名患者共 9 项研究的 meta 分析中,CAM-ICU 的综合灵敏度为 80%,综合特异度为 96%。见表 9-1-5-1。

表 9-1-5-1　ICU 谵妄的意识状态评估方法（CAM-ICU）

临床特征	评价指标
1. 精神状态突然改变	患者是否出现精神状态的突然改变；过去 24 小时是否有反常行为或起伏不定（如时有时无或者时而加重时而减轻）；过去 24 小时镇静评分［SAS 或肌肉活动评分（MAAS）］或格拉斯昏迷评分（GCS）是否有波动
2. 注意力散漫	患者是否有注意力集中困难；患者是否有保持或转移注意力的能力下降 患者注意力筛查（ASE）得分多少（如：ASE 的视觉测试是对 10 个画面的回忆准确度；ASE 的听觉测试患者对一连串随机字母读音中出现"A"时点头或捏手示意）；若患者已经脱机拔管，需要判断其是否存在思维无序或不连贯。常表现为对话散漫离题、思维逻辑不清或主题变化无常
3. 思维无序	若患者在带呼吸机状态下，检查其能否正确回答以下问题：①石头会浮在水面上吗；②海里有鱼吗；③一磅比两磅重吗；④能用锤子砸烂一颗钉子吗 在整个评估过程中，患者能否跟得上回答问题和执行指令：①你是否有一些不太清楚的想法？②举这几个手指头（检查者在患者面前举两个手指头）；③现在换只手做同样的动作（检查者不用再重复动作）
4. 意识程度变化（指清醒以外的任何意识状态，如：警醒、嗜睡、木僵或昏迷）	清醒：正常、自主的感知周围环境，反应适度 警醒：过于兴奋 嗜睡：瞌睡但易于唤醒，对某些事物没有意识，不能自主、适当的交谈，给予轻微刺激就能完全觉醒并应答适当 昏睡：难以唤醒，对外界部分或完全无感知，对交谈无自主、适当的应答。当予强烈刺激时，有不完全清醒和不适当的应答，强刺激一旦停止，又重新进入无反应状态 昏迷：不可唤醒，对外界完全无意识，给予强烈刺激也无法进行交流

若患者有特征 1 和 2，或者特征 3，或者特征 4，就可诊断为谵妄。

（2）ICDSC：包括 8 个特征，意识水平、注意力不集中、定向障碍、精神病、精神运动变化、言语或情绪变化、睡眠觉醒节律紊乱和症状波动。在每个护理班次结束时，每个项目都被评为 0（缺席）或 1（出现），得分≥4 被认为表明谵妄。在对包括 361 名患者的 4 项研究进行的 meta 分析中，ICDSC 的综合灵敏度为 74%，特异度为 82%。2013 年疼痛（pain）、躁动（agitation）和谵妄（delirium）临床实践指南（PAD）和 2018 年 ICU 成人患者疼痛、躁动/镇静、谵妄、制动和睡眠障碍的预防和处理临床实践指南（PADIS）推荐使用这两种工具。见表 9-1-5-2。

表 9-1-5-2　重症监护谵妄筛查检查表（ICDSC）

项目及评判标准	
1. 意识变化水平（如果为 A 或者 B，该期间暂时中止评价）	
A. 无反应	0 分
B. 对于加强的和重复的刺激有反应	0 分
C. 对于轻度或者中度刺激有反应	1 分
D. 正常清醒	0 分
E. 对正常刺激产生夸大的反应	1 分
2. 注意力不集中	0 或者 1 分
3. 定向力障碍	0 或者 1 分
4. 幻觉幻想性精神病状态	0 或者 1 分

续表

项目及评判标准	
5. 精神运动型激越或者阻滞	0 或者 1 分
6. 不恰当的言语和情绪	0 或者 1 分
7. 睡眠觉醒节律紊乱	0 或者 1 分
8. 症状波动	0 或者 1 分

每项根据其存在与否记为 1 分或 0 分,然后计算总分,总分≥4 分提示存在谵妄。

4. 超短筛选工具　这些工具被设计用来在床边快速评估患者,通常只需不到 1 分钟的时间。可以用于简短的评估,如果是肯定的,则随后进行更详细的评估。例如,谵妄分类筛查可以评估患者反向拼写“午餐”的能力,并记录他们的觉醒程度是否发生了变化。具有良好的灵敏度和中等的特异度。超短2 项筛查表(UB-2)被设计为一个 <1 分钟、2 项谵妄的筛查,由 2 个问题组成:“请告诉我一周中的哪一天?”“请告诉我一年中 12 月的前一个月份是哪个月?”如果任何一个问题回答不正确,则怀疑为谵妄,并进行 3D-CAM。简单的意识评估简单问题(SQEEC)工具包括让患者说出他们想去的、他们以前没有去过的地方,然后描述他们将如何旅行。在最初的评估研究中,这个问题表现出了良好的灵敏度和特异度。基于认知测试的工具不适合用于常规监测,因为练习效果和患者负担。

5. 详细的现象学或神经心理评估

(1)谵妄评定量表 -98 修订版(Delirium Rating Scale Revised-98, DRS-R-98):是一个详细的现象学评估工具,由 16 个项目组成,13 个项目严重程度,3 个项目诊断,执行时间为 20~30 分钟。涵盖了多个领域,包括睡眠觉醒节律紊乱、幻觉、情感迟钝、注意力和视觉空间能力。DRS-R-98 给出了一个与评级项目的存在和严重程度有关的数字分数,并提供了灵敏度和特异度的良好平衡,具有很高的可靠性,尤其是在纵向调查中使用时。DRS-R-98 经常被用作正式参考标准评估的一部分,其功能被用于向 DSM-4 或DSM-5 标准提供信息。

(2)谵妄认知测试:包括 5 个领域的测试,包括定向、注意力、记忆、理解和警觉性。这项检测已在ICU 患者中得到验证,显示出高度的灵敏度和特异度。

(3)DeLApp:是一种计算机化的客观唤醒和注意力测试,在智能手机上实施,适用于普通人群和ICU 患者。病例对照研究显示,DeLApp 在检测精神分裂症方面具有高敏感性和中到高的特异性。

6. 评估谵妄的严重程度　谵妄的严重程度是一个复杂的概念,涉及几个潜在参数的范围,如认知损害的程度、觉醒的程度、谵妄的持续时间、存在的谵妄标准的数量和患者经历的痛苦程度。最常用的 3 种主要工具是基于 CAM 的工具、DRS-R-98 和记忆谵妄评定量表(Memorial Delirium Assessment Scale, MDAS)。意识模糊严重程度评分法(CAM-S)评分被设计用来量化妄想症状的强度,简单版在 0~7 分的范围内,长版本在 0~19 分之间。记忆谵妄评定量表(MDAS)是一个由 10 个条目组成的 4 分(0~3 分)等级,总分范围为 0~30 分。MDAS 和 DRS-R-98 用于评估谵妄,也用于测量谵妄的严重程度。虽然通过这些谵妄严重程度工具衡量的妄想严重程度被认为与更糟糕的结果有关,如病死率或长期认知障碍,但这一点尚未确证。除了谵妄的持续时间作为严重程度的指标外,没有其他严重程度的测量与病死率或认知能力下降相关。

六、康复治疗

(一)非药物干预及预防

有很好的证据表明,多组分干预措施可以降低高危住院患者发生偶发谵妄的风险。干预方案在不同的研究中有所不同,但包括物理治疗、重新定向、认知刺激、早期活动、非药物促进睡眠、纠正感觉障碍、识别和治疗潜在原因或术后并发症、疼痛管理、避免便秘、补水、营养和供氧。医院老年人生活计划(Hospital Elder Life Program, HELP)是一个多成分的谵妄预防方案,系统地解决视觉和听力障碍、行动不便、定向障碍、睡眠剥夺（非药物）和脱水问题。干预由一个团队提供，其中包括训练有素的护士、医生和志愿者。

在一项前瞻性配对（非随机对照试验）研究中，涉及 852 名≥70 岁的普通内科患者，HELP 方案导致发展为谵妄的风险绝对降低 5%。2013 年，扩大了 HELP，增加了针对缺氧、感染、疼痛和便秘的方案，因为这些方面已包括在 2010 年英国国家健康与护理卓越研究所（National Institute for Health and Care Excellence，NICE）关于神志不清的预防、诊断和处理的指南中。另一项涉及 126 名髋关节手术后患者的研究发现，积极主动的老年科咨询旨在识别并尽量减少谵妄的危险因素，如接触致幻药物、导尿管、行动不便和营养不足，将谵妄的发生率降低了 18%。2020 年对内科、外科和 ICU 环境中涉及 2 105 名患者的 8 项随机对照试验进行的 meta 分析发现，谵妄预防方案降低了总体谵妄风险，没有明确证据表明对谵妄持续时间、住院时间、跌倒或病死率的影响。

ICU 是一个谵妄的特殊环境，患者在他们的危重疾病期间（平均）暴露于 10 种以上的谵妄危险因素，其中许多是可以改变的。尽管许多基线风险因素，如高龄，是不可改变的，但其他因素是可以解决的。例如，视力和听力障碍可以通过戴眼镜和助听器得到改善，而由于基线认知障碍而导致谵妄的风险可以通过频繁的重新定向来减轻。此外，许多急性风险因素可以避免或减少。可以通过尽量减少使用身体约束和早期活动方案来避免制动；低血容量、电解质异常和感染可以通过急性干预来避免；而可归因于致幻镇静剂的风险，如苯二氮䓬类药物，可以通过最大限度地减少镇静和使用替代药物来避免。

在重症监护环境中，尽管存在相关限制，但研究表明，在镇静的每日休息时间进行早期物理和作业治疗，与初级保健团队（通常护理）每天中断镇静治疗的对照组相比，机械通气的内科 ICU 患者在 ICU 的昏迷持续时间较短。同样，与对照组（标准护理）相比，ICU 手术患者的早期动员也改善了功能状态，并减少了在 ICU 中出现妄想的天数。这些预防策略已被捆绑到促进清醒和自主呼吸活动患者的护理过程中，例如 ABCDEF 集束化策略。危重患者对 ABCDEF 集束化策略的依从性与第 2 天出现谵妄的风险降低以及多种其他重要结局相关。

（二）药理学干预

多项研究评估了抗精神病药物在预防高危患者谵妄方面有效的可能性。2019 年的一项系统性评价回顾了 14 项随机对照试验或前瞻性观察研究，比较了抗精神病药物与安慰剂或其他抗精神病药物的差异（例如第一代抗精神病药物与第二代或非典型抗精神病药物的比较），结论是证据不支持使用氟哌啶醇或第二代抗精神病药物预防谵妄。对褪黑激素进行评估的研究大多规模较小，方法学上存在相当大的异质性，并显示出对预防谵妄的混合作用。Cochrane 在 2016 年发表的一篇综述中没有发现明确的证据表明胆碱酯酶抑制药、抗精神病药物或褪黑素在预防非 ICU 患者谵妄方面有效（表 9-1-5-3）。

表 9-1-5-3 治疗谵妄的药物简表

药物	用法	不良反应	慎用/禁用
氟哌啶醇	肌内注射，1.25~5mg/次，按需 2~4 小时可重复，最大剂量为 20mg/d	嗜睡、急性肌张力障碍，引起 QTc 间期延长，增加室性心律失常；与抗高血压药物合用时，可产生严重低血压	基底神经节病变、帕金森病、帕金森综合征、严重心脏病、严重中枢神经系统抑制状态、失代偿的呼吸功能不全、骨髓抑制、闭角型青光眼、严重电解质紊乱、睡眠呼吸暂停综合征、肝肾功能不全
其他典型抗精神病药			
氟哌利多	肌内注射，用量同氟哌啶醇	嗜睡、急性肌张力障碍、低血压、心律失常	大致同上

续表

药物	用法	不良反应	慎用 / 禁用
非典型抗精神病药			
喹硫平	口服，按需服用，起始剂量 6.25~12.5mg，一般晚上服用或 2 次 /d，据患者情况逐渐滴定，直至有效剂量，初步目标剂量 25~100mg/d，每日剂量一般不超过 300mg	嗜睡，与 α_1 肾上腺素受体有高度亲核力，从而引起直立性低血压；头晕；心动过速	严重中枢神经系统抑制状态、失代偿的呼吸功能不全，肝肾功能不全患者
利培酮	口服，起始剂量 0.5mg/ 次，1~2 次 /d，据患者情况逐渐滴定至有效剂量，缓慢加量，每次幅度为 0.5mg，1~2 次 /d，一般最高不超过 4mg/d	嗜睡，用药初期加药速度过快时会发生直立性低血压、锥体外系综合征；引起转氨酶一过性增高等	严重中枢神经系统抑制状态、失代偿的呼吸功能不全，肝肾功能不全患者
奥氮平	口服，起始剂量 1.25~2.5mg，1 次 /d，一般晚上服用，据患者情况逐渐滴定至有效剂量，每日剂量不超过 20mg	嗜睡、转氨酶升高等	严重中枢神经系统抑制状态、失代偿的呼吸功能不全，肝肾功能不全患者
齐拉西酮	肌内注射，起始剂量 10mg，1~2 次 /d，据需要间隔 2~4 小时可重复用药，每日最高剂量 40mg	嗜睡，引起 QTc 间期延长，增加心律失常风险	严重中枢神经系统抑制状态、失代偿的呼吸功能不全，近期急性心肌梗死发作、失代偿性心力衰竭和有 QTc 间期延长患者，肝肾功能不全患者
阿立哌唑	口服，起始剂量 5mg，1 次 /d，每日最高剂量 15mg	静坐不能，焦虑激越，头痛，失眠或嗜睡	严重中枢神经系统抑制状态、失代偿的呼吸功能不全，肝肾功能不全患者，极度兴奋躁动着

（三）多学科诊疗

多学科诊疗（multi-disciplinary team，MDT）长期以来一直在指南和教科书中得到倡导，但令人惊讶的是，只发表了 3 项测试其有效性的随机对照试验，这些研究没有一项显示总体上有显著的治疗效果。一项针对 174 名老年普通内科患者的研究涉及全面、量身定制的干预措施，包括详细的老年病评估、物理治疗、定向协助、营养支持、在出现精神病症状时使用非典型抗精神病药物，以及对有严重认知障碍的患者使用胆碱酯酶抑制药。尽管这项研究没有发现对病死率或住院的主要终点的总体影响，但与接受常规护理的对照组相比，干预确实使得神志不清和认知功能得到改善。

鉴于缺乏研究和缺乏关于多学科诊疗有效性的确凿证据，关于全面性谵妄治疗的建议是基于专家共识而不是试验证据。多学科谵妄的治疗主要涉及的干预措施不包括药物治疗，而是用于治疗假定的潜在原因的干预措施（例如用于感染的抗生素）。

不建议将抗精神病药物或其他药物作为特殊治疗的常规部分，但如果存在其他方法治疗不成功的顽固性痛苦，则可考虑使用抗精神病药物或其他药物。与谵妄护理的其他方面一样，缺乏关于最佳治疗实施的证据。

此外，教育干预可导致护理过程的改善；对 42 项涉及教育干预的研究发现，90% 的研究表明对一项或多项措施有有益影响，其中一些措施与提供谵妄治疗有关。尽管缺乏确凿的证据，但这些综述表明，教育干预可能是改善实施情况的有效方法，应该在更大的试验中进行评估。

七、小结

谵妄与多种不良后果密切相关。这些结果可能是短期影响,如跌倒、吸入性肺炎、窘迫和在谵妄期间或谵妄后发生的其他事件,此外还增加短期病死率。也有证据表明,谵妄与更糟糕的长期结果之间存在关联,例如增加一年的病死率和残疾。

目前尚不清楚谵妄综合征的特定组成部分是否比其他组成部分更能预测不良结果。往往处理多种谵妄的触发因素和生理障碍,治疗谵妄的症状,以及处理与谵妄有关的当前和未来风险。解决这些领域中的每一个都需要一个多学科团队高度熟练的系统照护。

谵妄的诊断仍然严重不足和未被发现,在医院里的谵妄病例中,只有不到一半的病例被常规发现。诊断不足的原因有很多,包括本科教育在内的各级教育中普遍缺乏谵妄培训,人们认为谵妄不属于某些专科或从业者群体的职责,使用不准确的替代术语,如"困惑",以及对谵妄的重要性缺乏认识。现在已确认成功实施谵妄的检测、治疗和减少风险是一项复杂的挑战,需要一个教育方案,解决态度和技能问题。

然而,人们仍然缺乏对谵妄后生活质量降低的可改变危险因素的了解,也缺乏对改善生活质量的干预措施进行评估的研究。谵妄导致的严重的、有时是永久性的生活质量损害需要未来的研究,除了预防之外,还应该专注于发现潜在的干预措施来改善生活质量,并解决谵妄的长期后果。

第六节 吞 咽 困 难

一、定义

吞咽是指人体从外界经口摄入食物并经咽腔、食管传输到达胃的过程。根据食物通过的部位一般可分为口腔期、咽期、食管期,口腔期又分为口腔准备期和口腔推送期。也有学者在口腔期前加入口腔期前期,将吞咽分为 4 期。

吞咽障碍,也称吞咽困难(dysphagia, deglutition disorders, swallowing disorders)是指由于下颌、双唇、舌、软腭、咽喉、食管等器官结构和/或功能受损,不能安全有效地把食物输送到胃内的过程。广义的吞咽障碍概念应包含认知和精神心理等方面的问题引起的行为异常导致的吞咽和进食问题,即摄食 - 吞咽障碍。

二、发病率和危险因素

吞咽障碍是临床常见的症状,多种疾病可导致吞咽障碍,包括中枢神经系统疾病、脑神经病变、神经肌肉接头疾病、肌肉疾病、口咽部器质性病变、消化系统疾病、呼吸系统疾病等。本节主要介绍拔管后吞咽困难。

拔管后吞咽困难(post-extubation dysphagia, PED)是重症监护病房住院患者的一个常见问题,发生率为 3%~62%。在对拔管后患者进行系统筛查之后,观察到非选择性急诊 ICU 入院时 PED 的发生率为18.3%。此外,80% 以上的吞咽困难患者在出 ICU 时仍有 PED,60% 以上的患者在出院时还有 PED。重要的是,PED 的存在对发病率和病死率有影响,90 天以上的全因病死率为 9.2%。在非重症患者中,吞咽困难对公共卫生保健系统的总体负担是很高的。

已知有几个因素会增加危重患者发生吞咽困难、吸入性肺炎的风险。未插管的卒中和其他神经肌肉疾病患者都被证明增加了吸入性肺炎的风险。

此外,在机械通气患者中,仰卧位和频繁的胃食管反流已被证明增加了院内肺炎的风险。意识水平下降的患者更有可能误吸。对于那些增加清醒的、最近拔管的无卒中或神经肌肉疾病的患者吞咽障碍风险因素的研究进展较慢。据报道,围手术期经食管超声心动图与心脏手术患者中 PED 风险增加独立相关。较低的入院前功能状态与 PED 独立相关。年龄、插管时间、糖尿病、肾功能衰竭、术后肺部并发症和气管切开都是 PED 的潜在危险因素。

三、危重症患者吞咽障碍的病理生理学机制

吞咽困难一般可由下列原因引起:①严重的神经损害,直接影响中枢神经系统,如卒中、帕金森病、多发性硬化症或肌萎缩侧索硬化;外伤性周围神经损伤和神经肌肉接头功能受损;原发神经 - 肌肉接头异常,如重症肌无力、Lambert-Eaton 肌无力综合征(LEMS);原发肌肉疾病,如炎症性肌肉病。②结构损伤,如插管或恶性肿瘤造成的创伤。③药物毒性 / 药物副作用。④老年性吞咽。⑤吞咽恐惧症。

在 ICU 的危重患者中,拔管后吞咽困难的病因似乎不太清楚。PED 被认为是多因素的,其潜在的机制尚不清楚,而气管内插管 / 长期机械通气的存在被认为是吞咽困难的关键危险因素。包括 PED 在内的 ICU 获得性吞咽障碍的发生有 6 种可能的关键机制。

(1)气管内和气管造口管引起的直接创伤:任何类型的人工导管,如气管内插管、气管切开术、超声心动图探头或潜在的喂养管,都可能直接导致解剖结构的损伤,是 ICU 获得性吞咽功能障碍的明显和主要机制。如长期插管可能会导致颧骨软骨脱位甚至半脱位,导致吞咽时声门关闭不全;管套压迫(或作为手术中的并发症)可导致声带麻痹 / 瘫痪,并可能妨碍对呼吸道的保护等。

(2)神经肌肉疾病导致的肌无力:在 ICU-AW 的危重患者中,报道了全身肌肉无力和肌肉萎缩,这可能会影响吞咽装置。ICU-AW 可能是接受长期插管、长期镇静和 / 或神经肌肉阻滞剂的患者“停用”的结果。

(3)喉感觉功能减弱:在 ICU 获得性机械通气相关性膈肌功能障碍(VIDD)中,咳嗽强度可能会减弱,导致声门清晰度受限。

(4)感觉受损:局部感觉减弱似乎是 ICU 获得性吞咽困难的另一个关键问题。无论是由直接机械损伤、局部炎症 / 水肿引起,还是由危重疾病多发性神经病引起,传入神经通路可能受损,导致吞咽功能障碍。

(5)胃食管反流:ICU 获得性吞咽障碍的中枢(脑)问题主要是由中枢神经系统的直接损伤引起的,例如创伤性脑损伤、卒中 / 出血和 / 或炎症性疾病。因此,意识的质或量的降低进一步增加了误吸的风险,并可能延误吞咽困难的治疗措施。

(6)呼吸和吞咽不同步:药物诱导的效应(如镇静剂或各种抗神经药物)可能会影响中枢(主要通过意识减退)或外围(主要是神经 - 肌肉接头)的吞咽。在此背景下,提出了另一种可能的机制,即喉部闭合、呼吸暂停和上食管括约肌张开的精确协调可能受到损害。在危重患者中,这被称为呼吸和吞咽之间的“不同步”。此外,在有呼吸困难的危重患者中,吞咽过程中的呼吸暂停时间缩短,在食团进入食管之前,喉部可能会过早张开。

四、临床表现

(一)常见的临床表现

常见的临床表现有:口水或食物从口中流出,长时间将食物停留在口腔内不吞咽,食物或水从鼻腔流出(鼻腔反流),食物粘在口腔或喉部,进食或喝水时出现呛咳;进食习惯改变,不能进食某些食物,需要额外的液体将食物湿化或帮助吞咽;声音暗哑变嘶,频繁清理口腔;咀嚼困难或疼痛;反复发作的肺炎、不明原因的发热、体重下降。

（二）吞咽障碍并发症

1. 误吸　是指将口咽部内容物或胃内容物吸入声门以下呼吸道的现象。误吸是吞咽障碍最常见且需要即刻处理的并发症。食物残渣、口腔分泌物等误吸至气管和肺，引起反复肺部混合性感染，严重者甚至出现窒息而危及生命。特别在以下危险因素并存时更易出现：喂养依赖、口腔护理依赖、单侧/双侧声带麻痹、龋齿、管饲、多种疾病并存及吸烟等。医源性因素，例如气管切开术、长期辅助通气、持续输注及管饲、行上消化道或支气管内窥镜检查等均可导致误吸发生。误吸发生后，患者立刻出现刺激性呛咳、气急甚至哮喘，称为显性误吸；患者误吸当时（大于1分钟）不出现咳嗽等外部体征，没有刺激性呛咳、气急等症状，称为隐性误吸，常被漏诊。

2. 肺炎　吸入带有病原菌的口咽部分泌物或经过口咽部的食物等，细菌进入肺内繁殖，或胃食管反流使内容物流入气管和肺，先导致肺的化学性损伤，最终均可导致肺部混合性感染。

3. 营养不良　指能量、蛋白质及其他营养素缺乏或过度，导致机体功能乃至临床结局发生不良影响，包括营养不足和肥胖。吞咽障碍将明显增加患者误吸及肺炎的风险，减少经口进食的量，导致脱水、电解质紊乱及营养不良，增加患者的病死率和不良预后。卒中后吞咽障碍是营养不良的独立危险因素。婴儿可引起生长发育障碍，甚至因营养不良死亡。

4. 心理与社会交往障碍　因不能经口进食、佩戴鼻饲管等原因，患者容易产生抑郁、社交隔离等精神心理症状。对于儿童来说，甚至可出现语言、交流技巧发育迟滞或障碍。

五、诊断与评估

（一）建议对住院患者的一般人群进行临床检查

1. 量表评估　床边吞咽评估（Bedside Swallowing Evaluation, BSE）、容积黏度吞咽试验（Volume-Viscosity Swallowing Test, V-VST）、曼恩吞咽能力评估量表（Modified Mann Assessment of Swallowing Ability, MASA）、麦吉尔摄食技能评估（McGill Ingestive Skills Assessment, MISA）、Gugging吞咽功能评估量表（Gugging Swallowing Screen, GUSS）、西北吞咽困难患者检查表（Northwestern Dysphagia Patient Check Sheet, NDPCS）、吞咽困难调查（Dysphagia Disorder Survey, DDS）、实际吸气筛查计划（Practical Aspiration Screening Scheme, PASS）、库奇-卡拉塔贝鲁指数（Kuchi-Kara Taberu index, KT指数）和吞咽困难的实用评估测试。

2. 仪器测试　如吞咽纤维内镜检查（FEES）或VFSS评估，可被视为危重患者吞咽困难评估的"金标准"。可以在ICU病床上使用一个小型软式内窥镜通过鼻咽部进入咽部进行观察，这样就可以看到口/下咽和声门区。使用多色染料技术，可以对不同的食品一致性进行测试。此外，在选定的患者中（取决于可用性），可以使用短时间向声门上黏膜吹气进行感觉测试来评估声带内收，这项技术被称为软式内窥镜吞咽感觉测试评估（flexible endoscopic evaluation of swallowing with sensory testing, FEESST）。其他的"仪器"方法包括超声、组织多普勒成像、高分辨率测压和口咽-食管闪烁照相（oropharyngo-esophageal scintigraphy, OPES）。

（二）ICU患者的吞咽功能评估

1. 吞咽障碍筛查评估　①观察症状：进食饮水时呛咳、流涎、食物或唾液从气管套管溢出、食物滞留在口腔内等。②问卷调查：如进食评估问卷调查等。③饮水试验：也可采用改良饮水试验。④反复唾液吞咽测试：评估反复吞咽的能力。⑤其他：多伦多床旁吞咽筛查试验、临床护理用吞咽功能评估工具等。不同筛查方法联合应用有助于提高筛查试验的灵敏度和特异度，临床上容易将隐匿性误吸漏诊。

2. 吞咽障碍临床评估　包括全面病史、口颜面和喉部功能评估及进食评估3部分，可结合临床吞咽功能评估表、改良吞咽障碍能力评价表等。

3. 吞咽障碍仪器评估　吞咽造影录像检查（VFSS）和吞咽纤维内镜检查（FEES）是确定吞咽障碍的金标准，能直观、准确地评估口腔前期、口腔期、咽期和食管期的吞咽情况。

六、康复治疗

吞咽困难治疗的证据是有限的,特别是在吞咽困难阳性的 ICU 患者中。一般来说,吞咽困难治疗的三大治疗支柱被认为:饮食结构改变、结构改变/代偿动作和旨在改善吞咽功能的干预措施(例如使用神经肌肉刺激的设备)。

(一)饮食质地调整和代偿动作

适应是德语文献中主要使用的一个术语,根据吞咽病理和为了优化吞咽功能而使用的技术辅助手段,例如修复腭咽闭合畸形,将其称为质地调整。补偿指的是代偿性动作和/或体位改变,以解决吞咽缺陷。特殊吞咽技术,例如声门上吞咽,可以支持吞咽反射延迟或喉部闭合不全的患者(例如在声带切除后)。然后,患者将被训练在吞咽前和吞咽期间屏息,并在吞咽后立即咳嗽,以优化声门/咽喉的清除。对于喉排出障碍、舌力减弱或上食管括约肌开放功能障碍的患者,可采用门德尔松手法。在口腔准备阶段,患者尽可能用力地将食团压在硬腭上达 3 次。这抬高了喉头,改善了食物残留物的打开和清除。体位改变"chin down"(屈曲颈部,将下巴尽量靠向胸部的动作)可缩短舌根与咽后壁之间的距离,从而使呼吸道变窄,进而降低以吞咽反射延迟而闻名的患者的渗漏(咽部提早进入)或误吸的风险。头部运动(向后,偏侧偏向/偏向瘫痪/面瘫的一侧)也可能有助于将食团输送到吞咽反射触发区,或促进团块通过健康的梨状隐窝。

功能性吞咽困难疗法在改善神经源性吞咽障碍患者吞咽功能方面是成功的。在吞咽功能障碍的急性阶段,每周 5 次强化训练的治疗方法似乎更有效。此外,食管括约肌切断术适用于贲门失弛缓症的患者,通过手术方式促进咽-食管吞咽,但对于患者来说是不可逆的选择。I 型甲状软骨成形术可进一步应用于单侧声带麻痹伴误吸的患者,以改善咳嗽和咽喉清除。喉切除术是对持续吸入并遭受反复严重后果的患者的最后一次重新分类。在这样做的时候,呼吸和消化途径就完全分开了。

(二)介入/技术方法:咽部电刺激

咽部电刺激(pharyngeal electrical stimulation, PES)是最近提出的一种新治疗方式,使用胃饲管状刺激导管来加强针对个体患者的神经肌肉咽部刺激。在治疗开始时,刺激水平是个性化的,以确保提供最佳水平的刺激。PES 被认为是针对吞咽网络中的传入感觉反馈,这似乎对吞咽的安全性和运动执行的有效性至关重要。

PES 可能涉及两种假定的关键作用模式:促进皮质-球通路和提高各自中枢神经系统区域的吞咽处理效率,例如右侧初级和次级感觉运动皮质和右侧补充运动区。数据还显示,在 PES 治疗 10 分钟后,咽部皮质表现和运动兴奋性增加了半小时以上。一项剂量-反应研究显示,当应用 PES 方案,每天 10 分钟刺激一个周期,总共连续 3 天时,成本-效果最佳。此外,P 物质可增强吞咽和咳嗽反射,减少吸入性肺炎患者的痰中观察到的量。PES 可诱导局部底物 P 释放到唾液中。这种外周动作假设口咽效应区的初级感觉神经元局部敏化,然后可能通过大脑皮质以一种反馈调节的方式反应做出运动吞咽反应。最近,PES 被显示出治疗潜力,特别是在选定的患者群体中,即在卒中后吞咽困难(post-stroke dysphagia, PSD)患者中。在一组严重持续性 PSD 伴气管切开和拔管失败的患者中,最近的一项研究表明,在接受 PES 治疗的患者中,75% 的患者吞咽困难得到增强缓解,导致拔管。最近发表的两项研究支持各自的发现。由于其易于应用,PES 似乎是一种适合卒中后吞咽困难患者日常临床实践的治疗方法。PES 在卒中患者中得到验证,数据支持 PES 治疗后住院时间减少。

七、小结

鉴于大多数 ICU 中的危重患者并未常规进行吞咽困难筛查,因此应提高对拔管后吞咽困难的认识,并在 ICU 实施系统的床边筛查。在 ICU 中发现 PED 患者后即应开始康复措施。最近评估 PES、重复经颅磁刺激和/或经颅直流电刺激的随机对照试验表明,对卒中后严重吞咽困难的患者有积极效果。

未来,使用外周传入途径(例如通过 PES)和/或中枢传出刺激吞咽网络通路的新疗法干预可能会引起特别的兴趣。同时鉴于经常能观察到 ICU 获得性吞咽困难的临床后果(例如肺炎/吸入性肺炎),也需要更多关于潜在机制和/或危险因素的研究数据。

拔管后吞咽困难作为一个关键的亚组,影响着相当一部分危重患者,通常持续到 ICU 出院后,应提高对 ICU 吞咽困难的认识,并应建立系统的筛查方案。此外也不能忽视医疗保健问题,有必要开展对新型治疗干预措施的研究。

总而言之,危重患者吞咽困难的临床后果很重要,包括住院时间延长,资源使用增加,治疗费用增加,死亡率增加。有必要早期识别有风险的患者,并努力将各自的负担降至最低。吞咽障碍涉及多个器官系统,影响急性和慢性护理的各个方面。因此,要提高对这些疾病的认识,需要护士、言语病理学家、神经科医生、耳鼻喉科医生、胃科医生、重症医生和初级保健医生之间的有效合作。

第七节　其　　他

一、重症患者营养问题

营养支持作为危重症患者临床治疗的重要环节之一,在患者的疾病预后中发挥着重要的作用。美国肠外肠内营养学会(American Society for Parenteral and Enteral Nutrition, ASPEN)及美国重症医学会(Society of Critical Care Medicine, SCCM)和欧洲临床营养和代谢学会(ESPEN)均指出:对于重症患者,若胃肠道功能良好,推荐早期肠内营养支持。早期肠内营养是危重症患者首选的喂养方式,不仅能改善患者的营养状况,还能保持患者肠黏膜结构和功能的完整性,促进疾病的康复。但在临床实践中,危重症患者实施肠内营养时,极易发生腹泻、误吸、高水平胃残余量(GRV)和腹胀等并发症。如何科学、规范地预防和管理肠内营养支持期间常见的并发症显得尤为重要。

(一)营养监测

1. 营养史　膳食调查包括患病前和接受治疗前的饮食模式;患病前的体重;近期的体重变化;与食物或过去治疗有关的味觉、嗅觉上的改变;与发病和先前治疗相关的对食物的喜好和食欲上的改变;24 小时膳食回顾。

2. 人体测量　身高体重:①测定发病前和入院时的体重;②计算理想体重。

3. 实验室指标

(1)血清白蛋白:①正常血清白蛋白范围是 35~50g/L。血清白蛋白正常是机体合成、分配、代谢保持平衡的因素。②白蛋白 28g/L 是维持白蛋白胶体渗透压的临界点,当白蛋白 <28g/L 会出现水肿。

(2)间接测热法:①使用气体分析仪测定氧气消耗量和二氧化碳产生量,正常氧气消耗约为 250ml/min,产生的二氧化碳约为 200ml/min;②二氧化碳生成量与耗氧量之比(VCO_2/VO_2)即为呼吸商(respiratory quotient, RQ),正常值为 0.8~1.0。

4. 营养风险筛查与营养状态评估　常用的营养筛查和评估工具有营养风险筛查 2002(NRS 2002)、主观全面评定(SGA)、微型营养评定(MNA)、营养不良通用筛查工具(MUST)、重症营养风险评分(NUTRIC 评分)等。美国肠外肠内营养学会(ASPEN)在《2016 年成人危重症病人营养支持治疗实施与评价指南》中指出:所有无法充分经口进食的患者在进入 ICU 时都应进行营养风险筛查;营养风险高的患者较风险低的患者在接受营养治疗后可能获益更多。该指南推荐使用 NRS 2002 和 NUTRIC 评分。SGA 是应用广泛的营养评估工具,是临床营养评估的"金标准"。SGA 也是评估危重症患者入院营养状况的可靠工具,且与预后相关。

（二）营养管理

1. 对所有呼吸危重症患者应用 NUTRIC 评分或营养风险筛查 2002（NRS 2002）进行营养风险筛查。NUTRIC 评分≥6 分（不考虑 IL-6 时 NUTRIC 评分≥5 分）或者 NRS 2002 评分≥5 分的患者存在高营养风险，此类患者最有可能从早期营养支持治疗中获益。

2. 使用基于体重估算能量消耗的简单公式［25~30kcal/（kg·d）（实际体重）］来估算能量需求；以 1.2~2.0g/（kg·d）（实际体重）估算蛋白质需求量。

3. 对于血流动力学稳定的患者，在患者进入 ICU 的 24~48 小时内尽早启动肠内营养；对于血流动力学不稳定的患者，建议等到血流动力学稳定后尽早开始肠内营养，建议初始剂量为 10~20kcal/h，同时应该警惕胃肠道并发症的情况。

4. 每日观察患者腹部张力、肠鸣音、排便排气，以及有无呕吐、误吸等情况，必要时行腹部平片等检查，用于评估呼吸危重症患者的不耐受情况。出现明显腹胀时建议监测腹内压。胃残余量可不常规监测，出现不耐受表现时建议监测胃残余量。

5. 给予喂养时床头抬高 30°~45°、加强口腔护理、幽门后喂养、促胃肠动力药物、持续泵入肠内营养而非间断喂养、减慢喂养速度、监测胃内压及建立人工气道患者气管导管气囊充盈压不低于 25cmH_2O 等措施以提高肠内营养耐受性和降低误吸风险。

（三）营养支持途径的选择

如果患者能够经口进食，则口服营养优于肠内营养（EN）或肠外营养（PN）。当患者能够经口进食且在 3~7 天内能够摄入目标能量的 70% 以上且无呕吐或误吸风险时，给予患者大于营养目标 70% 的总量是合适的。

如果患者不能经口进食，应该给予早期肠内营养（48 小时内）而不是延迟肠内营养或早期肠外营养。与延迟肠内营养相比，早期肠内营养能够减少感染相关并发症的风险；而与早期肠外营养相比，虽然最终病死率并无差别，但早期肠内营养能够减少感染相关并发症的风险以及住院时间。然而最近的研究显示，不考虑时间关系，当由肠外营养和肠内营养提供的热量相似时，并没有观察到这种差异，这表明有可能是肠外营养导致的过度喂养起到了负面作用，因此应该综合考虑途径、时间和热量目标。

如果存在经口进食或肠内营养的禁忌证，肠外营养应该在 3~7 天内给予。对于存在肠内营养禁忌的严重营养不良患者，应该给予早期和渐进的肠外营养。当患者存在未能纠正或控制的休克、低氧血症、酸中毒、上消化道出血或者胃液引流 >500ml/6h、肠缺血、肠梗阻、腹腔间室综合征和无远端喂养通路的高引流量消化道瘘等情况时，需要暂缓肠内营养。

为了避免过度喂养，不应该早期给予足量肠内或肠外营养，而是应该在 3~7 天内逐渐达到目标。由于危重症早期机体会产生内生能量，此时如果给予足量的营养会导致过度喂养综合征。目前认为早期给予静息能量消耗（resting energy expenditure, REE）的 70%~100% 是适宜的。

肠内营养连续输注优于弹丸式分次输注。与弹丸式分次相比，连续输注可以显著降低腹泻的发生率。

胃管是给予肠内营养的标准方式。如果患者经胃管喂养的耐受性不佳且使用促动力药无法缓解，则应进行幽门后途径喂养。meta 分析显示，两种喂养方式相比，经胃管喂养更易出现不耐受，且幽门后途径喂养肺炎的发生率更低，但病死率、腹泻发生率和 ICU 住院时间两者无显著差异。考虑到幽门后置管需要专业人员进行，会导致营养延迟，且幽门后途径喂养不符合正常生理学过程，所以目前不常规推荐幽门后途径喂养。

对于吸入风险高的患者，可以进行幽门后途径喂养，这里主要指空肠喂养。没有气道保护能力、机械通气、年龄 >70 岁、意识水平下降、口腔护理差、护患比不足、仰卧位、神经功能缺损、胃食管反流、转出 ICU、分次大剂量给予肠内营养等被认为是吸入高危因素，推荐早期实施幽门后喂养。

对于不耐受胃管喂养的危重患者，静脉注射红霉素（常规剂量 100~250mg，每日 3 次）应作为一线促动力治疗，也可采用静脉注射甲氧氯普胺（常规剂量 10mg，每日 2~3 次）或甲氧氯普胺与红霉素联用。有一项研究显示静脉注射红霉素能够降低肺炎的发生率。由于这类药物在使用 72 小时后药效减少至 1/3,所以建议在 3 天后停用。通常使用胃残余量(GRV)评估对肠内营养的耐受性。当 GRV>500ml/6h 时应延迟肠内营养,此时如果腹部检查没有提示异常则可给予促动力药;如果给予促动力药 GRV 仍 >500ml/6h,则优先考虑幽门后喂养而非延迟肠内营养(除非怀疑有新的腹部并发症,如梗阻、穿孔、严重扩张等)。

(四)营养支持的热量估算

患者之前的营养状态、内源性营养的产生和自噬作用、能量平衡状态、是否发生再喂养综合征可作为参考从而估算热量需求(EE)。接受机械通气的危重患者应采用间接测热法确定 EE。研究认为预测方程的准确性较差,容易造成过度喂养或者喂养不足。与预测方程相比,使用间接测热法指导营养方案的制订,能够改善短期的病死率。如果没有热量测定法,肺动脉导管测量 VO_2(耗氧量)或呼吸机测量 VCO_2(二氧化碳排出量)比预测方程估测 EE 更准确。如果无法实施间接测热法、VO_2 和 VCO_2 的测量,则建议使用基于体重的公式 [20~25kcal/(kg·d)]。

很显然,营养不足和过度喂养都是有害的。但临床中很难确定重症疾病不同时期的喂养目标。早期阶段机体内生能量可达 500~1 400kcal/d。内生能量的估测是非常有用的(但目前无法实现),可以避免过度喂养的发生,进一步避免住院时间延长、通气时间延长、感染率增加以及再喂养综合征等后果。如果使用间接测热法,建议在急性期之后逐渐给予等热量喂养,急性期早期给予低热量喂养(不超过 EE 的 70%),建议在第 3 天后给予 EE 的 80%~100%。多项研究显示使用间接测热法指导能量供给,能够改善 60 天生存率,降低医院获得性感染的发生率。如果使用预测方程来估计能量需求,在 ICU 入住的第 1 周,低热量营养(低于 70% 的估计需求)优于等热量营养,能够降低住院期间病死率。

在入住 ICU 的第 1 周内,对不能耐受全剂量肠内营养的患者,应根据具体情况来权衡启动肠外的安全性和益处。建议在入住 ICU 3 天后,当肠内营养提供的能量低于能量需求的 60% 时(推荐使用间接测热法估测能量需求),应启动补充性肠外营养,以达到最大 100% 的能量需求;而在最大化改善肠内营养耐受性的所有策略尝试前不应启动肠外营养。在临床实践中,肠内营养有时难以达到目标热量及蛋白摄入量,鉴于多项研究证实负能量平衡对机体产生多种有害影响,所以毫无疑问应给予补充性肠外营养以满足能量及蛋白质需要量,然而最佳干预时间仍存在争议,目前根据一些研究推荐在 4~7 天时给予。

(五)营养支持的成分选择

建议危重患者蛋白质摄入量为每天 1.3g/kg,可逐步达到该目标。肌肉是人体最大的蛋白质池,危重状态会出现显著的蛋白质分解和肌肉萎缩,从而导致 ICU 获得性衰弱,老年患者和危重患者需要更高的蛋白质摄入同时进行康复训练以克服这一损失。危重患者的能量供给和蛋白质供给并不平行,太多的能量摄入会导致过度喂养,但增加蛋白质摄入对危重患者却是有益的。但是在临床实际操作中,危重患者的蛋白质供给常常是不足的。同时需要注意的是,100g 蛋白质只能水解产生 83g 氨基酸。众多观察性研究显示增加蛋白质摄入能够改善 ICU 患者的生存和预后且与蛋白质摄入呈剂量相关性。然而多项 RCT 却未得出预期的结论,有研究显示增加蛋白质摄入仅仅改善了肌酐清除率,另有一项比较 0.8g/kg 和 1.2g/kg 肠外氨基酸摄入的研究显示后者能够改善患者疲劳、前臂肌肉厚度和氮平衡,但并不改善病死率和住院时间。另外,蛋白质的最佳摄入时间也仍不明确,几项回顾性研究显示在 3~5 天给予 ≥1g/(kg·d)的蛋白质能够改善多项预后。

对 ICU 患者给予葡萄糖(肠外营养)或碳水化合物(肠内营养)的量不应超过 5mg/(kg·min)。静脉输注脂质乳剂常规作为肠外营养的一部分。静脉注射脂肪乳(包括非营养性脂质)不应超过 1.5g/(kg·d),并应考虑个体的耐受性。超量输注会造成浪费、蓄积甚至产生毒性。碳水化合物是产生能量的优良底物,但是在重症状态下,胰岛素抵抗以及应激继发的高血糖较为常见。既往的指南提出每天摄入 150g 碳水化合物是安全的,这主要基于脑(100~120g/d)、红细胞、免疫细胞、肾髓质和眼睛的透明组织等均依赖葡萄糖供能,但尚无最佳推荐剂量。需要指出的是,与基于脂质的能量供应相比,基于葡萄糖的能量供应与高血糖、二氧化碳生成增多、脂肪生成增多、胰岛素需求增加有关,且在节约蛋白质方面并无优势。对患有 2 型糖尿病的患者使用特殊的肠内配方似乎可以改善血糖曲线,并可能对临床结局和卫生经济产生影响。脂肪也是重要的能量来源,目前最佳的糖/脂肪比例尚不明确,可应用临床监测能够得到最佳氮平衡作为目标。鉴于两种营养素分别对血糖、血脂及肝功能有影响,使用过程中需密切监测。推荐中链脂肪酸、n-9 单不饱和脂肪酸和 n-3 多不饱和脂肪酸的混合物作为脂肪酸来源。需要额外注意的是,丙泊酚也是一种脂肪酸来源,如危重症患者使用该药物需计入脂肪摄入量。

对于体表面积烧伤大于 20% 的患者,应在开始使用肠内营养时给予额外的谷氨酰胺[Gln, 0.3~0.5g/(kg·d)]10~15 天治疗。在严重创伤患者中,建议在开始的 5 天内额外给予肠内营养 Gln[0.2~0.3g/(kg·d)]治疗,如果伤口情况复杂,给药可以延长 10~15 天。除了烧伤和严重创伤的患者,其他 ICU 患者不需要额外给予 Gln。作为快速增殖细胞的代谢燃料,Gln 能够减少烧伤患者感染相关并发症和病死率,减少创伤患者伤口愈合时间。然而对于其他危重 ICU 患者,尤其是合并肝和肾功能衰竭者,肠外 Gln 会增加病死率,不推荐常规给予。在连续性肾脏替代治疗期间,观察到约 1.2g/d 的 Gln 损失,这些患者有可能是肠内补充 Gln 的适宜人群。

不推荐大剂量弹丸式给予富含 ω-3 脂肪酸的肠内营养。可以给予营养剂量范围内富含 ω-3 脂肪酸的肠内营养,富含大剂量 ω-3 脂肪酸的肠内营养不作常规推荐。

微量营养素,即微量元素和维生素,通常共同发挥多种功能,对碳水化合物、蛋白质和脂类的代谢、免疫和抗氧化防御、内分泌功能以及 DNA 合成、基因修复和细胞信号转导至关重要。临床营养治疗中,建议肠外营养应每天给予微量营养素。由于稳定性的原因,市售肠外营养制剂通常不含微量营养素,故推荐肠外营养患者每日补充相关营养素。在炎症反应过程中,一些微量营养素出现难以解释的严重缺乏,提示其可能成为脓毒症的重要生物标志物。同时,建议在慢性和急性缺乏的情况下补充微量营养素。连续两周以上的肾脏替代治疗是急性微量营养素缺乏的一个新原因,尤其是严重的铜缺乏可能与此类患者危及生命的并发症有关。

没有缺乏证据时不推荐给予高剂量抗氧化剂(铜、硒、锌、维生素 E 和 C)。推荐给予"安全剂量"的抗氧化微量营养素组合(即低于 5 倍膳食参考摄入量),研究证实其可降低感染并发症和病死率。

血浆维生素 D 水平较低(25-羟基维生素 D<12.5ng/ml 或 50nmol/L)的危重患者,可以补充维生素 D_3。重症患者维生素 D 缺乏较为常见,与病死率高、住院时间长、脓毒症发生率高和机械通气时间长等不良事件相关。可在入院后 1 周内单次服用高剂量维生素 D_3(500 000IU)。

(六)总结

营养支持治疗能够维持胃肠道黏膜的完整性,减少感染性并发症,缩短住院时间,改善患者的预后,是危重症患者的重要治疗措施之一,也是近年来研究的焦点。近年来,随着研究的不断深入,对危重症患者代谢改变及病理生理变化认识的进一步提高,临床"营养支持"向"营养支持治疗"观念的转变,表明了现代营养支持更关注重症患者应激后代谢改变的调理与治疗,因此对危重症患者进行营养治疗的同时还需要考虑患者对营养的实际需求。对于危重症患者来说,不适当的营养支持常常会加重器官功能损害,增加感染性并发症,因此重症患者需要科学、合理地营养支持。

二、心理状态

ICU 是集中收治急危重症患者的场所,大部分患者为昏迷、嗜睡或者昏睡,也有一小部分虽病情危重但意识清醒,这类患者需要的不仅仅是疾病上的护理,更多的是需要心理护理。

(一)心理状态评估

1. 心理评定

(1)自评量表:抑郁自评量表(self-rating depression scale, SDS)、焦虑自评量表(self-rating anxiety scale, SAS)、医院焦虑抑郁量表(hospital anxiety and depression scale, HADS)、贝克忧郁量表(Beck depression inventory, BDI)。

(2)他评量表:汉密尔顿焦虑量表(Hamilton anxiety scale, HAMA)、汉密尔顿抑郁量表(Hamilton depression scale, HAMD）。

2. 睡眠评定

（1）主观评定工具：睡眠日记。

（2）量表评估：常用量表包括匹兹堡睡眠质量指数（Pittsburgh sleep quality index, PSQI）、睡眠障碍评定量表（sleep dysfunction rating scale, SDRS）、失眠严重程度指数（insomnia severity index, ISI）、艾普沃斯嗜睡量表（Epworth sleepiness scale, ESS）等。

（3）客观评定工具：①多导睡眠图（polysomnography, PSG）是评价睡眠相关呼吸障碍的"金标准"，有助于心肺疾病的诊断和评价康复疗效；②多次睡眠潜伏时间试验（multiple sleep latency test, MSLT）可客观评定患者日间觉醒程度和嗜睡倾向；③体动记录检查可评估昼夜节律失调性睡眠-觉醒障碍。

（二）康复管理

1. 支持性心理治疗 从患者的病情和心理状态出发，用理解、同情、共情等方法，与患者及其家属形成同盟，针对患者的心理和情绪问题寻找解决方法，提高患者自尊和自信减轻焦虑改善症状。

2. 生物反馈放松训练 利用生物反馈治疗仪帮助患者有意识地控制全身不同部位的肌肉由紧张到松弛的过程，1次/d，15~25min/次。

3. 认知行为疗法 由心理治疗师帮助患者认识产生痛苦的原因，有针对性地改变错误认知，打破思维恶性循环，按照医生的指导配合治疗。由治疗师采用强化疗法或系统脱敏疗法帮助患者矫正异常行为，建立新的反射模式。

4. 音乐治疗 针对重症呼吸疾病患者，通过音乐媒介给予运动音乐呼吸训练、音乐引导想象等，达到改善情绪、增强肺和免疫功能、调节自主神经、缓解疼痛。康复常用音乐治疗方法：①乐器法，是通过在以乐器作为主导的活动进行过程中，达到驱动各项能力的目的；②歌曲法，歌曲聆听，歌曲讨论，歌曲矫正；③音乐聆听想象法，分为自发性想象与引导性联想；④音乐运动法，利用乐器可以进行手功能训练，利用音乐的时空特性训练患者定向力。

（三）总结

总之，心理护理是护理工作中不可或缺的一部分，根据患者不同的心理特点，给予不同的心理支持、疏导及疾病宣教建立良好的护患关系，提高护士的职业素质，创造舒适的病室环境，增进患者对医护的信任，它对疾病的转归起着非常重要的作用。

三、气道管理

从呼吸系统疾病（如慢性阻塞性肺疾病、支气管扩张、囊性纤维化）到神经肌肉疾病（如肌萎缩侧索硬化），再到接受胸腹部手术的患者，支气管分泌物的管理是各种医疗疾病中遇到的主要问题之一。气道廓清技术（airway clearance technique, ACT）指的是用于消除过量分泌物的各种不同策略。目的是减少由于分泌物占据呼吸道管腔而引起的呼吸道阻塞，从而预防呼吸道感染，重新扩大肺的塌陷区域，进而改善气体交换和减少炎症反应。

（一）气道廓清技术

1. 体位引流（postural drainage, PD） 体位引流是最早使用的技术之一。这项技术利用重力来帮助黏液从周围滑向中央呼吸道，在中央呼吸道，随着咳嗽、用力呼气或支气管抽吸，黏液可以被移除。同时使用间歇正压通气或无创呼吸机可能有助于克服呼吸困难的感觉，同时呼气正压疗法对分泌物管理有额外的好处。

2. 手动技术 这些技术包括使用手对患者的胸部施加一定的力。

（1）叩拍：一种有节奏的快而轻的击打，用杯状的手在患者的背部进行。该项技术应用于患者在潮气量呼吸时（呼气期间）的特定节段。触觉强度应基于患者的反馈（不得造成不适）。使用的频率必须在4.6~8.5Hz之间。

（2）振动：在整个呼气阶段,应用精细的振荡运动结合对胸壁的压缩。治疗师使用的力量必须足以压缩胸腔并增加呼气流量,但同时不能给患者造成不适。有一些证据表明,这些手动技术对分泌物的清除具有生理作用。间歇性正压力施加在胸壁上,然后由于气流的振荡和呼气流量的增加,压力被传递到呼吸道,即上述 3 种生理机制中的两种组合（如体位引流加叩拍、体位引流加振动）,应该有助于清除呼吸道。

PD 和叩拍或振动的组合对于其他疏通技术与清除策略同样有用,手动技术对于喜欢这些技术的患者或在治疗中无法合作的患者（有神经肌肉无力、认知问题、昏迷、强烈镇静、太年轻等）是有用的。因为是人工技术,需由操作员（物理治疗师或护理员）实施。然而,如果使用自我管理的技术,患者对治疗的依从性会更高。

3. 呼吸技术

（1）主动呼吸循环技术（active cycle of breathing techniques, ACBT）：不需要使用特定的设备,因此许多患者倾向于首先使用该策略,也被称为主动呼吸周期,由 3 个不同的呼吸周期依次执行——呼吸控制（breathing control, BC）、胸廓扩张运动（thoracic expansion exercises, TEE）和用力呼气技术（forced expiration technique, FET）。呼吸控制包括潮气量的呼吸,使用腹式呼吸模式,按照患者自己的频率和呼吸量。可以从疲劳、减饱和、支气管痉挛迹象和可能发生的呼吸困难中恢复过来,这些可能发生在周期中最活跃的部分。TEE 包括 3~4 个呼吸动作,特征是通过鼻子缓慢地深吸气（比潮气量大）,在吸气结束时停顿约 3s,然后被动呼气。这种深吸气应该有利于侧支通风,然后空气通过支气管间 Martin 通道、支气管肺泡间 Lambert 通道和肺泡间 Kohn 孔流动。通过这种方式,将空气带到分泌物远端,然后扩大被堵塞的区域。最后,必须进行 FET,它由 1~2 次强制呼气和潮气量呼吸动作组成。当快速呼气和呼气肌肉用力收缩相结合,可产生更高的呼气流速,此时这项训练最有效,从而最大限度地减少呼吸道的塌陷。ACBT 通常在垂直位置使用更有效,但实际上可以与其他设备、其他位置,或与手动技术（叩拍或振动）相结合。

（2）自主引流（AD）：另一种不需要特殊设备的清除策略。分为 3 个阶段"解黏""聚集""移动"。每个阶段由一系列呼吸动作组成,其中动员了一定的肺活量（"移动"阶段动员的肺活量将大于"聚集"阶段动员的肺活量,而"聚集"阶段动员的肺活量又大于"解黏"阶段动员的肺活量）。通过呼出的气流产生剪切力,进入不同的肺泡组织,将减少黏液的粘连,将分泌物从支气管壁分离,并将它们从周围呼吸道输送到近端。必须强调的是,在技术层面上,这一策略的执行非常复杂,因此对一些患者来说可能很困难。

（3）呼气正压：呼气正压（positive expiratory pressure, PEP）疗法包括呼气以对抗目标阈值的气流或阻力,以便在整个呼气期在呼吸道内产生正压。这种疗法背后的原理是,在吸气期间,促进空气通过间隙流进被分泌物阻塞的气道,导致分泌物后面积累更多的空气。这应该会在障碍物上产生一个压力梯度,将有利于向心方向移动。此外,在呼气期间,所产生的正压防止外周气道的过早塌陷。PEP 疗法临床上使用最多的是低压型（也称为"低 PEP"）。包括在口腔中保持相对较低的呼气压力,为 10~20cmH$_2$O。当吸气量略大于潮气量时,需要吸气,并在吸气结束时暂停,然后略微主动呼气以对抗阻力。

PEP 疗法的一种变体是高压 PEP,在临床实践中使用的频率要低得多,主要适用于在强制呼气期间有呼吸道不稳定的患者。压力范围从 40~120cmH$_2$O,从而允许执行用力呼气技术（FET）。在 FET 中应用 PEP 是为了避免操作过程中呼吸道过早塌陷,从而允许患者呼出比他/她平时用力肺活量（FVC）更大的容量。市场上有许多不同的设备设计用于提供 PEP 治疗。有些人将 PEP 与气流的高频振荡相结合,在这种情况下,治疗被定义为振荡呼气正压（oscillatory positive expiratory pressure, OPEP）。常见的有 Flutter、Acapella、RC-Cornet、肺笛和 PEP 瓶子。所有这些设备的特点都是呼吸抵抗呼气间歇阻力,以诱导不同频率的振荡（取决于设备或用途）这些振荡在呼气周期中传递到呼吸道。PEP 组件鼓励分泌物后面的空气流动,而振荡引起支气管壁内的振动以将分泌物移动到管腔内,并且呼气流的反复加速促进了分泌物从外围气道到中央气道的移动。

4. 机械设备

（1）机械吸入-呼出设备（mechanical insufflation-exsufflation, MI-E）：是一种在支气管树内产生气流变化以替代咳嗽的装置。主要用于患有神经肌肉病变或呼吸肌乏力,咳嗽无效或无效的患者。无效的咳嗽会导致分泌物滞留、慢性炎症和感染、增加呼吸道阻力、肺顺应性下降和呼吸衰竭。MI-E 可以增加咳嗽峰值流量（peak cough flow, PCF），从而增强咳嗽的有效性，特别是神经肌肉疾病的患者。迪谢内肌营养不良患者，即使一次治疗也会使呼吸困难的短暂减轻。

（2）肺内叩击通气（intrapulmonary percussive ventilation, IPV）：是由 Forrest Bird 于 1979 年开发的一种冲击式肺内通气机，由高压回流发生器和用于止流的阀门组成。患者正常呼吸时，该设备会输送高频高速的微小气流（每分钟 50~550 次），从而在肺部产生内部振动（或冲击）。同时还可以为神经肌肉疾病和慢阻肺病患者提供呼吸支持。

（3）高频胸壁振荡（high frequency chest wall oscillation, HFCWO）：使用充气背心连接到压缩机，通过背心的快速充气和放气产生 5~25Hz 的振荡，这些振荡通过胸壁传递到整个支气管树，增加气流和黏液之间的相互作用，从而增加切削力，降低分泌物的黏弹性，同时还能改善纤毛活动。

（二）疗效评价

1. 分泌物量与黏稠程度的变化　不同疾病痰液量有很大差异，国内常用如下方法衡量：轻度为 <10ml/d，中度为 10~150ml/d，重度为 >150ml/d。痰液黏稠度分度常规分为 3 度：1 度为痰液如米汤或泡沫样，吸痰管内壁上无痰液滞留；2 度为痰的外观较黏稠，吸痰后有少量痰液在内壁滞留，但容易被水冲净；3 度为痰的外观明显黏稠，吸痰管内壁上常滞留大量痰液且不易被水冲净。这种分度往往比较主观。

2. 咳嗽强度评估

（1）咳嗽峰值流量（PCF）或呼气流量峰值（peak expiratory flow, PEF）：可以使用便携式肺活量计、呼气流量峰值计、呼吸机来评估 PCF 或 PEF，其已证实在健康志愿者、神经系统疾病和机械通气患者中具有很好的评价效果。若普通机械通气患者 PCF<60L/min，神经肌肉疾病的机械通气患者 PCF<160L/min，提示可能撤机失败。

（2）肺功能指标：以用力肺活量（forced vital capacity, FVC）、肺活量（vital capacity, VC）、FEV_1/FVC 等肺功能指标的变化来评价治疗前后的变化，FVC 小于 1/3 预计肺活量预示着患者肺膨胀受限，可为预示患者气道廓清能力的下降提供参考。

（3）压力指标：有研究发现最大吸气压（maximal inspiratory pressure, MIP）临界值为 47cmH$_2$O，最大呼气压（maximal expiratory pressure, MEP）临界值为 40cmH$_2$O，可作为气道廓清障碍的指标，但具有相当大的个体差异。

（4）咳嗽强度评分（cough strength score, CSS）：插管患者利用咳嗽强度评分（0~5 分）评估咳嗽能力和预测患者再插管风险。0 分为指令不咳嗽；1 分为指令下听到气管插管内空气运动，但不可闻咳嗽；2 分为弱（勉强）可闻咳嗽；3 分为可闻咳嗽；4 分为可闻强咳嗽；5 分为多次连续强咳嗽。

（5）其他指标：利用肌电图，尤其腹壁肌电图，肌电的峰值和斜率、咳嗽强度评价气道廓清能力。或者通过测量食管压力、胃内压、中心静脉压、膀胱压和直肠压动态评估咳嗽强度。还可用光电体积描记法测量胸壁和上腹壁运动、超声评估膈肌运动。

总之，气道廓清技术包含种类繁多的评估和操作技术，临床上宜根据对患者的精准评估和判断，结合对具体技术的掌握情况，合适选择、规范应用。

小结

危重症患者病情危重，病程变化较快，如在进行救治过程中，使用了大量的抗生素、激素、镇静肌松药物等，会导致患者出现 ICU-AW、机械通气相关膈肌功能障碍及谵妄等，使患者机械通气时间延长，医源性死亡率增加等风险，因此需要对危重症患者进行严密的监测，以期获得最佳治疗效果。

（解立新　赵　瑛）

参考文献

［1］KOTFIS K, VAN DIEM-ZAAL I, WILLIAMS ROBERSON S, et al. The future of intensive care：delirium should no longer be an issue［J］. Critical Care Medicine, 2022, 26（1）: 200.

［2］MALTAIS F, LEBLANC P, SIMARD C, et al. Skeletal muscle adaptation to endurance training in patients with chronic obstructive pulmonary disease［J］. American Journal of Respiratory and Critical Care Medicine, 1996, 154（2 Pt 1）: 442-447.

［3］O'DONNELL D E, MCGUIRE M, SAMIS L, et al. The impact of exercise reconditioning on breathlessness in severe airflow limitation［J］. American Journal of Respiratory and Critical Care Medicine, 1995, 152（6 Pt 1）: 2005-2013.

［4］CHEUNG A M, TANSEY C M, TOMLINSON G, et al. Two-year outcomes, health care use, and costs of survivors of acute respiratory distress syndrome［J］. American Journal of Respiratory and Critical Care Medicine, 2006, 174（5）: 538-544.

［5］CONNOLLY B, SALISBURY L, O'NEILL B, et al. Exercise rehabilitation following intensive care unit discharge for recovery from critical illness［J］. Cochrane Database of Systematic Reviews, 2015, 2015（6）: CD008632.

［6］HODGSON C L, BAILEY M, BELLOMO R, et al. A binational multicenter pilot feasibility randomized controlled trial of early goal-directed mobilization in the ICU［J］. Critical Care Medicine, 2016, 44（6）: 1145-1152.

［7］KAYAMBU G, BOOTS R, PARATZ J. Early physical rehabilitation in intensive care patients with sepsis syndromes：a pilot randomised controlled trial［J］. Intensive Care Medicine, 2015, 41（5）: 865-874.

［8］WAGECK B, NUNES G S, SILVA F L, et al. Application and effects of neuromuscular electrical stimulation in critically ill patients：systematic review［J］. Medicina Intensiva, 2014, 38（7）: 444-454.

［9］SCHWEICKERT W D, POHLMAN M C, POHLMAN A S, et al. Early physical and occupational therapy in mechanically ventilated, critically ill patients：a randomised controlled trial［J］. Lancet, 2009, 373（9678）: 1874-1882.

［10］MORANDI A, BRUMMEL N E, ELY E W. Sedation, delirium and mechanical ventilation：The 'ABCDE' approach［J］. Current Opinion in Critical Care, 2011, 17（1）: 43-49.

［11］VASILEVSKIS E E, ELY E W, SPEROFF T, et al. Reducing iatrogenic risks：ICU acquired delirium and weakness-Crossing the quality chasm［J］. Chest, 2010, 138（5）: 1224-1233.

［12］BALAS M C, VASILEVSKIS E E, BURKE W J, et al. Critical care nurses' role in implementing the "ABCDE bundle" into practice［J］. Crit Care Nurse, 2012, 32（2）: 35-48.

［13］BARR J, FRASER G L, PUNTILLO K, et al. Clinical practice guidelines for the management of pain, agitation and delirium in adult patients in the intensive care unit［J］. Critical Care Medicine, 2013, 41（1）: 263-306.

［14］BALAS M C, VASILEVSKIS E E, OLSEN K M, et al. Effectiveness and safety of the awakening and breathing coordination, delirium monitoring/management, and early exercise/mobility（ABCDE）bundle［J］. Critical Care Medicine, 2014, 42（5）: 1024-1036.

第二章
危重症早期康复

本章的学习目标：
- 掌握危重症早期康复团队组成及职责
- 掌握危重症早期康复的适应证和禁忌证
- 熟悉危重症早期康复技术

第一节　危重症早期康复团队

采取"多学科协作临床康复一体化"康复模式，形成重症医学科医师或呼吸科医师、康复医师、物理治疗师、作业治疗师、言语治疗师、康复护士、临床营养师、心理医师、社会工作者、行为治疗师、文娱治疗师等多学科专业人员组成的康复医疗团队（图 9-2-1-1）。

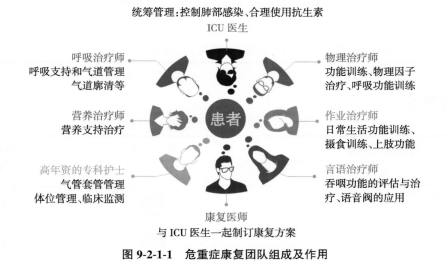

图 9-2-1-1　危重症康复团队组成及作用

第二节　适应证和禁忌证

首先应对患者进行全面的病情评估，符合下列情况即可考虑行康复治疗：①心血管及呼吸功能稳定的情况下，可立即开始。②入 ICU 24~48 小时后，符合以下标准：40 次 /min< 心率 <120 次 /min；90mmHg≤收缩压≤180mmHg，和 / 或舒张压≤110mmHg，65mmHg≤平均动脉压≤110mmHg；呼吸频率≤25 次 /min；血氧饱和度≥90%，机械通气吸入氧浓度（FiO_2）≤60%，呼气末正压（PEEP）≤10cmH_2O；使用小剂量血管活性药物支持（表 9-2-2-1），多巴胺≤10μg/（kg·min）或去甲肾上腺素 / 肾上腺素

≤0.1μg/（kg·min），即可实施康复介入。③生命体征稳定的患者（表 9-2-2-2），可逐渐过渡到每天选择适当时间做离床、坐位、站位、躯干控制、移动活动、耐力训练及适宜的物理治疗等。在实施康复治疗前要常规彩超筛查患者是否有深静脉血栓形成。

表 9-2-2-1　血管活性药物剂量　　　　　　　　　　　剂量单位：μg/（kg·min）

多巴胺	<3	3~10	>10
多巴酚丁胺	<3	3~10	>10
肾上腺	<0.05	0.05~0.2	>0.2
去甲肾上腺	<0.05	0.05~0.2	>0.2
血管加压素	0.01	0.02~0.03	0.04
钙增敏剂（左西孟旦）	0.05	0.1	0.2
米力农	<0.15	0.15~0.5	0.5
支持水平	低	中	高

表 9-2-2-2　颜色编码定义

颜色编码	定义
●	发生不良事件风险低。按照各 ICU 的方案和规程正常进行
△	发生不良事件的潜在风险和后果严重程度高于绿色，但活动带来的潜在获益超过风险，每次活动必须明确注意事项或禁忌证，如果开始活动，需要提醒注意循序渐进并提高警惕
⬡	发生不良事件的潜在风险较高或后果较严重，除非经治医生与高年资物理治疗及高年资护理人员共同协商后专门授权，否则应当避免主动活动

一、呼吸系统

呼吸系统问题	床上活动	床旁活动
插管		
气管插管	●	●
气管切开	●	●
呼吸参数		
吸氧浓度≤60%	●	●
吸氧浓度>60%	△	△
经皮动脉血氧饱和度≥90%	●	●
经皮氧饱和度<90%	△	⬡

续表

呼吸系统问题	床上活动	床旁活动
呼吸频率≤30 次 /min	●（圆形）	●（圆形）
呼吸频率 >30 次 /min	▲（三角形）	▲（三角形）
通气模式		
高频振荡通气模式	▲（三角形）	⬡（六边形）
呼气末正压≤10cmH_2O	●（圆形）	●（圆形）
呼气末正压 >10cmH_2O	▲（三角形）	▲（三角形）
人机不同步	▲（三角形）	▲（三角形）
抢救性治疗		
一氧化氮	▲（三角形）	▲（三角形）
前列环素	▲（三角形）	▲（三角形）
俯卧位通气	●（圆形）	⬡（六边形）

二、循环系统

心血管系统问题	床上活动	床旁活动
血压		
因高血压急症接受静脉降压治疗	⬡（六边形）	⬡（六边形）
平均动脉压：低于目标范围并引起症状	▲（三角形）	⬡（六边形）
给予支持治疗（血管活性药和 / 或机械辅助装置）后仍低于目标范围	▲（三角形）	⬡（六边形）
未接受支持或低水平支持条件下高于目标范围低限	●（圆形）	●（圆形）
中等水平支持条件下高于目标范围低限	▲（三角形）	▲（三角形）
高水平支持条件下高于目标范围低限	▲（三角形）	⬡（六边形）
已知或怀疑重度肺动脉高压	▲（三角形）	▲（三角形）

续表

心血管系统问题	床上活动	床旁活动
心律失常		
心动过缓：需要药物治疗（如异丙肾上腺素）或等待急诊放置起搏器	⬡	⬡
不需要药物治疗且不需要等待急诊放置起搏器	△	△
经静脉或心外膜起搏器：起搏心律	△	⬡
稳定自主心律	●	●
任何稳定的快速性心律失常		
心室率 >150 次/min	△	⬡
心室率 120~150 次/min	△	△
任何快速性心律失常且心室率 <120 次/min	●	●
辅助装置		
经股动脉 IABP	●	⬡
ECMO：经股/锁骨下（非单根上下腔双腔导管）	●	⬡
经中心静脉置入单根上下腔双腔导管	●	△
心室辅助装置	●	●
肺动脉导管或其他连续心输出量监测设备	●	△

三、神经系统

神经系统问题	床上活动	床旁活动
意识水平		
患者嗜睡、安静或焦虑（如 RASS 评分 –1~+1）	●	●
患者轻度镇静或躁动（如 RASS 评分 –2 或 +2）	△	△
患者昏睡或深度镇静（如 RASS 评分 <–2）	△	⬡
患者非常躁动或有攻击性（如 RASS 评分 >+2）	⬡	⬡

续表

神经系统问题	床上活动	床旁活动
谵妄		
谵妄工具（如 CAM-ICU）阴性	●	●
谵妄工具阳性且能够简单遵嘱	●	△
谵妄工具阳性且不能遵嘱	△	△
颅内压		
因颅内高压，颅内压未在理想范围内而需要积极干预	⬡	⬡
颅内压监测而无需积极干预	●	△
其他神经系统问题		
部分颅骨切除术	●	△
开放腰大池引流（未夹闭）	●	⬡
帽状腱膜下引流	●	△
脊髓保护（清创或固定前）	⬡	⬡
急性脊髓损伤	●	△
蛛网膜下腔出血伴未钳夹的动脉瘤	●	△
动脉瘤钳夹术后血管痉挛	●	△
未控制的癫痫发作	⬡	⬡

四、医疗、外科手术和其他的安全考虑事项

其他问题	床上活动	床旁活动
外科		
不稳定/未稳定的大骨折：骨盆、脊柱、下肢长骨	△	⬡
大型外科开放伤口：胸部/纵隔、腹部	●	⬡

续表

其他问题	床上活动	床旁活动
内科		
已知未控制的活动性出血	⬢	⬢
怀疑活动性出血或出血风险增加	●	△
患者发热虽经积极物理和药物降温治疗体温仍高于可接受上限	△	△
主动亚体温治疗	△	△
其他问题		
ICU 获得性衰弱	●	●
连续性肾脏替代治疗（包括股静脉透析导管）	●	●
股静脉和股动脉导管	●	●
股动脉鞘管	△	⬢
所有其他引流管或连接装置，例如鼻胃管、中心静脉导管、胸膜腔引流管、伤口引流管、肋间导管和导尿管	●	●

第三节　重症康复的总体策略及方案

一、ABCDEFGHI 集束化策略

自 2008 年，专家学者便开始了呼吸危重症康复的探寻之路，提出较为完善的呼吸危重症康复的渐进式方案，分为 0~5 级，共 6 个等级，包含体位管理、气道管理、理疗措施、呼吸肌训练、肢体功能训练、日常生活活动能力训练等内容，以患者评估结果为依据，选择适合的等级及康复方案，并逐渐增加训练强度。此方案是第一次提出的流程化呼吸危重症康复策略，在临床应用中也取得了明显的效益，但评估内容及方案制订并不完善，对于患者认知状态、营养、心理等方面均未涉及，属于探索阶段。

随着重症康复受到越来越多医务工作者的关注，2013 年，重症监护医学协会和 PAD 指南发布了关于重症患者疼痛、镇静和谵妄的管理策略，渐渐形成了目前国际较为公认的呼吸危重症康复的管理策略——ABCDEF 集束化策略。具体内容包括：A- 疼痛的评估、预防和管理；B- 自主觉醒试验（spontaneous awakening trial，SAT）和自主呼吸试验（spontaneous breathing trial，SBT）；C- 镇痛和镇静的选择；D- 谵妄的评估和管理；E- 早期的活动和运动；F- 家庭的参与和授权。这是一组基于证据的实践，可靠地执行这个策略可以改善患者的预后，并已在多数 ICU 中得到广泛开展和实施。每个组成部分都实现了重症监护病房以保证患者安全和患者为中心的目标，将患者作为一个整体，实施个体化的重症康复

策略,也是目前较为全面完善的标准流程。

2018 年,中国康复医学会重症康复专业委员会呼吸重症康复学组联合中国老年保健医学研究会老龄健康服务于标准化分会发布了《中国呼吸重症康复治疗技术专家共识》,将呼吸危重症康复分为早期、极期、恢复期 3 个时期,阐述了从发病早期到在 ICU 中的急性期,最后过渡至拔管后的稳定期的康复评估和治疗策略,更强调了一级康复预防的观念,即在功能障碍出现之前介入康复,减少功能障碍的发生,以及在问题出现后的解决方案,全面地总结了呼吸危重症康复的各种技术和方法。

目前较为公认的重症康复总体策略为新版 ABCDEFGHI 集束化管理策略。近些年不断完善,尤其在人文关怀方面,提出了 ABCDEFGHI 个体化康复管理策略。个体化康复策略通过量化评估、个体化实施,最大程度降低患者出现认知障碍的危险性。由于个体化康复是个系统工程,需要重症康复专业团队在对患者进行安全性评估的基础上,依据集束化康复策略实施,制订康复目标,进行个体化康复。

ABCDEFGHI 集束化策略:即 A- 疼痛的评估、预防和管理;B- 自主觉醒试验(SAT)和自主呼吸试验(SBT);C- 镇痛和镇静的选择;D- 谵妄的评估和管理;E- 早期的活动和运动;F- 家庭的参与和授权;G- 观察患者的需求;H- 家庭化和个体化的全面护理;I- 重新定义 ICU 的设计。

(一)A- 疼痛的评估、预防和管理

2013 年 PAD(疼痛、躁动、谵妄)指南明确指出,疼痛、躁动以及谵妄三者之间是存在明确相关性的,因此新版策略加入对患者疼痛的评估以及管理一项。由于 ICU 患者的特殊性(行机械通气),可采用重症监护疼痛观察工具(Critical-Care Pain Observation Tool, CPOT)或者行为疼痛量表(Behavior Pain Scale, BPS)对 ICU 患者从面部表情、肢体运动、呼吸机配合度以及肌肉紧张度等方面评估患者疼痛水平,据此调节镇痛药物使用种类及剂量,以预防躁动、谵妄的发生。

(二)B- 自主觉醒试验(SAT)和自主呼吸试验(SBT)

自主觉醒试验(SAT)和自主呼吸试验(SBT)是需要由医护团队合作执行。提倡每日根据患者生物节律每日清晨对患者实施唤醒,在保证 SAT 安全性的前提下,进一步执行 SBT。

(三)C- 镇痛和镇静的选择

镇静深度的控制:为机械通气患者进行镇静治疗的初衷是为了增加患者对呼吸机的耐受性,防止焦虑和躁动,因此提出了浅镇静理念,即 RASS 评分 >–2 分。但在工作中镇静深度要考虑到患者的实际需要。

镇静药物的选择:2013 年 PAD 指南已明确指明,苯二氮䓬类药物会增加谵妄发生率,对于存在谵妄风险的患者应避免使用,而右美托咪定可能会对预防谵妄的发生有意义,谵妄的治疗也有一定效果,推荐 ICU 镇静应首选非苯二氮䓬类药物。

(四)D- 谵妄的评估和管理

对患者每日进行谵妄评估,在 RASS 评分出现波动时进行谵妄的随时监测,是谵妄管理的一项重要措施。

(五)E- 早期的活动和运动

早期活动可缩短患者住院时间。早期被动运动与早期主动运动包括有床上坐起,站在或坐在床边以及床旁活动。

(六)F- 家庭的参与和授权

来自家庭的支持可帮助患者有效应对 ICU 中陌生的环境,促进患者定向力的恢复,可适当增加家属陪伴时间。

(七)G- 观察患者的需求

观察患者对整体和个性化护理的个人需求、偏好和习惯,依据患者需求制订个体化方案(音乐疗法、颜色、气味)。

（八）H-家庭化和个体化的全面护理

在 ICU 内为患者提供熟悉的、安全的环境,包括提供昼夜变化和足够的睡眠生理节律。

（九）I-重新定义 ICU 的设计

重新设计 ICU 布局,建立使患者感觉安全、舒适、具有可识别事物的环境,将高科技环境和嘈杂的警报系统与患者住宿分开,如远程、微创监控、自然光、自然环境、VR 辅助设备等。

二、重症患者总体康复活动方案

重症患者总体康复活动方案见表 9-2-3-1,呼吸危重症患者个体化康复流程如图 9-2-3-1。

表 9-2-3-1　重症患者总体康复活动方案

	0 级	1 级	2 级	3 级	4 级	5 级
临床评估	S5Q=0 不能通过基础评估	较少配合 S5Q 为 0~5 能通过基础评估	中等配合 S5Q 为 0~5 能通过基础评估	接近完全配合 S5Q≥4/5 能通过基础评估	完全配合 S5Q=5 能通过基础评估	完全配合 S5Q=5 能通过基础评估
		由于神经系统症状、手术和创伤不允许转移到椅子	因为肥胖、神经系统症状、手术和创伤不允许主动转移到椅子（即便 MRCsum≥36 分）	MRCsum≥36 分 BBS 坐位到站位 =0 分 BBS 站立 =0 分 BBS 坐≥1 分	MRCsum≥48 分 BBS 坐位到站位 ≥0 分 BBS 站立≥0 分 BBS 坐≥2 分	MRCsum≥48 分 BBS 坐位到站位 ≥1 分 BBS 站立≥2 分 BBS 坐≥3 分
康复措施	体位管理 2 小时变换体位	体位管理 2 小时变换体位 斜躺卧位 辅具固定体位	体位管理 2 小时变换体位 辅具固定体位 倚靠床上直立坐位被动地从床转移到椅子	体位管理 2 小时变换体位 被动地从床转移到椅子 坐于床边 辅助下站立（≥2 人）	体位管理 主动床椅转移 坐于床边 辅助下站立（≥1 人）	体位管理 主动床椅转移 坐于床边 辅助下站立
	物理治疗 不能进行治疗	物理治疗 被动 / 主动关节活动 被动 / 主动床上的踏车 神经肌肉电刺激	物理治疗 被动 / 主动关节活动 上下肢的抗阻训练 被动 / 主动上肢和 / 或下肢床上或坐位踏车 神经肌肉电刺激	物理治疗 被动 / 主动关节活动 上下肢的抗阻训练 主动上肢和 / 或下肢床上或坐位踏车 神经肌肉电刺激 ADL	物理治疗 被动 / 主动关节活动 上下肢的抗阻训练 主动上肢和 / 或下肢床上或坐位踏车 帮助或助行器下步行 神经肌肉电刺激 ADL	物理治疗 被动 / 主动关节活动 上下肢的抗阻训练 主动上肢和 / 或下肢坐位踏车 帮助下步行 神经肌肉电刺激 ADL

标准化 5 问题问卷（Standardized Five Questions,S5Q）:睁开眼睛,闭上眼睛;看着我;张开嘴,伸出舌头;摇摇头是和否（或摆手）;我数到五,然后皱眉。

BBS:伯格平衡量表（Berg balance scale）。

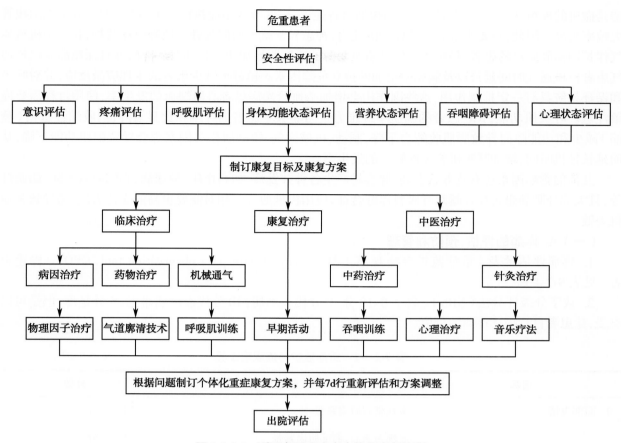

图 9-2-3-1 呼吸危重症患者个体化康复流程

三、小结

在患者疾病急性发作期,我们需要在血流动力学平稳后尽早开展早期重症康复,但康复不是单一的进程,而是对于患者全面的、个体化的、全程的康复,我们应该建立从 ICU → HDU →普通病房→居家康复完整重症康复体系,实现危重症患者的全面一体化管理与治疗,构建重症康复的一体化平台建设,提高重症康复的效果。具体内容详见前面章节。

第四节 危重症早期康复评估

危重症患者早期康复面临的问题多种多样,其中对于机械通气以及体外膜氧合(ECMO)的患者进行康复之前必不可少地要先进行评估。本节将分别介绍带机患者以及 ECMO 患者的早期康复评估方法。

一、带机患者评估

针对机械通气的患者,撤机指征:导致机械通气的病因好转或祛除;氧合指标 $PEEP \leq 5\sim8cmH_2O$,$FiO_2 \leq 0.4\sim0.5$,$PaO_2/FiO_2 \geq 150\sim200mmHg$;血流动力学稳定;患者有自主呼吸能力。但临床中有许多因素影响机械通气的撤离。

如基础疾病,撤机前首先需要治疗原发病,纠正患者呼吸衰竭的原因,改善患者缺氧的状态,稳定患者的血流动力学。意识状态,拔管前患者的精神状态最好为清醒或容易唤醒,但虽然神志清醒或容易唤醒是撤机的理想状态,但神志异常(即格拉斯哥昏迷评分 <8 分或不能执行简单指令)似乎并不提示拔管失败率更高。因此,只要患者有气道保护的能力,神志异常就不妨碍拔管。镇静肌松药物,ICU 中机械通气伴长期镇静肌松的患者,膈肌和其他骨骼肌变薄的速度明显加快,肌力明显下降,并且深镇静是机械通气患者机械通气时间延长以及病死率增加的独立危险因素。镇静可减少患者的生理应激反应,并对呼吸和循环系统具有一定抑制作用,这些副作用会增加心血管疾病患者心肌缺血的发生率,使用过程需要谨慎注意。呼吸肌功能,ICU 患者的膈肌单纤维力量与非 ICU 患者的纤维相比显著降低,收缩性蛋白(萎缩)减少和功能障碍导致膈肌收缩力下降,制动、机械通气、镇静肌松等因素都会导致膈肌功能下降,从而延长带机时间,增加呼吸机相关性肺炎的发生率。

其他的影响因素还有营养状态、肥胖容易产生各种并发症,如高血压、糖尿病、心脑血管疾病、脂肪肝等,且大部分肥胖患者存在睡眠呼吸暂停综合征,应用机械通气时相对需要更高的支持力度,易导致其撤机失败。

(一)A- 疼痛的评估、预防和管理

1. 疼痛评估量表　重症监护疼痛观察工具[(critical-care pain observation tool,CPOT)昏迷患者]见表 9-2-4-1。

2. 数字分级评分法(NRS)　数字 0~10 分,0 分代表不痛,10 分代表疼痛难忍,5 分是疼,但是可以忍受,让患者自行描述疼痛的分值。

表 9-2-4-1　重症监护疼痛观察工具

指标	描述	分数
1. 面部表情	未观察到肌肉紧张	放松:0 分
	表现为皱眉,面部肌肉紧张	紧张:1 分
	出现以上所有表情并双眼紧闭	痛苦貌:2 分
2. 身体运动	安静,无运动(不一定表示无疼痛)	无活动:0 分
	运动慢而小心,触碰或按摩疼痛部位,通过活动吸引注意力	保护性:1 分
	拉扯管道,企图坐起或下床,四肢活动剧烈,不听指令,攻击工作人员	焦躁不安:2 分
3. 四肢肌肉紧张度	被动运动时无阻力	放松:0 分
	被动运动时有阻力	紧张僵硬:1 分
	被动运动时阻力非常大,无法完成动作	非常紧张僵硬:2 分
4. a 人机同步(针对气管插管)	呼吸机无报警,机械通气易	呼吸机耐受:0 分
	呼吸机报警可自动停止	咳嗽但可耐受:1 分
	人机不同步:机械通气中断,呼吸机报警频繁	呼吸机对抗:2 分
4. b 发声(针对无气管插管)	没有声音或说话时音调正常	说话语调正常:0 分
	叹气或呻吟	叹气或呻吟:1 分
	哭泣或呜咽	哭泣或呜咽:2 分
总分		1+2+3+4a+4b

CPOT 评分适用于 ICU 机械通气患者,总分 0~8 分,≥3 分有意义。

（二）B- 自主觉醒试验（SAT）和自主呼吸试验（SBT）

1. 操作前评估

（1）有创机械通气超过 24 小时。

（2）试验前评估（9 条标准）：①原发病得到控制；②氧合状况良好；③血流动力学；④较强的自主呼吸及咳嗽能力；⑤无高热；⑥无明显酸中毒；⑦血红蛋白水平不低于 80g/L；⑧精神状态良好；⑨代谢状态稳定。

2. 操作流程

（1）试验方法选择：①低水平 CPAP，选择 5cmH$_2$O 压力；FiO$_2$ 不变。②低水平压力支持通气（pressure support ventilation，PSV），选择 5~7cmH$_2$O 压力，具体大小根据人工气道的长度及直径决定，FiO$_2$ 不变。③试验持续时间（30 分钟 ~2 小时）：慢阻肺病 2 小时，心衰 30 分钟，ARDS 30 分钟，肺炎 30 分钟。

（2）试验过程评价：①3 分钟试验失败标准，VT<5ml/kg，呼吸频率 >35 次 /min。②在规定的试验时间内，患者满足下列 7 条终止标准中任何 1 条，且持续一段时间（3~5 分钟）则达到试验终止标准，试验失败，反之试验成功。③试验终止标准：肺泡气体交换功能恶化；血流动力学状态恶化；呼吸形式异常；明显精神状态恶化；明显的主观感觉不适；明显发汗；明显呼吸功增加，浅快呼吸指数（RSBI）大于 105。

3. 操作要点 试验结束后立即查血气分析，将呼吸机恢复原模式及参数设置（图 9-2-4-1）。

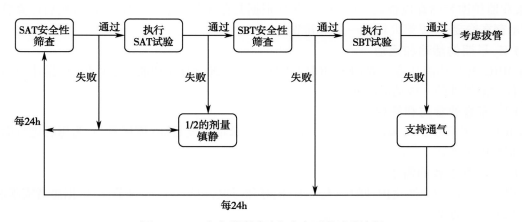

图 9-2-4-1 自主觉醒试验和自主呼吸试验流程

（三）C- 镇痛和镇静的选择

由于各种留置管、机械通气、创伤、疼痛、睡眠剥夺等诸多因素，ICU 患者会出现焦虑、不配合治疗等表现，使得医护工作难以进行，影响疾病的预后。为了缓解患者不适症状，提高治疗效果，镇静镇痛治疗已成为 ICU 患者治疗重要的一部分。Richmond 躁动镇静评分（RASS）见表 9-2-4-2。

表 9-2-4-2 Richmond 躁动镇静评分

Richmond 躁动镇静评分（RASS）	
+4 分	患者有攻击性、有暴力行为
+3 分	患者非常躁动，试着拔出呼吸管、胃管或静脉滴注
+2 分	患者躁动焦虑，身体移动，无法配合呼吸机
+1 分	患者不安焦虑，焦虑紧张但身体只有轻微的移动
0 分	患者清醒平静
−1 分	患者昏昏欲睡，没有完全清醒，但可以保持清醒超过 10 秒
−2 分	患者轻度镇静，无法维持清醒超过 10 秒

续表

Richmond 躁动镇静评分（RASS）	
–3 分	中度镇静,对声音有反应
–4 分	重度镇静,对身体刺激有反应
–5 分	昏迷,对声音及身体刺激都无反应

–2~0 分为浅镇静；–5~–3 分为深度镇静。

（四）D- 谵妄的评估和管理

谵妄是一种意识和注意力的障碍,伴有认知功能的改变或感知障碍,以急性起病和病情反复波动为特征。ICU 谵妄是发生于重症监护病房中的谵妄,是由于 ICU 患者经历的一系列打击所致的一种中枢神经系统的急性功能障碍,在临床上常表现为定向力障碍、注意力不集中、昼夜颠倒、烦躁不安及恐惧。ICU 谵妄可分为缄默型谵妄、兴奋型谵妄以及混合型谵妄 3 种类型。ICU 谵妄对患者造成的危害程度受谵妄持续时间的影响,ICU 谵妄持续时间越长,对患者造成的危害程度越大。

1. ICU 意识模糊评估法（CAM-ICU）　详见第九篇第一章第五节。

2. 重症监护谵妄筛查检查表（ICDSC）　每项根据其存在与否记为 1 分或 0 分,然后计算总分,总分≥4 分提示存在谵妄,详见第九篇第一章第五节。

（五）E- 早期的活动和运动

通过 MRC、ICU 功能状态量表（FSS-ICU）、IMS 等量表进行身体功能状态评估,根据评估结果,为患者制订个体化渐进性的主被动活动方案。

（六）F- 家庭的参与和授权

进行 ICU 常规家庭会议,确认家庭需要,制订短期、长期康复目标;家属参与,为患者进行简单活动;监护室日记帮助患者建立信心。

（七）G- 观察患者的需求

观察患者对整体和个性化护理的个人需求、偏好和习惯,包括睡眠生理节律,依据患者需求制订家庭化和个体化的全面方案。

获得患者的环境需求,明确让患者能感觉到安全、平静、舒适、熟悉的程度与事物,包括 VR 辅助设备等。

二、ECMO 患者评估

（一）多学科团队建设

ECMO 治疗住院患者康复的成功实施需要多学科团队协作,多学科团队应由来自不同专业的高级医护人员组成,为制订康复方案、实施护理、同行评审和专科临床支持等。当康复治疗由一个有经验的、对 ECMO 设备和安全程序熟悉的多学科团队实施时,是安全可行的。各医疗机构的核心小组有所不同,但通常基本成员包括：ECMO 专家、ICU/RICU 医师、呼吸治疗师、康复治疗师、1~2 名 ICU 护士。

（二）安全性评估

接受 ECMO 治疗患者实施物理疗法前的安全相关评估。

1. 安全要求

（1）在整个康复治疗过程中,安全是最重要的。

（2）建议在进行康复治疗前,特别是动员治疗前,完成书面风险评估。

（3）在活动开始前,应向所有康复治疗小组成员发出治疗过程工作流程与职责,以确保每个成员清楚自己的职责及计划活动的先后次序。

（4）建议在开始康复治疗前,完成评估前核对表。

（5）康复治疗师有责任在开始康复治疗前确认检查。

（6）在整个康复治疗过程中,应由一名熟知 ECMO 的专业医师陪同康复治疗师。

（7）工作人员的人数、技能组合和经验水平也应贯穿治疗始终。

2. 输液及药理学状况

（1）血管升压素的应用不应排除患者接受康复治疗。如果持续性心血管不稳定的患者需要高剂量血管活性药物的治疗,暂不能进行康复治疗,应该与 ECMO 主管医生讨论。

（2）抗凝血治疗应在 ECMO 医生为患者开始康复治疗前 1 天设定的限度内。

3. 导管位置及安全性

（1）导管的内部位置应经放射线检查确认。

（2）应按照每个医疗机构的当地程序安全保护 ECMO 导管。除了 ECMO 导管本身支持外,还可以使用头带/气管内管带和真皮敷料。

（3）在开始康复治疗前,ECMO 护士应同康复治疗师共同评估 ECMO 导管的安全性。

（三）患者康复的核心要素

ECMO 治疗患者身体康复的推荐意见包括:早期、定期、持续的康复治疗是适宜的;应根据患者的能力进行康复,从被动运动到起床,再到散步。确保患者安全的注意事项包括:①应进行适当的预处理检查;②小组成员应具备相应水平和技能;③每个小组成员在确定患者出现任何异常情况下有权停止身体康复的实施。

1. 身体康复方案

（1）进行初步评估,同时对被动训练患者进行镇静,以确保无关节挛缩发生。应该对肩部、颈部和脚踝进行特殊处理,如果需要,应提供夹板。

（2）用 Richmond 躁动镇静评分（RASS,见前面章节）,从 −5~+4 分,分数为 0 代表"清醒平静",可以开始主动辅助或主动床上运动计划。

（3）开始床边和躯干控制练习,以恢复姿势和力量。

（4）帮助患者站立,可能需要站立升降机、康复治疗设施或步行辅助。

（5）当患者能够在有或没有辅助的情况下保持站立平衡时,应努力进行跨步转移和步行。

在整个过程中,应不断监测患者的进展情况,并相应地调整康复治疗进程。如果在康复阶段患者出现生命体征不稳定,则暂停康复疗程或根据需要回到康复路径的早期阶段。

2. 实施身体康复过程中对患者的监测　在整个康复过程中,应监测患者生命体征。由 ECMO 小组讨论商定所需监测的参数及波动范围,同时应考虑患者个体因素。监测的指标及注意事项:①在开始训练前,应观察并记录患者生命体征基线结果。②应注意血压、心率、血氧饱和度或 ECMO 血流等变化情况,并做好应急预案,如果病情发生变化,生命体征不稳定如吸氧浓度增加等,应中止康复治疗,并让患者返回床上。③康复活动中,由于在体力活动中患者心输出量、耗氧量和二氧化碳的产生增加,可能需要调整患者的机械通气参数或增加 ECMO 的血流量来支持康复活动。例如最小肺功能的患者（如潮气量 <200ml,或无 PaO_2 变化,FiO_2 增加到 1.0,持续 30 分钟,以评估肺对气体交换的作用）可能需要在康复活动中增加 ECMO 血流量;恢复肺功能的患者（如潮气量 >200ml,以及 FiO_2 增加到 1.0 后 PaO_2 的增量变化）可能需要通过呼吸机增加 FiO_2 和/或在康复活动期间增加 ECMO 血流量;康复过程中对 ECMO 参数的更改均应由 ECMO 专家进行。④应评估患者身体康复活动结束后是否有延迟发生的不良反应。⑤在治疗过程中,工作人员应注意插管部位是否出血、插管移动和因位置变化导致血流减少的风险,如果患者主诉在移除套管后运动疼痛,应严密观察该部位,监测穿刺点周围是否存在血肿。

3. 康复治疗设备的选择　除了康复技术要点（肢体运动、坐在床边、站立和踏步转移）,还可以使用其他康复技术和设备:①为确保患者和医护人员的移动和操作安全,应适当使用康复设备,例如站立架、倾斜台；②对于下肢肌力功能较差、身体虚弱的患者，可以使用床上自行车，如果患者能够从床上坐起，可以使用轮椅踏板；床和椅子踏板的治疗方式可以是被动的，也可以是主动的，同时可以作为特定下肢肌肉加强和运动范围的辅助；③如果患者能够从床上坐起，必须提供一把椅子，椅子上要有适当的支撑，以满足患者躯干力量和压力的需要；必须使用座椅，以便患者在紧急情况下可以躺下或将患者转移搬/吊回床上；④对于身体状况良好的患者，在经过专业培训的医护人员的帮助下，循环稳定时可以保持直立和在 ICU 病房内走动。

4. 康复活动中的评估　在符合康复标准的住院患者均应进行初步的临床评估，以确定患者在康复治疗过程中存在的风险。应在患者入院后和出院前进行全面的临床评估；应由专业康复治疗师定期评估患者的康复进展和对康复活动的反应，实施康复中应该至少每周评估一次，但如果患者状况发生显著变化，则随时评估。

（四）ECMO 治疗患者呼吸功能评估核心要素

ECMO 患者需要进行呼吸功能评估和康复干预；呼吸功能评估目的应包括清除痰液和改善肺容量。呼吸康复基本原则为：①优化呼吸道分泌物的清除效率；②改善肺不张/塌陷时的通气；③最大化通气血流比例的潜力。

注意事项：应进行全面的呼吸评估，包括 ECMO 设置、通气模式、流量曲线及依从性、动脉血气、血氧饱和度、听诊、观察及触诊胸壁运动及频次，复查胸部 X 线摄影或 CT 扫描。在超保护性通气或依从性差导致的潮气量显著减少的情况下，一些评估技术的使用是有限的，但随着肺功能的恢复和肺容量的增加，这些评估将变得更加有用。

除了呼吸系统评估和遵循康复原则外，建议深入考虑：①适合于通气的患者，应进行肺顺应性评估；静态肺顺应性（static lung compliance, Cst）= 潮气量（VT）/［平台压（plateau pressure, Pplat）－呼气末正压（PEEP）］，动态肺顺应性（dynamic lung compliance, Cdyn）= VT/［气道峰压（Ppeak）－PEEP］。②在治疗前应回顾患者的近期影像学检查，以评估 ECMO 导管的位置变化。③镇静/神经肌肉阻断剂的水平应作为评估/治疗计划的一部分。④在呼吸物理疗法过程中，由于产生悬浮颗粒，医务人员应做好个人防护等预防措施。

第五节　危重症早期康复技术

一、呼吸肌训练

对于 ICU 患者早期康复，其中比较重要的吸气肌功能训练技术，在全身性康复运动锻炼中加入呼吸训练，可以显著改善患者吸气肌肌力和运动耐力。呼吸训练主要包括缩唇呼吸和腹式呼吸。

（一）缩唇呼吸

用鼻深吸气，用嘴呼气，呼气过程中嘴唇收缩呈吹哨状缓慢吐气，吸气与呼气时间比为 1：（2~3）；每次 5 分钟，开始每日 4~5 次，根据患者状况逐步延长每日训练时间和训练次数。

（二）腹式呼吸

可用 3 种体位（卧、坐、立）训练，采用吸鼓呼缩的呼吸方式。患者双手分别置于胸前及腹部，呼吸时胸部尽量避免活动，呼气时稍压腹部，腹部尽量回缩，吸气时则对抗手按压的压力，将腹部鼓起，吸气与呼气时间比为 1：2，每次 15~30 分钟，每日 2~4 次，训练过程中患者若出现气促、呼吸困难等不适，及时中止训练。

（三）吸气肌训练

呼吸肌功能下降是导致患者肺通气功能不足、气促的常见原因之一。呼吸肌耐力训练一般按照最大吸气压（MIP）的 30% 给予初始负荷，每次 10~30 分钟。

（四）局部呼吸训练

治疗师将手放在需要加强呼吸的部位,嘱患者深呼吸,吸气时手在患者局部施加压力促进局部肺复张。

（五）体外膈肌起搏

体外膈肌起搏的主要原理是通过体外电极对膈肌进行功能性电刺激,无创伤性,使膈肌有规律地收缩,促进肺泡 CO_2 排出,降低 CO_2 潴留,并逐步恢复患者的膈肌功能。其特点在于训练膈肌更直接更高效,辅助"咳"痰,被动式呼吸康复,依从性好,便携操作简单。适用于多种原因导致的排痰困难、脱机 / 拔管困难、脱氧困难、呼吸困难、顽固性呃逆等。

1. 适应证　膈肌功能康复治疗;慢性呼吸疾病;支气管哮喘;顽固性呃逆。

2. 禁忌证　气胸;心脏起搏器;开放性创伤;控制通气模式;活动性肺结核。

3. 注意事项　膈肌起搏治疗中应注意对一般情况极差,尤其是衰竭状况的患者不适用,对心功能Ⅳ级,有严重肾功不全者慎用;对于合并肺及呼吸道感染者,应先控制感染后再做起搏治疗;对一般情况差的患者,改善营养状况后再做起搏治疗;对伴有高血压、心肾功能较差的患者,先控制血压,改善心肾功能后,密切监护下,再行起搏治疗。

二、气道廓清技术

肺泡通气是氧转运链中的重要步骤,使氧气更有效地转运到组织。然而,遗留在气道的分泌物或黏液栓可能干扰氧气的交换,从而导致多种疾病。目前,可导致气道分泌物聚集的一系列因素包括纤毛运动受损、肺膨胀减少、肺弹性受损、胸壁活动性受损及呼吸肌无力或疲劳,这些因素可导致气道分泌物的黏度增加。在临床实践中,一般综合运用各种气道廓清技术,旨在帮助排出分泌物。传统气道廓清技术包括咳嗽、体位引流、叩拍和主动呼吸循环技术等方法,能够有效清除支气管分泌物和改善肺功能。

（一）咳嗽训练

1. 操作方法

（1）训练有效的咳嗽反射:向患者解释咳嗽要领,第一步先缓慢深吸气,以达到必要的吸气容量;第二步吸气后稍闭气片刻,以使气体在肺内得到最大的分布,同时气管到肺泡的驱动压尽可能保持持久;第三步关闭声门,以进一步增强气道中的压力;第四步通过增加腹压来增加胸膜腔内压,使呼气时产生高速气流;第五步声门开放,当肺内压力明显增高时,突然打开声门,即可形成由肺内冲出的高速气流,促使分泌物移动,随咳嗽排出体外。咳嗽时腹肌用力收缩,腹壁内陷,一次吸气可连续咳嗽 3 声,停止咳嗽,并缩唇尽量呼尽余气,再缓慢吸气或平静呼气片刻,准备再次咳嗽。若进行深吸气,尽可能诱发咳嗽,可试着断续分次吸气,争取肺泡充分膨胀,增加咳嗽频率。

（2）辅助咳嗽技术:让患者仰卧于硬板床上或坐在有靠背的轮椅上,面对治疗师,治疗师的手置于患者的肋骨下角处,嘱患者深吸气,并尽量屏住呼吸,当其准备咳嗽时,治疗师的手用力向上向里推,帮助患者快速呼气,引起咳嗽。若痰液过多可配合吸痰器吸引。

（3）哈咳技术:嘱患者深吸气,在用力呼气时说"哈"引起哈咳,可减轻疲劳,减少诱发支气管痉挛,提高咳嗽、咳痰的有效性。

（4）气管刺激技术:主要适用于不能按照要求引起咳嗽的患者,如婴幼儿,头部外伤,脑卒中等疾患而无法引起咳嗽者。操作程序为治疗师的示指或拇指置于患者的胸骨角上,快速向下、向里按压,引发咳嗽反射。

（5）气管内吸痰技术。

2. 注意事项

（1）避免阵发性咳嗽。

（2）有脑血管破裂、栓塞或血管瘤病史者应避免有力咳嗽。

（3）最好使用多次的哈气来排出分泌物。

3. 治疗效果　作为一项保护性反射动作,咳嗽能将呼吸道内堆积的分泌物排出,避免肺部感染、肺不张等呼吸系统疾病的发生。一项系统评价针对多项呼吸道分泌物管理措施进行分析,此研究共纳入了6 项随机对照试验、11 项观察类研究、10 项交叉试验和 1 项质量调查,研究表明人工辅助咳痰、机械通气和叩击通气可以有效清除气道分泌物,在保守治疗中极具发展前景。相关证据表明,无论是在机械通气期间还是在拔管后,咳嗽增强技术均能预防重症患者再插管。

（二）体位引流

1. 操作方法　体位引流之前,使用雾化吸入支气管扩张剂或黏液溶解剂可以促进排痰。对于有能力咳出分泌物的患者,可用组织杯或试样杯接痰。准备好吸痰设备,在治疗后从人工气道或患者的口腔或鼻腔清除分泌物。进行体位引流时需抬高患部位置,以保证引流的支气管开口向下,根据患者影像学资料,确定病变所在的肺叶或段,采取相应的体位引流。

（1）病变部位在肺叶右上叶尖段,可采取半坐卧位。

（2）病变在肺部右上叶后段,可采用左斜俯卧位。

（3）病变部位在肺部右上叶前段,可采取仰卧位,右侧后背垫高 30°。

（4）病变部位在肺部右中叶外侧段、内侧段,可采用仰卧位,右侧后背垫高 45°。

（5）病变部位在肺部右下叶内基底段,可采用左斜俯卧位,右前胸距床面 30°~60°,将床脚抬高。

（6）如病变部位在肺部右下前基底段,可采用仰卧位,右臀部垫高或将床脚垫高。

（7）病变部位在肺部左上叶尖后段,可采用端坐位,上身略向前、向右倾斜。

（8）病变部位在左上叶前段,可采用仰卧位,左侧后背垫高 30°。

（9）病变部位在肺部左上叶上舌段、下舌段,可采用仰卧位,左侧后背垫高 45°,右侧垫高或将床尾抬高。

（10）病变部位在肺部两侧下叶背段,后基底段,可采用膝胸位或俯卧位。

（11）病变部位在肺部两侧下叶侧基底段,可采用健侧卧位,健侧腰部垫高,或将床脚抬高。

2. 注意事项　所有体位的体位引流的禁忌证:①颅内压 >20mmHg;②头部和颈部受伤稳定前;③活动性出血伴血流动力学不稳定;④最近有脊柱外科手术（如椎板切除术）或急性脊髓损伤;⑤活动性咯血;⑥脓胸;⑦支气管胸膜瘘;⑧与心力衰竭相关的肺水肿;⑨大量胸腔积液;⑩肺栓塞;⑪年老,意识不清,或焦虑者;⑫肋骨骨折,伴或不伴连枷胸;⑬手术伤口或愈合组织。

头低脚高位体位引流的禁忌证:①避免颅内压升高的患者;②不可控的高血压;③腹胀;④食管手术;⑤近期肺癌的大量咯血;⑥不可控的气道吸气风险。

新生儿头高脚低位体位引流的禁忌证:①未经处理的张力性气胸;②近期气管食管瘘修补术;③近期眼部或颅内手术;④脑室内出血（Ⅲ和Ⅳ级）;⑤急性心力衰竭或肺心病。

3. 治疗效果　体位引流利用重力引导并促进气道内分泌物移动,使者不必太用力,即能有效清除气道分泌物。杨杰等所发表的随机对照试验结果表明,体位引流的合理使用,可减轻慢性阻塞性肺疾病急性加重期的肺部感染,改善临床症状及肺功能,提高患者生活质量。另一项关于心胸外科术后患者的随机对照试验显示,体位引流能够帮助患者及时有效地将痰液排出,改善患者肺通气功能,提高治疗效果。

（三）振荡排痰

1. 操作方法

（1）振动排痰机:一般每日 2~4 次,每次 10~15 分钟,在餐前 1~2 小时或餐后 2 小时进行治疗,治疗前进行 20 分钟雾化治疗,治疗后 5~10 分钟吸痰。在 ICU 里手持排痰机较普通病房使用的比例更多。在给患者翻身同时患者取侧卧位,操作时一手持排痰机把柄,缓慢将叩击头自下而上在患者的前胸、侧面及后背部移动。根据患者情况及时调整治疗力大小、振动频率和治疗时间,保证力量的均匀和频率的稳定。在调整频率过程中,应手持治疗头并暂时脱离患者身体。

（2）手动叩击排痰：患者需取半坐卧位或侧卧位，操作者将手弯曲成杯状，利用腕部力量，从肺下叶部开始，自下而上叩击，力度视患者的病情和耐受程度而定，以 30~40 次 /min 的频率进行叩击，并同时鼓励患者进行咳嗽，促进痰液从周边肺野流向中心呼吸道排除痰液，必要时吸痰。如果叩击时出现红斑，通常是拍打或手和胸壁之间未留有足够空气的结果。

2. 注意事项　禁忌证：①出血部位；②气胸、胸壁疾病；③肺部血栓；④肺出血及咯血；⑤房颤、室颤；⑥急性心肌梗死；⑦不能耐受振动的患者。

治疗过程中，注意观察患者的面部表情、生命体征、咳嗽、咳痰情况，出现呼吸困难或颅内压增高症状加重时立即停止操作，待症状缓解后再进行。由于对深、浅部组织有振荡、松动作用，应严格区分治疗区域。

3. 治疗效果　振荡排痰技术采用物理学的振动、叩击原理，可有效改善患者的通气功能，促进痰液排出，减少肺部并发症，值得临床应用。一项关于振荡技术在重症肺炎应用的随机对照试验表示，机械振动技术帮助患者排痰效果显著，同时，通气换气功能、动脉血气分析均有不同程度的改善。另一项关于机械振动技术在帮助新生儿排痰的随机对照试验表明，振动排痰在改善新生儿血气分析指标，降低并发症发生率及治疗疗效中与观察组有显著差异。

（四）主动呼吸循环技术

1. 操作方法

（1）呼吸控制：患者放松肩部和颈部，腹部放松，经鼻吸气，吸气时腹部隆起，呼气时腹部内陷，控制吸气与呼气时间比为 1：（2~3）。

（2）胸廓扩张运动：训练时，治疗者用手掌在两侧下胸壁或胸背部或肺尖部加压，以获得本体感受器刺激，先呼气，然后让患者对抗压力扩张局部胸壁，并进行积极吸气，对肺不张或肺膨胀不全者，充分吸气后应保持 3 秒，加压程度以患者耐受为度。此方法是对特定肺部组织进行扩张训练，特别是对肺不张、肺炎、肺部术后疼痛以及胸部肌肉过度紧张引起的部分肺组织换气能力低下所进行的，扩张的部位是胸壁和有病变的肺叶部位。

1）单侧或双侧肋骨扩张：患者坐位或屈膝仰卧位，治疗师双手置于患者下肋骨侧方，嘱患者放松胸壁肌肉，让患者呼气，可感到肋骨向内下移动。患者呼气时，治疗师置于肋骨上的手掌向下施压，恰好在吸气前，快速地向内下牵张胸廓，从而诱发肋间外肌的收缩；患者吸气时抵抗治疗师手掌的阻力，以扩张下肋，治疗师可给予下肋区轻微阻力以增强患者抗阻意识。当患者呼气时，治疗师用手轻柔地向内下挤压胸腔来协助。教会患者独立使用这种方法，患者可将双手置于肋骨上或利用皮带提供阻力。

2）后侧底部扩张：患者坐位，身体前倾，髋关节屈曲。治疗师在患者身后，双手置于患者下肋骨侧方，按照上述"扩张肋骨"的方法进行。适用于手术后需长期在床上保持半卧位的患者，因为分泌物易堆积在肺下叶的后侧部分。

3）右中叶及左舌区扩张：患者采取坐位，治疗师的手放在患者 3~6 前肋之间，按照上述"扩张肋骨"的方法进行。

4）肺尖部扩张：患者采取坐位，治疗师的手放在患者锁骨下方，按照上述"扩张肋骨"的方法进行。

（3）用力呼气技术：正常吸气后保持声门张开，收缩腹部及前胸部肌肉，较快速地发无声的"哈"1~2 次。

2. 注意事项

（1）训练环境安静，避免患者受到过多的干扰。

（2）患者穿宽松的衣物，采取舒适放松的体位。

（3）不适宜进行腹式呼吸训练的患者亦不宜进行胸廓扩张训练。

3. 治疗效果　ACBT 是一种患者可控的、无需借助外力、较简单易学的呼吸锻炼和排痰方法。Lewis 等学者评价清楚地表明 ACBT 至少与其他气道廓清技术相当，可短期改善分泌物排除。一项纳入了 5 项研究的 meta 分析表明，将 ACBT 与 5 种不同的治疗方法进行了比较，包括自主引流、气道振荡装置、高频胸部按压装置、呼气正压和 ACBT+ 常规胸部理疗,没有足够的证据支持或否定使用主动呼吸循环技术超过任何其他气道廓清技术。

三、其他

1. 物理治疗 由于 ICU 早期活动的重要性,常用的物理治疗方法主要有运动疗法和物理因子治疗,详见第九篇第一章第三节。

2. 作业疗法 对于 ICU 患者的作业疗法,比较重要的是日常生活活动能力的锻炼,如:进食、洗澡、修饰、穿衣、大 / 小便控制、用厕、床椅转移、平地行走、上下楼梯。还有精细功能的锻炼,以及协调能力的恢复等。

3. 营养 详见第九篇第一章第七节。

4. 压疮护理 对于 ICU 患者的皮肤管理是重中之重,常见的是压疮的预防的管理,以及每日的翻身等。

第六节 风 险 防 范

一、非正常脱管

非正常脱管最经常出现的问题就是患者有意拔除,或护理过程中意外脱管等。其中以气管导管脱落危险性最大,主要由于固定不牢、插入过浅、患者因意识模糊自行拔出、护理人员处置时不经意拔出、导管连接不紧等多种因素组成。

二、呼吸困难

ICU 患者常出现窒息主要因为患者进入无意识状态而导致呼吸功能不良。气管导管的堵塞,由于呼吸道湿化不足或吸痰不及时而引起痰痂堵塞:大咯血、血块、肺组织碎块引起的堵塞。

三、跌倒

ICU 患者由于长期卧床导致的站立性低血压,以及肌肉力量下降,平衡能力降低等原因,可能有摔倒的风险,对于患者跌倒风险评估也是很重要的。

小结

危重症患者在疾病救治过程中容易出现许多相关功能障碍,可能导致患者出现膈肌功能障碍、ICU 获得性衰弱、谵妄等,因此在患者血流动力学平稳后建议及早开始进行早期危重症康复,在康复之前对患者进行全面的安全性筛查是十分必要的,如果患者在不稳定的状态下进行早期活动,那么患者的收益可能会小于风险,因此在安全性筛查时筛选合适的患者是十分重要的。患者经评估可以进行早期康复后,需要对患者的功能状态进行全面综合的评估,找出患者的主要问题,根据患者的问题进行个体化方案的制订,并在方案实施的过程中,根据患者的功能状态进行不断的调整,才能更好地帮助患者改善功能障碍,重返社会和家庭。

(解立新 赵瑛 杨庆云)

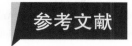

参考文献

［1］GIRARD T D, KRESS J P, FUCHS B D, et al. Efficacy and safety of a paired sedation and ventilator weaning protocol for mechanically ventilated patients in intensive care（Awakening and Breathing Controlled trial）: a randomised controlled trial ［J］. Lancet, 2008, 371（9607）: 126-134.

［2］MEHTA S, BURRY L, MARTINEZ-MOTTA J C, et al. A randomized trial of daily awakening in critically ill patients managed with a sedation protocol: a pilot trial［J］. Critical Care Medicine, 2008, 36（7）: 2092-2099.

［3］PANDHARIPANDE P P, PUN B T, HERR D L, et al. Effect of sedation with dexmedetomidine vs lorazepam on acute brain dysfunction in mechanically ventilated patients: the MENDS randomized controlled trial［J］. JAMA, 2007, 298（22）: 2644-2653.

［4］JAKOB S M, RUOKONEN E, GROUNDS R M, et al. Dexmedetomidine vs midazolam or propofol for sedation during prolonged mechanical ventilation: two randomized controlled trials［J］. JAMA, 2012, 307（11）: 1151-1160.

［5］RIKER R R, SHEHABI Y, BOKESCH P M, et al. Dexmedetomidine vs midazolam for sedation of critically ill patients: a randomized trial［J］. JAMA, 2009, 301（5）: 489-499.

［6］PATEL S B, POSTON J T, POHLMAN A, et al. Rapidly reversible, sedation-related delirium versus persistent delirium in the intensive care unit［J］. American Journal of Respiratory and Critical Care Medicine, 2014, 189（6）: 658-665.

［7］SCHWEICKERT W D, POHLMAN M C, POHLMAN A S, et al. Early physical and occupational therapy in mechanically ventilated, critically ill patients: a randomised controlled trial［J］. Lancet, 2009, 373（9678）: 1874-1882.

［8］CHEN Y H, LIN H L, HSIAO H F, et al. Effects of exercise training on pulmonary mechanics and functional status in patients with prolonged mechanical ventilation［J］. Respiratory Care, 2012, 57（5）: 727-734.

［9］BALAS M C, BURKE W J, GANNON D, et al. Implementing the awakening and breathing coordination, delirium monitoring/ management, and early exercise/mobility bundle into everyday care: opportunities, challenges, and lessons learned for implementing the ICU Pain, Agitation, and Delirium Guidelines［J］. Critical Care Medicine, 2013, 41（9 Suppl 1）: S116-S127.

［10］MORANDI A, BRUMMEL N E, ELY E W. Sedation, delirium and mechanical ventilation: the 'ABCDE' approach［J］. Current Opinion in Critical Care, 2011, 17（1）: 43-49.

［11］BARNES-DALY M A, PHILLIPS G, ELY E W. Improving hospital survival and reducing brain dysfunction at seven California Community Hospitals: implementing PAD guidelines via the ABCDEF bundle in 6064 patients［J］. Critical Care Medicine, 2017, 45（2）: 171-178.

［12］ERSTAD B L, PUNTILLO K, GILBERT H C, et al. Pain management principles in the critically ill［J］. Chest, 2009, 135（4）: 1075-1086.

［13］CHANQUES G, JABER S, BARBOTTE E, et al. Impact of systematic evaluation of pain and agitation in an intensive care unit［J］. Critical Care Medicine, 2006, 34（6）: 1691-1699.

［14］MORANDI A, PIVA S, ELY E W, et al. Worldwide survey of the "assessing pain, both spontaneous awakening and breathing trials, choice of drugs, delirium monitoring/ management, early exercise/mobility, and family empowerment"（ABCDEF）bundle［J］. Critical Care Medicine, 2017, 45（11）: e1111-e1122.

［15］ROBLEDA G, ROCHE-CAMPO F, SENDRA M, et al. Fentanyl as pre-emptive treatment of pain associated with turning mechanically ventilated patients: a randomized controlled feasibility study［J］. Intensive Care Medicine, 2016, 42（2）: 183-191.

［16］MARRA A, ELY E W, PANDHARIPANDE P P, et al. The ABCDEF bundle in critical care［J］. Critical Care Clinics, 2017, 33（2）: 225-243.

［17］SHEHABI Y, BELLOMO R, READE M C, et al. Early intensive care sedation predicts long-term mortality in ventilated critically ill patients［J］. American Journal of Respiratory and Critical Care Medicine, 2012, 186（8）: 724-731.

［18］PANDHARIPANDE P, BANERJEE A, MCGRANE S, et al. Liberation and animation for ventilated ICU patients: the ABCDE bundle for the back-end of critical care［J］. Critical Care, 2010, 14（3）: 157.

［19］VINCENT J L, SHEHABI Y, WALSH T S, et al. Comfort and patient-centred care without excessive sedation: the eCASH concept［J］. Intensive Care Medicine, 2016, 42（6）: 962-971.

［20］ALDECOA C, BETTELLI G, BILOTTA F, et al. European Society of Anaesthesiology evidence-based and consensus-based guideline on postoperative delirium［J］. European Journal of Anaesthesiology, 2017, 34（4）: 192-214.

［21］PANDHARIPANDE P P, GIRARD T D, JACKSON J C, et al. Long-term cognitive impairment after critical illness［J］. New England Journal of Medicine, 2013, 369（14）: 1306-1316.

［22］SCHEFOLD J C, BIERBRAUER J, WEBER-CARSTENS S. Intensive care unit-acquired weakness（ICUAW）and muscle wasting in critically ill patients with severe sepsis and septic shock［J］. Journal of Cachexia, Sarcopenia and Muscle, 2010, 1（2）: 147-157.

［23］中国医师协会呼吸医师分会, 中华医学会呼吸病学分会, 中国康复医学会呼吸康复专业委员会,《中华健康管理学杂志》编辑委员会. 中国慢性呼吸道疾病呼吸康复管理指南（2021年）［J］. 中华健康管理学杂志, 2021, 15（6）: 521-538.

［24］BAILEY P, THOMSEN G E, SPUHLER V J, et al. Early activity is feasible and safe in respiratory failure patients［J］. Critical Care Medicine, 2007, 35（1）: 139-145.

［25］MORRIS P E, GOAD A, THOMPSON C, et al. Early intensive care unit mobility therapy in the treatment of acute respiratory failure［J］. Critical Care Medicine, 2008, 36（8）: 2238-2243.

［26］HODGSON C L, STILLER K, NEEDHAM D M, et al. Expert consensus and recommendations on safety criteria for active mobilization of mechanically ventilated critically ill adults［J］. Critical Care, 2014, 18（6）: 658.

［27］PONIKOWSKI P, VOORS A A, ANKER SD, et al. 2016 ESC Guidelines for the diagnosis and treatment of acute and chronic heart failure: The Task Force for the diagnosis and treatment of acute and chronic heart failure of the European Society of Cardiology（ESC）Developed with the special contribution of the Heart Failure Association（HFA）of the ESC［J］. European Heart Journal, 2016, 37（27）: 2129-2200.

［28］MANDAWAT A, RAO S V. Percutaneous Mechanical Circulatory Support Devices in Cardiogenic Shock［J］. Circulation: Cardiovascular Interventions, 2017, 10（5）: e004337.

［29］SCHMIDT M, FRANCHINEAU G, COMBES A. Recent advances in venovenous extracorporeal membrane oxygenation for severe acute respiratory distress syndrome［J］. Current Opinion in Critical Care, 2019, 25（1）: 71-76.

［30］SESSLER C N, GOSNELL M S, GRAP M J, et al. The Richmond Agitation-Sedation Scale: validity and reliability in adult intensive care unit patients［J］. American Journal of Respiratory and Critical Care Medicine, 2002, 166（10）: 1338-1344.

［31］KULKARNI T, SHARMA N S, DIAZ-GUZMAN E. Extracorporeal membrane oxygenation in adults: A practical guide for internists［J］. Cleveland Clinic Journal of Medicine, 2016, 83（5）: 373-384.

［32］KARAGIANNIDIS C, BRODIE D, STRASSMANN S, et al. Extracorporeal membrane oxygenation: evolving epidemiology and mortality［J］. Intensive Care Medicine, 2016, 42（5）: 889-896.

［33］MUNSHI L, KOBAYASHI T, DEBACKER J, et al. Intensive care physiotherapy during extracorporeal membrane oxygenation for acute respiratory distress syndrome［J］. Annals of the American Thoracic Society, 2017, 14（2）: 246-253.

［34］STILLER K. Physiotherapy in intensive care: an updated systematic review［J］. Chest, 2013, 144（3）: 825-847.

［35］龙村, 侯晓彤, 赵举. ECMO: 体外膜肺氧合［M］. 2版. 北京: 人民卫生出版社, 2016.

［36］KULKARNI T, SHARMA N S, DIAZ-GUZMAN E. Extracorporeal membrane oxygenation in adults: A practical guide for internists［J］. Cleveland Clinic Journal of Medicine, 2016, 83（5）: 373-384.

［37］中国医师协会体外生命支持专业委员会. 成人体外膜氧合循环辅助专家共识［J］. 中华医学杂志, 2018, 98（12）: 886-894.

［38］HARRINGTON D, DRAZEN J M. Learning from a trial stopped by a data and safety monitoring board［J］. New England Journal of Medicine, 2018, 378（21）: 2031-2032.

［39］MARHONG J D, TELESNICKI T, MUNSHI L, et al. Mechanical ventilation during extracorporeal membrane oxygenation. An international survey［J］. Annals of the American Thoracic Society, 2014, 11（6）: 956-961.

［40］MUNSHI L, KOBAYASHI T, DEBACKER J, et al. Intensive care physiotherapy during extracorporeal membrane oxygenation for acute respiratory distress syndrome［J］. Annals of the American Thoracic Society, 2017, 14（2）: 246-253.

［41］The ECMO-PT Study Investigators And International Ecmo Network. Early mobilisation during extracorporeal membrane oxygenation was safe and feasible: a pilot randomised controlled trial［J］. Intensive Care Medicine, 2020, 46（5）: 1057-1059.

［42］BELLANI G, LAFFEY J G, PHAM T, et al. Epidemiology, patterns of care, and mortality for patients with acute respiratory distress syndrome in intensive care units in 50 countries［J］. JAMA, 2016, 315（8）: 788-800.

第三章
ICU 经历综合征

本章的学习目标：
- 了解 ICU 经历综合征特点
- 熟悉 ICU 经历综合征的康复评估和治疗

第一节 概 述

随着重症监护病房（ICU）器官支持治疗技术的不断发展，在全球范围内，危重症患者的病死率显著下降，但其远期预后和生活质量并未得到足够重视。危重症患者从 ICU 转出或出院意味着疾病急性期已经结束，但此后长期可能会由于合并因 ICU 治疗导致的并发症，包括精神、躯体、认知功能的损伤，从而对患者的预后产生严重影响，家属的身心健康也会受到极大伤害。

2010 年，美国危重病学会提出"ICU 经历综合征（PICS）"的概念，曾称后 ICU 综合征，指转出 ICU 后一段时间内，重症患者仍然在躯体功能、认知功能、精神心理状态方面新发生或在原有病变基础上加重的功能障碍。PICS 包括 ICU 获得性衰弱（ICU-AW）、认知功能损伤、精神心理障碍等疾病，亦包含了家属由于照护患者产生的心理与生理障碍，属于一类综合征，为慢性病程，可能增加患者病死率。

在美国每年入住 ICU 的 570 万人中，大约 480 万人存活，其中有 ≥1/2 的患者会出现认知、精神或躯体功能障碍。因 ARDS 或脓毒症入住 ICU 的患者在出院后 1 年的病死率为 40%~50%，其中 50%~70% 的幸存者存在认知功能障碍，60%~80% 的患者存在肢体功能障碍，30% 的 ARDS 幸存者会患上创伤后应激障碍（PTSD）。有研究者对 2 000 余例脓毒症患者进行了随访，发现近 1/3 在离开 ICU 后 6 个月内死亡。其中既往有抑郁症和低社会经济群体的老年患者受到的影响更严重，这些患者渡过疾病急性期后仍然会因为功能障碍，导致医疗资源利用率明显增加，严重影响这些幸存者及其家庭的日常生活。

目前 ICU 医生对 PICS 的关注仍较少，临床关注的短期预后指标，如 28 天病死率和 ICU 存活率，对评估 ICU 患者的疗效仍然是不够的，应该关注患者的远期预后。由于未能被早期识别，患者大多缺乏及时有效的干预治疗措施，从而严重影响远期预后。PICS 具有高患病率、高致残率、高病死率、高疾病负担、低认知率的特点，早期干预尤为重要，需要以患者为中心、个体化的，包含运动康复、认知功能康复、心理干预等多学科综合治疗干预。ABCDEF 集束化策略是具有循证医学证据的有效降低 PICS 发生率、改善预后的重要的干预方法。

此外，创新的 ICU 模式值得探讨，呼吸康复的关键是可及、接受和完成，可以通过开展 ICU 门诊或者"互联网 +"、VR、智慧病房等开展远程医疗。构建 ICU 患者的全程管理模式——从 ICU 病房到居家。优化 ICU 的管理路径与流程，将综合呼吸康复贯穿整个治疗的始终。

第二节 PICS 的危险因素及临床表现

一、危险因素

（一）认知损害的危险因素

谵妄、先前的认知障碍、脓毒症、急性呼吸窘迫综合征（ARDS）、急性脑功能障碍（如酒精中毒、脑卒中）、低氧血症（如 ARDS、心搏骤停）、低血压（如脓毒症、创伤）、葡萄糖调节异常、呼吸衰竭（如长期机械通气、慢性阻塞性肺疾病）、充血性心力衰竭、心脏手术、阻塞性睡眠呼吸暂停、急性院内应激/炎症、输血、使用镇静剂、谵妄及采用肾脏替代治疗。

（二）精神障碍的危险因素

严重脓毒症和 ARDS 以及呼吸衰竭、创伤、低血糖和低氧血症。以下因素会增加出现 ICU 相关精神症状的风险：已有焦虑、抑郁和创伤后应激障碍（PTSD）、女性、身材高大的男性、年龄<50 岁、受教育水平较低、已有失能/失业、发病前酗酒、使用 ICU 镇静和镇痛、回忆起 ICU 中的可怕经历、危重病后早发心理健康损害的症状、皮质醇减低。

（三）躯体障碍的危险因素

已有功能性残疾、身体虚弱及已有认知损害、长期机械通气（大于 7 天）、脓毒症、多系统器官衰竭及长期卧床、ARDS、全身炎症反应综合征（SIRS）、葡萄糖调节异常、年龄较大、高氧，以及使用血管活性药物和皮质类固醇、神经肌肉阻断剂。

二、临床表现

（一）认知损害

主要指注意力/专注力、记忆力、反应速度、执行能力下降，语言表达能力降低，注意力不集中。轻者完成复杂的执行任务时仅存在轻微困难，重者完全无法进行日常生活活动。谵妄状态是最常见的症状，表现为对外界刺激的反应能力下降，如烦躁不安、言语错乱、幻听或幻视。

（二）精神障碍

主要包括焦虑、抑郁和 PTSD。最常见的焦虑症状包括过度担忧、易激惹性、躁动和疲劳。存在抑郁症状的患者可能会诉有疲劳、兴趣丧失、食欲较差、绝望感和失眠。提示 PTSD 的症状包括：患者对刺激产生情感性和行为性反应，可引起闪回现象、过度警觉和重度焦虑，以及闯入性再体验和回避可诱发症状的经历。有报道部分患者存在性功能障碍和发生自杀和自伤的风险增加。

（三）躯体障碍

主要表现出 ICU 获得性衰弱的症状和体征，包括广泛性活动能力下降、反复跌倒，甚至是四肢轻瘫。

（四）其余表现

关节挛缩、肺功能下降、睡眠障碍、营养不良、痴呆、注意力不集中、记忆困难、答非所问、疲倦、意志淡漠、被害念头、敌意等。

第三节 PICS 的病理生理机制

ICU 相关因素是否使既存的疾病显现了出来，以及危重症以何种程度加速了既存的神经心理或躯体功能性下降，这些都还不明确，拟从以下 3 方面进行讨论。

一、躯体功能活动障碍

危重症患者治疗后并发的长期躯体功能活动障碍越来越受到关注，其中 ICU-AW 是 ICU 患者常见的一种获得性神经肌肉功能障碍性疾病，ICU-AW 可导致机械通气时间延长，进而增加 ICU 病死率。

（一）炎症导致的肌肉萎缩和功能障碍

脓毒症、急性呼吸窘迫综合征等危重症疾病导致的全身炎症反应综合征，均可以因毛细血管阻塞、动脉血流减慢、血小板聚集等原因导致微循环障碍，从而造成细胞缺氧缺血性损伤，炎性因子的释放导致血管通透性增加、高血糖、低蛋白血症等均可以引起局部组织水肿，阻碍神经肌肉组织的氧供和营养代谢，从而导致能量耗竭。此外，在炎性因子作用下，血脑屏障破坏可以导致细胞因子等神经毒素进入神经系统、肌肉组织而影响线粒体功能，使线粒体腺苷三磷酸产生减少，抑制线粒体呼吸，进而导致神经肌肉细胞凋亡，从而发生脓毒症相关性脑病和 ICU-AW。

（二）制动

肌肉通过运动和收缩来维持正常功能活动，而制动状态则会由于肌蛋白合成减少导致肌肉失用性萎缩。在 ICU 治疗过程中，镇痛镇静广泛应用于机械通气患者，以降低氧耗和应激损伤，而由此产生的长时间制动是导致 ICU-AW 的常见病因；重症患者营养状态差，肌球蛋白丢失，肌球蛋白 / 肌动蛋白的比值下降，肌丝受到破坏，肌力下降，另一方面炎症反应则可使分解代谢增加，患者更易出现肌无力及骨骼肌的失用性萎缩。

（三）药物的使用

重症患者 ICU-AW 的发生也与多种治疗药物相关，例如神经肌肉阻滞剂可抑制神经肌肉接头的运动诱发电位产生，而氨基糖苷类、多黏菌素等抗菌药物都具有神经毒性作用，导致神经损伤，引起神经肌肉功能障碍。

二、认知功能障碍

ICU 重症患者在治疗过程中通常经历高强度的躯体和心理应激，因应激导致认知功能损伤临床表现为谵妄、记忆力减退、执行能力和语言表达能力降低、注意力不集中、视觉障碍等，如脓毒症相关性脑病是由于炎症反应导致弥漫性脑功能障碍而发病，表现为包括认知功能障碍在内的多种神经症状。危重症患者认知功能损伤的发生通常与住院期间发生的低氧血症、低灌注、脓毒症、血糖异常、谵妄、既往认知功能障碍病史相关。

（一）血糖异常

低血糖患者会存在更差的视觉空间功能障碍，而高血糖和血糖波动会引起星型胶质细胞数量减少。神经细胞凋亡增加导致神经损伤而加重其他认知功能障碍。

（二）谵妄

ICU 中谵妄的发生也是导致认知功能障碍造成远期预后不良的重要危险因素。谵妄患者发生认知损害的风险是非谵妄患者的 2.65 倍，脓毒症造成脑内的微循环障碍，由于继发脑内的缺血 / 出血性病变、血脑屏障被破坏、神经炎性损伤、神经递质失调，进而导致患者谵妄发生。

（三）痴呆与既往认知功能障碍

痴呆为认知功能障碍的相关疾病，研究显示 ICU 治疗与痴呆的发生呈正相关，具体机制可能与脑白质损伤相关。重症患者入 ICU 之前有认知功能障碍病史，在 PICS 中可能是影响认知功能的重要因素。

三、精神心理障碍

抑郁、焦虑,创伤后应激障碍是 PICS 患者精神心理障碍的主要表现,通常与认知功能障碍、躯体活动障碍合并存在。PTSD 指对强烈的应激因素的异常精神心理反应,患者由于受到重大心理创伤而出现的精神障碍。对危重症患者来说,一方面 ICU 的经历属于创伤性记忆,患者在转出 ICU 或出院创伤后应激障碍发生率约为 19.83%,而既往抑郁症病史、焦虑、镇静药物使用等都是导致危重症患者出现精神心理障碍的危险因素。另一方面重症疾病不仅会影响到患者的躯体功能、精神心理状态,其家属也会由于照护压力和经济负担造成生理及心理障碍。家属在患者转入 ICU 后会出现不安全感,导致睡眠障碍、进行性疲乏加重、抑郁、焦虑等一系列精神心理问题,其中焦虑发生率在 21%~56%,抑郁发生率在 8%~42%,43.5% 的家属存在睡眠障碍和疲劳感。在有条件的情况下,对疑似 PICS 的患者进行精神心理状况评估,早期识别和干预能够更大程度改善患者远期预后。

第四节　PICS 的诊断与评估

可以判断患者是否存在 ICU 后认知功能障碍、肢体功能障碍以及创伤后应激障碍的方法均可以诊断是否存在 PICS。

一、综合量表评估工具

1. ICU 经历综合征　ICU 经历综合征问卷(Post-Intensive Care Syndrome Questionnaire, PICSQ)是由韩国学者于 2019 年编制的问卷,该问卷是基于 PICS 概念框架设计的,包括 PICS 的生理、认知和心理 3 个维度,生理维度反映降低的生理功能、日常活动的局限性和症状体验,认知维度,反映记忆障碍、执行功能障碍和视觉空间感知异常,心理维度反映焦虑、抑郁和 PTSD,每个维度分别有 6 个条目,共 18 个条目,每个条目的得分为 0 分(从不)、1 分(有时)、2 分(经常)和 3 分(总是),PICSQ 总分在 0~54 分之间。

2. 健康老龄化脑护理监测 - 自评报告(healthy aging brain care monitor self-report, HABC-MSR) 是由痴呆症专家组成的跨学科小组于 2014 年开发的,最初用于评估初级保健系统的老年人在认知、功能和心理方面的症状。HABC-M 由 27 个条目组成,评估认知、功能和心理 3 个方面的症状,其中认知亚量表包含 6 个条目,反映记忆、定向和判断能力;功能亚量表包含 11 个条目,反映日常活动能力和工具性日常活动能力;心理亚量表包含 10 个条目,反映抑郁、精神病和焦虑。每个条目根据患者前 2 周内对症状的感知频率来评分:0 分表示完全没有,1 分表示几天(2~6 天),2 分表示超过一半的天数(7~11 天),3 分表示几乎每天(12~14 天),总分范围在 0~81 分,得分越高,表示症状越严重。

3. PICS 认知障碍评估工具　常用的有简易精神状态检查(MMSE)、蒙特利尔认知评估(MoCA)和重复性成套神经心理状态评估(Repeatable Battery for the Assessment of Neuropsychological Status, RBANS)。

(1)简易精神状态检查(MMSE):MMSE 由 Folstein 等于 1975 年编制,共 30 个条目,包括定向力(时间定向力、地点定向力)、记忆力、注意力和计算力、回忆能力和语言能力 5 个维度,其中语言能力包括命名能力、复述能力、阅读能力、三步命令、书写能力和结构能力。量表总分 30 分,根据受教育水平确定痴呆临界值为:文盲组≤17 分,小学组≤20 分,中学及以上组≤24 分,得分越高说明认知功能越好。

(2)蒙特利尔认知评估(MoCA):MoCA 是由 Nasreddine 等根据临床经验及 MMSE 的条目设置和评分标准而制订的,主要用于筛查、评估有轻度认知功能损害(mild cognitive impairment, MCI)的患者。MoCA 主要包括视空间执行能力、命名、记忆、注意、语言流畅、抽象思维、延迟记忆、定向力等多个方面的认知评估,由 12 道题组成,共 30 个单项,每项回答正确者得 1 分,回答错误或不知道者评 0 分。≥26 分为认知正常,若受教育年限≤12 年,则分界值为 25 分。

（3）重复性成套神经心理状态评估（RBANS）：RBANS 是由 Randolph 等于 1998 年开发出来筛查老年痴呆的工具,共 12 个条目,RBANS 包括 5 个维度,其中即刻记忆包含词汇学习和故事复述 2 个条目,视觉广度包含图形临摹和线条定位 2 个条目,言语功能包含图画命名和语义流畅性测验 2 个条目,注意力包含数字广度和编码测验 2 个条目,延时记忆包含词汇回忆、词汇再识、故事回忆及图形回忆 4 个条目,量表总分由 5 个维度分值之和查表而得,得分越低表明认知功能越差。

4. PICS 生理障碍评估工具 ICU 获得性衰弱（ICU-AW）的诊断是临床使用一个标准化的神经系统检查,检查每个肢体近端、中端和远端肌肉群的力量。ICU-AW 的评估方法包括英国医学研究委员会（MRC）评分、神经传导检查、肌电图检查、生物标记法、标准手测握力器等。ICU MRC 是对患者双侧六组肌群的肌力进行分级,每组肌群的肌力按照 0~5 级评定,总分范围 0 分（四肢瘫痪）~60 分（肌力正常）,低于 48 分即可诊断为 ICU-AW。

5. PICS 心理障碍评估工具

（1）医院焦虑抑郁量表（HADS）：HADS 由 Zigmond 和 Snaith 于 1983 年编制,分为焦虑和抑郁两个分量表,共 14 个条目,其中 7 个条目（A）评定焦虑,7 个条目（D）评定抑郁,各条目分 0~3 四个等级。分量表得分 0~7 分提示无症状,8~10 分提示可能存在焦虑或抑郁,11~21 分提示肯定存在焦虑或抑郁症状,得分越高表示焦虑或抑郁症状越严重,分量表以 8 分为临界值时,诊断焦虑或抑郁的灵敏度和特异度为 0.8。

（2）创伤后应激障碍筛查量表 - 平民版（PTSD Checklist-Civilian Version, PCL-C）：PCL-C 是美国国家创伤后应激障碍研究中心行为科学分部制定的,共有 17 个条目,采用 Likert 5 级评分法,相应评估的是 PTSD 的 3 个主要症状：侵入症状、回避症状和警觉性增高症状,总分范围为 17~85 分,以 50 分为临界值,总分 >50 分提示可能存在 PTSD。

二、病房内的呼吸康复评估

1. 临床评估 尤其是生命体征,配合度 S5Q,呼吸形态和呼吸频率,血气分析和胸部影像检查。
2. 呼吸功能评估 包括肺功能评估,呼吸肌肌力评估,膈肌超声评估,肺部超声评估。
3. 气道评估 气道分泌物情况和上气道保护能力,气囊漏气试验。
4. 吞咽功能评估 饮水试验或食团吞咽测试（bolus swallow test, BST）,进食评估问卷调查工具 -10（EAT-10）。
5. 呼吸困难和疲劳评估 改良英国医学研究委员会呼吸困难量表（mMRC）和多维疲劳量表（Multidimensional Fatigue Inventory, MFI）。
6. 肌力评估 握力评估,MRC 肌力评估。
7. 关节活动度（ROM）检查。
8. 运动能力评估 6 分钟步行试验（6MWT）或 1 分钟坐 - 立试验。
9. 活动能力评估 de Morton 活动指数（de Morton Mobility Index, DEMMI）。

三、出院后的呼吸康复评估

1. 临床评估 生命体征,包括心率、呼吸频率、体温、血氧饱和度、血压等,必要时行心电图、胸部 CT 检查。
2. 肺功能评估 肺通气功能、呼吸肌功能。
3. 运动能力评估 6 分钟步行试验或心肺运动试验（CPET）。
4. 肌力评估 握力评估,徒手肌力评定（MMT）,最大随意收缩（maximal voluntary contraction, MVC）,等速肌力测定等。

5. 呼吸困难评估　改良英国医学研究委员会呼吸困难量表（mMRC）。

6. 身体成分评估　人体成分分析。

7. 活动能力评估　de Morton 活动指数（DEMMI）。

8. 生活质量评估　SF-36 或欧洲生存质量调查问卷。

9. 疲劳评估　多维疲劳量表（MFI）。

第五节　PICS 的预防和干预

PICS 的危害目前已经受到 ICU 医护人员的广泛关注，研究表明，早期活动、合理的镇痛镇静措施、早期心理支持对预防 PICS 发生有很好的疗效。2012 年，美国重症监护护士协会（American Association of Critical-Care Nurses，AACN）基于循证医学基础，提出 ABCDE 集束化镇痛镇静管理措施（ABCDE Bundle），目的是使患者得到舒适、安全治疗的同时，减少谵妄的发生、加强躯体功能恢复以改善患者的远期预后。ABCDE Bundle 包括 A- 疼痛的评估、预防和管理；B- 自主觉醒试验（SAT）和自主呼吸试验（SBT）；C- 镇痛和镇静的选择；D- 谵妄的评估和管理；E- 早期的活动和运动；F- 家庭的参与和授权。家属的鼓励和安慰也应当早期整合到 ICU 患者的日常治疗中，医护人员也应多关注患者的精神心理状态，充分的人文关怀有利于患者精神、心理创伤的恢复，减少 PICS 的发生。

一、ICU 后病房的呼吸康复

（一）ICU 后病房的呼吸康复干预措施

1. 气道廓清技术　根据肺活量（VC）和呼气流量峰值（PEF）或咳嗽峰值流量（PCF）确定气道廓清方案，包括肺扩张的选择，如无创机械通气（non-invasive ventilation，NIV）或者患者深呼吸训练，结合主动呼吸循环技术（ACBT）。如患者气道分泌物黏稠可结合药物治疗，并选择合适的气道内或外振荡技术。

2. 有氧训练　遵循循序渐进，强度、频率和持续时间应该慢慢增加，可以从低强度床上运动开始，逐步发展到床边坐位或站位下活动。每日训练时间为 20~30 分钟，易疲劳患者采用间歇性或者分次运动形式。如患者在活动中出现低氧血症，应给予氧气支持，保证患者的指脉搏氧饱和度 >93%。

3. 上下肢肌力　力量训练应遵循大负荷，少重复原则，负荷为 60%~80% 最大重复负荷（患者只能完成目标动作 1 次的负荷），每组 8~12 次，每次训练 1~3 组，组间休息 2 分钟，隔天 1 次。

4. 呼吸肌训练　强度为 30% 的 MIP 起始量，1~3 组 /d，每组重复 15~20 次。

5. 日常功能训练。

6. 通气支持　有慢性呼吸疾病的患者，如果存在呼吸困难并且影响康复训练，可给予通气支持，如使用滴定了合适压力的无创通气，以保障康复训练的执行。

7. 吞咽功能训练　进食姿势端坐位 90° 或者仰卧位 30°~60° 以上，吞咽时低头吞咽，避免头颈部后伸；对于疑有吞咽障碍患者，可将食物制作成糊状（普通酸奶样）进食，进食后应及时漱口，避免口腔内残留食物造成误吸。

（二）ICU 后病房的呼吸康复适应证和禁忌证

1. 适应证　经评估存在身体、认知及精神功能异常或障碍的患者；存在高危风险因素人群：ICU 居留时间 ≥7 天、有创机械通气、ICU 焦虑综合征、脓毒血症继发 ARDS、血糖调节紊乱、疼痛、不适当的镇静等；血流动力学平稳。

2. 禁忌证　所有患者均适用，无绝对禁忌证，如果患者出现费力、胸痛、眩晕、出汗、疲乏及严重呼吸困难，血氧饱和度 <90% 等，建议评估排除原因后进行。患者存在深静脉血栓应谨慎进行。

3. 终止指征　出现以下情况建议暂停呼吸康复计划：体温增高 >38℃；循环不稳定（血压改变率

>20%）；胸部影像提示双肺渗出有进展；康复治疗过程中出现呼吸困难、SpO_2 下降（<90%）经吸氧和无创通气支持无法改善；平均动脉压改变 >20%；心率 <40 次 /min 或 >120 次 /min；意识改变；患者无法耐受。建议排除原因或病情改善后再开始呼吸康复计划。

二、出院后的呼吸康复

（一）出院后的呼吸康复干预措施

1. 有氧训练　强度为平均 6 分钟步行试验速度的 80% 或 50%~70% 最大心率储备或 Borg 评分 3~4 分，时长为 30 分钟，频率为每周 5 次。在运动过程中，呼吸频率会逐渐加快，深度也会增强，使肺部的通气 / 换气功能得到加强，肺循环水平得到提高；进行有氧运动肌肉能获得更多的氧气，有利于肌肉组织中能源物质的氧化，从而增加肌肉中毛细血管的数量；通过低强度的有氧运动，能减缓骨骼中钙的流失，增加骨骼的骨密度；能够增强大脑皮质的功能，使神经系统保持活力，并促使体内一些抗衰老物质的分泌，推迟各个器官的老化，保持机体活力；可以有效地缓解压力，使心情变得轻松，在学习和工作中保持精力，改善睡眠质量，增强记忆力，使精神状态有一个根本的改变。

2. 肌力训练　强度为 8~12RM，时长为 1~3 组 /d，每组训练间歇为 2 分钟，频率为每周 3 次，隔天 1 次。肌力训练可以降低和改善 ICU 获得性衰弱的发生，促进患者生理机能的恢复，对改善患者认知状态也有一定作用。

3. 呼吸肌训练　强度为 MIP 起始量的 50%；时长为 1~3 组 /d，每组重复 15~20 次，频率为每周 5 次，根据评估结果，训练剂量递增 5%，直至最大正常吸气量。呼吸肌的训练可以缩短患者机械时间，减少呼吸机相关性肺炎的发生，降低气管切开的概率和死亡率等，改善患者预后。

4. 气道廓清技术　常用主动呼吸循环技术（ACBT）。通过气道管理和痰液引流，可以促进肺部感染的恢复，提高患者的排痰能力。

5. 平衡训练　由静态平衡训练逐渐过渡到动态平衡训练。通过平衡训练，帮助患者站立及行走。

6. 恢复日常生活和工作的功能性训练，例如上下楼梯训练，购物训练。通过提高患者的日常生活活动能力，改善患者出院后的自理能力，提高患者的生活质量，使患者更好地回归到家庭和社会。

（二）出院后呼吸康复的适应证和禁忌证

1. 适应证　出院后仍存在身体、认知及精神功能异常或障碍的患者。

2. 相对禁忌证　当患者存在如下情况应暂缓呼吸康复治疗，待病情稳定，经重新评估后再决定是否给予呼吸康复治疗。心率 >100 次 /min；血压 <90/60mmHg 或 >180/100mmHg；血氧饱和度 ≤93%；存在其他不适合运动的疾病。

3. 终止指征　体温出现波动，大于 37.2℃；呼吸症状、疲劳感加重，休息后不缓解；出现以下症状应立即停止活动并咨询医生：胸闷、胸痛、呼吸困难、剧烈咳嗽、头晕、头痛、视物不清、心悸、大汗、站立不稳等症状。

三、ICU 后门诊

ICU 重症患者生命体征平稳后即可转回普通病房至康复出院，但由于许多患者存在多器官功能障碍，出院后因躯体功能、精神、认知功能等损伤情况不被重视，从而导致新发的功能障碍不能得到及时有效的治疗，影响患者康复。由 ICU 专科护士主导多学科合作的 ICU 过渡期护理模式（ICU transitional care model，ICUTCM）以及 ICU 后门诊能够为 ICU 转出 / 出院患者提供专业连续整体的治疗护理，从而降低 PICS 的发生风险。ICU 过渡期护理以及 ICU 后门诊的管理都需要多学科合作，需要 ICU/RICU、康复专科、临床心理、临床营养等专业人员，通过病史采集、辅助检查、量表筛查等对患者躯体、认知、精神、心理等指标进行准确评估，制订合理治疗方案，定期随访，反馈指导临床干预措施，以改善患者的远期预后。

四、营养支持

（一）营养干预措施

患者血清前白蛋白水平低于 100g/L 则建议全程营养管理。

1. 五阶梯法实施营养治疗　根据病情严重程度、胃肠功能和呼吸支持方式合理选择营养喂养途径。

2. 目标能量　对于大于 65 岁合并多重合并症患者,推荐 27kcal/kg,对于既往严重低体重者,推荐 30kcal/kg。

3. 目标蛋白质量:推荐 1g/kg 满足机体基础代谢要求,优质蛋白应 >50%。

4. 使用无创通气的患者脂肪与碳水化合物供能比推荐为 50%∶50%,口服营养补充（oral nutritional supplement, ONS）来补充营养,每日 ONS>400kcal 能量,至少 30g 蛋白质,持续补充 1 个月时间。

5. 补充维生素及微量元素。

6. 合并高误吸风险,首选幽门后喂养。

7. 机械性通气后存在 ICU-AW 的患者应注意补充足量的优质蛋白质,1.0~1.2g/kg,补充足量的维生素 D_3,配合抗阻性体力活动,促进肌肉的合成。

（二）营养治疗适应证

推荐使用 MUST 或 NRS 2002、NUTRIC 评分进行营养评估。

第六节　智　慧　病　房

近年来,随着 5G 通信技术的飞速发展和物联网技术的不断成熟,医疗领域的数字化与智能化程度也随之不断加深。所谓智慧病房,是智慧医疗的一个细分的领域,指围绕医院患者住院环节,利用互联网、AI、物联网技术以及智能硬件设备,对传统病房进行智能化改造,实现医疗数据的高效采集和使用,帮助优化医疗护理流程,提升医疗护理质量,提高患者住院体验,真正实现"以患者安全为中心"的智慧医疗服务。

智慧病房一方面借助各种康复评定设备、运动治疗设备、物理因子治疗设备、言语吞咽治疗设备、认知疗法设备、作业治疗设备、疼痛治疗设备、康复工程设备等现代化、智慧化康复治疗辅助设施,在精准评估的基础上,采用康复机器人、智能反馈系统等智慧化、现代化终端产品对患者进行全面康复治疗,恢复患者生活能力,提高自理能力,提升社会参与能力。

另一方面通过运用人工智能、物联网、大数据、云计算、5G 等技术,以电子化、智能化平台为载体,实现康复过程流程化、信息化、体系化,将医、治、护、患 4 个角色在康复过程中产生的数据应采尽采、应记尽记,以科学的方式为康复过程提供量化的数据参考,提高康复训练效率,让更多功能障碍者享受到安全、快捷、高效的康复医疗服务。

基于信息智能平台,居家康复的患者可以通过智慧医疗设备监测数据,医务人员通过网络对患者进行服药提醒、康复计划追踪、康复情况评估等,使患者与医护人员可以进行实时沟通。达到从患者入院治疗到出院家庭康复的整个康复周期进行规范化、流程化管理和服务,全面提升患者的治疗效果,持续改善患者功能。

目前,国内外智慧病房建设均处于探索和发展阶段,但随着我国政策支持力度的不断加大和 5G、物联网、AI 等技术的不断发展,智慧病房必然是未来智慧医疗的发展方向,智慧病房的覆盖范围将不断扩大,可实现的功能也将不断增多,为医患双方提供更大的便利以及更智能的全周期健康医疗服务。但同时我们也应关注智慧病房建设过程中潜在的问题,以保证患者基本安全为前提,以满足医患双方需求为导向,以提供更加智慧、便捷、惠及全民的医疗健康服务为最终目标进行建设。

（解立新　胡　晔）

参考文献

［1］ MALTAIS F, LEBLANC P, SIMARD C, et al. Skeletal muscle adaptation to endurance training in patients with chronic obstructive pulmonary disease［J］. American Journal of Respiratory and Critical Care Medicine, 1996, 154（2 Pt 1）: 442-447.

［2］ O'DONNELL D E, MCGUIRE M, SAMIS L, et al. The impact of exercise reconditioning on breathlessness in severe airflow limitation［J］. American Journal of Respiratory and Critical Care Medicine, 1995, 152（6 Pt 1）: 2005-2013.

［3］ CHEUNG A M, TANSEY C M, TOMLINSON G, et al. Two-year outcomes, health care use, and costs of survivors of acute respiratory distress syndrome［J］. American Journal of Respiratory and Critical Care Medicine, 2006, 174（5）: 538-544.

［4］ CONNOLLY B, SALISBURY L, O'NEILL B, et al. Exercise rehabilitation following intensive care unit discharge for recovery from critical illness［J］. Cochrane Database of Systematic Reviews, 2015, 6: CD008632.

［5］ HODGSON C L, BAILEY M, BELLOMO R, et al. A binational multicenter pilot feasibility randomized controlled trial of early goal-directed mobilization in the ICU［J］. Critical Care Medicine, 2016, 44（6）: 1145-1152.

［6］ KAYAMBU G, BOOTS R, PARATZ J. Early physical rehabilitation in intensive care patients with sepsis syndromes: a pilot randomised controlled trial［J］. Intensive Care Medicine, 2015, 41（5）: 865-874.

［7］ WAGECK B, NUNES G S, SILVA F L, et al. Application and effects of neuromuscular electrical stimulation in critically ill patients: systematic review［J］. Medicina Intensiva, 2014, 38（7）: 444-454.

［8］ SCHWEICKERT W D, POHLMAN M C, POHLMAN A S, et al. Early physical and occupational therapy in mechanically ventilated, critically ill patients: a randomised controlled trial［J］. Lancet, 2009, 373（9678）: 1874-1782.

［9］ MORANDI A, BRUMMEL N E, ELY E W. Sedation, delirium and mechanical ventilation: The 'ABCDE' approach［J］. Current Opinion in Critical Care, 2011, 17（1）: 43-49.

［10］ VASILEVSKIS E E, ELY E W, SPEROFF T, et al. Reducing iatrogenic risks: ICU acquired delirium and weakness-crossing the quality chasm［J］. Chest, 2010, 138（5）: 1224-1233.

［11］ BALAS M C, VASILEVSKIS E E, BURKE W J, et al. Critical care nurses' role in implementing the "ABCDE bundle" into practice［J］. Crit Care Nurse, 2012, 32（2）: 35-48.

［12］ BARR J, FRASER G L, PUNTILLO K, et al. Clinical practice guidelines for the management of pain, agitation and delirium in adult patients in the intensive care unit［J］. Critical Care Medicine, 2013, 41（1）: 263-306.

［13］ BALAS M C, VASILEVSKIS E E, OLSEN K M, et al. Effectiveness and safety of the awakening and breathing coordination, delirium monitoring/management, and early exercise/mobility（ABCDE）bundle［J］. Critical Care Medicine, 2014, 42（5）: 1024-1036.

［14］ 中国医师协会呼吸医师分会, 中国康复医学会呼吸康复专业委员会. 危重症新型冠状病毒肺炎患者后 ICU 综合征呼吸康复推荐意见［J］. 中华结核和呼吸杂志, 2020, 43（9）: 737-743.

［15］ 王铮, 杨禄萍, 秦一丹, 等. ICU 后综合征的病理生理学和中西医结合防治进展［J］. 中华危重病急救医学, 021, 33（2）: 252-256.

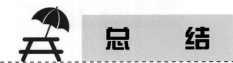

总 结

现代医学的快速和巨大的进展（如微创医学、分子-基因医学、替代医学、重症医学、人工智能等），已经可以使众多急性期的重症、疑难、复杂和少见的疾病或损伤患者的生命得以挽救。例如，各重要脏器的移植手术后或各种原因造成的功能衰竭严重的感染性疾患、重症的中枢神经损伤后的昏迷-植物状态、重要的肢体丧失等的抢救成功率都有了极大的提高。各种现代、新型的医疗基础理论、医疗技术手段层出不穷。但是，这些患者"保住了性命"而需要较长时间的最终的功能改善（或者说减少残疾、提高生存质量）不可能都停留在急性期的重症监护病房（ICU）或急性期的医疗机构中。在发达国家，早期（甚至超早期）的康复处理早在 20 世纪末期，就以不同方式深入到医院各科室的临床工作中了。这样的医学处理方式取得了不错的效果。

危重症医学的迅速发展使得重症患者的救治成功率不断提高，但是很多患者存留严重的运动、认知、情感、言语等功能障碍，导致日常生活能力和社会参与能力大大受限，且随着人口老龄化和重症治疗需求的增多，此类患者数量逐年增加，导致其家庭和社会均面临严重的负担。因此降低重症患者的病死率已不再是唯一目标，而如何改善其功能状态提高生存质量逐渐成为被关注的焦点。近些年，ICU 救治已不再局限于专科病患，更多患者由于其复杂综合病症涉及多个学科，对于二级医院以上的综合 ICU 的大部分危重患者而言，康复医学可以参与的工作范围及内容也在不断开拓，促使康复医学向细化的亚专科方面发展，重症康复是重要发展方向之一。

JAMA 和 *Lancet* 等杂志先后发表文章指出 ICU 患者的三大问题包括躯体问题（physical）、认知问题（cognitive）和精神问题（mental），这一系列问题定义为 ICU 经历综合征。ICU 患者长期卧床可能会增加 ICU-AW 的可能，延长机械通气的时间，延长 ICU 住院时间，而这些并发症会导致患者运动及认知功能出现障碍，并可能在 ICU 出院后持续存在。早期重症康复以改善患者功能障碍为核心，以提高患者生活质量为目标，最大限度地维持和改善重症患者的功能。多项研究表明，重症患者进行早期活动性康复治疗可改善患者肢体功能，降低谵妄等异常精神状态的程度及持续时间，减少机械通气时间，降低 ICU 住院天数等。

重症康复的作用不可忽视，期待未来重症康复事业更进一步。

（解立新　胡兴硕）

第十篇

特殊人群的康复管理

第一章
高龄老人

本章的学习目标：
- 了解高龄老人基本概念
- 掌握高龄老人的康复评估方式选择
- 掌握高龄老人的康复管理方式

第一节　概　　述

高龄老人是指年龄在 80 岁以上的老人。截止到 2022 年,我国 60 岁及以上人口占比可达到接近 14%,其中 80 岁以上可达 2% 左右。高龄老人是老年特征最突出的人口。特点是:一般经济不能自立,生活自理能力差或不能自理。体弱多病,有的甚至卧床不起和神志不清,患痴呆症比重较大。大多数高龄老人需要家庭和社会向他们提供经济帮助、医疗服务和生活照顾,继续为社会服务的人很少。这也将会为其家人及照护者带来经济等很多方面的影响。高龄老人中大部分已丧偶。女性多于男性。

为老年人提供恰当的医疗健康服务是实现健康中国的重要任务之一。随着现代医疗技术水平的提高,老年患病者存活期也会随之延长。如果能够在寿命延长的同时推迟慢性病及并发症发生的时间,即需要加强老年人的评估管理,尤其需要关注的是更加需要日常照料和医疗服务的 80 岁以上高龄老人。高龄老年人的评估就是针对高龄老年人群的特点,早期发现生活能力健康问题及其风险,预防和干预疾病的发生与发展,提高生活质量,延长寿命。

在实际的临床工作中老年康复有以下特点:首先,老年人由于慢病、共病、老年综合征、急性疾病和衰老多种原因导致的运动功能、认知功能和器官等功能下降,因此在康复的同时,还要积极治疗控制原发疾病,可能是心脏病、卒中、慢性阻塞性肺疾病、肾病、糖尿病、骨关节疾病等,避免疾病恶化和影响功能的恢复。其次,老年人失能由于原因复杂,表现从运动失能到认知障碍、吞咽障碍、呼吸困难、排便困难、二便失禁、睡眠障碍,需要专业化、高技术、高强度以及日常生活运动训练等不同的康复方法。老年人的功能下降表现也是多种多样的,除了生活能力方面的不同程度的缺失,还有运动失能、失智、视听失能、器官失能等。

第二节　高龄老人的康复评估

一、基础躯体功能评估

针对高龄老人呼吸康复方面来说,基本躯体功能评估一般需要包括关注老年人是否具有多种原发病导致影响呼吸功能活动的障碍,诸如偏瘫,长期卧床,肌肉力量衰退等问题,这些问题需要通过评定患者转移的能力、平衡及步态的能力,以及针对原发病的一些专业方面的康复评定。

(一)患者转移能力

一般需要评定患者是否具有独立或在辅助下可进行翻身、床上转移、床上翻身-坐起、床-椅转移、床边行走等能力,以及各动作的随意程度。常用量表如功能独立性评定量表(FIM),见表10-1-2-1。FIM每项1~7分,总分126分,完全独立;108~125分,基本独立;90~107分,有条件的独立或极轻度依赖;72~89分,轻度依赖;54~71分,中度依赖;36~53分,重度依赖;19~35分,极重度依赖;18分,完全依赖。

表 10-1-2-1　功能独立性评定量表(FIM)

项　　目			
运动功能	自理能力	1	进食
		2	梳洗修饰
		3	洗澡
		4	穿裤子
		5	穿上衣
		6	上厕所
	括约肌控制	7	膀胱管理
		8	直肠管理
	转移	9	床、椅、轮椅间
		10	如厕
		11	盆浴或淋浴
	行走	12	步行/轮椅
		13	上下楼梯
认知功能	交流	14	理解
		15	表达
	社会认知	16	社会交往
		17	解决问题
		18	记忆
运动功能总分:		认知功能总分:	

(二)平衡和步态评估

常用的初筛量表为计时起立行走试验(Timed Up and Go Test,TUG),另外常用的Tinetti量表的信度和效度也被国际认可,该量表包括平衡与步态两部分。平衡和步态评估前均需要准备:评估环境干净、明亮；行走的路面防滑平整。一把结实无扶手的椅子。测评表、笔、秒表、步态带等工具。提前告知患者穿舒适的鞋子和轻便的衣服；测评前先将整个流程告知患者，测试时尽可能紧跟患者，以便提供必要的支持。评估时应注意：始终站在患者的身边；准备好随时帮助患者稳定身体，防止跌倒；一旦患者跌倒应及时搀扶并帮助他坐在椅子上。对于结果的评定：若总时间小于 10 秒为移动性正常，可预测其 ADL 能基本维持稳定；10~20 秒为移动性尚好，推荐可以独自外出；大于 20~30 秒为移动性受损；大于 30 秒不能单独外出，不推荐独立活动，根据患者的情况使用适当的辅助器具。各项目测评过程中尽量不使用步行辅助器。

二、日常生活能力评估

日常生活活动能力的定义：是指一个人为了满足日常生活的需要每天所进行的必要活动。反映了人们在家庭（或医疗机构内）和在社区中最基本的能力。包括基础性日常生活活动（BADL）和工具性日常生活活动（IADL）能力。BADL 评估内容包括生活自理活动和开展功能性活动的能力，可通过直接观察或间接询问的方式进行评估。BADL 评定方法中临床应用最广、研究最多、信度最高的是巴塞尔指数。而改良巴塞尔指数是根据我国国情进行改良后形成的、在康复医学领域得到广泛使用的量表。评估社区老年人 IADL 多采用 Lawton 工具性日常生活活动量表。评估时应注意：评估前应与受试者充分沟通。评估时按表格逐项询问，或可根据家属、护理人员等知情人的观察确定。特殊情况应进行记录。评估应以最近 1 个月的表现为准。共分 4 级，总分 100 分。100 分者基本日常生活的能力可以自理，但是不一定能够独立生活，不能做饭，与人接触；60 分以上，生活基本自理，有轻度功能障碍，能独立完成部分日常活动；41~60 分，生活需要帮助；20~40 分，生活需要极大帮助；20 分以下，生活完全需要帮助。

三、心理评估

高龄老人在衰老的进程中常伴多种慢性病、老年综合征、不同程度的功能下降以及复杂的社会、心理问题，老年人因常伴随慢性疼痛、合并有多种慢性内科疾病或者近期合并有明显的心理社会应激事件，常见发生老年抑郁症。量表评估在筛查和评估其严重程度方面效果较好。老年抑郁的初筛可采用 4 个问题，即老年抑郁量表 4（geriatric depression scale-4，GDS-4），若满足两项问题，则可进一步行临床评估，尤其是精神检查，建议到专科进一步鉴别诊断。

老年抑郁量表 15（geriatric depression scale-15，GDS-15）是专为老年人设计的抑郁自评筛查表，可用于社区康复机构。焦虑自评量表可用于评估有焦虑症状的成年人。焦虑抑郁量表评估时应注意：量表可用口述或书面回答两种方式检查；需注意严重痴呆或失语患者不适宜本量表。

四、认知功能的评估

（一）老年人认知障碍

1. 定义及特点 认知功能是人脑接受外界信息，经过加工处理转换成内在的心理活动，从而获取知识或应用知识的过程。认知功能包括记忆力、注意/执行功能、语言功能、视空间和结构能力、运用等认知域。老年认知障碍是由于各种原因引起的老年人脑结构和/或功能的异常，导致一项或多项认知功能受损的综合征。具有以下特点：①以脑器质性损害为基础，而非重度抑郁或精神疾病等引起；②后天因素导致认知功能较前明显下降，而非先天性智能发育不全；③认知功能下降至少持续 3 个月以上；④除外谵妄导致的认知功能下降。其中包括轻度认知功能损害（MCI）和痴呆。高龄老人相关的认知障碍主要表现在处理速度和执行功能受损，也有研究发现其记忆力、运动速度、注意力等认知域会出现不同程度损害，并且与其原发病严重程度密切相关。

2. 方法 具体评估方法目前常用的是简易精神状态检查和简易智力状态评估量表。评估时应注意:检测环境应安静、通风、舒适、光线良好。室内只有主试和被试两人,尽量避免干扰。面对受试者,主试者应态度和蔼、语气温和,以消除患者的不合作情绪。严格按照各套量表的手册执行检测,使用统一的指导语,有时间限制的要严格遵守,可在一定范围内按规定提供帮助。同时,主试者使用的语言应简单易理解。要避免超过指导语和规定内容的暗示及减少应该告知受试者的信息。整个评估过程不限时亦可计时。注意言语障碍、情绪激动欠合作、视觉听力严重受损、手不灵活者不适宜进行该评估。在标准分数以下考虑存在认知功能障碍。

（二）老年人谵妄的评估

美国精神病学会指南建议采用意识障碍评估法,该方法简洁、有效,诊断的灵敏度和特异度均较高。

五、环境的评估

1. 居家环境评估 适老化改造需求评估是一项非常综合的工作,要求能够保障评估的质量与效果。首先居家环境适老性评估有 5 个原则。①综合性原则:全面掌握老年人的需求,综合评估老年人健康状况、居住条件、生活习惯、服务需求、经济条件等多重因素。②时效性原则:充分考虑长短期需求结合的时效性,当前应抓住最主要矛盾,解决最关键问题,较长一段时间内要考虑可持续性和发展性需求。③定性与定量相结合原则:既要对老人家庭各方面情况综合描述和定性评价,又要对人居环境有科学量化的评估测量,采集到相关数据、尺寸、指标。④准确性原则:上门评估不宜占用老人家庭过多时间,一般 1 小时左右,评估人员要在有限的时间内全面、准确地了解并判断家庭环境情况,厘清问题。⑤保密性原则:这是一项需要入户了解老年人生活隐私的工作,必须尊重老年人生活习惯,严格为老人家庭保密,任何隐私信息不能对外泄露。

2. 方法 为了准确、全面、方便、快捷地完成入户评估。评估工作分为两部分:一是入户现场交谈、观察、测量;二是事后打分、评价和建议。

（1）入户评估:入户快速收集相关信息,包括通过和老人及家庭主要成员进行交流,了解老人的健康状况、居住条件、生活习惯、服务需求、经济条件。观察居家环境,对环境要点进行记录。对重点数据、尺寸、指标进行测量、记录,必要时绘制平面图。关键点:发现环境的安全隐患,了解老人的生活困难和主要诉求,不要遗漏关键问题。

入户评估需要从以下几方面进行:健康状况评估,生活能力、精神状况、患病情况、行走能力、跌倒经历。生活习惯评估,文化背景、教育程度、社会参与、兴趣爱好、作息习惯、家庭成员。

（2）居住条件评估:房屋户型、建设时间、装修时间、安全隐患、空间环境、辅具使用。

（3）经济能力评估:收入结构、收入水平、固定资产、消费水平、支付能力、支付意愿。

（4）服务需求评估:是否有买菜做饭、娱乐交流、家务照护、保健养生、看病拿药、紧急救助等生活服务需求。

评价与建议需要在事后进行综合打分,给出评估结论和改造建议。针对家庭环境评估要点进行打分,包括:整体环境、卫生间、卧室、厨房餐厅、起居空间,共 99 项评估要点,逐项打分,每项最高得 3 分,3 分,措施到位效果很好;2 分,有考虑但效果一般;1 分,没有考虑使用不便。总分加权,得到总得分,分值区间 99~249 分,分 5 档,分别对应总体评估结论和改造建议。根据评估结论,针对具体问题给出具体改造建议。如针对老人功能障碍进行相应的辅助,以及适应性改造。

六、其他评估

生活质量是个体对自己生活地位的看法,受身体健康、心理状态、独立程度、社会关系等影响。且生活质量包含多个维度,即身体健康状态、精神健康状态、心理健康状态和环境健康状态等。针对高龄人康复的评估内容来说,生活质量评估是极为重要的一个项目,其不限于包括基本生理状态,如压疮评估、睡眠障碍评估、多重用药评估以及社会支持评估。

（一）压疮评估

压疮危险评估的内容主要分为量表评估和皮肤状况评估两个方面。国内外压疮预防指南推荐使用 Braden 压疮危险因素预测量表,是国际应用最广泛的压疮评估量表。压疮危险的皮肤状况评估内容包括:指压变白反应,局部热感、水肿和硬结,关注局部有无疼痛。

（二）睡眠障碍评估

老年人睡眠障碍的评估方法主要包括临床评估、量表评估等。临床评估包括:具体的失眠表现形式、作息规律、相关症状以及失眠对日常生活活动能力的影响、用药史以及可能存在的依赖情况和精神心理状态评估等。量表评估推荐匹兹堡睡眠质量指数及阿森斯失眠量表(Athens insomnia scale, AIS)。

（三）多重用药评估

多重用药的诊断标准目前尚未达成共识,当前临床应用最为广泛的标准通常是将"应用 5 种及以上药品"视为多重用药。推荐使用 2015 年美国老年医学会发布的老年人不恰当用药 Beers 标准和我国老年人不恰当用药目录,评估老年人潜在不恰当用药。

（四）社会支持评估

目前国内应用最广泛的、更适应我国人群的测量社会支持的量表为社会支持评定量表,它适合神志清楚且认知良好的老年人。该量表共 10 个条目,包括客观支持(即患者所接受到的实际支持)、主观支持(即患者所能体验到的或情感上的支持)和对支持的利用度(支持利用度是反映个体对各种社会支持的主动利用,包括倾诉方式、求助方式和参加活动的情况)3 个分量表,总得分和各分量表得分越高,说明社会支持程度越好。

（五）各种躯体障碍评估

如视力障碍评估:一般可采用 Snellen 视力表。听力障碍评估:检查前排除耳垢阻塞或中耳炎(otitis media)。口腔问题评估。尿失禁评估:采用国际尿失禁咨询委员会尿失禁问卷简表评估尿失禁的发生率和尿失禁对患者的影响。

第三节　高龄老人的康复管理

一、康复宣教

针对老年人呼吸康复的宣教,如何让老年人自身以及其照护者对呼吸康复训练重视起来,是康复宣教要进行的最基础也是最重要的一步。老年呼吸康复与一般医疗康复区别在于:老年呼吸康复是以人为本,关注老年人与呼吸功能疾病和诊疗过程,重点要控制好原发疾病,避免恶化;在此基础上要调动老年人的潜能,最大化身体、心理和社会功能活动能力,维持住康复的阶段性进步成果并在预期时间内取得有效的进展性疗效。根据春夏秋冬四季变化而制订的 8 项健康教育方面的内容:包括保持良好心态,保持适宜体温,保持有效呼吸,保持环境清洁,保持适度锻炼,保持丰富营养,预防意外发生,预防各类疾病。教会患者在各种季节内灵活搭配各种康复运动方法,并且能坚持不懈地锻炼,保证康复的顺利进行。

二、躯体功能训练

（一）老年患者的运动康复形式

主要包括抗阻训练、耐力训练、柔韧性训练,其中耐力训练的开展主要是为了最大限度地帮助患者增加最大摄氧量,以改善心肺功能,骑车、步行等是主要运动训练方法。抗阻训练则是身体通过对抗阻力来达到增加肌肉力量与耐力目的的一种训练方法,主要包括举重、沙袋、哑铃等。柔韧性训练的开展有一定要求,需要患者四肢关节活动范围可以维持在有效范围内,因多数老年患者四肢关节活动情况相对较差,故应多重视四肢的伸展运动。可进行太极拳或者呼吸操。耐力训练即耐力性训练,主要训练方式包括游泳、步行、划船、自行车、登山等。

（二）呼吸训练

呼吸训练主要包括腹式呼吸和缩唇呼吸,实施缩唇呼气法康复训练时,患者闭嘴用鼻子吸气,呼气时保持嘴巴为口哨状,缓慢将全部气体呼出,保证吸气时间与呼气时间比为 1：2。训练约 15min/ 次。实施腹式呼吸时,指导患者采取仰卧或舒适的坐姿,将手放置在腹部的肚脐处放松,全身自然呼吸。吸气时最大限度地向外扩张腹部使腹部鼓起,胸部保持不动。呼气时,腹部自然凹进,向内朝脊柱方向收,胸部仍然保持不动,最大限度地向内收缩腹部,训练约 15min/ 次。

另外,还可以使用辅助器具进行呼吸康复训练。

采用三球式呼吸训练器,指导患者同样进行腹式呼吸,并结合三球呼吸训练器进行呼吸训练。指导患者坐下,坐在椅子上,将训练器垂直放置在眼睛的同一高度,将呼吸训练器连接到抽吸软管,并将咬嘴和管连接到肺活量训练器的接口,以确保没有漏气。在那之后,嘴唇包含咬嘴,左手支撑训练器,右手放于肋骨下部,缓慢吸气,缓慢呼气,使训练器的球上升,尝试吸吮更长的气体,使训练球上升,尽可能保持吸气,并尽量让球到达比例的最高点并保持 3 秒。松开咬嘴,将气体缓慢排出。每次深呼吸后,对呼吸进行调整,一次进行 10 个深度的呼吸训练。每次 15 分钟,每日 2 次。采用气流驱动浮标的原理,当患者深吸气时,气体进入吸入通道以产生气流。气流的流速达到一定范围,小球被吹起,患者可以根据球体位置距离的指示获得产生的体积。患者在视觉上看到他们的肺功能的变化,这有助于增加对抗疾病的信心。

训练原则：间歇训练方法,每次运动后休息 5 分钟。与正常相比,训练强度限制在呼吸和心率增加 20%。停止运动后,心率可以恢复到安静时的基础值。必须在专业医务人员的指导下进行三球呼吸器的使用,若患者出现头晕或疲劳等不适的症状时,需要给予片刻的暂停,休息后若能够恢复则可继续训练。

训练目标：呼吸训练器每个浮子柱上指示的值表示升高浮子所需的吸气流速。患者可以首先设置每天的目标值,从第一个具有低流速的浮子开始。开始时,第一个浮子上升,第二个和第三个浮子处于初始位置一段时间,这可能需要几天时间,时间取决于肺功能;然后增加吸气流速,使第一和第二浮子上升,第三浮子在初始位置。在一定时间后,增加呼吸训练的吸气流速,直到第三个浮子上升。

三、日常生活能力训练

将呼吸运动训练与日常精细活动结合起来进行康复训练,或者对有部分自理功能的呼吸功能障碍老年人予以简单的功能训练,如穿脱衣、饮水、饮食等活动,来增加老年人的生活自理能力,加强老年人自我照护能力,并且选择能量节省的方法来对老年人进行低强度的基本锻炼。

四、心理及认知管理

加强与患者的心理沟通,使患者树立战胜疾病的信心,提高患者的认知和依从性,得到患者对呼吸康复指导手册的认同,积极配合治疗,并能坚持不懈地锻炼恢复自己的体力与活力。掌握教育干预内容,纠正不良的生活习惯,恢复自信。指导患者戒烟、有效咳嗽、排痰技巧、雾化吸入、氧疗等,改变患者不良生活行为。

五、辅助器具使用

对于增强老年患者的力量以及耐力,让老年人更好地完成日常生活所需活动,可以根据老年患者功能障碍配备使用不同的辅助器具,如拐杖、助行器、轮椅,生活自助具、足托矫正器或者助听器等,以及针对老年人的居住环境进行无障碍家居的使用,还有环境控制系统的使用等。

六、物理因子治疗

针对呼吸功能的物理因子治疗方法,主要有体外膈肌起搏治疗,通过体表电极片刺激膈神经走形最表浅处,增加膈肌的血供和膈肌移动度,进而改善呼吸困难,增加咳嗽能力。针对老年人呼吸功能的障碍,以及膈肌功能障碍,可以参考其膈肌功能进行频率及强度的调整。另外关于肢体功能等方面的治疗,可以选择中频电、干扰电等方法。《中国老年慢性阻塞性肺疾病临床诊治实践指南》(2020年)将体外膈肌起搏器纳入呼吸康复训练;《中医康复临床实践指南·心肺康复》(2020年)推荐体外膈肌起搏器用于心肺康复;《神经重症康复中国专家共识》(2018年)也推荐膈肌起搏技术用于呼吸康复。

七、小结

高龄老人群体复杂且特殊,因此需要从多维度对高龄老人进行评估和康复。老年综合评估是现代老年医学的核心技术;引入老年综合评估,有助于高龄老人慢性病及并发症的管理,高龄老人合理用药,及老年综合征的诊断与干预,有助于高龄老人日常生活活动能力以及跌倒风险的评估及干预,有助于高龄老人社会支持及环境状况的改善。老年综合评估可以提高高龄老人主观感受,全面提升高龄老人的健康水平及生活质量,以达到实现健康中国的目标。

(解立新 宋雨薇)

参考文献

[1] Guiding Principles for the Care Of Older Adults With Multimorbidity: An Approach for Clinicians. Guiding principles for the care of older adults with multimorbidity: an approach for clinicians: American Geriatrics Society expert panel on the care of older adults with multimorbidity[J]. Journal of the American Geriatrics Society, 2012, 60(10): E1-E25.

[2] DUMLER F. Use of bioelectric impedance analysis and dual-energy X-ray absorptionmetry for monitoring the nutrition status of dialysis patients[J]. ASAIO Journal, 1997, 43(3): 256-260.

[3] HOLSTEGE M S, CALJOUW M A, ZEKVELD I G, et al. Changes in geriatric rehabilitation: a national programme to improve quality of care. The synergy and innovation in geriatric rehabilitation study[J]. International Journal of Integrated Care, 2015, 15: e045.

[4] 郑洁皎,俞卓伟,梁贞文,等. 人口老龄化给康复医学带来的挑战[J]. 中国实用内科杂志, 2012, 32(9): 653-655.

[5] OLIVER G D, DI BREZZO R. Functional balance training in collegiate women athletes[J]. Journal of Strength and Conditioning Research, 2009, 23(7): 2124-2129.

[6] 中华医学会呼吸病学分会慢性阻塞性肺疾病学组. 慢性阻塞性肺疾病诊治指南(2013年修订版)[S]. 中华结核和呼吸杂志, 2013, 36(4): 255-264.

[7] RIES A L, BAULDOFF G S, CARLIN B W, et al. Pulmonary Rehabilitation: Joint ACCP/AACVPR Evidence-Based Clinical

Practice Guidelines [J]. Chest, 2007, 131 (5 Suppl): 4S-42S.

[8] MAN W D, POLKEY M I, DONALDSON N, et al. Community pulmonary rehabilitation after hospitalisation for acute exacerbations of chronic obstructive pulmonary disease: randomised controlled study [J]. BMJ, 2004, 329 (7476): 1209.

[9] 范子英,周春兰. 体外膈肌起搏器在重度及极重度慢性阻塞肺疾病患者肺康复中的运用 [J]. 解放军护理杂志, 2018, 35 (6): 41-44.

[10] 姜艳,石天奇,韩军,等. 三球式呼吸训练器对老年 COPD 病人肺功能的影响 [J]. 护理研究, 2015, 33: 4210-4212.

第二章
肥　胖

本章的学习目标：
- 了解肥胖人群基本概念
- 掌握肥胖人群的康复评估方式选择
- 掌握肥胖人群的康复管理方式

第一节　概　　述

一、定义

肥胖是指一定程度的明显超重与脂肪层过厚，指体内脂肪组织积蓄过剩的状态。是体内脂肪，主要是甘油三酯积聚过多而导致的一种状态。由于食物摄入过多或机体代谢的改变而导致体内脂肪积聚过多，造成体重过度增长并引起人体病理、生理改变。

二、病理生理特点

肥胖患者由于颈部短而粗，呼吸道周围脂肪多，上呼吸道不同程度狭窄，极易出现肥胖低通气综合征，继而影响睡眠、肺功能，静息状态下即出现低氧血症、高碳酸血症。此外，肥胖还能引起神经系统及内分泌调节紊乱，导致血流动力学改变，加剧靶器官缺血缺氧，严重者可出现多系统功能障碍。此类患者胸部大量脂肪堆积，肋骨运动受限，胸廓顺应性降低；腹壁饱满特别是腹部内脏有过多脂肪沉积，这样会使膈肌向上抬高，严重影响胸腔内活动空间，而影响其呼吸功能。

近年来的研究发现肥胖患者因死亡及心血管疾病的死亡风险高于正常人，根据不同基础情况，可以减少预期寿命长达 5~30 年。常见的继发性肥胖原因包括：垂体前叶功能减退、库欣综合征、性腺功能减退症、甲状腺功能减退症等内分泌疾病以及 Prader-Willi 综合征等遗传性肥胖综合征。

第二节　肥胖人群的康复评估

一、基础躯体功能评估

肥胖作为一种慢性疾病，与不健康生活模式息息相关。自我管理是减重治疗的根本。治疗动机是肥胖患者自我管理最重要的影响因素，也是决定减重治疗成功的主要因素之一，对复胖可能也有重要的影响。这需要医生在与肥胖患者接触之初，即对患者的减重动机进行评估和访谈。根据 2003 版《中国成人超重和肥胖症预防控制指南》，超重被定义为 $24\text{kg/m}^2 \leqslant \text{BMI} < 28\text{kg/m}^2$，肥胖被定义为 $\text{BMI} \geqslant 28\text{kg/m}^2$。

而按世界卫生组织标准,对于欧洲人种,超重定义为 $25kg/m^2 \leqslant BMI < 30kg/m^2$,肥胖定义为 $BMI \geqslant 30kg/m^2$。

同时,相比 BMI,腰围被认为也与高血压、血脂代谢紊乱这些并发症相关。《成人肥胖的多学科综合管理:欧洲肥胖研究学会 2014 年立场声明》提出在某些种族或疾病(如代谢综合征)的人群中,腰围值将影响减重效益。于是对一些 BMI 在 $23\sim25kg/m^2$ 的患者,腰围超过一定切点将对个人健康有较大影响,原则上应该诊断为肥胖阶段一。但这种切点目前没有足够研究证据支持,其是否可将其加入诊断标准也需更大范围的研究。其他一些常见的人体测量数据比率也可以很好地反映肥胖程度,WHO 一般认为腰臀比男性上限 0.85~0.90,女性上限为 0.75~0.80;另外近年来腰身比(腰围/身高)对肥胖的定义作用在越来越多的研究中得以重视,研究显示腰身比可能在预测中国人发生 2 型糖尿病和心血管疾病方面更具价值,该比值应控制在 0.5 以下。

二、日常生活能力及生活质量评估

肥胖患者的日常生活能力大部分不会受到特别大的影响,但是在并发症、运动及心理方面还是会出现一些问题。诸如行走、工作、梳妆等基础日常活动,肥胖患者均会受到躯体导致的部分生活障碍,会导致生活质量受到不小的影响。应在患者的主观意识配合下,有引导性地逐渐增加患者对于日常生活行为的主动性,见微知著地让患者得到趋于常人的日常生活能力。另外,肥胖患者共病远高于常人,代谢并发症:如糖尿病、脂代谢紊乱、代谢综合征、痛风等;心血管疾病目前已成为首要致死原因,如高血压、冠心病、脑卒中等;呼吸系统疾病,如哮喘、睡眠呼吸暂停综合征、肥胖低通气综合征等;肿瘤,如子宫内膜癌、乳腺癌、食管癌、结肠癌等;肌肉骨骼疾病,尤其是骨关节炎;消化系统,如胆囊疾病、非酒精性脂肪性肝病或肝炎、疝气等;泌尿生殖系统疾病,如月经失调、不孕不育、妊娠性糖尿病、子痫、难产等;精神、心理障碍和社会适应能力降低。针对这些障碍的评估方法,除了基本运动能力的评估,详见第四篇第四章第二节,还可以使用功能独立性评定量表(FIM)进行评估,详见第十篇第一章第二节。这些长期存在的疾病进而导致肥胖患者在日常生活中长期遭受慢性疾病的困扰,会导致其心理及社交的障碍。也是需要注意并解决的方面。尽可能多地去进行日常生活能力训练,让患者意识到这是一种长时间、低强度、循序渐进的培养健康生活方式的手段;意识到现有日常生活的异常之处,并认识到回归正常日常活动能力的益处。

三、心理及认知评估

一直以来,肥胖与心理疾病息息相关,诸如焦虑、抑郁等心理症状都被认为与肥胖有关。对此,适用的自评量表:广泛性焦虑症量表(GAD-7),界限值 $\geqslant$ 10 分。PHQ-9 抑郁症筛查量表(PHQ-9),界限值 $\geqslant$ 10 分。

肥胖患者中这些心理疾病的发生很常见,但并不是发生肥胖的原因,两者是相互影响的。研究表明肥胖人群中心理问题的发生率远远高于正常人群。并且个性、社会支持等心理社会因素与超重和肥胖的发生发展有密切关系,且心理干预也被广泛用于肥胖人群的治疗中。常用的方法是一种常用的沟通方式,其是一种非评判性的、协作式的讨论方式,能够显著增强患者自身的动机,刺激其积极参与行为的改变。研究发现,应用了该方法的患者拥有更健康的生活方式、情绪更稳定,体重指数下降更明显。在与患者进行操作时,医生应怀着同理心与患者进行交谈,不带任何偏见或歧视地鼓励患者。其目的是在相互信任的基础上,营造一种温暖的氛围,使患者放松。通过访谈,让患者成为自己的医生,成为整个减重治疗的主导。在全科医生的引导下,患者从自己选择的特定区域开始行为的改变。当患者在治疗过程中出现矛盾时,医生可以通过反思倾听和开放式问题帮助患者解决其对行为改变的矛盾心理。医生应实时评估患者情绪变化,保证积极情绪多于负面消极情绪,并且保证患者的认可及信任。注意应当结合实际应用情况及地域进行个性化方案实施。

第三节　肥胖人群的康复管理

一、康复宣教

要让患者认识到减肥时运动的重要性,减重过程中常常会面对目标和现实的差距所带来的刺激,当减重效果不能达到"理想身材"时,要告知患者应持之以恒,康复治疗后体重减轻 5%~15% 是减肥的合理目标。改变不良的生活方式和饮食习惯,坚持体育锻炼是减重治疗的根本目的。提高对危险因素、危险人群的识别,给予医疗监督,并减少肥胖症的发生。总之,通过宣传健康教育使患者及家属能全面了解治疗肥胖症,认识康复治疗的重要性,并能积极参与康复训练,养成良好生活习惯;建立正确健康生活方式,积极预防及控制肥胖症的发展,提高患者生活质量,及时掌握运动疗法及运动中的注意事项,达到宣传健康教育的目的。

二、躯体功能训练

（一）进食行为干预

肥胖患者的生理感觉常存在障碍,其中包括饥饿感和进食后饱腹感。治疗者应积极促进肥胖患者这些生理感觉的恢复。其中应坚持的原则:因人而异、平衡膳食、结构合理、优化烹饪进食习惯,长期坚持、终生遵守。推荐的进食方式主要以少食多餐,高蛋白饮食为主,适当减少碳水摄入量等。

（二）运动减肥指导

根据患者个人情况,制订个体化的运动处方,坚持 FITT 原则。运动前先做 10 分钟左右热身运动,运动 1 小时之后再做 5~10 分钟拉伸放松运动。运动方式以有氧运动为主,主要为快速步行、慢跑、功率自行车、游泳等中等强度的有氧运动为主,1 天 2 次。患者主观对于运动处方中的运动方式的喜爱程度极大程度地决定了坚持时间的长短,所以如果在开始选择运动方式的时候,应嘱患者多选择项目,积极寻找感兴趣的运动方式,来达到维持长久运动训练的目的。

（三）呼吸管理

呼吸管理包括呼吸训练（即腹式呼吸、缩唇呼吸、主动抗阻呼吸,每种方式训练 10~20 分钟,每天 2 次）、有效咳嗽咳痰及呼吸操训练（将腹式呼吸、缩唇呼吸与扩胸、弯腰、下蹲等动作结合一起的锻炼方法,每次 0.5 小时）。

另外,阻塞性睡眠呼吸暂停（OSA）是成年患者中常见的疾病,其在中年男性和女性中的发病率分别高达 4% 和 2%。其中 60%~90% 患者合并肥胖。因而肥胖是 OSA 最常见的致病因素。OSA 和阻塞性睡眠低通气（obstructive sleep hypopnea, OSH）患者都可因过度的吸气努力而致觉醒使正常的睡眠受到干扰,导致患者日间嗜睡和呼吸循环功能的改变。作为治疗中重度阻塞性睡眠呼吸暂停低通气综合征（OSAHS）最有效的手段,无创呼吸机通过增加咽腔内的正压对抗吸气负压,减少上气道塌陷并增加有效的睡眠时间,可明显改善患者的症状并降低心脑血管风险和病死率。

气道正压通气（PAP）是 OSAHS 患者的主要治疗方式,PAP 根据功能不同分为持续气道正压通气（CPAP）、自动持续气道正压通气（APAP）、双水平气道正压通气（BPAP）3 种主要类型。其他无创正压通气模式有适应性伺服通气（ASV）和容量保证压力支持通气（volume-assured pressure support, VAPS）等。随着睡眠呼吸相关知识的普及,人们对 OSAHS 的认识水平不断提高;与此相应的各类治疗手段也逐渐为大家所熟知。对中重度 OSAHS 患者,规范应用无创呼吸机进行气道正压通气已成为常规的治疗方式。近年来,气道正压装置设备的更新和技术的进步,在一定程度上提高了疗效和患者的舒适度,也更进一步推广了无创呼吸机的临床应用。

三、饮食营养指导

饮食减肥指导

在营养师指导下制订个体食谱,调整饮食习惯,不在睡前进食,不吃零食,每天测体重并记录。

对于饮食干预来说,关键是要长期控制热量的摄入量。在具体做法上,高蛋白饮食疗法、低脂饮食、低糖饮食、素食以及液体饮食疗法对减重的效果优劣迄今尚未形成统一意见。另外,极低热量饮食（<800kcal/d）只能在某些特殊情况下使用,必须有专业医疗人员的密切监督和指导,因为体重快速下降的同时可能会带来一些其他健康问题。综合性生活方式的干预也是对老年肥胖最主要的干预手段。饮食方面除了每天限制能量摄入低于需要值500kcal,造成一定的能量缺口,才会逐渐对肥胖问题进行解决,并且能够通过成果的显现,对肥胖人群的心理进行鼓励支持,得到积极反馈。还要补充足够的高品质蛋白（1g/kg）、钙（1 000mg/d）、维生素 D（10~20μg/d）、多种维生素和矿物质。考虑到老年人本身的身体营养情况,一般不宜进行极低热量饮食或者低热量液体饮食的疗法。饮食干预的同时应合理进行运动和行为治疗。对于肥胖人群的管理,其中行为治疗的干预比我们想象的更加重要,所以对于肥胖人群的行为管理需要严密及精细。从目前的循证医学证据看,只要在合理的指导下,运动对于肥胖人群利大于弊。一般推荐适量强度的多元化运动,即注重力量、耐力、平衡和灵活性等各方面。

四、心理及认知管理

在西方社会中,常认为肥胖与低收入、受教育程度低、低自制力等"负性社会标签"直接关联。这一方面的认知增加了肥胖患者情绪障碍和低自信心的风险。调查显示,许多肥胖患者在就诊过程中均会存在"被歧视"感,严重影响到患者的就诊感受、治疗依从性和减重动机。对肥胖患者的歧视会使患者出现焦虑、抑郁甚至选择自杀。患者的自尊、自我肯定、对身体形象的接纳和幸福感是医者治疗的基本。提高患者的自我肯定、使患者学会接纳自己,患者将能够更加积极地进行情绪管理、饮食行为管理,患者的中长期减重也会更加有效。部分患者既往存在减重失败的经历,给患者制订一个切实可行的目标,事实上也体现了对患者实际情况的尊重,从而增加患者减重的信心,避免产生挫败感。在与肥胖患者沟通时,避免不恰当的术语和表达。避免使用歧视性的语言,而选择采用不带感情色彩的中性表达方式。

五、小结

对于所有肥胖的人来说,减重动机都是源动力。要跟患者强调不能盲目减肥,要做到科学减肥,长期保持适当的体重才是目的。长期减肥易导致营养不良,必须顺应机体自身特点,要做到有效减肥。要选择适当的运动方式和方法。实施饮食控制疗法时应注意进食量的逐渐减少,进食的速度不宜过快,避免甜食,食用优质脂肪,控制热量摄入。进行减肥运动训练时要穿宽松衣服,合适鞋袜,运动前后多喝水,如出现头晕、胸部不适等症状时应减少或暂停运动,及时告知医生后重新制订新的运动计划。

（解立新　宋雨薇）

参考文献

[1] CLAES L, VANDEREYCKEN W, VANDEPUTTE A, et al. Personality subtypes in female prebariatric obese patients: do they differ in eating disorder symptoms, psychological complaints and coping behaviour[J]. European Eating Disorders Review,

2013, 21（1）: 72-77.

[2] FAULCONBRIDGE L F, WADDEN T A, THOMAS J G, et al. Changes in depression and quality of life in obese individuals with binge eating disorder: bariatric surgery versus lifestyle modification[J]. Surgery for Obesity and Related Diseases, 2013, 9（5）: 790-796.

[3] 陈春明,孔灵芝. 中国成人超重和肥胖症预防控制指南[M]. 北京: 人民卫生出版社, 2006.

[4] 周坤,苏建华,赖玉田,等. 术前肺康复训练对肺癌患者术后肺炎的影响[J]. 中华胸部外科电子杂志, 2017, 4（3）: 164-170.

[5] 朱蕾,刘又宁,钮善福. 临床呼吸生理学[M]. 北京: 人民卫生出版社, 2008.

第三章
临　终

本章的学习目标：
- 了解临终相关基本概念
- 掌握临终人群的康复评估方式选择
- 掌握临终人群的康复管理方式

第一节　概　　述

一、定义

临终关怀运动分别从两方面批判与超越临终及死亡的现代悖论：医学进步对死亡的延迟并不尽然提升临终者的生命质量。现代医学技术的进步让医者和患者都被动地处于生命的"矛与盾"的选择之中。我们可以发现当前学界的临终关怀研究主要存在两种趋向：关注医疗技术与临终关怀相互配合减轻临终者身心痛苦的方法，以及关注社会工作介入临终关怀的途径。死亡品质是个体对于死亡的偏好与其他人观察到的其真实死亡情况的近似程度，是指临终者的身、心、灵都能得到良好的照顾，实现有尊严的、幸福的死亡。除此之外，近些年对于"安宁疗护"的理念也更多地被人们所认识，指存活期不超过3~6个月，且失去医学救治意义的终末期病患，此时进行的姑息性疗法，倾向于治疗、镇痛，让患者减少痛苦，相对于在养老机构中多见的临终关怀，其更多出现于专业医疗机构的范畴内。

二、特点

疼痛的控制，将患者在痛苦中死亡的可能性降到最低。清醒的决策力，即在患者情绪恶化之前可以讨论和决定临终相关事项；为死亡做好准备，即患者在临终时知道自己的期望是什么；完满结束，包括生命回顾、解决冲突问题、与家人共度美好时光、筹备告别的仪式等。

第二节　临终人群的康复评估

一、日常生活能力生活质量评估

随着安宁疗护事业的发展，社会工作者在临终患者心理 - 社会服务中的作用变得重要。帮助患者面对死亡恐惧，是安宁疗护社会工作的重要任务之一。对于临终人群的日常生活能力评估，可以使用改良巴塞尔指数（MBI），得出结果进行动态比较。基于对死亡恐惧的影响因素分析可见，死亡恐惧的程度受到过去遗憾、未来遗憾和死亡意义的直接影响。安宁疗护社会工作应从协助患者接受和表达恐惧情绪、通过陪伴和倾听来了解患者的遗憾或心愿、通过生命回顾帮助患者发掘生命意义等几个方面,帮助临终患者面对死亡恐惧,提高患者生活质量。

二、心理及生活质量评估

安宁疗护运动认为,与片面依靠医疗技术一次次接续临终者的生命,给其带来巨大身心痛苦却无法阻止死亡相比,更应引导临终者及其家人关注临终阶段的生命质量;姑息治疗的价值不仅在于放弃对临终者的破坏性治疗,转而利用舒缓性医疗技术减轻临终者的生理痛苦,更体现在它为排遣临终者的孤寂,建构临终者的生命意义提供可能。

三、认知功能的评估

死亡恐惧是指有情绪反应的一系列死亡态度的简称,这些情绪反应有:恐惧、威胁、不安、苦恼和其他相似的负性情绪,还包括精神动力学意义上的焦虑,它是指不针对某一明确物体的弥散性的恐惧。人类是具有思想的存在,因此在面对死亡时,自然会产生恐惧。有研究发现,身体状况和心理状况较好的群体,死亡恐惧程度较低自我价值感较高的群体死亡恐惧较低。还有研究进一步发现,自我价值感在生命意义对死亡恐惧的影响中起到中介作用,即对生命意义的发掘会带来较高的自我价值感,继而降低死亡恐惧。近期经历压力事件,例如威胁生命事件或重要他人的离开,也可能使死亡恐惧程度上升。社会支持也会对死亡恐惧产生影响。研究发现,拥有社会支持较多的群体或患者的死亡恐惧较低。文化背景也与死亡程度有所联系。然而,过高的死亡恐惧可能会导致心理困扰,降低自我效能,或影响患者的求医行为。

第三节 临终人群的康复管理

一、康复宣教

医学进步不断取得延迟死亡的胜利,将其局束在医护机构内,医学对自然属性的偏重淡化了临终的社会属性,与临终者的孤寂存在相关性;新、老世代在社会构型中的地位消长、崇老社会的瓦解、大家庭解体,也是临终孤寂的现代性体验的主要成因。引导亲属回归安宁疗护、加强医护机构建设、完善养老及医疗保障制度、设立临终陪护假期、推行生命教育,对破除现代临终者的孤寂困境、增进人民福祉、建设美好生活,具有重要意义。

二、心理及认知管理

对于临终关怀及安宁疗护的患者,躯体上的管理在于更多的维持患者的现有功能,延缓萎缩的发展等。相较于躯体,更重要的是精神方面的照护,"理性化"趋势使现代人罹患情感与行为"无能症",渐渐荒疏与临终者自如相处的能力,羞于用高度情感性的言辞安慰临终者。这种主张在安宁疗护运动强调的"灵性照顾"中得到体现。"灵性照顾"强调通过专业化的方法与途径引导临终者感受、重建和体会余下的生命对自己、家庭与社会的永恒意义与价值。针对临终者的精神抚慰应当减轻其恐惧、排除其焦虑、缓解其孤独、引导其接受现实。安宁疗护机构应当通过"身、心、灵、社"关怀空间的构建,响应安宁疗护的理念,将自己塑造成为临终者(终末期疾病患者)的心安之处。多数临终者同时遭受身体上的痛苦和精神上的恐惧,专业化的安宁疗护除离不开医护人员外,还需要心理师与社会工作者的参与。

在安宁疗护服务团队中,社会工作者重要的任务之一就是帮助患者面对死亡恐惧。死亡无法避免,但是如何面对生离死别却是需要学习的。对临终社会工作者而言,处理死亡相关的问题,却是进入临床后必须会面临的重要任务。了解死亡恐惧的相关理论,有助于社会工作者了解临终过程和临终患者,从而更好地提供服务。临终患者的死亡恐惧程度受到个体过去的遗憾、将来的遗憾,以及对死亡意义的认知这3方面因素的影响。个体面对死亡和临终的应对机制,可以直接或间接地影响他们的死亡恐惧。在安宁疗护实践中,社会工作者首先要承认并协助临终患者接受面对死亡而产生的负面情绪。陪伴和倾听是帮助临终者有效的方式,可以让死亡恐惧中的患者不觉孤单,帮助患者释放负面情绪,了解患者的需求。若患者有遗憾之事,社会工作者可以协调家属、医护人员和社会资源,尽量帮助其完成心愿,让不完美的故事有完整的结局。若患者对生命价值的态度消极,社会工作者可以采用生命回顾的方法,帮助其寻找生活的意义。目前我国人口老龄化进程加剧和慢性非传染性疾病负担加重,将使得安宁疗护的需求增多。

三、小结

随着社会文明的发展,生命全过程服务的理念逐渐普及,也使得安宁疗护的发展受到更多关注。安宁疗护在临终人群的康复管理中也是医务工作实务需要推行的重要领域之一,治疗师在其中提供社会心理支持,整合运用资源,发挥着重要的作用。

(解立新　宋雨薇)

参考文献

[1] 马红鸽,席恒.卫计委介入老年人临终关怀服务问题研究[J].西北大学学报(哲学社会科学版),2016,46(2):6.

[2] COLÓN Y, WLADKOWSKI S P. End-of-life Care[M]//GEHLERT S, BROWNE T. Handbook of Health Social Work[M]. 2nd ed. Hoboken: John Wiley & Sons, 2011, 627-642.

[3] EPEL E, JIMENEZ S, BROWNELL K, et al. Are stress eaters at risk for the metabolic syndrome?[J]Annals of the New York Academy of Sciences, 2004, 1032: 208-210.

[4] MATINI D, GHANBARI JOLFAEI A, PAZOUKI A, et al. The comparison of severity and prevalence of major depressive disorder, general anxiety disorder and eating disorders before and after bariatric surgery[J]. Medical Journal of The Islamic Republic of Iran, 2014, 28: 109.

第四章
早产儿与婴儿

本章的学习目标：
- 了解早产儿与婴儿生理特点
- 早产儿及婴儿呼吸康复相关评估与检测方式
- 早产儿与婴儿的管理方式

第一节 早产儿的管理

一、概述

早产儿是新生儿死亡发生的重点人群,也是易发生远期健康问题的高危人群,其中,孕 34~36^{+6} 周出生的晚期早产儿占早产儿的 70%,临床上又称为近足月儿。据 WHO 资料统计,全球范围早产儿发生率为 5%~18%,每年约 1 500 万早产儿出生。近年来,我国早产儿的发生率呈逐年上升的趋势,根据我国国家卫生健康委员会资料,我国的早产儿发生率约为 7%,每年约有 120 万早产儿出生。由于早产儿存在胎龄小,免疫功能不完善,各器官发育不成熟,尤其是肺部发育,还停留在原始肺泡期到肺泡期阶段,肺表面活性物质的缺陷增加了肺部疾病的发生,极易出现窒息、肺透明膜病、支气管肺发育不良(bronchopulmonary dysplasia, BPD)、低血糖等各种疾病,需要在新生儿重症监护治疗病房(neonatal intensive care unit, NICU)进行综合干预。随着 NICU 医疗技术的发展,早产儿的存活率越来越高,同时,各种后遗症随之而来,尤其是超低和极低出生体重儿,在生后不同时期易出现呼吸系统相关疾病及其并发症,致残率及病死率高。早期呼吸系统并发症对早产儿的生存质量有直接影响。加强早产儿监护及呼吸系统管理,对提高早产儿存活率,改善预后有积极作用。

二、鼓励早产儿的家庭参与式管理

我国新生儿重症监护治疗病房(NICU)中多采用无陪人制度,近年来已有部分医院开展袋鼠式护理(kangaroo care, KC),指允许家长进入 NICU 病房进行短时间陪护,通过搂抱及安抚,可促进神经发育,属于一种家庭参与式管理模式,是一种鼓励支持家长作为早产儿的主要看护对象,经过专业医护人员对家长的有效宣教与指导后,允许家长在住院期间进入 NICU 过渡病房,让家长参与其中的治疗的探索方式。其中包括给予参与陪护的家长以护理及简单的康复训练为主。在监护病房中存在持续不断的设备警报声、灯光等刺激,影响早产儿的睡眠质量,不利于早产儿的康复。通过家庭参与式管理模式,可有效提高并促进早产儿智力及精神运动发育,促进病情恢复。具体实施如下。

1. 指导家长在生命体征平稳状态下,不定时搂抱患儿,进行轻柔可耐受的肢体被动训练,通过屈曲与伸展训练,提高关节灵活性,增加舒适度及安全感,同时可提高睡眠质量。高质量睡眠可促进早产儿的生长激素分泌,可有效提高病情恢复。

2. 逐渐增加母婴之间接触时间,并进行有温度的抚触及言语刺激,增加母子关系,促进大脑发育。

3. 给予患儿柔和 / 或欢快的音乐刺激,以促进早产儿心智发育。

4. 通过家庭参与式护理(family integrated care,FIC)模式搭建的网络交流平台,可及时解决家长的疑惑或担心,给予专业知识辅导。

5. 鼓励早期母乳喂养,家庭参与式管理模式有助于母亲实时了解和护理早产儿,对缓解母亲焦虑及消除消极情绪均具有重要作用。同时,母乳喂养对早产小于胎龄儿(small for gestational age infant,SGA)除了早期改善喂养进程、减少坏死性小肠结肠炎(necrotizing enterocolitis,NEC)和医院感染之外,还能降低日后 1 型和 2 型糖尿病、肥胖、高血压、高血脂、哮喘和某些肿瘤的发病风险。与适于胎龄儿(appropriate for gestational age infant,AGA)相比,SGA 婴儿没有追赶性生长者,更容易导致神经系统不良结局,母乳喂养是重要的保护因素。

三、重视早产儿营养管理

世界卫生组织于 2012 年 5 月发布早产儿全球行动报告中指出,早产、窒息和感染性疾病是全球新生儿死亡的 3 大主要原因。有效的健康干预措施可避免 2/3 的死亡发生,合理喂养是其中一项重要的干预手段。研究表明,小于胎龄儿(SGA)在成年后更易受到肥胖、糖尿病、高血脂和心血管疾病等不良后果的伤害。大多数早产儿是适于胎龄儿(AGA),出生时体重低,胎儿期的生长是适宜的。出生后各种合并症、不良环境因素和营养摄入不足使他们生长落后,有相当一部分在足月(预产期)时存在宫外生长迟缓(extrauterine growth restriction,EUGR)。对这些早产儿来讲,给他们造成伤害的因素在宫外。营养在肺发育、肺损伤修复中起着重要作用。胎儿宫内生长受限是早产儿发生支气管肺发育不良(BPD)最重要的产前独立高危因素,同时,呼吸做功增加、激素应用、液体和热量摄入受限及肠内营养的延迟建立,使BPD 患儿常伴有 EUGR。临床证据表明,EUGR 的发生是由于早产儿在生后早期蛋白质和能量摄入不足所致。这种营养的累积缺失可直接影响生长发育,对神经系统的预后有很大影响。

目前最常用于评价早产儿早期生长是否理想的标准是参照正常胎儿在宫内的生长速率或 Fenton 宫内生长曲线,描述其体重的增长、身长和头围。这些体格发育参数反映了早产儿的营养状况。理想的追赶性生长是充分发挥个体的生长潜力,包括体重、身长和头围各项指标的匀称增长。

早产儿营养摄入推荐多以出生体重来衡量,以 1 000g 或 1 500g 为界,推荐摄入的标准不同,目前更强调胎龄的重要性。新生儿的成熟度取决于胎龄,由于早产儿提前出生,各组织器官发育不完善,包括其结构和功能,胎龄越小成熟度越低,如消化系统发育是渐进的过程,胎儿在宫内 20 周左右开始具备吞咽功能,咽下的羊水中含有氨基酸和一些生长因子,有助于胎儿营养及消化道的成熟。早产儿吸吮力弱,吞咽不协调,胃肠道解剖结构分化虽完成,胃容量小,胃肠动力功能差,消化吸收能力弱,黏膜屏障功能未发育成熟,免疫应答不完善,胎龄越小,发生喂养不耐受、消化功能紊乱和坏死性小肠结肠炎(NEC)的风险越高。早期开展肠内营养对维持早产儿消化道结构和功能的完整性很重要。排除先天性消化道畸形或严重胃肠道疾病的早产儿均以肠内营养为主,肠内营养以母乳喂养最优。早期母乳喂养可有效降低感染、NEC 及死亡率,同时还可以降低支气管肺发育不良(BPD)、视网膜病变(retinopathy of prematurity,ROP)及再住院风险性,对远期预后(如促进神经系统发育、预防过敏性疾病、保护心血管系统、减少感染性疾病)具有显著效果。初乳中氨基酸成分和生长因子与羊水近似,对于促进早产儿胃肠功能成熟起着至关重要的作用。目前主张在出生后 24~48 小时内早开奶,以母乳微量喂养开始,促进胃肠功能成熟。胎龄和喂养情况是决定早产儿消化系统成熟度的关键。母乳中含有新生儿机体发育所需大量营养物质及抗体,早产儿可以从母乳中吸收大量的蛋白质,有助于早产儿发育。对于胎龄低于 37 周、出生体重低于 2 000g 的早产儿,加强母乳喂养,是提高早产儿存活率的关键环节,可明显改善早产儿的生长发育状况。根据母乳成分分析和早产儿代谢水平个体化,强化母乳喂养是今后的研究方向。

总之,每个早产儿的营养管理策略应当是个体化的,需要全面考虑其胎龄、出生体重、有无宫内外生长受限及并发症的综合影响。

四、早产儿气道管理

早产儿各器官发育不成熟,易出现多系统并发症,呼吸系统疾病是造成早产儿死亡的重要原因。呼吸系统管理直接影响着早产儿日后的生活质量。优化呼吸道管理措施,对提高早产儿的救治率、防止并发症的发生非常关键。目前呼吸窘迫综合征(respiratory distress syndrome, RDS)仍是死亡的首位原因。RDS 重在预防,包括产前给所有可能 35 孕周前早产的孕母应用皮质激素促肺成熟,可降低新生儿肺透明膜病(hyaline membrane disease of newborn)发生率及病死率。生后预防性使用肺泡表面活性物质(PS)也可减少新生儿肺透明膜病的发生。极低出生体重儿由于呼吸中枢发育不成熟,易发生原发性呼吸暂停,处理不当可致脑损伤,甚至死亡。

1. 特定体位治疗　对于频繁呼吸暂停的早产儿,将患儿置仰卧位,头部放在中线位置,颈部置轻度伸仰位以减少上呼吸道梗阻,俯卧位可使肺背部产生"局部 PEEP"样作用,使背部肺区扩张,含气量增多,改善氧合,减少呼吸暂停的次数。

2. 氧疗　极低出生体重儿对低氧和高氧均十分敏感,进行氧疗时既要积极纠正低氧血症又要防止高氧血症。发育不成熟是发生早产儿氧损伤的根本原因。

3. 改善早产儿通气功能　①翻身、体位引流。②胸背部叩拍:对于早产儿,用力动作需轻柔,时间不宜过长。③气道湿化及雾化吸入:早产儿的防御机制差,纤毛功能弱,发生呼吸系统感染时,雾化及气道湿化可防止呼吸道黏膜受损和分泌物干燥,利于有效排痰,保持气道通畅。痰液多且黏稠患儿通过湿化及雾化可有促进局部炎症吸收、气道痉挛解除、湿润气道及扩张气道后利于痰液排出。④保温护理:根据早产儿体重及日龄选择中性温度及湿度(室温保持在 24~26℃,相对湿度 55%~65%);根据体温变化随时调节箱温,在雾化或湿化气道过程中加热气流,可避免及减少出现呼吸暂停。⑤吸痰:指气道内的分泌物用人工的方法将其吸出,注意操作一定要无菌、轻柔、准确、迅速,以免伤及早产儿娇嫩的呼吸道黏膜。

4. 电子支气管镜　电子支气管镜的检查是早产儿重要的评估方法,直观性强,对气道发育有无畸形及气道内通气状况均可进行评估及必要时气管镜下介入治疗。早产儿行此项检查风险性大,指征明确时需根据具体早产儿情况加以评估后再做决定。

5. 气道高反应干预　可通过呼出气一氧化氮(fractional exhaled nitric oxide, FeNO)的测定进行气道内环境评价,检测过敏原筛查及食物不耐受也有很好的提示及指导作用,如雾化、加强监督母亲饮食、深度水解奶粉喂养、作息习惯调整及环境改善等相应措施的优化。

早产儿出现的相关呼吸系统并发症多,高质量的呼吸道管理是救治早产儿的重要环节。

五、早产儿个体化综合康复干预

早产儿大多实行封闭式管理模式,其疾病发生率和再住院危险性大,家属缺乏照护早产儿的知识和技能,部分早产儿会被中途放弃治疗。特别是在早产儿出院早期表现出矛盾心理,缺乏专业指导,使家属无法进行后续延伸护理。早产儿个体化综合康复干预模式指通过信息传播和行为干预,帮助个体和/或群体掌握相关的知识,通过科学、完整、系统的指导,使照护早产儿顺利、安全进行,降低由于照护早产儿出现的心理压力,促进早产儿与家庭早日融合。目前具体措施如下。

1. 成立早产儿个体化康复团队　小组成员包括呼吸专科医师、专科护士、康复治疗师(中西医结合)及多学科中的外援医师。首先要针对早产儿进行个体化细致评估,系统的个体化康复模式相关内容包括早产儿的病因及危险因素、住院期间管理、出院后管理等初步目标,然后开始进行康复实施,康复之前需经家长沟通,同意后予以实施。

2. 进行相关早产儿疾病科普知识培训 了解早产儿的疾病特征与家属心理状况,可将早产儿的院内状况以观看录像的形式让家属直观了解。加强认知宣教,让早产儿家属认识到自己并不是极少数人群,针对家属渴望与医护人员面对面交流的特点,定期为早产儿家属以讲座的形式进行知识传播,通过心理疏导缓解其心理压力。

3. 个体化康复锻炼干预 早产儿作为一种特殊状态的新生儿,更需要合理的护理、喂养,以保证出院后的正常生长发育。建立"环抱"式体位,确保其双手可自由活动,能触及面部与头手互动。在病情稳定的基础上可开始对早产儿抚触,2~3 次/d,10min/次。抚触前护理人员应剪短指甲,保持无菌环境,对患儿腹、背、四肢、头、面、胸等部位轻柔抚触(图 10-4-1-1~图 10-4-1-3)。

4. 康复医师干预 早产儿的气道廓清存在着很大的难度,康复医师(中医或西医)可通过手法刺激前胸后背、拍背、体位摆放及肢体活动,促进痰液排出(图 10-4-1-4)。新生儿是机体中神经心理发育速度最快的时期,康复过程中配以舒缓向上的音乐干预可让早产儿宝宝神经及其各系统得到更好的放松与机体各机能的提升(图 10-4-1-5)。

5. 院外家庭式康复干预 出院前给早产儿家属书写完善的出院记录,告知患儿家属出院后的紧急联系方式。指导家属在出院后对患儿运动、语言、感知、视听等早期训练,按照早产儿发育规律对早产儿做抬头、翻身、爬、语言等训练。早产儿家属出院后需定期门诊随访,医师根据患儿的个体情况给予针对性的解答与指导。个体化综合康复模式能够激发家属的积极性,通过微信与家属进行交流,促进了家属与医护间的交流及联系,使家属了解健康的心理和行为对早产儿预后改善的重要性,有助于改善早产儿预后,提高生存质量。积极鼓励早产儿家属与早产儿进行情感、身体间的互动,使其获得安全感和信任感,提高家属依从性,缓解心理压力,有利于加快早产儿的各个系统的发育与完善,降低再住院率。

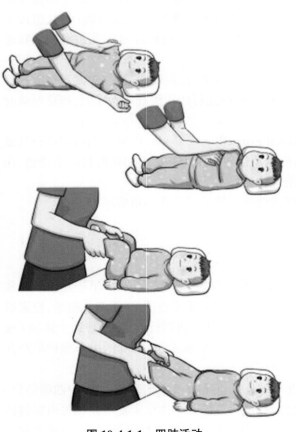

图 10-4-1-1 四肢活动

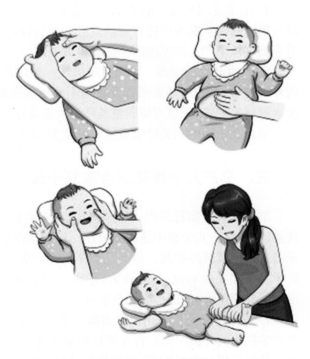

图 10-4-1-2 抚触

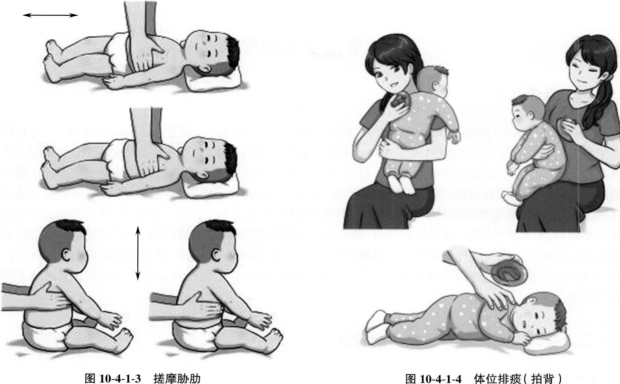

图 10-4-1-3　搓摩胁肋

图 10-4-1-4　体位排痰（拍背）

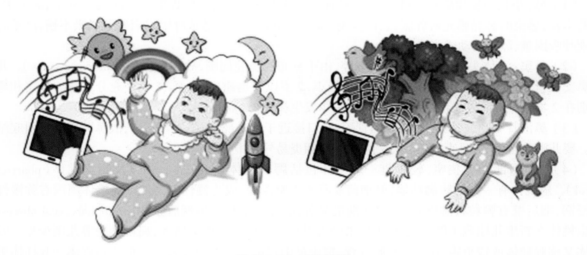

图 10-4-1-5　音乐刺激

小结

　　早产儿已经成为一个世界性公共卫生问题。近年来，全球很多国家的早产儿人数均呈上升趋势，早产儿疾病发生率和再住院的危险性高，会在生后的不同时期出现不同的呼吸系统并发症，早期进行呼吸系统高质量气道管理对早产儿预后的生活质量起着相当重要的作用。进行有温度的治疗让早产儿治疗模式有了新的探索。家长可通过微信、电话或网络平台与专业医务人员交流、沟通，并通过物联网的方式解答疑惑及了解专业的护理常识和注意事项，让家属充分了解良好的家庭和谐气氛，患儿家庭中健康的心理状态及行为准则对早产儿预后的重要性。

第二节　婴儿的管理

一、概述

婴儿期（infancy）指生后满 28 天至 1 周岁的年龄阶段。1 周岁时体重至少 3 倍于出生体重，身长约出生时 1.5 倍。此期生长特别快，要注意营养不良及消化不良的发生，容易发生佝偻病、贫血和腹泻。半岁之后因从母体获得的被动免疫逐渐消失易得急性传染病，因此必须按时进行各种计划免疫接种。婴儿期的中枢神经系统发育迅速，条件反射不断形成，大脑皮质功能还未成熟，不能耐受高热、毒素或其他不良刺激，易出现惊厥等神经症状。呼吸系统处于发育阶段，其气管和支气管等狭窄，软骨和肺部的韧性和弹力比较差，毛细血管遍布，极易出现充血，肺泡和含气量比较少，间质发育旺盛，一旦出现炎症就会造成呼吸道受阻现象。婴儿的气管和支气管黏膜比较柔软、稚嫩，黏液腺分泌少，纤毛的运动差会使呼吸道自身的清除能力差，极易造成分泌物阻塞，最终出现肺气肿和肺不张等情况，气道管理及保健在整个婴儿期相当重要。

二、婴儿时期呼吸系统发育的特点

（一）解剖特点

1. 上呼吸道

（1）鼻：小儿的鼻和鼻腔相对短小，4 岁时下鼻道才完全形成。婴幼儿无鼻毛，鼻腔狭窄，黏膜柔嫩，血管丰富，感染时鼻黏膜充血肿胀，急性鼻炎（acute rhinitis）时易造成呼吸道阻塞致呼吸不畅，严重时可出现呼吸困难、鼻翼扇动或张口呼吸。

（2）鼻窦：人体头颅中有 4 组骨性空腔，由于分布在鼻腔周围，故称鼻旁窦（paranasal sinus）。儿童各鼻窦发育先后不同，新生儿上颌窦和筛窦极小，2 岁以后迅速增大，至 12 岁才充分发育。额窦和蝶窦分别在 2 岁及 4 岁时才出现。因此，婴幼儿较少发生鼻窦炎（sinusitis）。

（3）鼻泪管和咽鼓管：婴幼儿鼻泪管短，开口接近于内眦部，瓣膜发育不全，故鼻腔感染常引起结膜炎。婴儿咽鼓管较宽，且直而短，呈水平位，故鼻咽炎易导致中耳炎。

（4）咽：咽部相对狭窄，较垂直。扁桃体包括腭扁桃体（palatine tonsil）及咽扁桃体（pharyngeal tonsil）。扁桃体有一定的防御功能，但细菌易藏于腺窝深处，成为慢性感染灶。扁桃体周围有弥漫性淋巴浸润，咽后壁有颗粒状淋巴滤泡，婴儿期最显著，故婴儿期易发生咽后脓肿（retropharyngeal abscess）。腭扁桃体在新生儿期藏于腭弓之间，1 岁末随着淋巴组织的发育逐渐增大，扁桃体炎婴儿则少见。咽扁桃体又称腺样体或增殖腺，6 个月开始发育，位于鼻咽顶部与后壁交界处。严重的扁桃体和腺样体肥大均是儿童阻塞性睡眠呼吸暂停综合征（pediatric obstructive sleep apnea syndrome）的重要原因。

（5）喉：以环状软骨下缘为标志。喉部呈漏斗形，喉腔狭窄，声门狭小，软骨柔软。新生儿喉头位置高，向前倾斜，婴儿喉部最狭窄处在环状软骨环，而成人最狭窄处在声门。

2. 下呼吸道

（1）气管、支气管：新生儿气管较短（4~9cm），新生儿气道直径 4~5cm，通常为成人的 1/3，这也导致了呼吸阻力高。纤毛运动功能差、清除能力较弱，一旦感染则易于发生充血、水肿导致呼吸道不畅。左支气管细长，由气管向侧方伸出，而右支气管短而粗，为气管直接延伸，故异物吸入（foreign body aspiration）多见于右支气管。婴儿支气管缺乏弹力组织而支撑作用差，细支气管无软骨，呼气时易塌陷，造成气体滞留，影响气体交换。新生儿末梢气道相对较宽，到成人气管直径增加 4 倍，而毛细支气管仅增加 2 倍。毛细支气管平滑肌在生后 5 个月以前薄而少，3 岁以后才明显发育，呼吸道梗阻主要是黏膜肿胀和分泌物阻塞引起。呼吸道阻力与管径的 4 次方成反比,由于管径细小,婴儿呼吸道阻力明显高于成人,在呼吸道梗阻时更加明显。

（2）肺和肺泡:足月新生儿肺泡数量约 2 500 万个,仅为成人的 8%,8 岁接近成人水平约 3 亿个。弹性纤维发育较差,血管丰富,间质发育旺盛,致肺含血量多而含气量少,易导致感染。2 岁后才出现 Kohn 孔,所以新生儿及婴儿无侧支通气,感染时易致黏液阻塞,引起间质炎症、肺气肿和肺不张等。婴幼儿肺的呼吸储备能力弱,肺小叶较多处于单房囊的原始状态,7~12 岁时肺小叶才发育完善。肺泡的容积则随体格的发育继续增加。

（3）胸廓:婴幼儿胸廓前后径与横径几乎相等,呈桶状;肋骨呈水平位,肋间肌欠发达,主要靠膈肌呼吸,而膈肌位置较高,在胸腔中的比例相对较大,且呈横位,收缩时易将下部肋骨拉向内,使呼吸效率减低。由于胸壁柔软,深吸气时胸骨上下和肋下缘均可引起胸廓内陷,限制了肺的扩张。婴幼儿胸腔小而肺相对较大,呼吸肌发育差,所以呼吸时肺不能充分扩张,尤以脊柱两旁和肺的后下部受限更甚,影响通气和换气。当肺部病变时,容易出现呼吸困难。婴幼儿膈肌中耐疲劳的肌纤维数量少,易于呼吸肌疲劳,甚至导致呼吸衰竭。婴幼儿胸膜较薄,纵隔相对较大,周围组织松软,在胸腔积液或气胸时易出现纵隔移位。

（二）生理特点

1. 呼吸频率与节律　小儿年龄越小,呼吸频率越快。新生儿 40~44 次 /min,1 岁以下 30 次 /min。新生儿及生后数月的婴儿,呼吸极不稳定,可出现深、浅呼吸交替,或呼吸节律不整、间歇、暂停等现象。

2. 呼吸方式　新生儿出生后由于压力和温度的突然改变以及各种刺激引起后出现呼吸,2~4 个月婴儿由鼻呼吸改为口鼻呼吸。4~5 岁由于外周气道和中心气道的比例改变,总气道阻力明显降低。婴幼儿呼吸肌发育不全,肌纤维较细,间质较多且耐疲劳的肌纤维所占比例少,所以小儿容易发生呼吸肌疲劳,甚至呼吸衰竭。小儿膈肌较肋间肌相对发达,且肋骨呈水平位,肋间隙小,所以婴幼儿为腹式呼吸,即以膈肌运动为主,吸气时胸廓的上、下径增大。

3. 呼吸功能特点

（1）肺活量（VC）:婴幼儿肺活量小,50~70ml/kg,按体表面积计算成人是小儿的 3 倍。在安静情况下,年长儿仅用肺活量的 12.5% 来呼吸,而婴幼儿则用 30% 左右。婴幼儿呼吸储备量小,发生呼吸障碍时代偿呼吸量最大不超过正常的 2.5 倍,而成人可达 10 倍,因此易发生呼吸衰竭。

（2）潮气量（TV）:婴幼儿潮气量小,为 6~10ml/kg。

（3）每分通气量（MV）和气体弥散量:前者为潮气量与呼吸频率的乘积,按体表面积计算与成人相近;后者按单位肺容积计算与成人也相近。

（4）气道阻力:气道管径小,小儿气道阻力大于成人,因此小儿发生喘息的机会较多。

三、呼吸评估

（一）病史采集

病史采集是指病例中对现病史、个人史、既往史及家族史的记载,重点要注意有无心脏疾患（有无先天性心脏疾患或相关手术史）,有无合并消化系统的畸形（如气管食管瘘、是否为食管闭锁术后）,有无基因筛查史（如免疫缺陷病史、遗传代谢病史等）,有无神经系统疾患（智力有无缺陷、有无癫痫病史及缺氧、缺血性改变）,有无呼吸系统发育异常（如支气管肺发育不良、气道软化、气道狭窄、咽后壁囊肿、气道血管瘤等）及有无传染病史。同时还要考虑到母孕史及生后心率、呼吸、肌张力、反射和皮肤颜色的情况,即 Apgar 评分。

（二）与家长的沟通

通过与家长的沟通得知患病前后的信息,获知病程中的相关检查及治疗过程,了解患儿具体情况（如进食、睡眠、大小便及照护过程中需要注意的相关事项）以方便个体化精确评估。

（三）体格检查

对于婴儿，注意精神反应状态、呼吸状况及营养查体评估，如有无呼吸窘迫、烦躁、点头呼吸、鼻翼扇动、拒绝进食、哭声无力等表现；皮肤有无发绀、苍白，弹性如何，前囟状态，双肺呼吸音情况，心音是否有力、规整；肌力、肌张力状态如何及有无腹胀、触诊时有无敏感反应等。

（四）特殊婴儿

对于 RICU 中的撤机困难、支气管支架置入、肺血管发育畸形多次出现咯血、脊髓型肌萎缩、行气管镜检查及镜下介入治疗的 24 小时内患儿、气管切开术后患儿，生命体征的稳定性评估在实施康复前后尤为重要。

（五）支气管镜下介入诊疗

呼吸道畸形的形式多样，临床表现也各不相同，存在呼吸系统病变的严重先天畸形者常在新生儿期死亡，病情相对轻者易伴有喉喘鸣、呼吸困难、反复咳嗽、喘息等呼吸道症状，影响小儿的生长发育和生活质量。部分畸形如气管食管瘘等易误诊为肺炎、婴幼儿哮喘等疾病，导致误诊、误治。因此，早期应用电子支气管镜进行气道评估对诊断呼吸道畸形极其重要。电子支气管镜能够对不同症状的疾病病变进行清晰的显示，有助于医生在临床诊断和治疗时做出准确的判断并制订治疗方案，在呼吸康复中的评估中有着很重要的作用。

四、婴儿常采用的呼吸康复治疗干预措施

（一）胸部按压

胸部按压（在有些时候可以为胸部拍击或按揉）是使用手、手指或者婴儿拍背器（以 0 号麻醉面罩改良），对年龄小、体型小的婴儿进行单手一指或多指按压或按揉，以期促进排痰。通过按压或按揉的振动刺激也可以对重病患儿的脏器进行有效的压力刺激。注意动作要轻柔缓慢有节律。

（二）搓摩胁肋

搓摩胁肋同时摇动胸壁，以腋窝下为起点，自上向下、自下向上往返进行有节奏的搓摩摇动胸壁，用两手指或手掌，拇指放于两侧胸壁，搓摩过程中伴有轻压。通过物理的手法对胸壁及两侧胁肋进行操作，可以让被动体位的婴儿或久病卧床撤机困难的危重症患儿在床边进行被动的胸廓活动及相关呼吸肌群的放松，同时还能缓解膈肌疲劳的状态。但对鼻饲奶及胸部手术后、气胸、带胸腔闭式引流管、出血倾向、骨质疏松、烦躁不易安抚、带呼吸机或者气管套管的患儿需谨慎操作。同时，每次治疗的时间不宜过长。

（三）体位引流（配以拍背手法）

以头向下的重力辅助体位帮助清除气道分泌物的体位引流方法在婴儿或者儿童中已经广泛应用。体位有助于发挥最大的呼吸功能。儿童采用卧位已被认为收益最小，而倾斜位有助于改善呼吸功能。然而，在操作过程后，排痰效果差异性很大。在我们临床工作中，加以改良，配以手法或应用排痰器，在家长的辅助（抱着或者一侧侧躺）下，进行体位引流的同时，用手腕的力量，单手频率 60~100 次 /min，进行有效的叩背，促进分泌物向大气道当中聚集，达到提升排痰的效果。患儿通过音乐及家长的陪伴和参与、父母言语的安抚、温馨安静环境下，配合性和安全感均会得到提升。

婴儿通气区域分布与成人相比有显著不同，在婴儿和低龄儿童中肺最上部通气量更多。针对畸形单侧肺部疾患的患儿，若使儿童感染侧肺高置应予以护理，防止呼吸功能进一步恶化。可自主呼吸的新生儿可将头部抬起有助于供氧，而平置或低头则会造成 PaO_2 降低。通常认为体位发生变化时，通气会重新分配，从而使特定肺部区域的通气最大化和局部气道开放的改善。这会导致这些通常不可能发生重力引流的区域分泌物清除速度加快。

（四）气道管理

1. 雾化干预　是目前呼吸治疗中最常用的一种方法。雾化吸入治疗又称气溶胶吸入疗法。所谓"气溶胶"是指悬浮于空气中微小的液体或固体。雾化吸入治疗可直接作用于病变部位，给药剂量小、起效快，在气道高反应状态下气道痉挛或者分泌物黏稠阻塞气道时，通过此治疗可以很快将气道高反应及

呼吸困难症状缓解。

2. 食物不耐受、过敏原筛查　牛奶蛋白过敏症（cow's milk protein allergy，CMPA）是临床常见的婴幼儿食物过敏性疾病，是由牛奶蛋白引起的异常免疫反应，临床表现可单独或联合出现皮肤、消化系统、呼吸系统症状，甚至出现呼吸困难等威胁生命的严重过敏反应。饮食回避和替代配方喂养是主要的治疗手段，其疗效肯定。在婴儿期的患儿主食多以奶液为主，所以对食物不耐受即过敏原筛查不仅是对营养监督干预，还是呼吸道管理很重要的内容。

3. 气道环境及功能性评估　小气道是人体内径 <2mm 的细小支气管，具有易阻塞的特点，小气道病变是婴幼儿多种呼吸道疾病的前置状态。因此，早期发现小气道病变并予以治疗干预，有利于控制病情进展，改善预后。呼出气一氧化氮（FeNO）和肺功能检测操作简单、无创无痛、安全有效，解决了婴幼儿依从性差的问题，能够准确地评估小气道病变、气道阻塞程度及气道炎症程度，为其临床诊断和治疗提供可靠依据。

4. 咽喉反流及呛奶管理　由于婴儿的胃容积比较小、贲门括约肌还没发育成熟，关闭不紧，以至奶水逆流。同时，反流性食管炎与儿童呼吸系统疾病如慢性咳嗽、气道高反应关系密切，临床中多采用米糊试验进行鉴别与评估，多采用体位及药物联合应用来防治此类症状。目前还发现，可通过监测婴儿腹部变化来判断其呼吸情况，并结合技术手段实现对婴儿呛奶窒息进行预防。

5. 亲子干预式综合康复　对于呼吸重症及撤机困难的婴儿，在 RICU 的治疗方案中，采用让部分家长共同参与危重症患儿的治疗。具体措施如下：①开设家长课堂，对患有重症呼吸系统疾病患儿家长进行专业知识及预防感染措施的培训，包括七步洗手法、出入穿戴隔离服及鞋套、及时更换口罩、吸痰、拍背及翻身等操作，鼻饲奶喂养及一般护理。②在康复师给予患儿康复治疗手法时，家长开始边看边学习对患儿有效干预的方式，让家长在孩子状况稳定的情况下，不定时通过环抱婴儿、家长话语的刺激、播放舒缓或带有动感的音乐及家长定时的抚触刺激，可促进生长发育。通过擦背、搓摩胁肋、体位改变及分泌物及时清除让患儿得到有温度的治疗，增进医患之间信任与配合，同时，让家长不再因为见不着患儿而产生恐惧和担心。③鼓励床边母乳喂养，让重症患儿得到更好能量供应及营养补充，同时可加强亲子关系。④指导、监督、再培训，给家长讲解呼吸机的调试及氧疗的注意事项，院外用药的指导，为出监护室及出院做准备，对于存在慢性呼吸疾病患儿，院外可进行一对一沟通指导，以减少家长对院外照护患儿的顾虑，提升家长院外照护患儿的信心，增加亲子关系。

6. 其他　临床中会见到由各种原因引起的呼吸系统疾病，如各种原因所致的撤机困难、进行性脊髓型肌萎缩引起的呼吸肌力下降、神经系统相关疾病引起的呼吸肌疲劳，严重时会引起呼吸肌麻痹的患儿，先天性心血管术后合并气道发育异常出现的反复喘息及喉鸣的患儿，对于这类婴儿要想改善其通气功能状态很难。不过，临床中需要挑战的，除原发病的积极治疗外，更需要在漫长的治疗过程中加以呼吸康复治疗。通过有效的知识普及，因地制宜、适宜地给每个患儿制订更加自由和灵活的活动或康复锻炼，对饮食及营养的指导加以跟踪，同时关注患儿家庭气氛和对看护患儿的家长进行针对性的交流及心理疏导，这样在治疗的道路上，才会有更多意想不到的收获。

小结

> 　　对早产儿和婴儿呼吸康复，尤其是对于危重症婴儿期呼吸系统的康复干预治疗，大多是在笔者医院儿童呼吸重症科开展后慢慢做起来的，现总结出来与大家一起探讨，抛砖引玉。儿童是祖国的未来，婴儿的管理更是重中之重。在开展儿童呼吸康复的过程中发现，儿童与成人呼吸康复的病种不同，治疗方法存在差异，尤其是儿童配合度差，需要探索适宜于儿童的呼吸康复模式。所以探索过程中，进行了中西医结合的儿童呼吸康复模式，目前通过努力，已经让很多家庭走出了疾病的阴影，相信在不久的将来，儿童呼吸康复将会惠及更多需要帮助的患儿。

（孟晨　牛铁环　张通）

参考文献

［1］国家卫生和计划生育委员会办公厅.早产儿保健工作规范［J］.中华围产医学杂志,2017,20（6）:401-406.

［2］胡美娟,孙倩.个体化护理服务模式对新生儿重症监护室早产儿预后的影响［J］.检验医学与临床,2020,17（8）:1051-1053.

［3］余华娟.超低和极低出生体重儿早期呼吸系统并发症分析［J］.中国医药科学,2013,3（12）:211-212.

［4］傅晓丹,陈晓春.集束化护理模式对早产儿智能发育及神经功能的影响［J］.中华现代护理杂志,2016,22（29）:4249-4252.

［5］丁晓华,郭宇,李海鸿,等.家长参与式护理模式对早产儿生长发育的影响［J］.中国实用护理杂志,2018,34（4）:273-278.

［6］李颖,高翔羽,向希盈,等.家庭参与式管理模式对早产儿18月龄生长发育的影响［J］.中华儿科杂志,2016,54（12）:902-907.

［7］王丹华.关注早产儿的营养与健康—国际早产儿喂养共识解读［J］.中国当代儿科杂志,2014,16（7）:664-669.

［8］BURDGE G C,LILLYCROP K A. Nutrition,epigenetics,and developmental plasticity:implications for understanding human disease［J］. Annual Review of Nutrition,2010,30:315-339.

［9］WIEDMEIER J E,JOSS-MOORE L A,LANE R H,et al. Early postnatal nutrition and programming of the preterm neonate［J］. Nutrition Reviews,2011,69（2）:76-82.

［10］BOSE C,VAN MARTER L J,LAUGHON M,et al. Fetal growth restriction and c-hronic lung disease among infants born before the 28th week of gestation［J］. Pediatrics,2009,124（3）:e450-e458.

［11］许世敏,李向红,徐佳鑫,等.早期营养对早产儿支气管肺发育不良的影响［J］.中华临床营养杂志,2021,29（3）:148-156.

［12］EMBLETON N D.早产儿的15分钟营养评估法:ABCDE［J］.中华围产医学杂志,2021,24（9）:646-650.

［13］TUDEHOPE D,FEWTRELL M,KASHYAP S,et al. Nutritional needs of the micropreterm infant［J］. Journal of Pediatrics,2013,162（3 Suppl）:S72-S80.

［14］LAPILLONNE A,O'CONNOR D L,WANG D,et al. Nutritional recommendations for the late-preterm infant and the preterm infant after hospital discharge［J］. Journal of Pediatrics,2013,162（3 Suppl）:S90-S100.

［15］刘利蕊,武彦秋,周启立,等.极低出生体质量儿不同时期体格生长迟缓及相关因素分析［J］.中国妇幼保健,2017,32（23）:5906-5910.

［16］黑明燕,WILLIAM W H.早产儿营养的最优化［J］.中国当代儿科杂志,2017,19（1）:1-21.

［17］汪倩,李素萍,杨春佳.系统化家庭参与式模式在新生儿重症监护室早产儿母乳喂养中的应用效果评估［J］.实用预防医学,2018,25（11）:1370-1373.

［18］中国医师协会新生儿科医师分会营养专业委员会,中国医师协会儿童健康专业委员会母乳库学组,《中华儿科杂志》编辑委员会,等.新生儿重症监护病房推行早产儿母乳喂养的建议［J］.中华儿科杂志,2016,54（1）:13-16.

［19］TUDEHOPE D I. Human milk and the nutritional needs of preterm infants［J］. Journal of Pediatrics,2013,162（3 Suppl）:S17-S25.

［20］赖春华,梁展图,张晓敏,等.超低和极低出生体重儿早期呼吸系统并发症临床分析［J］.佛山科学技术学院学报(自然科学版),2009,27（4）:82-85.

［21］甘小庄,宋国维.欧洲新生儿呼吸窘迫综合征治疗共识指南介绍［J］.实用儿科临床杂志,2008,23（14）:1136-1140.

［22］柳国胜.新生儿呼吸暂停［J］.实用儿科临床杂志,2007,22（2）:89-92.

［23］林云,贾雁平.海口地区极低出生体重儿呼吸系统常见并发症的临床分析［J］.中国优生与遗传杂志,2008,16（6）:91.

［24］王燕,崔慧敏,李胜玲,等.NICU早产儿母亲疾病不确定感与早产儿延续护理需求的相关性分析［J］.中西医结合护理(中英文),2019,5（1）:1-4.

［25］冯小芳,黄小夏,钱笑蓉,等.基于循证实践构建NICU早产儿以家庭为中心的护理模式［J］.温州医科大学学报,2019,49（2）:132-136.

［26］徐芮,孙聪,麦合烽,等.发展性照顾护理模式在早产儿喂养不耐受中的护理效果及对其生长发育的影响［J］.山西医药杂志,2019,48（2）:256-259.

［27］DAVIDSON J, RUTHAZER R, MARON J L. Optimal timing to utilize olfactory stimulation with maternal breast milk to improve oral feeding skills in the premature newborn［J］. Breastfeeding Medicine, 2019, 14（4）: 230-235.

［28］张竑,沈敏,张秋香,等.应用早产儿出院家庭准备度自评表对早产儿照护者实施健康教育效果观察［J］.护理学报,2019,26（9）:69-73.

［29］梁展穗,丘伟兰,袁间梅,等.早产儿病房护士家庭参与式护理培训的效果观察［J］.护理实践与研究,2019,16（11）:140-141.

［30］江载芳,申昆玲,沈颖.诸福棠实用儿科学［M］.北京:人民卫生出版社,2014.

［31］李艳玲.槐杞黄颗粒对呼吸道合胞病毒毛细支气管炎患儿的免疫调节作用［J］.药物评价研究,2016,39（3）:417-420.

［32］周阔,张惠君,王文华,等.电子支气管镜在婴幼儿呼吸道畸形诊断中的应用［J］.齐鲁医学杂志,2012,27（5）:463-465.

［33］高展奎,陈利标.电子支气管镜在小儿呼吸道疾病中的诊治作用［J］.中国继续医学教育,2019,11（6）:76-78.

［34］喻鹏铭,车国卫.成人和儿童呼吸与心脏问题的物理治疗［M］.北京:北京大学医学出版社,2011.

［35］王辰.呼吸治疗教程［M］.北京:人民卫生出版社,2010.

［36］萧敏华,陈慧敏,孙静,等.婴幼儿牛奶蛋白过敏的干预研究［J］.广东医学,2018,39（S1）:162-165.

［37］刘树芳,张若曦,王立强,等.胸部CT扫描吸气相和呼气相与肺小气道病变的相关性研究［J］.河北医药,2016,38（16）:2432-2435.

［38］张丽芳,顾小丽,杨洁,等.肺功能结合呼出气一氧化氮检测在婴幼儿小气道病变诊断与治疗中的价值［J］.中国临床研究,2020,33（7）:980-983.

第五章
儿 童

本章的学习目标：
- 儿童呼吸康复相关的评估与检测方式
- 儿童气道管理方法

一、概述

儿童时期免疫防御系统处于发育阶段,存在较高的感染风险。呼吸道感染中急性呼吸道感染最常见,占儿科门诊的 60% 以上,住院患儿中,上、下呼吸道感染占 60% 以上,绝大多数为肺炎,是 5 岁以下儿童第一死亡原因。出现感染时儿童的高代谢率使氧气、热量和水分的消耗增加,肌肉能源物质供应相对较弱,尤其在 1 岁以下儿童,其气管管腔的直径比铅笔的直径还小,多数儿童外围细支气管直径小于 1mm,少量黏液、支气管痉挛或水肿就会阻塞外周气道及近端支气管,阻塞气道及感染严重时,就会导致肺不张、胸腔积液、呼吸衰竭、血栓性疾病及多脏器损害。恢复期可能存在病变部位支气管狭窄及闭锁,出现反复喘息及多次住院,严重影响着患儿的生长发育及生活质量。同时,儿童哮喘是儿童最常见的慢性呼吸道疾病。2010 年第三次城市儿童哮喘流行病学调查中,14 岁以下儿童哮喘累计患病率为 3.02%,2 年现患率为 2.32%,与 2000 年全国调查的结果(2 年现患率 1.54%,累计患病率 1.97%)比较,我国儿童哮喘 2 年现患率、累计患病率分别增加了 50.6%、52.8%。本章节将介绍儿童相关呼吸系统疾病的管理。

二、评估

儿童呼吸系统疾病的评估内容包括主观资料(subjective data,简称 S)、客观资料(objective data,简称 O)、功能评定(assessment,简称 A)和制订康复治疗计划(plan,简称 P)4 个部分。

(一)主观资料

一个完整的病历回顾及分析,包括患儿的病史、目前的病程(包括症状、体征和诱发因素)、过去的治疗和转介物理治疗的原因,来自专科医师、护士及家长提供的信息。

(二)客观资料

体格检查发现的客观体征与功能改变,包括查体的视、触、叩、听 4 个方面,原发病及相关呼吸系统方面专业领域的测评、检查、检测结果,评估患儿的生长发育及心智状态等。

(三)评定

对上述资料的整理与分析,找出主次问题所在后和临床诊断相结合,拟定疾病康复的初步指导。

(四)制订呼吸康复计划

通过评估及分析,找出呼吸康复的核心内容,如提升呼吸肌力、气道廓清、神经系统改善、心理的疏导、营养问题的解决,以及原发病的治疗跟进等。呼吸康复计划的制订具有特定性、个体化及变化性,均依据患儿具体情况(病情转归、年龄、配合度及家长的参与支持度)制订,有不确定性及一定的主观性,需对呼吸康复的患儿治疗后再评估后再做下一步康复计划。

三、具体评估措施

（一）系统搜集

系统搜集用于搜集每个系统相关的主客观检测指标，为制订呼吸康复计划提供参考和指导，具体采集包括：

1. 神经系统 精神、反应、神志、语言流畅、肌力、肌张力及相关的检查、图像及监测，有无颅脑影像学检查，有无脑电图监测。

2. 皮肤、毛发的特点 颜色和完整性。

3. 心血管系统 血压、心率、心律、脉搏、水肿迹象、心肌酶、心电图及心脏超声的监测，有无心脏病史及其手术史。

4. 呼吸系统 呼吸频率、胸廓状态、呼吸模式、血氧饱和度，是否存在胸痛、喘息、咳嗽、咯血等，影像学资料，痰液的特点，有无杵状指，肺功能的评估，有无膈肌超声，气管镜下的表现，血气分析，胸部超声，6分钟步行试验，上气道、大气道及小气道呼出气一氧化氮监测，睡眠监测及呼吸困难指数评估、心肺运动试验及有无呼吸机应用等。

5. 肌肉骨骼系统 测量并记录身高、体重，骨骼完整性情况，呼吸肌力及关节活动度评估。

6. 消化系统 面色、皮肤弹性、体重、进食规律情况，BMI，排便状况，有无食管反流，食物不耐受情况，呛咳及无零食摄入量及种类，夜间进食情况及进食奶液品牌，腹部超声。

7. 血液系统 指端末梢状态、口唇颜色、耳垂颜色，血常规、细胞形态及血沉，过敏原筛查。

8. 泌尿系统 小便情况、有无下肢浮肿，尿常规，泌尿系超声。

9. 有无传染病。

10. 心理评估是否与年龄相吻合，生活质量评估，患儿与家长的配合度及家庭的支持度、期望值。

11. 家族史，母孕史，有无基因检测，既往史及有无呼吸康复史。

12. 用药史，雾化史。

13. 其他。

（二）呼吸评价

1. 肺功能 不同年龄儿童的肺容积、气道管径、阻力、呼吸系统顺应性、弥散功能等均不同，掌握其生理特点对完成康复目标尤为重要。年龄越小配合度就越差，潮气量小、肺容积小、气体流量低，儿童的检测对仪器的要求度非常高，不同年龄阶段的儿童对应有不同的方式进行检测。一般7~8岁以上基本上可以和成人一样检测，5~6岁的儿童，要求不是太高的检测方式也可以完成。5岁以下的儿童，因为无法配合、呼气力量小（流量低）、肺容积低，就需要配合度低或不需要配合（如睡眠时或镇静后）的检测方式进行，同时需要灵敏度高、特异度高的传感器以及无效腔量小的检测系统及设备。在我国，儿童肺功能普及率有待提高，尤其是欠发达地区和基层医院，缺乏儿童肺功能的专业知识与技能，亟需一本儿童肺功能的专业书籍做指导。目前我国的肺功能设备多以进口为主，成本相对昂贵。

2. 呼出气一氧化氮（FeNO） 可有效评估气道环境，帮助呼吸康复有效的评估与指导。大气道呼出气一氧化氮（FeNO）在评价嗜酸性粒细胞性气道炎症时需要考虑是否合并胃食管反流，尚未见证据表明不合并气道炎症的胃食管反流引起FeNO水平升高，在合并胃食管反流的慢性咳嗽儿童中，FeNO更特异性地辅助诊断嗜酸性粒细胞性气道炎症（灵敏度66%，特异度为100%），对于不合并胃食管反流的慢性咳嗽儿童，FeNO辅助诊断的特异性则不那么明显（灵敏度为100%，特异度为29%）。

3. 鼻呼出气一氧化氮（nasal fractional exhaled nitric oxide，FnNO）水平测定 是原发性纤毛运动不良症（primary ciliary dyskinesia，PCD）重要的辅助监测方法之一，具有无创、快速、经济的优点，被美国胸科学会/欧洲呼吸学会（ATS/ERS）推荐用于PCD的筛查试验。常规FnNO测定需要测试者一定的配合（关闭软腭，如屏气或用口呼吸），因此，临床常应用于6岁以上的儿童。6岁以下儿童可采用潮式呼吸的方法测定 FnNO,其灵敏度和特异度相对较低,但也对 PCD 的诊断有一定的参考价值。对于年幼儿童疑似 PCD 诊断时,需反复 FnNO 筛查来进行评估。目前 FnNO 对 PCD 诊断的阈值尚不明确,不同研究采用了不同诊断阈值(30~82nl/min),其诊断的灵敏度和特异度分别为 90%~100% 和 75%~97%。PCD 患儿 FnNO 降低的机制目前尚不明确,可能与呼吸道上皮 NO 合成减少、呼吸道内的细菌对 NO 大量分解、鼻旁窦阻塞 NO 释放减少有关。

(三)呼吸肌力及呼吸肌疲劳评估

1. 呼吸肌力评估　测量口腔最大吸气压(MIP)和最大呼气压(MEP),用以表明呼吸肌的收缩力,是目前评价呼吸肌功能有用的非创伤性指标之一。MIP、MEP 可基本反映全部吸气肌、呼气肌的功能。对进行机械通气的患儿可在气管插管的近口端用压力传感器测定 MIP 和 MEP。反复测量数次,取重复性较好的数值作为测量值。MIP 正常值目前无统一标准。MIP 测定可对吸气肌进行功能性评价,为疾病的诊断和严重程度的判断提供参考,当 MIP 小于正常预计值的 30% 时,易出现呼吸衰竭。此外,还评价肺部疾病、胸廓畸形及药物中毒时患者的呼吸功能。儿童的呼吸肌正在发育中,在测量中会有影响,青春期已非常接近成人的正常值,直接通过快速用力呼气和 / 或吸气测试呼吸肌力,就可以评估呼气时力量的强弱和吸气时的力量的强弱,并可与正常同龄儿童相比较,可在呼吸训练时更有重点的加强锻炼,通过训练前后的对比,可更好评价呼吸康复的效果。

2. 呼吸肌疲劳机制　是由多种原因引起的呼吸肌舒缩活动不能产生维持一定肺泡通气量所需要的胸腔压力,肌肉本身表现为肌力和 / 或舒缩速度的下降,且这种能力的下降经过休息能够恢复。若休息后不能恢复则称为呼吸肌无力。膈肌是最主要的呼吸肌,因此,狭义上的呼吸肌疲劳实际是指膈肌疲劳。引起呼吸肌疲劳的原因可能有:①呼吸中枢驱动不足,如中枢病变、吉兰 - 巴雷综合征、昏迷等可导致呼吸肌功能障碍。②神经肌肉疾病:膈神经损伤、神经肌肉接头传导障碍如重症肌无力,肌肉疾病如进行性肌萎缩等引起的呼吸肌无力和疲劳。③肌肉初长和形状改变:肺气肿患者胸廓上抬、膈肌低平,肌肉处于较短的初长状态,收缩力下降。从残气位到肺总量位,肋间外肌和辅助吸气肌缩短不超过 20%,膈肌缩短达 40%。④呼吸肌负荷增加:胸肺疾病致气道阻力增加、肺顺应性降低、运动、发热等因素,增加能量代谢,使通气量增加,均可加重呼吸肌负荷,导致呼吸肌疲劳。⑤能量供应不足:当呼吸肌做功能量消耗大于其能量供给和 / 或乳酸堆积、血 pH 降低时可出现呼吸肌疲劳,如心功能不全、贫血、休克、低氧血症儿童由于呼吸肌血流及能量供应减少可出现呼吸肌疲劳,吸氧可改善疲劳。⑥机械通气:机械通气可替代或辅助呼吸肌做功,使疲劳的呼吸肌得到休息,但长时间的机械通气可导致呼吸肌失用性萎缩,使呼吸肌的力量和耐力均降低,产生呼吸机依赖。呼吸肌疲劳是撤机失败的常见原因。⑦代谢因素:缺氧、高碳酸血症、低钙血症、低镁血症、低磷血症、甲状腺功能减退或亢进、长期或大量使用皮质激素、药物性重症肌无力综合征均可导致呼吸肌力下降。⑧氧自由基的作用:越来越多的资料表明,活性氧产物,如过氧化氢、超氧阴离子自由基、自由羟基都是膈肌疲劳的促发因素。在一定的病理生理状态下(如缺氧、毒血症、氧化应激等),活性氧产物的产生增加。

3. 呼吸肌疲劳评估　呼吸肌疲劳诊断因缺乏大规模的临床调查研究资料,故目前尚无统一的诊断标准,其中以跨膈压、膈肌肌电图监测较为方便使用。跨膈压(Pdi)为吸气末腹内压(胃内压)与胸腔内压(食管压)的差值,是反应膈肌肌力的定量指标,临床多用于成人监测。膈肌肌电图(EMG)是反应膈肌电生理活动和功能状态的指标,在膈肌疲劳的早期即有改变,是诊断膈肌疲劳非常敏感的方法。膈肌肌电频谱范围为 20~350Hz,其中 20~40Hz 为低频范围,150~350Hz 为高频范围。膈肌疲劳时 EMG 频谱的低频成分(L)增加,高频成分(H)降低,当 H/L 比基础值下降 20% 即表示频谱有显著性改变,提示发生膈肌疲劳。在危重症患者实施机械通气期间进行膈肌电生理检查干扰因素较多,可重复性及结果准确性均较差。此外电磁刺激膈神经的方法研究膈肌功能用于危重病患者膈肌功能的研究也取得了较好的效果。

四、呼吸康复治疗

（一）自我管理培训

自我管理指通过帮助患儿和家长掌握专业知识、建立自信心及提高专业护理能力进行疾病管理，以期实现行为改变促进疾病恢复及改善预后。如进行相关疾病知识的宣教及普及、与医护人员进行有效良好的互动、提高对治疗方案的依从性与适时的心理疏导，根据每个患儿不同的病情变化，定期评估后调整制订出具有针对性的自我管理干预措施，对降低疾病的复发率、提高儿童的生命质量都有积极的意义。

（二）气道廓清技术

气道廓清技术（ACT）是指能加速呼吸道分泌物清除以促进气道通畅的技术。健康人黏液纤毛清除作用（mucociliary clearance，MCC）和咳嗽能有效地清除呼吸道分泌物。黏液纤毛清除作用功能下降、咳嗽无力和/或存在呼吸道分泌物过多的患儿可能无法有效清除呼吸道分泌物。ACT对囊性纤维化、慢性化脓性肺疾病（chronic suppurative lung disease，CSLD）、支气管扩张、神经肌肉疾病（NMD）患儿的治疗是非常关键和重要的。

正常气道廓清功能基于两个机制，黏液纤毛清除作用和有效的咳嗽。肺泡的清洁可能对将分泌物清除出外周气道有作用。正常情况下，黏液纤毛的运送作用是清除分泌物的重要方式，有效咳嗽是气道廓清的重要机制，尤其是对肺部疾病患者。咳嗽的效果取决于分泌物的黏度和咳嗽时气流通过的速度。有效的咳嗽需要高流量的气流和小的横断面积。用力咳嗽可以引起很多不利的反应，需要注意防护，其中包括心血管异常反应（如低血压、高血压、心律失常及心功能不全儿童）、小便中断、胃食管反流、腹股沟疝、球结膜水肿、腹直肌不适、晕厥、头痛，严重时可引起骨折、大小便失禁及气胸等呼吸系统并发症，出现呼吸困难。

正常的气道廓清系统出现异常时将导致分泌物沉积致气道阻塞，可出现肺不张，导致肺通气的不均匀，不利于气体交换。气道阻塞和分泌物过度沉积将增加感染风险，炎症反应将释放炎症介质，例如弹性蛋白酶、胰蛋白酶，这些介质可破坏气道上皮，可诱发气道不稳定，顺应性过高，导致气道廓清障碍。气道廓清障碍的临床表现特征通常与分泌物过多或者潴留有关。针对患儿年龄及配合度，临床对于重症肺炎后引起的排痰不畅、肺不张、囊性纤维化、原发性纤毛不动综合征及慢性咳嗽致排痰困难的儿童，大多采用如体位排痰引流（图10-5-0-1）、徒手拍背及高频胸壁振荡等技术应用，可有效提升咳嗽能力，有助于分泌物排出。对于分泌物黏稠的，可以考虑采用气雾剂吸入方法如黏液溶解剂、支气管扩张剂等，使痰液易于溶解咳出。进入学龄前期及学龄期儿童，可利用简单有趣的游戏活动间接进行呼吸训练。对于年长患儿，可依靠呼吸控制的气道分泌物清除措施，如自主呼吸引流、主动呼吸循环和呼气期正压设备帮助廓清气道，促进疾病恢复。

（三）呼吸训练

呼吸训练可有效改善肺通气量、提升咳嗽能力、减少术后并发症、预防肺不张及帮助清除痰液的作用。根据不同的年龄阶段制订相匹配的呼吸锻炼模式，如抗阻式呼吸训练器大多应用于较年长的和/或配合性好的儿童，通过不同挡位阻力的大小，用力呼气和用力吸气，通过高效低耗的腹式呼吸，改善呼吸肌的收缩功能，扩大膈肌的运动幅度，加大肺活量及最大通气量，减少残气量，纠正机体的缺氧状态，避免由于活动受限、呼吸肌萎缩及功能丧失导致的肺组织弹性降低，可显著提高肺部功能、改善肺部通气、有效清除痰液及预防肺不张的出现；吹泡泡、风车、悬浮球或吹蜡烛，对于小年龄段儿童较为实用，在设置好的有趣场景中达到呼吸训练的目的，呼吸训练可通过膈肌呼吸改善肺下叶的通气，而后的横向扩张还有助于减少术后肺部并发症（图10-5-0-2）。

（四）六字气诀儿童呼吸训练歌与儿童呼吸康复操

六字气诀是一个极简单又很古老的功法，其中的六字即"嘘、呵、呼、呬、吹、嘻"。通过正确的口型呼此六字，其发音所产生的气流振动能激发相应脏腑（肝、心、脾、肺、肾及三焦）产生共振，促使其相应器官

气道廓清技术之体位排痰疗法

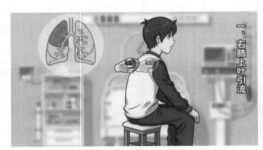

一、右肺上叶引流，采用坐位

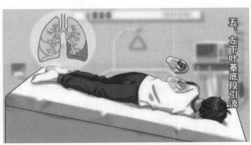

五、左下叶基底段引流，头低脚高，右侧侧卧位

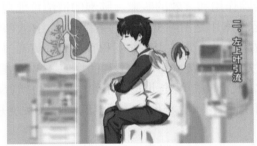

二、左上叶引流，采用坐位，可抱枕头

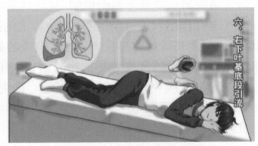

六、右下叶基底段引流，头低脚高，左侧侧卧位

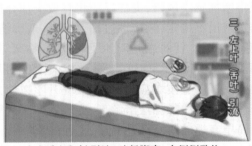

三、左上叶（舌叶）引流，头低脚高，右侧侧卧位

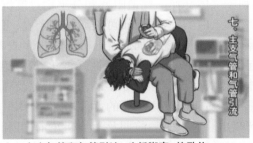

七、主支气管和气管引流，头低脚高，俯卧位

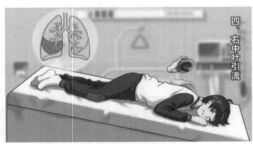

四、右中叶引流，头低脚高，左侧侧卧位

气道廓清技术之体位排痰疗法，也称支气管体位引流排痰法。

是指借助合适的体位进行拍背，利用四指并拢拱起手腕用力或使用拍背器时产生的震动、驱赶的方式作用于气流，帮助气管、支气管内的分泌物或诱发咳嗽使痰液排出的方法。

图 10-5-0-1　儿童气道廓清技术

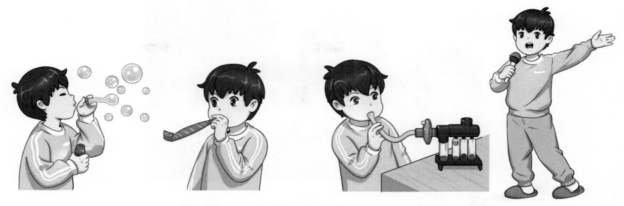

图 10-5-0-2 呼吸训练

快速排病,并能激发其相应气机,促进经络运行,补气扶正。六字气诀治病见效快、效果好,养生保健功效显著。我院在呼吸训练歌的基础上,研发了趣味性强、动作简单易学的儿童呼吸康复操,通过每一式的练习,可以直接或间接地增强呼吸肌的肌力与耐力,与四肢活动同步,不仅可以增加肺通气量,更可以强身健体,预防疾病的发生(图 10-5-0-3、图 10-5-0-4)。同时唱歌还是一种非常有利的健康运动,唱歌是有节奏的体内按摩。唱歌能冲开人体横膈膜,这种内部的循环按摩,不仅能够增强人的免疫系统,还能训练神经通路。唱歌能释放荷尔蒙,增进感情,增强呼吸功能。

<h1 style="text-align:center">儿童呼吸训练歌</h1>

(六字气诀)

```
1=C 6/8
♪=110 热烈地

5   3   2   1       1  |  5       6   5       0   |
左   右   开   弓   嘘       嘘  嘘

6       5   6   1   |  3       1   2       0   |
水       中   捞   月   呵       呵  呵

3       2   3   5   |  3   2   1   5       0   |
大       肚   圆   圆   呼       呼  呼

6       5   6   3   |  2   2   6   1       0   |
昂       首   挺   胸   啊       啊  啊

3       2   3   5   |  3   2   1   5       0   |
肚       脐   向   后   吹       吹  吹

6       5   6   3   |  2       5   1       0   :|
上       上   下   下   嘻       嘻  嘻
```

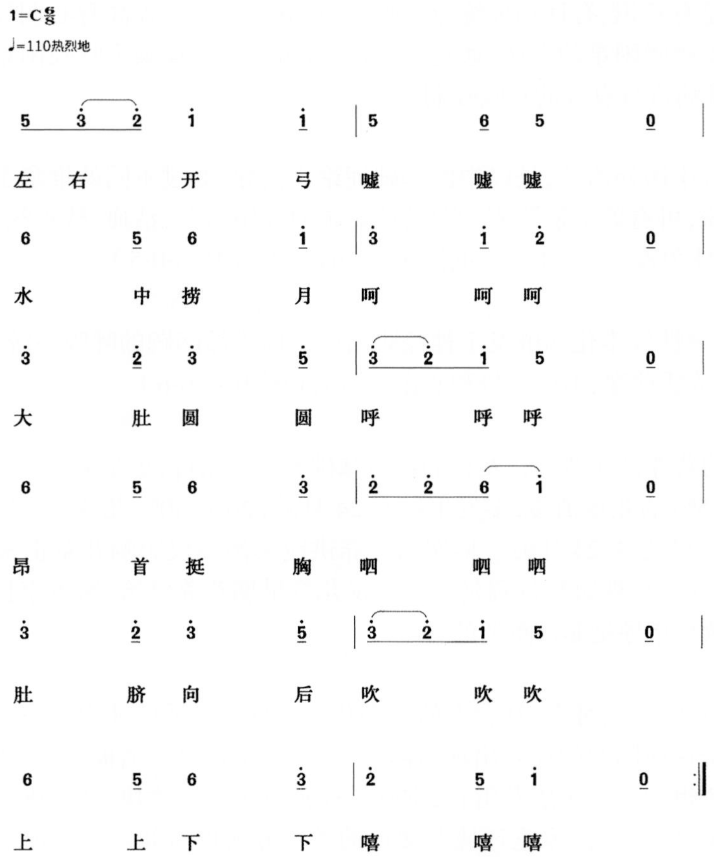

图 10-5-0-3 儿童呼吸训练歌

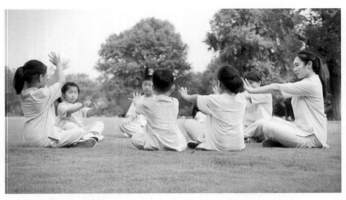

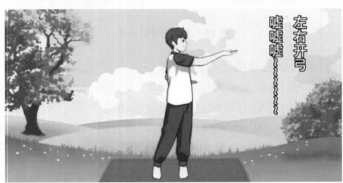

图 10-5-0-4 儿童呼吸康复操

（五）呼吸放松训练与缩唇呼吸

呼吸放松训练就是有意识、有计划地练习呼吸调节和肢体放松,提高身心调控能力的心理技术。呼吸放松训练是一种减少呼吸困难的方法,通过放松训练,可以有效地减少呼吸困难相关的焦虑。缩唇呼吸也有助于慢性呼吸疾病进行有效的呼吸控制。

（六）推拿治疗

推拿治疗属于一种中医外治法,是以中医基础理论为指导,通过不同的推拿手法对患儿肺部对应的背部为主进行手法刺激,可有效平衡阴阳、调和脏腑、疏通经络、行气活血、扶正祛邪,补其虚、泄其实,调和机体内环境,增强机体免疫力,提高患儿抵抗疾病的能力（图 10-5-0-5）。

（七）体能训练

对于儿童哮喘、肺囊性纤维化和继发于神经肌肉或肌肉骨骼问题的呼吸系统疾病的患儿来说,体能训练可以改善肌力、关节活动度、不良姿势和心血管耐力（图 10-5-0-6）。

（八）营养指导

科学、合理、全面的营养是儿童生长发育的物质基础和先决条件,更是关乎疾病恢复及后期康复的重要保障。全世界 5%~15% 的儿童消瘦,多发生在 6~24 月龄;20%~40% 儿童 2 岁时仍矮小。发展中国家儿童发生营养不良的年龄为 3~24 月龄。早期的营养供应失衡不仅影响儿童正常的生长发育及智能发育,还可导致慢性肺病儿童后期康复进程延后。重视儿童早期营养供给,给予家长及相关人员关于儿童期合理膳食营养的宣教与指导是非常重要的。

（九）心理疏导

健康是指个体在身体上、精神上、社会上的完满状态及良好的适应能力。患儿及家长的心理健康状态不能忽视。呼吸系统疾病问题的反复出现,容易使儿童产生自卑及消极情绪,严重支气管痉挛发作产生的窒息感易使患儿恐惧、紧张、焦虑及沮丧,常感觉孤独及生活不愉快,及时进行心理干预对于儿童整个康复进程来说尤为必要。另外,家庭环境及父母的教育方式也对儿童的心理健康有着举足轻重的作用。因此,在关注儿童心理状况的同时,家长的心理建设同样尤为重要。

小儿推拿

推拿，古称"按摩""按跷""乔摩""乔引"等，是人类最古老而又年轻的一门医术。推拿的防治手段主要是手法治疗与功法训练。小儿推拿，又称"推惊""摩惊""掐惊"等，是以各种推拿方法为主要治疗手段，达到防治疾病目的的一种方法的总称。

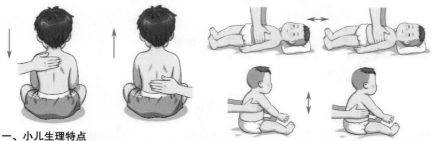

一、小儿生理特点
脏腑娇嫩，形气未充，生机蓬勃，发育迅速

二、小儿病理特点
发病容易，易于传播，易虚易实，易寒易热，脏气清灵，易趋康复

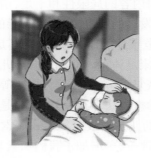
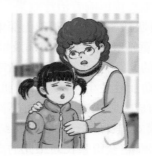

三、小儿推拿的作用
平衡阴阳、调和脏腑、疏通经络、行气活血、扶正祛邪

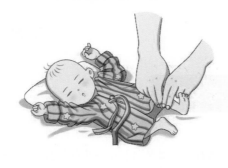
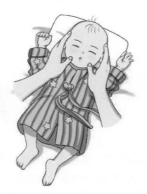

四、小儿推拿的优势
小儿推拿疗法总结来说，具有简、便、效、廉的特点。小儿推拿操作简单易行，对常见病及多种病都有不错的疗效，不需要其他医疗器械或药物，成本低廉，且安全无毒副作用，小儿接受度高，所以，家长的接受度就更高啦！

图 10-5-0-5　小儿推拿

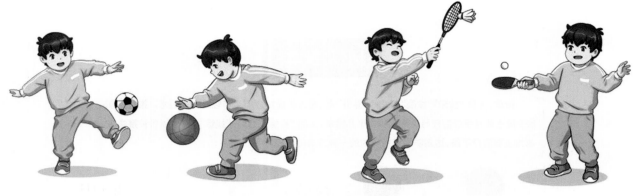

图 10-5-0-6　户外体能训练

五、小结

儿童呼吸系统疾病管理有其自身特点,评估和康复的治疗方法均与成人有着很大的区别,这与其配合度有很大关系,但目标是一致的,即进行最大程度的精确评估后,采取自由更灵活的互动性强的康复模式,更加耐心和更有亲和力的方式与家长和患儿沟通,鼓励家庭式的自我管理,以期改善呼吸功能状态及改变行为,更好地改善预后,提高生活质量,及早回归家庭与社会。呼吸康复过程中,家长的积极配合及支持参与、良好的家庭氛围直接影响着治疗效果。撰写内容的局限性和不足,请予以指正和包涵,儿童呼吸康复是在借鉴成人的呼吸康复经验的基础上探索和发展的,目前在医院领导的支持和医护人员的共同努力下,探索并挖掘出儿童呼吸系统常见疾病及疑难危重症的康复模式,尤其是对于遗留有呼吸功能障碍、影响生长发育等疾病的儿童,逐渐完善了儿童呼吸康复体系。在临床开展儿童呼吸康复工作中,对于重症肺炎的呼吸康复、预防血栓发生、吞咽障碍、肌力恢复、认知的改善与提高等疾病的治疗,创立了系列的康复方案。但是儿童与成人呼吸康复的病种不同,治疗方法存在差异,尤其是儿童配合度差,需要探索适宜于儿童的呼吸康复模式,其间进行了中西医结合的儿童呼吸康复模式探索,进一步丰富了儿童呼吸康复的内容,拓宽了诊疗领域,获得家长与患儿的高度评价,更增加了我们探索与创新儿童呼吸康复诊疗体系的决心。小儿推拿是我国中医瑰宝,博大精深,在儿童呼吸康复治疗探索中,应有其自身的重要位置,值得我们去积极实践及推广,相信在不久的将来,儿童呼吸康复会在祖国医学的加入中得到更好的完善和发展。

（孟　晨　牛铁环　张　通）

参考文献

［1］刘传合,洪建国,尚云晓,等.第三次中国城市儿童哮喘流行病学调查［J］.中华儿科杂志,2013,51（10）:729-735.

［2］中华医学会儿科学分会呼吸学组肺功能协作组,《中华实用儿科临床杂志》编辑委员会.儿童肺功能系列指南（一）:概述［J］.中华实用儿科临床杂志,2016,31（9）:653-658.

［3］冯雍,张皓,尚云晓.我国儿童肺功能的发展历程及展望［J］.国际儿科学杂志,2019,46（9）:617-621.

［4］中华医学会儿科学分会呼吸学组肺功能协作组,《中华实用儿科临床杂志》编辑委员会.儿童肺功能及气道非创伤性炎症指标系列指南（七）:呼出气体一氧化氮监测［J］.中华实用儿科临床杂志,2017,32（21）:1622-1627.

［5］PACHECO A,FARO V,COBETA I,et al. Gastro-oesophageal reflux,eosinophilic airway inflammation and chronic cough［J］. Respirology,2011,16（6）:994-999.

［6］American Thoracic Society,European Respiratory Society. ATS/ERS recommendations for standardized procedures for the online and offline measurement of exhaled lower respiratory nitric oxide and nasal nitric Oxide, 2005［J］. American Journal of Respiratory and Critical Care Medicine, 2005, 171（8）: 912-930.

［7］徐保平, 蔡栩栩, 朱春梅, 等. 儿童原发性纤毛运动障碍诊断与治疗专家共识［J］. 中华实用儿科临床杂志, 2018, 33（2）: 94-99.

［8］PIACENTINI G L, BODINI A, PERONI D A, et al. Nasal nitric oxide for early diagnosis of primary ciliary dyskinesia: practical issues in children［J］. Respiratory Medicine, 2008, 102（4）: 541-547.

［9］LUCAS J S, BARBATO A, COLLINS S A, et al. European Respiratory Society guidelines for the diagnosis of primary ciliary dyskinesia［J］. European Respiratory Journal, 2017, 49（1）: 1601090.

［10］WALKER W T, JACKSON C L, LACKIE P M, et al. Nitric oxide in primary ciliary dyskinesia［J］. European Respiratory Journal, 2012, 40（4）: 1024-1032.

［11］张皓, 邬宇芬, 黄剑峰, 等. 儿童肺功能检测及评估专家共识［J］. 临床儿科杂志, 2014, 32（2）: 104-114.

［12］刘刚, 吴莪如. 呼吸肌疲劳诊断及治疗进展［J］. 现代医学, 2004, 32（6）: 351-354.

［13］李吾菲, 粟顺善, 李爱琼, 等. 哮喘儿童自我管理模式的构建与应用研究［J］. 护理研究, 2016, 30（2）: 147-150.

［14］姜源, 王颖硕, 唐兰芳, 等. 儿童气道廓清技术的应用［J］. 中华儿科杂志, 2020, 58（8）: 690-693.

［15］葛慧青, 孙兵, 王波, 等. 重症患者气道廓清技术专家共识［J］. 中华重症医学电子杂志（网络版）, 2020, 6（3）: 272-282.

［16］何兰娟, 田永衍.《诸病源候论》"六字气诀"治疗五脏病候探析［J］. 辽宁中医杂志, 2015, 42（5）: 966-967.

［17］汤明靖. 呼吸放松训练对生理反应和疲劳的作用［D］. 苏州: 苏州大学, 2018.

［18］阮健, 杨华彬, 汤艳清, 等. 放松训练对哮喘患儿临床症状和肺功能的影响［J］. 临床心身疾病杂志, 2004, 10（3）: 186-188.

［19］MAQBOOL A. Clinical assessment of nutritional status［M］//DUGGAN C, WATKINS J, WALKER W A. Nutrition in Pediatrics. 4th ed. Hamilton: BC Decker, 2008.

总 结

对于以上提出的特殊人群中成人的管理,在不同的医疗机构或治疗环境下,存在不同的康复处方的制订方法。对于特殊人群的康复,我们应当在康复评估、方案制订、实施训练等过程中把握其人群的主要特点。

如高龄老人复杂的原发病及基础功能的减退,还有各种并发症等导致康复方案需要个体化进行调节细化。由于原发病的影响远高于呼吸系统带来的功能障碍的影响,所以通过康复手段来主要解决原发病对于患者本身的影响,同时通过个性化呼吸康复的手法选择来为患者制订有针对性的个体方案是极为重要的。

对于肥胖患者,其实主要思路还是依赖于常规的康复方法,但是由于肥胖患者耐力以及力量的缺乏,我们可以有针对性地增加相应的措施。最后对于临终人群的康复管理,我们应当秉持着共情原则,进行患者基本功能的维持,以及精细的精神照料。

所以,动态及针对性的评估患者各项康复指标是呼吸康复实施的一项重要程序。另外,针对特殊人群的管理,不要使用单一的治疗思路,要关注到患者的具体特点,给予针对性的关注,以及适用性的调整方案,这也是康复治疗师在特殊人群管理中必不可少的责任之一。

而在国内儿童呼吸系统疾病诊疗中,儿童呼吸康复尚处于探索发展阶段。

随着来自全国各地疑难性呼吸系统疾病患儿的增多,我们开始借鉴成人的呼吸康复经验指导,探索并挖掘儿童呼吸系统常见疾病及疑难危重症的康复模式,尤其是对于遗留有呼吸功能障碍、影响生长发育等疾病,逐渐完善儿童呼吸康复体系。对于重症肺炎的呼吸康复、预防血栓发生、婴幼儿吞咽障碍、肌力恢复、认知障碍的改善与提高等疾病的治疗,创立了一系列呼吸康复方案。根据儿童的特点,进行中西医结合的儿童呼吸康复新模式的探索,并将呼吸康复纳入儿童呼吸系统疾病的诊疗方案中。

儿童呼吸危重症病房工作的开展中,在儿童呼吸重症监护下进行亲子式呼吸康复治疗模式,让很多呼吸重症患儿享受到亲情陪伴的同时,还能接受到亲情化有效有温度的治疗。结合儿童的特点,将儿童呼吸康复相关科普知识与专业知识指导,以动画及讲故事拍视频等科学丰富有趣的形式进行宣教,编创属于儿童的呼吸康复操及呼吸训练歌教授家长及患儿,寓教于乐、有温度的儿童呼吸康复受到家长及患儿的高度赞扬与喜爱。

在多学科协作中,为心胸外科手术前后的患儿进行呼吸康复评估、指导及治疗,院外进行网络个体化监督、指导及专业帮助,实现呼吸系统相关疾病的宝宝安全有效地进行从危重症到居家的全程闭环管理。

家长是儿童呼吸康复的参与者,更是儿童呼吸康复疗效可靠的见证者。呼吸康复治疗效果是"眼见为实"的,是给孩子和家长增加信心和点燃对未来希望的治疗。

儿童呼吸康复,不仅可使疾病得到有效控制和改善,更重要的是可以改变未来。开展儿童呼吸康复,是管理危重急慢性呼吸系统相关疾病患儿的新落地点,是儿童呼吸专业病房发展的新趋势。

(解立新　宋雨薇　孟　晨　牛铁环)

第十一篇

呼吸康复的患者教育和自我管理

第一章
呼吸康复和呼吸疾病患者的综合照护

一、概述

既往呼吸康复和运动训练被错误地认为是完全一样,运动训练虽然是呼吸康复的必要组成部分,但其他干预措施也是康复计划不可或缺的部分。呼吸康复的综合照护计划包含患者评估、教育指导(特别是协作自我管理策略)、营养管理、社会心理支持和预留医疗指示的讨论。同时需教会患者如何进行:在家庭和周边社区环境中增加活动量、戒烟、呼吸再训练、胸部物理治疗、氧疗和其他辅助治疗,这些方案可以根据患者情况制订入综合计划中。

呼吸康复综合计划有可能并不会显著改善肺功能指标,但在改善慢阻肺患者呼吸困难症状、提高运动耐受能力和其他健康状况方面具有显著意义。近期出现的研究数据表明在其他慢性呼吸疾病的治疗中也显示出以上方面的有效性。患者可能肺功能指标没有明显提高,但症状会显著改善的悖论是因为:慢阻肺病是一种全身系统性疾病,疾病的合并症会导致症状和功能障碍,例如肌肉耗氧能力下降、活动能力降低、患者因担心活动引起的呼吸困难、心律失常等。6分钟步行试验可以用来评估慢阻肺病患者心肺功能,该结果比单独评估患者气流受限水平(如 FEV_1)更能有效预测生存率。患者大腿中部横截面和上臂横截面维度、肌肉量的评估结果,也比单纯肺功能指标在预测上有更好的表现。

呼吸康复的综合照护方案能够有效减少并发症带来的负面影响。比如慢阻肺病患者运动耐量下降是多因素限制的结果,因气道狭窄引起呼吸阻力增加,静态和动态过度通气导致的呼吸弹性功增加,肌肉耗氧能力下降,导致低强度活动下乳酸堆积和疲劳过度。运动训练能够改善腿部肌肉的生理状况,从而减少患者在同等强度运动下的通气需求,通气需求的降低使患者在运动过程中能够降低呼吸频率,从而减少过度通气的影响。因此,呼吸康复中的运动训练尽管不一定能直接引起肺功能参数(如 FEV_1)的改善,但能够显著提高腿部肌肉质量、减少通气需求和改善心输出量。

呼吸康复的综合照护由于涉及多学科,需要不同专业医疗保健专业人员的支持。在美国团队中需要至少包括经过项目认证的1名临床医生和1名专业呼吸康复协调者。一个完整的呼吸康复综合照护计划,临床医生、执业护士、专业呼吸护士、物理治疗师、呼吸治疗师、营养师、作业治疗师和戒烟顾问等可能都会参与照护计划的方案制订,但由于操作成本较高以及资源限制,可以根据患者治疗需求和医疗服务体系共同决定。呼吸康复的综合照护目标是减少患者症状、改善其功能状态和降低医疗照护成本。

二、适应证

呼吸康复综合照护计划尤其适用于慢性呼吸疾病患者在标准药物治疗后仍存在持续症状或功能残疾的患者。患者存在下述一种或多种症状或状况，即可被推荐参加呼吸康复：①严重呼吸困难和／或疲劳；②运动能力下降；③日常生活活动受阻；④健康状况受损；⑤职业能力受损；⑥营养不良；⑦医疗就诊需求增加。

不仅仅是肺功能生理性受损患者需要参与综合照护计划，如果患者存在持续性的呼吸困难症状、运动表现下降、功能状态受损、健康状态不佳等情况，不论其是否有肺功能指标的异常，均推荐进行综合呼吸康复。因此，没有特定的肺功能指标限制了患者参与呼吸康复计划。以往呼吸康复综合照护在肺部疾病进展阶段是暂缓推荐，但研究证实此类患者仍旧可以从综合干预中获益，所以越早开展预防措施，能够使患者保持越高水平的体力活动能力。

总的来说，综合呼吸功能康复计划主要针对慢阻肺病患者，对其他肺部疾病改善的有效性研究者关注较少。尽管如此，支气管哮喘、支气管扩张、囊性纤维化、胸壁疾病或间质性肺病患者同样适合开展呼吸康复。呼吸康复也是肺移植和肺减容术前后的必要标准临床环节，基于上述这些适应证，呼吸康复有助于其他外科术后存在类似呼吸疾病并发症的患者。

呼吸康复有两个主要的排除标准：①患者存在可能会对康复顺利开展产生阻碍的情况，比如致残性关节炎和严重的神经系统、认知功能或精神障碍；②患者存在可能会在运动训练过程中发生不良事件风险的并发症，比如严重的肺动脉高压或血流动力学不稳定的心血管疾病。值得引起重视的是，许多肺动脉高压患者在等待肺移植的阶段，能够安全并成功地参与呼吸康复计划。运动训练计划必须经过严格评估后制订，并且患者需要在专业人员指导和监护下进行。此外，患者参与性不高、缺乏主动性是呼吸康复的相对禁忌证，但是随着治疗过程的进展，患者的动机水平也会发生动态变化，尤其是当他在治疗中获益时积极性会得到提高，因此制订合适的计划和康复目标对此类患者尤其重要。

三、呼吸康复综合照护核心组成部分

（一）运动训练

运动训练包括上下肢耐力训练和力量训练，是呼吸康复综合照护的重要组成部分。现有研究结果表明慢性呼吸疾病患者的外周肌肉不仅出现肌肉量下降，肌纤维类型和分布也会发生改变，骨骼肌代谢能力逐步下降。运动训练通过提高肌耐力和功能水平，改善患者日常生活活动能力，同时运动在降低血管收缩压、调节血脂、减少抑郁情绪，减少呼吸困难引起的活动相关焦虑和促进睡眠中有积极作用。

通气功能障碍或气体交换障碍在慢性呼吸疾病患者中很常见，患者的运动训练强度的制订需要考虑其呼吸系统的限制。同时运动能力也会受到周围肌肉和心血管功能失调的影响，此类患者在运动早期就会出现无氧代谢和乳酸堆积，周围肌肉功能障碍同时也会影响运动训练方案顺利执行。许多呼吸道疾病患者能够耐受在其最大运动能力的临界强度下训练，后续提高运动强度其运动能力会显著提高。高强度运动训练后，在次极量运动试验评估中，同等强度下与之前相比，患者的通气量和乳酸水平下降，这证明对于处在呼吸疾病进展期的患者而言，训练依旧具有积极意义。周围肌肉训练后会出现生理性适应改善，如氧化酶增加，乳酸产生减少，肌肉的耗氧能力提高。

大多数呼吸康复运动训练重点强调下肢耐力训练，提倡患者可以采取连续有氧运动20~30分钟，每周2~5次，运动形式包括固定功率自行车或跑步机、爬楼梯或在平坦的地面上（例如走廊或操场）快走。训练强度设定在50%~60%患者最大运动强度，对于那些无法在此强度耐受持续运动的患者，可交替进行：2~3分钟的高强度训练（60%~80%最大运动强度），间歇时间相同，这种间歇训练与连续训练相比更少会引起呼吸困难症状，但训练效果基本一致。支气管扩张剂药物治疗配合运动训练，将有利于患者在较高强度下耐受。同样,低氧血症患者在氧疗辅助下进行训练,能够提高训练安全性和保障患者的运动效率。在没有低氧血症的慢阻肺病患者中,氧疗辅助下运动甚至可以促进运动表现,比如参与高强度的运动训练,但需要进一步的研究来证实这种方法的效果。如果患者在运动训练中不能耐受高强度,较低强度的运动训练同样有积极作用。

慢阻肺病患者上肢肌肉与下肢肌肉相比,力量保留的相对较多,上肢肌力对维持日常生活活动非常重要。不恰当使用上肢肌肉力量时会引起呼吸困难,这可能因为三角肌、胸锁乳突肌等上肢肌肉同是呼吸肌辅助肌群,因此上肢肌肉的耐力训练也是呼吸康复运动训练的重要部分。这种上肢训练的有效性最近在一个随机对照临床研究中得到了证明,训练形式既可以采用恒定功率训练设备,也可以采用自负重徒手训练、壶铃或弹力带。

呼吸疾病患者由于周围肌肉萎缩或无力导致运动能力受限,在运动训练计划中需要考虑力量训练。单独进行上肢和下肢力量训练,也可增加患者在功率自行车评估中肌肉力量和耐力的表现。在当前的呼吸康复实践中,通常将力量训练融入耐力训练的运动形式中。这种结合的训练方式增加了肌肉的重量和力量,但其对患者健康状况是否具有双倍作用尚未证明。

（二）健康教育

患者健康教育是呼吸康复计划的另一重要组成部分,将其与运动训练相结合,是促进患者健康行为转变和优化疾病控制的认知行为基础。医务人员应在为患者进行初始评估时包含对其健康教育需求的评估,后续在康复计划过程中随时重新评估和调整。健康教育能为患者和其家庭提供了有关疾病基础知识、病情进展、合并症和疾病治疗方案的有效信息,可以鼓励患者积极参与康复方案的制订,从而督促其坚持治疗和康复,掌握自我管理技能。健康教育同时帮助患者和其家人找到慢性病及合并症的正确应对策略。表 11-1-0-1 中列出了一些健康教育的标准内容主题,在呼吸康复中教育形式可以是团队小组集体教学,也可以是一对一教学。

表 11-1-0-1　呼吸康复健康教育的标准内容主题

呼吸康复健康教育的标准内容主题	呼吸康复健康教育的标准内容主题
正常肺部的解剖学和生理学	日常生活活动的能量保存技术
呼吸疾病的病理生理学	呼吸疗法
医学测试的方法和评估结果	症状自我评估和管理
协作自我管理策略	营养知识
呼吸再训练	社会心理指导
支气管卫生	伦理指导
药品使用方法	疾病恶化指征
运动训练原则	

如上所示,教育内容应涵盖患者健康生活方式指导、居家医疗设备使用和促进患者坚持康复计划长期执行的认知行为改变学习。自我管理是呼吸康复健康教育的重要内容,强调“边做边学”来增强患者的自信心,并鼓励其采取“负责”的态度与医务人员共同合作进行疾病管理。自我管理中的策略还包含戒烟,鼓励患者居家规律锻炼,在家务工作中逐渐提高活动水平,及时辨别呼吸疾病恶化的症状和应急计划等。为慢阻肺病症状加重患者制订个性化的自我管理计划是呼吸康复的重要目标,内容需包含早期症状加剧的识别和干预计划的制订。患者和医疗团队成员之间的持续合作是有效自我管理的关键,提前讨论教育计划有助于改善患者预后。患者健康教育实际上是所有呼吸康复计划能够顺利进行的基石,因此很少有研究评估单独健康教育对呼吸康复综合计划整体有效性的贡献率。但研究已证明,通过健康教育

实现患者居家自我管理在改善健康状况和减少占用医疗资源是有效的。

（三）社会心理适应训练

社会心理问题，例如焦虑、抑郁的应对障碍和自我效能降低等，会导致呼吸系统疾病患者医疗负担进一步加重。社会心理的行为干预在呼吸康复综合照护计划中具体措施差异很大，但都包括患者教育或团体交流，内容主要是教会患者焦虑抑郁的应对策略或压力管理等技术。渐进式肌肉放松、减轻压力和控制恐慌的呼吸技术不仅可以帮助患者改善情绪，同时可以缓解患者的呼吸困难症状。通过健康教育也能提高患者的社会心理应对技能，最好鼓励患者家人或朋友一起参加呼吸康复支持小组，讨论关于慢性肺病的常见症状和他们日常关心的问题，这种非讲课式沟通可能会为患者及其家人提供一定的情感支持效果。一项随机临床试验表明，对于严重的慢阻肺病患者，即便没有提供具体的医疗心理治疗方案，采用社会心理适应训练的综合呼吸康复照护计划也可以降低患者精神疾病的发病率。有严重精神疾病的患者应转介给专业医疗机构或转诊专科医师进行治疗。

（四）营养管理

20%~35% 的稳定期慢阻肺病患者存在营养不良，比如人体成分异常、瘦体重减少。瘦体重的消耗无疑会加重慢性呼吸疾病患者并发症的发生率，比如呼吸肌肌力降低、握力降低、运动耐力降低和健康状况下降。营养不良和人体成分改变也是慢阻肺病病死率的重要预测因素，因此营养管理是呼吸康复综合照护计划的推荐组成部分。然而，简单的饮食管理作为营养补充，对体重不足的慢性肺病患者改善效果并不显著，一项针对慢阻肺病营养干预的 meta 分析结果显示，营养管理后患者体重仅增加 1.65kg。鉴于单独补充能量效果不佳，指南推荐建议考虑应用合成类固醇作为激素补充剂，通过这种方法可以增加患者体重、瘦体重、呼吸肌肌肉力量和手臂、大腿肌肉维度。此外，一项研究表明，同时存在慢阻肺病和睾丸激素水平低的男性患者，通过睾丸激素和力量训练联合治疗，比采用单一方式提高肌肉力量和质量的治疗效果更好。这种治疗方式的安全性和有效性在更广泛的人群中的应用效果有待进一步研究。美国胸科医师学会 / 美国心肺康复协会（ACCP/AACVPR）的呼吸康复指南中不建议将合成类固醇作为慢阻肺病患者的常规治疗。

（五）呼吸训练、吸气肌训练和胸部物理治疗

多年来，这些训练技巧一直是呼吸康复物理治疗的重要内容，但又缺乏其在呼吸康复临床有效性上的确凿证据。掌握呼吸训练的目的是控制自己的呼吸频率和呼吸方式，减少气道内无效通气滞留。缩唇呼吸是指患者通过鼻子吸气，然后将嘴巴呈现吹口哨或者接吻时嘬嘴的姿势呼气 4~6 秒。慢阻肺病患者通常很容易掌握缩唇呼吸，是因为他们在出现呼吸困难时经常自发地采用这种呼吸模式。此项技术有助于在呼气时控制腹部肌肉的收缩，改善呼吸模式，从而增加潮气量、减少呼气末肺容量。这种方式能够有效改善低氧血症和呼吸困难症状，同时采用缩唇呼吸有利于降低患者呼吸时的耗氧量。

呼气时身体前倾可以减轻严重慢阻肺病患者呼吸困难症状，同时也可以在休息时或在活动中采用此体位改善呼吸。仰卧位或头低足高位（Trendelenburg position）呼吸也有类似效果，通过过度伸展膈肌，使膈肌达到一个良好收缩体位，增加膈肌功能和腹压，从而改善呼吸困难。腹式呼吸并未被证明是有益的，事实上，这项技术可能会降低呼吸效率。

吸气肌训练的基本原理是因为慢阻肺病患者的吸气肌力量较弱，训练后可能会改善呼吸做功。ACCP/AACVPR 循证临床实践指南回顾了大量的吸气肌训练研究并得出结论，这种治疗方式可以增加患者吸气肌力量和运动能力，并降低呼吸困难症状。故建议吸气肌力量降低的慢阻肺病患者尤其要考虑进行吸气肌训练，即便患者已有效果良好的最佳药物治疗方案。

胸部物理治疗通常是用于清除患者气道分泌物。这些技术包括体位引流、胸部叩击、胸部振动和咳嗽控制训练。体位引流是利用重力来帮助各个肺段的分泌物引流，胸部叩击适用于存在骨质疏松和其他骨质问题的患者中。咳嗽训练是帮助患者将多余分泌物从大气道中清除的有效技术。但是慢阻肺病患者的咳嗽机制受损，最大呼气流速下降减少，纤毛摆动障碍，并且痰液本身性状改变，咳嗽时气道痉挛可能导致呼吸困难、疲劳和气道阻塞程度恶化。通过咳嗽训练，教会患者深吸气后屏气几秒钟，然后张开嘴

连续咳嗽 2~3 次,对于提高咳嗽效率和预防不良反应有所帮助。同时也可以给患者上腹部增加压力协助其咳嗽,这些技术对于分泌物清除障碍患者效果更好。

（六）戒烟

吸烟是导致 90% 患者发展成为慢阻肺病的主要原因,毫无疑问,戒烟是延缓病情进展、减少气流受限和提高患者生存率预后的最重要治疗方法。在第五篇第一章中回顾了帮助人们戒烟的各种药物和行为改变技术。尽管干预效率仍然存在争议,但为坚持吸烟的患者持续提供戒烟指导是呼吸康复治疗的重要内容。实际上,在康复计划执行期间频繁随访和强化教育能够影响患者,可促进其积极戒烟。

（七）疫苗接种

慢阻肺病加重的原因尚不清楚,可能是多因素的。但是毫无疑问,流感病毒和肺炎链球菌中,无论哪种导致肺炎都会增加慢性呼吸疾病患者包括死亡在内的严重并发症风险。美国国家健康的目标之一是在 65 岁及以上人群和并发症高风险人群中流感病毒和肺炎链球菌疫苗接种水平达到 60%。在《中国流感疫苗预防接种技术指南（2020—2021）》中提出接种流感疫苗可以减少慢阻肺病和慢性支气管炎的急性感染和住院。同时自全球新冠疫情后,新型冠状病毒疫苗的接种也非常重要。如前所述,接种人群需包括全年龄段的慢阻肺病患者和其他慢性呼吸疾病患者。因为流感疫苗的特异性和血清型持续不断变化,接种疫苗必须每年重复一次,最好从秋季初始时开展接种工作。相比之下,肺炎链球菌疫苗是多价并且能够持续较长时间,接种一次后续复查即可。呼吸康复综合照护者需要教育患者关于疫苗接种的重要性,坚持每年接种一次和学习预防流感、肺炎链球菌感染的方法,比如勤洗手、戴口罩等。

（八）氧合评估和氧疗

尽管氧合评估和氧疗并不是呼吸康复的独立康复手段,但测试患者机体的氧气需求,调整氧气治疗方案以充分满足身体需要有助于康复计划的进展。两项具有里程碑意义的研究清楚地表明,进行夜间氧疗的慢阻肺病和低氧血症（动脉血氧分压低于 55mmHg）患者,与未接受氧疗的患者相比,生存率明显提高,吸氧时间更长的患者生存率甚至更高。基于临床试验的慢阻肺病患者家庭氧疗处方建议见表 11-1-0-2,此标准主要针对明显的低氧血症、持续 3 周及以上、动脉血氧分压低于 55mmHg 的临床症状稳定患者,比如支气管扩张、心力衰竭或其他并发症稳定期;北美多中心临床试验中还纳入动脉血氧分压在 55~59mmHg 慢阻肺病稳定期患者、影像检验诊断为肺动脉高压的患者、右心室腔内压力升高患者、肺心病伴心力衰竭患者或慢性低氧血症继发红细胞增多患者,甚至还包括右心室肥厚伴肺动脉高压的慢阻肺病患者。

表 11-1-0-2　慢性阻塞性肺疾病患者家庭氧疗处方指南建议

患者选择标准
■ **明确适应证**
患者静息 PaO_2 持续低于 55mmHg
患者静息 PaO_2 持续 55~59mmHg 同时存在肺动脉临床诊断和 / 或红细胞压积 >55% 和最佳药物治疗的病程稳定期
患者存在夜间低氧血症患者（如 PaO_2<55mmHg 和 / 或红细胞压积 >55% 或者存在肺动脉高压）
■ **可考虑适应证**
氧疗已被证明可以减少呼吸困难并显著提高运动能力的氧分压正常患者
用于运动训练期间的氧气补充
氧气剂量
通过双鼻导管或单鼻导管持续吸氧调整氧流量或根据患者血氧饱和度调整
最低流量吸氧能够维持患者 PaO_2 在 60~65mmHg 或血氧饱和度 90%~94%
在运动和睡眠期间,氧流量基线水平提高 1L/min,如果患者乘飞机旅行,考虑更高水平氧流量

1. 剂量　给予患者氧气补充治疗的目标是提高患者动脉血 PO_2 至 60~65mmHg，或使血氧饱和度达到 90%~94%。夜间氧疗试验（NOTT）研究结果显示，绝大多数的晚期慢阻肺病患者和低氧血症患者通过 1~2L/min 流速的鼻导管吸氧治疗后可以达到治疗目标，在休息时需要 3L/min 及以上流速的患者低于 10%。试验的另一个结果表明，在运动和睡眠期间需要增加 1L/min 的氧气流速；这些增加的氧需求是因为运动中代谢需求增加和夜间睡眠期间的通气不足和 / 或气体交换障碍。

因此，如果患者在休息时氧气的基线流速为 2L/min，那么当他们运动或睡觉时，氧气流速应提高到 3L/min。氧合功能的定期监测对于确定何时开始氧疗非常重要，同时对于正在接受氧疗的患者而言，定期检测有利于评估患者氧疗目标是否得到满足或过度满足。目前两种技术比较常被用来监测：动脉血气分析 PaO_2 和脉搏氧饱和度。伴随着血氧饱和度监测设备越来越精准、无创、便携，使用就更为常见。

2. 氧疗方式　可供家庭环境内使用的氧疗方式有高压氧瓶中的压缩气体、轻量级液态气体罐和固定比例混合氧气。大型压缩气瓶一般固定于某个位置，患者可以使用较长的吸氧管道以便小范围活动；较小气体瓶可以安装在轮椅或在汽车上，患者可以携带出门旅行。非卧床患者最好使用小型便携式液体装备，这是在工作或运动场合下患者持续氧疗的可行方法。液态气罐和便携式氧气浓缩装备在不断地进化，研发者和厂家在逐步探索较轻重量的氧气装置和延长使用时间的技术方法。呼吸康复的目标是将患者的功能恢复到最佳水平，而运动训练是呼吸康复的核心组成部分，因此必须尽一切努力为低氧血症患者提供有助于实现这个目标的便利条件。

3. 氧疗作为呼吸康复中运动训练的辅助手段　氧疗除了具备延长患者预后作用外，还能够增加低氧血症患者和非低氧血症患者的运动能力。氧疗带来的积极效应的原理可能是减少颈动脉体呼吸驱动，改善交感神经兴奋，降低呼吸频率，从而减少过度通气。由于补充氧气能够增加慢阻肺病患者的运动能力，在患者进行更高强度下运动训练时氧疗能够提高呼吸康复综合治疗效果。在美国，运动引起的低氧血症患者标准治疗方案内容之一就是氧疗，但是对于非低氧血症患者，氧疗是否具有运动增强的作用尚未被研究明确。迄今为止，一些临床试验表明，在慢阻肺病非低氧血症患者的运动训练过程中补充氧气能使患者在更高强度下进行运动训练，并且患者能获得更大的短期效果，在这方面需要进一步的研究。

（九）长期依从性

尽管呼吸康复的短期预后在多个方面均被证实，但是这种综合照护的治疗手段的长期预后却不尽如人意。在呼吸康复的对照实验中，一般 6~8 周康复后运动能力和健康状况的改善效果，会在 18~24 个月后基本消失，期望仅仅 6~8 周的治疗能够彻底改变疾病的自然病程是不合逻辑的。导致呼吸康复综合照护远期效果下降的两个主要原因有：①潜在呼吸疾病的恶化，患者出现新的症状，并中断规律的生活方式；②呼吸康复疗程结束后患者对于运动处方的依从性逐渐下降。考虑到上述因素，呼吸康复计划必须包含提高患者长期依从性的策略。一种方法是将呼吸康复综合照护的内容融入患者生活，比如将运动训练处方融入居家情景中。居家康复项目研究的证据显示居家形式康复患者的坚持时间比在医院康复坚持的时间更长。敦促患者规律地进行步行训练也能延长康复训练的效果，尽管定期安排患者重复参与呼吸康复治疗不会带来额外的长期效果，但是通过短期监督的运动训练能够使患者重视康复，达到定期"强化干预"的效果。患者参与呼吸康复综合照护坚持时间越长效果就越长远。

呼吸康复的综合照护计划作为以慢阻肺病为主的慢性呼吸疾病的非药物治疗方法之一，作用越来越得到我国呼吸科医生的认可，国内已有关于呼吸康复运动强度、家庭呼吸康复和运动中吸氧对慢阻肺病患者的影响等研究报道，但高水平研究数量有限，评价方法差别也很大。后续章节将为大家提供呼吸康复效果评价、管理流程等内容，为呼吸康复综合照护计划质量管理提供借鉴参考。

（喻鹏铭　罗泽汝心）

第二章
发展个体化教育计划

ACCP/AACVPR 呼吸康复指南中提出，"健康教育是呼吸康复必不可少的一部分，教育内容需要包括协作自我管理和预防疾病进展的内容"，准确评估患者及其家属或其照顾者的教育需求是发展个性化教育计划的基础。

传统的教学模式在促进患者完成健康行为转变和控制疾病进程中效果不佳。以往呼吸康复教育是由医务人员提供的，经常采用一对一或是团体小组教育，内容主要针对选定的疾病知识，但这不一定是患者所关心的话题。

近年来提出如果采用传统教学模式不能达到真正的教育目的，建议充分发挥患者主观能动性，利用自我管理教育模型进行个体化教育。这种教育形式，不仅能够帮助患者加深对于疾病的认识，还能提高患者的自我效能感，同时自信心也能得到增强。自我管理教育方式通过针对患者个性化的需求开展教学，培养患者解决问题的能力，设定康复目标并逐步完成，使其自我效能感充分发挥，可帮助患者增强自信心、坚持改变行为以达到最终康复目标。协作自我管理教育对患者和照顾者都有益，使患者成为其慢性呼吸疾病管理中的主动参与者。这种主观能动性能促进患者掌握评估疾病症状和进程的方法，达到解决问题，获得为自己设定最佳康复目标的能力。通过自我管理教育的方式，医务人员和患者处在不断交流沟通的状态，有利于提高患者参与呼吸康复综合照护计划的依从性，减少未来再入院率。

一、个体化教育计划

教育必须针对每个患者自身的康复需求和关注点、疾病诊断、病程进展、严重程度和合并症等内容实现个体化内容设计。自我管理教育可以是一对一，也可以是团体小组的形式，但是课程内容规划前，需评估参与培训的每个患者，尽量充分满足其学习需求。总结一下，自我管理个体化教育应具备以下重要特征。

（1）教育过程中鼓励学员主动参与而非被动接收信息，比如以小组讨论形式取代讲座形式。

（2）教育资源可以重复使用。

（3）教育形式多样化：视觉形式、听觉形式、模型展示和实操演示根据教学内容选择适宜教学手段，鼓励学员积极参与演示过程。

（4）提供纸质版或电子版材料，使学员可以与家庭成员或照护者分享。

（5）鼓励学员之间的互动，比如康复同伴、学员与呼吸康复专家。

（6）充分利用可进行教育的机会，比如在患者因为疾病恶化再入院时教学其预防疾病恶化的知识。

二、个体化教育内容

自我管理个体化教育内容以提高患者下述能力为目的：①鼓励患者积极参与活动，促进健康状况或预防不良并发症；②学习与医务人员有效、及时沟通技能；③提高参与呼吸康复治疗的依从性；④掌握自我身心状态监督和管理的能力。

经过专业培训的跨学科呼吸康复团队成员在进行健康教育时需提供一些优秀的教学和培训资源，帮助患者日常进行学习和自行检索。表 11-2-0-1 提供了一些国外培训者或患者搜索健康教育资源的互联网网站。

表 11-2-0-1 健康教育资源网站汇总

网址	赞助机构
www.chestnet.org	美国胸科医师学会（American College of Chest Physicians）
www.aarc.org	美国呼吸治疗协会（American Association for Respiratory Care）
www.thoracic.org	美国胸科学会（American Thoracic Society）
www.lung.org	美国肺脏协会（American Lung Association）
www.lung.ca	加拿大肺脏协会（Canadian Lung Association）
https://cts-sct.ca/guideline-library/	加拿大胸科学会（Canadian Thoracic Society）
www.european-lung-foundation.org	欧洲肺脏基金会（European Lung Foundation）
www.copdfoundation.org	COPD 基金会（COPD Foundation）
www.lungfoundation.com.au	澳大利亚肺脏基金会（Lung Foundation Australia）
www.nlhep.org	美国国家肺部健康教育计划（The National Lung Health Education Program）
www.nhlbi.nih.gov	美国国家心肺血液研究所（National Heart Lung and Blood Institute）
www.cdc.gov	美国疾病控制与预防中心（Centers for Diseases Control and Prevention）
www.mayoclinic.com	梅奥医学教育与研究基金会（Mayo Foundation for Medical Education and Research）
www.nationaljewish.org	美国国家犹太医学和研究中心（National Jewish Health）
www.alpha1.org	美国 Alpha-1 协会（Alpha-1 Foundation）
www.phassociation.org	肺动脉高压协会
www.COPDguide.com	德国勃林格殷格翰公司（Boehringer-Ingelheim）
www.goldcopd.com	慢性阻塞性肺疾病全球创议（Global Initiative for Chronic Obstructive Lung Disease）
www.livingwellwithcopd.com	加拿大魁北克人民呼吸健康基金会（Respiplus）

表 11-2-0-2 中提供了个体化健康教育内容的主题，医务人员或培训教育专家可以根据患者自身需求，选择合适的话题，为患者制订一套方案。但表中的内容并不是根据主题的优先顺序列举，患者自身对话题的了解意愿和生活中面临的疾病困扰是主题排列优先级时考虑的因素。

1. 正常肺脏解剖学和生理学 呼吸系统正常的解剖和生理学知识是了解呼吸系统疾病的基础。此内容讲解时，最好借助图片、视频等形式和模型工具，帮助患者在脑海中建立立体形象，单纯的文字描述如果不是医学从业者是很难理解和想象出真实结构。

2. 慢性呼吸疾病病理生理学 这一部分的课程内容设置应该结合患者目前疾病的病理生理学机制和疾病进程量身定做，患者在了解自身疾病的基础上，会更愿意参与制订并执行康复治疗计划。

3. 医学测试方法和结果解释 医学测试方法的描述和结果解释对于患者来说晦涩难懂，因此在解释过程中应尽量简化内容和语言表达，减少专业词汇的频率。而且很多时候，患者甚至没有见过自己的检查结果，也不能理解自己的功能水平在标准值的什么范围，为患者解释结果和现处的能力范围有助于提高患者参与治疗的积极性。比如，给患者展示支气管扩张程度在使用支气管扩张剂后可以逆转，提高患者药物使用依从性；为患者解释夜间睡眠期间血氧脉搏的下降幅度，提高患者夜间使用氧疗的依从性。

表 11-2-0-2 个体化健康教育计划主题

1. 正常肺脏解剖学和生理学	**8. 呼吸治疗设备**
2. 慢性呼吸疾病的病理生理学	1）定量和干粉吸入器、雾化器
1）慢阻肺病：慢性支气管炎；肺气肿	2）最大呼气流量计、吸气肌训练设备
2）哮喘	3）氧疗设备系统（液体、压缩气体等）
3）支气管扩张	4）储氧设备
4）限制性肺疾病	5）经气管导管吸氧、气管切开护理
5）肺纤维化	6）睡眠评估设备（呼吸暂停监测仪）
6）肺动脉高压	7）CPAP 和 BPAP
7）其他	8）家庭氧疗、家庭中的呼吸机管理
3. 医学测试方法和结果解释	**9. 保持体力活动或运动训练的益处**
1）肺活量测定法	1）训练总原则：耐力训练、力量训练
2）肺容积	2）居家锻炼方案
3）睡眠研究	**10. 日常生活活动（ADL）**
4）脉氧测定法：锻炼时、夜间	1）日常生活活动时呼吸策略
5）动脉血气	2）能量保存技术
6）其他	3）简化工作流程
4. 呼吸策略	**11. 营养管理**
1）缩唇呼吸	1）营养总原则
2）主动呼气	2）减重或增重策略
5. 分泌物清除方式	**12. 避免接触刺激物**
1）咳嗽技巧、辅助咳嗽	1）戒烟：重要性和益处、方法
2）体位引流、胸部叩击、胸部振动	2）避免二手烟
3）呼气正压：伴振动和不伴振动	3）避免环境或职业刺激
4）自主引流	
6. 处方治疗	**13. 疾病的早期识别和治疗**
1）氧疗：适应证；输送系统	1）呼吸道感染的症状、体征
2）支气管扩张剂：吸入；口服	2）复查和就诊时机
3）类固醇药物：吸入；口服	3）症状增加时自我管理策略
4）正确吸入剂使用方式	4）医疗接种计划
5）抗生素	**14. 休闲活动**
6）祛痰药	1）旅行，尤其是氧疗时
7）止咳药	2）性生活指导
8）其他	
7. 应对慢性呼吸疾病的情绪管理	**15. 终末计划**
1）焦虑和抑郁	1）姑息治疗：患者与照顾者关系
2）恐慌发作时的呼吸方法	2）预留医疗指示：患者 - 医生 - 家庭共同讨论的重要性、医疗方案的授权书、抢救意向、院前医疗方案指示
3）放松技术	3）临终关怀
4）压力管理	

4. 呼吸策略 每个参与呼吸康复治疗患者都应该掌握呼吸技术，一旦患者通过这种技术解决自己的呼吸困难，坚持练习的依从性会得到提高。缩唇呼吸和主动呼气（在呼气时腹部发力）能够帮助患者控制和缓解呼吸困难，并且可以通过改善通气模式来减少恐慌的感受。这些呼吸策略可以防止气道塌陷，保持腹部和胸壁肌肉呼吸时同步协调，在慢阻肺病患者中减慢呼吸频率可以改善过度通气和气体交换。由于缺乏腹式呼吸训练有效性的临床证据，目前腹式呼吸的使用已经不再热门。让患者在走路过程

中进行缩唇呼吸,同时监测血氧饱和度的方法证明缩唇呼吸可以增加血氧饱和度。

呼吸策略不应该被视为运动训练的技术,把它视为提高肺部呼吸效率的技术更准确。这些呼吸策略不仅可以有效地减少患者在恐慌情况下的呼吸困难,而且可以作为上述情景出现时呼吸困难的预防措施。当患者能够掌控自己的呼吸节律时自我效能感将得到一定程度提高。

5. 分泌物清除方式　学习分泌物清除技术对于痰液难以排出的患者非常重要。教学应该从咳嗽这一简单的技术开始,如果有临床指征,再进一步教授复杂的技术。对于痰液过量的患者,比如囊性纤维化患者,哪种清理的技能更易于掌握就可以选择该技术,因为目前并没有研究显示分泌物清除技术中有任何一种技术明显优于其他。需要注意的是,最好在练习分泌物清除技术前使用支气管扩张剂,紧接着可以采用类固醇或抗生素。一项 Cochrane 综述得出的结论是体位引流、胸壁叩击和扩张剂联合应用,能够有效帮助慢阻肺病和支气管扩张患者提高分泌物清除效率。教学时,应该在培训后让患者演示学习成果。如果在运动训练中需要氧疗,在气道清理时也可以。帮助患者提高分泌物清除率在增加自我管理和自我效能感方面具有重要作用。

6. 处方治疗　处方治疗一般由患者的主治医生或者家庭医生负责,但是呼吸康复综合治疗的专业人员应该教会患者正确使用药物处方和氧疗处方。患者需要了解执行处方能实现什么目的和不能实现什么目标,比如说在血氧水平很低时采用氧疗,并不能够防止呼吸急促,但是氧气可以提高血氧饱和度,理解后有助于提高对处方的依从性。

个体化药物处方教育应包括常规使用的药物类型、剂量、使用方法、副作用、适应证、禁忌证和其他潜在作用。对所有能改善症状的药物进行解释,有利于患者了解他使用的药物清单,包括辅助治疗用药、替代药品和非处方药,这部分内容也应对照护者进行教育。患者及照顾者学习药物知识,能够减少日常不恰当药物使用、重复使用和拮抗药物使用的概率。如果有吸入药物的使用,应该教导其正确操作方法。

7. 应对慢性呼吸疾病的情绪管理　慢阻肺病最常见的两种合并症是抑郁和焦虑。抑郁症可以表现为绝望、悲观、难以集中注意力和社交障碍。呼吸康复治疗提供了评估和干预的要求(见第五篇第九章)。患者恐慌发作时可能会同时出现焦虑与呼吸急促,呼吸康复小组是讨论恐慌发作和自我控制的绝佳教学场景,患者会意识到自己并不是独特的、孤单的。运动过程中呼吸短促时可以尝试呼吸控制策略,这一方法同样应用在恐慌发作时。与呼吸策略一样,需要为患者提供一些放松技巧和压力管理策略,如果患者发现这些策略有效将会经常使用。与常规治疗相比,参加呼吸康复计划的患者焦虑和抑郁状态改善更大,这也可以归功于自我效能的提高。

8. 呼吸治疗设备　患有慢性呼吸疾病的患者经常需要使用各种类型的呼吸治疗设备。具体的设备类型根据患者疾病种类和个体治疗需求略有差别。因此强化设备使用方式的教育和培训是非常必要的,需教会患者如何遵医嘱正确使用设备。呼吸康复治疗师主要是根据患者病情需求和治疗过程,选择呼吸治疗装置,并在使用时需要跟患者及其照护者解释说明哪些设备由专业人员设置参数,教会患者自行调节参数的原理和调节方式,同时还包含使用时的禁忌和清洁措施等。

9. 保持体力活动或运动训练的益处　在前述章节内容中我们已经了解到保持体力活动和运动训练对于呼吸系统疾病患者的益处,在个体化教育过程中要再次强调坚持个性化锻炼计划和参与日常生活活动的重要性。并且在医疗中心完成呼吸康复治疗后需要提供给患者居家康复运动训练方案,并解释方案内容。患者可以采用运动日志的方式完成居家活动的自我记录。必须强调终身运动训练的好处,鼓励患者持续不断参与锻炼。

10. 日常生活活动(ADL)　能够独立完成日常生活活动是慢性呼吸疾病患者的主要康复目标。呼吸康复专业人员应该提供教学资料帮助患者学习如何在日常生活活动中进行呼吸练习、节约体能和简化工作流程,从而帮助其参与更多形式的活动,增强其回归正常生活和工作的自信心。教学完成后,需要患者将学习的技术进行演示,纠正其错误。在呼吸康复治疗中患者如果能完成一些活动,那么在其他环境中患者也有同样的能力,这是一种提高患者自我管理技能的有效方法。

11. 营养管理　一般营养原则适用于所有慢性呼吸疾病的患者(详见第五篇第十章)。肺部疾病患者既可能存在严重的营养不良,也可能存在病态肥胖。因此需要协助患者分析其营养失调的原因,比如呼吸做功增加导致的营养不良,或者久坐生活方式、口服类固醇激素导致的体重增加和骨质疏松等。根据患者的初始评估情况选择合适的教育内容和持续随访。有必要时推荐患者参加强化营养咨询项目,比如患者伴发糖尿病、高血脂等与饮食结构密切相关的疾病。

12. 避免接触刺激物 避免吸入刺激物是减缓呼吸系统疾病进展的重要措施,患者必须学会避免所有环境中的刺激物,特别是烟草和二手烟,必须教育患者戒烟后有持续临床获益。

13. 疾病的早期识别和治疗 在呼吸康复综合治疗教育内容中设置疾病恶化症状早期识别的重要性不可低估,在疾病恶化的初期,患者和医务人员保持开放式沟通和合作至关重要。教会患者识别疾病恶化即将发生时的潜在症状并及时寻求医疗帮助,可以有效降低疾病进展的严重程度和预防并发症,减少再住院时间。为患者制订行动计划(表 11-2-0-3)是提高患者自我管理能力的有效策略。同时需要在讨论中告知患者接受流感和肺炎链球菌疫苗接种的益处,经常洗手和咳嗽时捂住口鼻的重要意义。

表 11-2-0-3 慢阻肺病行动计划

- ● 出现下述情况可根据医嘱采用日常药物或氧疗
- ● 我的痰是透明的 / 白色的 / 正常的颜色,很容易清除
- ● 我的呼吸并不比平时难
- ● 我可以完成平时的活动
- ● 我能够清晰地思考

- ● 出现下述情况可以打电话给专业人员,可能需要开始服用抗生素或泼尼松
- ● 我的痰改变了颜色、黏稠度、量
- ● 我比平时呼吸急促
- ● 我咳嗽或喘息更频繁
- ● 我体重增加,出现腿 / 脚肿胀
- ● 我完成平时的活动需要中途休息

- ▲ 出现下述情况可以打电话给专业人员,可能需要去医院急诊或拨打"120"
- ● 我完全咳不出痰液
- ● 我比平常呼吸急促得多
- ● 我需要坐起来才能呼吸
- ● 我不能做平时的活动
- ● 我无法顺畅表达一句话
- ● 意识出现迷糊

14. 休闲活动 能够拥有更多的休闲娱乐活动是许多患者参与呼吸康复治疗的生活目标。一些患者不能接受自己自由旅行受限,具有强烈的出门旅游的愿望。针对此类患者可以提供关于供氧设备的选择和使用方面的教学内容,协助患者选择适合旅游的氧疗设备。正常的性生活也是很多患者关心的问题,与患者在此问题上进行交流,帮助其学习如何在不引起呼吸困难的情况下完成性行为。

15. 终末计划 安宁疗护方案是自我管理教育的一个内容,其目标是减轻患者的痛苦并改善疾病后生活质量。呼吸康复治疗团队可以为慢性呼吸疾病患者组织一次照护计划的讨论,鼓励患者与其家属、照顾者一起讨论临终决策,促进他们之间的沟通了解。

姑息治疗后续有可能过渡成为临终关怀,大多数患者当听到术语"安宁疗护"时,一般认为是被用来表示生命的尽头即将来临,并且提到安宁疗护意味着死亡迫在眉睫。呼吸康复综合治疗时通过主题探讨的方式,可消除患者对于词汇的恐惧心理,多鼓励患者及其家属参与讨论对此的认识和思考。提供讨论安宁疗护的机会同时应该协助患者尝试预留医疗指示,比如医疗方案的授权书、生前遗嘱、抢救意向、院前医疗方案指示等内容,后续患者与他们的家人和医生就自身治疗方案的探讨中将变得更加自如。

小结

　　自我管理的个体化教育计划制订是呼吸康复综合照护的重要组成部分,个体化教育可以帮助患者进一步了解自身康复需求和技能要求,协助完成自我管理技能的提升。患者通过不断的练习和学习,改善疾病后健康状况。个体化教育计划内容设置必须是有针对性的,还要包括疾病恶化的症状早期识别、治疗、行动计划等。个体化教育同时是帮助患者积极参与其医疗决策和乐观面对生命晚期的难得机会。

（喻鹏铭　罗泽汝心）

第三章
自我管理技能培训

行为改变对于改善慢性阻塞性肺疾病患者的健康结局至关重要。教育知识的传授是不够充分的,还需要教授患者自我管理技能。越来越多的证据表明,通过协作自我管理(collaborative self-management, CSM)的模式与呼吸康复综合照护计划相结合,有利于健康行为的长期坚持,提高以患者为中心的治疗有效性。CSM 可以理解为在医务人员协助下,患者本人承担一定的预防性或治疗性活动,这种管理模式强调医患双方的共同参与和患者对其自身健康的责任和潜能,更符合现代生物社会心理医学模式。因其方法的可行性及对项目参与者的显著益处,逐渐被各国医疗机构接受。

一、自我管理简介

世界卫生组织报告显示包括慢性阻塞性肺疾病在内的慢性非传染性疾病占全球疾病总负担的一半以上。伴随着病程的进展,慢性疾病患者的医疗需求、情感和社会需求逐步变化。仅靠患者教育无法满足这些需求,还需要积极参与行为改变,特别是自我管理技能的掌握。慢性疾病管理,也称为协作自我管理(CSM),被美国疾病管理协会定义为"一种患者自我管理重要性显著的综合医疗照护干预和沟通合作体系"。越来越多的证据表明,将 CSM 嵌入现有的医疗保健系统可以有效满足患者预后需求。美国制订了一个循证医学方案改善慢性病患者的自我管理支持。对于慢阻肺病患者 CSM 是一种多元化医疗保健模型,能够指导患者建立自我管理行为,尽可能达到健康和最佳功能状态。

2003 年的第一份 Cochrane 研究表示缺乏充分证据证明慢阻肺病 CSM 的有效性。随后一项纳入 14 个随机对照试验(RCT)的 Cochrane 综述证明 CSM 显著改善慢阻肺病患者呼吸困难,并减少了呼吸疾病相关的住院率。2013 年一份 Cochrane 综述纳入 26 个 RCT 研究,结果发现 CSM 不仅改善了慢阻肺病患者健康状态和运动能力,同时减少了再入院率和住院天数。暂时缺乏更为长期的研究来评估协作自我管理对于慢阻肺病患者长期有效性的临床证据。

二、高质量自我管理的挑战

呼吸康复综合照护计划的目标是减轻疾病负担和改善慢性疾病问题患者健康状况,但在顺利执行方面面临系列挑战。从患者层面带来的挑战主要包括健康行为转变的复杂性、沟通问题、缺乏对疾病的了解、疾病严重程度的判别和药物依从性等方面,比如有的患者在面对医务人员时会保持沉默,不敢询问问题或回答问题。从医务工作者方面,挑战包括知识薄弱、对慢阻肺病预后的悲观和掌握所有需要提供给患者的自我管理技能的压力。从医疗系统层面上来讲,体现在医疗资源的可利用性:比如需要占据巨大医疗服务时间才能使患者逐步掌握所需技能,团队人员的角色配置以及对干预有效性的评价和经济学评估等。

基于综合照护团队的协作自我管理模式为克服这些困难提供了可能性。CSM 模式的理论基础是瓦格纳慢性病服务模型(Wagner's Chronic Care Model)(图 11-3-0-1),这种模型强调患者的自我效能和行为改变。另外一个行为改变理论基础是 Precede-Proceed 模式,这种模式提出确认参与者的学习需求是影响其行为改变的重要因素。

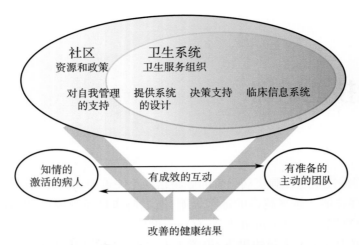

图 11-3-0-1　瓦格纳慢性病服务模型

证据支持将 CSM 方式纳入几种慢性疾病常规流程,如充血性心力衰竭、糖尿病、抑郁症和哮喘。一篇慢阻肺病患者应用 CSM 的系统综述结果显示,CSM 如果想取得最佳临床预后效果,需要综合考虑以下 2 种及以上因素:①自我管理技能;②高级照护方案;③决策支持系统;④临床信息系统。这些因素的具体举例见表 11-3-0-1。另外一篇系统综述表明成功的 CSM 计划需要提前考虑干预措施与患者的密切关联程度、人员指导的专业性和组织能力。

表 11-3-0-1　慢阻肺病患者协作自我管理综合因素和举例

因素分类	举例	因素分类	举例
自我管理技能	持续提供行为教育 预防工作(疫苗接种、戒烟) 动机、自我效能感和目标设定 运动训练计划 病情恶化时行动计划 认知行为改变小组训练	决策支持系统	综合照护建议信息库 特定专业知识信息库 自我管理学习障碍识别 效果评价系统
高级照护方案	全天(7×24 小时)医疗支持 提供团体预约或个人预约途径 电话随访 家庭远程医疗指导	临床信息系统	基础疾病信息 提醒功能 提供反馈机制 质量改进 风险管理/资源利用

三、自我管理与呼吸康复综合照护整合

CSM 与呼吸康复综合照护计划整合的方式为慢阻肺病患者的疾病管理提供了一种基于循证的模式,该方式也可以提供给疾病更严重、合并多种并发症、无法耐受运动或因为客观原因无法参与多元化照护的患者。CSM 和呼吸康复都具有相似的干预内容和方法,呼吸康复非常重视运动训练,是提高患者运动能力的最佳干预措施,通过减少患者呼吸困难和提高日常生活活动能力来减少疾病的致残率。但是患者运动能力的提高并不能完全等同于活动能力的增加。换句话说,呼吸康复为患者提供了"能做"的可能性,CSM 帮助患者建立"想做"的意识。呼吸康复治疗常常被限制在急性期时间范围内(6~12 周),整合 CSM 可以提供一种长期方法来实现行为改变和维持,提高患者参与运动项目的依从性。在最新的美国胸科学会和欧洲呼吸学会关于呼吸康复的声明中,行为改变和 CSM 被强调是重要组成部分。

最近的几项研究已成功完成 CSM 与慢阻肺病呼吸康复整合。土耳其的一项护士为主导的居家呼吸康复与 CSM 患者教育相结合的方式，改善了患者肺功能、健康状况、呼吸困难和躯体功能。在荷兰的一项为期 4 个月的多学科综合康复管理后，结合 20 个月的 CSM 教育计划显著改善患者健康状况和运动能力。同样在荷兰两个地区的一项研究中为患者提供个性化运动训练计划，同时提供包括目标设定、药物优化、行动计划和依从性监测的 CSM 教育后改善了患者健康状况和呼吸困难得分。在伦敦进行的一项 RCT 研究中，提供呼吸康复、CSM 教育、行动计划、每月电话随访和居家访视计划后，慢阻肺病晚期患者的病死率下降。法国一项研究中将医院呼吸康复治疗与 CSM 教育相结合，患者 6 分钟步行距离平均提高 50.5m，同时健康状况得到改善，慢阻肺病药物治疗费用下降。因此需要更多研究考虑如何将 CSM 自我管理教育与呼吸康复综合照护计划有效结合，并且从医院贯穿至社区康复，以提供最高质量的照护。表 11-3-0-2 提供了俄亥俄大学（Ohio University）呼吸康复自我管理技能培训内容供参考。

表 11-3-0-2　慢阻肺病患者健康行为建立和自我管理技能培训内容

健康行为	自我管理技能
处于无烟环境	戒烟、避免接触二手烟
遵守药物治疗	按照医嘱处方规律服药、使用合适的吸入剂
管理自己的呼吸	缩唇呼吸技术、体位管理技术、咳嗽技术
节省体能	优化活动内容、合理安排活动日程、掌控活动节奏
管理压力和情绪	学习放松技术和呼吸技术、尝试一次性只解决一个问题、尝试谈论问题、及时寻求帮助和保持积极态度
预防和管理疾病进展	每年进行流感和肺炎链球菌疫苗接种、避免接触会引起症状加剧的因素、根据症状采用行动计划、必要时联系紧急联系人
保持生活活力	保持日常活动（比如走路、爬楼梯、家务）、规律运动训练
保持健康饮食	保持健康体重和蛋白摄入，少食多餐
良好睡眠习惯	规律睡眠、避免睡前过饱或兴奋，睡前放松练习
健康性生活	选择节省体能的体位、与爱人分享感受、创造放松的氛围、避免过度紧张
参与娱乐休闲活动	积极参与娱乐休闲活动，尤其是可以让自己放松的环境，在活动中练习呼吸技术以减少症状发生，同时要明确自身的限制

与个体化健康教育计划制订类似，在进行具体的自我管理技能培训时，首先需要进行个体化评估，尤其是患者感知能力和所处改变阶段，同时注重管理技巧和知识指导方法，协助患者完成行为改变计划的制订。表 11-3-0-3 展示了缩唇呼吸和主动呼气技术的自我管理培训记录供其他技能教学时参考。

表 11-3-0-3　缩唇呼吸和主动呼气技术的自我管理培训记录

缩唇呼吸和主动呼气技术的自我管理培训记录				
患者姓名：				
缩唇呼吸和主动呼气技术				
	教学内容	目标	教学评估	教学效果
第一节	正常肺部生理学 气道塌陷和过度通气的学习 提供患者复习资料	掌握气道塌陷的不良影响	口头复述	□ 掌握 □ 未掌握 备注： 签字：

续表

	教学内容	目标	教学评估	教学效果
第二节	介绍缩唇呼吸和主动呼气技术 提供患者复习资料	能够正确练习缩唇呼吸和主动呼气	正确示范缩唇呼吸和主动呼气	□ 掌握 □ 未掌握 备注： 签字：
第三节	介绍缩唇呼吸和主动呼气技术在日常活动中的正确应用方法 提供患者复习资料	能够正确练习在日常活动中缩唇呼吸和主动呼气	正确示范在日常活动中如何缩唇呼吸和主动呼气	□ 掌握 □ 未掌握 备注： 签字：
第四节	介绍缩唇呼吸和主动呼气技术在恐慌时的正确应用方法 提供患者复习资料	能够正确练习缩唇呼吸和主动呼气以控制恐慌	正确示范在恐慌发作时如何缩唇呼吸和主动呼气	□ 掌握 □ 未掌握 备注： 签字：

　　呼吸疾病患者的自我管理技能培训是复杂且具有挑战性的,它要求患者能够每天处理会影响其病情的各个方面,上述表格内容中展示的自我管理技能如果想要完全掌握,需要投入时间不断学习和练习。但是在日常生活中,具体哪些内容处于优先级别或者次优级别缺少公认的临床研究。并且患者自我管理行为可受到多方面因素的影响,如年龄、病程、经济状况、受教育水平、健康信念、动机因素和自我效能等。需要与患者达成共识、共同合作,制订长期目标和短期目标,之后不仅可以采用常规随访,还可以根据自我管理技能教育的内容,详细询问患者行为改变情况,根据阶段评估再次商讨下一阶段的康复计划。

（喻鹏铭　罗泽汝心）

参考文献

［1］SPRUIT M A, SINGH S J, GARVEY C, et al. An official American Thoracic Society/European Respiratory Society statement: key concepts and advances in pulmonary rehabilitation［J］. American Journal of Respiratory and Critical Care Medicine, 2013, 188（8）: e13-e64.

［2］FABBRI L M, LUPPI F, BEGHÉ B, et al. Complex chronic comorbidities of COPD［J］. European Respiratory Journal, 2008, 31（1）: 204-212.

［3］DIVO M, COTE C, DE TORRES J P, et al. Comorbidities and risk of mortality in patients with chronic obstructive pulmonary disease［J］. American Journal of Respiratory and Critical Care Medicine, 2012, 186（2）: 155-161.

［4］PINTO-PLATA V M, COTE C, CABRAL H, et al. The 6-min walk distance: change over time and value as a predictor of survival in severe COPD［J］. European Respiratory Journal, 2004, 23（1）: 28-33.

［5］POLKEY M I, SPRUIT M A, EDWARDS L D, et al. Six-minute-walk test in chronic obstructive pulmonary disease: minimal clinically important difference for death or hospitalization［J］. American Journal of Respiratory and Critical Care Medicine, 2013, 187（4）: 382-386.

［6］MARQUIS K, DEBIGARÉ R, LACASSE Y, et al. Midthigh muscle cross-sectional area is a better predictor of mortality than body mass index in patients with chronic obstructive pulmonary disease［J］. American Journal of Respiratory and Critical Care Medicine, 2002, 166（6）: 809-813.

［7］SOLER-CATALUÑA J J, SÁNCHEZ-SÁNCHEZ L, MARTÍNEZ-GARCÍA M Á, et al. Mid-arm muscle area is a better predictor of mortality than body mass index in COPD［J］. Chest, 2005, 128（4）: 2108-2115.

［8］PORSZASZ J, EMTNER M, GOTO S, et al. Exercise training decreases ventilatory requirements and exercise-induced hyperinflation at submaximal intensities in patients with COPD［J］. Chest, 2005, 128（4）: 2025-2034.

［9］VASSAUX C, TORRE-BOUSCOULET L, ZEINELDINE S, et al. Effects of hyperinflation on the oxygen pulse as a marker of cardiac performance in COPD［J］. European Respiratory Journal, 2008, 32（5）: 1275-1282.

［10］NICI L, DONNER C, WOUTERS E, et al. American thoracic society/European respiratory society statement on pulmonary rehabilitation［J］. American Journal of Respiratory and Critical Care Medicine, 2006, 173（12）: 1390-1413.

［11］NOVITCH R S, THOMAS H M. Rehabilitation of patients with chronic ventilatory limitation from nonobstructive lung diseases ［J］. Principles and practice of pulmonary rehabilitation. Philadelphia: WB Saunders, 1993: 416-423.

［12］SALHI B, TROOSTERS T, BEHAEGEL M, et al. Effects of pulmonary rehabilitation in patients with restrictive lung diseases ［J］. Chest, 2010, 137（2）: 273-279.

［13］MALTAIS F, DECRAMER M, CASABURI R, et al. An official American Thoracic Society/European Respiratory Society statement: update on limb muscle dysfunction in chronic obstructive pulmonary disease［J］. American Journal of Respiratory and Critical Care Medicine, 2014, 189（9）: e15-e62.

［14］VOGIATZIS I, NANAS S, ROUSSOS C. Interval training as an alternative modality to continuous exercise in patients with COPD［J］. European Respiratory Journal, 2002, 20（1）: 12-19.

［15］EMTNER M, PORSZASZ J, BURNS M, et al. Benefits of supplemental oxygen in exercise training in non-hypoxemic COPD patients［J］. American Journal of Respiratory and Critical Care Medicine, 2003, 168（9）: 1034-1042.

［16］NORMANDIN E A, MCCUSKER C, CONNORS M L, et al. An evaluation of two approaches to exercise conditioning in pulmonary rehabilitation［J］. Chest, 2002, 121（4）: 1085-1091.

［17］COSTI S, CRISAFULLI E, DEGLI ANTONI F, et al. Effects of unsupported upper extremity exercise training in patients with COPD: a randomized clinical trial［J］. Chest, 2009, 136（2）: 387-395.

［18］TROOSTERS T, GOSSELINK R, DECRAMER M. Short-and long-term effects of outpatient rehabilitation in patients with chronic obstructive pulmonary disease: a randomized trial［J］. American Journal of Medicine, 2000, 109（3）: 207-212.

［19］MALTAIS F, BOURBEAU J, SHAPIRO S, et al. Effects of home-based pulmonary rehabilitation in patients with chronic obstructive pulmonary disease: a randomized trial［J］. Annals of Internal Medicine, 2008, 149（12）: 869-878.

［20］CASABURI R, ZUWALLACK R. Pulmonary rehabilitation for management of chronic obstructive pulmonary disease［J］. New England Journal of Medicine, 2009, 360（13）: 1329-1335.

［21］NICI L, RASKIN J, ROCHESTER C L, et al. Pulmonary rehabilitation: what we know and what we need to know［J］. Journal of Cardiopulmonary Rehabilitation and Prevention, 2009, 29（3）: 141-151.

［22］HEFFNER J E. Advance care planning in chronic obstructive pulmonary disease: barriers and opportunities［J］. Current Opinion in Pulmonary Medicine, 2011, 17（2）: 103-109.

［23］BURGE A T, LEE A, NICHOLES M, et al. Advance care planning education in pulmonary rehabilitation: a qualitative study exploring participant perspectives［J］. Palliative Medicine, 2013, 27（6）: 508-515.

［24］BOURBEAU J, JULIEN M, MALTAIS F, et al. Reduction of hospital utilization in patients with chronic obstructive pulmonary disease: a disease-specific self-management intervention［J］. Archives of Internal Medicine, 2003, 163（5）: 585-591.

［25］NORWOOD R. Prevalence and impact of depression in chronic obstructive pulmonary disease patients［J］. Current Opinion in Pulmonary Medicine, 2006, 12（2）: 113-117.

［26］GÜELL R, RESQUETI V, SANGENIS M, et al. Impact of pulmonary rehabilitation on psychosocial morbidity in patients with severe COPD［J］. Chest, 2006, 129（4）: 899-904.

［27］FERREIRA I M, BROOKS D, LACASSE Y, et al. Nutritional intervention in COPD: a systematic overview［J］. Chest, 2001, 119（2）: 353-363.

［28］FERREIRA I M, VERRESCHI I T, NERY L E, et al. The influence of 6 months of oral anabolic steroids on body mass and respiratory muscles in undernourished COPD patients［J］. Chest, 1998, 114（1）: 19-28.

［29］CASABURI R, BHASIN S, COSENTINO L, et al. Effects of testosterone and resistance training in men with chronic obstructive pulmonary disease［J］. American Journal of Respiratory and Critical Care Medicine, 2004, 170（8）: 870-878.

［30］TROOSTERS T, CASABURI R, GOSSELINK R, et al. Pulmonary rehabilitation in chronic obstructive pulmonary disease［J］. American Journal of Respiratory and Critical Care Medicine, 2005, 172（1）: 19-38.

［31］RIES A L, BAULDOFF G S, CARLIN B W, et al. Pulmonary rehabilitation: joint ACCP/AACVPR evidence-based clinical practice guidelines［J］. Chest, 2007, 131（5）: 4S-42S.

［32］ADA G. Vaccines and vaccination［J］. New England Journal of Medicine，2001，345（14）：1042-1053.

［33］O'DONNELL D E，D'ARSIGNY C，WEBB K A. Effects of hyperoxia on ventilatory limitation during exercise in advanced chronic obstructive pulmonary disease［J］. American Journal of Respiratory and Critical Care Medicine，2001，163（4）：892-898.

［34］SOMFAY A，PORSZASZ J，LEE S M，et al. Dose-response effect of oxygen on hyperinflation and exercise endurance in nonhypoxaemic COPD patients［J］. European Respiratory Journal，2001，18（1）：77-84.

［35］EVES N D，SANDMEYER L C，WONG E Y，et al. Helium-hyperoxia：a novel intervention to improve the benefits of pulmonary rehabilitation for patients with COPD［J］. Chest，2009，135（3）：609-618.

［36］HEPPNER P S，MORGAN C，KAPLAN R M，et al. Regular walking and long-term maintenance of outcomes after pulmonary rehabilitation［J］. Journal of Cardiopulmonary Rehabilitation and Prevention，2006，26（1）：44-53.

［37］FOGLIO K，BIANCHI L，AMBROSINO N. Is it really useful to repeat outpatient pulmonary rehabilitation programs in patients with chronic airway obstruction？A 2-year controlled study［J］. Chest，2001，119（6）：1696-1704.

［38］BOURBEAU J，NAULT D，DANG-TAN T. Self-management and behaviour modification in COPD［J］. Patient Education and Counseling，2004，52（3）：271-277.

［39］NICI L，RASKIN J，ROCHESTER C L，et al. Pulmonary rehabilitation：what we know and what we need to know［J］. Journal of Cardiopulmonary Rehabilitation and Prevention，2009，29（3）：141-151.

［40］BODENHEIMER T，LORIG K，HOLMAN H，et al. Patient self-management of chronic disease in primary care［J］. JAMA，2002，288（19）：2469-2475.

［41］BOURBEAU J，VAN DER PALEN J. Promoting effective self-management programmes to improve COPD［J］. European Respiratory Journal，2009，33（3）：461-463.

［42］EFFING T，MONNINKHOF E E，VAN DER VALK P P，et al. Self-management education for patients with chronic obstructive pulmonary disease［J］. Cochrane Database of Systematic Reviews，2007，4：CD002990.

［43］BIANCHI R，GIGLIOTTI F，ROMAGNOLI I，et al. Chest wall kinematics and breathlessness during pursed-lip breathing in patients with COPD［J］. Chest，2004，125（2）：459-465.

［44］FLUME P A，ROBINSON K A，O'SULLIVAN B P，et al. Cystic fibrosis pulmonary guidelines：airway clearance therapies［J］. Respiratory Care，2009，54（4）：522-537.

［45］MAURER J，REBBAPRAGADA V，BORSON S，et al. Anxiety and depression in COPD：current understanding，unanswered questions，and research needs［J］. Chest，2008，134（4）：43S-56S.

［46］VAN MANEN J G，BINDELS P J，DEKKER F W，et al. Risk of depression in patients with chronic obstructive pulmonary disease and its determinants［J］. Thorax，2002，57（5）：412-416.

［47］COVENTRY P A，HIND D. Comprehensive pulmonary rehabilitation for anxiety and depression in adults with chronic obstructive pulmonary disease：systematic review and meta-analysis［J］. Journal of Psychosomatic Research，2007，63（5）：551-565.

［48］WILKINSON T M，DONALDSON G C，HURST J R，et al. Early therapy improves outcomes of exacerbations of chronic obstructive pulmonary disease［J］. American Journal of Respiratory and Critical Care Medicine，2004，169（12）：1298-1303.

［49］TURNOCK A C，WALTERS E H，WALTERS J A，et al. Action plans for chronic obstructive pulmonary disease［J］. Cochrane Database of Systematic Reviews，2005，4：CD005074.

［50］GOODELL T T. Sexuality in chronic lung disease［J］. Nursing Clinics of North America，2007，42（4）：631-638.

［51］BOURBEAU J. Clinical decision processes and patient engagement in self-management［J］. Disease Management and Health Outcomes，2008，16（5）：327-333.

［52］WINDHAM B G，BENNETT R G，GOTTLIEB S. Care management interventions for older patients with congestive heart failure［J］. American Journal of Managed Care，2003，9（6）：447-459.

［53］BATTERSBY M，VON KORFF M，SCHAEFER J，et al. Twelve evidence-based principles for implementing self-management support in primary care［J］. Joint Commission Journal on Quality and Patient Safety，2010，36（12）：561-570.

［54］MONNINKHOF E，VAN DER VALK P，VAN DER PALEN J，et al. Self-management education for patients with chronic obstructive pulmonary disease：a systematic review［J］. Thorax，2003，58（5）：394-398.

［55］POOT C C，MEIJI E，KRUIS A L，et al. Integrated disease management interventions for patients with chronic obstructive pulmonary disease［J］. Cochrane Database of Systematic Reviews，2021，9：CD009437.

[56] SCHOEN C, OSBORN R, HOW S K, et al. In chronic condition: experiences of patients with complex health care needs, in eight countries, 2008: chronically ill US patients have the most negative access, coordination, and safety experiences [J]. Health affairs, 2008, 27 (Suppl1): w1-w16.

[57] COOKE C E, SIDEL M, BELLETTI D A, et al. Clinical inertia in the management of chronic obstructive pulmonary disease [J]. COPD, 2012, 9 (1): 73-80.

[58] MELANI A S, CANESSA P A, COLORETTI I, et al. Inhaler mishandling is very common in patients with chronic airflow obstruction and long-term home nebuliser use [J]. Respiratory Medicine, 2012, 106 (5): 668-676.

[59] MULARSKI R A, ASCH S M, SHRANK W H, et al. The quality of obstructive lung disease care for adults in the United States as measured by adherence to recommended processes [J]. Chest, 2006, 130 (6): 1844-1850.

[60] JOHNSON D R, NICHOL K L, LIPCZYNSKI K. Barriers to adult immunization [J]. American Journal of Medicine, 2008, 121 (7): S28-S35.

[61] BOURBEAU J, NAULT D. Self-management strategies in chronic obstructive pulmonary disease [J]. Clinics in Chest Medicine, 2007, 28 (3): 617-628.

[62] LEMMENS K M, NIEBOER A P, HUIJSMAN R. A systematic review of integrated use of disease-management interventions in asthma and COPD [J]. Respiratory Medicine, 2009, 103 (5): 670-691.

[63] SPRUIT M A, SINGH S J, GARVEY C, et al. An official American Thoracic Society/European Respiratory Society statement: key concepts and advances in pulmonary rehabilitation [J]. American Journal of Respiratory and Critical Care Medicine, 2013, 188 (8): e13-e64.

[64] PUHAN M A, GIMENO-SANTOS E, CATES C J, et al. Pulmonary rehabilitation following exacerbations of chronic obstructive pulmonary disease [J]. Cochrane Database of Systematic Reviews, 2016, 12: CD005305.

[65] AKINCI A C, OLGUN N. The effectiveness of nurse-led, home-based pulmonary rehabilitation in patients with COPD in Turkey [J]. Rehabilitation Nursing, 2011, 36 (4): 159-165.

[66] CHAVANNES N H, SCHERMER T R, WOUTERS E F, et al. Predictive value and utility of oral steroid testing for treatment of COPD in primary care: the COOPT study [J]. International Journal of Chronic Obstructive Pulmonary Disease, 2009, 4: 431-436.

[67] GHANEM M, ABD ELAAL E, MEHANY M, et al. Home-based pulmonary rehabilitation program: effect on exercise tolerance and quality of life in chronic obstructive pulmonary disease patients [J]. Annals of Thoracic Medicine, 2010, 5 (1): 18-25.

[68] SRIDHAR M, TAYLOR R, DAWSON S, et al. A nurse led intermediate care package in patients who have been hospitalised with an acute exacerbation of chronic obstructive pulmonary disease [J]. Thorax, 2008, 63 (3): 194-200.

[69] MAJOTHI S, JOLLY K, HENEGHAN N R, et al. Supported self-management for patients with COPD who have recently been discharged from hospital: a systematic review and meta-analysis [J]. International Journal of Chronic Obstructive Pulmonary Disease, 2015, 10: 853-867.

总 结

　　呼吸康复的综合照护由于涉及多学科，需要不同专业医疗保健专业人员的支持。呼吸康复的综合照护计划包含患者评估、教育指导（特别是协作自我管理策略）、营养管理、社会心理支持和预留医疗指示的讨论。同时戒烟、呼吸再训练、胸部物理治疗、氧疗和其他辅助治疗手段可以根据患者情况加入综合计划中。呼吸康复的综合照护可以减少患者症状、改善其功能状态、提高健康状态、运动能力和降低医疗照护成本，这种非药物治疗手段逐步得到国内外医疗体系的认可。

　　健康教育是呼吸康复必不可少的一部分，利用自我管理教育模型进行个体化教育，能提高患者的自我效能感，有利于提高患者参与呼吸康复综合照护计划的依从性，个体化教育计划制订是呼吸康复综合照护的重要组成部分，个体化教育可以帮助患者进一步了解自身康复需求和技能需求，协助自我管理技能的提升，通过不断的练习和学习，改善健康状况。

　　综合照护团队的协作自我管理技能培训，有利于患者健康行为的长期坚持；承担一定的预防性或治疗责任，能够指导患者建立自我管理行为，促使其尽可能达到健康和最佳功能状态。

（喻鹏铭　罗泽汝心）

第十二篇

以患者为中心的呼吸康复效果评价

第一章
以患者为中心的呼吸康复效果评价的时机

以患者为中心的呼吸康复疗效评价用于评估呼吸康复对患者生理、心理和社会的变化和影响。本章节以"患者为中心的呼吸康复效果"为主题讨论了呼吸康复计划后患者的症状控制、生活质量、身体组成、外周肌肉、平衡能力、焦虑抑郁、运动能力、功能状态与日常生活活动水平8个方面的内容。对于慢性呼吸疾病中"以患者为中心的结果"的证据研究,目前为止尽管越来越多的研究表明呼吸康复计划对除慢阻肺病以外的其他疾病患者也有益,但不论从研究数量还是证据水平都还没有达到相较于慢阻肺病的研究程度。许多用于呼吸康复结果的测试工具仅在慢阻肺病患者中进行过验证,因此本章节介绍的大部分临床证据也都与慢阻肺病患者的呼吸康复效果有关。

关于患者为中心的结局评估的时机,暂时还没有明确的共识。通常来说在整个呼吸康复计划中,至少要在呼吸康复计划前和结束时这两个时间点对患者进行评估。以患者为中心的呼吸康复效果的评估至少进行1次。有研究证实即使是短暂的2周院内的呼吸康复治疗,患者也可以获得短期的疗效。美国胸科学会(ATS)与欧洲呼吸学会(ERS)指南推荐呼吸康复计划治疗一般持续8~12周,而更长时间的项目可能有更持久的影响。

实际上,呼吸康复的效果受到干预时长、疾病因素和患者个人情况及经济等多方面因素的影响。因为呼吸康复计划中涉及不同的板块,因此针对这些不同部分的最佳评价时间也是不同的。例如对于患者运动能力的改变,有研究认为呼吸康复计划后运动能力改变的最佳测量时间是3~4周。而该能力的提高是否能在日常生活中表现又是另外一回事。而最近的一项研究表明,运动表现和健康相关生活质量在呼吸康复计划完成3个月后才有所改善。考虑到有效的呼吸康复计划需要复杂的行为改变,患者的自我效能和依从性可能需要更长的时间提高。因此,有人建议在呼吸康复计划之后即刻观察患者的功能状态不一定是最佳的测试时机,康复项目完成后患者需要更长的时间来把呼吸康复项目中的健康行为付诸日常生活中,患者的行为改变往往需要长时间的积累。在下面每一节的内容中我们会收集每个项目呼吸康复疗效评价时间的相关临床证据供参考。

另一个重要问题则是该如何定义呼吸康复疗效。许多研究侧重于疗效的准确定义和测量、描述相关结果及解释。物理治疗实践中大多数测量工具的基本问题就是缺乏一个明确的外部标准/锚定值来帮助解释测量结果。

最小临床重要差异(MCID)的概念常被用于相关变化的描述。最初定义是在不考虑副作用和成本的前提下,被测者、临床工作者或者是家属认可的最小问卷维度得分变化值。这个变化是指某项干预的变化或效果是否存在。最小临床重要差异是指这种变化的最小阈值,可以通过这样的方法来判断干预的有效性。这符合以患者为中心的疗效评价理念。但因为是群体的反应而不能用于解释群体中个体的变化。另外,不同患者群组之间的差异,也限制了这个参考值的普遍性。另一个常用的概念是最小可测变化值(minimal detectable change, MDC)。最小可测变化值一般指在一定置信区间中(通常是 90% 或 95%),所能测得的能够超过随机误差的最小变值。这两种数据能够为呼吸康复疗效的评价提供统计学意义和临床意义,在以下每一节中我们将收集相关数据以供参考。

（喻鹏铭　王亚飞）

第二章
以患者为中心的呼吸康复效果评价的指标

第一节　症　状

慢性呼吸疾病患者通常有呼吸困难、疲劳、咳嗽、虚弱、失眠和心理困扰等症状。呼吸困难或气促是慢阻肺病最常见的症状，可在运动甚至休息的时候出现。越来越多的研究显示呼吸康复对减轻呼吸困难强度具有积极作用。4 周以上基于运动疗法的呼吸康复干预计划就可以有效减少慢阻肺病患者的症状。

呼吸困难被定义为一种呼吸不适的主观体验，这种不适体验由不同强度的定性感觉组成。即呼吸困难是对呼吸不适的主观感受，是一种症状。但呼吸困难须与呼吸窘迫迹象的症状区分开来，例如呼吸急促，使用辅助肌肉和肋间回缩等体征。呼吸困难是一种复杂的症状，通常提示体内稳态受到严重威胁，同时经常导致适应性反应（休息或寻求医疗服务）。长期或难治的呼吸困难会导致痛苦的体验，并影响患者生活质量。呼吸困难多始于生理损伤，其导致肺内和肺外传入受体的刺激以及传入信息向大脑皮层的传递，产生不舒服的主观感觉。但呼吸困难的感受可源于生理、心理、社会和环境因素的相互作用并可能诱发次生的生理和行为反应，因而这种复杂和个性化的行为反应往往很难找到相关的单一致病机制。不同的个体对于呼吸困难的主观感受是不同的，与疼痛一样，对呼吸困难的充分评估依赖于自我报告，即评价具有个性化意义。

慢性呼吸疾病中另一个主要的致残症状是疲劳。疲劳感是慢阻肺病患者进行日常活动的重要阻碍，发生率为 50%~70%。疲劳感被定义为一种主观和不愉快的症状，并被认为是慢阻肺病患者中最重要的肺外症状。随着病情的发展，疲劳的症状会越来越显著。疲劳也被认为是影响慢阻肺病患者健康相关生活质量（HRQoL）的重要因素之一。生理、心理、行为和全身因素被认为是稳定慢阻肺病患者中持续出现中度至重度疲劳的重要因素。此外疲劳还可能来自患者的精神层面，通常被描述为注意力不集中，个人生活中缺乏乐趣和动力。但慢阻肺病患者气流受限的程度与疲劳程度的相关度似乎不高，合理的肺部药物治疗似乎也不能阻止疲劳感随着时间的推移而恶化。这也证明了呼吸康复中对于患者疲劳症状评估的意义。慢阻肺病患者的疲劳感有自身特点。如癌症患者的疲劳感通常被描述成一种全身的疲惫感觉和/或自身疼痛，而慢阻肺病患者的通常被描述成一种在激烈运动之后的肌肉力量消耗的疲乏感觉。

临床实践中对症状的评价通常通过 3 种主要类型的工具，即一维症状量表，多维量表/问卷以及与健康相关生活质量问卷。单向度量表是用于测量症状的一维量表，包括数字量表和一维问卷。数字评分量表是在日常实践中最常用来评估疲劳和呼吸困难症状严重程度的简单工具。通过此量表，患者症状的严重程度可以从 0（无症状）到 10（最严重的症状）分级。视觉模拟评分法是另一种评估慢阻肺病患者症状的简单工具，因为它易于操作且易于在具有不同教育水平的患者中使用。

已有数种量表可以评价慢性呼吸疾病患者的多方面症状，这些工具是评估症状存在、严重程度和影响的问卷。可用于慢阻肺病患者的一些特定调查表包括：慢性呼吸疾病问卷（CRQ，疲劳和呼吸困难量表），肺功能状态和呼吸困难问卷-修订版（PFSDQ-M，呼吸困难和疲劳范围），圣·乔治呼吸问卷（SGRQ），变化期呼吸困难指数（TDI）以及慢阻肺病评估测试（CAT）。表 12-2-1-1 总结了评价症状的不同量表的最小临床重要差异（MCID）参考值。

表 12-2-1-1　不同量表的最小临床重要差异参考值

评价工具	最小临床重要差异
慢阻肺病评估测试（CAT）	2 个单位
慢性呼吸疾病问卷（CRQ）	0.5 个单位（每个亚量表）
肺功能状态和呼吸困难问卷 - 修订版（PFSDQ-M）	5 个单位（每个部分）
圣·乔治呼吸问卷（SGRQ）	4 个单位（每个部分）
变化期呼吸困难指数（TDI）	1 个单位

需要注意的是并非所有参加呼吸康复计划的患者都会实现减轻症状的治疗目标。有临床研究发现，仅有 44% 的患者在 12 周的呼吸康复计划之后的慢性呼吸疾病问卷结果能够提高 10 分以上；仅有接近 50% 的患者能够超过最小临床重要差异（0.5 个单位）。呼吸系统慢性疾病涉及长期的病程，对大部分患者而言控制症状不仅仅在呼吸康复计划结束时的结果，而是一个需要长期关注的重要指标。

第二节　生活质量

生活质量（QoL）可以被定义为"在生活中所期望的和所实现的之间的差距"是患者对生活的主观感受。而与健康相关生活质量（HRQoL）是指受健康状况影响的生活领域，并反映呼吸道疾病（包括合并症和治疗）对日常生活活动能力的影响。这两个概念通常可以互换使用，一般将健康状况定义为一个整体概念，涵盖生理功能、症状、功能障碍和生活质量的领域。因此可以认为这两个概念都是患者健康状况的范畴。而生活质量（QoL）涵盖了健康相关生活质量（HRQoL）的范畴。近些年人们逐渐意识到除了常规的临床评估外，慢性呼吸疾病管理中的关键步骤还应包括从患者那里获得疾病对其健康状况影响的可靠和有效信息，如有关日常症状、活动受限和疾病其他表现的信息。改善生活质量是呼吸康复的主要目标之一，对患者生活质量的评价有利于全方位了解个性化的评估呼吸康复计划对患者的效果，目前呼吸康复能够改变患者生活质量的结论已经得到了许多强有力证据的支持。

呼吸康复对于生活质量起效的干预时间目前尚无明确结论。2015 年一篇 Cochrane 系统综述指出，4 周以上的呼吸康复干预措施能够显著提高慢阻肺病患者生活质量。而 Ingrid 等发现在 8 周的院外呼吸康复计划之后，大部分（79%）患者的生活质量评价结果趋于平台阶段。故此认为干预 4~8 周之后可能是呼吸康复疗效中生活质量差异性评价的时机。

生活质量量表是获取患者生活质量评价结果的主要手段。根据量表的适应性可以分为通用型量表和呼吸疾病专用生活质量量表。呼吸疾病专用量表其优势在于这些量表根据呼吸系统疾病的特点而设计，因此有更好的特异性。这些针对呼吸系统疾病的问卷通常会测量患者主观的肺部症状和相关的功能障碍。当然这种特异性也可能失去了通用的生活质量量表的全面性。生活质量量表 SF-36，在各个疾病中被广泛用于对患者生活质量的评估。该量表已经被证明能够有效地反映以慢阻肺病为主的慢性呼吸疾病患者在呼吸康复计划干预之后生活质量的改变。圣·乔治呼吸问卷（SGRQ）和慢性呼吸疾病问卷（CRQ）及其自我报告版本是被广泛应用的呼吸疾病患者与健康相关生活质量评估的综合性量表。此前的研究已经验证了它们对患者生活质量的变化有良好的效度和反应度，并得出了最小临床重要差异参考值（慢性呼吸疾病问卷 0.5 个单位，圣·乔治呼吸问卷 4 个单位）。2015 年 Cochrane 系统综述报告总结了 19 项用慢性呼吸疾病问卷检测慢阻肺病患者生活质量的结果，显示在呼吸康复干预后慢性呼吸疾病问卷的平均效应值改变了 0.56~0.79，均超过了最小临床重要差异参考值。另外该报告还总结了用圣·乔治呼吸问卷检测慢阻肺病患者生活质量的 57 项临床试验，结果显示，呼吸康复计划干预后患者平均效应值在 6.1~7.7 之间，也超过了最小临床重要差异参考值。最近慢阻肺病评估测试（CAT）被发展成为一种简短而接受度高的评估生活质量的工具。

当然也有学者指出该量表涉及的维度有限,会造成提供的信息可能不完善。Kon 及其同事报道接受呼吸康复的慢阻肺病患者平均 CAT 评分减少 2.5 个单位,并且跟圣·乔治呼吸问卷和慢性呼吸疾病问卷得分的改变有显著相关性。该研究还得出了 CAT 量表的最小临床重要差异参考值为 2 个单位。而 James 及其同事用 8 周家庭呼吸康复计划干预中度慢阻肺病患者,CAT 分数平均减少 2.9 个单位。气流受限的严重程度似乎会影响呼吸康复在改善生活质量方面的效果。Bratas 及其同事发现接受 4 周时间的呼吸康复后,FEV_1 预测值 50% 以上的慢阻肺病患者获得 SGRQ 评分临床显著改善的数量比 FEV_1 预测值小于 50% 的患者高 4.2 倍(95% CI 1.7~10.3,P=0.02)。Alfarroba 等也发现了同样的结果,在 8~12 周的呼吸康复干预之后慢阻肺病患者 SGRQ 评分都有显著提高,但 D 组(慢阻肺病患者的分组)患者的提高显著低于其他各组。尽管许多指南都推荐了长期的呼吸康复方案,但关于呼吸康复长期效果的证据并不多,而且大多数都是基于 4~12 周短期方案的研究结果。事实上也是一旦停止锻炼,好处就会逐渐消失,因此应该保持锻炼计划。另外在没有任何维持策略的情况下,呼吸康复对生活质量的效果被认为比运动能力的提高有更久的维持效果。

第三节　身体组成

随着病程的发展,慢性呼吸疾病会成为涉及多器官的全身性疾病。慢阻肺病患者中普遍存在骨骼肌无力,肌肉消瘦和运动能力减退的体征。了解慢性呼吸疾病患者的营养和代谢是以患者为中心的呼吸康复评估的重要部分。为了制订和评估有效的预防和干预策略,欧洲呼吸学会指南中建议将慢阻肺病患者人群分为特定的代谢表型,借此反映遗传学、生活方式和疾病触发因素对肌肉、骨骼和脂肪组织的复杂相互作用。已经有许多指南和推荐意见将个体代谢表型作为评价的内容。欧洲呼吸学会工作组根据患者身体变化和身体成分组成总结了 6 种代谢表型,如表 12-2-3-1。BMI 可确定肥胖和病态肥胖,结合四肢骨骼肌质量指数(appendicular skeletal muscle index,SMI)确定肌少症性肥胖和肌少症。四肢骨骼肌肉是四肢去脂体重 / 身高的平方。体重和去脂体重指数(FFMI)的减少被用作定义恶病质前期和恶病质。

表 12-2-3-1　代谢表型

代谢表型	定义	临床风险
肥胖	BMI 30~35kg/m²	心血管风险增加
病态肥胖	BMI>35kg/m²	心血管风险增加 运动表现下降
肌少症性肥胖	BMI 30~35kg/m²,SMI 小于群体平均水平 2 个标准偏差	心血管风险增加 运动表现下降
肌少症	SMI 小于群体平均水平 2 个标准偏差	死亡风险增加 运动表现下降
恶病质前期	近 6 个月无法解释的体重下降 >5%	死亡风险增加
恶病质	近 6 个月无法解释的体重下降 >5% 和 FFMI<17kg/m²（ 男性 ）或 <15kg/m²（ 女性 ）	死亡风险增加 运动表现下降

按照代谢表型可以把慢阻肺病患者分成 ABCD 四种类型,A 型患者身体组成正常。B 型患者体形消瘦,属于传统的肺气肿型(PP 型)。这类患者与恶病质和恶病质前期代谢表型相关,常常会出现肺气肿和伴随过度通气的症状。从营养的角度来看这类患者还跟骨骼肌肉量减少、骨质疏松有关。世界卫生组织定义体重过轻为 BMI<18.5kg/m²,而慢阻肺病患者的该界值为 21kg/m²。慢阻肺病体重不足的发生率随

疾病的严重程度而增加,而且多见于女性和终末期患者。GOLD Ⅳ级慢阻肺病患者中体重减轻的比例高达 30%,而 BMI 和去脂体重(FFM)是慢阻肺病患者病死率的重要独立预测因子,低 BMI 和低 FFM 者病死率增加。与 B 型患者不同,C 型患者身体成分以肥胖(BMI>30kg/m²)为主要特点,又被称为支气管炎型或紫肿型(BB 型)。大规模队列研究证实超重和肥胖的慢阻肺病患者正在增加,一项美国的调查发现肥胖的发病率在慢阻肺病患者中占 54%,而在普通人群中只占 22%。对超重和肥胖患者而言脂肪堆积的分布也很重要。腹部脂肪的积聚被认为参与几种促炎性介质的产生,是心血管和代谢疾病的重要危险因素。而在慢性疾病中超重或肥胖受试者预后较好,称之为"肥胖悖论"。这种现象也见于慢阻肺病患者,即 C 型患者的预后普遍优于 B 型,且可能在支气管阻塞更严重(FEV$_1$ 更低)的患者中更加明显。然而对于病程缓和的患者,超重/肥胖尤其是内脏脂肪的分布可能会掩盖肌肉萎缩,同时有更高的心血管和代谢并发症的风险。因此此类患者的体重控制仍然是呼吸康复计划中的重要治疗目标。D 型患者是以肌肉质量减少但 BMI 正常或增加为特点的慢阻肺病患者,代谢表型是肌少症性肥胖和肌少症。骨骼肌质量减少,肌纤维萎缩和 Ⅰ 型至 Ⅱ 型转变导致肌肉功能下降,脂肪堆积得以保留但脂肪组织向内脏脂肪组织重新分配,并伴有高发的动脉粥样硬化和心血管风险。因为 BMI 未考虑身体成分,包括脂肪量、去脂体重(FFM),骨量或骨密度,确定该型患者需要用特殊的设备或者检测手段监测去脂体重、去脂体重指数(FFMI)。去脂体重减低的主要标准见表 12-2-3-1。此外,有报道称 26% 正常 BMI 慢阻肺病患者的去脂体重指数降低,表明精确评估慢阻肺病患者身体成分的重要性。另有报告证实中度到重度慢阻病肺患者中,37% 的男性和 59% 的女性存在去脂体重(FFM)减少,且与运动能力和生活质量下降相关。

综上,去脂体重指数(FFMI)的意义在于,在 BMI 正常的慢阻肺病患者中,低去脂体重指数是病死率的重要预测指标,且与 BMI 的预测效力相当。一些学者甚至支持把去脂体重指数作为慢阻肺疾病严重程度的系统性标志。患者的去脂体重(FFM)可以通过不同的检测方式获得。同位素稀释法被认为是标准方法,但多用于科学研究。临床运用中常用人体测量学、生物电阻抗法和双能 X 射线吸收法(dual-energy X-ray absorptiometry,DEXA)。表 12-2-3-2 总结了其他身体成分参数相关的实验室和临床检测方法。

表 12-2-3-2　身体成分参数相关的实验室和临床检测方法

变量	试验研究	临床运用
去脂体重/脂肪量	同位素稀释法	双能 X 射线吸收法,生物电阻抗法,人体测量学
细胞内质量/肌肉质量	同位素稀释法,CT,MRI,生物标志物	生物电阻抗法,双能 X 射线吸收法,超声,生物标志物,人体测量学
腹部脂肪/内脏脂肪	CT,MRI,生物标志物	双能 X 射线吸收法,人体测量学,超声
骨量和骨密度	双能 X 射线吸收法	双能 X 射线吸收法,高分辨率 CT

慢阻肺病患者骨质疏松也是一个重要的问题,其骨质疏松和骨质减少的发生率分别是 9%~69% 和 27%~67%。骨质疏松的发生率与低 FFM 显著相关,因此推测骨骼和肌肉的丧失可能涉及一些共同的机制。双能 X 射线吸收法(DEXA)是目前最常用的检测手段。

不同代谢表型类型/身体成分的患者对呼吸康复干预的反应可能存在区别。肥胖慢阻肺病患者的运动能力普遍低于正常体重患者。肥胖和慢阻肺病对运动耐力的联合影响似乎取决于所进行的运动类型(负重与非负重)。与非肥胖患者相比,肥胖慢阻肺病患者的骑行能力保持峰值更高,骑行时呼吸困难评分持续较低;而肥胖患者的 6 分钟步行距离相对非肥胖患者的成绩却显著减少,疲劳程度增加。尽管如此,但身体成分的不同似乎并没有影响慢阻肺病患者对呼吸康复干预的反应性和效果。Ramachandran 等发现肥胖(BMI≥30kg/m²)慢阻肺病患者和正常体重(21kg/m²<BMI<30kg/m²)患者,虽然基线数据有差异,但是呼吸康复之后两组患者运动能力的提高(6 分钟步行试验)无显著差异。Neil 等也发现 601 名慢阻肺病患者在 7 周的呼吸康复干预后,各组患者的 CRQ 评分均显著增加,不同 BMI 分组并没有

影响呼吸康复效果。另外也有学者证实去脂体重的减少（女性≤15kg/m²；男性≤16kg/m²）对于呼吸康复在运动能力和生活质量方面的效果没有显著影响。

第四节　外周肌肉功能

肢体肌肉功能障碍是慢阻肺病患者的一个重要全身表现，可影响患者的活动水平、运动耐力、生活质量，甚至生存时间。

慢阻肺病患者的肌肉功能下降主要与缺乏运动导致肌肉失用性萎缩相关，特别是慢性阻塞性肺疾病急性加重期患者因为住院时间增加、短时间内无法参与规律的运动训练。近年来研究者们还发现了慢性呼吸疾病患者肌肉质量和力量下降的其他机制，如炎症、氧化应激、全身皮质类固醇的运用、营养不平衡和低氧血症等。慢阻肺病患者肢体肌肉会发生多种结构变化，包括肌肉肌纤维的变化和萎缩，肌肉细胞线粒体功能的缺失和氧化损伤等。慢阻肺病患者肌肉功能障碍还有一定的分布特点，下肢的受累情况更严重，尤其是股四头肌，大腿肌肉质量损失的幅度大于全身重量。相对下肢而言，大部分慢阻肺病患者的上肢力量没有明显的下降趋势，可能是因为上肢活动在日常生活中保留而且肩带肌为辅助呼吸肌。

慢阻肺病患者肢体肌肉功能的变化表现为肌肉力量和耐力下降。下肢肌肉，尤其是股四头肌的评估更广泛。不仅是因为该组肌肉检测方便，还因为其代表了慢阻肺病患者未充分使用的原发性运动肌的典型例证。测量股四头肌力量通常是做最大随意收缩（MVC）时的自主性测试。用这种测量方法测得慢阻肺病患者股四头肌肌力相对于相同条件的健康人群下降了20%~30%，同比年下降率4.3%，也大于1%~2%的健康水平。心肺运动试验中常观察到慢阻肺病患者停止运动的原因是因为腿部的疲劳感而非通气限制，表明此类患者外周骨骼肌的限制已经超过了通气障碍和气体交换的限制，成为影响运动能力的主要因素。还有一个证据是支气管扩张剂并不能增加患者的运动耐受水平。有研究证实，异丙托溴铵的支气管扩张效果并不能增强在自行车运动后出现收缩性疲劳患者的运动耐受性，而没有出现收缩性腿部疲劳的患者中则没有该现象的发生。Killian等发现40%~45%慢阻肺患者的运动能力障碍是以外周骨骼肌功能障碍为主。股四头肌减少是慢性呼吸疾病患者运动能力和生存率的重要预测因子。在排除了年龄、性别和FEV₁等影响因素后，大腿中部肌肉横截面积<70cm²的慢阻肺病患者病死率会增加4倍。慢阻肺病患者的握力水平也被认为有良好的预测价值。一项荷兰和瑞士的慢阻肺病前瞻性队列研究结果显示，除去了年龄、疾病程度和性别等干扰因素后，握力和病死率有显著相关性，2年内死亡的患者平均握力水平低于生存组。因此，对于慢阻肺病等慢性呼吸疾病患者，外周肌肉功能评定具有重要的预后意义。

此外，肌肉力量评价还可以帮助预测患者的功能水平。Canavan等对437名慢阻肺病患者的研究中发现股四头肌最大随意收缩界值（女性5.99kg/m²，男性8.30kg/m²）可以预测患者的站立能力。

已有足够证据表明，呼吸康复计划能够提高慢阻肺病患者的外周骨骼肌肌力。其中运动训练处方中的干预时间和强度是决定干预效果的重要因素。力量训练的强度仍需要遵循渐增的原则，需要高于日常生活活动中能达到的负荷。耐力训练和抗阻训练都被证明能够提高患者的肌肉量和肌力。运动训练计划中推荐抗阻训练结合耐力训练，较之单独进行耐力训练，能更大程度地改善慢阻肺病患者骨骼肌的力量和生活质量。

尽管单纯的力量水平不是评估肌肉功能的最敏感指标，但仍是周围骨骼肌肉功能评估最常用的简便方法，且肌力评估结果还可以为运动训练处方提供治疗目标和训练强度依据。了解患者肌肉状况的信息可以进一步帮助医务人员了解患者运动受限的原因。常用的自主性测试方法主要有徒手肌力评定（MMT）、手持测力计测试、握力器测试和一次重复测量法（等张收缩）。不同患者四肢的肌肉力量可能存在较大差异，因此力量检测技术应该有足够大的对应范围，不至于出现患者力量过小无法检测或者力量过大无法检测的情况。检测人员要根据经验对患者的力量做出一个预判来选择力量检测技术。如徒手肌力评定是一种定性检测技术,一般用于重症患者;而大部分稳定期慢阻肺病患者的肌力能够达到4级以上,因此用该方法来检测患者康复训练后肌肉力量的增加明显不合适,可改用手持测力计测试来提供定量信息。握力计也是一种方便的测量上肢肌肉力量的手段,有研究证实其结果与慢阻肺病患者的病死率相关。肌肉力量还可以用等张收缩的1次重复最大力量(1RM)来表示。但该检测结果常常受到患者的技术、使用的器械和起始位置等因素的干扰。非自主性测试可以用于无法主动合作的患者,包括影像学和电/磁刺激等检测技术。电刺激和磁刺激主要原理是通过施加单个刺激来对周围神经进行电刺激或磁刺激。目前非自主性测试主要用于试验研究,对于慢性呼吸疾病患者的临床实用性还需要进一步的研究支持。

肌肉耐力也是反映肌肉功能的一项重要指标。低氧血症的慢阻肺病患者会有耐力的严重降低。根据耐力的定义,记录完成某项任务到失败的时间应该是最有意义的测试结果标准,例如在固定时间的收缩动作后肌肉力量的下降或肌电信号产生的变化。然而,ATS/ERS指南表示一般不将特定肢体肌肉的耐力作为结局指标。到目前为止也还没有统一和标准化的肢体肌肉测试标准和参考值,这也是肌肉耐力测试未大范围用于临床实践的主要原因。

第五节 平 衡

越来越多的临床证据显示慢阻肺病患者有平衡能力降低和跌倒风险增加的倾向,慢阻肺病患者跌倒发生率在25%~46%之间,是跌倒发生率最高的慢性疾病之一,仅次于骨关节炎患者。较高的骨质疏松患病率,增加了慢阻肺病患者跌倒相关骨折及其并发症的风险和住院时间。在临床实践中常常观察到慢阻肺病患者在休息时和在运动之后身体摆动增加,平衡能力的降低还影响患者完成动态任务的表现和对外部平衡干扰的反应。在呼吸康复计划中,尤其是对老年患者,评估慢性呼吸疾病患者的平衡能力和跌倒风险不仅可以让物理治疗团队在呼吸康复前识别该类风险并采取有效的干预措施,还在以患者为中心的呼吸康复效果的评价中具有重要的价值。

人类平衡控制主要取决于中枢控制的视觉、前庭和本体感受输入和运动输出。在相关的原因中,视力缺陷在慢阻肺病中很少报道,视力缺陷与慢阻肺病患者之间的关联也似乎不明显。此外,耳前庭功能障碍在慢阻肺病患者中也不常见,因此系统性前庭问题似乎不太可能发生。有研究报道慢阻肺病患者的平衡能力降低可能与本体感觉缺失有关。而膈肌在姿势调节中起到稳定脊柱的作用从而保障平衡能力,因此膈肌呼吸的负荷可能会对平衡起到负面作用。长期的低氧血症也有可能与慢阻肺病患者的运动控制、反应时间和灵活性的下降有关。然而,对于慢阻肺病患者平衡能力降低机制的研究尚缺乏更多的报道,仅明确慢阻肺病患者的全身表现与平衡功能的持续降低有显著相关性。年龄和疾病因素的双重作用使慢阻肺病患者的平衡力显著低于同年龄的健康人群。最近的一项前瞻性研究显示,约1/3慢阻肺病门诊患者在6个月内报告跌倒史。而跌倒史本身也似乎是未来跌倒风险的最重要预测因素。另外,慢性阻塞性肺疾病急性加重也被认为是摔倒的重要危险因素,这可能跟长时间卧床导致肌肉功能降低有关。

以慢阻肺病为主的慢性呼吸疾病患者的平衡功能和跌倒风险主要通过功能平衡测试进行检测。最常见的平衡功能测试有伯格平衡量表(Berg balance scale, BBS)、平衡评价系统测试(Balance Evaluation Systems Test, BESTest)、迷你平衡评价系统测试(Mini-BESTest)和简化平衡评价系统测试(Brief-BESTest)等。这些测试中包括了与日常功能活动相关的静态和动态平衡的测试,且都被认为是信度和效度较高的临床检测工具。Cristina等比较不同的平衡功能测试工具后,发现伯格平衡量表(灵敏度73%,特异度77%)和简化平衡评价系统测试(灵敏度81%,特异度73%)具有更高的识别跌倒状态的能力,后者还能有效避免"天花板效应",这对于平衡能力相对较好的患者意义更大。另外还发现平衡测试结果的组内信度相对较低,这可能与慢阻肺病患者的状态起伏有关。除此之外,起立行走试验(TUG)因其操作简单和高灵敏度和特异度也被广泛用于老年患者的跌倒风险的监测中。13.5秒是起立行走试验常用于筛查患者在社区活动中跌倒的风险界值。男性患者的起立行走试验平均成绩显著优于女性,可能跟男性有更强的下肢力量和更大的步幅有关,也间接解释了女性患者的摔倒者多于男性的原因;而女性患者的静态平衡能力一般优于男性患者。

目前已有临床证据表明呼吸康复可以增加慢阻肺病患者的平衡感,如果在呼吸康复干预中加入专项平衡练习(站立训练、重心转移训练、步态训练和功能强化训练等),患者的平衡能力增加会更加显著,这在长周期的呼吸康复计划中尤其明显。Marla 等在 6 周呼吸康复干预的试验中发现慢阻肺病患者的伯格平衡量表(BBS)和起立行走试验(TUG)结果有轻度改善;而平衡信心量表(ABC)测试结果没有显著提高,提示呼吸康复可能对提高患者平衡自信心的作用仍然不足。对平衡的恐惧也被认为是跌倒风险的重要预测因子之一。

第六节　焦虑和抑郁

慢性呼吸疾病患者常伴有焦虑和抑郁等症状。流行病学调查结果显示至少 20%~40% 中度到重度慢阻肺病患者存在焦虑和抑郁症状,甚至超过了心脏病、肾病、艾滋病和癌症等其他慢性疾病患者。相对于男性,女性患者更容易遭受心理问题困扰。这可能跟较差的主观症状,尤其是相同疾病条件下更强烈的呼吸困难主观感受有关。除了年龄和性别因素之外,日常活动中需要氧气供给的患者也表现出更高的焦虑和抑郁水平。焦虑和惊恐症状还可导致呼吸模式改变,出现严重的进行性动态过度充气,进而增加急诊和呼吸衰竭的发生率。

在以患者为中心呼吸康复评定中加入焦虑和抑郁症状的评估具有重要意义,患者的心理因素和情绪困扰与较差的健康状况和身体功能有显著相关性,甚至超过了其他疾病严重程度的客观衡量指标(如肺功能指标)。一项大样本的横断面研究也显示焦虑和抑郁的症状与 6 分钟步行距离显著相关。慢阻肺病患者中焦虑和抑郁症状被认为是一种预后较差的征象,而抑郁症状更被认为是高发的慢阻肺病急性加重和再入院的独立风险因素。但需要强调心理症状和心理疾病的区别。患者出现焦虑和抑郁的症状不等于患有抑郁症或者焦虑症。

尽管对抑郁症和焦虑症的诊断是专业精神科的工作范畴,但许多量表和问卷等工具均用于抑郁和焦虑症状的筛查。物理治疗团队可以利用这些工具对进行以患者为中心的康复评估。其中医院焦虑抑郁量表(HADS)被广泛用于呼吸康复评定。该量表包含焦虑和抑郁两个亚量表。Milo 及其同事从对慢阻肺病患者的呼吸康复干预研究中得到医院焦虑抑郁量表的最小临床重要差异约为 1.5 个单位,8 周的呼吸康复计划完成之后与基线值相比约有 20% 的改善。

2009 年一项系统回顾和 meta 分析结果显示,在短期内以运动训练为主的呼吸康复计划能够减少患者的焦虑和抑郁的症状,症状严重的患者效果更加显著。对焦虑和抑郁程度的评估还有利于识别无法完成呼吸康复计划的患者。与没有抑郁症状的患者相比,抑郁患者的退出风险明显增大。因此医院焦虑抑郁量表中焦虑或抑郁的异常分数被认为是呼吸康复依从性差的预测因子。完成呼吸康复计划后,患者的焦虑、抑郁症状均得到了减轻,且 40% 左右的患者达到了 HADS 最小临床重要差异。

第七节　运动能力

运动能力通常是指个人的最大潜力和活动能力,通常通过运动测试得到。运动表现是衡量个人在生活中具体的运动行为。这两个概念常容易混淆,个体的运动表现需要通过对检测对象的日常监测或者问卷等形式得到,因此运动表现和运动能力是两个不同的领域。慢性呼吸疾病患者的运动能力测试相关结果(如 6 分钟步行试验结果)与患者日常生活中的活动水平常常没有很强的相关性。这表明患者运动能力还没有转化成日常生活中的运动表现。

运动能力评估方法的知识对于理解如何量化呼吸康复干预带来的改善效果至关重要，相关的内容在之前的章节已经有详细的介绍。运动能力测试应在呼吸康复计划开始之前和计划结束之后对患者进行评估。在实行呼吸康复计划的过程中物理治疗团队需要根据患者的治疗目标，设置个性化的训练方案和以患者为中心的呼吸康复效果分析。如果患者的呼吸康复计划中主要治疗目标是步行能力的提高，则在呼吸康复效果分析中推荐场地步行试验（field walking test）或者心肺运动试验来检测患者的运动能力的提高情况。

运动训练作为呼吸康复计划基石的临床效果已经被大量临床试验证实，跟传统治疗组相比，以运动训练为主的呼吸康复能够提高以慢阻肺病为主的慢性呼吸疾病患者的运动能力。因此在以患者为中心的呼吸康复评价中运动能力的提高被认为是评价呼吸康复效果的重要部分。运动能力的评价主要是参照运动测试的结果。如6分钟步行距离，心肺运动试验中的最大摄氧量和踏车运动试验中的最大功率等定量结果。

在运动能力测试中场地步行试验以价格低廉、所需器材少等优点广泛用于慢性呼吸疾病的康复评估中。相对于实验室环境下的标准心肺运动试验，步行试验更能反映日常生活中患者的运动能力。场地步行试验对于评估功能锻炼能力、评估预后，确定临床试验结果以及评估呼吸康复计划效果等方面都起着关键作用。标准的场地试验主要有6分钟步行试验（6MWT）、递增往返步行试验（ISWT）和耐力往返步行试验（ESWT）。临床研究证实6分钟步行距离能够反映个人最大运动功率和运动能力，是多种慢性疾病的重要预后指标。慢阻肺病患者6分钟步行试验的最小临床重要差异在25~33m之间。2015年一篇Cochrane系统综述显示，呼吸康复组6分钟步行距离相对于对照组提高49.3m。

相对于至少30m的场地要求，递增往返步行试验和耐力往返步行试验可以在10m的空间内进行。因为递增往返步行试验进行了步行节奏控制，可能比6分钟步行试验更少受到患者主观因素的影响。临床试验证实递增往返步行试验与慢阻肺病患者心肺运动试验结果中最大摄氧量有良好的相关性。呼吸康复干预后递增往返步行试验的平均步行距离增加值在50~75m之间。一项7周呼吸康复计划测得递增往返步行试验的最小临床重要差异为47.5m。2015年Cochrane系统综述表明，呼吸康复计划后递增往返步行试验相比于对照组增加了39.77m。

相对于场地步行试验，心肺运动试验（CPET）能够得到更多关于患者的个性化数据。测试可以在自行车或者跑台上进行。自行车上测试比跑台能更加稳定，特别是有平衡功能障碍和高跌倒风险的老年患者。如果自行车不是患者日常生活中熟悉的运动，缺乏日常生活相关性，而且踏车的心肺运动试验更依赖于以股四头肌为主的下肢肌力，因此对于股四头肌肌力显著下降的患者，功率车可能不是一个理想的选择。

心肺运动试验中患者通过递增的方案达到极量或者亚极量运动能力，能够测试得到患者的最大摄氧量、最大心率、心电图、有氧阈、无氧阈等更复杂的生理和代谢数据。这些数据不仅能更精确地反映患者的运动能力，还能帮助物理治疗团队准确设置运动处方，识别在运动过程中的潜在异常，发现潜在运动风险和预后等。但心肺运动试验的缺点在于设备的成本和操作的复杂性，暂时还很难得到广泛的应用。关于呼吸康复计划之后心肺运动试验结果，不同的临床试验中仍存在差异。呼吸康复计划之后慢阻肺病患者的平均峰值负荷增加量在8~12W之间，最大摄氧量比基线值提高10%~20%。2015年Cochrane系统综述显示，呼吸康复组相比对照组，增量负荷踏车运动试验中患者最大功率平均增加了6.77W。关于心肺运动试验最小临床重要差异值的具体数据，有限的报道显示在4周呼吸康复干预之后递增负荷踏车试验的最小临床重要差异值接近4W。

心肺运动试验中递增负荷（incremental loading）方案还可以改为恒定负荷（constant loading）方案。这种测试一般在自行车上进行，又称为恒定负荷自行车试验，测量患者能够在自行车测功机上保持恒定负荷工作的时间，被认为对于识别患者的训练成果比6分钟步行试验有更高的敏感性。该恒定负荷通常设置在症状受限的最大运动能力（最大负荷或最大摄氧量）的60%~85%。临床研究结果显示，与基线相比,呼吸康复之后的患者的耐力时间持续提高 80% 以上,确定的最小临床重要差异范围为 100~105 秒。Cambach 等报告,与对照组相比呼吸康复组干预 3 个月后,恒定负荷测试平均成绩增加 421 秒。

一些更简单的功能测试也可作为测试慢性呼吸疾病患者功能能力的工具。这些功能测试工具有操作简单,耗时少,不影响患者的干预计划等优点。测试中包含最重要的日常功能活动,如步行,从坐位到站起转移等。测试的目标值包括步行试验中患者的 4m 步行速度(4-meter gait speed, 4MGS),5 次坐 - 立试验(5-repetition sit-to-stand test, 5STS)和起立行走试验(TUG)中完成任务的时间等。

其中 4m 步行速度被广泛用于慢阻肺病患者功能测试,信度、效度和反应度都得到了充分的验证,其 8 周呼吸康复计划测得的最小临床重要差异值为 0.11m/s。有报道证实在慢阻肺病患者 4m 步行试验的结果与患者的运动能力测试结果有一定相关性,递增往返步行试验 $r=0.78$,6 分钟步行试验 $r=0.70$。5 次坐 - 立试验也被广泛用于老年患者的功能测试。Sarah 等把该测试运用于慢阻肺病患者,测得最小临床重要差异为 1.7 秒。

总而言之,心肺运动试验尤其是恒定负荷试验和场地步行试验的信度、效度以及反应度在临床试验中均得到了广泛的验证。简单的功能测试还需要进一步的临床证据支持。本章节介绍的最小临床重要差异可以为临床研究提供参照。但是需要注意的是,这些标准受到纳入患者特点和干预方式等变量的影响,临床实践中需要以个性化和批判性思维来谨慎运用这些参考数据。

第八节 功能状态和日常生活功能

功能状态是一个广泛的概念。根据 ATS/ERS 2013 年发表的呼吸康复关键概念和进展的官方声明,功能状态是指个体为满足基本的生理、心理和社会需求而完成必要活动的方式,涉及个体的运动能力和运动表现。关于运动能力的内容在上一节已经介绍,这一节主要介绍如何评价呼吸康复后慢性呼吸疾病患者的运动表现,或被称为功能表现(functional performance)。以慢阻肺病为主的慢性呼吸疾病患者常常因为呼吸困难、疲劳、肌肉功能障碍等原因,难以完成基本的日常生活活动。2012 年发表的一项调查研究显示,68% 的慢阻肺病患者在日常生活中报告步行能力问题,35% 的患者在完成上下楼梯的活动时遇到困难,30% 的患者报告在日常生活中难以完成骑车的活动。对于大部分患者而言,参加呼吸康复的主要目的都是希望能够解决这些日常生活中的困难。因此关注患者的功能状态成为以患者为中心的呼吸康复效果评估重要部分。

对日常生活活动的评价可以被分为多个维度包括活动频率、时间长度、困难程度和对活动表现的满意程度。但在实践中很难用单一的工具做到全方位的评价。目前个体功能状态的评价主要有两种方法,第一种是以调查问卷或量表为主的自我调查工具,这些功能状态量表通常由日常生活中最重要、最常见的困难列表组成。被测者根据个人的情况对每个维度进行打分评价,最终结果来自患者描述在日常生活中的主观感受。第二种是包含日常生活中重要任务的标准化测试。这要求患者需要按照标准的要求完成一系列的作业任务。

临床最常用的问卷和量表有曼彻斯特呼吸日常生活能力问卷(Manchester Respiratory Activities of Daily Living Scale, MRADL)、肺功能状态和呼吸困难问卷(PFSDQ)及其简短版本、肺功能状态和呼吸困难问卷 - 修订版(pulmonary functional status and dyspnea questionnaire-modified version, PFSDQ-M)、加拿大作业表现测量表(COPM)、肺功能状态量表(PFSS)和伦敦胸科日常生活活动能力量表(London Chest Activity of Daily Living, LCADL)。其中问卷的信度、效度和反应度已经在临床试验中得到了一些验证。

患者报告的功能状态可受心理因素或认知能力下降的影响。在日常生活活动(ADL)中,对患者进行观察可以获得有关功能状态的第一手信息,但往往很费时费力。而标准化的日常生活活动测试则可以避免这些缺点。这些任务是根据日常生活活动设置,结果根据受试者完成的情况而定。与自我报告的方法不同的是,这些测试反映的是患者的客观能力而不是主观感知。

　　Glittre 日常生活活动测试被认为是该类型测试中最常用的工具之一。测试程序：患者从坐位开始，起立步行，然后走 10m 的距离，途中需要越过一个两步上下的障碍台阶（每一步楼梯高 17cm，深 27cm），最后到一个双层的货架前（架子事先已根据每个患者的肩部和腰部高度进行了调整）。要求患者将位于上层架上的 3 只重 1kg 的纸箱——搬到底架，再放到地板上，再放回底架，最后再移到顶架。然后患者转身，沿着同样的路径走回椅子上，坐下。整个测试需尽快完成 5 圈。此外完成任务还要求受试者负重，一个 2.5kg（女性）或 5.0kg（男性）的背包。因为这类试验要求患者有一定的熟悉程度，建议正式测试之前做 1 次预测试。然而，关于标准化的日常生活活动测试在慢性呼吸疾病患者中的应用还相对不足，最小临床重要差异等干预效果数据目前尚缺乏。

　　对于大部分慢性呼吸疾病患者的病程而言，住院或者在物理治疗团队监督下的呼吸康复计划往往是一个短暂的过程，更重要的是患者能否通过呼吸康复计划获得运动训练的习惯并融入日常生活中。临床实践中已经能通过一些检测工具量化患者日常生活活动水平，目前主要有患者的主观报告，测试能量消耗量和利用运动传感器设备收集数据 3 类方法。

　　主观的方法主要是通过问卷或者康复日记来量化该受试者在日常活动中的身体活动水平。该方法的优点在于采集资料方便，便于流行病学分析，但依赖于患者的记忆和主观感受。同时还会受到患者的知识水平，文化背景年龄和认知水平等个人因素的影响。实际上患者能做的、他/她在日常生活中做的，以及自己认为能做的都有一定区别。这些都是影响该方法准确性的干扰因素。常用问卷包括斯坦福大学 7 天身体活动回顾（7D-PAR）、贝克身体活动问卷、耶鲁大学身体活动调查（Yale Physical Activity Survey，YPAS）等。目前还没有专门针对慢性呼吸疾病的相关工具。

　　要获得能量消耗量需要计算受试者在日常生活中的代谢水平。双标水法技术可估计 1~2 周内的二氧化碳排放量，常被作为能量代谢测定的"金标准"。但缺点是花费高昂，目前仅用于实验室研究。而且能量消耗的数据也不能反映受试者参与体育活动的频率时长等表征。一些便携式代谢测量系统能够准确评估代谢率，但缺点是在测试时受试者需要佩戴复杂的监测设备，使得设备很难投入临床的实际运用。

　　随着近些年运动传感器技术的迅猛发展，可穿戴设备已经能够提供受试者日常活动水平的精确数据。这些连续数据客观地量化了患者的日常生活活动，其越来越强的稳定性和准确性而受到临床工作者的关注。目前常用的可穿戴传感设备有电子计步器和加速度计。电子计步器是一种小型的可穿戴设备，一般要求穿戴在患者的腰部或者膝部，检测受试者在给定时间内执行的步数。通过步数和患者的其他个性化数据，可以计算出患者日常生活的能量消耗和确定患者的日常生活的活动水平。相对于简单的计步器，加速度计的原理相对复杂，但也能收集到患者更多的信息。目前一些加速度计设备已经可以识别受试者的活动状态和姿势，这对于远程康复监督有重要的价值。随着大数据时代的来临，越来越多的可穿戴设备将被投入各个领域，为以患者为中心的康复效果的评价带来质的飞跃。

（喻鹏铭　王亚飞）

参考文献

［1］SPRUIT M A, SINGH S J, GARVEY C, et al. An official American Thoracic Society/European Respiratory Society statement： key concepts and advances in pulmonary rehabilitation［J］. American Journal of Respiratory and Critical Care Medicine, 2013, 188（8）：e13-e64.

［2］CLINI E, HOLLAND A E, PITTA F, et al. Textbook of pulmonary rehabilitation［M］. New York：Springer International Publishing, 2018.

［3］NICI L, DONNER C, WOUTERS E, et al. American thoracic society/European respiratory society statement on pulmonary rehabilitation［J］. American Journal of Respiratory and Critical Care Medicine, 2006, 173（12）：1390-1413.

［4］RIES A L, BAULDOFF G S, CARLIN B W, et al. Joint ACCP/AACVPR Evidence-Based Clinical Practice Guidelines.

Pulmonary rehabilitation［J］. Chest, 2007, 131（5）: 4S-42S.

［5］ PITTA F, TROOSTERS T, PROBST V S, et al. Are patients with COPD more active after pulmonary rehabilitation？［J］. Chest, 2008, 134（2）: 273-280.

［6］ KILEY J P, SRI RAM J, CROXTON T L, et al. Challenges associated with estimating minimal clinically important differences in COPD-the NHLBI perspective［J］. COPD, 2005, 2（1）: 43-46.

［7］ PUHAN M A, CHANDRA D, MOSENIFAR Z, et al. The minimal important difference of exercise tests in severe COPD［J］. European Respiratory Journal, 2011, 37（4）: 784-790.

［8］ HALEY S M, FRAGALA-PINKHAM M A. Interpreting change scores of tests and measures used in physical therapy［J］. Physical Therapy, 2006, 86（5）: 735-743.

［9］ IYER L V, HALEY S M, WATKINS M P, et al. Establishing minimal clinically important differences for scores on the pediatric evaluation of disability inventory for inpatient rehabilitation［J］. Physical Therapy, 2003, 83（10）: 888-898.

［10］ PARSHALL M B, SCHWARTZSTEIN R M, ADAMS L, et al. An official American Thoracic Society statement: update on the mechanisms, assessment, and management of dyspnea［J］. American Journal of Respiratory and Critical Care Medicine, 2012, 185（4）: 435-452.

［11］ INCORVAIA C, RUSSO A, FORESI A, et al. Effects of pulmonary rehabilitation on lung function in chronic obstructive pulmonary disease: the FIRST study［J］. European Journal of Physical and Rehabilitation Medicine, 2014, 50（4）: 419-426.

［12］ LACASSE Y, BROSSEAU L, MILNE S, et al. Pulmonary rehabilitation for chronic obstructive pulmonary disease［J］. Cochrane Database of Systematic Reviews, 2002, 3: CD003793.

［13］ ROSENTHAL T C, MAJERONI B A, PRETORIOUS R, et al. Fatigue: an overview［J］. American Family Physician, 2008, 78（10）: 1173-1179.

［14］ KAPELLA M C, LARSON J L, PATEL M K, et al. Subjective fatigue, influencing variables, and consequences in chronic obstructive pulmonary disease［J］. Nursing Research, 2006, 55（1）: 10-17.

［15］ PETERS J B, HEIJDRA Y F, DAUDEY L, et al. Course of normal and abnormal fatigue in patients with chronic obstructive pulmonary disease, and its relationship with domains of health status［J］. Patient Education and Counseling, 2011, 85（2）: 281-285.

［16］ THEANDER K, UNOSSON M. Fatigue in patients with chronic obstructive pulmonary disease［J］. Journal of Advanced Nursing, 2004, 45（2）: 172-177.

［17］ SPRUIT M A, VERCOULEN J H, SPRANGERS M A, et al. Fatigue in COPD: an important yet ignored symptom［J］. Lancet Respiratory Medicine, 2017, 5（7）: 542-544.

［18］ ANTONIU S A, UNGUREANU D. Measuring fatigue as a symptom in COPD: from descriptors and questionnaires to the importance of the problem［J］. Chronic Respiratory Disease, 2015, 12（3）: 179-188.

［19］ INAL-INCE D, SAVCI S, SAGLAM M, et al. Fatigue and multidimensional disease severity in chronic obstructive pulmonary disease［J］. Multidiscip Respiratory Medicine, 2010, 5（3）: 162-167.

［20］ JONES P W, HARDIN G, BERRY P, et al. Development and first validation of the COPD Assessment Test［J］. European Respiratory Society, 2009, 34（3）: 648-654.

［21］ SOLANES I, GÜELL R, CASAN P, et al. Duration of pulmonary rehabilitation to achieve a plateau in quality of life and walk test in COPD［J］. Respiratory Medicine, 2009, 103（5）: 722-728.

［22］ BENZO R, FLUME P A, TURNER D, et al. Effect of pulmonary rehabilitation on quality of life in patients with COPD: the use of SF-36 summary scores as outcomes measures［J］. Journal of Cardiopulmonary Rehabilitation and Prevention, 2000, 20（4）: 231-234.

［23］ JONES P W. St. George's respiratory questionnaire: MCID［J］. COPD, 2005, 2（1）: 75-79.

［24］ KON S S, CANAVAN J L, JONES S E, et al. Minimum clinically important difference for the COPD Assessment Test: a prospective analysis［J］. Lancet Respiratory Medicine, 2014, 2（3）: 195-203.

［25］ DODD J W, HOGG L, NOLAN J, et al. The COPD assessment test（CAT）: response to pulmonary rehabilitation. A multicentre, prospective study［J］. Thorax, 2011, 66（5）: 425-429.

［26］ BRATÅS O, ESPNES G A, RANNESTAD T, et al. Pulmonary rehabilitation reduces depression and enhances health-related quality of life in COPD patients-especially in patients with mild or moderate disease［J］. Chronic Respiratory Disease, 2010, 7（4）: 229-237.

［27］ALFARROBA S, RODRIGUES F, PAPOILA A L, et al. Pulmonary rehabilitation in COPD according to global initiative for chronic obstructive lung disease categories［J］. Respiratory Care, 2016, 61（10）: 1331-1340.

［28］VESTBO J, HURD S S, AGUSTÍ A G, et al. Global strategy for the diagnosis, management, and prevention of chronic obstructive pulmonary disease: GOLD executive summary［J］. American Journal of Respiratory and Critical Care Medicine, 2013, 187（4）: 347-365.

［29］VESTBO J, PRESCOTT E, ALMDAL T, et al. Body mass, fat-free body mass, and prognosis in patients with chronic obstructive pulmonary disease from a random population sample: findings from the Copenhagen City Heart Study［J］. American Journal of Respiratory and Critical Care Medicine, 2006, 173（1）: 79-83.

［30］EISNER M D, BLANC P D, SIDNEY S, et al. Body composition and functional limitation in COPD［J］. Respiratory Research, 2007, 8（1）: 1-10.

［31］MANCUSO P. Obesity and lung inflammation［J］. Journal of Applied Physics, 2010, 108（3）: 722-728.

［32］SPELTA F, FRATTA PASINI A M, CAZZOLETTI L, et al. Body weight and mortality in COPD: focus on the obesity paradox［J］. Eating and Weight Disorders, 2018, 23（1）: 15-22.

［33］POULAIN M, DOUCET M, DRAPEAU V, et al. Metabolic and inflammatory profile in obese patients with chronic obstructive pulmonary disease［J］. Chronic Respiratory Disease, 2008, 5（1）: 35-41.

［34］SCHOLS A M, BROEKHUIZEN R, WELING-SCHEEPERS C A, et al. Body composition and mortality in chronic obstructive pulmonary disease［J］. American Journal of Clinical Nutrition, 2005, 82（1）: 53-59.

［35］SCHUTZ Y, KYLE U U, PICHARD C. Fat-free mass index and fat mass index percentiles in Caucasians aged 18-98 y［J］. International journal of obesity and related metabolic disorders, 2002, 26（7）: 953-960.

［36］RUTTEN E P, SPRUIT M A, WOUTERS E F. Critical view on diagnosing muscle wasting by single-frequency bio-electrical impedance in COPD［J］. Respiratory Medicine, 2010, 104（1）: 91-98.

［37］FERGUSON G T, CALVERLEY P M, ANDERSON J A, et al. Prevalence and progression of osteoporosis in patients with COPD: results from the TOwards a Revolution in COPD Health study［J］. Chest, 2009, 136（6）: 1456-1465.

［38］GRAAT-VERBOOM L, WOUTERS E F, SMEENK F, et al. Current status of research on osteoporosis in COPD: a systematic review［J］. European Respiratory Journal, 2009, 34（1）: 209-218.

［39］COIN A, SERGI G, MARIN S, et al. Predictors of low bone mineral density in elderly males with chronic obstructive pulmonary disease: the role of body mass index［J］. Aging Male, 2010, 13（2）: 142-147.

［40］BOLTON C E, IONESCU A A, SHIELS K M, et al. Associated loss of fat-free mass and bone mineral density in chronic obstructive pulmonary disease［J］. American Journal of Respiratory and Critical Care Medicine, 2004, 170（12）: 1286-1293.

［41］BAUTISTA J, EHSAN M, NORMANDIN E, et al. Physiologic responses during the six-minute walk test in obese and non-obese COPD patients［J］. Respiratory medicine, 2011, 105（8）: 1189-1194.

［42］RAMACHANDRAN K, MCCUSKER C, CONNORS M, et al. The influence of obesity on pulmonary rehabilitation outcomes in patients with COPD［J］. Chronic Respiratory Disease, 2008, 5（4）: 205-209.

［43］GREENING N J, EVANS R A, WILLIAMS J E, et al. Does body mass index influence the outcomes of a Waking-based pulmonary rehabilitation programme in COPD？［J］. Chronic Respiratory Disease, 2012, 9（2）: 99-106.

［44］BERTON D C, SILVEIRA L, DA COSTA C C, et al. Effectiveness of pulmonary rehabilitation in exercise capacity and quality of life in chronic obstructive pulmonary disease patients with and without global fat-free mass depletion［J］. Archives of Physical Medicine and Rehabilitation, 2013, 94（8）: 1607-1614.

［45］ENGELEN M P, SCHOLS A M, DOES J D, et al. Skeletal muscle weakness is associated with wasting of extremity fat-free mass but not with airflow obstruction in patients with chronic obstructive pulmonary disease［J］. American Journal of Clinical Nutrition, 2000, 71（3）: 733-738.

［46］CARON M A, DEBIGARÉ R, DEKHUIJZEN P N, et al. Comparative assessment of the quadriceps and the diaphragm in patients with COPD［J］. Journal of Applied Physics, 2009, 107（3）: 952-961.

［47］MALTAIS F, DECRAMER M, CASABURI R, et al. An official American Thoracic Society/European Respiratory Society statement: update on limb muscle dysfunction in chronic obstructive pulmonary disease［J］. American Journal of Respiratory and Critical Care Medicine, 2014, 189（9）: e15-e62.

［48］HOPKINSON N S, TENNANT R C, DAYER M J, et al. A prospective study of decline in fat free mass and skeletal muscle strength in chronic obstructive pulmonary disease［J］. Respiratory Research, 2007, 8（1）: 1-8.

[49] MARQUIS K, DEBIGARÉ R, LACASSE Y, et al. Midthigh muscle cross-sectional area is a better predictor of mortality than body mass index in patients with chronic obstructive pulmonary disease[J]. American Journal of Respiratory and Critical Care Medicine, 2002, 166(6): 809-813.

[50] PUHAN M A, SIEBELING L, ZOLLER M, et al. Simple functional performance tests and mortality in COPD[J]. European Respiratory Journal, 2013, 42(4): 956-963.

[51] PITTA F, TROOSTERS T, PROBST V S, et al. Physical activity and hospitalization for exacerbation of COPD[J]. Chest, 2006, 129(3): 536-544.

[52] CANAVAN J L, MADDOCKS M, NOLAN C M, et al. Functionally relevant cut point for isometric quadriceps muscle strength in chronic respiratory disease[J]. American Journal of Respiratory and Critical Care Medicine, 2015, 192(3): 395-397.

[53] ZANOTTI E, FELICETTI G, MAINI M, et al. Peripheral muscle strength training in bed-bound patients with COPD receiving mechanical ventilation: effect of electrical stimulation[J]. Chest, 2003, 124(1): 292-296.

[54] STONE C A, NOLAN B, LAWLOR P G, et al. Hand-held dynamometry: tester strength is paramount, even in frail populations[J]. Journal of Rehabilitation Medicine, 2011, 43(9): 808-811.

[55] KOECHLIN C, MALTAIS F, SAEY D, et al. Hypoxaemia enhances peripheral muscle oxidative stress in chronic obstructive pulmonary disease[J]. Thorax, 2005, 60(10): 834-841.

[56] TROOSTERS T, GOSSELINK R, JANSSENS W, et al. Exercise training and pulmonary rehabilitation: new insights and remaining challenges[J]. European Respiratory Society, 2010, 19(115): 24-29.

[57] VIVODTZEV I, GAGNON P, PEPIN V, et al. Physiological correlates of endurance time variability during constant-workrate cycling exercise in patients with COPD[J]. PLoS One, 2011, 6(2): e17007.

[58] BEAUCHAMP M K, SIBLEY K M, LAKHANI B, et al. Impairments in systems underlying control of balance in COPD[J]. Chest, 2012, 141(6): 1496-1503.

[59] BUTCHER S J, MESHKE J M, SHEPPARD M S. Reductions in functional balance, coordination, and mobility measures among patients with stable chronic obstructive pulmonary disease[J]. Journal of Cardiopulmonary Rehabilitation and Prevention, 2004, 24(4): 274-280.

[60] JANSSENS L, BRUMAGNE S, MCCONNELL A K, et al. Proprioceptive changes impair balance control in individuals with chronic obstructive pulmonary disease[J]. PLoS one, 2013, 8(3): e57949.

[61] HODGES P W, GANDEVIA S C. Activation of the human diaphragm during a repetitive postural task[J]. Journal of Physiology, 2000, 522(1): 165-175.

[62] DE CASTRO L A, RIBEIRO L R, MESQUITA R, et al. Static and functional balance in individuals with COPD: comparison with healthy controls and differences according to sex and disease severity[J]. Respiratory Care, 2016, 61(11): 1488-1496.

[63] ROIG M, ENG J J, MACINTYRE D L, et al. Falls in people with chronic obstructive pulmonary disease: an observational cohort study[J]. Respiratory Medicine, 2011, 105(3): 461-469.

[64] SPRUIT M A, GOSSELINK R, TROOSTERS T, et al. Muscle force during an acute exacerbation in hospitalised patients with COPD and its relationship with CXCL8 and IGF-I[J]. Thorax, 2003, 58(9): 752-756.

[65] LAWLOR D A, PATEL R, EBRAHIM S. Association between falls in elderly women and chronic diseases and drug use: cross sectional study[J]. BMJ, 2003, 327(7417): 712-717.

[66] HELLSTRÖM K, VAHLBERG B, URELL C, et al. Fear of falling, fall-related self-efficacy, anxiety and depression in individuals with chronic obstructive pulmonary disease[J]. Clinical Rehabilitation, 2009, 23(12): 1136-1144.

[67] BEAUCHAMP M K, HILL K, GOLDSTEIN R S, et al. Impairments in balance discriminate fallers from non-fallers in COPD[J]. Respiratory Medicine, 2009, 103(12): 1885-1891.

[68] MKACHER W, MEKKI M, TABKA Z, et al. Effect of 6 months of balance training during pulmonary rehabilitation in patients with COPD[J]. Journal of Cardiopulmonary Rehabilitation and Prevention, 2015, 35(3): 207-213.

[69] BEAUCHAMP M K, JANAUDIS-FERREIRA T, PARREIRA V, et al. A randomized controlled trial of balance training during pulmonary rehabilitation for individuals with COPD[J]. Chest, 2013, 144(6): 1803-1810.

[70] MARQUES A, JÁCOME C, CRUZ J, et al. Effects of a pulmonary rehabilitation program with balance training on patients with COPD[J]. Journal of Cardiopulmonary Rehabilitation and Prevention, 2015, 35(2): 154-158.

[71] BEAUCHAMP M K, O'HOSKI S, GOLDSTEIN R S, et al. Effect of pulmonary rehabilitation on balance in persons with chronic obstructive pulmonary disease[J]. Archives of Physical Medicine and Rehabilitation, 2010, 91(9): 1460-1465.

[72] JÁCOME C, CRUZ J, OLIVEIRA A, et al. Validity, reliability, and ability to identify fall status of the Berg Balance Scale,

BESTest, Mini-BESTest, and Brief-BESTest in patients with COPD[J]. Physical Therapy, 2016, 96(11): 1807-1815.

[73] GODI M, FRANCHIGNONI F, CALIGARI M, et al. Comparison of reliability, validity, and responsiveness of the mini-BESTest and Berg Balance Scale in patients with balance disorders[J]. Physical Therapy, 2013, 93(2): 158-167.

[74] BARRY E, GALVIN R, KEOGH C, et al. Is the Timed Up and Go test a useful predictor of risk of falls in community dwelling older adults: a systematic review and meta-analysis[J]. BMC Geriatrics, 2014, 14(1): 1-14.

[75] COVENTRY P A. Does pulmonary rehabilitation reduce anxiety and depression in chronic obstructive pulmonary disease? [J]. Current Opinion in Pulmonary Medicine, 2009, 15(2): 143-149.

[76] KVAAL K, MACIJAUSKIENE J, ENGEDAL K, et al. High prevalence of anxiety symptoms in hospitalized geriatric patients [J]. Intern J Geriatr Psychiatry, 2001, 16(7): 690-693.

[77] SOLANO J P, GOMES B, HIGGINSON I J. A comparison of symptom prevalence in far advanced cancer, AIDS, heart disease, chronic obstructive pulmonary disease and renal disease[J]. Journal of Pain and Symptom Management, 2006, 31 (1): 58-69.

[78] DI MARCO F, VERGA M, REGGENTE M, et al. Anxiety and depression in COPD patients: the roles of gender and disease severity[J]. Respiratory Medicine, 2006, 100(10): 1767-1774.

[79] LAURIN C, LAVOIE K L, BACON S L, et al. Sex differences in the prevalence of psychiatric disorders and psychological distress in patients with COPD[J]. Chest, 2007, 132(1): 148-155.

[80] LACASSE Y, ROUSSEAU L, MALTAIS F. Prevalence of depressive symptoms and depression in patients with severe oxygen-dependent chronic obstructive pulmonary disease[J]. Journal of Cardiopulmonary Rehabilitation and Prevention, 2001, 21 (2): 80-86.

[81] GIARDINO N D, CURTIS J L, ANDREI A C, et al. Anxiety is associated with diminished exercise performance and quality of life in severe emphysema: a cross-sectional study[J]. Respiratory Research, 2010, 11(1): 1-11.

[82] QUINT J K, BAGHAI-RAVARY R, DONALDSON G C, et al. Relationship between depression and exacerbations in COPD [J]. European Respiratory Journal, 2008, 32(1): 53-60.

[83] HARRISON S L, GREENING N J, WILLIAMS J E, et al. Have we underestimated the efficacy of pulmonary rehabilitation in improving mood? [J]. Respiratory Medicine, 2012, 106(6): 838-844.

[84] COVENTRY P A, HIND D. Comprehensive pulmonary rehabilitation for anxiety and depression in adults with chronic obstructive pulmonary disease: systematic review and meta-analysis[J]. Journal of Psychosomatic Research, 2007, 63(5): 551-565.

[85] BHANDARI N J, JAIN T, MAROLDA C, et al. Comprehensive pulmonary rehabilitation results in clinically meaningful improvements in anxiety and depression in patients with chronic obstructive pulmonary disease[J]. Journal of Cardiopulmonary Rehabilitation and Prevention, 2013, 33(2): 123-127.

[86] PUHAN M A, FREY M, BÜCHI S, et al. The minimal important difference of the hospital anxiety and depression scale in patients with chronic obstructive pulmonary disease[J]. Health Qual Life Outcomes, 2008, 6(1): 1-6.

[87] SPRUIT M A, WATKINS M L, EDWARDS L D, et al. Determinants of poor 6-min walking distance in patients with COPD: the ECLIPSE cohort[J]. Respiratory Medicine, 2010, 104(6): 849-857.

[88] ROSTAGNO C, OLIVO G, COMEGLIO M, et al. Prognostic value of 6-minute walk corridor test in patients with mild to moderate heart failure: comparison with other methods of functional evaluation[J]. European Journal of Heart Failure, 2003, 5(3): 247-252.

[89] GRIFFITHS T L, BURR M L, CAMPBELL I A, et al. Results at 1 year of outpatient multidisciplinary pulmonary rehabilitation: a randomised controlled trial[J]. Lancet, 2000, 355(9201): 362-368.

[90] MAN W D, POLKEY M I, DONALDSON N, et al. Community pulmonary rehabilitation after hospitalisation for acute exacerbations of chronic obstructive pulmonary disease: randomised controlled study[J]. BMJ, 2004, 329(7476): 1209.

[91] SINGH S J, JONES P W, EVANS R, et al. Minimum clinically important improvement for the incremental shuttle walking test [J]. Thorax, 2008, 63(9): 775-777.

[92] LAVIOLETTE L, BOURBEAU J, BERNARD S, et al. Assessing the impact of pulmonary rehabilitation on functional status in COPD[J]. Thorax, 2008, 63(2): 115-121.

[93] VAN'T HUL A, GOSSELINK R, KWAKKEL G. Constant-load cycle endurance performance: test-retest reliability and validity in patients with COPD[J]. Journal of Cardiopulmonary Rehabilitation and Prevention, 2003, 23(2): 143-150.

[94] KON S S, CANAVAN J L, NOLAN C M, et al. The 4-metre gait speed in COPD: responsiveness and minimal clinically

important difference［J］. European Respiratory Journal, 2014, 43（5）: 1298-1305.

［95］KON S S, PATEL M S, CANAVAN J L, et al. Reliability and validity of 4-metre gait speed in COPD［J］. European Respiratory Journal, 2013, 42（2）: 333-340.

［96］JONES S E, KON S S, CANAVAN J L, et al. The five-repetition sit-to-stand test as a functional outcome measure in COPD［J］. Thorax, 2013, 68（11）: 1015-1020.

［97］ANNEGARN J, MEIJER K, PASSOS V L, et al. Problematic activities of daily life are weakly associated with clinical characteristics in COPD［J］. Journal of the American Medical Directors Association, 2012, 13（3）: 284-290.

第十三篇

远程呼吸康复

第一章
概　述

本章的学习目标：
- 了解远程康复的定义
- 了解远程呼吸康复的意义

远程康复是指在计算机和通信技术的基础上，通过信息和通信技术，开展康复评估、康复治疗、监测、预防、康复教育、康复咨询等工作，是远程医疗应用到康复治疗的具体体现。康复治疗的过程通常需要频繁且持续地与患者进行沟通，监测患者的康复治疗效果，以便提供当前最适合患者的康复治疗策略。因此与远程医疗不同，康复的特殊性决定了用于支持其的通信技术和设备设施的类型不能仅局限于单次、固定地点的会议，需要最大限度地打破距离障碍，保证康复人员能在隔离病房或家中与患者进行线上康复治疗，通过合适的辅助工具远程监测患者在康复过程中的机体功能状态、生命体征变化，以及治疗效果，达到远程个体化康复治疗。

同时，随着新型冠状病毒感染的出现，远程康复能在实现远程线上康复宣教和治疗的同时，避免人群聚集带来的风险，降低康复医疗从业人员职业暴露风险。因此，积极推动远程康复的推广和发展是推动新型冠状病毒感染分级诊疗制度、完善三级康复网络体系建设的重要环节，对推动新型冠状病毒感染患者的康复实施具有重要意义。

呼吸康复是一种以全面评估为基础的综合干预措施，包括但不限于运动训练、教育和行为改变，旨在改善慢性呼吸疾病患者的身体和心理状况，并促进其长期坚持健康促进行为。但需要注意的是，呼吸康复的治疗效果与训练强度和维持程度有关。为保证治疗效，应至少保证每周 3~5 次的康复训练，每次持续至少 20 分钟，训练强度达到患者最大峰值运动量的 60% 及以上。呼吸康复训练中除了耐力训练、间歇训练、上肢和下肢的阻力/力量训练等，另一个关键部分则是患者的自我管理。通过激励患者主动参与呼吸康复训练，促使患者进行更积极的自我健康行为管理，进而改善患者的健康状况，降低再次住院和急诊科就诊的风险。

全球范围内只有不到 2% 的慢阻肺病患者可以在医疗机构中进行长期稳定的呼吸康复治疗，呼吸康复的覆盖率和完成率都较低。而随着新型冠状病毒感染的出现，新型冠状病毒感染患者在住院治疗期间可能会出现嗜睡、呼吸困难、弥漫性肌痛和认知功能障碍等诸多并发症，部分并发症在接受了住院期间的早期康复后可能仍然存在。因此，出院后的持续性康复治疗十分重要，大约 50% 的重度新型冠状病毒感染患者在出院后需要继续康复治疗。

然而由于康复医疗卫生资源分配不均，不同级别医院设备、人员配置差异巨大，康复治疗水平相差迥异。患者需要到具备专业呼吸康复设备和专业人员的医院或康复中心进行康复训练，这不仅会导致患者大量涌入康复中心，出现基层和社区康复医疗机构的资源浪费和大型医疗机构资源紧张、负担加重的现象，也会加重患者在往返专业机构进行呼吸康复训练产生的时间和经济负担。而随着新型冠状病毒感染的出现，医务人员和患者也会因为对病毒传播的担忧进一步影响出院后康复的参与程度，最终造成患者参与呼吸康复、坚持进行训练的占比较低。传统的面对面康复模式在新冠疫情大流行期间更不容易开展，面对各种困境，远程康复的需求日渐逐渐增多。

与没有进行康复的患者相比，参与远程康复的患者会增加 6MWD 的运动能力。并且患者在运动能力、呼吸困难症状、还是生活质量方面与传统的在医疗机构进行面对面呼吸康复的患者相比几乎没有差异。但是由于交通、经济等多方面因素影响，部分进行面对面呼吸康复的患者在出院后无法继续维持康复治疗，只有 70% 的患者能够坚持到医疗机构进行面对面康复患者，但能够参与远程呼吸康复的患者占比更高，93% 的患者能够通过远程康复的方式进行长期居家康复，并且没有发现明显不良反应。

远程康复通过电子信息和互联网通信手段为无法到医院和康复中心进行康复的患者提供远程呼吸康复指导，不仅能为部分无法前往医疗机构的患者提供了无障碍且持续性较好的呼吸康复支持，解决了交通和地域问题，同时也潜在地为患者节省了时间和医疗服务成本，提高了呼吸康复实施的可行性，将呼吸康复推广到偏远地区。因此，如何进一步开展远程呼吸康复，保证远程呼吸康复可靠性和有效性将会成为未来的研究方向。

综上，呼吸康复通过运动、教育和行为改变等方式，逐步改善慢性呼吸疾病患者的身体和心理状况，保证训练强度和维持程度才能更好地保证康复效果。远程呼吸康复通过通讯和互联网手段远程实现康复评估、治疗、监测、预防、教育和咨询等工作，提高患者远程进行呼吸康复训练的次数和强度，保证治疗效果。

（解立新　温若譞）

参考文献

[1] PUHAN M A, LAREAU S C. Evidence-based outcomes from pulmonary rehabilitation in the chronic obstructive pulmonary disease patient[J]. Clinics in Chest Medicine, 2014, 35(2): 295-301.

[2] AUGUSTINE A, BHAT A, VAISHALI K, et al. Barriers to pulmonary rehabilitation—a narrative review and perspectives from a few stakeholders[J]. Lung India, 2021, 38(1): 59-63.

[3] DESVEAUX L, JANAUDIS-FERREIRA T, GOLDSTEIN R, et al. An international comparison of pulmonary rehabilitation: a systematic review[J]. COPD, 2015, 2(2): 144-153.

[4] SPRUIT M A, SINGH S J, GARVEY C, et al. An official American Thoracic Society/European Respiratory Society statement: key concepts and advances in pulmonary rehabilitation[J]. American Journal of Respiratory and Critical Care Medicine, 2013, 188(8): e13-e64.

[5] HOUCHEN-WOLLOFF L, STEINER M C. Pulmonary rehabilitation at a time of social distancing: prime time for tele-rehabilitation?[J]. Thorax, 2020, 75(6): 446-447.

[6] SPITZER K A, STEFAN M S, PRIYA A, et al. Participation in pulmonary rehabilitation after hospitalization for chronic obstructive pulmonary disease among medicare beneficiaries[J]. Annals of the American Thoracic Society, 2019, 16(1): 99-106.

[7] BUSCH C, BAUMBACH C, WILLEMSEN D, et al. Supervised training with wireless monitoring of ECG, blood pressure and oxygen-saturation in cardiac patients[J]. Journal of Telemedicine and Telecare, 2009, 15(3): 112-124.

[8] KAIRY D, LEHOUX P, VINCENT C, et al. A systematic review of clinical outcomes, clinical process, healthcare utilization and costs associated with telerehabilitation[J]. Disability and Rehabilitation, 2009, 31(6): 427-447.

第二章
远程呼吸康复的特殊性

本章的学习目标：
- 了解远程呼吸康复的目标和原则
- 了解远程呼吸康复的实施地点
- 了解远程呼吸康复内容
- 了解远程呼吸康复参与人员

传统呼吸康复在之前的章节中有详细阐述,本章着重讲解远程呼吸康复的目标、原则和参与人员等方面,旨在更深入地了解远程呼吸康复的特点。

第一节　远程呼吸康复目标和原则

一、远程呼吸康复目标

远程呼吸康复旨在通过远程康复的介入,改善偏远地区和行动不便的慢性呼吸疾病,包括新型冠状病毒感染及急性 COVID-19 后综合征患者的呼吸等功能,减少并发症,降低功能障碍发生率。同时,通过个体化的康复方案的制订,促进患者更快地恢复心理健康,最大程度恢复日常生活活动能力、提高生活质量,早日重返家庭和社会。

二、基本原则

远程呼吸康复的实施过程中需要遵循以下 3 个基本原则。

1. 安全原则　应严格把握患者康复的适应证和禁忌证。在远程康复指导过程中应密切关注患者的心率、血压、呼吸频率、血氧饱和度、体温等生命体征变化;重视氧疗、机械通气等呼吸支持手段的管理;循序渐进实施康复治疗方案。

2. 个体化原则　在对患者进行全面呼吸功能评估的基础上,根据评估结果明确康复目标,制订科学的个体化呼吸康复计划并执行,根据患者的康复治疗进行动态调整。

3. 防护原则　随着新冠疫情的暴发,应严格执行新型冠状病毒感染防控要求,避免在远程康复的过程中造成其他人员和环境的二次污染,扩大疫情传播。

第二节　远程呼吸康复实施地点

远程呼吸康复的实施应能满足信息传输的稳定性和私密性,其次是康复的实施场地应能满足呼吸康复的训练需求。

对于重症及危重症患者,可以在患者病情允许的情况下在病床上或病床旁进行部分呼吸康复。轻型、普通型及恢复期患者,可以在空旷安全的室外场地或室内场地,进行一对多或一对一远程康复指导以及治疗;如在室内应注意保持室内空气流通、光线充足、环境安静。对于具有传染风险的患者应满足传染病防控基本条件,可以选择在受到严格隔离的独立单间的室内场所进行远程康复指导。

第三节 远程呼吸康复内容

远程呼吸康复的评估和监管应贯穿整个呼吸康复治疗过程,康复计划制订前应全面评估患者身体、心理状态,做好健康宣教,考虑康复计划的实施场所、设备等。应因地制宜,制订个体化的呼吸康复计划。

对于居家患者,可以利用 APP 监测、访谈、穿戴装置等方式对患者的心理、呼吸、营养、身体功能等方面进行全方面评估的监测,并根据其功能状态,进行相对应的指导治疗。如通过纠正呼吸形式、呼吸肌力训练、有氧运动等呼吸功能训练,提高患者呼吸肌的肌力和耐力,帮助患者恢复呼吸功能,促进呼吸康复,延缓病情,降低再次住院风险。采用渐进抗阻训练等力量训练,提高患者整体功能水平。通过访谈、VR 等技术支持,指导患者正确进行药物吸入治疗;利用支持性心理治疗、认知行为治疗、放松疗法、音乐疗法等方法为患者提供远程心理治疗;同时,远程康复可以更好地监督居家患者规律用药、家庭氧疗情况,监测患者心理和身体功能变化,及时调整相应训练计划。

对于住院患者,可以利用网络会议等方式实现临床与康复、营养多学科团队共同参与合作,指导重症及危重症患者的早期康复。

第四节 远程呼吸康复参与人员

远程呼吸康复除了需要康复医学科医生和康复治疗师为患者远程提供康复诊疗服务,还需要保证远程康复诊疗的过程中通信的稳定性和安全性,因此需要专业的社会工作者、信息工程师的介入。

同时,由于远程康复涉及居家、住院、危重症各类不同病情发展时期和不同疾病的患者,因此建立远程康复团队需要相关疾病的临床学科医生、护士、心理咨询师、驻点社区的全科医师等人员。

第五节 远程呼吸康复风险

远程康复覆盖范围广,涉及患者种类多样。因此需设计出适用于不同年龄和文化水平的远程设备及平台,建立完善的管理机制,提高远程呼吸康复的随访和跟进工作,提高远程康复治疗效果。

远程康复过程中涉及数据采集、传输、储存、共享等多个环节。对于需要全面推广应用的远程康复技术,需要平台对患者的信息进行跨地域整合管理,需要医学、社会、工程技术等多领域合作,保障远程康复实施过程中信息传递、虚拟现实模拟的同步性、稳定性和私密性,避免病毒对网络及数据库的破坏,造成患者信息泄露。因此,远程康复实施过程中患者的信息资料应由专人负责收集、整理、保存和加密,建立数据管理软件,方便统计和查询,严格做好保密工作。

同时,与现场面诊相比,远程康复有可能影响康复人员对患者的病情及功能障碍产生误判,因此远程康复平台应只为患者提供康复建议,而非康复诊断,参与远程康复治疗的技术人员、康复医师、治疗师需要具有丰富的专业知识,以应对各类突发情况。

小结

远程呼吸康复应遵循安全性、个体化、防护性 3 个基本原则。严格把握患者远程呼吸康复的适应证和禁忌证。制订个体化康复计划,密切关注患者康复过程中生命体征变化以及治疗效果。组建远程康复团队,保证诊疗过程中患者的稳定性和安全性,以及患者医疗信息的私密性。

（解立新　温若譞）

参考文献

［1］AUGUSTINE A, BHAT A, VAISHALI K, et al. Barriers to pulmonary rehabilitation—anarrative review and perspectives from a few stakeholders［J］. Lung India, 2021, 38（1）: 59-63.

［2］HOUCHEN-WOLLOFF L, STEINER M C. Pulmonary rehabilitation at a time of social distancing: prime time for tele-rehabilitation？［J］. Thorax, 2020, 75（6）: 446-447.

［3］COX N S, DAL CORSO S, HANSEN H, et al. Telerehabilitation for chronic respiratory disease［J］. Cochrane Database of Systematic Reviews, 2021, 1（1）: CD013040.

［4］中国康复医学会,中国康复医学会呼吸康复专委会,中华医学会物理医学与康复学分会心肺康复学组. 2019 新型冠状病毒肺炎呼吸康复指导意见（第二版）［J］. 中华结核和呼吸杂志, 2020, 43（4）: 308-314.

［5］PIOTROWICZ E, JASIONOWSKA A, BANASZAK-BEDNARCZYK M, et al. ECG telemonitoring during home-based cardiac rehabilitation in heart failure patients［J］. Journal of Telemedicine and Telecare, 2012, 18（4）: 193-197.

第三章
远程呼吸康复框架

本章的学习目标：
- 了解进行远程呼吸康复的适应证和禁忌证
- 了解远程呼吸康复的方案设计原则
- 了解进行远程呼吸康复的设备

第一节　综　合　评　估

在进行远程呼吸康复前，需要对患者进行详细评估，一旦患者在康复训练的过程中出现低血糖、低血压、体力快速下降、跌倒等情况时，由于康复治疗师不在患者附近，很容易出现安全隐患。因此需要确保患者能够进行和完成远程康复，否则应该及时转为传统康复。

一、远程呼吸康复的适应证

如果患者满足以下条件，可开始进行远程康复，否则直接传统介入康复治疗。

1. 生命体征平稳　体温≤38℃；心率≥40次/min且≤120次/min；收缩压≥90mmHg且≤180mmHg和/或舒张压≤110mmHg；平均动脉压≥65mmHg且≤110mmHg；呼吸频率≤25次/min。

2. 吸入氧浓度（FiO_2）≤0.6且经皮动脉血氧饱和度（SpO_2）≥90%。

3. Richmond躁动镇静评分（RASS）评分在 –2~+2。

4. 下肢关键肌肌力≥4级。

5. 站立位平衡能力　单腿站立位大于30秒。

二、康复训练后患者状态评估

如患者出现以下情况，应考虑暂停远程呼吸康复，更换为传统康复治疗。

1. 康复过程中或完成后患者自我感觉出现心悸，呼吸困难或气短加重，患者Borg评分>3分（总分10分）；疲劳乏力不能耐受；或康复人员观察到患者出现不适合继续进行远程康复的表现。

2. 训练过程中未出现康复治疗的终止上限指标值。

3. SpO_2在训练过程中<90%或较基线值下降>4%。

4. 呼吸频率>40次/min；出现呼吸机人机对抗；人工气道脱离或者移位。

5. 收缩压<90mmHg或>180mmHg；平均动脉压<65mmHg或>110mmHg，或较基线值变化超过20%；心率<40次/min或>120次/min；新发的心律失常和心肌缺血。

6. 患者意识状态变差；RASS评分 –5~–3 或 +3~+4。

7. 用于监测或进行康复训练的设备断开连接。

三、远程呼吸康复的禁忌证

如出现以下情况,不能进行远程康复:①言语功能障碍;②认知功能障碍;③精神疾病患者;④高龄患者。

第二节　共　病　管　理

对于重症和危重症患者,在符合康复介入时机后可以通过远程会诊的方式开展远程康复会诊,与相关临床专家、康复医学专家、康复治疗师等组成专业团队,对患者的病情发展情况、意识状态、呼吸功能状态等多方面进行综合评估,制订个体化精准康复方案,远程指导临床医生及护士对患者开展针对性康复训练,并且需要密切监测患者在康复训练过程中生命体征变化。

对于院内治疗处于恢复期患者,可以通过互联网管理系统收集患者的疾病信息、生命体征等基础信息,对患者的肢体活动功能、日常生活活动能力进行评估,制订康复训练方案。康复治疗师可以远程为患者进行一对一或一对多的远程康复训练指导,记录患者的康复训练效果和病情变化情况,动态观察患者的康复训练执行情况,留存相关资料,为出院后患者居家康复训练方案的制订提供依据。

对于出院后的居家患者,需要组成更加专业的远程康复团队,除了康复人员和相关专业医疗人员,还需要在团队中吸纳患者所在的社区医务工作人员和专业的网络信息工程师,确保远程康复平台中患者的生命和信息安全。康复医疗人员通过远程连线的方式对患者自身情况的康复训练环境进行评估,根据实际情况设计操作简单、互动性高、安全性高的康复训练方案。并通过线上平台对患者康复的训练进行监测,而患者所在地的医院医疗人员或社区服务人员,可以对患者进行更全面的医疗安全监测和管理,及时发现患者病情变化并进行积极处理。

第三节　康　复　方　案

由于远程呼吸康复大多在缺少大型康复医疗设备的场地进行(如家庭、社区),因此在制订远程呼吸康复训练计划时应因地制宜,全面评估患者,做好健康宣教,根据患者的训练场地和训练设备,制订不同的训练计划。目前远程康复治疗方案大多遵循现有的临床指南,采用有氧训练与力量训练相结合的方式,以增强患者的肌肉功能和运动耐力。患者进行远程康复不仅能提高运动能力,还能减轻症状,提高日常生活活动能力,改善情绪等。

在制订康复训练方案时,应考虑到患者自身身体状态进行针对性方案制订。

对于危重症患者,主要以体位改变、呼吸管理和早期主动/被动肢体活动为主。在制订方案时,应由相关临床和康复组成的多学科团队共同参与讨论,根据患者康复训练过程中以及结束后生命体征变化进行及时的方案调整,可以适当通过远程指导的方式帮助患者进行早期活动。

对于出院后恢复期患者,可采用有氧训练与抗阻训练相结合的方式,包括呼吸控制、胸部扩张、排痰训练、步行训练、力量训练和适当的有氧运动等,其中力量训练推荐使用渐进抗阻训练,根据患者的病情和身体状态制订个体化康复训练计划,康复训练时间大多在30~90分钟,每周进行3~5次训练,制订2~12个月不等的训练周期,帮助出院患者恢复运动能力和耐力。

第四节　互联网管理系统

远程呼吸康复通过互联网管理系统,能够有效地减轻看护患者负担、降低成本,更好地帮助患者遵守康复训练计划、对患者的身体状态进行监测。减少患者呼吸困难症状、提高日常生活能力和生活质量。与传统呼吸康复类似,实施远程呼吸康复可改善患者呼吸困难症状,改善运动能力和肺功能,降低住院率和病死率。远程呼吸康复通过构建互联网管理系统,采用视频或电话会议,提供家庭康复指导,心理疏导和定期回访。利用功能性训练设备和/或运动为患者提供康复训练,并对患者进行远程监测,观察患者居家康复的训练效果。并且能够通过专业的互联网平台对患者病情和康复训练进展进行动态追踪,及时为患者制订个体化康复训练计划。

一、视频会议

以视频会议的方式,行动不便或偏远地区的患者居家患者能通过远程技术享受专业康复人员的正确有效的技术支持,节约了各项不必要的开支及缓解各种矛盾。在新型冠状病毒流行期间,有 50% 需要进行康复训练的患者通过多个不同的互联网平台完成了远程康复会诊。医疗人员通过视频会议的方式能够"一对一"或者"一对多"地完成康复评估和指导。更密切地评估患者的康复治疗效果,指导患者正确进行康复训练。但在进行远程康复会诊的过程中,一部分患者因为缺乏足够的技术,无法正确使用能够提供远程康复的平台,21% 的受访者表示,电子设施的技术是实施医疗服务的限制因素。

二、家庭指导

远程康复通过视频会议将每个站点相连接,为患有慢性呼吸疾病、需要在院外继续进行康复治疗的患者提供了全新医疗模式,减少患者再入院率。因此,将康复干预扩展到患者家庭或社区,将有助于患者康复工作的开展。效率、便利、经济等因素对院外康复患者尤为重要,以家庭为主的康复方案更容易被患者接受。研究显示,成功完成居家康复的慢病患者,在生活质量和运动能力方面获得了与住院进行康复的患者类似的益处。对于不能接受传统中心康复计划的慢病患者,通过远程医疗进行家庭康复指导为其提供了一种经济有效的替代模式。

三、远程监测

对于部分患有慢性疾病的患者,积极做好二级预防是降低病死率的重要措施,长期监护所得的相关生命体征变化是二级预防方案调整的主要依据,因此延伸至院外的慢性疾病远程监测尤为重要。从早期"点对点"的电话传线方式的远程监测,到现如今的通过患者随身携带的手机、平板或者可穿戴式装备与设在医院的数据监测处连接,做到了远程对患者的生命体征等数据进行实时分析、记录,达到发送监测数据和接收康复训练计划等功能对患者进行实时监护,并及时干预治疗,保障患者的安全。

四、心理辅导

患有慢性呼吸疾病的患者大多伴有呼吸困难,活动功能受限,运动耐力降低,日常生活质量受损等问题,需要反复住院治疗。造成患者焦虑和抑郁的患病率逐渐增加。远程康复通过电话、短信、视频会议的方式能够动态评估居家患者的心理状态。远程康复大多通过访谈结合量表评估患者的心理状态。其中抑郁量表包括抑郁自评量表、汉密尔顿抑郁量表、蒙哥马利-艾森贝格抑郁评定量表。焦虑量表包括焦虑自评量表、汉密尔顿焦虑量表。睡眠评估量表如匹兹堡睡眠质量指数、失眠严重程度指数等。

在新冠疫情期间，通过开设心理健康咨询通道，医疗机构能够远程为患者提供心理评估和心理支持，利用高效便捷的远程技术，为患者提供音乐疗法或心理治疗等多种认知及放松策略，以达到放松身心的目的。

五、定期回访

对于部分不需要在医院使用大型康复设备进行训练的患者，既往需要患者定期到医院接受康复人员面对面的回访。但在新冠疫情期间，免疫力低下的慢病患者频繁到医院进行回访，会导致其患上COVID-19和其他传染病的风险增加。远程康复可以实现患者在家中就可以接受医生的定期回访和诊治，大大降低了患者的时间成本和感染风险。

六、病例追踪记录

远程康复系统架设在基层医院、大型医疗机构、康复中心和患者之间，通过"平台"提供的"视频系统和文件交互系统"，可以达到对患者的病例、康复训练计划、康复效果进行详细的动态追踪、分析和信息整理，为后续的康复训练计划、治疗方向、呼吸支持和营养等方面进行针对性的指导。对于已经再次住院的患者，也可通过平台对患者之前的康复训练内容和进度进行追踪，全面了解患者身体功能和心理状态，帮助医务人员对患者进行个体化康复训练。

第五节　可穿戴设备

随着传感器、芯片、移动互联网等技术的日益成熟，目前支持远程呼吸康复实施的平台和设备逐渐增多。患者可通过可穿戴设备、手机、电脑远程会议平台等手段向专业康复医疗人员寻求帮助，进行康复训练。远程康复可以通过机器人和游戏的方式来帮助患者更积极地完成康复训练。

对于住院患者应建立医院的远程会诊专业平台，保障通畅稳定的私密性网络；对于出院后居家患者可以运用电子设备安装专门的远程医疗APP或已有的网络平台进行远程康复评估及治疗。

另外，进行远程康复前，应提前准备相应的康复评估设备，如测量尺、秒表、日常生活功能量表、呼吸功能评估设备、心肺运动功能测试设备等，完成患者相应康复治疗效果评估。根据康复治疗计划，准备相应的康复训练设备，可使用弹力带、沙袋、简易呼吸训练器等小型家用训练设备，住院患者可配备智能上下肢主被动训练仪、有氧训练设备、阻抗训练设备、呼吸训练器等。

随着科技的进一步发展，远程康复的设备也出现功能融合的多方面发展。如应用于心血管疾病远程康复的SAPHIRE系统，是一辆带有触摸屏和无线传感器的自行车，具有康复训练和监测患者生命体征变化的多重功能。康复人员可以在医院远程连接到患者的计算机，根据患者之前的运动压力测试结果定制个体化康复训练计划，并且能够在康复训练过程中实时监测患者的心率、血压和血氧饱和度变化，一旦在训练过程中监测到异常变化，SAPHIRE系统能及时提示康复人员，减轻训练负荷或中止训练，帮助康复人员为患者提供更全面、安全、动态的呼吸康复治疗。

虚拟现实（VR）技术是以合成或虚拟方式提供近乎真实和/或可信体验的技术。这项技术正在飞速发展，并开始尝试为患者提供"虚拟康复"。研究表明，对于稳定期慢阻肺患者，可以通过VR技术实施远程呼吸康复，并且提供的康复训练非常有效。VR能够为患者创建一个新环境，从而提高患者的康复训练参与度，提高身体活动水平。目前有4种类型的VR技术：沉浸式VR，桌面VR（即低成本游戏），非沉浸式增强现实（计算机生成现实世界的图像）和将真实环境与虚拟人或地点进行组合的沉浸式VR。沉浸式VR在远程呼吸康复中具有重要意义，虚拟的场景建筑能帮助患者转移注意力，分散在活动期间出现的如疲劳、呼吸困难等负面感觉，能更好地参与康复训练。与单调的康复训练相比，患者通过VR体验到不同的环境而变得有动力。因此，使用一种更具有吸引力的、引人入胜的方法也许能更好地达到康复训练效果。

居家患者在进行远程呼吸康复时准备相应的监测设备。通过佩戴可穿戴设备，如指脉氧仪、运动手环等，在训练过程中实时监测患者的心血管参数，如心电图、心率、血压和血氧饱和度的变化，对于住院患者，除以上装备以外，还需在进行远程呼吸康复时额外准备常规急救设备，重症患者需备除颤仪、常规急救药物、心电图机、氧疗设施、呼吸机等。

小结

开展远程呼吸康复前应根据适应证和禁忌证对患者进行严格评估。根据患者不同的病情状态和康复需求，可以通过视频会议、家庭指导、远程监测等多种互联网通信方式进行康复评估和不同形式的康复治疗。在制订康复训练方案时，应考虑到患者自身状态进行针对性方案定制。并且应根据患者身体状态、康复训练场所预先准备相应的监测设备和急救设备。

（解立新　温若譞）

参考文献

［1］ COX N S, DAL CORSO S, HANSEN H, et al. Telerehabilitation for chronic respiratory disease［J］. Cochrane Database of Systematic Reviews, 2021, 1（1）: CD013040.

［2］ 中国康复医学会,中国康复医学会呼吸康复专委会,中华医学会物理医学与康复学分会心肺康复学组. 2019新型冠状病毒肺炎呼吸康复指导意见（第二版）［J］.中华结核和呼吸杂志,2020,43（4）:308-314.

［3］ RAYCE K, MINET L R, KIDHOLM K, et al. Telemediated training in the home as a part of the everyday life and practice with very severe chronic obstructive pulmonary disease［J］.Qualitative Health Research, 2020, 30（13）: 2132-2145.

［4］ GIANSANTI D, MORELLI S, MACCIONI G, et al. Design, construction and validation of a portable care system for the daily telerehabiliatation of gait［J］. Comput Methods Programs Biomed, 2013, 112（1）: 146-155.

［5］ KWON H, LEE S, JUNG E J, et al. An mHealth management platform for patients with Chronic Obstructive Pulmonary Disease: randomized controlled trial［J］. JMIR mHealth and uHealth, 2018, 6（8）: e10502.

［6］ HOAAS H, ANDREASSEN H K, LIEN L A, et al. Adherence and factors affecting satisfaction in long-term telerehabilitation for patients with chronic obstructive pulmonary disease: A mixed methods study［J］. BMC Medical Informatics and Decision Making, 2016, 16: 26.

［7］ PANERONI M, COLOMBO F, PAPALIA A, et al. Is Telerehabilitation a Safe and Viable Option for Patients with COPD? A Feasibility Study［J］. COPD, 2015, 12（2）: 217-225.

［8］ LUNDELL S, HOLMNER Å, REHN B, et al. Telehealthcare in COPD: A systematic review and meta-analysis on physical outcomes and dyspnea［J］. Respiratory Medicine, 2015, 109（1）: 11-26.

［9］ BOURNE S, DEVOS R, NORTH M, et al. Online versus face-to-face pulmonary rehabilitation for patients with chronic obstructive pulmonary disease: Randomised controlled trial［J］. BMJ Open, 2017, 7（7）: e014580.

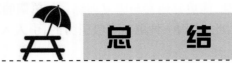

总　结

我国优质医疗卫生资源主要集中在三甲医院,存在医疗资源分布不均。基层医院缺少专业的康复治疗设备和相应专业人才,能提供的康复治疗有限,民众信任度低。随着5G时代的到来,5G和区块链技术能有效打破信息界限,为远程康复提供更快速更安全的网络能力,进一步提高了远程康复的安全性和便捷性,帮助我国远程呼吸康复的推广与建设。

我国属于老龄化人口大国,呼吸康复能缓解慢性呼吸疾病患者的呼吸困难症状、提供心理支持、提高患者生存质量、降低患者再次住院风险,降低病死率。

而随着新冠疫情全球大流行,在医疗机构进行的传统面对面呼吸康复受到了深远的影响,远程呼吸康复通过为患者提供个体化康复方案,改善部分居家患者用药不规范,家庭氧疗、康复训练依从性差等问题,提高居家患者的身体机能和整体健康状况,减轻患者呼吸困难症状,从而降低再次住院率,减轻医疗卫生系统的负担。并且帮助远距离或行动不便的患者更好地遵循他们的康复训练计划,节省往返医院的时间和金钱,避免不必要的交通过程中可能引起患者的不适,为行动不便患者提供了更多的康复治疗机会。同时,远程康复能够将康复干预提供到家庭,既有助于缓解患者的焦虑和在面对面康复时可能产生的压力,增加患者提供独立康复锻炼的信心,降低患者再次入院率。

但另一方面,远程呼吸康复也存在一些缺陷。第一,由于许多慢性呼吸疾病患者,如慢阻肺患者,多为老年人,甚至是低收入老年人群,对互联网、VR技术等支持方式接受能力低下,独自进行远程康复存在一定难度。第二,建立远程康复所需的平台、基础设施、专业康复设备以及后期运行维护需要大量资金和专业人才的支持,成本高昂,因此在建立和实施过程中存在一定困难。第三,远程医疗造成康复人员失去了和患者面对面接触互动的过程,有可能造成医生在评估患者的真实病情和机体功能状态时出现偏差。第四,每个患者的疾病的类型和康复治疗需求都有所不同,不同于面对面康复,远程康复过程中患者进行康复训练的设备会受到场地、资金等多方面限制,康复设备的灵活性有限。因此,远程呼吸康复的普及需要政府、医院等社会各界的政策、经济支持,以及合适的监管,保障远程康复的有效性和安全性。加强对远程呼吸康复的宣传推广,重视远程康复的开展及实施,实现优质资源下沉,促进我国远程康复的优化、完善和发展。

远程呼吸康复的发展对我国呼吸康复的推动和发展具有重要意义,期待未来远程呼吸康复事业更进一步。

(解立新　温若謇)

参考文献

[1] TOUSIGNANT M, MARQUIS N, PAGÉ C, et al. In-home telerehabilitation for older persons with chronic obstructive pulmonary disease: a pilot study[J]. International Journal of Telerehabilitation, 2012, 4(1): 7-14.

[2] BOHIL C J, ALICEA B, BIOCCA F A. Virtual reality in neuroscience research and therapy[J]. Nature Reviews Neuroscience, 2011, 12(12): 752-762.

[3] RUTKOWSKI S, KIPER P, CACCIANTE L, et al. Use of virtual reality-based training in different fields of rehabilitation: A systematic review and meta-analysis[J]. Journal of Rehabilitation Medicine, 2020, 52(11): jrm00121.

［4］RUTKOWSKI S, RUTKOWSKA A, JASTRZĘBSKI D, et al. Effect of virtual reality-based rehabilitation on physical fitness in patients with chronic obstructive pulmonary disease［J］. Journal of Human Kinetics, 2019, 69: 149-157.

［5］高连军, 赵红梅. 2017 年全国各级医疗机构医生对肺康复的认知及实施状况的调查［J］. 中华结核和呼吸杂志, 2019, 42（4）: 275-278.

［6］周剑明. 基于 5G 与区块链构建智慧医疗网络安全应用体系［J］. 张江科技评论, 2021（1）: 26-28.

［7］陈飚, 龚江峰. 5G 对远程医疗实现的价值［J］. 信息与电脑, 2020, 32（18）: 145-146.

第十四篇

呼吸康复风险管理

第一章
呼吸康复风险防范与紧急情况处理

本章的学习目标：
- 呼吸康复设备、场地和人员的基本安全要求
- 呼吸康复介入时机选择、禁忌证和风险识别与对策
- 呼吸康复常用技术操作风险与注意事项

呼吸系统疾病全球负担较重，占死亡原因的第 3 位，据统计我国慢性呼吸道疾病包括慢性阻塞性肺疾病（COPD）患者近 1 亿，哮喘近 5 000 万（2018 年数据），肺癌每年新发 82 万（2022 年数据），给我国的医疗和社会带来沉重负担。呼吸康复作为一种临床治疗的补充手段，近 5 年发展迅速，在提高生活质量，减少再住院率，改善症状和提高运动耐量方面取得非常大的效果。呼吸系统常见的功能障碍包括两大类：①氧合受损，如慢阻肺病；②通气障碍，如间质性肺病等慢性限制性呼吸疾病。呼吸康复的实施需要一定的条件和跨学科协作的团队完成，在呼吸康复过程中，存在一定的安全风险和意外情况，本章将从以下 6 个方面进行介绍：①呼吸康复设备场地和人员安全规范；②呼吸康复介入时机选择、禁忌证和风险识别；③呼吸康复风险分析与对策；④运动训练及呼吸训练中的患者安全；⑤呼吸康复常用技术操作风险与注意事项；⑥呼吸康复并发症识别与处理。规避风险，保障呼吸康复的安全有效进行。

第一节　呼吸康复设备场地和人员安全规范

基础生命支持技术培训作为一项强制性培训要求，所有呼吸康复工作人员每年都要接受此项培训，并进行合格考核。

每年检修康复场所和设备，评估其是否存在运行风险，任何问题都应记录在维护日志中，并由发现故障的第一人报告给相关责任人员。应该在所有故障设备上放置"故障"标志，直到检查或维修完成。应每天检查跑步机等运动器械的安全记录，心肺运动试验的校准记录，以及其他设备的状态，确保其能正常工作。

建议患者使用器械前后进行手消毒，每节康复训练后，必须使用适当的清洁湿巾等工具清洁所有设备并记录备案。

任何不良事件都应详细报告,针对呼吸康复的不良事件报告,组织会议讨论,并采取措施减少风险再发。

保证除颤仪、氧气、血氧饱和度监测仪和血压计、听诊器、急救药品等在合适位置,随时做好现场急救的准备。

(喻鹏铭　罗泽汝心)

第二节　呼吸康复介入时机选择、禁忌证和风险识别

呼吸康复的适应人群广泛,针对功能障碍作用明确,但选择合适的患者才能有效康复,并非所有同样功能障碍的患者都适合统一的呼吸康复方案。

为了规避风险,防范意外发生,不给需要康复的患者带来危害,临床中有些禁忌证需要排除,康复中如出现新情况或有风险倾向,需提前防范,必要时停止治疗,有所为,有所不为。

(一)呼吸康复介入的时机

呼吸康复介入的时机一般要满足以下条件:①血流动力学及呼吸功能稳定。②如果是 RICU 患者,24~48 小时后,符合以下标准:心率 >40 次 /min 或 <120 次 /min;收缩压≥90mmHg 且≤180mmHg,舒张压≤110mmHg,平均动脉压≥65mmHg 且≤110mmHg;呼吸频率≤25 次 /min;血氧饱和度≥90%,机械通气吸入氧浓度(FiO_2)≤60%,呼气末正压(PEEP)≤10cmH$_2$O;血管活性药物多巴胺≤10μg/(kg·min) 或去甲肾上腺素 / 肾上腺素≤0.1μg/(kg·min)。③生命体征稳定的患者,可逐渐过渡到每天选择适当时间作离床、坐位、站位、躯干控制、移动活动、耐力训练及适宜的物理治疗等。

(二)禁忌证和风险识别

呼吸康复的禁忌证和风险识别,见表 14-1-2-1。

表 14-1-2-1　呼吸康复的禁忌证和风险识别

类别	问题
绝对禁忌证	致命性心律失常、急性左心衰、急性心肌炎 / 心包炎、肥厚梗阻型心肌病,近期静脉血栓,急性脑血管病变,不稳定的颈椎骨折和脊髓损伤,神经功能恶化,需颅内压监测及脑室引流,昏迷或躁动(RASS≤–3 分或 RASS>2 分),人机不同步,人工气道难以固定维持,近期心肌梗死,心率 <40 次 /min 或 >130 次 /min,平均动脉压 <60mmHg 或 >110mmHg,大剂量血管活性药,SpO_2<90%,吸入氧浓度 >0.6,呼气末正压 >10cmH$_2$O,呼吸频率 >40 次 /min
风险预警事件	意识水平下降,RASS 评分 –4、–5、3、4 分,出汗,疼痛,疲劳,不稳定骨折,影响活动安全的管道,头部急性损伤或神经功能不稳定颅内压 >20cmH$_2$O,未引流的气胸,近期肺部手术,严重支气管痉挛,体温 >38.5℃
停止呼吸康复	心率大于年龄预计值的 70%,较静息心率下降 >20%,心率 <40 次 /min 或 >130 次 /min,出现新的心律失常,急性心肌梗死,急性心衰;血压:收缩压 >180mmHg 或舒张压 >110mmHg 或有直立性低血压或平均动脉压 <65mmHg;增加血管活性药剂量;呼吸频率 <5 次 /min 或 >30 次 /min 或出现呼吸困难,SpO_2<88%,FiO_2≥60%,PEEP≥10cmH$_2$O;人机对抗,镇静或昏迷,明显躁动需要加强镇静剂量,RASS>2 分;患者不能耐受活动方案,患者拒绝活动,明显胸闷胸痛、气喘、眩晕、显著乏力等不适症状

(喻鹏铭　罗泽汝心)

第三节 呼吸康复风险分析与对策

现有证据表明,只要在开始呼吸康复之前对每位患者进行详细的多系统评估,并评估其利弊,再评估患者的稳定性,则所进行的治疗大多是安全有效的。但患者的病情变化或各个环节一旦出现问题,往往会引发一定的风险,比如新发临床症状风险,运动风险,合并症的特殊考虑,以及感染风险。

一、新发临床症状风险

澳大利亚一项大型多中心物理治疗干预的观察研究报告了风险事件发生率为0.2%(12 281人次物理治疗发生27次风险事件),最常见的是平均动脉压变化(升高和降低),血氧饱和度降低和心律不齐,多为心动过缓。如果患者血流动力学有不稳定状态或趋势,使用血管升压药或正性肌力药,那么更有可能发生风险事件,有96%的风险事件患者合并心脏病,并且有较高比例的患者(78%)在干预前表现出异常的生命体征。

1. 呼吸困难、心动过速和SpO_2突然下降低于90% 可由多种情况引起,如肺栓塞、心衰急性加重、肺炎、胸腔积液增加、肺不张。临床上通常需要相应的辅助检查确诊原因,包括胸部X线摄影,动脉血气分析,静脉多普勒扫描(排除深静脉血栓)和螺旋CT(排除肺栓塞)。

2. 发热 发热原因可能是尿路感染、肺炎、手术伤口感染、心内膜炎、由静脉导管,深静脉血栓或肺栓塞引起的脓毒血症。

3. 低血压 低血压是呼吸康复期间偶尔会发生的现象,原因可能是药物诱导或直立性低血压。大剂量利尿剂、β受体阻滞剂和血管紧张素转化酶抑制剂(ACEI)的联合应用,往往导致呼吸康复中出现低血压;运动康复中直立性低血压可能是利尿剂作用下的低血容量表现,大剂量的β受体阻滞剂可造成低血压和心率降低,如有发生,可适当调整药物剂量。如果排除了药物诱发,长期卧床或自主神经紊乱导致的体位性神经反射功能下降可能是主要原因,尤其是糖尿病患者。

4. 高血压 高血压增加了心脏的后负荷,必要时及时治疗,避免心脏损伤的可能。

二、运动风险

有循证医学研究分析了呼吸康复中运动相关的风险,meta分析纳入102项关于慢阻肺病患者呼吸康复的随机对照试验,30项综合试验方法的哮喘患者的呼吸康复试验,其中有15项试验报道运动相关的风险事件,但没有运动致死的恶性事件。慢阻肺病患者运动风险的主要因素是肌肉骨骼障碍和自身的心血管疾病,哮喘患者运动风险的主要原因是支气管痉挛和/或哮喘发作,没有直接证据表明慢阻肺病或哮喘患者运动有直接风险。

呼吸康复的一个重要目的是提高运动耐量和日常生活活动能力,心率增加不超过120次/min或SpO_2降低不低于90%,因此运动康复期间,必须监测心率和SpO_2,心率可较静息心率增加20%~30%。如果患者有新发的胸痛、严重呼吸困难或心率超过120次/min,多发室性期前收缩(大于6次/min),要立刻停止运动;如果患者有其他神经肌肉病变,比如多发性硬化、小儿麻痹综合征,当患者主诉疲劳时也应该停止运动,停止运动后心率应该在5~10分钟恢复到运动前水平。

呼吸康复的运动量通常是症状限制或低强度活动,有研究表明中高等强度运动不适用于对急性呼吸功能障碍患者,有另外研究表明慢阻肺病急性加重期(AECOPD)患者可以从低强度运动中获益。

三、合并症的特殊考虑

1. 慢阻肺病患者呼吸康复中特殊考虑的安全问题 ①分泌物的管理是呼吸康复过程中的重要内容,对预防新发的肺不张和肺炎至关重要;②通常用体位引流、叩拍、振动等方法松动分泌物,然后运用气道廓清技术排出,包括控制性有效咳嗽技术、辅助咳嗽技术、呵气。改善气道廓清能力,减少低氧血症、呼吸困难风险发生。

2. 限制性通气障碍患者呼吸康复中特殊考虑的安全问题 如呼吸肌无力引起的肺部疾病,此类患者膈肌非常弱,需要机械辅助通气,但保留口腔肌肉,可学习舌咽式呼吸,通过舌头、嘴唇、软腭有节奏的动作来推动气团进入气道,可维持有效通气长达几个小时。万一有呼吸机故障,这项技术可以帮助患者维持基本通气需求,直到机械通气恢复,尤其适合于四肢瘫痪的患者。

3. 慢阻肺病患者合并以下情况者可能增加急性加重发作的风险 ①继续吸烟或戒烟后复吸者;②暴露于二手烟环境;③病毒或细菌感染;④室内外空气污染;⑤身体缺乏活动,运动耐量下降患者;⑥冬春季交替时;⑦BODE 评分和慢阻肺病恶化短期风险预测(SCOPEX)评分结果差者。注意避免和减轻上述影响,减少 AECOPD 风险的发生。

4. 慢性呼吸衰竭 ①慢阻肺病患者无论是否合并慢性呼吸衰竭,都推荐进行呼吸康复;②在接诊严重慢性呼吸衰竭患者时,应该考虑是否具备适当的人员能力、条件和技能,因为此类患者生理功能损害和不稳定性较大。

5. 心血管疾病共病 ①慢性呼吸疾病患者是否合并稳定性心血管病都应该推荐进行呼吸康复;②合并腹主动脉瘤 <5.5cm 者,不应作为呼吸康复的禁忌证,在血压控制良好的前提下可以考虑进行中等强度有氧运动训练;③呼吸康复的接诊、初次评估是了解心血管健康、危险因素的重要机会,判断风险程度;④慢性阻塞性肺疾病合并腹主动脉瘤 >5.5cm,不适合手术者,可以考虑轻中度有氧运动,但不适合进行抗阻运动。

四、感染风险防控

呼吸康复的适应人群广泛,其中包括感染和传染性疾病,比如新型冠状病毒感染,因此感染风险防控也是呼吸康复的注意事项。

目前新型冠状病毒引起的新型冠状病毒感染,其传播途径主要是呼吸道途径以及密切接触传播。直接传播,主要是患者打喷嚏、流鼻涕、咳嗽、说话发出的飞沫以及呼出的气体,近距离接触到其他健康人员,使其吸入到气道内而导致感染。另外,≤5μm 的飞沫会混合在空气中形成气溶胶,在密闭环境中被健康人群吸入后会导致感染。飞沫沉积在物品表面,健康人群接触污染的物品后,再接触自己的口腔、鼻腔、眼球等黏膜处,也会感染新型冠状病毒。为防止传染病病原体在呼吸康复过程中传播,呼吸康复人员务必使用标准预防措施,根据当地医院和政策的要求,安全进行呼吸康复活动。

(喻鹏铭 罗泽汝心)

第四节 运动训练及呼吸训练中的患者安全

一、有氧运动训练

有氧运动训练的安全性与适应证、禁忌证的把握及运动训练的正确实施密切相关。

(一)适应证
心血管疾病、代谢性疾病、慢性呼吸疾病和其他慢性疾病状态均为有氧运动训练的适应证。

（二）禁忌证

循环功能不稳定及各种疾病急性发作期或进展期；严重骨质疏松，活动时有骨折的潜在风险；肢体功能障碍不能完成预定运动强度和运动量；主观不合作或不能理解运动，精神疾病发作期间或严重神经症；感知认知功能障碍。

（三）有氧运动的实施

合理的有氧运动训练应包括3部分：热身运动、训练运动和放松整理活动。训练运动前的热身运动或准备活动的进行，应逐渐增加运动强度以提高肌肉、肌腱和心肺组织对稍后即将进行的较大强度的训练运动进行适应，避免因直接高强度的运动所致的肌肉损伤和心血管意外。强度通常可选择为训练运动强度的50%左右，时长可控制在5~10分钟。

训练运动过程中需选择适当的运动强度，训练强度过大易造成运动损伤或心血管意外，可根据CPET结果选择恰当的运动方式、合适的运动量，避免超过自身心血管系统的承受能力，个体化的制订运动处方。有国内研究显示亚极量运动强度的踏车运动训练几乎不影响患者心率血压等生命体征，但根据Borg评分，大约73%患者认为运动负荷量介于较强和很强之间，甚至17%的患者认为运动负荷极强甚至无法忍受，只有约10%的患者认为运动负荷适中。对于Borg评分接近10分的患者，再次进行运动训练时，应适当下调运动强度以避免不良事件的发生。

虽然有氧训练可不依赖任何设备，但设备的使用有助于提高有氧运动训练的效果及安全性，例如对于病情较重或新患者，应用心电监测或遥测有利于医务人员实时了解患者的运动反应，掌握患者全身情况，提高运动训练的安全性。

训练运动后的放松整理活动为较低强度的训练，利于机体从高强度的运动训练中逐渐恢复到静息状态，避免运动强度的骤然下降增加心血管等的负担。

二、抗阻运动训练

抗阻运动训练，尤其是动力性抗阻训练时，患者存在局部炎症或患者在训练中或训练后24小时内有较为严重的关节或肌肉疼痛时，应终止或推迟抗阻训练。

三、呼吸训练

无论采取何种呼吸训练方式，均需保证患者的氧气供应，且训练过程中均需提醒患者避免憋气和过分减慢呼吸频率，以免诱发呼吸性酸中毒。同时避免过高运动强度所致的呼吸肌疲劳。

特殊体位的体位引流，例如俯卧位及头低脚高位，需要尤其考虑体位引流的禁忌证，包括严重的血流动力学不稳定；颅内压增高；急性出血性疾病或严重凝血功能障碍；颈椎脊柱损伤；骨科手术；近期腹部手术需要限制体位；妊娠不能耐受俯卧位的姿势等情况及腹腔高压等。在实施特殊体位的体位引流过程中，一旦出现生命体征的明显波动，应当立即终止体位引流，体位改为仰卧位。

在体位引流的实施过程中，尤其是俯卧位及头低脚高位的实施中，患者易出现颌面部及身体骨性突出部位的压疮，需重点保护。体位引流时间最好与用餐间隔2小时以上，尤其是某些特殊体位，避免患者出现反流误吸。

呼吸训练中的排痰训练无论是体位引流还是胸部叩击、振荡均需保证患者有一定的咳嗽能力或可为患者进行气管镜等操作，避免过多的分泌物积聚在大气道导致患者通气功能的下降。

（巴文天　夏金根）

第五节　呼吸康复常用技术操作风险与注意事项

呼吸康复技术的操作需要规范,不规范的操作容易引发不同程度的风险,以下介绍肺通气技术（表 14-1-5-1）、气道振荡技术（表 14-1-5-2）、气道廓清与运动技术（表 14-1-5-3）3 类呼吸康复技术的操作与注意事项。

表 14-1-5-1　肺通气技术操作注意事项

适应证	技术操作名称	禁忌证	注意事项
肺活量 >10ml/kg 或深吸气量 <1/3 预测值	指导性咳嗽	无绝对禁忌证	需首先解决影响咳嗽能力的医源性因素,如疼痛、药物影响
	主动呼吸循环技术	无绝对禁忌证	需要一定学习理解能力;在病情加重期间或患者无法深呼吸时不宜执行
	自主引流	无绝对禁忌证	
肺活量 <10ml/kg 或深吸气量 <1/3 预测值	无创正压通气或持续气道正压	颈面部创伤、烧伤及畸形,近期曾行颈面部、口腔、食管及胃手术;上呼吸道梗阻或存在未引流的气胸;患者不能合作或极度紧张、烦躁	需要患者配合;使用过程需预防反流误吸
	间歇气道正压		急性哮喘时慎用

表 14-1-5-2　气道振荡技术操作注意事项

适应证	技术操作名称	禁忌证	注意事项
内振荡（痰液黏稠）	呼气末正压 / 振荡呼气末正压	未经引流的气胸、血流动力学不稳定、颅内压增高、近期颌面外科手术或创伤、可疑或存在活动性咯血或鼓膜破裂	仅用于可深呼吸并产生足够高的呼气流量的患者
	肺内叩击通气		30~40cmH$_2$O 顺应性越高,设置压力越低;间歇期进行咳嗽指导或气道内吸引
外振荡（痰液位于外周气道）	振动和叩击	胸壁不稳定;无法改变体位;不稳定的深静脉血栓或肺动脉栓塞;未经引流的气胸;血流动力学不稳定;近期胸部外科手术或创伤;可疑或存在活动性咯血	避免叩击创伤或外科手术部位,切勿直接在骨突起（如锁骨,椎骨）上进行叩击
	高频胸壁振荡		年龄 >2 岁;使用此设备时应避免留置导尿管和胸腔引流管

表 14-1-5-3　气道廓清与运动技术操作注意事项

适应证	技术操作名称	禁忌证	注意事项
辅助咳嗽技术（呼吸肌肌力下降）	手法辅助咳嗽	腹部创伤、腹高压	对肋骨外侧边缘和上腹部施加压力有风险的患者不宜使用
	机械式吸入呼出装置	未经引流的气胸、血流动力学不稳定、颅内压增高、近期颌面外科手术或创伤、可疑或存在活动性咯血或鼓膜破裂	操作时应关注患者配合程度以及耐受性,避免人机对抗造成气压伤;可能会加重阻塞性疾病的气道塌陷

续表

适应证	技术操作名称	禁忌证	注意事项
气道廓清障碍无法自主排痰	人工气道/支气管镜	无绝对禁忌证	有一定创伤性；分泌物位于较大气道时吸引更有效
气道廓清障碍体位引流	体位引流	不稳定的头颈部损伤；活动性出血伴血流动力学不稳定者	呼吸急促的患者可能无法耐受特殊体位（头低位）；无法同时进行雾化治疗
制动/活动不足	早期被/主动活动	不稳定的脊柱、长骨骨折；无法改变体位者	气道高反应性患者有诱发支气管痉挛风险，需严密监测

（喻鹏铭 罗泽汝心）

第六节 呼吸康复并发症识别与处理

呼吸康复患者，尤其是重症患者大多病情危重、复杂、变化快，各种侵入性操作较多，留置的导管较多，营养状况较差，自身免疫力低下，长期制动卧床，导致多种并发症的发生，较为常见的呼吸重症并发症有：气道堵塞、运动诱发支气管痉挛（EIB）、肺部感染/呼吸机相关性肺炎（VAP）的发生、中心静脉导管相关血流感染（catheter-related bloodstream infection，CRBSI）、静脉血栓栓塞（VTE）、应激性溃疡、水电解质紊乱、特定环境对患者的身心损害，如谵妄、焦虑和抑郁等。

1. 气道堵塞 吸痰管或纤维支气管镜吸痰，气道止血，必要时更换气管插管或套管。对于此类患者，要特别重视气道湿化、翻身、叩背、促进痰液排出，及时吸出痰液，机械通气的患者应注意保持湿化的温度和湿度。

2. 运动诱发支气管痉挛（EIB） 又称运动性哮喘（exercise-induced asthma，EIA），一般是指运动诱发支气管痉挛而发生的哮喘发作，但实际上相当部分支气管哮喘患者运动后并无哮喘发作的典型临床表现，仅能通过肺通气功能检查或心肺运动试验才能发现明显的支气管痉挛。需要详细询问患者既往运动过程中是否有异常表现，若有则需要运动时携带速效支气管扩张剂，以备出现呼吸不畅时及时吸入，一般均能迅速缓解症状。亦可在吸入支气管扩张剂后进行运动训练。

3. 肺部感染/呼吸机相关性肺炎 肺部感染/呼吸机相关性肺炎的治疗包括抗感染治疗、呼吸支持技术、器官功能支持治疗、非抗菌药物治疗等综合治疗措施，其中抗感染是最主要的治疗方式。除抗感染治疗外，气道分泌物引流、合理氧疗、机械通气、液体管理、血糖控制、营养支持等综合治疗措施也同等重要。

4. 中心静脉导管相关血流感染（CRBSI） 采取以下措施可减少中心静脉导管相关血流感染的发生：留置导管术时采用大手术铺巾，皮肤消毒，尽量使用锁骨下静脉部位穿刺，严格执行手卫生规则，每天评估是否需要继续留置导管，尽可能采用抗菌导管、插管后的护理等。

5. 静脉血栓栓塞（VTE） ①一般措施：包括重症患者早期活动、纠正易患因素、提高患肢等。②机械性进行预防：可逐级加压长筒袜或间断加压装置等措施。③药物预防。

6. 应激性溃疡 积极处理原发病，消除应激源。推荐应用 H_2 受体阻滞剂或质子泵抑制剂进行预防和治疗，慎用胃黏膜损害性药物。维持充分的组织灌注和早期肠内营养对预防应激性溃疡有重要作用。

7. 水电解质紊乱 积极治疗原发病，去除导致水电解质紊乱的病因，针对不同类型的电解质紊乱进行对症处理。

8. 特定环境对患者的身心损害 在呼吸重症监护过程中患者出现的以精神障碍为主兼有其他表现的一组临床综合征，主要与个人因素、药物因素、人际间因素、环境因素等有关。

（喻鹏铭 罗泽汝心 黄 勇）

参考文献

［1］中国病理生理危重病学会呼吸治疗学组．重症患者气道廓清技术专家共识［J］．中华重症医学电子杂志，2020，6（1）：272-282.

［2］中国康复医学会重症康复专业委员会呼吸重症康复学组，中国老年保健医学研究会老龄健康服务与标准化分会，《中国老年保健医学》杂志编辑委员会，等．中国呼吸重症康复治疗技术专家共识［J］．中国老年保健医学杂志，2018，16（5）：3-11.

［3］National Institute for Health and Care Excellence（UK）. Chronic obstructive pulmonary disease in over 16s：diagnosis and management［EB/OL］.（2019-7-26）［2023-9-20］. https：//www.nice.org.uk/guidance/ng115/chapter/Recommendations.

［4］BOLTON C E, BEVAN-SMITH E F, BLAKEY J D, et al. British Thoracic Society guideline on pulmonary rehabilitation in adults［J］. Thorax, 2013, 68（2）：1-30.

［5］HAKAMY A, BOLTON C E, MCKEEVER T M. The effect of pulmonary rehabilitation on mortality, balance, and risk of fall in stable patients with chronic obstructive pulmonary disease［J］. Chronic Respiratory Disease, 2017, 14（1）：54-62.

［6］PANCERA S, GALERI S, PORTA R, et al. Feasibility and efficacy of the pulmonary rehabilitation program in a rehabilitation center：Case report of a young patient development severe COVID-19 acute respiratory distress syndrome［J］. Journal of Cardiopulmonary Rehabilitation and Prevention, 2020, 40（4）：205-208.

［7］MARLOW L L, LEE A H, HEDLEY E, et al. Findings of a feasibility study of pre-operative pulmonary rehabilitation to reduce post-operative pulmonary complications in people with chronic obstructive pulmonary disease scheduled for major abdominal surgery［J］. F1000Research, 2020, 9：172.

［8］SONG J H, PARK J E, LEE S C, et al. Feasibility of immediate in intensive care unit pulmonary rehabilitation after lung transplantation：A single center experience［J］. Acute Critical Care, 2018, 33（3）：146-153.

［9］SEYMOUR J M, MOORE L, JOLLEY C J, et al. Outpatient pulmonary rehabilitation following acute exacerbations of COPD［J］. Thorax, 2010, 65（5）：423-428.

［10］KNOX L, DUNNING M, DAVIES CA, et al. Safety, feasibility, and effectiveness of virtual pulmonary rehabilitation in the real world［J］. International Journal of Chronic Obstructive Pulmonary Disease, 2019, 14：775-780.

［11］JONES S E, BARKER R E, NOLAN C M, et al. Pulmonary rehabilitation in patients with an acute exacerbation of chronic obstructive pulmonary disease［J］. Journal of Thoracic Disease, 2018, 10（Suppl 12）：1390-1399.

［12］COLLINS E G, BAULDOFF G, CARLIN B, et al. American Association of Cardiovascular and Pulmonary Rehabilitation. Clinical competency guidelines for pulmonary rehabilitation professionals：position statement of the American Association of Cardiovascular and Pulmonary Rehabilitation［J］. Journal of Cardiopulmonary Rehabilitation and Prevention, 2014, 34（5）：291-302.

［13］HERER B, CHINET T. Acute exacerbation of COPD during pulmonary rehabilitation：outcomes and risk prediction［J］. International Journal of Chronic Obstructive Pulmonary Disease, 2018, 13：1767-1774.

［14］HE M, YU S, WANG L, et al. Efficiency and safety of pulmonary rehabilitation in acute exacerbation of chronic obstructive pulmonary disease［J］. Medical Science Monitor, 2015, 21：806-812.

［15］WARDINI R, DAJCZMAN E, YANG N, et al. Using a virtual game system to innovate pulmonary rehabilitation：safety, adherence and enjoyment in severe chronic obstructive pulmonary disease［J］. Canadian Respiratory Journal, 2013, 20（5）：357-361.

［16］SULER Y, DINESCU L I. Safety considerations during cardiac and pulmonary rehabilitation program［J］. Physical Medicine and Rehabilitation Clinics of North America, 2012, 23（2）：433-440.

［17］MILNER S C, BOURBEAU J, AHMED S, et al. Improving acceptance and uptake of pulmonary rehabilitation after acute exacerbation of COPD：Acceptability, feasibility, and safety of a PR "taster" session delivered before hospital discharge［J］. Chronic Respiratory Disease, 2019, 16：1479-1491.

［18］EVES N D, DAVIDSON W J. Evidence-based risk assessment and recommendations for physical activity clearance：respiratory disease［J］. Applied Physiology, Nutrition and Metabolism, 2011, 36（1）：S80-S100.

［19］ROCHESTER C L. Patient assessment and selection for pulmonary rehabilitation［J］. Respirology, 2019, 24（9）: 844-853.

［20］ZENG Y, JIANG F, CHEN Y, et al. Exercise assessments and trainings of pulmonary rehabilitation in COPD: a literature review［J］. International Journal of Chronic Obstructive Pulmonary Disease, 2018, 13: 2013-2023.

［21］HAKAMY A, BOLTON C E, MCKEEVER T M. The effect of pulmonary rehabilitation on mortality, balance, and risk of fall in stable patients with chronic obstructive pulmonary disease［J］. Chronic Respiratory Disease, 2017, 14（1）: 54-62.

［22］National Clinical Programme Respiratory. A guidance document for setting up a pulmonary rehabilitation programme for healthcare professionals［EB/OL］.（2020-10-9）［2023-9-20］. https://www.hse.ie/eng/about/who/cspd/ncps/ncpr/copd/resources/hse-guidance-document-on-pulmonary-rehabilitation.pdf.

［23］陶希, 卢伟, 何娟, 等. 踏车运动训练对社区老年稳定型心绞痛患者的疗效及安全性研究［J］. 中国全科医学, 2012, 15（28）: 3240-3242.

［24］PALANGE P, WARD S A, CARLSEN K H, et al. Recommendations on the use of exercise testing in clinical practice［J］. European Respiratory Journal, 2007, 29（1）: 185-209.

［25］O'CONNOR C M, WHELLAN D J, LEE K L, et al. Efficacy and safety of exercise training in patients with chronic heart failure: HF-ACTION randomized controlled trial［J］. JAMA, 2009, 301（14）: 1439-1450.

［26］THOMPSON P D, FRANKLIN B A, BALADY G J, et al. Exercise and acute cardiovascular events placing the risks into perspective: a scientific statement from the American Heart Association Council on Nutrition, Physical Activity, and Metabolism and the Council on Clinical Cardiology［J］. Circulation, 2007, 115（17）: 2358-2368.

［27］MILLWARD D T, TANNER L G, BROWN M A. Treatment options for the management of exercise-induced asthma and bronchoconstriction［J］. Physician and Sportsmedicine, 2010, 38（4）: 74-80.

第二章
应急程序

本章的学习目标：
- 了解运动训练过程中常见的不良反应和意外事件
- 熟悉紧急状况下的应急预案与处理流程

第一节　概　　述

运动训练是呼吸康复中重要的组成部分,可以改善慢性呼吸疾病患者的临床症状、肺功能、急性加重程度和生存率。在运动训练前应进行个体化评估,评估每例患者的心肺功能受损程度、运动耐量、共存疾病以及认知 - 语言 - 心理社会问题。根据患者病情和临床规范制订并执行个性化的运动方案是相对安全的。但不可避免少数的患者在运动训练过程中出现严重呼吸困难、休克、摔倒和低血糖等意外事件。及时识别并正确的干预可提高患者运动训练的安全性。

呼吸康复过程中,一旦出现突发紧急情况,应立即启动急救预案,处理原则:①建立突发紧急事件处理制度和流程;②从业人员应接受相关专业知识的培训,对各种可能引起突发紧急事件的情况及时发现、准确识别,判断危险性并迅速处置;③科室的抢救车、抢救药品和设备必须确保处于完备状态,并在有效期限范围;④及时启动应急预案,积极救治及时向上级医师汇报,并请相关专科会诊;⑤科室内医护人员应及时配合抢救,尽可能避免和减少对患者的伤害;⑥紧急事件处理结束后,及时记录,总结分析,并及时将所用的仪器设备、药品器材等清点、补充、归放到相应位置。图 14-2-1-1 展示了呼吸康复突发紧急事件抢救流程。

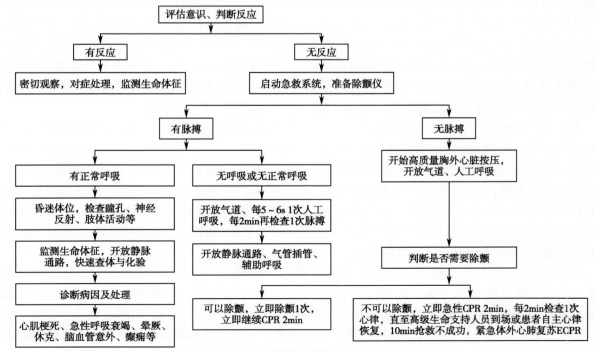

图 14-2-1-1　呼吸康复突发紧急事件抢救流程

第二节　呼吸困难的应急预案与处理流程

呼吸困难是运动训练过程中最常见的不良反应之一。运动前充分评估患者情况,根据患者病情选择合适的训练计划。多数接受运动训练的患者本身存在严重程度不一的呼吸功能下降,运动训练中呼吸负荷增加和氧耗增加可进一步加重呼吸困难。对于严重呼吸功能受损的患者,可在吸氧或呼吸支持(如佩戴无创呼吸机)下开展运动训练。每次运动前须检查患者的生命体征是否稳定,必要时还应在运动过程中进行生命体征监测确保在安全范围内。运动结束后评估患者呼吸困难和疲劳程度,如有需要及时调整运动训练方案。

运动训练时中等程度呼吸困难通常被认为是可以接受的,但一旦出现严重呼吸困难(如 Borg 评分≥7 分)则应立即停止运动,迅速报告医生。必要时还应积极就地抢救,将患者的身体扶起,呈半卧位或坐位,减少疲劳与耗氧;保持呼吸道畅通,及时清理口、鼻腔中的分泌物,如果因鼻饲管等堵塞应及时拔掉;有条件时立即吸氧,根据患者病情选择予以普通氧疗或无创正压通气等呼吸支持手段;同时密切观察患者的意识、体温、脉搏、呼吸、血压、尿量及其他临床变化,患者未脱离危险前不宜搬动。如患者出现心跳呼吸骤停,应立即启动心肺复苏流程。

第三节　胸痛的应急预案与处理流程

胸痛是指胸前区的明显不适感,包括胸部闷痛、刺痛、烧灼、紧缩或压缩感等。运动训练过程中可能会诱发患者胸痛的发生。胸痛的病因复杂各异,且危险性存在较大的差异。运动时导致急性胸痛的常见原因包括急性冠脉综合征、急性肺栓塞和张力性气胸等。应根据胸痛时的部位、性质、严重程度、持续时间、有无伴随症状等信息进行初步诊断和指导下一步检查与治疗。

心绞痛或心肌梗死的疼痛常位于胸骨后或心前区,向左肩和左臂内侧放射,也可向左颈或面颊部放射被误诊为牙痛。典型的心绞痛和心肌梗死呈压榨样疼痛并伴有窒息感。非典型疼痛常表现为"胀痛"或"消化不良"等非特异性不适,或者出现胸闷不适。对于怀疑急性冠脉综合征的患者,应立即停止运动训练,评估患者气道、呼吸和循环功能;除非存在严重禁忌证(如全身性过敏反应史),所有怀疑冠脉综合征的患者应嚼服 325mg 阿司匹林;5 分钟内连接心电监护仪获取生命体征,准备提供心肺复苏和除颤;10 分钟内获取 12 或 18 导心电图并进行解读;尽快开通静脉通路,抽取相关实验室检查标本;20 分钟内获取肌钙蛋白等心脏生物标志物结果,并联系心内科医生会诊进行下一步诊治。

发生急性肺栓塞时也可表现为胸闷胸痛,该症状与低氧和冠脉灌注减少等有关,但多数情况下呼吸困难更为显著。疑似肺栓塞患者的初始处理取决于患者的血流动力学是否稳定。对于血流动力学稳定的患者,应在停止训练和持续进行诊断性评估的基础上着重于一般支持性治疗:建立外周静脉通路,必要时进行静脉补液;辅助氧疗维持氧饱和度 90% 以上;根据临床怀疑的肺栓塞程度、出血风险及确定性诊断性试验的预计时间进行经验性抗凝治疗。大约 8% 的肺栓塞患者会出现血流动力学不稳定或休克,此时的初始支持治疗应着重于恢复组织灌注,包括静脉液体复苏、血管活性药物和吸氧,必要时还需要插管和机械通气,并在明确肺栓塞诊断的基础上,尽快溶栓治疗。

肺部基础疾病(如慢性阻塞性肺疾病、囊性纤维化、肺部肿瘤等)本身是继发性自发性气胸的高危因素。运动训练过程中,由于通气量和跨肺压的增加可诱发气胸的发生,表现为胸痛和进行性呼吸困难。发生气胸后应让患者立即半卧位休息,保持呼吸道通畅并吸氧;注意心率、血压、呼吸频率、深度、节律改变,监测血氧饱和度和血气分析。气胸的治疗方式主要是辅助给氧和清除胸腔中的空气(胸腔闭式引流)。对Ⅱ型呼吸衰竭患者给氧过程中应避免过度氧疗加重高碳酸血症,原则上不使用经鼻高流量氧疗

（HFNC）装置,因为 HFNC 会向气道输送少量正压进而加重气胸和延缓胸膜愈合。对于无症状或症状轻微且胸膜线 - 肺尖距离 <2cm 的患者,可仅观察或穿刺抽气;若症状进展或胸膜线 - 肺尖距离 >2cm 的患者,应留置胸腔闭式引流管。

第四节　休克的应急预案与处理流程

休克是一种最常表现为低血压的危及生命的循环衰竭。运动训练计划开始前,应评估患者是否存在休克相关因素和临床表现。每次活动前需检查患者的生命体征是否稳定,确保运动在安全范围内进行。休克的效应最初是可逆的,但可迅速进展为不可逆。一旦训练过程中患者出现低血压、心动过速、呼吸过快、精神状态异常和皮肤湿冷、发绀时,应高度怀疑休克的发生。须立即停止训练并就地抢救,同时迅速报告主管医生,其救治重点是恢复灌注和对组织提供足够的氧。对于神志清醒的患者,根据病情尽量给予患者最舒适的体位,在医生未到达之前让患者保持安静,以减少因疼痛、紧张而造成心、脑耗氧量增加,减轻心脏负担。对于失去意识的患者,原则上让其平躺或中凹卧位,头胸部抬高 20°~30° ,双下肢抬高 15°~20° 。同时注意保持呼吸道通畅,无颈椎损伤者可让其头部偏向一侧,防止呕吐物进入气管而产生窒息。根据病情选择合适的给氧方式,维持动脉血氧分压和血氧饱和度在正常范围内。开通两路或以上静脉通路,考虑低血容量性休克时,应尽早扩容治疗,对于心源性休克患者则要注意限制液体进入量和速度。发生心搏骤停时,则立即进行胸外按压、人工呼吸等心肺复苏的抢救措施。同时密切监测患者的意识、瞳孔、体温、脉搏、呼吸、血压等临床指标变化,患者未脱离危险前不宜搬动,并注意保温。

第五节　跌倒的应急预案与处理流程

患者意外跌倒是医院内常见的意外事件之一。为避免或减少运动训练过程中患者的意外跌倒,首先应保持治疗环境地面清洁、整齐、照明适当、无障碍和水渍。首次接受运动训练的患者应在初次治疗前使用 Morse 跌倒量表进行风险评估。对于步态不稳、使用助行器等具有跌倒高危风险的患者,应在治疗前识别并进行标记,提醒家属、陪护和其他参与治疗人员密切监护。

治疗过程中一旦发生意外跌倒,治疗师、护士应迅速赶到患者身边,评估患者神志、瞳孔、生命体征、损伤部位及损伤严重程度,并尝试分析跌倒原因,如地面是否潮湿、设备是否损坏。受伤程度较轻者嘱其卧床休息,对于皮肤出现瘀斑者进行局部冷敷,皮肤擦伤渗血者用聚维酮碘清洗伤口后,以无菌敷料包扎。出血较多者先用无菌敷料压迫止血,再由医师酌情进行伤口清创缝合。对怀疑或明确有骨折损伤的患者,应立刻制动尤其是减少患处活动,并联系骨科医生会诊后根据伤情采取相应的治疗方法。

第六节　软组织拉伤的应急预案与处理流程

运动训练过程中软组织拉伤情况比较常见。其原因一方面是和患者本身相关。受自身疾病的影响,多数患者存在心肺功能不全,日常活动量显著下降,机体肌肉数量和质量存在不同程度的降低。因此治疗前应充分检查肌肉的肌张力、肌肉长度、肌肉弹性、关节活动度等,防止用力过猛或过度活动而出现肌肉拉伤。康复运动之前,建议进行小强度的运动热身及肌肉牵伸,防止肌肉僵硬而发生拉伤。

治疗中发生肌肉拉伤时,应立即停止康复治疗,让患者休息。并在损伤处冷敷加压包扎,抬高拉伤肢体,减少局部出血、水肿。包扎 24 小时后拆除,若水肿、疼痛依然严重,可给予无热理疗,减少局部水肿;若水肿、疼痛明显消退可进行小幅度的肢体活动,减少局部水肿,促进新陈代谢,加快愈合。伤后 2 天内避免重复损伤活动,2 天后可逐渐进行功能性活动,活动时不宜引起疼痛。

第七节　低血糖的应急预案与处理流程

　　运动诱发的低血糖可发生在运动期间、运动后不久或运动后数小时,因此患者应保持警惕。尤其对于接受血糖控制的患者应重视其运动训练的时机。尽量避免在胰岛素或口服降糖药作用最强时运动,如短效胰岛素注射后 0.5~1 小时内,如在该时间点运动也应该适当降低训练量。尽量不要空腹运动,餐后 1 小时左右血糖浓度相对较高,此时运动训练发生低血糖的风险降低。在运动疗程初期或调整训练量时,运动前后监测血糖可及时发现低血糖。

　　运动过程中当患者出现饥饿感、心悸、心慌、头晕、冷汗及四肢无力或颤抖等症状时,需警惕低血糖的发生。应立即停止运动并测量血糖水平,同时嘱患者平卧位、保持安静。一旦明确患者存在低血糖,应尽快补充糖分。轻症神志清醒者,予进食糖水、含糖饮料、糖果等含糖较高的食品。病情重或神志不清者,静脉注射 50% 葡萄糖 40~60ml 是低血糖抢救最常用和有效的方法,或静脉滴注 5%~10% 葡萄糖液。安慰和照顾患者,消除不安恐惧心理。严密观察生命体征,神志、面色变化、皮肤有无湿冷及大小便情况,记录出入量,协助医生积极治疗原发病。做好健康宣教,对出现低血糖症状的患者进行饮食指导。

（葛慧青）

参考文献

［1］CRYER P E, AXELROD L, GROSSMAN A B, et al. Evaluation and management of adult hypoglycemic disorders: an Endocrine Society Clinical Practice Guideline［J］. Journal of Clinical Endocrinology and Metabolism, 2009, 94（3）: 709-728.

［2］CRYER P E. The barrier of hypoglycemia in diabetes［J］. Diabetes, 2008, 57（12）: 3169-3176.

［3］PALANGE P, WARD S A, CARLSEN K H, et al. Recommendations on the use of exercise testing in clinical practice［J］. European Respiratory Journal, 2007, 29（1）: 185-209.

［4］KABRHEL C, JAFF M R, CHANNICK R N, et al. A multidisciplinary pulmonary embolism response team［J］. Chest, 2013, 144（5）: 1738-1739.

［5］KABRHEL C, ROSOVSKY R, CHANNICK R, et al. A multidisciplinary pulmonary embolism response team: initial 30-month experience with a novel approach to delivery of care to patients with submassive and massive pulmonary embolism［J］. Chest, 2016, 150（2）: 384-393.

［6］LIU V X, MOREHOUSE J W, MARELICH G P, et al. Multicenter implementation of a treatment bundle for patients with sepsis and intermediate lactate values［J］. American Journal of Respiratory and Critical Care Medicine, 2016, 193（11）: 1264-1270.

［7］MADDOCKS M, KON S S, CANAVAN J L, et al. Physical frailty and pulmonary rehabilitation in COPD: a prospective cohort study［J］. Thorax, 2016, 71（11）: 988-995.

［8］MCCARTHY B, CASEY D, DEVANE D, et al. Pulmonary rehabilitation for chronic obstructive pulmonary disease［J］. Cochrane Database of Systematic Reviews, 2015（2）: CD003793.

［9］POPE J H, RUTHAZER R, BESHANSKY J R, et al. Clinical features of emergency department patients presenting with symptoms suggestive of acute cardiac ischemia: a multicenter study［J］. Journal of Thrombosis and Thrombolysis, 1998, 6（1）: 63-74.

［10］SAHIN H，NAZ I，VAROL Y，et al. Is a pulmonary rehabilitation program effective in COPD patients with chronic hypercapnic failure？［J］. Expert Review of Respiratory Medicine，2016，10（5）：593-598.

［11］SEYMOUR C W，LIU V X，IWASHYNA T J，et al. Assessment of clinical criteria for sepsis：for the Third International Consensus Definitions for Sepsis and Septic Shock（Sepsis-3）［J］. JAMA，2016，315（8）：762-774.

［12］TSCHOPP J M，BINTCLIFFE O，ASTOUL P，et al. ERS task force statement：diagnosis and treatment of primary spontaneous pneumothorax［J］. European Respiratory Journal，2015，46（2）：321-335.

附表

附表 1 圣·乔治呼吸问卷（SGRQ）

第一部分

关于过去 3 个月内你的呼吸障碍发生次数的问题。

请为每个问题选择一个符合自己实际状况的描述，并在方框内打"√"

		一周中几乎每天	一周中有几天	一月中有几天	仅在胸部感染时	从来没有
1	过去 3 个月内咳嗽情况	☐	☐	☐	☐	☐
2	过去 3 个月内咳痰情况	☐	☐	☐	☐	☐
3	过去 3 个月内呼吸短促发生情况	☐	☐	☐	☐	☐
4	过去 3 个月内气喘发作情况	☐	☐	☐	☐	☐
5	过去 3 个月内，曾经出现过几次严重的或极不舒服的呼吸障碍？	超过 3 次☐ 3 次发作☐ 2 次发作☐ 1 次发作☐ 没有发作☐				
6	最严重的一次呼吸障碍发作持续多长时间？	一周或更长时间☐ 3~6 天☐ 1~2 天☐ 不超过 1 天☐ 没有严重发作☐				
7	过去 3 个月内，平均每周有几天没有呼吸障碍（或仅有轻微呼吸障碍）？	没有一天☐ 1~2 天☐ 3~4 天☐ 几乎每一天☐ 每一天☐				
8	如果有喘息，是否清晨时更严重？	否☐ 是☐				

第二部分

1. 如何描述自己的呼吸障碍情况？

请为每个问题选择一个符合自己实际状况的描述，并在方框内打"√"。

是影响我生活的最重要的麻烦	☐
给我的生活带来非常多的麻烦	☐
给我的生活带来一些麻烦	☐
完全没有影响我的生活	☐

2. 呼吸问题对工作的影响。

请为每个问题选择一个符合自己实际状况的描述,并在方框内打"√"。

呼吸问题使我完全停止工作	☐
呼吸问题干扰我工作或让我换工作	☐
呼吸问题没有影响我工作	☐

3. 这些天哪些活动常常让你觉得喘不过气?

请根据自己实际状况为每个问题选择"是"或"否",并在方框内打"√"。

	是	否
静坐或静躺	☐	☐
洗漱或穿衣	☐	☐
在室内走动	☐	☐
在户外平台上走动	☐	☐
从楼梯走上一层楼	☐	☐
爬坡	☐	☐
体育运动或体育游戏	☐	☐

4. 下列问题是关于这些天来你的咳嗽及气喘。

请根据自己实际状况为每个问题选择"是"或"否",并在方框内打"√"。

	是	否
咳嗽使我感到痛苦	☐	☐
咳嗽使我感到疲倦	☐	☐
说话时,我会喘不过气来	☐	☐
弯腰时,我会喘不过气来	☐	☐
咳嗽或呼吸问题影响我的睡眠	☐	☐
我很容易觉得疲倦乏力	☐	☐

5. 下列问题是关于这些天来你的呼吸困难可能对你其他方面的影响。

请根据自己实际状况为每个问题选择"是"或"否",并在方框内打"√"。

	是	否
咳嗽和呼吸问题让我在公众场合觉得尴尬或难堪	☐	☐
我的呼吸问题让我的家人、朋友或邻居觉得厌烦	☐	☐
当我喘不过气来时,我觉得害怕或恐慌	☐	☐
我觉得我的呼吸问题失去了控制	☐	☐

	是	否
我觉得我的呼吸问题不会好转了	□	□
呼吸问题让我变得虚弱甚至成为无用的人	□	□
身体锻炼对我来说是不安全的	□	□
做任何事情都很费力	□	□

6. 下列问题是关于你的药物治疗情况,如果你没有接受过药物治疗请跳过这些问题直接回答第7题。

请根据自己实际状况为每个问题选择"是"或"否",并在方框内打"√"。

	是	否
药物治疗对我来说没有多大帮助	□	□
在公众场合服药让我感到尴尬难堪	□	□
药物治疗的副作用让我不舒服	□	□
药物治疗对我的生活有太多干扰	□	□

7. 下列问题是关于你的呼吸问题如何影响你的活动。

请根据自己实际状况为每个问题选择"是"或"否",并在方框内打"√"。

	是	否
我要花很长时间洗漱或者穿衣	□	□
我不能洗澡或淋浴,或者需要花很长时间	□	□
我走路比别人慢,或者需要停下来休息	□	□
我做家务需要花很长时间,或者需要停下来休息	□	□
如果走上一层楼,我只能慢慢走或者中途停下来	□	□
如果匆忙快走,我不得不停下或放慢速度	□	□
呼吸问题使我爬坡、提东西上楼、在花园中除草、跳舞、玩保龄球或打高尔夫时感到困难	□	□
呼吸问题使我搬运重物、在花园中挖土、铲雪、以 5km/h 的速度慢跑或快走、打网球或游泳时感到困难	□	□
呼吸问题使我做重体力活、跑步、骑自行车、快速游泳、进行剧烈的体育活动时感到困难	□	□

8. 下列问题是关于你的呼吸问题通常如何影响你的日常生活。

请根据自己实际状况为每个问题选择"是"或"否",并在方框内打"√"。

	是	否
我不能进行体育运动或体育游戏	□	□
我不能外出娱乐或消遣	□	□
我不能外出购物	□	□
我不能做家务	□	□
我不能远离床或椅子	□	□

以下列举了一些由于你的呼吸问题而使你无法进行的其他活动项目（你不必选择是或否，这只是提醒你气喘对你的影响）。

散步或遛狗

在家里或花园干活

性生活

去教堂、酒馆、俱乐部或娱乐场所

在天气不好时外出或进入烟雾弥漫的房间

探亲访友或与孩子玩耍

请填写呼吸问题妨碍你做的任何其他的重要活动：

_____

_____

_____

_____

现在请选择一项你认为呼吸问题如何影响你的最合适的描述，并在方框中打"√"

不影响我做我想做的任何事情	☐
影响我做我想做的1~2件事情	☐

附表 2　慢阻肺病评估测试（CAT）

我从不咳嗽	○1	○2	○3	○4	○5	我一直咳嗽
我一点痰也没有	○1	○2	○3	○4	○5	我有很多很多痰
我一点也没有胸闷的感觉	○1	○2	○3	○4	○5	我有很重的胸闷的感觉
当我爬坡或爬一层楼时，我并不感到喘不过气来	○1	○2	○3	○4	○5	当我爬坡或爬一层楼时，我感觉非常喘不过气来
我在家里的任何活动都不受慢阻肺病的影响	○1	○2	○3	○4	○5	我在家里的任何活动都很受慢阻肺病的影响
每当我想外出时，我就能外出	○1	○2	○3	○4	○5	因为我有慢阻肺病，所以我从来没有外出过
我睡眠非常好	○1	○2	○3	○4	○5	因为我有慢阻肺病，我的睡眠非常不好
我精力旺盛	○1	○2	○3	○4	○5	我一点精力都没有

CAT 的分值范围为 0~40 分。

0~10 分的慢阻肺病患者被评定为"病情轻微"；11~20 分之间的慢阻肺病患者被评定为"病情中等"；21~30 分的慢阻肺病患者被评定为"病情严重"；31~40 分的慢阻肺病患者被评定为"病情非常严重"。

附表3　健康调查量表36（SF-36）

姓名：_____　　　年龄：_____　　　性别：□男性　□女性　　　日期：_____

1. 总体来讲,您的健康状况是:

①非常好　　②很好　　③好　　④一般　　⑤差

2. 跟1年以前比您觉得自己的健康状况是:

①比1年前好多了　　②比1年前好一些　　③跟1年前差不多　　④比1年前差一些　　⑤比1年前差多了

【健康和日常活动】

3. 以下这些问题都与日常活动有关。请您想一想,您的健康状况是否限制了这些活动？如果有限制,程度如何？

（1）重体力活动。如跑步举重、参加剧烈运动等:

①限制很大　　②有些限制　　③毫无限制

（2）适度的活动。如移动一张桌子、扫地、打太极拳、做简单体操等:

①限制很大　　②有些限制　　③毫无限制

（3）手提日用品。如买菜、购物等:

①限制很大　　②有些限制　　③毫无限制

（4）上几层楼梯:

①限制很大　　②有些限制　　③毫无限制

（5）上一层楼梯:

①限制很大　　②有些限制　　③毫无限制

（6）弯腰、屈膝、下蹲:

①限制很大　　②有些限制　　③毫无限制

（7）步行1 500m以上的路程:

①限制很大　　②有些限制　　③毫无限制

（8）步行1 000m的路程:

①限制很大　　②有些限制　　③毫无限制

（9）步行100m的路程:

①限制很大　　②有些限制　　③毫无限制

（10）自己洗澡、穿衣:

①限制很大　　②有些限制　　③毫无限制

4. 在过去4个星期里,您的工作和日常活动有无因为身体健康的原因而出现以下这些问题？

（1）减少了工作或其他活动时间:

①是　　②不是

（2）本来想要做的事情只能完成一部分:

①是　　②不是

（3）想要干的工作或活动种类受到限制:

①是　　②不是

（4）完成工作或其他活动困难增多（比如需要额外的努力）:

①是　　②不是

5. 在过去 4 个星期里,您的工作和日常活动有无因为情绪的原因（如压抑或忧虑）而出现以下这些问题?

（1）减少了工作或活动时间:

①是　　②不是

（2）本来想要做的事情只能完成一部分:

①是　　②不是

（3）干事情不如平时仔细:

①是　　②不是

6. 在过去 4 个星期里,您的健康或情绪不好在多大程度上影响了您与家人、朋友、邻居或集体的正常社会交往?

①完全没有影响　　②有一点影响　　③中等影响　　④影响很大　　⑤影响非常大

7. 在过去 4 个星期里,您有身体疼痛吗?

①完全没有疼痛　　②有一点疼痛　　③中等疼痛　　④有中度疼痛　　⑤严重疼痛　　⑥很严重疼痛

8. 在过去 4 个星期里,您的身体疼痛影响了您的工作和家务吗?

①完全没有影响　　②有一点影响　　③中等影响　　④影响很大　　⑤影响非常大

【您的感觉】

9. 以下这些问题是关于过去 1 个月里您自己的感觉,对每一条问题所说的事情,您的情况是什么样的?

（1）您觉得生活充实:

①所有的时间　　②大部分时间　　③比较多时间　　④一部分时间　　⑤小部分时间　　⑥没有这种感觉

（2）您是一个敏感的人:

①所有的时间　　②大部分时间　　③比较多时间　　④一部分时间　　⑤小部分时间　　⑥没有这种感觉

（3）您的情绪非常不好,什么事都不能使您高兴起来:

①所有的时间　　②大部分时间　　③比较多时间　　④一部分时间　　⑤小部分时间　　⑥没有这种感觉

（4）您的心里很平静:

①所有的时间　　②大部分时间　　③比较多时间　　④一部分时间　　⑤小部分时间　　⑥没有这种感觉

（5）您做事精力充沛:

①所有的时间　　②大部分时间　　③比较多时间　　④一部分时间　　⑤小部分时间　　⑥没有这种感觉

（6）您的情绪低落:

①所有的时间　　②大部分时间　　③比较多时间　　④一部分时间　　⑤小部分时间　　⑥没有这种感觉

（7）您觉得筋疲力尽:

①所有的时间　　②大部分时间　　③比较多时间　　④一部分时间　　⑤小部分时间　　⑥没有这种感觉

（8）您是个快乐的人:

①所有的时间　　②大部分时间　　③比较多时间　　④一部分时间　　⑤小部分时间　　⑥没有这种感觉

（9）您感觉厌烦：

①所有的时间　　②大部分时间　　③比较多时间　　④一部分时间　　⑤小部分时间　　⑥没有这种感觉

10. 不健康影响了您的社会活动（如走亲访友）：

①所有的时间　　②大部分时间　　③比较多时间　　④一部分时间　　⑤小部分时间　　⑥没有这种感觉

【总体健康情况】

11. 请看下列每一条问题，哪一种答案最符合您的情况？

（1）我好像比别人容易生病：

①绝对正确　　②大部分正确　　③不能肯定　　④大部分错误　　⑤绝对错误

（2）我跟周围人一样健康：

①绝对正确　　②大部分正确　　③不能肯定　　④大部分错误　　⑤绝对错误

（3）我认为我的健康状况在变坏：

①绝对正确　　②大部分正确　　③不能肯定　　④大部分错误　　⑤绝对错误

（4）我的健康状况非常好：

①绝对正确　　②大部分正确　　③不能肯定　　④大部分错误　　⑤绝对错误

附表 4　改良英国医学研究委员会呼吸困难量表（mMRC）

姓名：_____　　年龄：_____　　性别：□男性　□女性　　日期：_____

评分	症状描述
0 级	仅在剧烈运动时有呼吸困难感
1 级	平地快步，或登缓坡时有呼吸困难感
2 级	因为有呼吸困难感，比同年龄人平道走得慢，或走平道时因有呼吸困难而停步
3 级	在平道上走 100m 或走数分钟之后因呼吸困难感而停步
4 级	因为有强烈的呼吸困难感不能出门，或更衣动作时也有呼吸困难感

附表 5　Borg 评分

评分	自我感觉的呼吸困难度	评分	自我感觉的呼吸困难度
0 分	一点也不觉得呼吸困难或疲劳	5 分	严重的呼吸困难或疲劳
0.5 分	非常非常轻微的呼吸困难或疲劳	6 分	5~7 之间
1 分	非常轻微的呼吸困难或疲劳	7 分	非常严重的呼吸困难或疲劳
2 分	轻微的呼吸困难或疲劳	8 分	7~9 之间
3 分	中度的呼吸困难或疲劳	9 分	非常非常严重的呼吸困难或疲劳
4 分	稍微严重的呼吸困难或疲劳	10 分	极度的呼吸困难或疲劳，几乎到极限

附表 6　主观用力程度分级（RPE）

等级	主观感觉	运动强度分类	最大心率百分比	谈话测试
6	安静、不费力	静息	<50%	能轻松交谈、说完整句子
7	极其轻松	非常低		
8				
9	很轻松			
10	轻松	低强度	51%~63%	
11				
12	有点吃力	中等轻度	64%~76%	能正常说话但无法唱歌
13				
14				
15	吃力	高强度	77%~83%	能说词语
16				
17	非常吃力	超高强度	>90%	仅能发"哦"
18				
19	极其吃力	极限强度	>95%	无法说话
20	精疲力竭		100%	

附表 7　基线呼吸困难指数（BDI）

4 级	特别严重，只有极大的活动量时，例如携带非常重的物品，负荷上斜坡，或者跑步才会出现气促
3 级	重度，只有活动如爬陡坡、上楼梯超过 3 层楼，或举起中等重量物品，才会出现气促
2 级	中度，适度的或者一般的活动，如：走陡坡，上不到 3 层楼或拿起很轻的东西都会气促
1 级	轻度，轻微活动如走平地、洗衣服或者站立，都会出现气促
0 级	没有任务，静息状态，坐或躺下都会出现气促
W	程度不明确，但因为气促无法完成一些任务，收集的信息也无法区分呼吸困难的程度
X	不知道，收集的信息不足以评估患者最大的工作极限能力
Y	有其他损伤造成气促的原因，如骨骼肌肉问题或胸痛

附表 8　变化期呼吸困难指数（TDI）

−3	严重恶化，与基础水平相比恶化 2 个等级以上
−2	中度恶化，与基础水平相比加重至少 1 个但不足 2 个等级
−1	轻微恶化，加重不足 1 级，患者与基础相比同级范围内明显加重，但并没有改变等级

0	没有变化
1	轻度改善,改善了不到 1 级,同级范围内明显改善,但并没有改变等级
2	中度改善,与基础水平相比改善至少 1 个但不足 2 个等级
3	重大改善,改善了 2 个等级,或更多
Z	除了气促以外的其他损伤所导致的生活功能障碍,患者有运动能力降低,但与气促无关,如骨骼肌肉问题或胸痛

附表 9　营养风险筛查 2002(NRS 2002)

姓名:	性别:	年龄:	身高:　cm	现体重:　kg	BMI:　kg/m^2

疾病诊断:				科室:	

住院日期:		手术日期:		测评日期:	

NRS 2002 营养风险筛查:　　分

疾病评分:	评分 1 分:髋骨折□　慢性疾病急性发作或有并发症者□　COPD□　血液透析□　肝硬化□　一般恶性肿瘤患者□　糖尿病□ 评分 2 分:腹部大手术□　脑卒中□　重度肺炎□　血液恶性肿瘤□ 评分 3 分:颅脑损伤□　骨髓移植□　大于 APACHE 10 分的 ICU 患者□
小结:疾病有关评分_____	
营养状态:	1. BMI □小于 18.5kg/m^2(3 分) 注:因严重胸腹水、水肿得不到准确 BMI 值时,无严重肝肾功能异常者,用白蛋白替代(按 ESPEN 2006)_____(g/L)(<30g/L, 3 分) 2. 体重下降 >5% 是在　□ 3 个月内(1 分)　□ 2 个月内(2 分)　□ 1 个月内(3 分) 3. 1 周内进食量:较从前减少　□ 25%~50%(1 分)　□ 51%~75%(2 分)　□ 76%~100%(3 分)
小结:营养状态评分_____	
年龄评分:	年龄 >70 岁(1 分)　　　年龄 <70 岁(0 分)
小结:年龄评分_____	

对于表中没有明确列出诊断的疾病参考以下标准,依照调查者的理解进行评分。

1 分:慢性疾病患者因出现并发症而住院治疗。患者虚弱但不需卧床。蛋白质需要量略有增加,但可通过口服补充来弥补

2 分:患者需要卧床,如腹部大手术后。蛋白质需要量相应增加,但大多数人仍可以通过肠外或肠内营养支持得到恢复

3 分:患者在加强病房中靠机械通气支持。蛋白质需要量增加而且不能被肠外或肠内营养支持所弥补。但是通过肠外或肠内营养支持可使蛋白质分解和氮丢失明显减少

总分值≥3 分:患者处于营养风险,需要营养支持,结合临床,制订营养治疗计划

总分值 <3 分:每周复查营养风险筛查

附表 10　主观全面评定（SGA）

指标	A 级　营养良好	B 级　轻中度营养不良	C 级　严重营养不良
近期体重改变	无 / 升高	减少了 5% 以下	减少了 5% 以上
饮食改变	无	减少	不进食 / 低能量流食
胃肠道症状	无 / 食欲减退	轻微恶心、呕吐	严重恶心、呕吐
活动能力改变	无 / 减退	能下床走动	卧床
应激反应	无 / 低度	中度	高度
肌肉消耗	无	轻度	高度
三头肌皮褶厚度	正常（>8mm）	轻度减少（6.5~8mm）	重度减少（<6.5mm）
踝部水肿	无	轻度	重度

　　1. 体重变化,考虑过去 6 个月或近 2 周的,若过去 5 个月变化显著,但近 1 个月无丢失或增加,或近 2 周经治疗后体重稳定,则体重丢失一项不予考虑。

　　2. 胃肠道症状至少持续 2 周,偶尔一两次不予考虑。

　　3. 应激参照,大面积烧伤、高烧或大量出血属高应激,长期发热、慢性腹泻属中应激,长期低烧或恶性肿瘤属低应激。

　　4. 评价结果中,有 5 项以上属于 C 级,可定为重度营养不良;有 5 项以上属于 B 级,可定为中度营养不良。

附表 11　PHQ-9 抑郁症筛查量表

姓名：_____　　　　年龄：_____　　　　性别：□男性　□女性　　　　日期：_____

在过去的两周里,你生活中以下症状出现的频率有多少？把相应的数字总和加起来。

序号	问题	没有	有几天	一半以上时间	几乎每天
1	做事时提不起劲或没有兴趣	0	1	2	3
2	感到心情低落、沮丧或绝望	0	1	2	3
3	入睡困难、睡不安稳或睡眠过多	0	1	2	3
4	感觉疲倦或没有活力	0	1	2	3
5	食欲缺乏或吃太多	0	1	2	3
6	觉得自己很糟,或觉得自己很失败,或让自己或家人失望	0	1	2	3
7	对事物专注有困难,例如阅读报纸或看电视时不能集中注意力	0	1	2	3
8	动作或说话速度缓慢到别人已经觉察,或正好相反,烦躁或坐立不安、动来动去的情况更胜于平常	0	1	2	3
9	有不如死掉或用某种方式伤害自己的念头	0	1	2	3

总分：_____

【积分规则】

1. 计算总分

总分	判断	建议
0~4 分	没有焦虑症	注意自我保重
5~9 分	可能有轻微焦虑症	建议咨询心理医生或心理医学工作者
10~14 分	可能有中度焦虑症	最好咨询心理医生或心理医学工作者
15~19 分	可能有中重度焦虑症	建议咨询心理医生或精神科医生
20~27 分	可能有重度焦虑症	一定要看心理医生或精神科医生

2. 核心项目分

项目 1、项目 4、项目 9，任何一题得分 >1（即选择 2、3），需要关注。

项目 1、项目 4，代表着抑郁的核心症状。

项目 9 代表有自伤意念。

附表 12　躯体症状患者 PHQ-15 健康问卷

姓名：_____　　　年龄：_____　　　性别：□男性　□女性　　　日期：_____

下面共有 15 种疾病症状，请您回想在过去一个月内您是否出现过这些症状？把相应的数字总和加起来。

	PHQ-15 健康问卷			
序号	问题	没有困扰	少许困扰	困扰很多
1	胃痛	0	1	2
2	背痛	0	1	2
3	胳膊、腿或关节疼痛（膝关节、髋关节等）	0	1	2
4	痛经或月经期间其他的问题（该题女性回答）	0	1	2
5	头痛	0	1	2
6	胸痛	0	1	2
7	头晕	0	1	2
8	一阵阵虚弱感	0	1	2
9	感到心脏怦怦跳动或跳得很快	0	1	2
10	透不过气来	0	1	2
11	性生活中有疼痛或其他的问题	0	1	2
12	便秘、肠道不舒适、腹泻	0	1	2
13	恶心、排气，或消化不良	0	1	2
14	感到疲劳或无精打采	0	1	2
15	睡眠有问题或烦恼	0	1	2

总分：_____

【结果分析】

总分	判断
0~4 分	无躯体症状
5~9 分	轻度躯体症状
10~14 分	中度躯体症状
≥15 分	重度躯体症状

附表 13　广泛性焦虑症量表（GAD-7）

姓名：_____　　日期：_____

在过去的两周里,你生活中有多少天出现以下的症状？请在答案对应的位置打"√"。

	没有	有几天	一半以上时间	几乎天天
1. 感到不安、担心及烦躁	0	1	2	3
2. 不能停止担心或控制不了担心	0	1	2	3
3. 对各种各样的事情过度担心	0	1	2	3
4. 很紧张,很难放松下来	0	1	2	3
5. 非常焦躁,以至无法静坐	0	1	2	3
6. 变得容易烦恼或易被激怒	0	1	2	3
7. 感到好像有什么可怕的事会发生	0	1	2	3

计分：

总分为 1~7 题所选答案对应数字的总和。

总分	判断	建议
0~4 分	没有焦虑症	注意自我保重
5~9 分	可能有轻微焦虑症	建议咨询心理医生或心理医学工作者
10~13 分	可能有中度焦虑症	最好咨询心理医生或心理医学工作者
14~18 分	可能有中重度焦虑症	建议咨询心理医生或精神科医生
19~21 分	可能有重度焦虑症	一定要看心理医生或精神科医生

附表 14　医院焦虑抑郁量表（HADS）

姓名：_____　　年龄：_____　　性别：□男性　□女性　　日期：_____

请您阅读以下各个项目,在其中最符合你过去 1 个月的情绪评分上选定。对这些问题的回答不要做过多的考虑,立即做出的回答往往更符合实际情况。

1. 我感到紧张或痛苦（A）

a 几乎所有时候（3 分）　　　　　　　b 大多时候（2 分）

c 有时（1分） d 根本没有（0分）

2. 我对以往感兴趣的事情还是感兴趣（D）

a 肯定一样（0分） b 不像以前那么多（1分）

c 只有一点（2分） d 基本没有了（3分）

3. 我感到有些害怕，好像预感到有什么可怕的事情要发生（A）

a 非常肯定和十分严重（3分） b 是的，但并不太严重（2分）

c 有一点，但并不使我苦恼（1分） d 根本没有（0分）

4. 我能够哈哈大笑，并看到事物有趣的一面（D）

a 我经常这样（0分） b 我现在已经不大这样了（1分）

c 现在肯定是不太多了（2分） d 根本没有（3分）

5. 我心中充满烦恼（A）

a 大多数时间（3分） b 常常如此（2分）

c 时时，但并不经常（1分） d 偶然如此（0分）

6. 我感到愉快（D）

a 根本没有（3分） b 并不经常这样（2分）

c 有时（1分） d 大多数时间（0分）

7. 我能够安闲而轻松地坐着（A）

a 肯定（0分） b 经常（1分）

c 并不经常（2分） d 根本没有（3分）

8. 我感到人好像变迟钝了（D）

a 几乎所有时间（3分） b 很经常（2分）

c 有时（1分） d 根本没有（0分）

9. 我感到一种令人发抖的恐惧（A）

a 根本没有（0分） b 很正常（2分）

c 有时（1分） d 非常经常（3分）

10. 我对自己的外表（打扮自己）失去兴趣（D）

a 肯定（3分） b 经常（2分）

c 并不经常（1分） d 根本没有（0分）

11. 我有点坐立不安，好像感到非要活动不可（A）

a 确实非常多（3分） b 是不少（2分）

c 并不多（1分） d 根本没有（0分）

12. 我怀着愉快的心情憧憬未来（D）

a 差不多是这样做（0分） b 并不完全是这样做的（1分）

c 很少这样做（2分） d 几乎从来不这样做（3分）

13. 我突然有恐惧感（A）

a 确实很经常（3分） b 经常（2分）

c 并非经常（1分） d 根本没有（0分）

14. 我能欣赏一本好书或一项好的广播或电视节目（D）

a 常常（0分） b 有时（1分）

c 并非经常（2分） d 很少（3分）

（A）因子总分：_____

（D）因子总分：_____

【结果分析】

总分	判断
0~7 分	无抑郁或焦虑
8~10 分	可能或"临界"抑郁或焦虑
11~21 分	可能有明显抑郁或焦虑

HADS 可评定抑郁和焦虑的状况。D 代表抑郁，A 代表焦虑，每个项目均分为 4 级评分。诊断抑郁时需将所有双号项目评分叠加总分；诊断焦虑时需将所有单号项目评分叠加总分。

附表 15　焦虑自评量表（SAS）

姓名：_____　　年龄：_____　　性别：□男性　□女性　　日期：_____

序号	题目	没有或很少时间有（1分）	有时有（2分）	大部分时间有（3分）	绝大部分或全部时间都有（4分）
1	我觉得比平时容易紧张和着急（焦虑）				
2	我无缘无故地感到害怕（害怕）				
3	我容易心里烦乱或觉得惊恐（惊恐）				
4	我觉得我可能将要发疯（发疯感）				
5	我觉得一切都很好，也不会发生什么不幸（不幸预感）				
6	我手脚发抖打战（手足颤抖）				
7	我因为头痛、颈痛和背痛而苦恼（躯体疼痛）				
8	我感觉容易衰弱和疲乏（乏力）				
9	我觉得心平气和，并且容易安静坐着（静坐不能）				
10	我觉得心跳得快（心悸）				
11	我因为一阵阵头晕而苦恼（头昏）				
12	我有过晕倒发作，或觉得要晕倒似的（晕厥感）				
13	我呼气吸气都感到很容易（呼吸困难）				
14	我手脚麻木和刺痛（手足刺痛）				
15	我因胃痛和消化不良而苦恼（胃痛或消化不良）				
16	我常常要小便（尿意频数）				
17	我的手常常是干燥温暖的（多汗）				
18	我脸红发热（面部潮红）				
19	我容易入睡并且一夜睡得很好（睡眠障碍）				
20	我做恶梦（恶梦）				

粗分：_____　　标准分：_____

【评分方法】

SAS 采用 4 级评分,主要评定症状出现的频度,其标准为:"1"表示没有或很少时间有;"2"表示有时有;"3"表示大部分时间有;"4"表示绝大部分或全部时间都有。20 个条目中有 15 项是用负性词陈述的,按上述 1~4 顺序评分。其余 5 项(第 5、9、13、17、19)是用正性词陈述的,按 4~1 顺序反向计分。

【分析指标】

SAS 的主要统计指标为总分。将 20 个项目的各个得分相加,即得粗分;用粗分乘以 1.25 以后取整数部分,就得到标准分。

【结果解释】

按照中国常模结果,SAS 标准分的分界值为 50 分,其中 50~59 分为轻度焦虑,60~69 分为中度焦虑,70 分以上为重度焦虑。

附表 16　抑郁自评量表(SDS)

姓名:＿＿＿＿＿＿　　年龄:＿＿＿＿＿＿　　性别:□男性　□女性　　日期:＿＿＿＿＿＿

请您根据近一周的实际感受在适当的数字上划上"√"表示。

序号	题目	从无	有时	经常	持续
1	我觉得闷闷不乐,情绪低沉(忧郁)	1	2	3	4
2	我觉得一天中早晨最好(晨重夜轻)	4	3	2	1
3	一阵阵哭出来或觉得想哭(易哭)	1	2	3	4
4	我晚上睡眠不好(睡眠障碍)	1	2	3	4
5	我吃得跟平常一样多(食欲减退)	4	3	2	1
6	我与异性密切接触时和以往一样感到愉快(性兴趣减退)	4	3	2	1
7	我发觉我的体重在下降(体重减轻)	1	2	3	4
8	我有便秘的苦恼(便秘)	1	2	3	4
9	心跳比平常快(心悸)	1	2	3	4
10	我无缘无故地感到疲乏(易倦)	1	2	3	4
11	我的头脑和平常一样清楚(思考困难)	4	3	2	1
12	我觉得经常做的事情并没有困难(能力减退)	4	3	2	1
13	我觉得不安而平静不下来(不安)	1	2	3	4
14	我对未来抱有希望(绝望)	4	3	2	1
15	我比平常容易生气激动(易激惹)	1	2	3	4
16	我觉得做出决定是容易的(决断困难)	4	3	2	1
17	我觉得自己是个有用的人,有人需要我(无用感)	4	3	2	1
18	我的生活过得很有意思(生活空虚感)	4	3	2	1
19	我认为如果我死了,别人会生活得更好(无价值感)	1	2	3	4
20	平常感兴趣的事我仍然感兴趣(兴趣丧失)	4	3	2	1

总粗分(X):＿＿＿＿＿＿　　标准分(Y):＿＿＿＿＿＿

【评分方法】

待评定结束后,把 20 个项目中的各项分数相加,即得总粗分(X),然后将粗分乘以 1.25 以后取整数部分,就得标准分(Y)。

【结果解释】

1. 按照中国常模结果,SDS 标准分的分界值为 53 分,其中 53~62 分为轻度抑郁,63~72 分为中度抑郁,73 分以上为重度抑郁。

2. SDS 总粗分的正常上限为 41 分,分值越低状态越好。标准分为总粗分乘以 1.25 后所得的整数部分。我国以 SDS 标准分 ≥50 分为有抑郁症状。

3. 抑郁严重度 = 各条目累计分 /80。结果:0.5 以下者为无抑郁;0.5~0.59 为轻微至轻度抑郁;0.6~0.69 为中至重度抑郁;0.7 以上为重度抑郁。

附表 17　肺癌治疗功能评价量表(FACT-L)

姓名:＿＿＿＿＿　　　年龄:＿＿＿＿＿　　性别:□男性　□女性　　　日期:＿＿＿＿＿

以下是一些与您的疾病有关的重要问题。请在每一个问题之后选择相对应的答案并在下面的数字上打"√",以表明在过去的七天中最适合您的情况。

序号	生理状况	一点也不	有一点	有些	相当	非常
1	我缺乏精力	0	1	2	3	4
2	我有呕吐	0	1	2	3	4
3	我不能胜任家庭的日常生活	0	1	2	3	4
4	我有疼痛	0	1	2	3	4
5	我被因治疗引起的毒性反应所困扰	0	1	2	3	4
6	通常我很虚弱	0	1	2	3	4
7	我不得不卧床	0	1	2	3	4

序号	社会/家庭状况	一点也不	有一点	有些	相当	非常
1	我得到了朋友们的亲近	0	1	2	3	4
2	我从精神上得到家庭支持	0	1	2	3	4
3	我得到了朋友的支持	0	1	2	3	4
4	我的家庭接受我的疾病	0	1	2	3	4
5	我对和家庭间关于病情的交流感到满意	0	1	2	3	4
6	我觉得和我的伴侣很亲近(或是我认为重要的人)	0	1	2	3	4

撇开您现在的性欲活动,请您回答下面的问题。如果您不愿意回答,请在( )内打"√",回答下一环节。

序号		一点也不	有一点	有些	相当	非常
7	我满意我的性生活	0	1	2	3	4

序号	情感状况	一点也不	有一点	有些	相当	非常
1	我很悲伤	0	1	2	3	4
2	我很自豪我能面对疾病	0	1	2	3	4
3	在与疾病的抗争中,我感到失望	0	1	2	3	4

续表

序号	情感状况	一点也不	有一点	有些	相当	非常
4	我感到紧张	0	1	2	3	4
5	我害怕死亡	0	1	2	3	4
6	我担心我的情况会变得更坏	0	1	2	3	4

序号	功能状况	一点也不	有一点	有些	相当	非常
1	我能工作（包括在家里工作）	0	1	2	3	4
2	我工作的很充实（包括在家里工作）	0	1	2	3	4
3	我此时此刻还十分享受生活	0	1	2	3	4
4	我能接受我的疾病	0	1	2	3	4
5	我睡眠好	0	1	2	3	4
6	我进行以前的休闲活动	0	1	2	3	4
7	我目前很关心我的生活质量	0	1	2	3	4

序号	附加的关注情况	一点也不	有一点	有些	相当	非常
1	我感到气短	0	1	2	3	4
2	我体重在下降	0	1	2	3	4
3	我的思维清晰	0	1	2	3	4
4	我有咳嗽	0	1	2	3	4
5	我受脱发困扰	0	1	2	3	4
6	我的食欲好	0	1	2	3	4
7	我感到胸闷	0	1	2	3	4
8	我呼吸顺畅	0	1	2	3	4
9	您曾抽过烟吗？没有（ ）有（ ）。如果有，我对此后悔	0	1	2	3	4

附表 18　欧洲癌症研究和治疗组织的生活质量核心量表（EORTC QLQ-C30）

我们想了解有关您和您的健康的一些情况，请您亲自回答下面所有问题，这里的答案并无"对"与"不对"之分，只要求在最能反映您情况的那个数字上画圈。您所提供的资料我们将会严格保密。

	没有	有点	相当	非常
1. 从事费力活动有无困难	1	2	3	4
2. 长距离行走有无困难	1	2	3	4
3. 户外短距离行走有无困难	1	2	3	4
4. 白天是否需待在床上 / 椅子	1	2	3	4
5. 生活是否需要他人帮忙	1	2	3	4
在过去的一星期内：	没有	有点	相当	非常
6. 工作和日常活动是否受限	1	2	3	4

7. 从事爱好或休闲活动是否受限	1	2	3	4
8. 气促	1	2	3	4
9. 疼痛	1	2	3	4
10. 是否需要休息	1	2	3	4
11. 睡眠困难	1	2	3	4
12. 虚弱	1	2	3	4
13. 食欲缺乏	1	2	3	4
14. 恶心	1	2	3	4
15. 呕吐	1	2	3	4
16. 便秘	1	2	3	4
17. 腹泻	1	2	3	4
18. 疲倦	1	2	3	4
19. 疼痛是否影响日常活动	1	2	3	4
20. 集中精力做事是否有困难	1	2	3	4
21. 紧张	1	2	3	4
22. 忧虑	1	2	3	4
23. 脾气急躁	1	2	3	4
24. 压抑	1	2	3	4
25. 记忆困难	1	2	3	4
26. 身体状况或治疗是否影响家庭生活	1	2	3	4
27. 身体状况或治疗是否影响社交活动	1	2	3	4
28. 身体状况或治疗是否使经济陷入困难	1	2	3	4

对下列问题,请在 1~7 之间选出一个最适合您的数字并画圈。

29. 过去一星期内您总的健康情况?

　　　1　　2　　3　　4　　5　　6　　7
　　非常差　　　　　　　　　非常好

30. 过去一星期内您总的生命质量?

　　　1　　2　　3　　4　　5　　6　　7
　　非常差　　　　　　　　　非常好

在过去的一周内:	没有	有点	相当	非常
31. 腹痛	1	2	3	4
32. 腹胀 / 胃胀	1	2	3	4
33. 衣服是否太紧	1	2	3	4
34. 疾病或治疗是否使大便习惯改变	1	2	3	4
35. 放屁困难	1	2	3	4
36. 才开始吃很快就饱	1	2	3	4
37. 消化不良或胃灼热	1	2	3	4
38. 脱发	1	2	3	4
39. 如果您脱发,请回答这个问题: 脱发烦恼	1	2	3	4
40. 食物和饮料的味道改变	1	2	3	4
41. 手或脚刺痛	1	2	3	4
42. 手指或脚趾麻木	1	2	3	4
43. 手臂或腿无力	1	2	3	4

在过去的四周内：	没有	有点	相当	非常
44. 肌肉或关节疼痛	1	2	3	4
45. 听力有问题	1	2	3	4
46. 尿频	1	2	3	4
在过去的一周内：	没有	有点	相当	非常
47. 皮肤不适	1	2	3	4
48. 潮热	1	2	3	4
49. 夜间盗汗	1	2	3	4
50. 疾病或治疗,身体的吸引力下降	1	2	3	4
51. 体型不满意	1	2	3	4
52. 疾病负担	1	2	3	4
53. 治疗负担	1	2	3	4
54. 健康担忧	1	2	3	4
55. 性的兴趣程度	1	2	3	4
56. 性生活程度	1	2	3	4

如果您有性生活,请回答下边两个问题：

57. 性生活带来愉悦	1	2	3	4
58. 性生活中阴道干燥	1	2	3	4

52检